U0901394

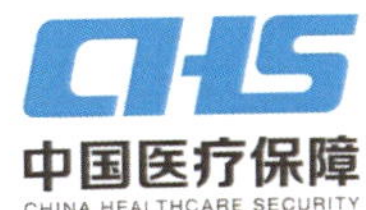

云南省医疗保障发展纪实

（2012—2018）

云南省医疗保障局 编

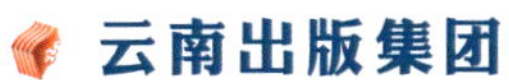

雲南人民出版社

图书在版编目（CIP）数据

云南省医疗保障发展纪实：2012-2018 / 云南省医疗保障局编. -- 昆明：云南人民出版社, 2022.11
ISBN 978-7-222-21009-7

Ⅰ.①云… Ⅱ.①云… Ⅲ.①医疗保健制度—研究报告—云南—2012-2018 Ⅳ.①R199.2

中国版本图书馆CIP数据核字(2022)第073800号

责任编辑：范晓芬
责任校对：何　娜
设　　计：谢　强
责任印制：窦雪松

云南省医疗保障发展纪实（2012—2018）
云南省医疗保障局　编

出版　云南出版集团　云南人民出版社
发行　云南人民出版社
社址　昆明市环城西路609号
邮编　650034
网址　www.ynpph.com.cn
E-mail　ynrms@sina.com
开本　889mm×1194mm　1/16
印张　30
字数　720千
版次　2022年11月第1版第1次印刷
印刷　云南南方印业有限责任公司
书号　ISBN 978-7-222-21009-7
定价　160.00元

云南人民出版社微信公众号

《云南省医疗保障发展纪实（2012—2018）》
编辑委员会

顾　　问：黄宏伟

主　　任：王艳君

副 主 任：高志学　金　梅　刘华勋

委　　员：包崇金　甫春莲　姜　明　李瑞佳　黄　宁　杨冬莉
王胜平　王凤林　王艳霞　王　玫　赵明哲　闫晓陵
陈　燕　陈绍全　张慧颖　王　辉　杨绍春　祝春燕
钱桂芹　杨元辉　黄　洪　胡永健　杨春丽　杨荣该
王　勇　李庆云　冯玉兵　肖春普　鲁建梅

编 辑 部

主　　编：刘华勋

副 主 编：包崇金

执行主编：唐石兵　麦锦屏

执行副主编：胡祖明　池　希

编　　辑：丁博臣　何泓舟　刘思艺　李　盈　孙　倩　白　雪
董　萍　郁丽霏　杨晓燕　龚　薇　黄　林

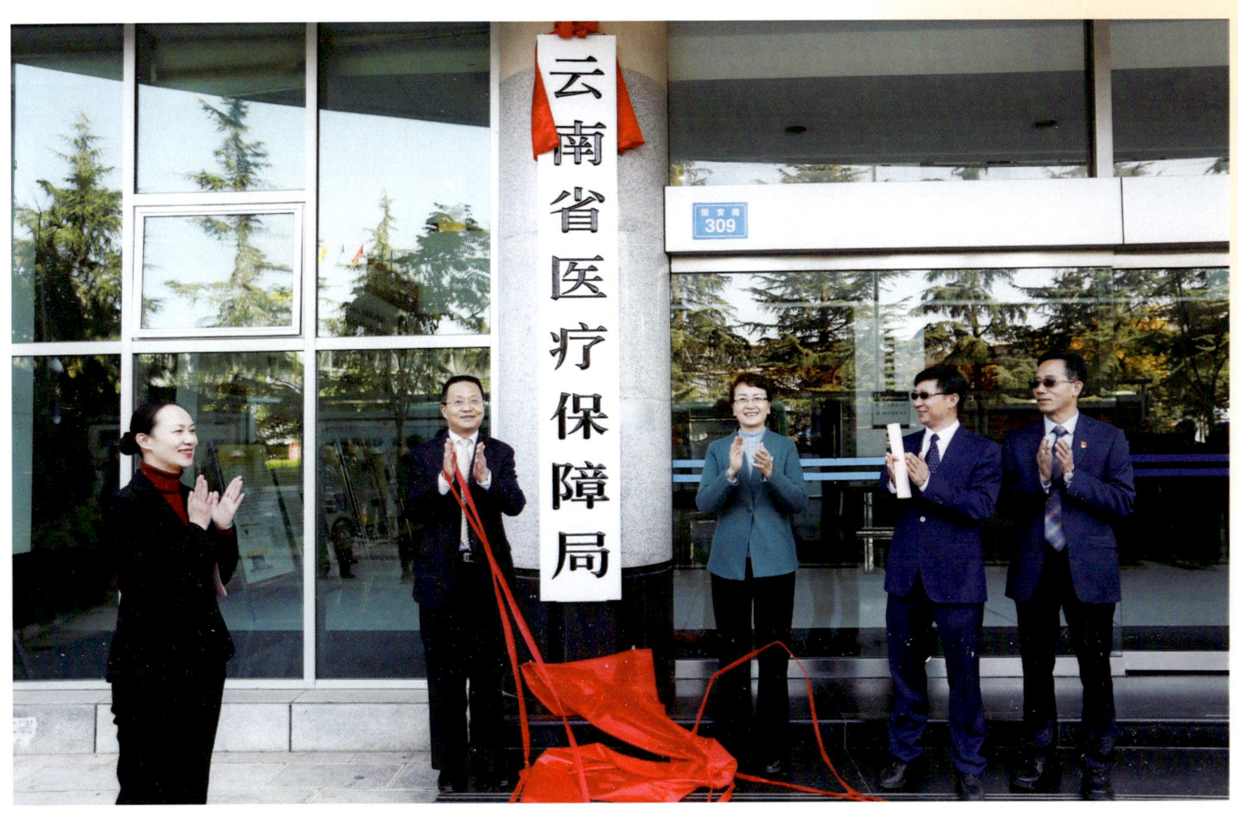

2018 年 11 月 26 日，云南省医疗保障局挂牌成立

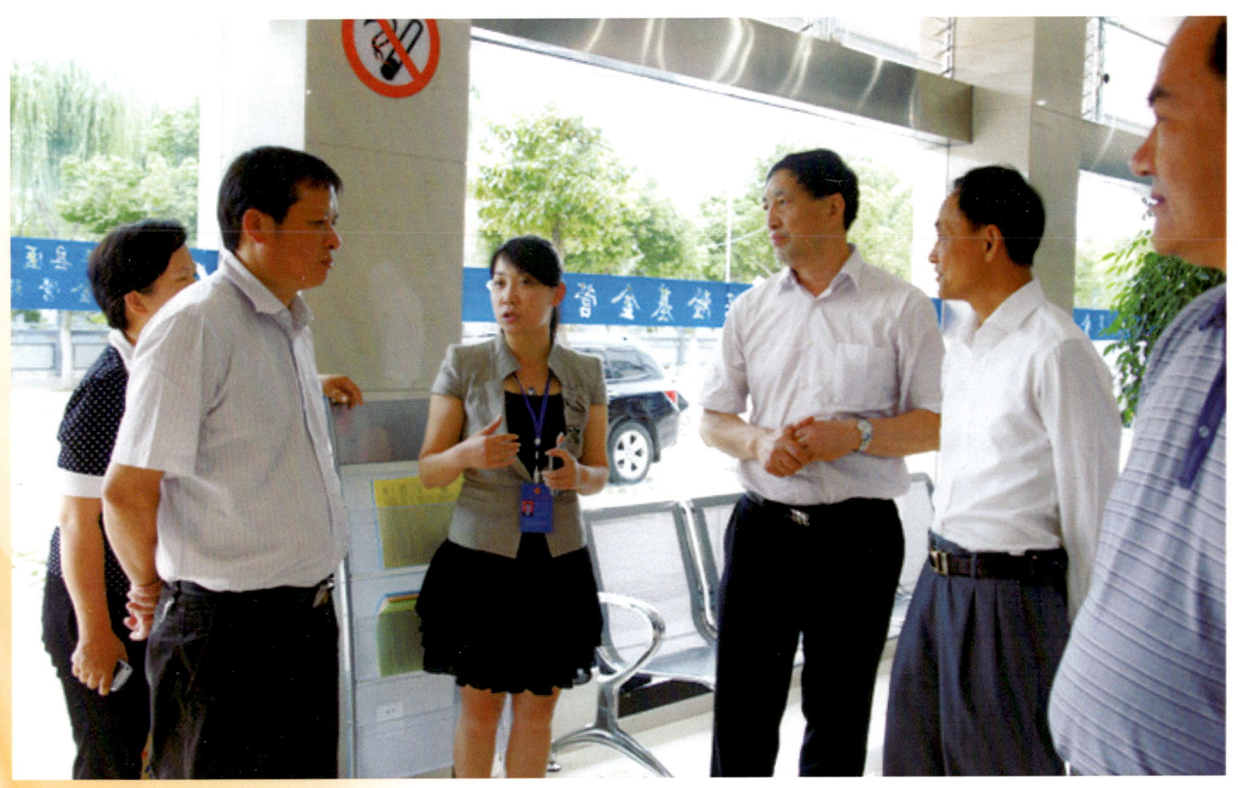

2012 年 6 月 14 日，国家发展改革委、国务院医改办调研组到玉溪市新平县医保中心调研城乡居民一体化医保工作

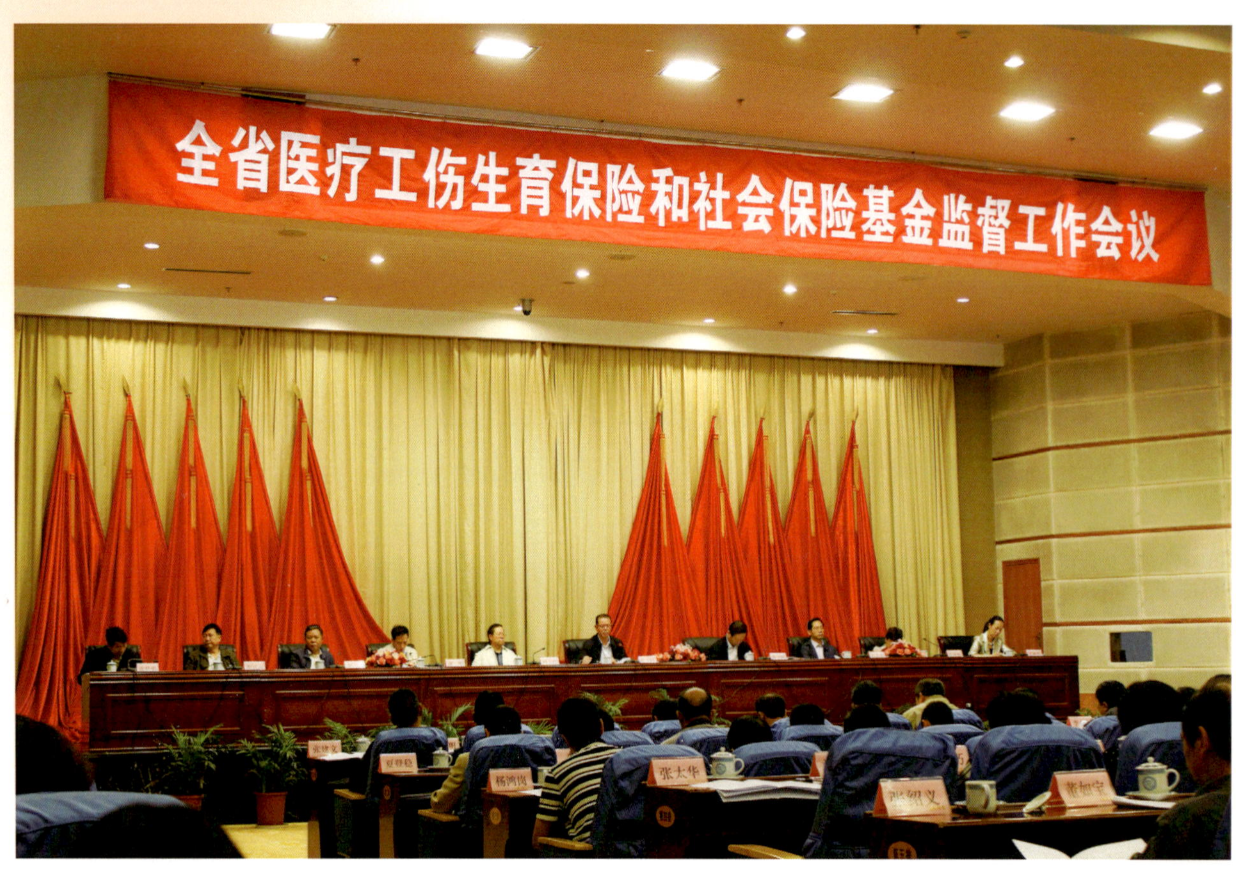

2012 年 4 月 25 日，全省医疗工伤生育保险和社会保险基金监督工作会议在昆明召开

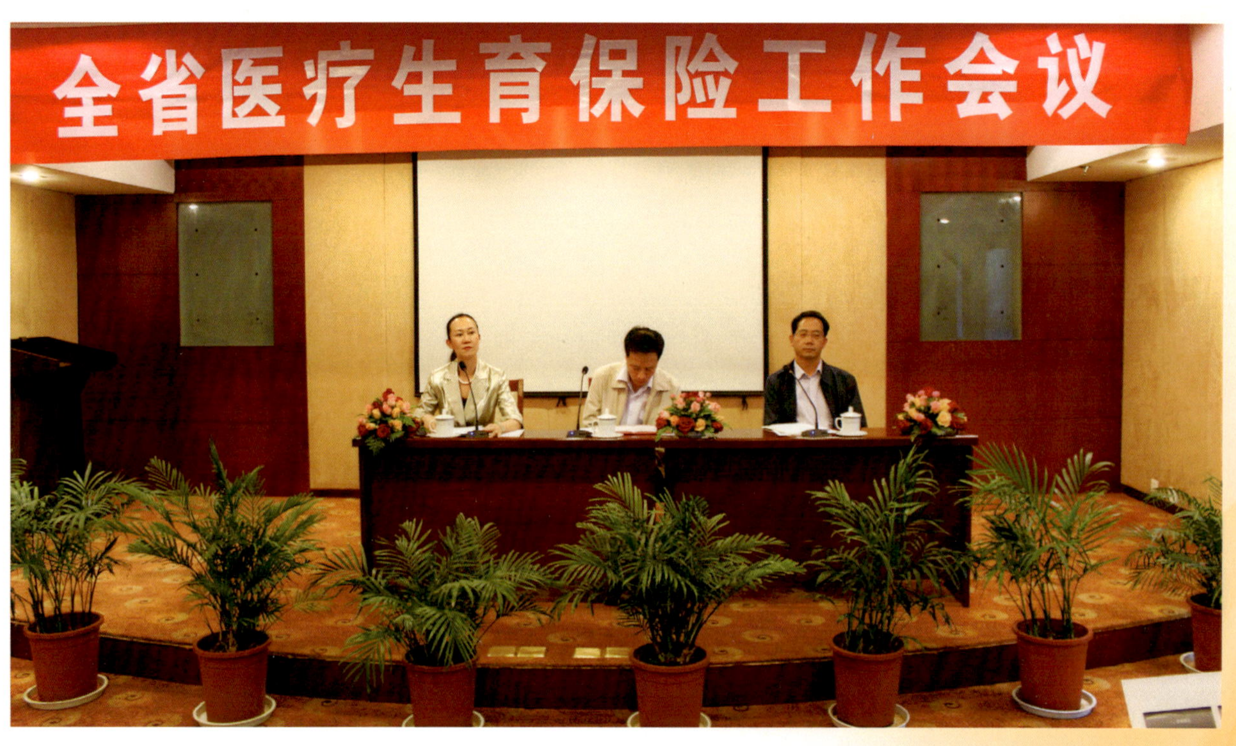

2012 年 4 月 26 日，全省医疗生育保险工作会议在昆明召开

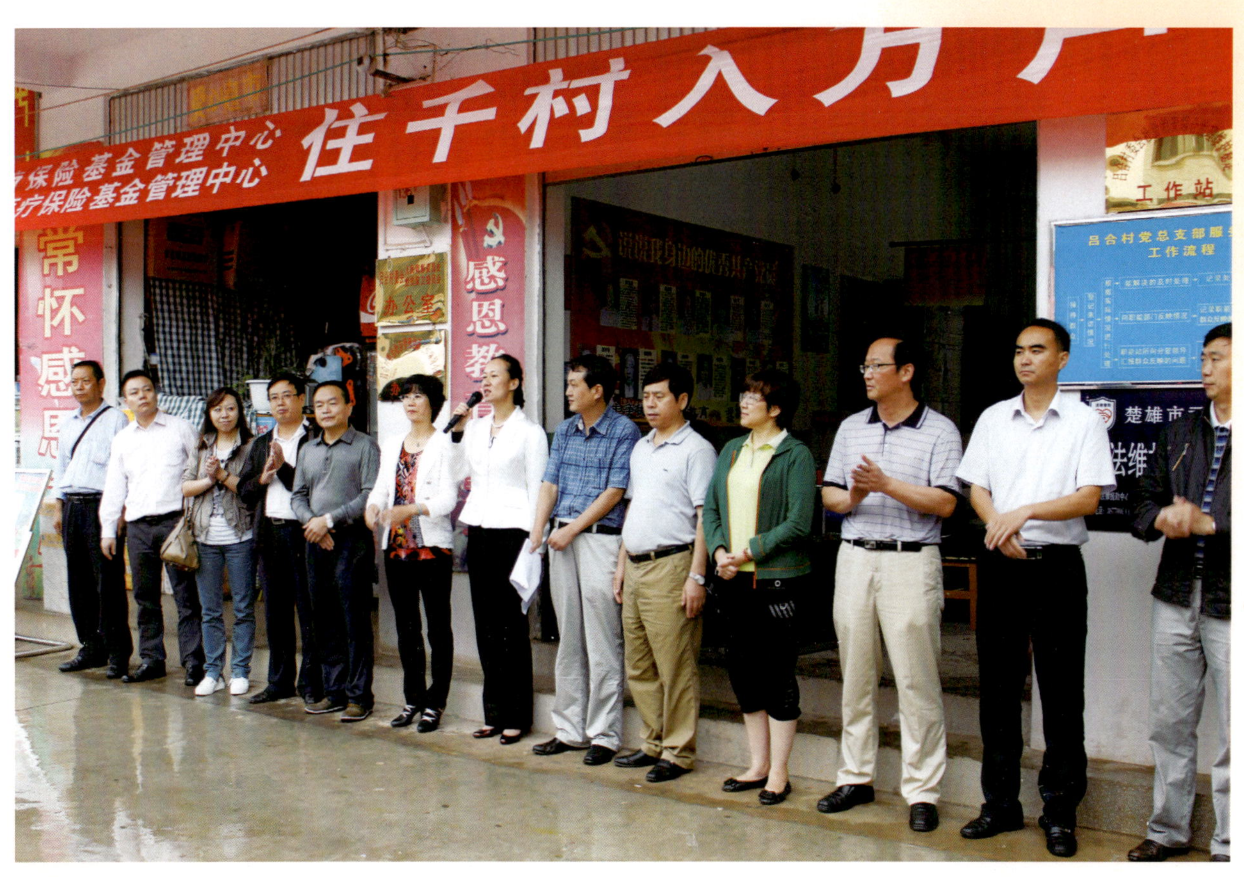

2012 年 6 月 20 日，省医保中心到楚雄市吕合村开展住千村入万户活动

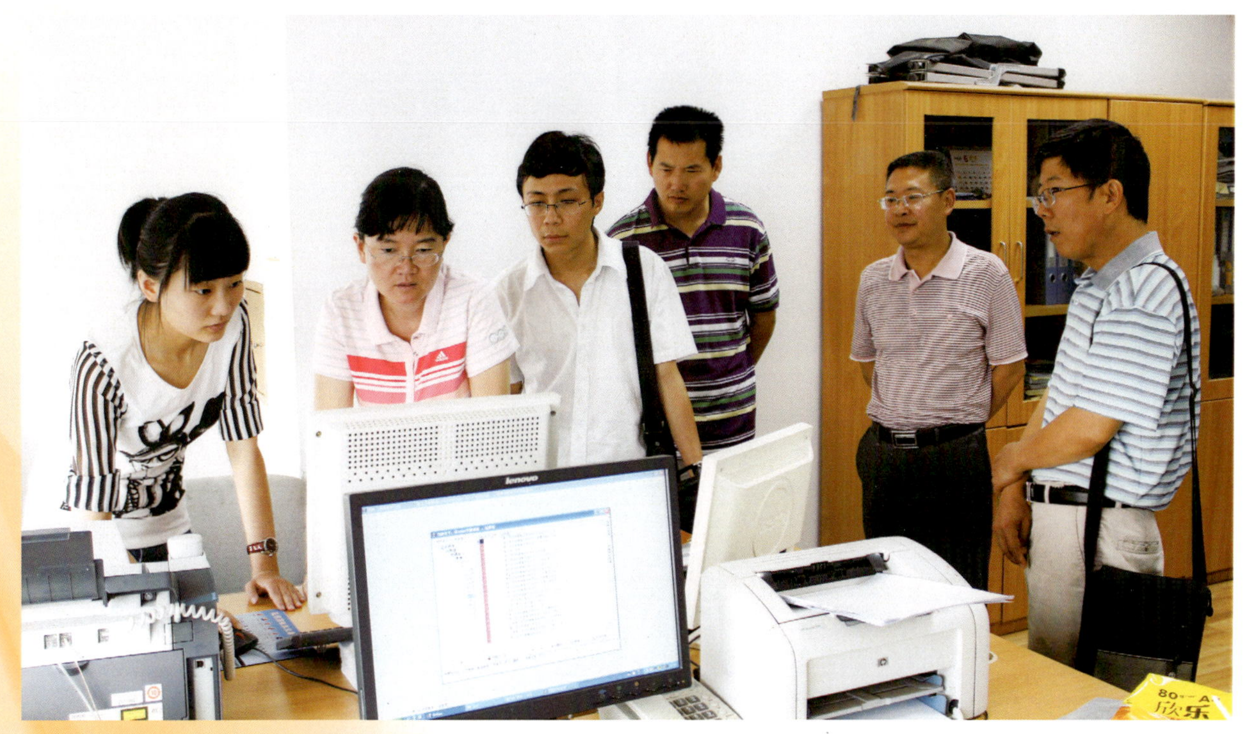

2012 年 7 月 13 日，异地就医管理部向州市医保同行现场介绍演示云南省医保异地就医服务平台

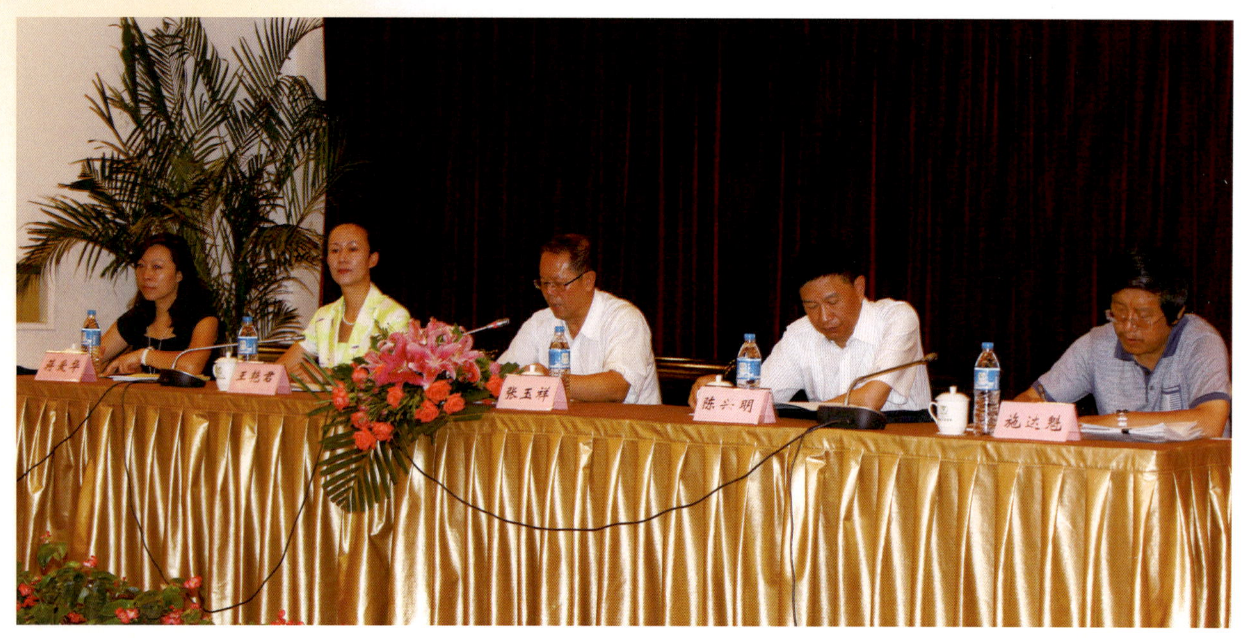

2012年7月31日，云南省人力资源和社会保障厅开展全省稽核业务培训

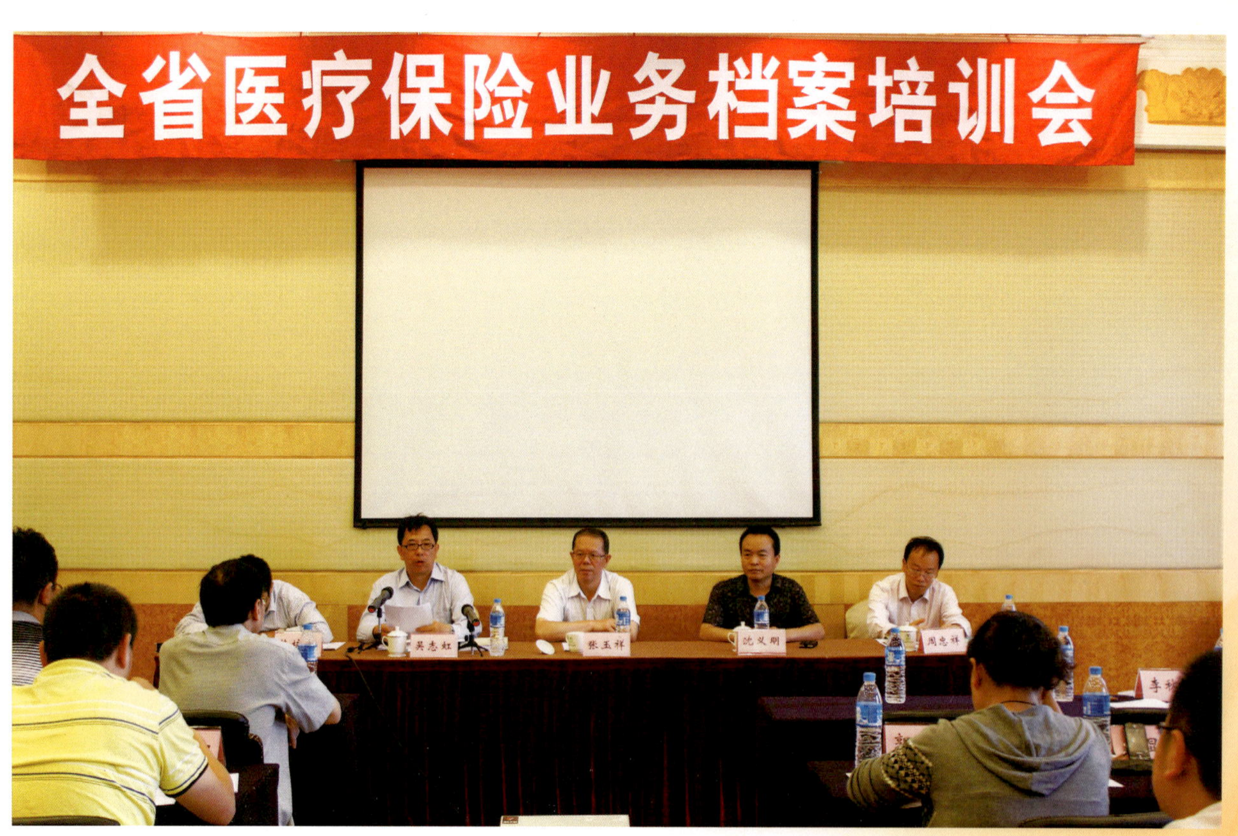

2012年7月31日，全省医疗保险业务档案管理培训会在昆明召开

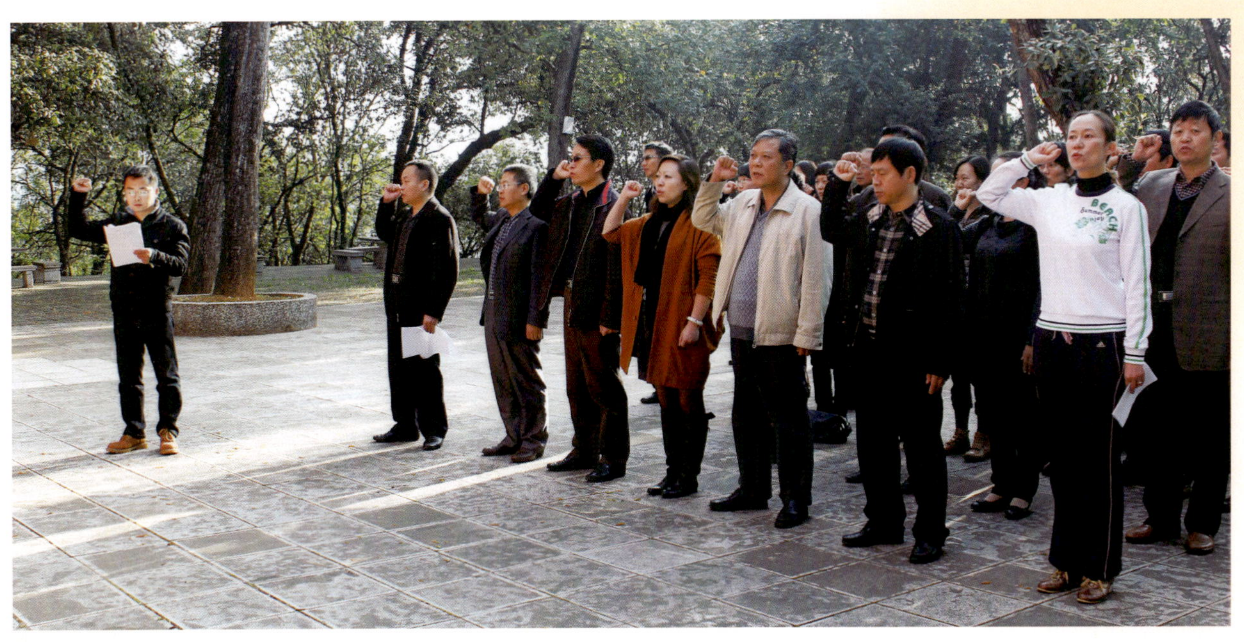

2012 年，省医保中心前往玉溪市华宁县开展爱国主义教育

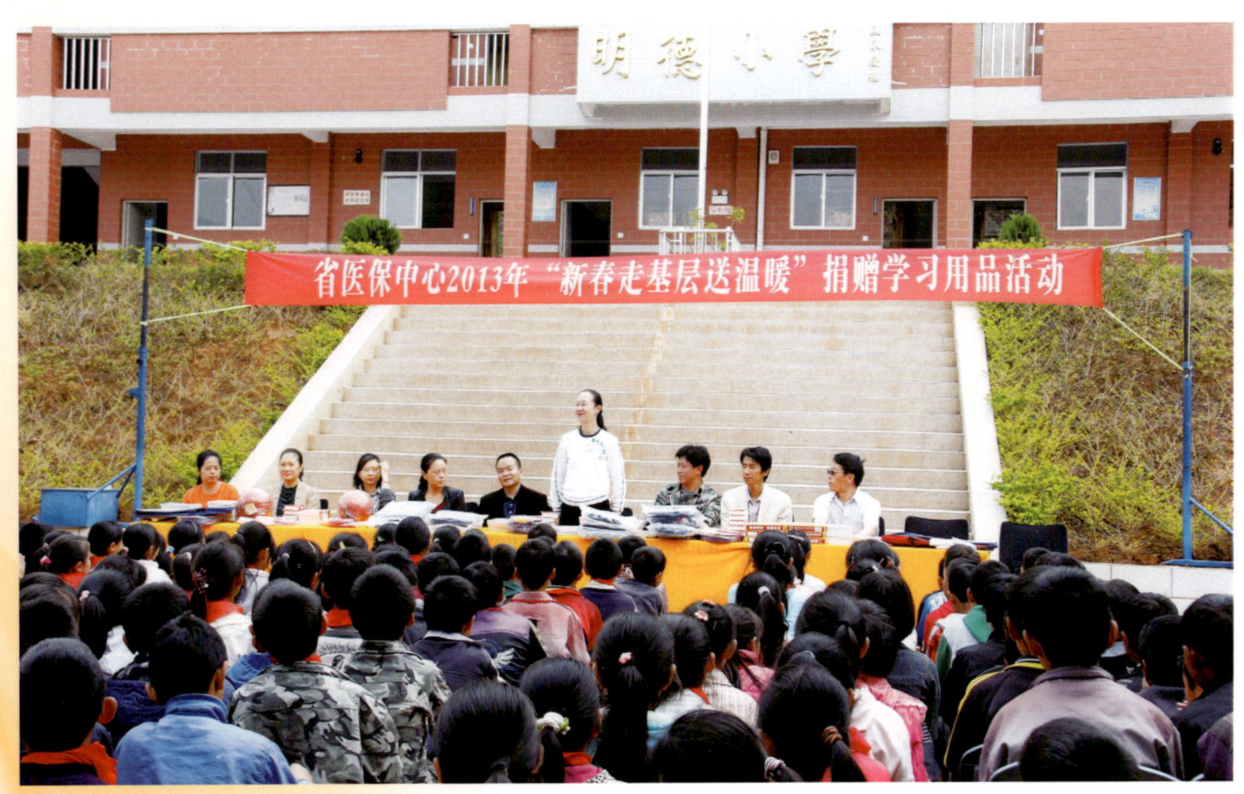

2013 年 3 月 29 日，省医保中心举行“新春走基层送温暖”活动并到楚雄市大地基乡中心小学捐赠学习用品

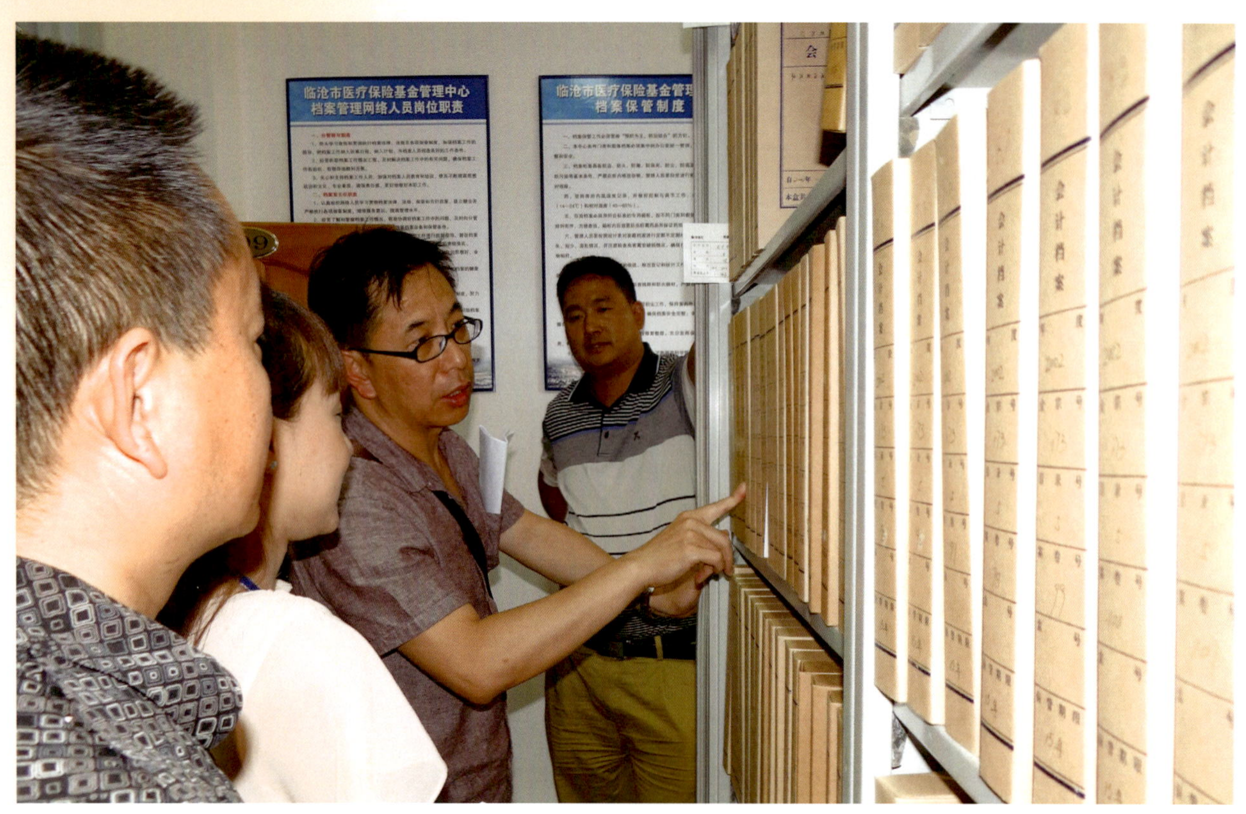

2013 年 8 月 15 日，云南省人力资源和社会保障厅验收组到临沧市检查验收医保业务档案

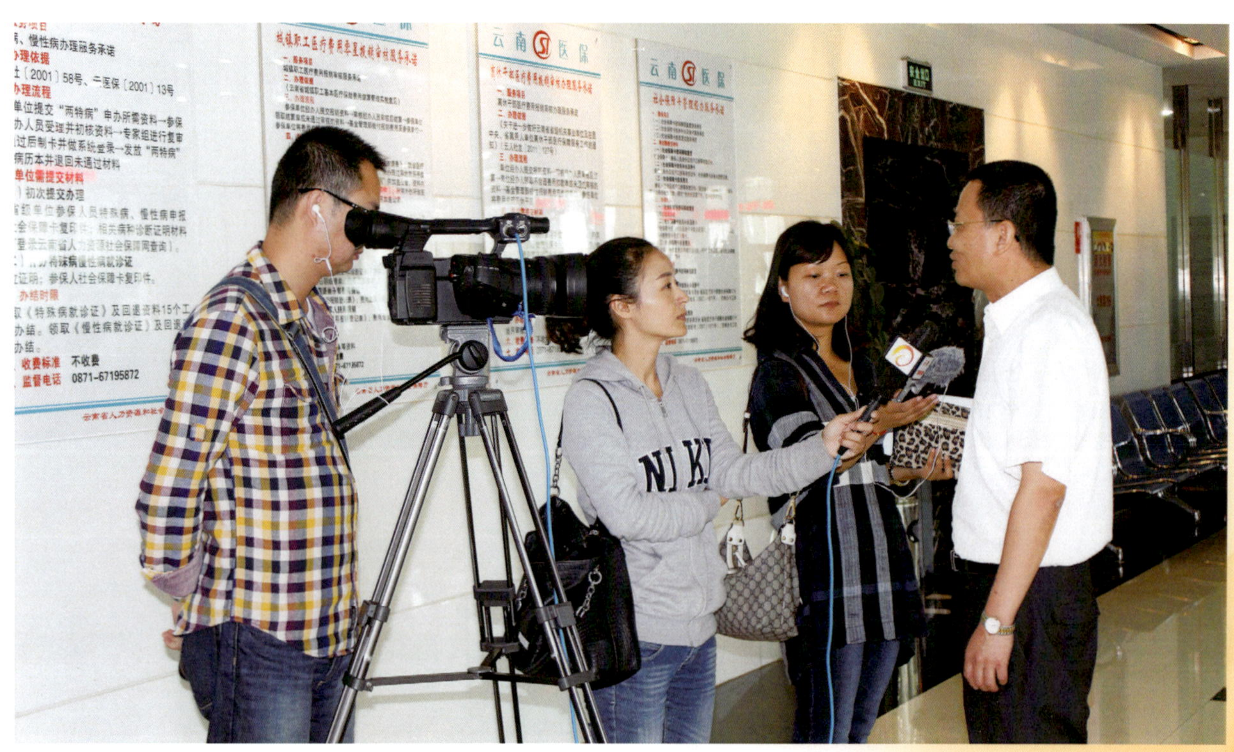

2013 年 8 月 26 日，云南省人力资源和社会保障厅副厅长黄宏伟在省医保经办大厅接受云南电视台记者采访

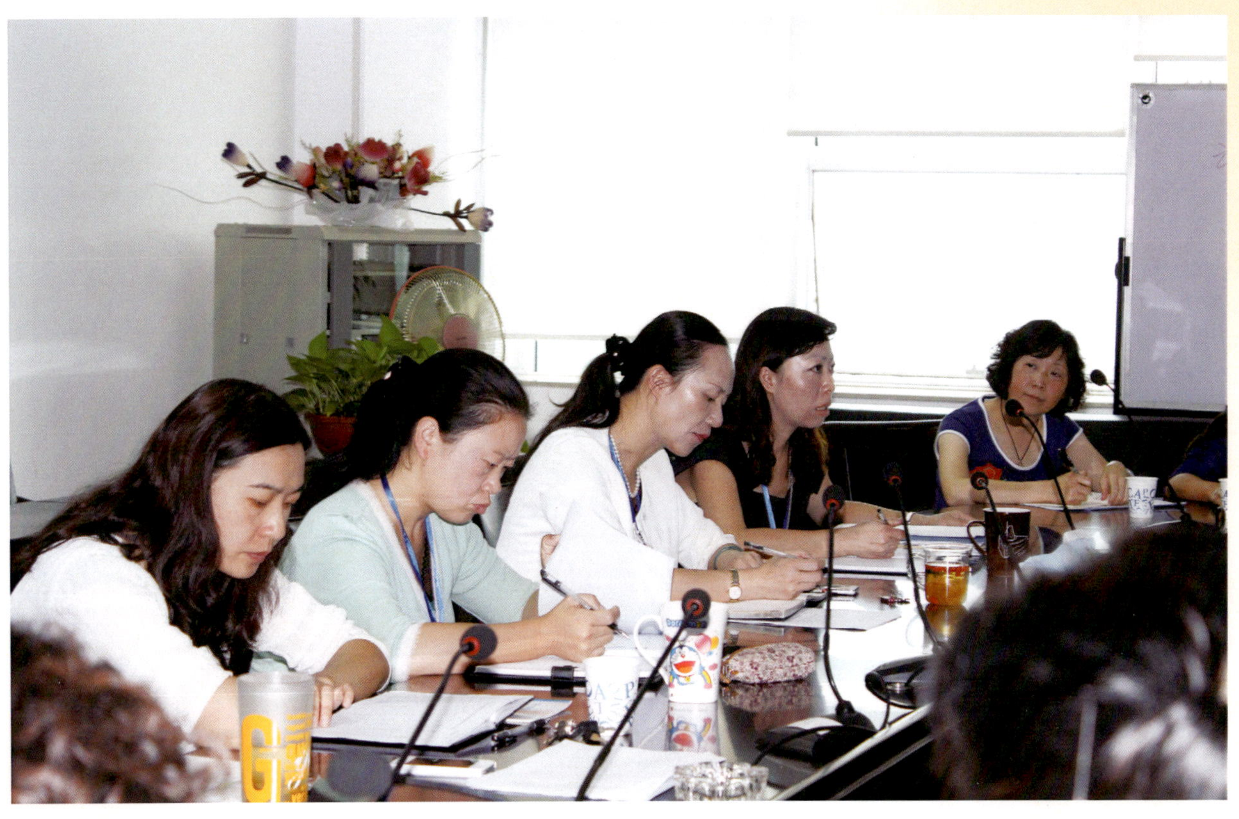

2013 年 8 月 30 日，省医保中心对省直十四家定点机构半年基金总额进行通报

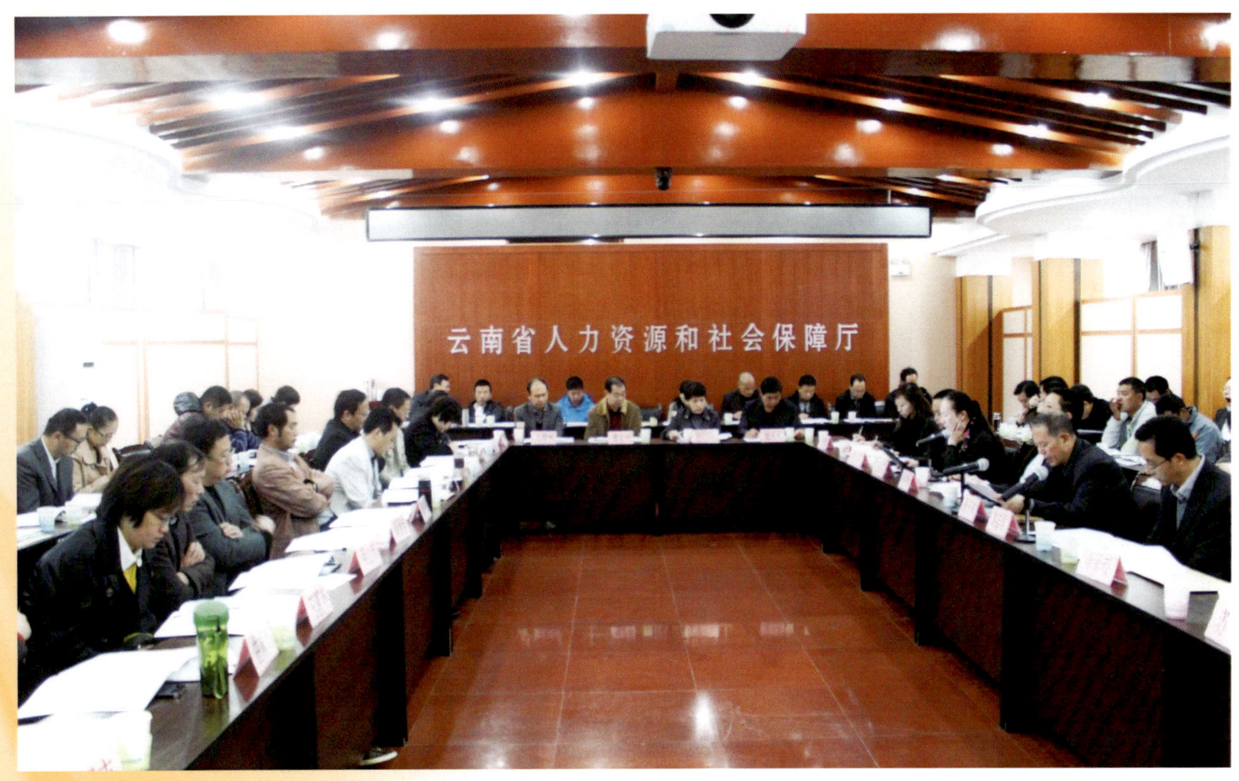

2013 年 11 月 19 日，云南全省城镇居民大病补充医疗保险会议在昆明召开

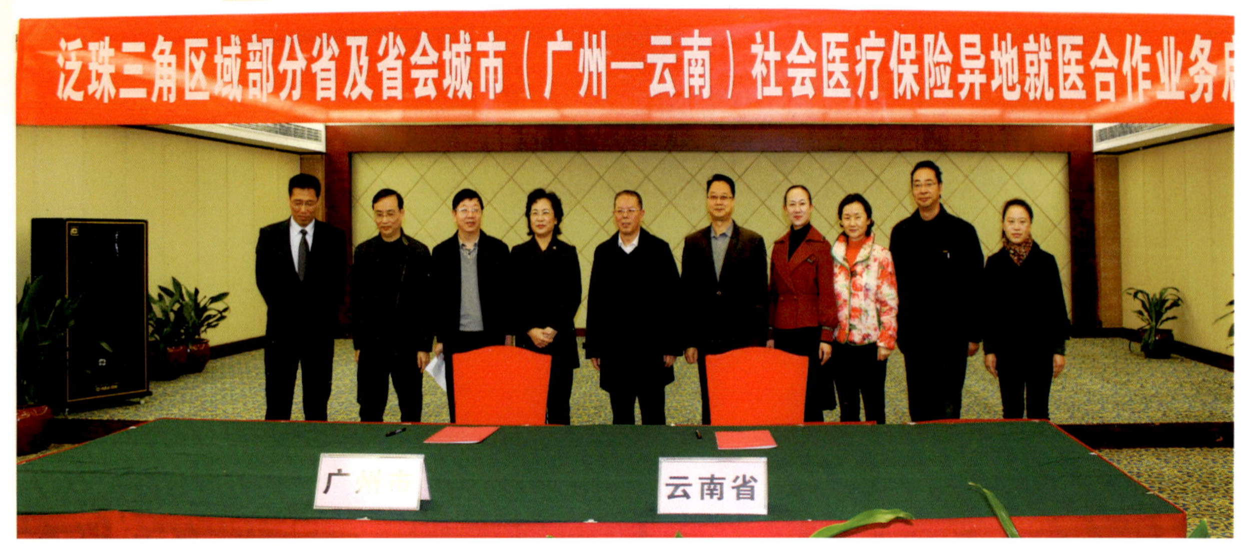

2013 年 12 月 26 日，云南省人力资源和社会保障厅副厅长张玉祥带队参加与广州市社会医疗保险异地就医合作业务启动仪式

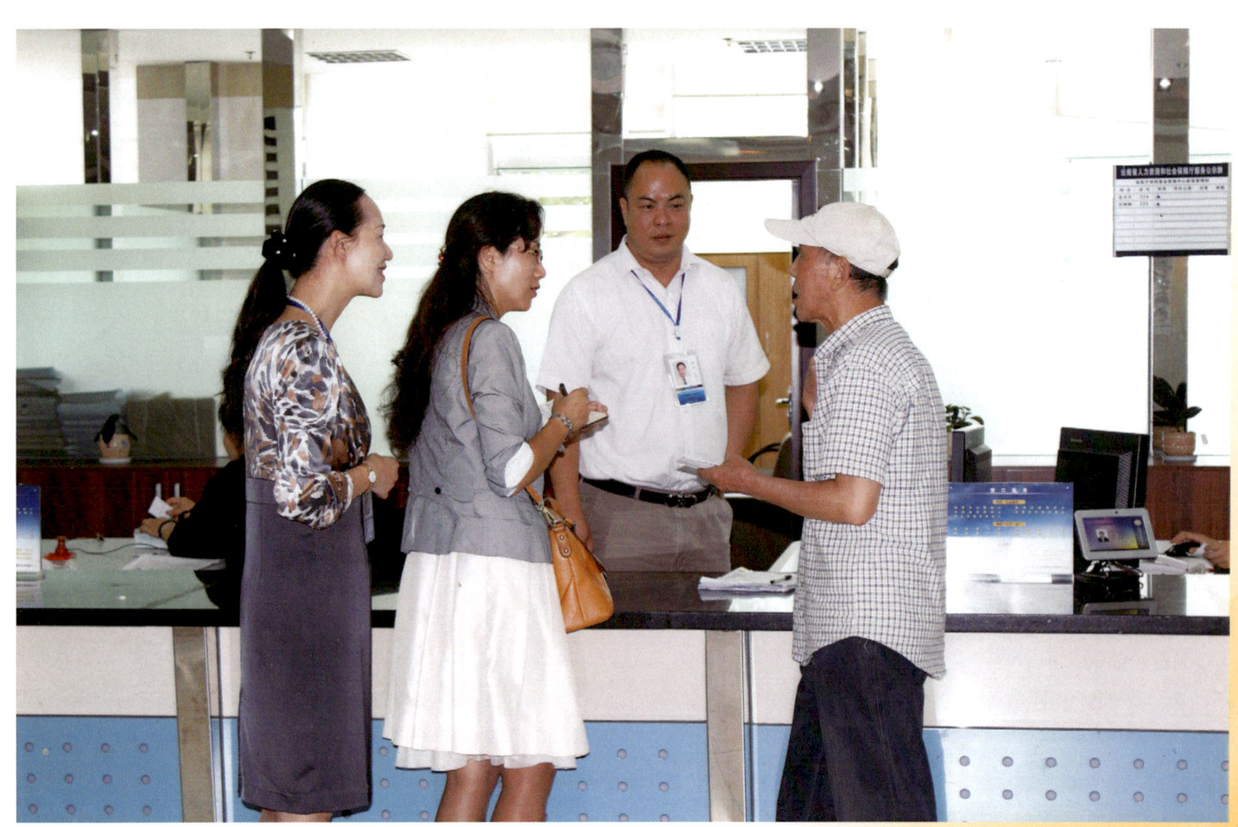

2013 年，省医保中心对外服务大厅参保人员现场接受记者采访

4年"3·15"保险消费者权益保护宣传活动
——大理州医保中心　PICC人保健康宣

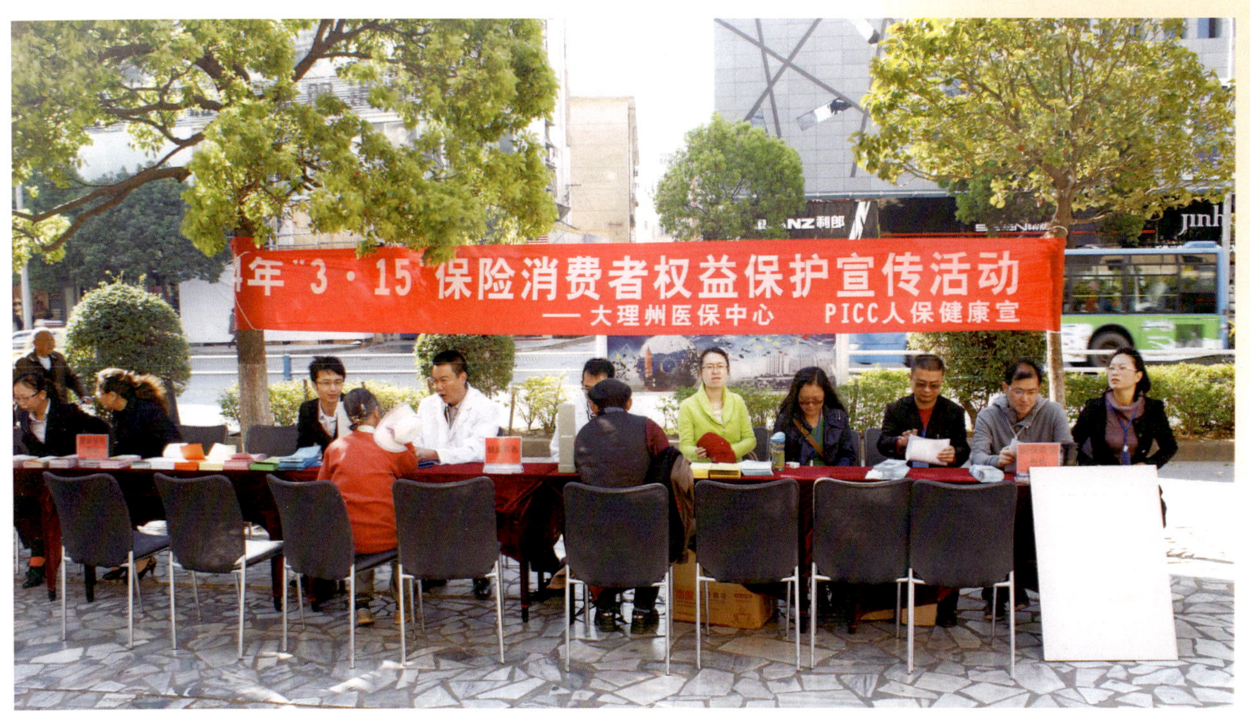

2014 年 3 月 15 日，大理州医保中心走上街头宣传医保政策

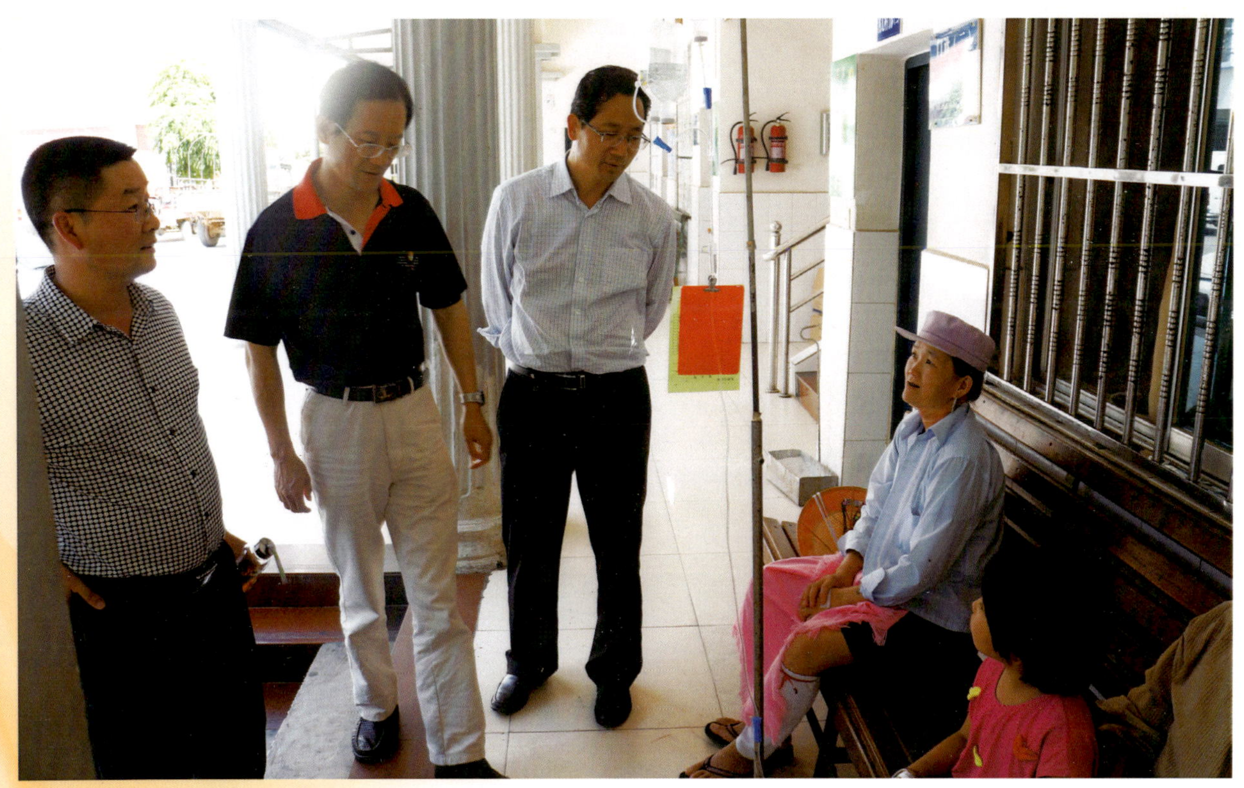

2014 年 4 月 10 日，云南省人力资源和社会保障厅城镇居民医疗保险处调研组到玉溪市新平县嘎洒镇中心医院调研

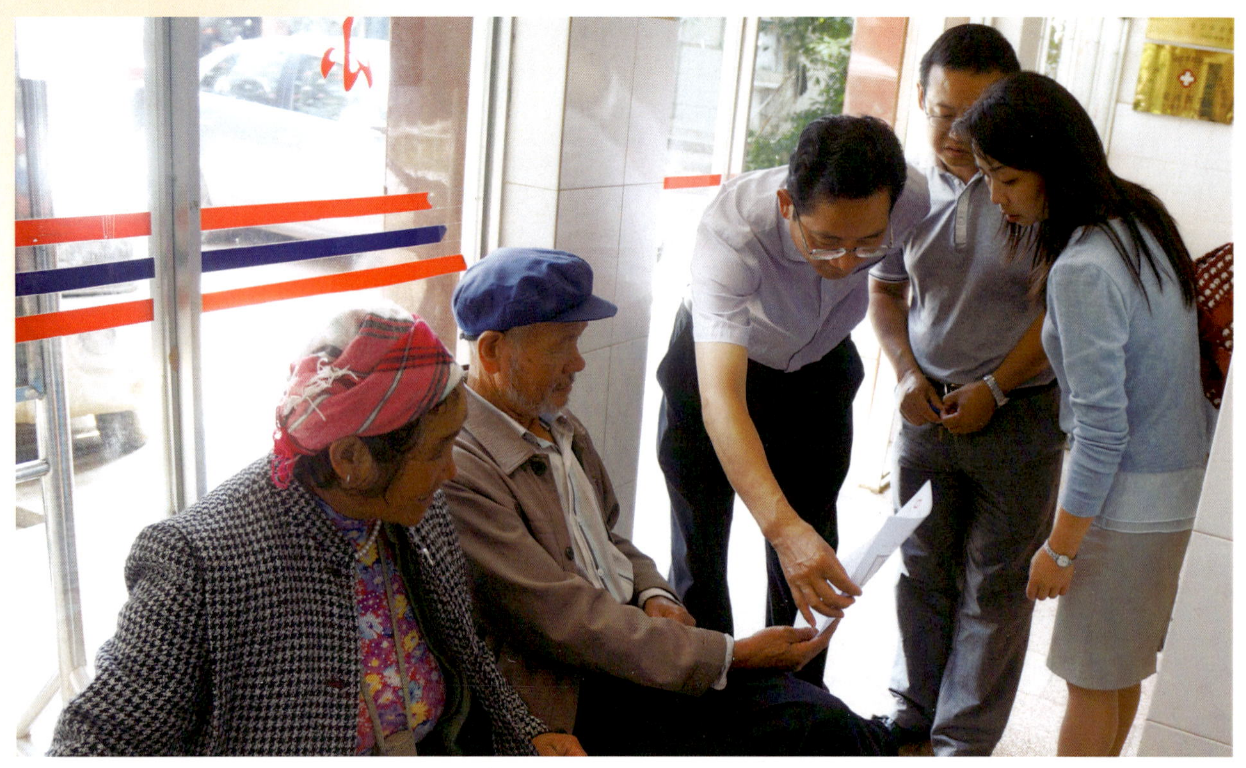

2014 年 8 月 23 日，云南省人力资源和社会保障厅调研组到昆明安宁草铺镇调研村村通手机联网服务工作

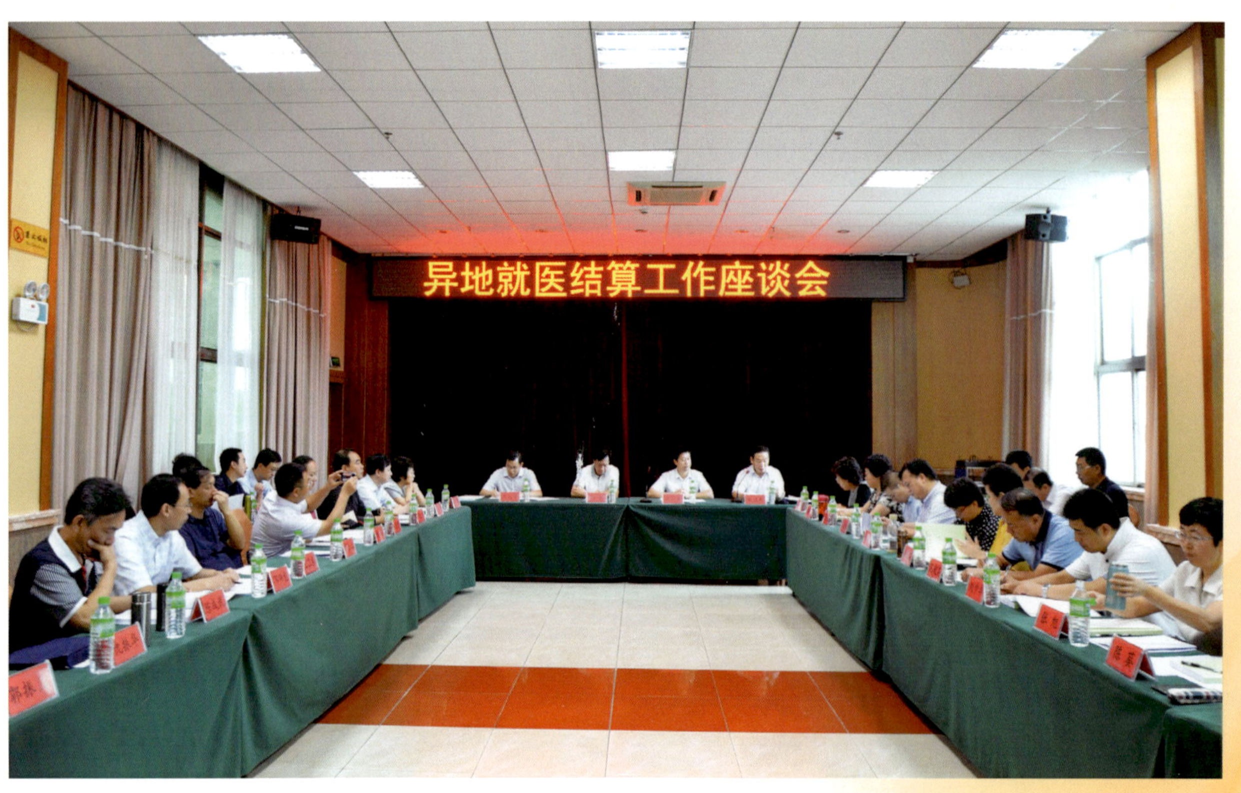

2014 年 9 月 23—24 日，人力资源和社会保障部社保中心在普洱市召开异地就医结算工作座谈会

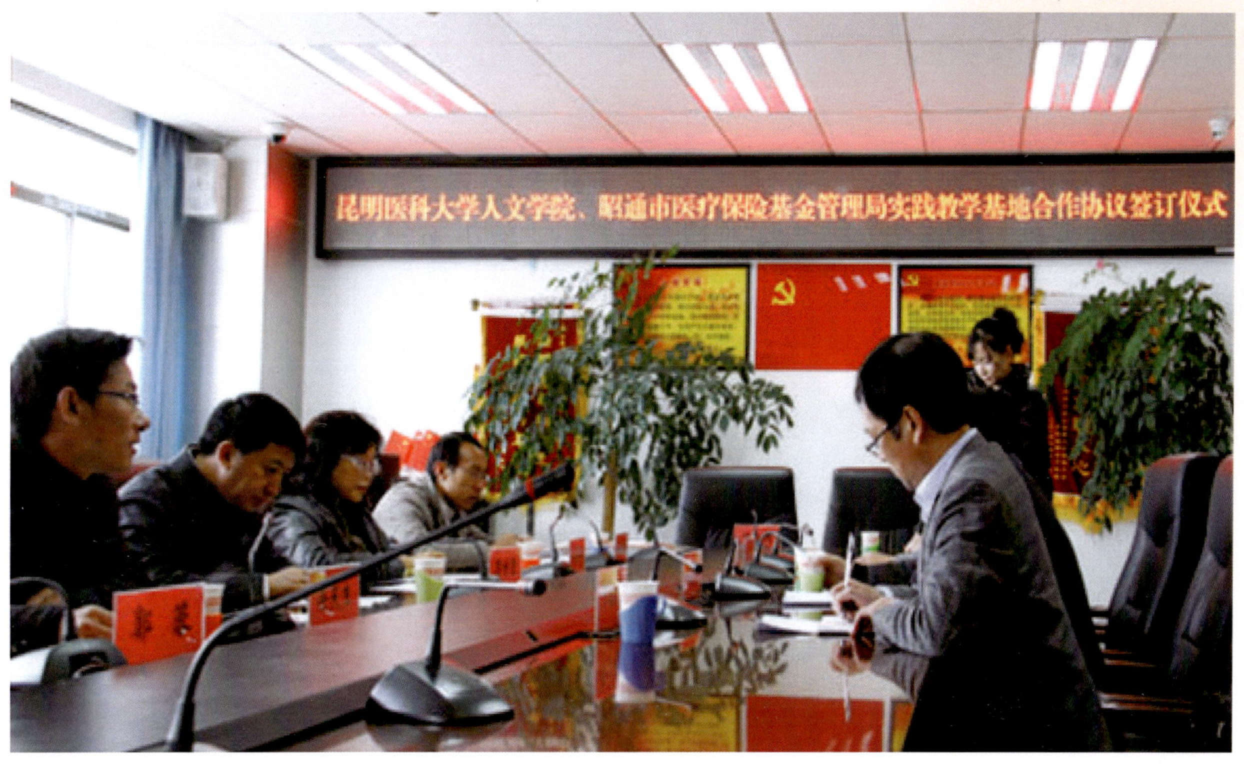

2015 年 11 月 3 日，昭通市医疗保险基金管理局与昆明医科大学人文学院签订实践教学基地合作协议

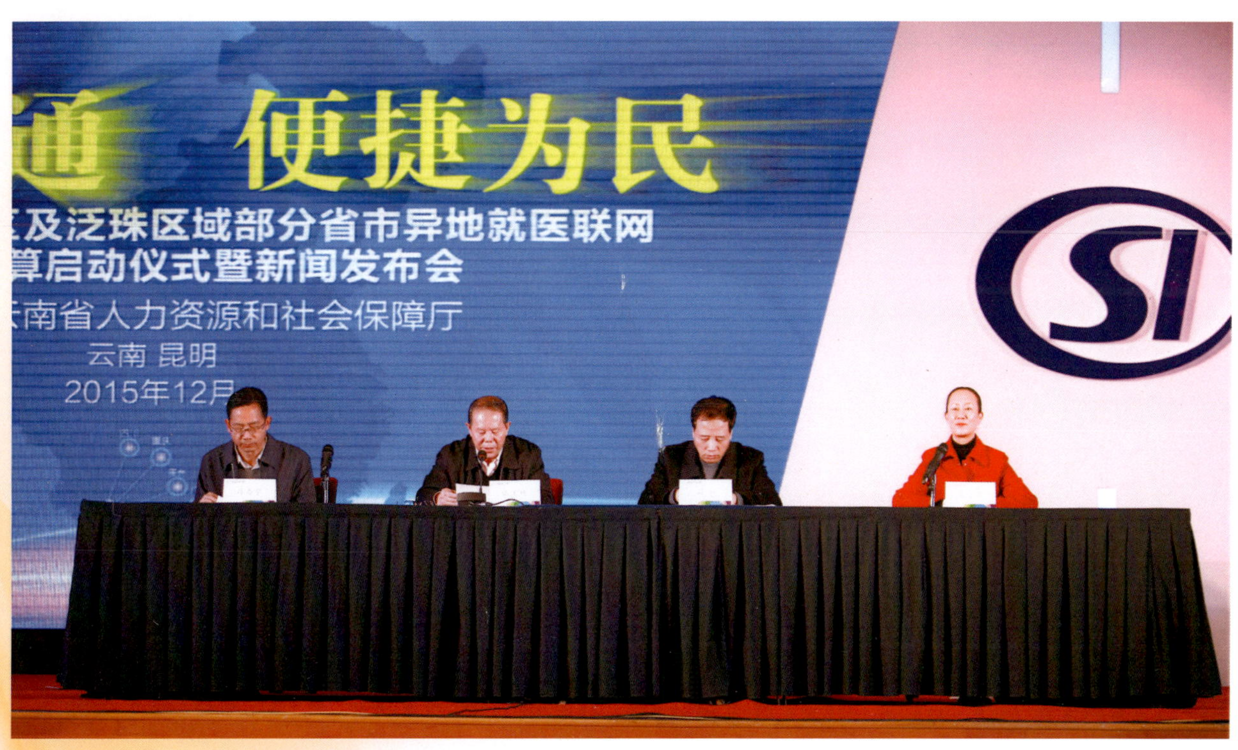

2015 年 12 月 3 日，云南省与西南地区及泛珠区域部分省市异地就医联网即时结算启动仪式暨新闻发布会在昆明举行

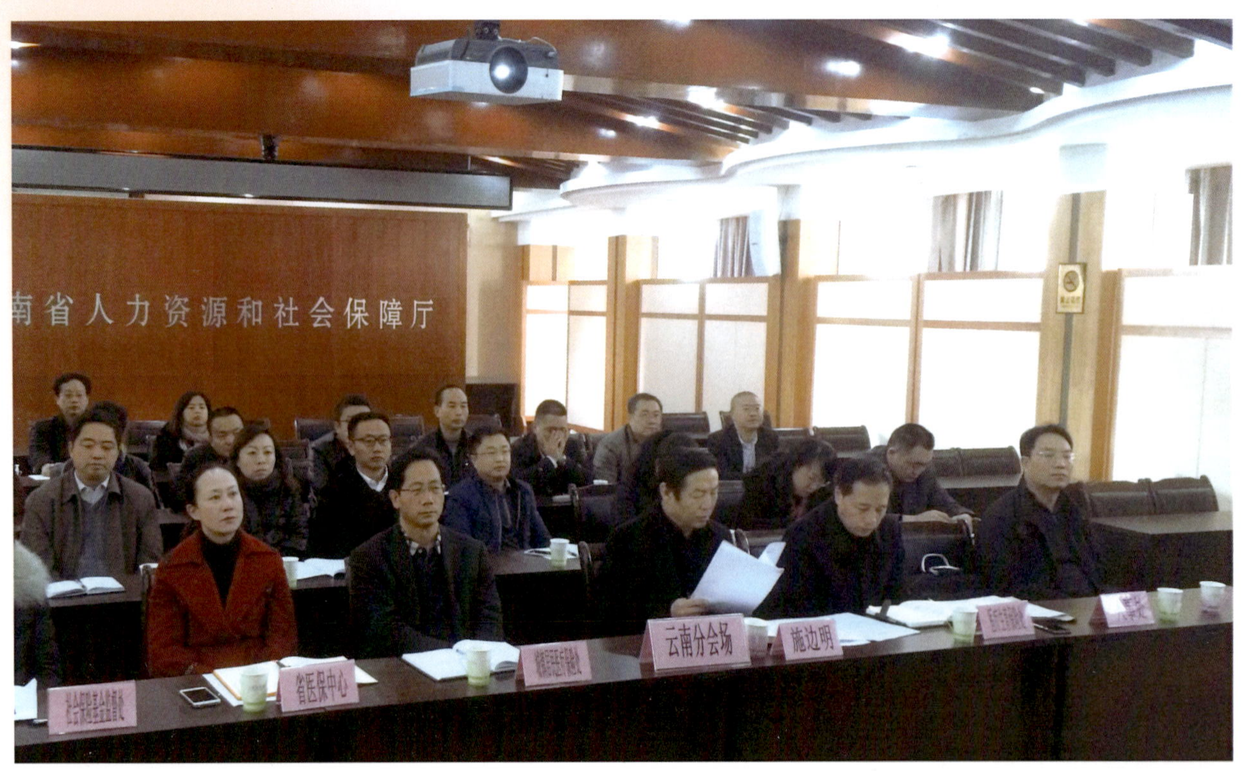

2016年1月18日，云南省参加贯彻落实《国务院关于整合城乡居民基本医疗保险制度的意见》工作视频会

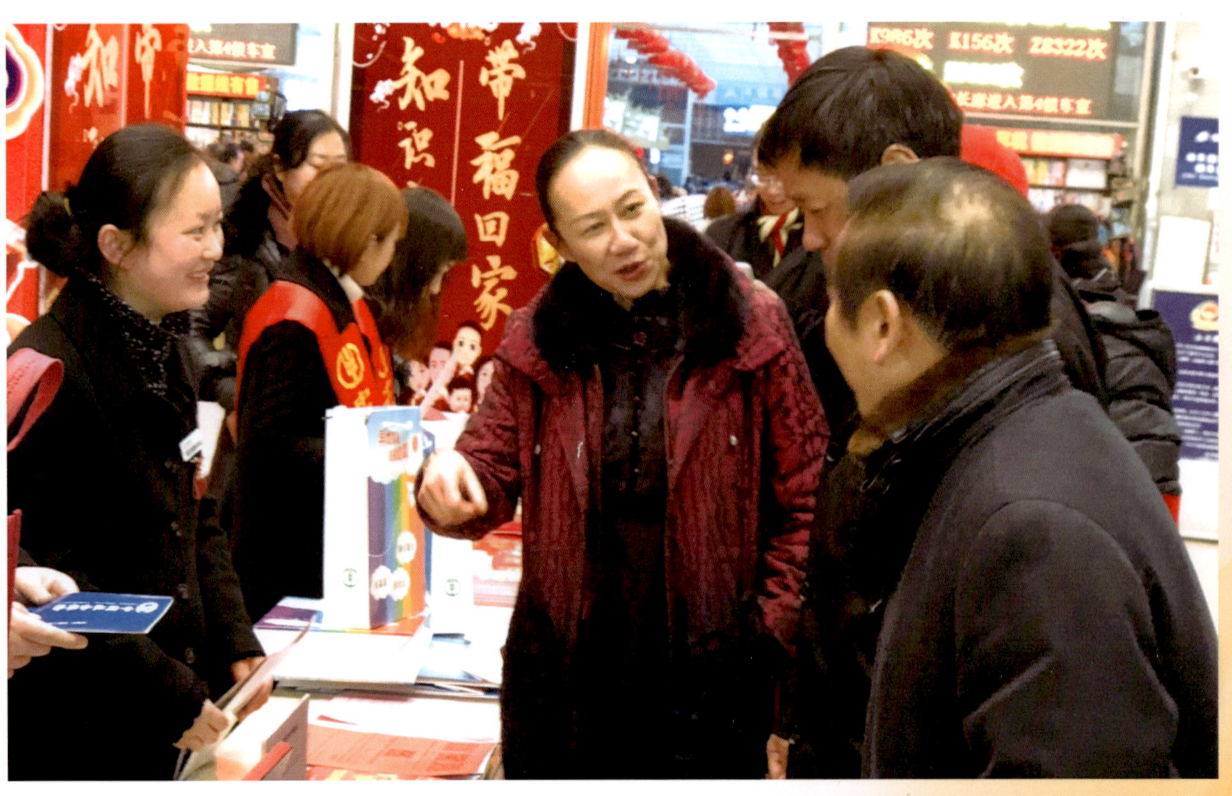

云南省医疗保险中心到昆明火车站开展异地就医结算宣传工作

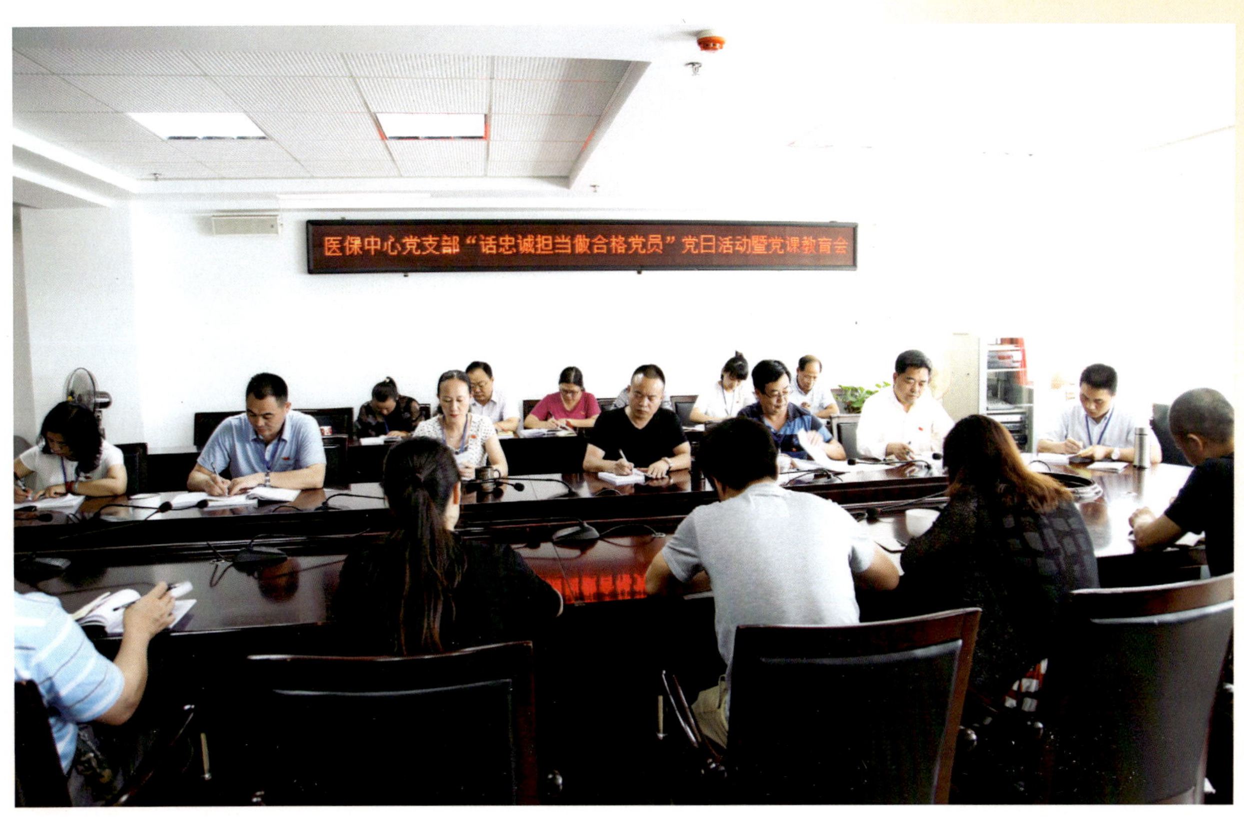

2016 年 7 月 14 日，云南省医保中心党支部主题党日活动暨党课教育会

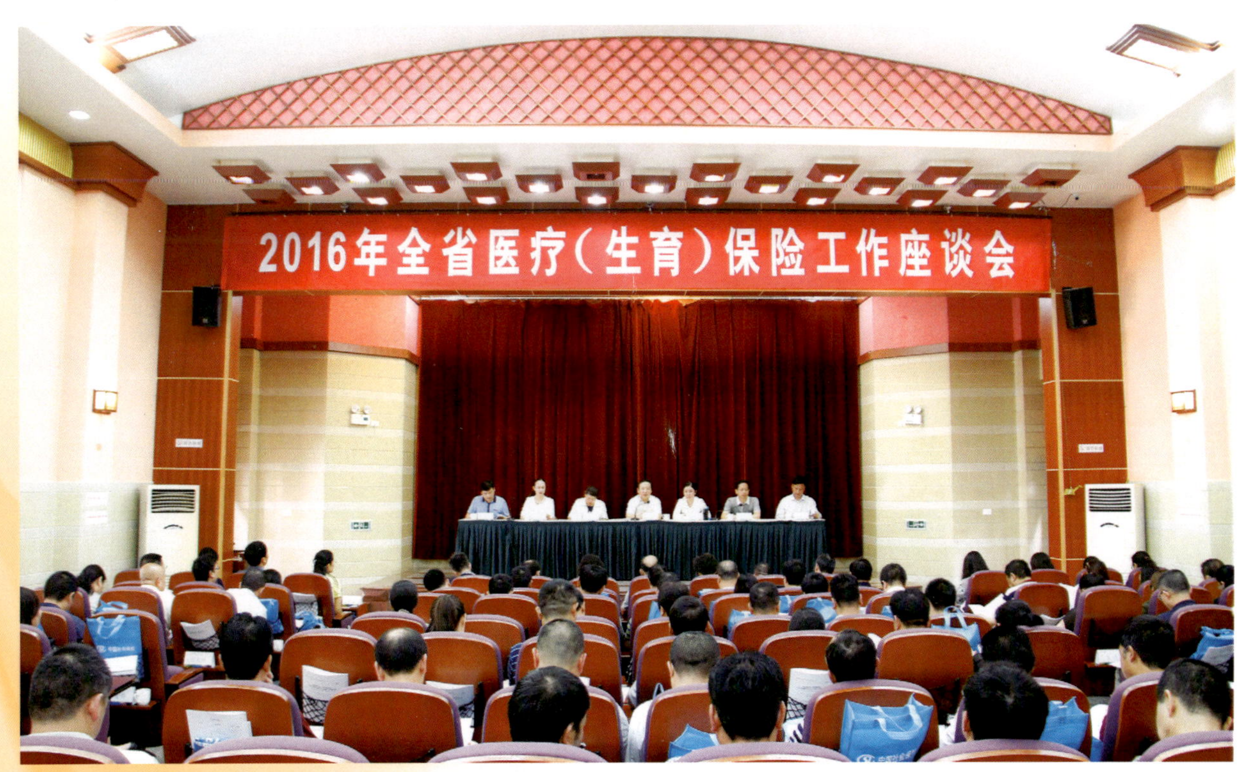

2016 年 7 月 27 日，2016 年全省医疗（生育）保险工作座谈会在昆明召开

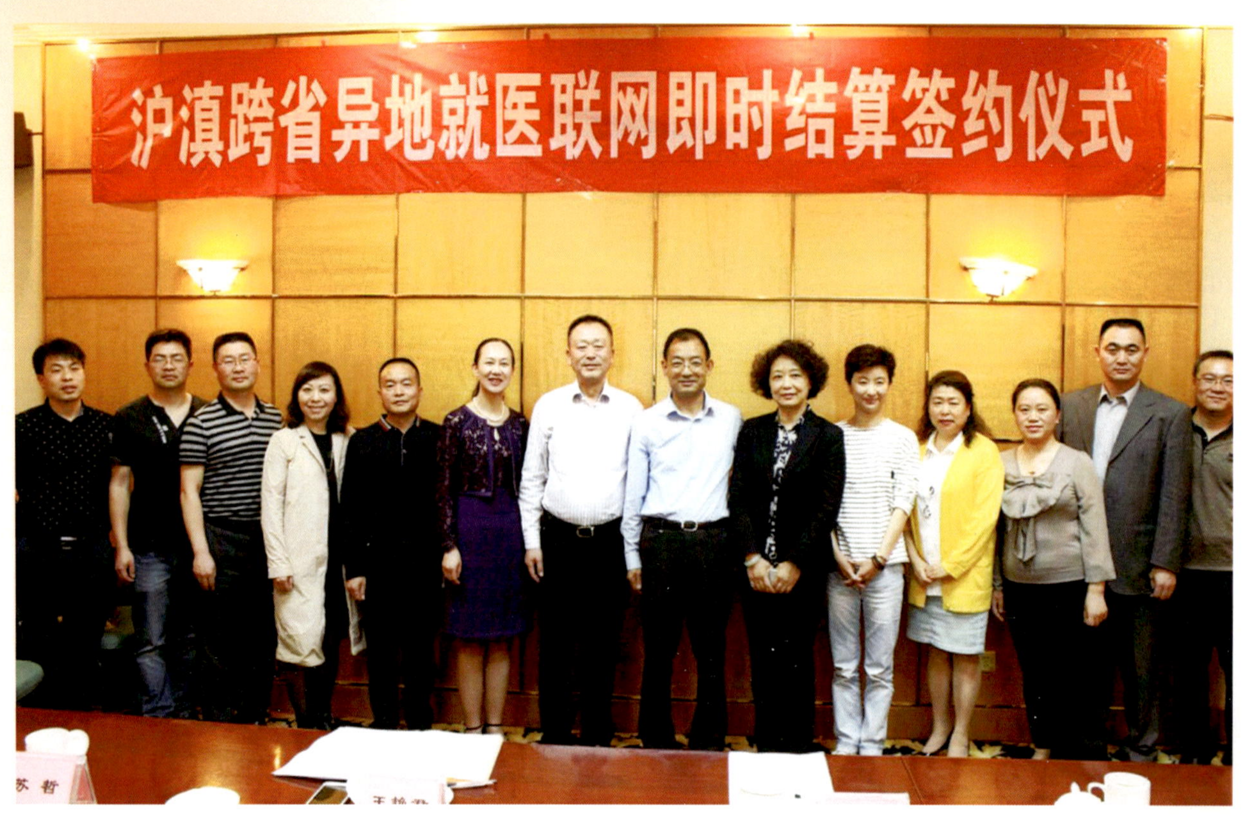

2016 年，沪滇跨省异地就医联网即时结算签约仪式

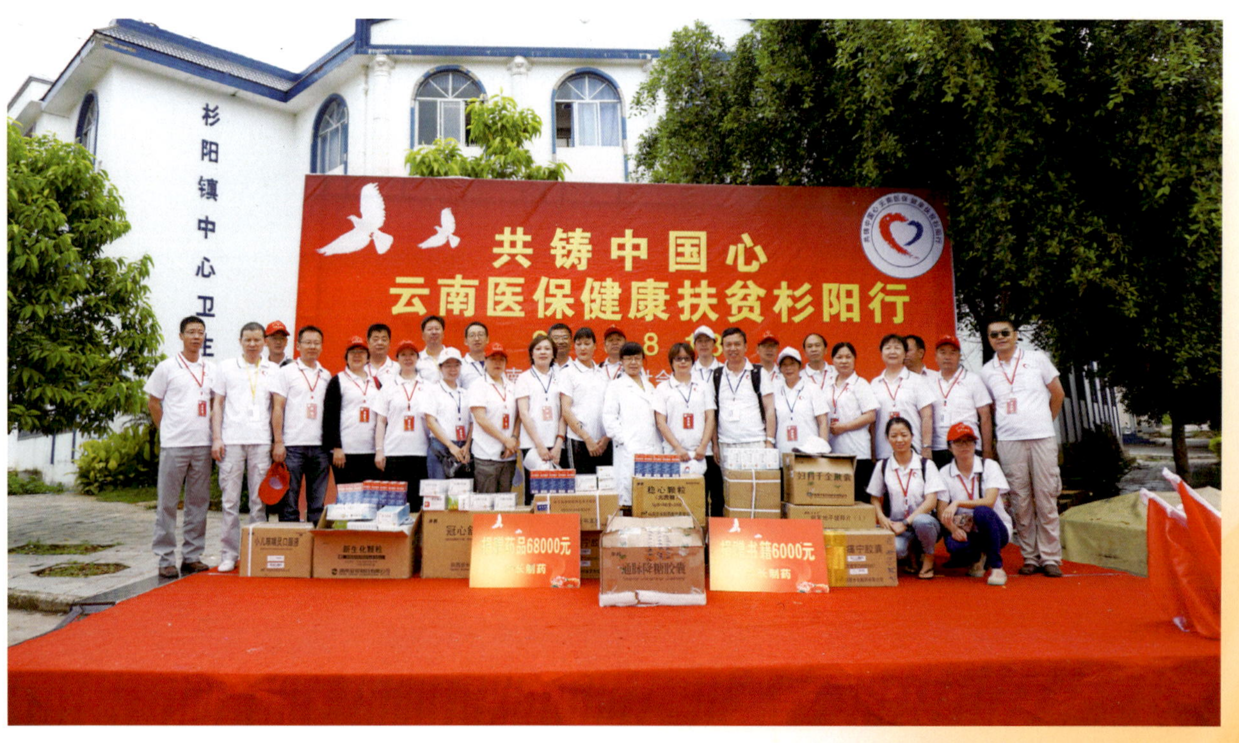

2016 年 8 月 13 日，云南省人力资源和社会保障厅到大理州永平县杉阳镇开展“云南医保健康扶贫杉阳行”活动

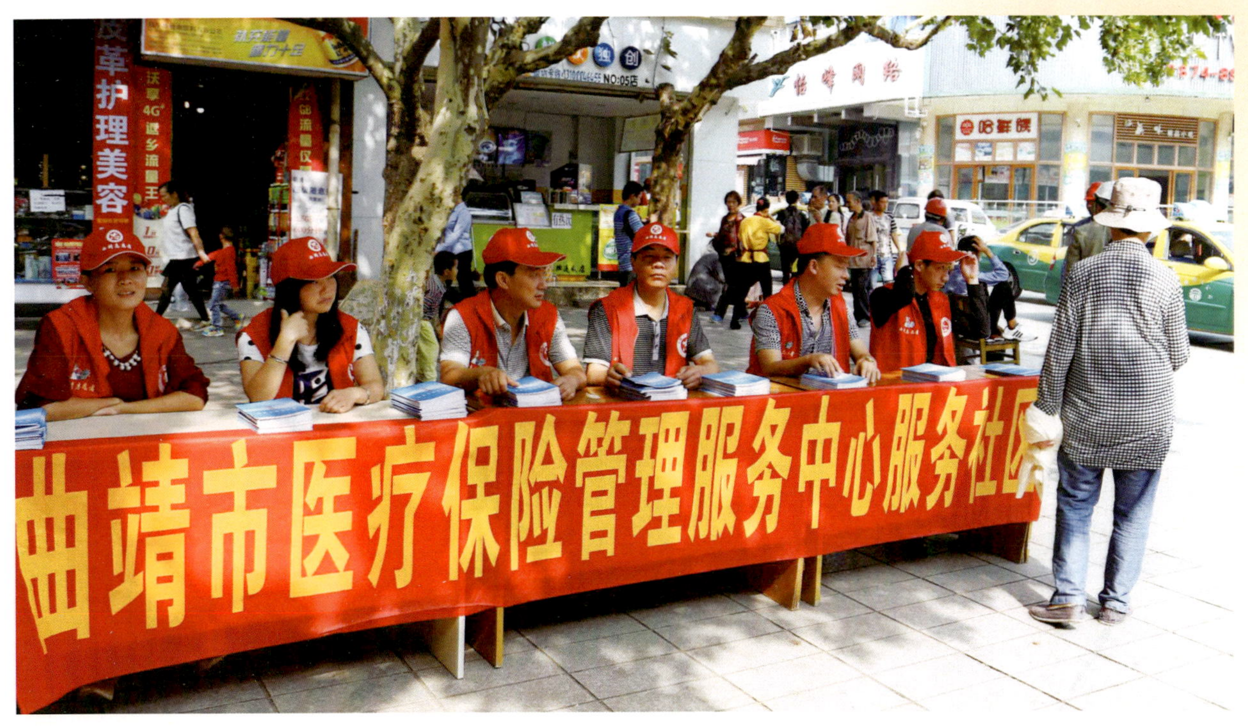

2016 年 8 月 18 日，曲靖市医疗保险管理服务中心进社区宣传医保政策

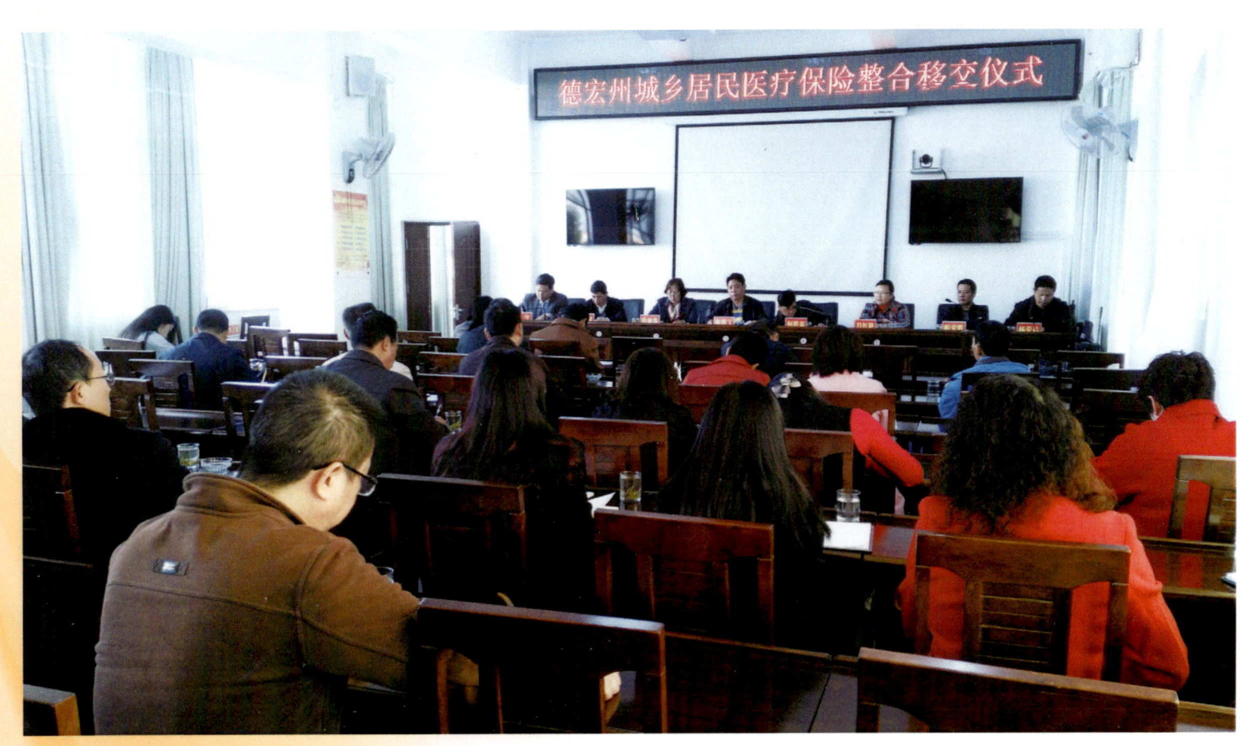

2016 年 12 月 27 日，德宏州人民政府组织召开城乡居民基本医疗保险整合移交仪式

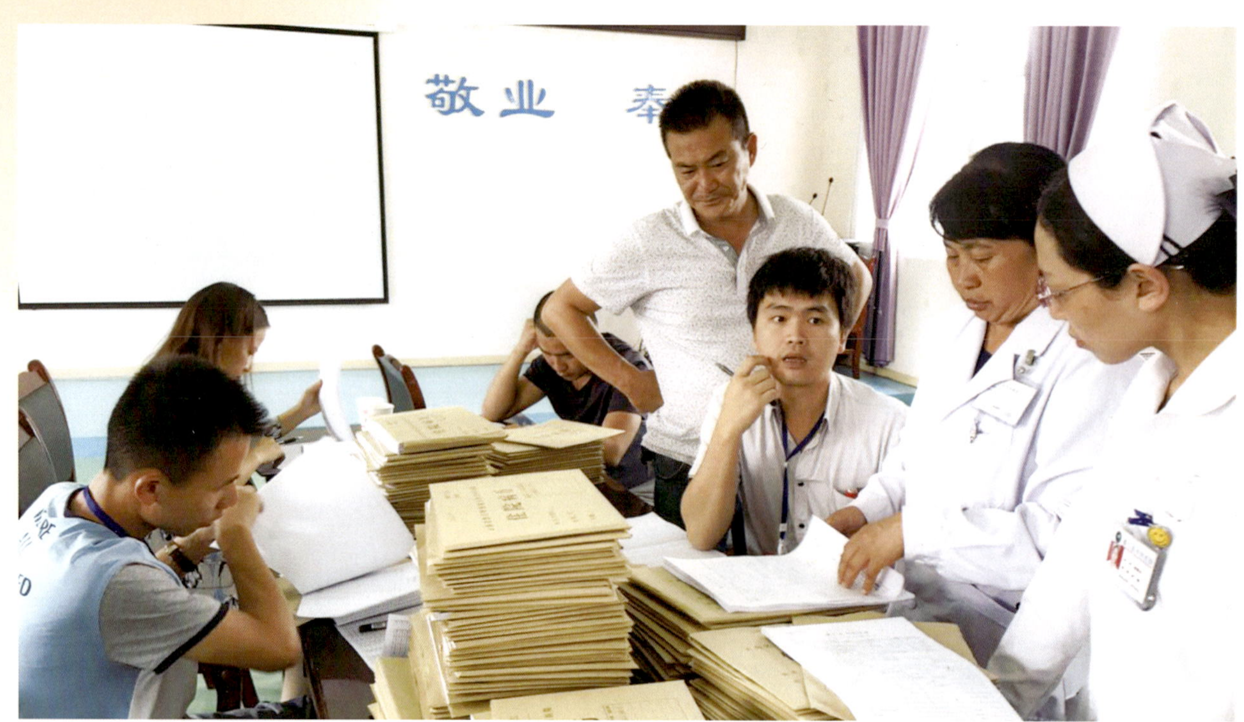

2017 年 5 月，普洱市墨江县医疗保险管理局联合普洱市巡查组深入定点医疗机构开展巡查审核工作

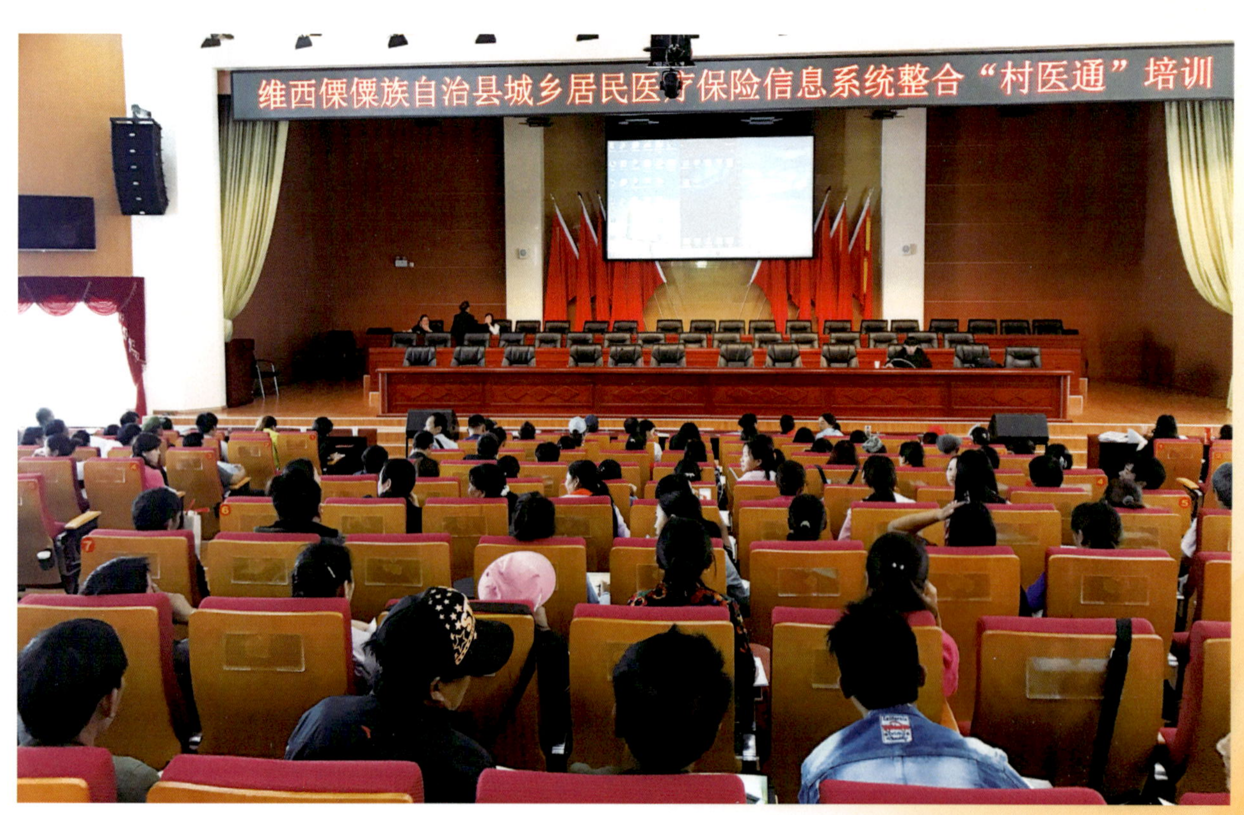

2017 年 6 月 9 日，迪庆州维西县城乡居民医疗保险信息系统整合“村医通”培训

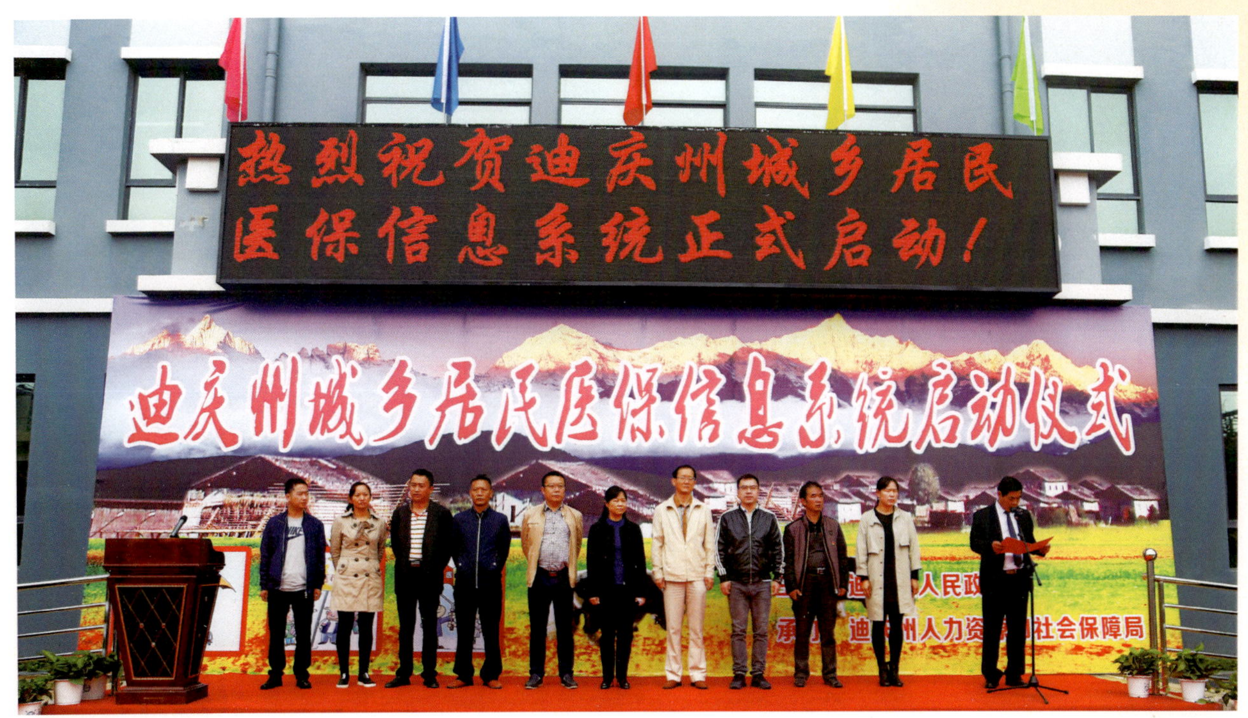

2017 年 7 月 25 日，迪庆州城乡居民医保信息系统启动

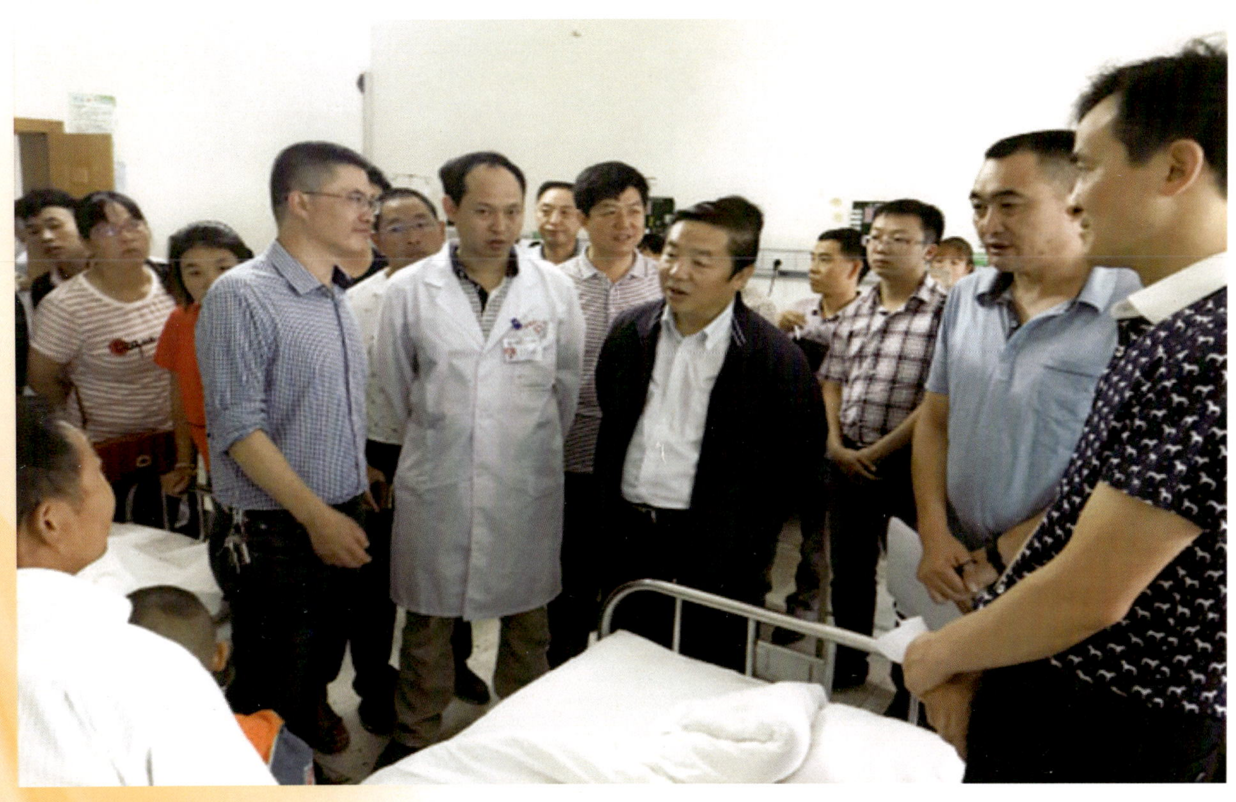

2017 年 8 月 24 日，云南省人力资源和社会保障厅副厅长施边明到镇雄县人民医院调研医疗保险工作

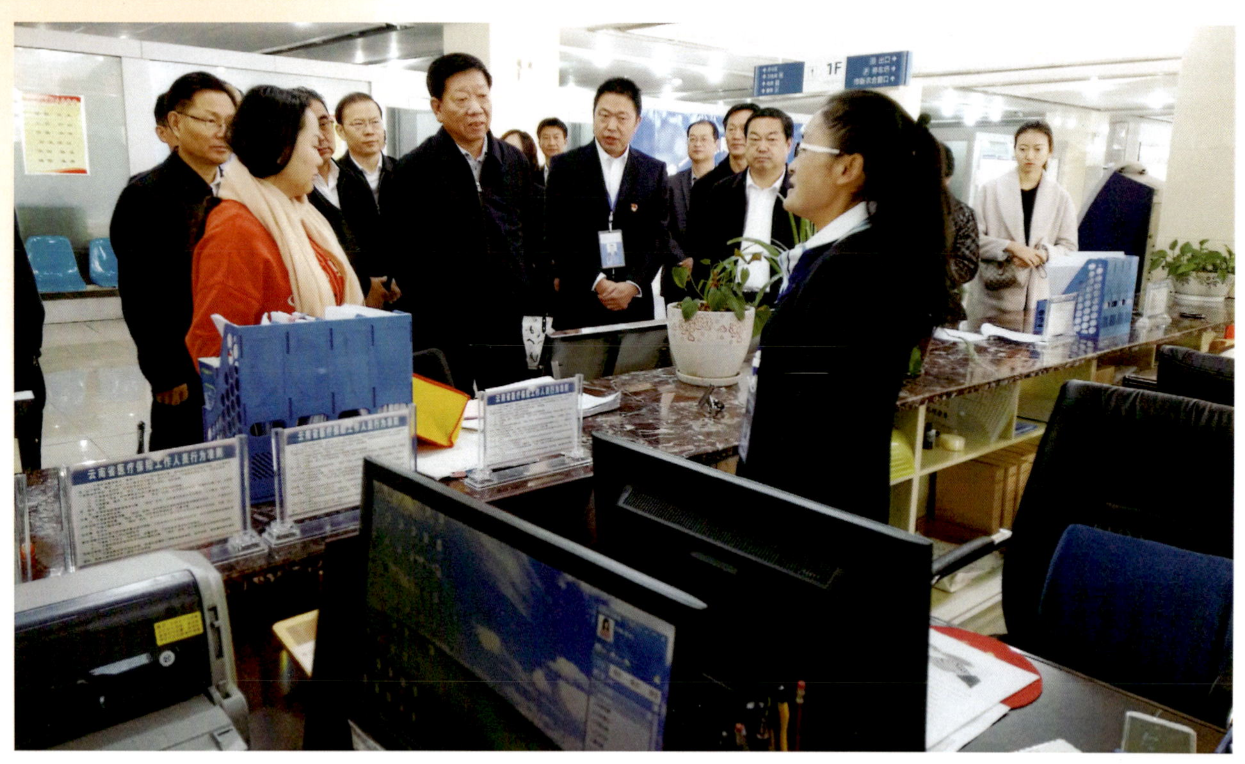

2017 年 11 月 14 日，人力资源和社会保障部部长尹蔚民到大理州医疗保险管理局调研

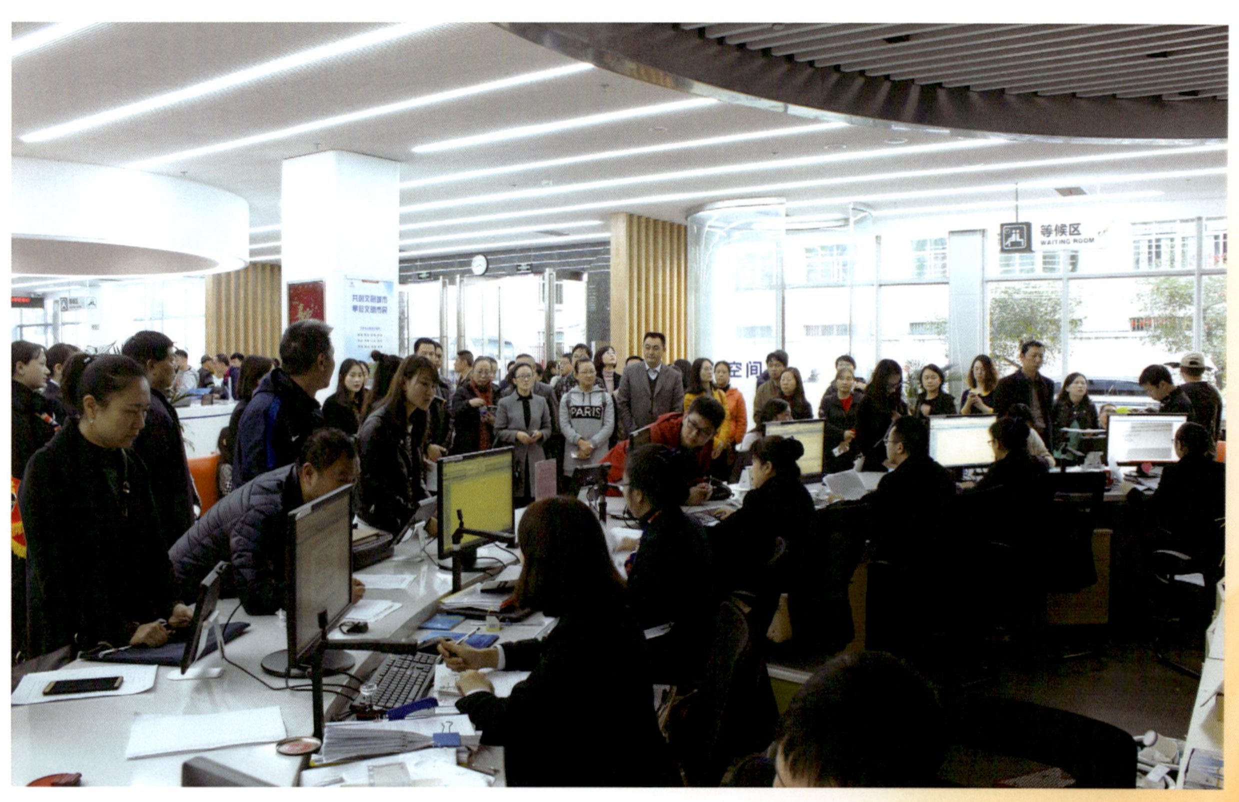

2017 年 11 月，省医保中心组织全省 16 个州市医保经办机构到盘龙区服务中心参观学习盘龙区医疗保险服务业标准化试点建设工作

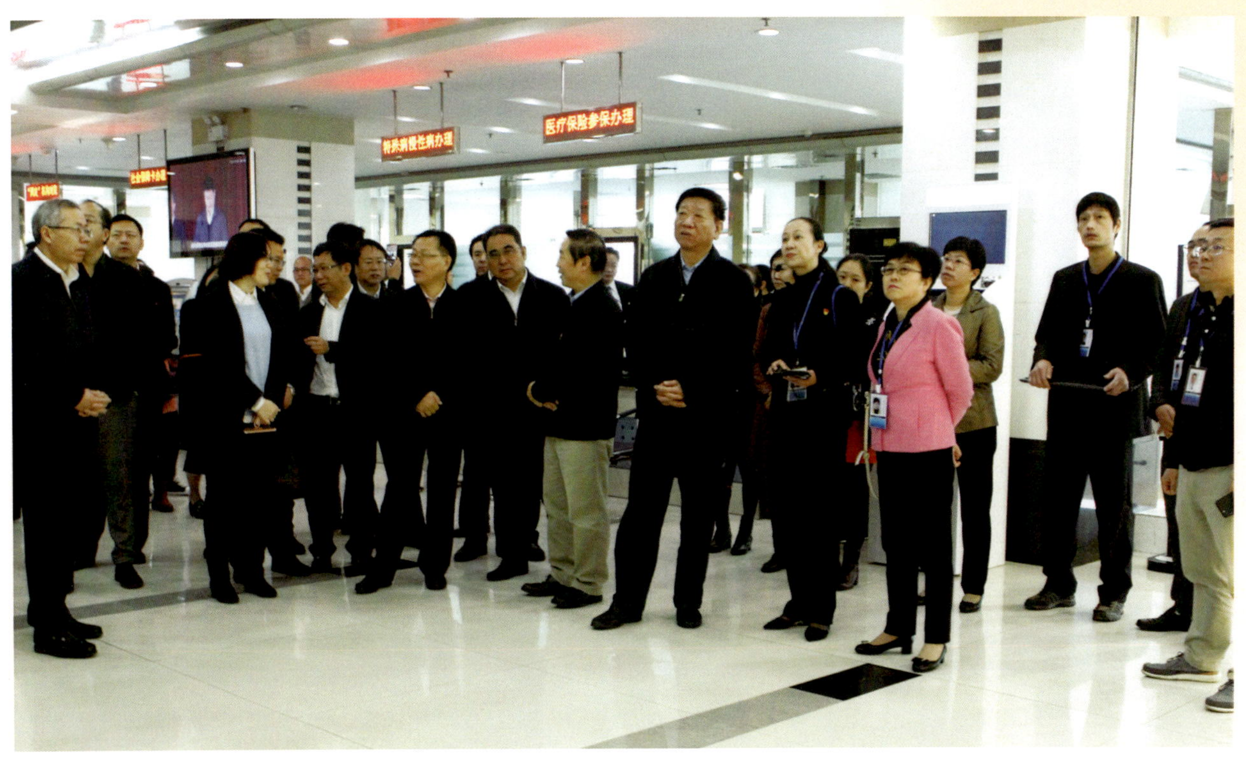

2017 年，人力资源和社会保障部部长尹蔚民在云南省调研异地就医直接结算工作，观看医保大屏

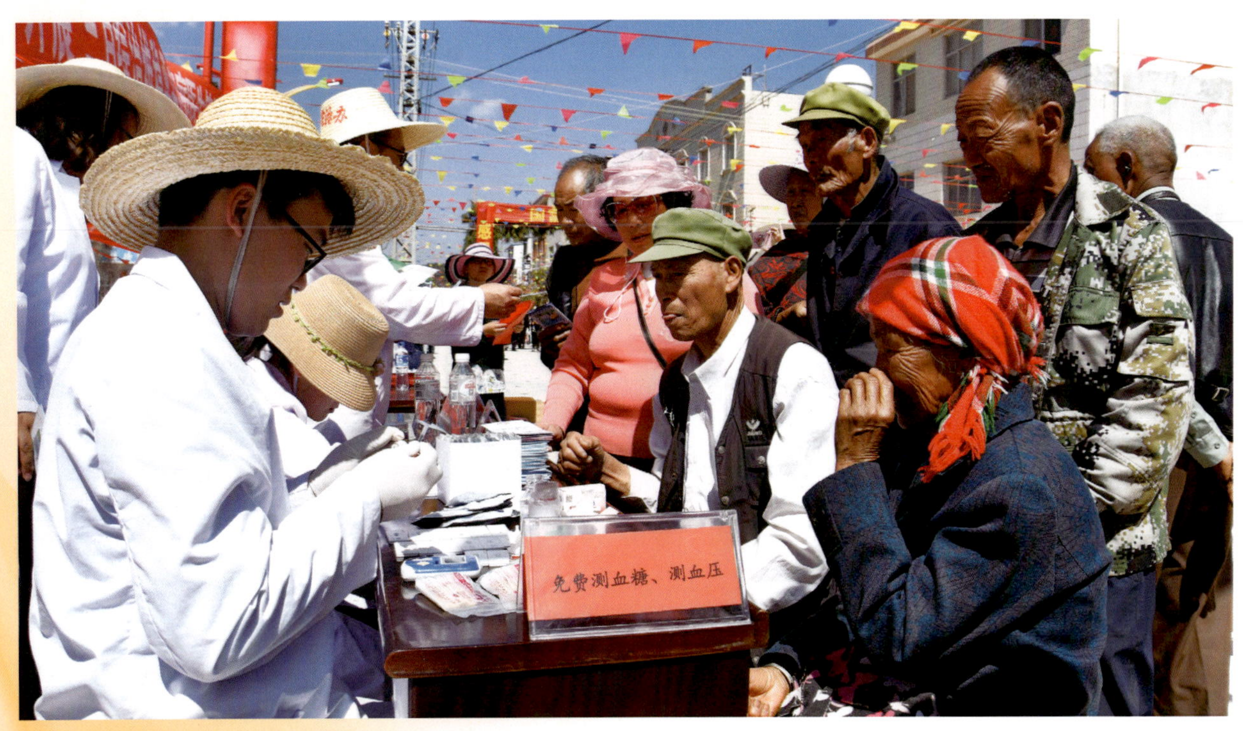

2018 年 3 月 2 日，楚雄州牟定县不断加大健康扶贫工作力度，组织医务工作者免费为贫困老人开展义诊活动，为贫困户送医送药

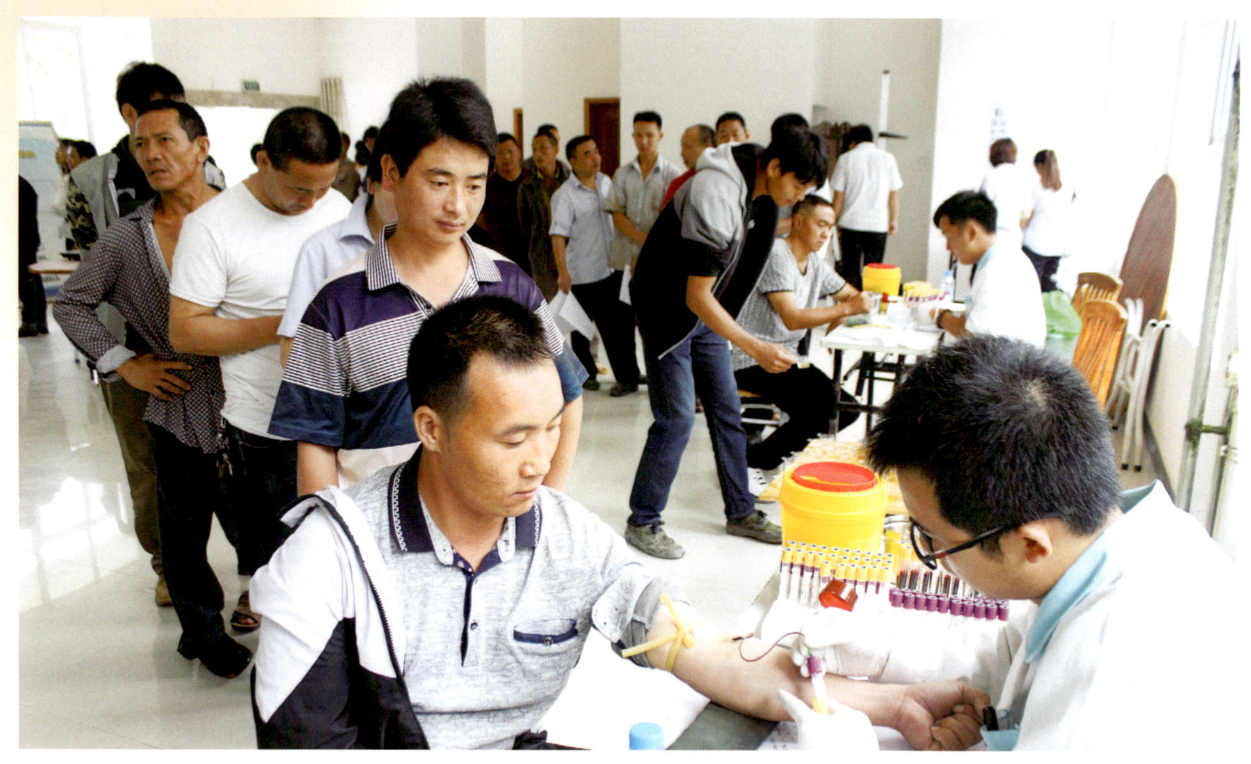

2018 年 6 月 3 日，文山州麻栗坡县人力资源和社会保障局开展职业健康检查上门服务

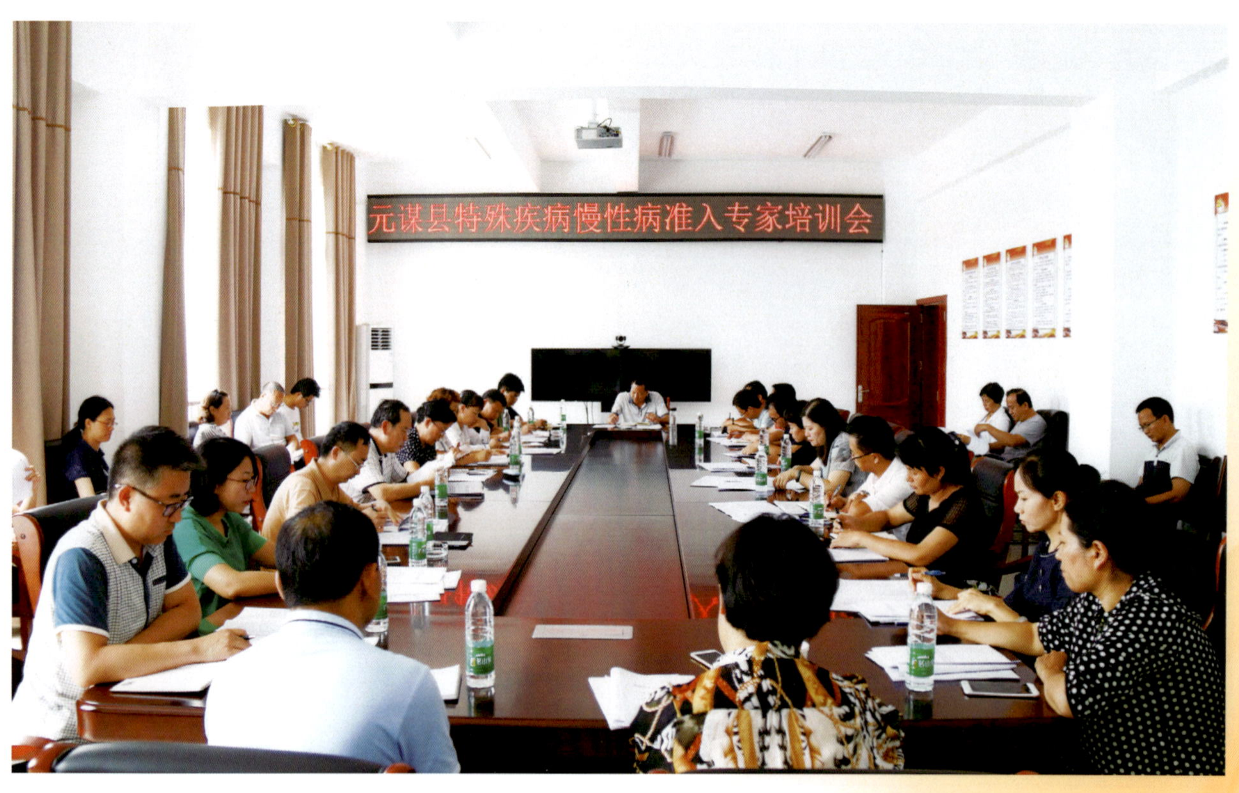

2018 年 6 月 13 日，元谋县医疗保险管理局组织召开医疗保险特殊疾病慢性病准入专家培训会

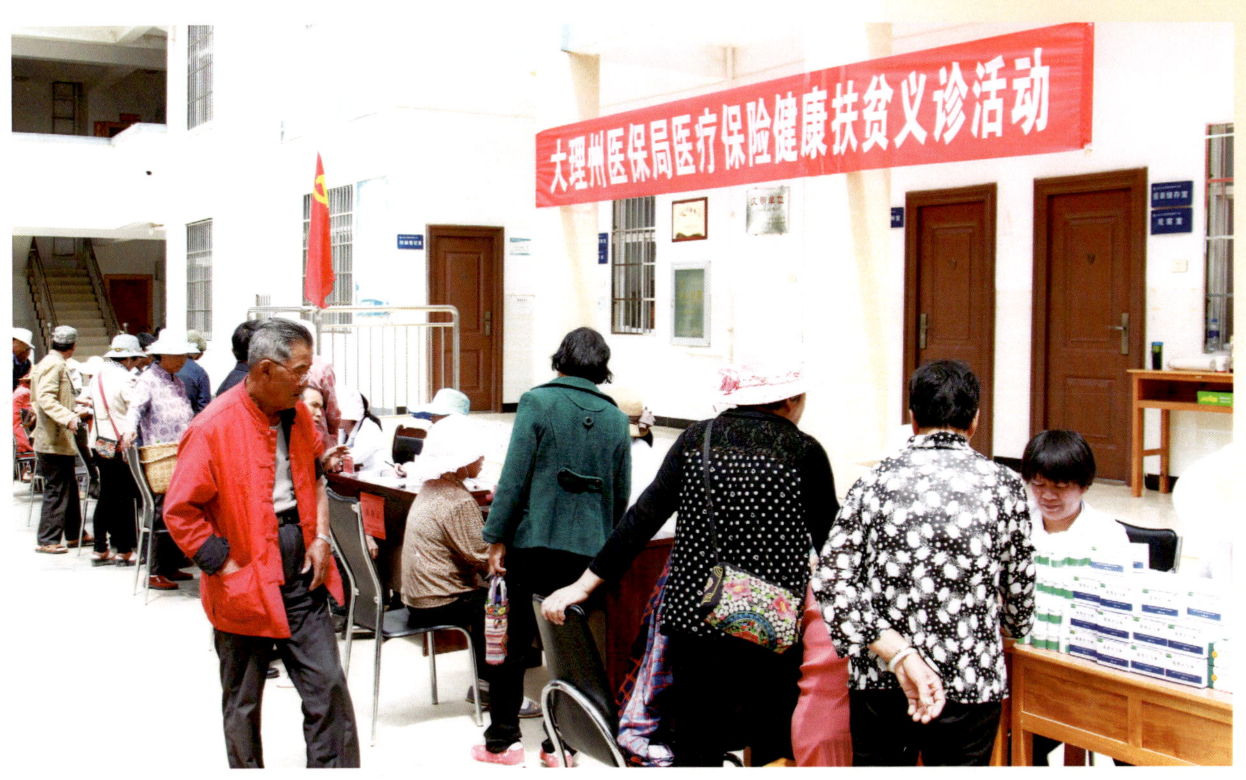

2018 年 8 月 28 日，大理州医疗保险管理局开展健康扶贫义诊活动

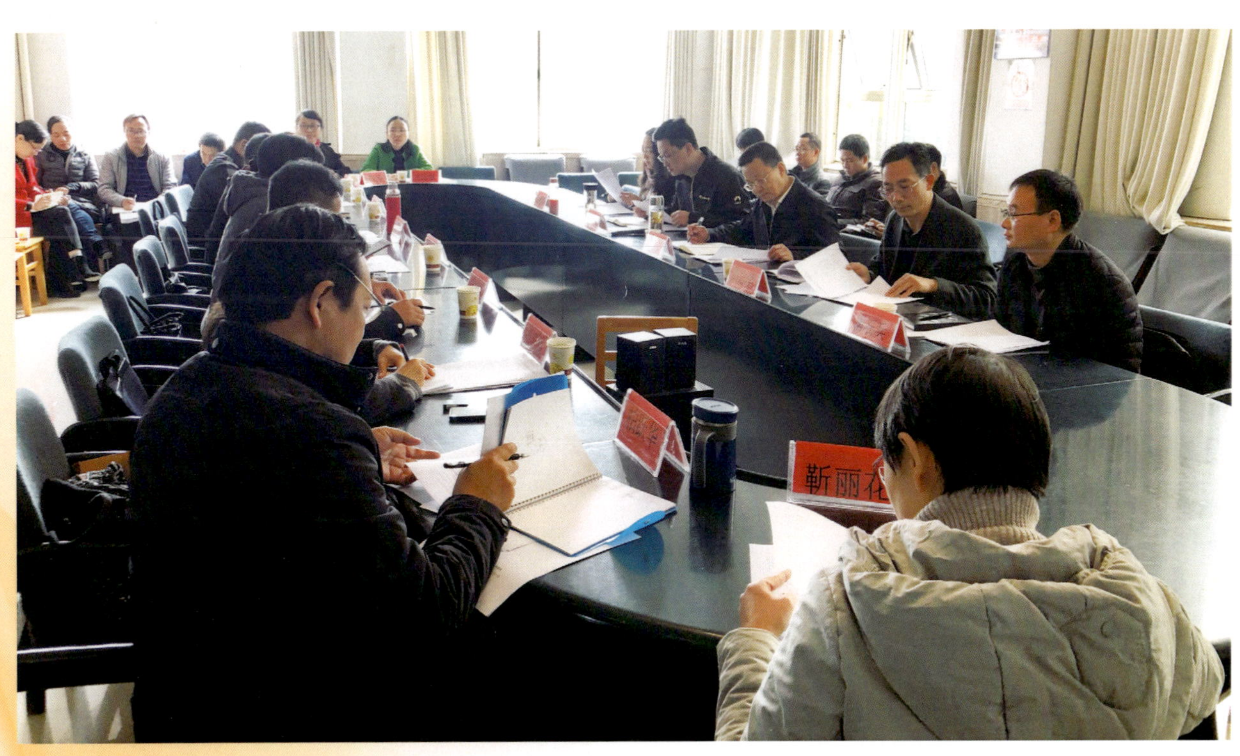

2018 年 11 月 22 日，云南省医疗保障局党组书记、局长黄宏伟到玉溪市峨山县调研医疗保险医共体打包付费工作

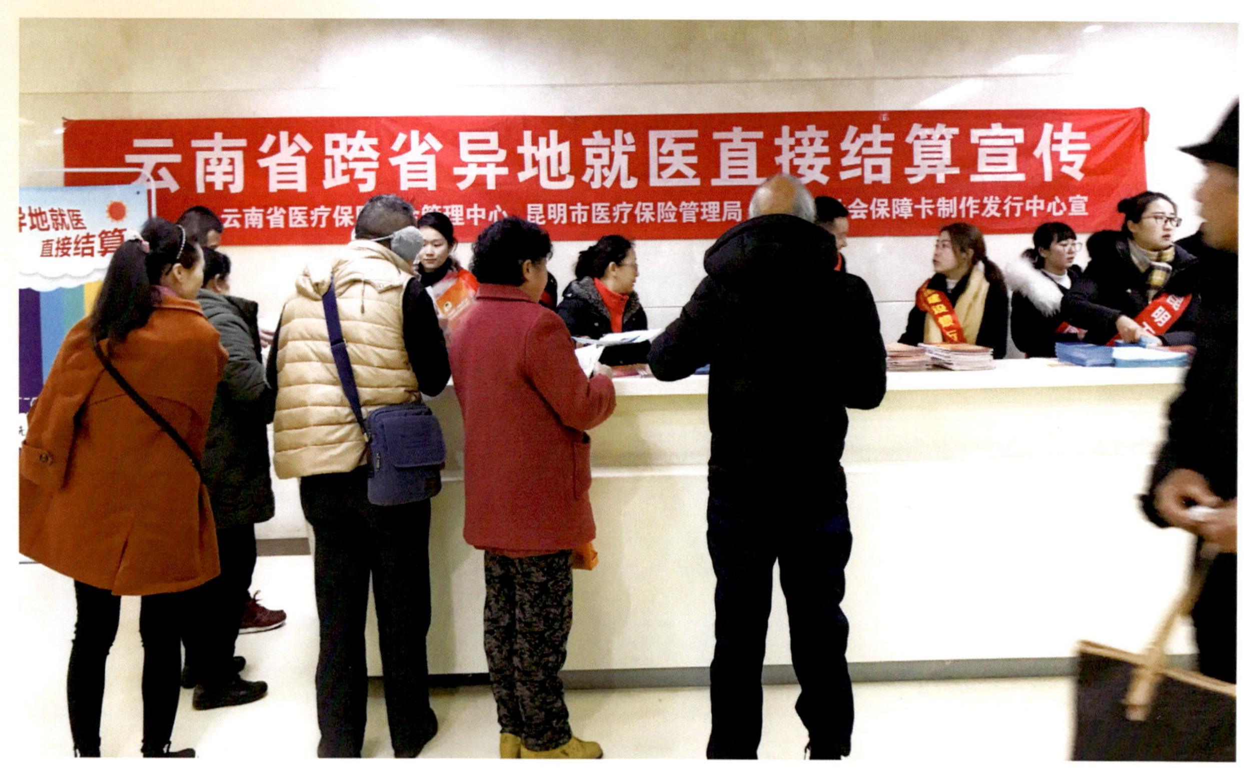

2018 年，省医保中心组织各部门联合开展跨省异地就医直接结算进医院宣传

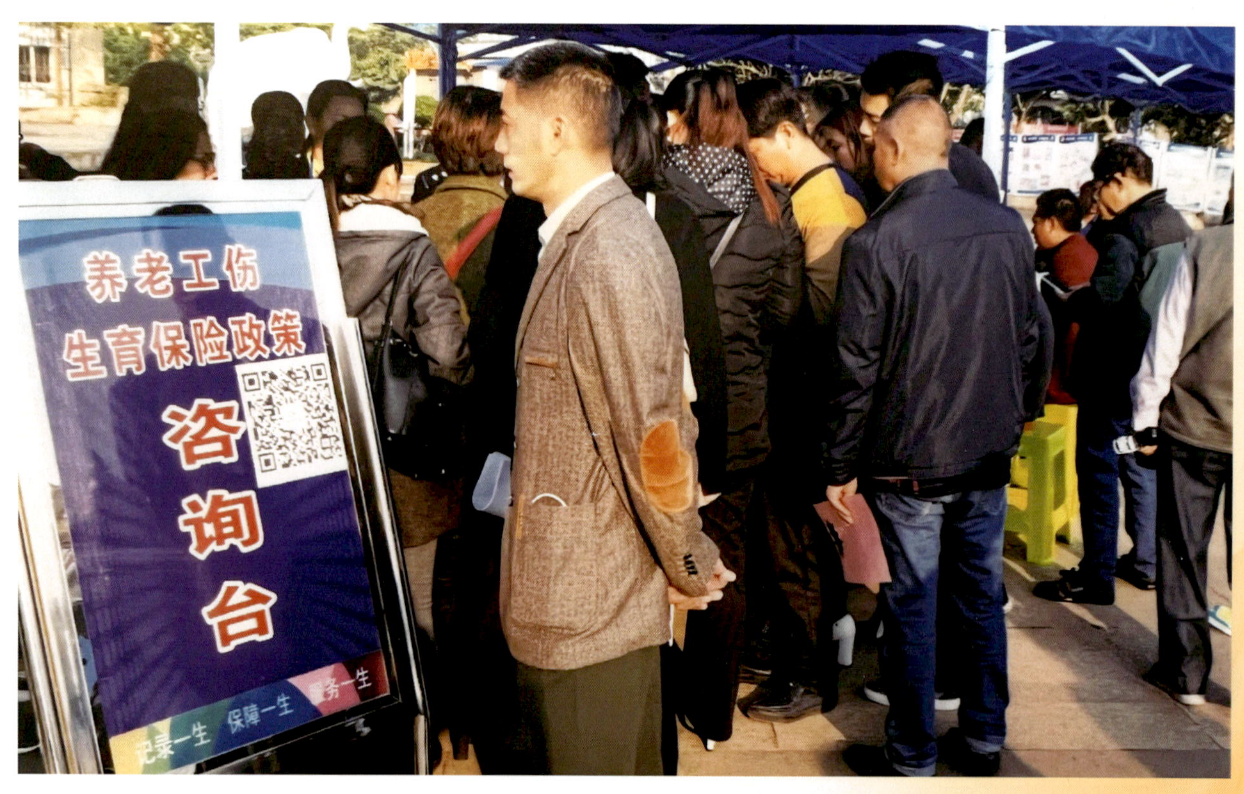

2018 年，西双版纳州开展生育保险等政策宣传

以史为鉴　谱写新篇

（序）

医疗保障是社会保障的重要组成部分，是保障和改善民生、维护社会公平、增进人民福祉的基本制度保障，是促进经济社会发展、实现广大人民群众共享改革发展成果的重要制度安排，发挥着民生保障安全网、收入分配调节器、经济运行减震器的作用，是治国安邦的大问题。

党的十八大以来，以习近平同志为核心的党中央坚持以人民为中心的发展思想，顺应人民群众对美好生活的向往，把增进人民福祉、促进人的全面发展作为一切工作的出发点和落脚点，统筹推进各项保障和改善民生工作，取得了重大成就。2011 至 2018 年，云南省紧跟全国医疗保障改革步伐，顺应社会经济发展形势，立足云南省情实际，形成了以基本医疗保障制度为主体、大病保险为延伸、医疗救助为托底、社会慈善和商业保险为补充的医疗保障网，使全省各族人民的基本医疗保障需求得到了有力保障，走出了一条具有云南特色医疗保障改革之路，实现了各族群众“病有所医，医有所保”的千年梦想。

这八年，医疗保障制度体系更加健全完善。城镇职工基本医疗保险制度稳健运行。职工大额费用补助于 2012 年实现州市级统筹，对解除职工的后顾之忧，保障职工健康权益发挥了重要作用。城镇居民基本医疗保险待遇水平持续提高，连同完成历史使命的新型农村合作医疗制度一道，于 2017 年完成整合，建立起全省统一的实现城乡居民基本医疗保险制度。城乡居民大病保险从制度实施即覆盖全体城乡居民，于 2015 年实现州市级统筹，对推进农村医疗卫生改革与发展、提高农民健康水平、有效减轻农民就医负担作出了巨大贡献。全省医疗救助在“对象、内容、标准、资金、信息化”管理实现“五个统一”，统筹层次向州市级迈进。生育保险 2012 年实现州市级统筹，昆明市率先完成与职工基本医疗保险合并实施。至 2018 年底，全省基本医疗保险参保人数达到 4520.93 万人，比 2011 年增加 198.88 万人，实现应保尽保。基本医保基金收支从 220 亿元增长到 1052 亿元，累计结余从 133 亿元增长到 528.8 亿元，为深化医保制度改革和推进医保事业高质量发展提供了强大基础和底气。

这八年，群众医保待遇水平持续提升。城镇职工医保住院费用政策范围内平均报销比例从 2011 年的 75% 提高到 2018 年的 82.71%，大额医疗费用补助最高支付限额为 15 万—41 万元，平均达到23万元（基本+大病）。城乡居民住院费用政策范围内平均报销比例达到70.52%，大病保险报销比例不低于50%。门诊特殊病、慢性病病种从10种扩展到32种。医疗救助兜底保障功能持续发挥，儿童、农村孕产妇、患大病重病群众等重点群体医疗需求得到了有效保障。特别是2017年，以出台《云南省健康扶贫30条措施》为标志，全省医保部门采取超常规医保待遇政策，实现了全省建档立卡贫困人口应参尽参、应保尽保，住院医疗费用实际报销比例从2016年的61.15%提高到2018年的89.86%，人均自付费用从2241.63元下降到696.01元，大幅减轻建档立卡贫困人口个人就医费用负担，对打赢脱贫攻坚战发挥了重要作用。

这八年，医保改革红利持续释放。以有效破解群众“看病难、看病贵”问题为切入，继续探索并深化多元复合式医保支付方式改革，推动医保支付方式从单一的按病种付费逐步发展到按病种、按人头、按床日等多种方式相融合，努力提升医保基金的使用效率，提高医疗机构精细化管理水平。全面贯彻落实国家有关医疗服务价格和药品耗材招标采购政策，坚持临床需求导向，积极发挥市场机制作用，全省医疗服务价格和药品耗材招标采购制度机制逐步健全完善，破除了“以药补医”机制，药品采购从不断探索走上了集中带量采购的快车道。基金监管从治标转入标本兼治，从单领域整治上升到系统性改革，从部门单打独斗转入多部门协同治理，力度之大前所未有，仅2018年，全省追回违规费用就达到8200万元，排名全国第五。

这八年，医保经办服务能力水平持续提升。认真践行为民服务理念，着眼于与基本医保制度及其统筹层次相适应，持续优化经办服务流程、扩宽服务渠道、提升服务标准，省、市、县、乡、村五级医保服务体系初具雏形，信息化标准化水平大幅提升，服务事项“掌上办”“网上办”探索推进，群众就医报销更加便捷高效。定点医药机构从2011年的8100家增长到2.2万家。建档立卡贫困人口率先实现基本医保、大病保险、医疗救助省内“一站式”结算。省内异地就医、跨省异地就医在全国启动早、走在前，实现从城镇职工到城乡居民、离退休干部等的参保人群全覆盖，从定点医疗机构到定点零售药店的制度全覆盖。结算范围从住院费用拓展到普通门诊、药店购药，从基本医保拓展到大病保险、公务员补助以及医疗救助，备案方式持续简化，纳入定点医药机构数量大幅增加，有效解决了群众报销反复跑、垫资大的痛点堵点问题，便利了人口顺畅流动。

2018年，党中央统揽全局，从建立覆盖全民的中国特色医疗保障制度出发，专门组建医保局，充分反映了医疗保障工作在党和国家事业全局中的重要地位，全省各级医保部门应运而生，成为全省医疗保障改革发展史上重要里程碑事件，全省医疗保障事业踏上了高质量发展新征程。

《云南省医疗保障发展纪实（2012—2018）》忠实记录我省2011年至2018年医疗保障工作中的发展历程、重大事件、重要法规和政策文件，客观反映这期间云南医疗保障工作改革发展的成就、经验，印证了医保人在艰难中起步、困境中突破、探索中创新的奋进历程，彰显了医保人以大局为重的政治担当、民生为本的为民情怀、尊重实际的发展理念和矢志不渝的坚定信念。这些成绩的取得，根本在于以习近平同志为核心的党中央的坚强领导，在于习近平新时代中国特色社会主义思想的科学指引，离不开有关部门的配合支持，离不开全省医保人的接续奋斗和辛勤付出，离不开全省4700多万群众的关注参与。在此致以崇高的敬意和衷心的感谢！

实践证明，推进医保高质量发展，必须坚持党对医疗保障工作的全面领导，使医保工作始终航向不偏、行稳致远；必须坚持以人民为中心的发展思想，抓住人民群众最关心最直接最现实的利益问题，将实现好、维护好群众医疗保障权益作为工作的出发点和落脚点；必须坚持围绕中心、服务大局，将医保工作放在经济社会发展全局中思考、谋划和推进；必须坚持改革创新，跳出医保看医保、站在全局看医保，以敢闯、敢试、敢为人先的勇气和魄力，解决好医保不平衡不充分的矛盾；必须坚持尽力而为、量力而行，使保障水平与经济发展水平相适应，一件事情接着一件事情办，一年接着一年干，努力在发展中保障和改善民生。

历史映照现实，奋斗成就未来。站在新的历史起点上，要更加坚定制度自信，增强历史主动，强化责任担当，沿着党的二十大指引的正确方向，深入践行以人民健康为中心，坚定不移推动医疗保障事业高质量发展，推进医疗保障治理体系和治理能力现代化，不断增强全省群众医疗保障获得感、幸福感、安全感，创造新辉煌，谱写新华章！

《云南省医疗保障发展纪实（2012—2018）》编委会

2022 年 11 月

目 录

特 载

机构改革

省级医疗保障工作

大事记

地方医疗保障工作

昆明市

昭通市

曲靖市

玉溪市

保山市

楚雄彝族自治州

红河哈尼族彝族自治州

文山壮族苗族自治州

普洱市

西双版纳傣族自治州

大理白族自治州

德宏傣族景颇族自治州

丽江市

怒江傈僳族自治州

迪庆藏族自治州

临沧市

基金运行分析

政策汇编

特 载

在全省人力资源和社会保障工作会议上的讲话

（摘 录）

云南省人力资源和社会保障厅党组书记、厅长 解 毅

（2011年2月25日）

到2010年年底，全省城镇职工养老保险达到317万人、城镇职工基本医疗保险达到415万人、城镇居民基本医疗保险达到405万人、失业保险达到201万人、工伤保险达到227万人、生育保险达到210万人，5项保险参保人数达到1775万人，是年初目标任务的102.6%。农村基本养老保险参保人数达681万人，其中，全省37个县实施了新型农村社会养老保险，参保人数达到533万人。各类基金收入264亿元，增长1.5%。各项社保任务目标已经全部实现。

五项社会保险待遇都得到了提高。全省城镇职工医保政策范围内住院费用平均报销比例超过77%，最高支付限额达到当地职工平均工资的6倍，提前完成医改目标任务。城镇居民医保政策范围内住院费用平均报销比例超过60%。9个州市实现城镇职工医保州市级统筹。建立了养老保险、医疗保险跨统筹地转移接续机制以及职工医保、居民医保和新农合之间的转移接续制度。职工医保、居民医保在省内13个州市实现异地持卡就医购药。企业退休人员社区管理率达到66%，全省社会保障卡持卡人数达到643万人，持卡率达83.1%。通过开展社会保险基金专项治理监督、专项检查、重点抽查等方式，对各项社会保险费的征缴、管理、运营和支付使用环节都做到了有效的监管。

振奋精神　迎难而上
全面完成2011年医疗保险工作任务

——在全省医疗保险工作推进会上的讲话

云南省人力资源和社会保障厅党组成员、副厅长　张玉祥

（2011年8月30日）

同志们：

经研究决定，我们在这里召开全省医疗保险工作推进会。会议的目的和主要任务是：总结平年医疗保险工作进展情况，进一步分析当前医疗保险工作存在的困难和问题，提出解决问题的思路和办法，振奋精神，坚定信心，全力以赴。确保2011年医疗保险工作各项目标任务全面完成。下面，我讲三点意见。

一、上半年全省医保工作进展情况

今年上半年，各地围绕年初既定目标狠抓落实，改革任务有序推进，工作总体进展顺利。

（一）三项攻坚任务进展情况

1. 参保扩面情况

截至6月底，城镇职工基本医疗保险和城镇居民基本医疗保险参保823.93万人，其中职工参保423.39万人；居民参保400.54万人，完成年度扩面任务的91.55%（职工和居民参保分别完成年度计划任务的92.05%和91.03%）。参保总人数比去年年底净增3.43万人。

在促进参保方面，省里加强指导，进一步完善相关政策。一是制定印发了《云南省人力资源和社会保障厅关于刑满释放、解除劳教人员参加基本医疗保险问题的通知》，为妥善解决刑满释放、解除劳教人员的医疗保障问题提供了政策依据。二是按照人社部统一要求，研究制定了我省领取失业保险金人员参加职工基本医疗保险的有关政策（云人社发〔2011〕164号），进一步明确了领取失业保险金人员的参保程序、缴费主体和缴费标准。同时，各地也按照《社会保险法》的要求，继续落实灵活就业人员、农民工、外来人员等自主选择参保政策，参保途径更为简便灵活，增强了制度的吸引力，为推动参保扩面工作发挥了积极作用。

2. 提高医保待遇情况

2011年，提高医疗保险待遇水平的目标是以提高居民医保待遇为重点，实现“8765”任务目标。到6月底的统计数据显示：

第一，在住院待遇方面，职工医保基本完成医改确定的目标任务。各州市按照统一要求，进一步提高政策内住院费用报销比例和最高支付限额。政策范围内住院费用平均报销比例达到76.17%。各统筹地区职工医保最高支付限额均已达到当地职工平均工资的6倍。城镇居民参保人员待遇水平离医改目标任务差距较大。政策范围内住院费用全省平均报销比例只达59.03%，仅省直、普洱、临沧、德宏、怒江5个统筹区达到目标任务要求的70%。居民医保最高支付限额只有启动城镇居民大病补充医疗保险的10个州市达到当地城镇居民可支配收入的6倍。

第二，在居民门诊待遇方面，居民医保实行了8种特殊病可按住院报销政策；除迪庆州外有15个州市已开展普通门诊统筹，但门诊总费用支出较少。

3. 医疗保险付费制度改革正式启动

按照医改要求和人社部《关于进一步推进医疗保险付费方式改革的意见》精神，省厅高度重视，把改革医疗保险付费制度作为一项攻坚任务，放在医疗保险制度建设和深化医药卫生体制改革的大局中来谋划。一是成立了省级付费方式改革工作小组，负责组织和指导各地开展付费方式改革工作。二是研究制定了《云南省医疗保险付费方式改革实施方案》（以下简称《实施方案》），系统地推进医疗保险支付制度改革。三是研究制定64个临床路径病种付费标准，供全省各级医保部门制定单病种结算办法时参考使用。

（二）三项探索性工作进展情况

一是统筹城乡基本医疗保险工作的研究。按照李副省长要求，省厅组织相关部门到外省实地调研，已形成一个初步意见，待进一步研究后上报。二是委托商业保险公司统一经办居民大病补充医疗保险工作，全省已有10个州市委托同一公司经办，这为增强抗风险能力和省级统筹奠定了基础。三是开展职工医保门诊统筹的调研。为进一步降低参保职工门诊费用负担和提高职工医保个人账户基金使用效率，省厅组织相关部门到省外调研，结合我省实际情况，初步草拟了我省实施职工医疗保险门诊统筹的指导意见，会上将征求大家意见，通过充分讨论进一步完善后下发各地先搞试点，再逐步推开。

（三）医保管理服务情况

一是职工医保全面实现了州市级统筹。至4月1日，全省16个州市全部实现了城镇职工医疗保险州市级统筹，提前完成了医改目标任务。二是职工医保实现了异地持卡就医购药联网即时结算。至6月9日，我省城镇职工基本医疗保险全面实现省内异地持卡就医购药即时结算。三是全省持社会保障卡人数达到759.6万人，其中，城镇职工423.4万人，城镇居民336.2万人。持卡率达到92.2%。四是全面开展了省内医疗保险关系转移接续工作。

（四）贯彻《社会保险法》情况

积极参与和组织了《社会保险法》相关培训。对涉及医疗保险和生育保险的现行法规、规章、规范性文件进行清理。抓住实施《社会保险法》的有利契机，制定生育保险配套规范性文件。经多次论证，以省人民政府办公厅名义印发了《云南省职工生育保险办法》，这是《社会保险法》颁布后我省五项社会保险中第一个配套规范性文件。该办法进一步扩展了生育保险制度覆盖范围，通过提高待遇标准和增加待遇项目，进一步提高了生育保险待遇水平，并对生育保险管理服务提出了新的要求。

二、当前医疗保险工作存在的主要问题

当前，医保改革发展总体态势良好，在各级党委政府高度重视下，在社会各界广泛关注与推动下，经过大家的共同努力和辛勤工作，医疗保险工作取得了一定成绩，医保改革有序稳步推进。但是，我们必须清醒地认识到，当前医保工作距离医改目标任务要求、距离人民群众的期望还有相当大的差距，还存在许多问题和困难，攻坚任务依然十分繁重，具体表现为四个方面：

（一）扩面形势严峻，距离目标任务有较大差距

当前医保制度虽然已经覆盖了所有人群，实现制度上的全民医保，但实际扩面形势不容乐观。从总体上来看，实际参保进度距离今年我省确定的900万目标任务还有很大差距，也就是说，半年时间只完成应净增参保任务的4%左右，余下4个月左右时间要完成76.06万的参保任务，工作十分艰巨。部分州市如怒江、版纳、大理、红河、楚雄参保任务完成情况低于全省平均水平。从险种上看，净增参保人数主要为职工（增加8.69万人），而居民参保比去年底减少5.16万人。个别州市如怒江、版纳等居民医保参保人数低于去年底的数字。从潜在人群上看，仍有很多人群如灵活就业人员、农民工等群体游离于制度之外，由于参保意识、收入水平等多种原因尚未参保；有的在校生存在停保、漏保情况。

（二）提待政策落实情况参差不齐，居民医保待遇距离目标任务有较大差距

总体上，职工医保提高待遇任务基本完成医改的要求，但政策内住院费用报销比例未达到年初省厅确定80%的目标；而居民医保提高待遇差距较大，各地落实情况参差不齐。从住院费用报销比例来看，居民医保政策范围内住院报销比例全省平均仅为59.03%，与国务院和省政府要求的报销比例70%的目标相比，还有约11个百分点的差距。具体来看，除省直、普洱、临沧、德宏、怒江5个统筹区外，其余12个州市都未达标。从最高支付限额来看，还有曲靖、保山、普洱、临沧、文山、迪庆等6个州市，因尚未启动居民大病补充医疗保险制度，没有达到当地居民可支配收入法人6倍。在推动居民医保门诊统筹方面，从2008年出台政策至今，仍然有1个州市（迪庆）没有启动；而启动的州市中，丽江、版纳、临沧、怒江4个统筹地区，红河的个旧、蒙自、开远3个县上报的门诊统筹待遇享受数据为零。是因为政策没有落实到位导致参保人员确实没有享受到应有待遇，还是因为统计、上报数据不及时，各地要深入分析，查找原因，加快落实步伐。在推动居民大病补充医疗保险方面，曲靖、保山、普洱、临沧、文山、迪庆6个州市还未启动实施。已经启动的州市实际参保率不高，城镇居民大病补充医疗保险参保人数200多万人，仅占城镇居民基本医疗保险参保人数的50.1%。离省委、省政府今年要全面推行城镇居民大病补充医疗保险的要求还有差距。

（三）政策还不完善，缺乏预见性

医疗保险涉及人民群众切身利益，各级医保管理部门在实际工作中投入到各项具体业务中的精力较多，而抽出时间研究新形势下医保工作的新特点、新问题，探索研究完善医保政策的新思路、新办法还不够。政策零碎化，政策制定缺乏预见性，导致政策效果不明显或无法及时显现。

（四）医疗保险管理服务水平滞后，一定程度制约着医保制度、政策的落实和运行效果

一方面，经办能力还不适应事业发展和管理服务要求。随着医疗保险制度改革的不断深入，医保经办机构的管理职能和工作量已发生巨大变化，经办能力不足，机构现状与发展形势不相适应已成为当前阻碍医保事业快速、持续、健康发展的主要问题。目前，医保经办机构规格低、编制不足、办公场所和经费缺乏、工作人员身兼数职的情况十分普遍。特别是居民医保启动后，进一步提升统筹层次、探索城乡统筹、开展异地就医联网结算、医保关系转移接续等新工作使医保经办能力不足的问题更为突出。另一方面，信息系统建设滞后，影响了政策的落实和服务管理的效率和质量。一是基础设施落后。如城镇居民参保主要依托社区劳动保障站所，站所软件与硬件建设落后，有的地方还用手工操作，参保管理效率低；有些地方系统建设缺失、网络不能互联，影响了提高统筹层次、异地就医结算等工作的推进，如居民医保异地结算至今尚未开通。二是系统软件开发和管理不能适应政策变化的需要，医疗保险信息系统未能按照预期要求正常运行。对新政策出台后软件开发不及时，如扩大个人账户使用的规定没有得到及时、全面的落实；系统开发与管理不健全，如参保职工医药费用的录入、审核、报销、结算等环节中，部分市、县居民医保门诊统筹还处于手工操作状态，没有实现系统管理。

这些问题和薄弱环节，希望同志们引起高度重视，认真分析研究，在下一步工作中逐步予以解决。

三、2011 年后几个月的主要工作任务

近期，国务院批准了关于支持云南省加快建设面向西南开放重要桥头堡的意见，今年是完成医改三年目标任务的最后一年，医疗保险工作已进入了攻坚阶段。抓紧抓好今年医疗保险各项工作，事关全省改革、发展、稳定大局，事关我省医药卫生体制改革三年目标任务的顺利实现，事关人民群众的切身利益。全省上下要进一步增强责任感、紧迫感，抓紧今年最后几个月的时间，采取强有力的措施，确保完成 2011 年各项目标任务，为实施“十二五”规划开好头。按照年初确定的目标和省政府与各州市签订的医药卫生体制改革目标责任书中涉及医疗保险有关的工作任务，重点抓好以下几项工作：

（一）狠抓扩面工作，提高参保率

今年已下达并签订责任书的任务是 900 万人，相应分到各州市的任务要努力完成。下半年要重点抓好以下人群参保工作：一是抓住秋季入学的大中小学生和新生儿的参保。二是抓好关破、困难企业在职职工的参保，尽快制定实施方案，促进农垦在职职工和退休职工按规定参加职工医保。三是抓好流动人口和农民工的参保，落实好选择性参保政策，争取参保人数有较大幅度增加。四是落实领取失业保险金人员参加职工医保政策。

这里需要给大家说明，原确定的人社系统主抓的职工和居民医保应参保人数 998 万人，我们正在协调确认应参保人数。按这次人口普查的数字，全省总人口为 4601.6 万人，有两种划分标准：一是农村人口 2999.8 万人，城镇人口 1601.8 万人；二是农业人口 3838.3 万人，非农业人口 763.3 万人。按照现行政策划分应参加职工和居民医保的人数应为非农业人口，人社系统只有 763.3 万人的任务，人社部也是认可这个指标的，但省发改委、省统计

局、省卫生厅与我厅的一致意见是，应参加职工、居民医保的人数是：非农人口763.3万人加官渡、呈贡新农合并进来的数字（约70万人），再加适当的流动人口，预计在850万人左右，若协调认可后我们将及时调整各地的应参保人数，目前，请各地继续按责任书的目标任务抓好参保工作

（二）狠抓提高待遇，认真落实各项医保政策

提高待遇是医疗保险的核心工作，也是医改任务中的硬指标。针对医保基金结余过多和医保待遇较低的实际，去年和今年以来省政府和省厅出台了许多提高待遇的政策，最近即将再出台几项政策，各地务必要抓好这些政策的贯彻落实，确保医保提待任务如期完成。

1. 认真执行提高居民住院报销比例各项政策，四管齐下，力争报销比例达到70%

各地要认真抓好《关于全省统一提高城镇居民基本医疗保险待遇的通知》等文件精神的落实，四管齐下，力争参保居民政策范围住院报销比例达到70%。具体要求是：一是居民住院起付线。一、二、三级定点医疗机构住院起付线分别为100元、300元、600元。二是居民住院报销比例。一、二、三级定点医疗机构住院医疗费用报销比例分别为：85%、75%和60%。三是居民住院年最高支付限额为3万元。四是在全省统一大幅度降低乙类药品先自付的政策，将2010版医保药品目录内的乙类用药个人先自付的政策比例统一下调为3%。从9月1日起在职工和居民医保结算时统一同步实施。

2. 认真执行居民门诊统筹的政策，进一步提高居民门诊待遇水平，增强制度吸引力

一是继续推行居民普通门诊统筹。居民普通门诊统筹原规定每次可报销20%、每年最高可报销200元。为进一步发挥居民医保门诊统筹的作用、增强制度的吸引力，根据人、财两部文件精神，省里经过研究测算，准备调整门诊统筹政策，即居民门诊每次可报销50%，每年最高报销400元。政策出台后各地要严格执行、尽快落实。会后，

尚未开展门诊统筹的州市务必于9月底前启动；已经启动的州市要加强宣传与督促，完善系统管理，切实保证参保居民门诊统筹待遇落到实处。

二是继续执行和完善居民门诊大病统筹政策，进一步提高居民医保门诊保障范围和保障水平。各地要严格执行居民医保门诊特殊病政策，将恶性肿瘤、慢性肾功能衰竭、器官移植、系统性红斑狼疮、再生障碍性贫血、精神分裂症及双相情感障碍症、癫痫、血友病等8种特殊疾病门诊医疗费用纳入基金支付范围。省里近期将研究制定常见多发病和慢性病纳入门诊报销范围的政策，进一步减轻参保居民慢性病的门诊医疗费用负担，使参保居民、职工都同等享受慢性病、特殊病的待遇政策。

3. 全面推开居民大病补充医疗保险

为进一步降低居民大病风险，提高居民医保年最高支付限额，使其达到居民可支配收入的6倍左右，完成医改确定目标任务的要求，各地要认真落实省政府下发的文件精神。要针对今年推进城镇居民大病补充医疗保险工作中存在的大病缴费与基本医疗缴费不同步、参保率不高等问题，提前思考，做好扎实的基础工作，加大宣传力度，争取明年全面推行。

同时，为了推动此项工作，按照省政府的要求，厅里草拟了《云南省人力资源和社会保障厅关于加强城镇居民大病补充医疗保险委托

管理工作的指导意见》。明确要求各地以相对集中的方式统一委托一家具备资质和条件的保险公司进行管理，最大限度地提高大病补充医疗保险的保障水平和抗风险能力。

4. 提高居民医保学生儿童个人缴费水平

根据人社部〔2011〕126号文件关于进一步完善城镇居民基本医疗保险筹资缴费机制，适当提高个人缴费标准，逐步实现基本医疗保险制度城乡统筹的要求，经省政府同意，省厅于7月27日下发了《关于提高城镇居民学生儿童个人缴费标准的通知》文件，规定从2011年7月起将城镇居民基本医疗保险学生儿童个人缴费标准由目前的每人每年10元提高到每人每年30元。要求各地在筹集2012年城镇居民基本医疗保险基金时，学生儿童个人缴费按每人每年30元标准执行。对此，各地要做好宣传解释工作，讲清道理、说明原因，确保筹资政策执行到位。

5. 认真执行一般诊疗费纳入门诊统筹报销政策

按照医改要求，各地在开展门诊统筹的过程中，严格执行一般诊疗费纳入门诊统筹报销的要求，报销比例为70%。同时，要注意研究防止分解门诊次数的监管措施，注意结合付费方式改革，提出门诊一般诊疗费的报销、结算办法。

（三）抓好付费方式改革实施方案的贯彻落实

《云南省医疗保险付费方式改革实施方案》已经下发，联系各地实际，省厅还确定了省本级、昆明、保山、楚雄、文山作为付费方式改革省级重点联系城市，分别以总额预付、单病种付费和按人头付费为改革方向。省级将加强政策、管理和技术上的指导，通过重点联系城市试点先行，以点带面，推动医疗保险付费改革工作全面开展。按照实施方案明确推进医保付费方式改革的时间进度表，各地要抓紧研究，在本月底、9月初上报本统筹区的付费方式改革实施意见。在制定具体方案的过程中要重点考虑三个方面的内容。在制度建设方面，一是要建立复合式付费体系；二是要建立完善基金预算管理，实行医疗保险付费总领控制；三是要完善服务协议管理制度，健全医疗保险服务监控指标体系，充分发挥医疗保险对医疗服务监督制约作用。在创新机制方面，要求各地对建立谈判机制和风险分担机制方面进行探索，综合考虑基金支付和参保人员个人负担能力，发挥集团购买优势，确保付费方式改革后，不增加参保人员个人负担。在提高服务效率方面，各地要优化经办管理流程，建立对“两定”机构的费用预拨机制，提高医保费用拨付效率，尽量缩短医保经办机构结算拨款周期。

在开展单病种结算方面，各地要根据省厅发布的64个临床路径病种结算参考标准及完善病种结算的相关要求，抓紧落实，确保完成医改任务。一是要尽快选择确定试点病种；二是结合实际测算支付标准，上下浮动以不超过省厅公布参考标准的15%为宜，要建立动态调整机制；三是研究制定具体的病种结算管理办法，既要鼓励定点医疗机构主动参与病种费用管理，又要加强监管，防止变相增加参保人员负担。

（四）严格执行关于进一步规范个人账户和定点零售药店管理的政策，进一步强化基金监管

各地要坚决执行《关于调整城镇职工基本医疗保险个人账户支付范围的通知》的要求，

采取过硬措施，加强对定点零售药店的监督管理，规范服务行为，严禁用医保卡消费生活用品。对违反规定的定点零售药店，要坚决按照《社会保险法》相关规定和服务协议处理。

各地还要认真抓好加强防范和查处医疗保险基金欺诈行为的工作，贯彻落实医疗保险定点医疗机构分级管理制度，加大医疗保险基金支付的审核稽核工作，确保医保基金运行安全。

（五）加强药品目录的管理，严格执行药品目录相关规定

2010年药品目录，省厅组织了对应维护工作，通过完善系统管理，确保全省各级医保经办机构和两定机构统一使用2010年版药品目录对应数据库，同时要关闭和停止使用2005版药品目录及对应数据库。各地要加强定点医院和定点零售药店使用药品目录的管理，完善药品费用审核办法，将“两定”机构执行药品目录的情况纳入定点服务协议管理和考核范围，加大监督检查力度。

（六）完善职工医保州市级统筹的政策措施

职工医保已经实现州市级统筹，由于各州市条件不一，做法各具特点。各地应当加强交流，取长补短。特别要注意研究调整州市级、县级经办机构的管理职责，提高管理水平，省里要加强调研与督查，对州市级统筹医保基金收支和经办服务流程要进一步规范，逐步实现全省模式基本一致，达到“六统一”的要求。

（七）完善医疗保险异地持卡就医购药管理服务

各地要按照省里统一部署，做好居民医保异地持卡就医即时结算的各项准备工作，争取三季度以前全省全面开通城镇居民医保异地就医即时结算信息系统。同时要增加异地持卡就医的两定机构，以方便参保人异地持卡就医购药。

（八）抓好社保卡的制作发行工作

继续扩大社会保障卡的制作发行和推广使用，确保2011年全省社会保障卡制作发行达到765万张，持卡率达85%以上。

（九）抓好几项政策和管理办法的调研

一是统筹城乡基本医疗保障制度调研工作。省厅将进一步组织调研，总结各地经验，提出符合我省实际的实施意见和建议，报省政府批准后组织实施。二是职工医保门诊统筹调研工作。通过课题研究，吸取省外先进经验，草拟指导意见，通过试点先行，总结经验后，在全省范围稳步推广。三是拟定全省急诊抢救管理办法。为贯彻《社会保险法》相关条款，针对医保待遇中急诊抢救的范围和报销程序开展调研，争取年底出台相关政策。四是在药品目录全省统一使用的基础上，进一步对诊疗项目、服务设施标准、耗材进行调研，并统一目录，统一维护使用。

要完成上述工作任务，在下步工作中，还必须落实以下几点要求：

第一，要解放思想，大胆改革。社会保障工作是一项惠及千家万户的民生工程，要做好这项工作，必须坚持解放思想，冲破阻力，克服怕麻烦、怕风险、怕承担责任的思想。无论是制定政策，还是执行政策，各级医保行政和经办部门都要牢固树立“以人为本，执政为民”的理念，绝不能见钱不见人，见物不见人，不能用特殊性否定普遍性。要把“让人民群众切实享受到改革发展的成果”作为一切工作的出发点和落脚点，全面落实各项利民政策，把党和政府的温暖送到百姓手中。

第二，要狠抓各项政策的落实和超前研究相关政策。任何一项社会保险政策必须与社会经济发展水平相适应，在推进医疗保险发展进程中，要根据经济发展的情况和人民群众的实际需求，因地制宜，循序渐进，对现行的政策进行研究分析，做到政策上下统一，执行政策不打折扣，确保社会保障的惠民政策真正落到实处。同时，为适应今后一个时期我国经济社会发展的大趋势，满足社会各方面对医疗保障不断增长的需求，实现“十二五”规划确定的重大目标，我们需要加强政策研究和政策储备。一是制度的“收尾”和“扫边”，如厂办大集体职工纳入职工医保的政策等。二是制度的扩展和深化，如诊疗项目统一准入管理政策等。三是制度的衔接和统筹，如城乡医疗保险衔接和一体化制度安排等。四是制度的落实和扩大效应，如医保对定点医院及医生的延伸监管等。五是弥补制度缺失，如医保基金反欺诈和社会监督机制等。做好政策储备，使之具备科学性和前瞻性，才能确保制度持续健康运行。

第三，要转变作风，狠抓服务管理能力建设。医疗保险的惠民政策，具体要依靠医疗保险经办机构的服务能力、经办能力和执行能力来落实。随着医疗保障制度覆盖人群的扩大和医保基金规模的增加，对经办管理服务的要求越来越高，经办管理服务工作要朝着规范化、标准化、精细化、信息化方向发展，要高效、便捷地服务参保人员和两定机构。在经办机构建设方面，一方面，要争取支持，建立必要的、能够满足业务发展需要的经办队伍，加强基础设施建设，确保有平台、有条件、有能力办事。另一方面，各级医保经办机构要加强自身建设。要不断增强服务意识，简化经办流程，充分发挥网络技术的作用，提高工作效率和服务质量，减少经办成本。同时，要加强党风廉政建设，建立健全制度和制约机制，正确行使权力，提高拒腐防变能力。

第四，要抓好信息系统建设。医疗保险是五项险种中信息化程度最高的险种，医疗保险服务管理对信息化的依赖程度最高。当前，系统建设滞后已成为制约医保制度发展的“短板”。因此，各地要按照“金保工程”建设要求，坚持“完整、正确、统一、及时、安全”的总体规划，加快信息系统建设步伐，整合信息资源，规范业务流程，提高医疗保险业务管理的科学化水平，在医疗保险信息化方面，要在继续做好“建”的同时，特别要在“用”上下功夫，对信息资源进行深度开发、合理利用，充分发挥其实效，确保各项政策落实和服务到位。

第五，要落实目标责任制，加强监督检查。政策效果的体现，关键是付诸实施。从省到各州市，对医疗保险各项工作要细化、量化，层层分解目标任务，明确职责，逐级签订目标责任书，逐项落实到单位，落实到部门，落实到人头。加强督促检查，实行行政问责和建立考核奖惩机制，确保各项工作落实到位。

同志们，做好医疗保险工作，加快基本医疗保障制度建设，对深化医药卫生体制改革意义重大。今年只剩下4个月的时间，要完成好今年的各项工作目标，时间紧、任务重、压力大。我们要振奋精神，迎难而上，毫不松懈地抓好各项工作，努力完成2011年医疗保险的各项目标任务。

在全省人力资源和社会保障工作会议上的讲话

（摘 录）

云南省人力资源和社会保障厅党组书记、厅长 解 毅

（2012年1月13日）

社会保险覆盖面不断扩大。初步统计，全省城镇基本养老保险参保人数达342.82万人，完成目标任务的107.1%；城镇职工基本医疗保险参保人数达441万人，完成目标任务的100%；城镇居民医保参保人数达422万人，完成目标任务的100%；工伤保险参保人数达243.4万人，完成目标任务的105.8%；生育保险参保人数达216.49万人，完成目标任务的100.2%；失业保险参保人数达216.57万人，完成目标任务的103%。新农保试点从37个县市区扩大到99个县市区，城镇居民社会养老保险同步纳入试点，全省1325.73万人参保（新农保1295.8万人，城镇居民养老保险29.93万人）。参保率分别达到82.7%和61.3%。社保基金总收入386亿元，比上年增长22.9%，总支出：总支出287亿元，比上年增长19.9%。

社保待遇继续提高。全省企业退休人员基本养老保险待遇得到提高，月人均基本养老金水平达到1431元。城镇职工和城镇居民政策范围内住院费统筹基金最高支付限额平均报销比例分别达到80.04%和70%，城镇职工医保平均最高支付限额整体达到当地职工平均工资的6倍以上。所有州市都建立了城镇职工基本医疗保险“特殊慢性病”“特殊疾病”门诊费报销制度。工伤、生育保险待遇也得到了提高。

服务水平不断提升。城镇基本医疗保险全面实现州市级统筹，15个州市开展了城镇居民门诊统筹。推进以复合结算方式为重点的医疗付费方式改革工作。城镇基本医疗保险实现全省16个州市异地持卡就医购药即时结算。所有州市均启动医疗保险关系转移接续工作。

清正廉洁　奋发有为
确保2012年医保工作任务顺利完成

——在全省医疗工伤生育保险和社保基金监督工作会议上的讲话

云南省人力资源和社会保障厅党组成员、驻厅纪检组组长　杨力佳

（2012年4月26日）

同志们：

刚才，张副厅长作了一个很好的讲话，传达了人社部医保工作会议精神，部署了今年医疗工伤生育和基金监督的相关工作，并且，还从加强党风廉政建设的角度提出了要求。下面，我从三个方面谈一点个人的看法和意见。

一、正确看待我省医保工作取得的重大成绩，继续保持奋发向上、积极进取的不竭动力

我省医保工作自2001年4月1日启动以来，在短短的11年多的时间里，在中央和省委、省政府的坚强领导下，在部相关业务部门的有力指导下，取得了突出的成绩：一是基本医疗保险覆盖面进一步扩大，参保率从2008年的72%提高到2011年的100%，实现应保尽保。二是医保筹资水平和保障水平大幅提升。职工医保住院费用政策范围内平均报销比例从2008年的65%提高到81.78%，最高支付限额达到当地职工年平均工资的7.1倍；居民医保成年人筹资标准由2008年人均200—240元提高到304—344元，住院费用政策内平均报销比例从2008年的45%提高到70.52%，最高支付限额（基本加大病）达到当地居民可支配收入的6倍以上。三是基金管理力度进一步加强，降低了基金积累率，基金使用效率不断提高。四是医保管理服务体系进一步健全，管理服务水平不断提高。五是医保支付方式改革取得积极进展，初步发挥了医保对医疗服务和药品费用的制约作用。六是基本药物全部纳入医保范围，国家基本药物医保报销政策得到落实。此外，医保异地就医服务管理、医保基金州市级统筹、社会保障卡发放使用等项工作均走在全国前列。在药价不断上涨，医疗开支越来越高的情况下，不仅保证了广大职工、居民基本医疗的需要，而且多项工作还处于全国领先水平，实属不易。这些成绩的取得，既是上级指导、群众支持的结果，更是广大医保工作人员辛勤劳动的成果。大家为我省医保事业的贡献、为人民群众的奉献，将为我省医保事业的历史所记载。

当然，我们在看到成绩的同时，还要看到

我们工作中存在的问题，看到我们的工作与上级领导、与人民群众的期望还有很大的差距。部领导在全国会议上指出的“借定点谋私，借总额分配谋利，借调整药品目录受贿，趁财务漏洞造假”等问题，都需要引起我们的高度重视，需要我们认真结合我省近年来在医保管理工作中发生的问题认真反思，吸取教训，保持清醒的头脑，奋发有为，励精图治，以更加优异的成绩来回应人民群众对我们的关切。

二、深刻认识医保工作面临的社会环境和工作特性，时刻保持应有的警觉

我们的医保事业是在国内经济体制深刻变革、社会结构深刻变动、利益格局深刻调整、思想观念深刻变化，从计划经济走向市场经济，各方面体制机制不完善、卫生体制改革不到位、各种社会矛盾凸显，各种腐朽思想对我们的侵蚀仍然存在的历史条件下诞生和发展起来的。它不但本身就是改革的产物，而且，它还具有其自身的特性。

一是服务对象的大众性。我们医保工作公共管理、公共服务的性质，医保制度的全覆盖，决定了我们服务对象的广泛性，要面向所有社会人提供服务。人吃五谷杂粮，没有人不生病，没有人一辈子不同医院、不同医生、不同医保打交道。这个广泛性，不仅决定了我们的工作受到社会、百姓的广泛关注，一旦有一点问题暴露，马上有人炒作，社会眼球马上被吸引过来，可以把你炒得无地自容，或者用百姓的话说，口水都可以淹死人。服务对象的广泛性，不仅要求我们必须以精湛的专业水平和良好的作风树形象于百姓之前，而且毫无商量余地地将我们置于百姓和社会的最广泛的监督之下。“头顶三尺有神明”，人在做，天在看。这个“神”、这个“天”，就是全体人民。你的一举一动，是贪是廉，表现如何，绝对有最多的人关注，最多的人监督。每个从事医保工作的人，都必须十分清楚这一点。

二是工作对象的复杂性。从单位角度讲，事业单位的改革不到位，财政拨款不足，营利性医院和非营利性医院的划分不落实。结果是，医院的逐利行为已是不争的事实，客观存在的“事业产业化”是我们工作对象现阶段难以改变的现实。在这种情况下，医保基金成为定点医院收入的重要来源，医院与医保机构形成种种微妙关系也就不难理解了。

从个人角度讲，社会主义的本质是：“解放生产力，发展生产力，消灭剥削，消除两极分化，最终达到共同富裕。”在一定具体发展阶段内，提倡让一部分人先富起来，这本来无可非议，目的是鼓励个人发挥聪明才智，通过个人的努力创造和增加社会财富总量，使其在为社会做出大贡献的同时首先富裕起来，发挥示范和引领作用。但是，市场经济和改革开放让人们看到了富裕的希望和走向富裕的广阔空间，也撩拨起一些不法分子不择手段攫取利益的躁动的心。有这样一些人，他们眼中只有财富发出的诱人光芒。人生固有的逐利性与急欲先富起来的强烈愿望，再加上社会法治的不健全，简直可以让人疯狂。于是，不论对错、不择手段、不讲良心、不讲道德、唯利是图正在变成他们的追求。只要有利可图，他们什么都敢干，什么都无所谓。他们整天围着医保转，都只因为医保基金这块肥肉太诱人。

从自身制度讲，我们的医保事业太年轻，不成熟，抵抗各种侵蚀、保证自身发展的体制机制不完善，各种管理制度不配套、不健全，还存在许多不足，存在许多漏洞，而这些不足和漏洞，正是不法分子所觊觎和所期望的。

有些人，尽管表面上不是我们的服务对象，但医保工作的广泛性，使他们的眼光始终不离我们的工作人员。各种各类医院、药企、药商、药店医药代表、相关商业保险人物等等，实际上都成为了我们的工作相对人。他们会比我们更深入地研究医保政策，熟悉了解医保工作相关各个环节，研究我们每个他们需要“公关”人物的性格爱好，不遗余力地与你套近乎、拉关系，不达目的誓不罢休。可能你自己尚在不知不觉之中，就已成了他的猎物。

三是工作内容的具体性。我们的医保管理工作涉及很多具体业务，其中包括“两定”机构的审定审批、医保待遇审核、医保药品目录的调整与维护、医保基金的审核拨付、医保卡的制作发放管理、大病补充保险等等大量具体繁杂的业务工作。既要面对单位，又要面对个人，可以说，你分分钟都在与物质利益打交道。很多具体工作，其实就是一种物质利益的再分配。正是这些具体琐碎的工作，使我们有了突破底线、滥用权力的空间与便利，也使我们时时面临各种诱惑的考验。

三、全面贯彻落实党风廉政建设责任制，有效提高全体医保工作人员抵御各种风险的能力

要解决当前我们工作中存在的不廉洁问题，还得先解决认识问题。在清楚自己的工作环境、工作特性、认清风险的基础上，找到解决问题的有效途径。想来想去，我觉得这个有效途径还是在于落实党风廉政建设责任制。

首先一定要正确处理业务工作与廉政建设的关系，在业务工作取得成绩的情况下绝不能放松廉政建设。尹蔚民部长曾要求过：“要从源头上、政策上、制度上和工作部署上，切实把党风廉政建设融入业务工作中去。”这就要求我们必须把党风廉政建设与业务工作紧密结合起来，把党风廉政建设的要求贯穿到医保工作的各个环节中去。在制定政策时，注意研究预防腐败的措施；在落实政策时，强化监督检查和考核评议；在总结工作时，既要看业务工作成绩，又要看是否廉政从政，切实做到廉政建设与业务工作同部署、同检查、同落实，实现业务工作与廉政建设统筹、同步推进。各级人社局领导班子都要负起党风廉政建设的全面领导责任，“一把手”要承担起第一责任人的政治责任，重要工作亲自部署、重大问题亲自过问、重要环节亲自协调。领导班子其他成员要承担起职责范围内的党风廉政建设主要领导责任，按照“一岗双责”的要求，经常深入分管单位了解干部教育、管理、廉政建设的工作情况，在研究业务工作的同时也要同他们共同研究可能出现的廉政风险和应该采取的工作措施，提醒部属头脑清醒，积极应对。落实党风廉政建设责任制的问题，我们说了多年、做了多年了，由省级领导带队对各州市、省直各部门进行责任制考核，也连续开展了 6 年了，为的就是要树立起这种责任意识，就是要解决好认识问题，真正把应该担的责任担起来。千万不要把业务工作与党风廉政建设对立起来，千万不要还认为反腐败工作是各级纪委的事。廉政，就是说你的行政管理、行政行为要廉洁。大家每天在做行政管理、行政工作，廉洁不廉洁，不靠大家靠谁？在各州市、各县（区）派驻机构收归纪委统一管理之后，更需要我们自己自觉地承担起这份责任。2010 年 11 月，中共中央、国务院发布了新修订的《关于实行党风廉政建设责任制的规定》，云南省委、省政府制定了云南省的实施办法，各州市、各县（区）也都有自己的实施意见或贯彻措施，请大家认真学一学、看一看，那里边各级、各位的责任规定得清清楚楚：“领导干部在其职责范围内，同时肩负着抓好业务工作和抓好党风廉政建设的双重责任”“谁主管、谁负责，一级抓一级，层层抓落实”“领导班子要承担起开展党性党风党纪和廉洁从政教育，加强廉政文化建设；从源头上预防和治理腐败；强化权力制约和监督，推进权力运行程序化和公开透明；监督检查本部门、本系统的党风廉政建设情况和下级领导班子、领导干部廉洁从政情况等领导责任”“班子其他成员要认真了解掌握分管范围的党风廉政建设情况和干部廉洁自律情况，注意发现和解决苗头性、倾向性问题；对分管范围的党员干部进行经常性的党风廉政教育，遵纪守法教育，定期分析通报党风廉政建设情况，增强党员干部拒腐防变能力”等等，都有明确规定。请大家静下心来认真反省一番，这个责任制我们落实得怎么样？这些工作我们做实了没有？是真正在解决问题还是在应付了事？特别是在医保管理廉政工作方面有过教训的地方的各级领导，更要认真反思这一问题。人社部门承担的公共服务和社会管理的职能属性决定了我们可能发生问题的概率很高。怎么防？怎么治？我看还得从落实党风廉政建设责任制这个“龙头”制度入手，从解决主客观两个方面的问题着力。主观上，加强思想教育，树牢宗旨意识，强化职业道德，落实职业操守，加强思想改造，打牢思想基础，提高拒腐遏欲能力，使大家不愿贪、不想贪；客观上，加强制度建设，落实内控措施，提高制度执行力，增强权力运行透明度，优化权力运行流程，坚持权力运行动态公开，重要事项实行听证，重大决策引进专家决策，充分发挥各种监督力量的作用，严肃查处案件，创造不能贪、不敢贪的外部环境。只要我们认真按这些要求去做，就能够把我们的行政风险降到最低程度。

同志们，医保管理工作有许多困难，有许多现阶段一时难以解决的问题。但是，无论对外管理有多难，对于我们自己来说，有一条底线是不能突破的，那就是任何个人、任何单位、任何情况下，都不能以医保工作管理权力谋取个人或小集团的利益。突破了这一底线，那就百口莫辩，受到党纪国法的惩处也属自取其咎，罪有应得。相反，“无欲则刚”，只要工作中不掺杂个人利益，你就敢想敢干，不受任何羁绊，不被左右干扰，就能在医保管理工作岗位上为人民做出更大的贡献。

在全省人力资源和社会保障工作会议上的讲话

（摘　录）

云南省人力资源和社会保障厅党组书记、厅长　解　毅

（2012 年 1 月 13 日）

坚持“全覆盖、保基本、多层次、可持续”方针，以增强公平性、适应流动性、保证可持续性为重点，实现从制度全覆盖向人群全覆盖的转变。养老、医疗、失业、工伤、生育参保人数累计达 4200 万人以上。要进一步扩大各类社会保险的覆盖范围。以非公有制经济组织从业人员、灵活就业人员和转移进城农民为重点，加大扩面工作力度。将机关事业单位及其工作人员纳入工伤、生育保险制度的保障范围，实现应保尽保。继续推进社会保障历史遗留问题的解决。加强制度创新，推进社会保障城乡统筹，研究城乡居民社会养老保险与低保、五保、优抚、老农保的衔接政策，研究城乡居民社会养老保险与职工基本养老保险的衔接政策。加强基金监管，提高基金保障能力。进一步完善基金预决算。继续推进失业保险基金省级统筹，研究探索职工医保、生育保险省级调剂金制度，逐步推进省级统筹，推进城乡居民养老保险基金州市级管理。城镇职工和城镇居民医保政策范围内报销比例分别稳定在 80%、70% 以上。深化付费方式改革，建立医疗机构风险分担机制。

加强基金全程监控　确保基金长期安全

——在全省社会保险基金监督工作会议上的讲话

云南省人力资源和社会保障厅党组成员、副厅长　张玉祥

(2013年4月8日)

同志们:

今天，我们在这里召开全省社会保险基金监督工作会议，会议主要任务是：传达全国社保基金监督工作座谈会议精神，总结我省2012年社会保险基金监督工作，分析当前面临的形势，安排部署2013年的社保基金监督工作。下面，我讲四点意见。

一、全国社保基金监督工作座谈会议精神

3月21日，全国社保基金监督工作座谈会议在四川成都召开。胡晓义副部长做了《实时多维纵深监控，确保基金长期安全》的重要讲话，对五年来全国基金监督工作的成绩和经验进行了总结，从社会保障体系建设进程、人口老龄化高峰迫近、社会发展进步3个方面对当前工作面临的形势和任务作了深入的分析，明确了当前和今后一段时期社会保险基金监督工作的总目标和总任务，对2013年的6项重要工作进行了安排部署。从晓义部长的讲话可以看出，党的十八大明确提出的全面建成小康社会的宏伟目标，我们的基金监督工作也将随着统筹城乡社会保障体系建设的不断完善，逐步沿着实时、多维立体、全过程监控的方向发展。部基金监督司陈良司长，就贯彻落实会议精神提出了“重在于抓、突出于实，主动工作、积极进取，立足当前、谋划长远”的要求，并对社会保险基金要情报告制度、违规违法问题的行政执法、企业年金市场监管和社会保险工作人员纪律等问题提出了新的要求。全省各级基金监督机构要深入贯彻全国会议精神，结合工作实际，认真学习，深刻领会，始终把维护基金安全作为基金监督工作的首要目标和永恒重点，把基金监督工作迈上一个新台阶。

二、2012年我省社会保险基金监督工作成效明显

2012年，在省政府和厅党组的正确领导下，在人社部基金监督司的业务指导下，在有关部门的配合支持下，在全省各级人力资源和社会保障部门的共同努力下，社保基金监督工作取得了明显成效。

（一）圆满完成了两个专项检查

一是做好工伤保险基金专项检查工作。根据人社部的统一部署，我省及时制订了检查实施方案，对全省工伤保险基金专项检查做了统

一安排部署。全省省、州市、县（区）自查面达100%，省、州市两级的检查、抽查面达60%，共抽查了1043个参保单位、262个定点医疗机构、115个辅助器具配置机构、2610名工伤待遇享受人员，发现并整改了少缴、漏缴或多支付等违规基金73.81万元。二是配合医保经办机构完成了对医保定点民营医疗机构的检查，认真严肃地处理了一批违规服务协议和医保政策规定的定点医疗机构。

（二）配合完成了审计及纠正整改工作

去年，审计署按照国务院的要求，开展了全国社会保障资金的全面审计。我们积极协调省财政、民政、地税等部门，全力配合做好我省社会保障资金审计工作，对社会保障资金发现问题整改工作进行安排部署和检查督促。全省各级人社系统基金监督机构负责督促对审计发现问题的整改工作，共整改纠正收回违规违纪资金2424.1万元，整改纠正制度执行和业务管理不规范基金9121.36万元。我省的审计整改工作得到了国家审计部门的充分肯定。

（三）坚持要情报告制度

去年，我省共向人社部基金监督司报送了3个要情报告，并在全省会议上对华宁县社保局工作人员贪污养老保险基金的案件进行了通报，分析了案情、处理结果、案件启示，以此为契机要求全省开展拉网式排查，组织各州市开展了内控制度建设和执行情况的检查。

（四）努力推进基金监管软件联网应用

一是在省级和16个州市完成软件安装的基础上，积极开展系统调试和应用，实现了养老、医疗、失业、工伤、生育保险基金数据的成功导入。玉溪、丽江等地已经尝试应用监管软件开展非现场监督工作，并取得了初步成效。如：玉溪市运用监管软件发现和处理了养老保险4类预警记录1109条，生育保险预警记录2条；丽江市运用监管软件发现有17名退休人员缴费未满15年、89条重复缴费记录、209条累计欠费数据关系不正确的信息，并对疑点信息认真分析，下发了核查整改通知。二是对全省监管软件联网应用情况开展专题调研，对软件联网运用中存在问题进行了认真分析，提出了下一步的措施，调研情况形成了《云南省社会保险基金监管软件应用情况调研报告》，为基金监管软件进一步的推广运用打下了坚实的基础。

（五）完成了人社部交办的疑点信息核查及处理

去年人社部基金监督司通过基金监管软件联网运用发现我省有46人涉嫌重复领取养老金、1548人存在可能跨省重复缴纳社保费疑点信息，在全省基金监督机构和社保经办机构的通力合作下，按时完成了疑点信息的核查和处理。

（六）企业年金监管工作再上一个新台阶

2012年，我省企业年金市场运行平稳，保值增值效果明显。我们在做好上年度年金运行情况分析、年金基金管理合同备案、投资业绩统计分析、信息披露等工作的同时，还按季度分别对各投资管理人进行了业绩通报。草拟了《关于规范我省企业年金理事会工作的指导意见（征求意见稿）》，组织了我省7家大型企业的年金理事会到部分企业年金管理机构进行学习和调研。这些工作都得到了企业和年金售理机构的一致好评，有效促进了企业年金的较快发展。截至2012年年底，共受理企业年金合同新增、变更备案12份；全省建立企业年金的企业290户，参保职工30万人，归集基金预计70亿元；2012年单一计划企业年金投资组合加权平均收益为5.4%。

（七）完善社会保险监督委员会

自《社会保险法》实施后，我省特别重视社会保险监督委员会的建立工作，省本级及时建立了云南省社会保险监督委员会。2012年，我省把落实和完善社会保险监督委员会制度作为一项重点工作来抓，全省已有13个州市和49个县区建立了社会保险监督委员会，分别占全省州市、县区数的81%和38%，其中保山、西双版纳、迪庆和临沧4个州市全部完成了此项工作。部分州市还召开了社会保险监督委员会工作会议。社会保险监督委员会在去年的审计整改中发挥了重要的协调作用。

（八）加强了基金监督检查证的管理

去年，我们拟定并下发了《云南省社会保险基金监督检查证年检工作方案》，对今后社会保险监督检查证年检工作进行了安排，进一步推动监督人员持证上岗和依法监督。

三、把握新时期社会保险基金监督工作的形势和任务

党的十八大提出了全面建成小康社会的宏伟目标，并对社会保障工作提出了新要求，基金监督工作也必然面临着许多新的挑战和考验。

（一）社会保障体系建设进程对基金监督工作提出了更高要求

党的十八大对社会保障工作提出的总目标是全面建成覆盖城乡居民的社会保障体系，主攻方向是统筹推进城乡社会保障体系建设。2012年，由我们经办的五险八类基金收支余总规模已经达到了1463亿元，年末滚存结余763亿元。随着统筹城乡社会保障体系建设的推进，社会保障的全面覆盖，基金规模还将成倍扩大，风险点也将不断增多，基金监督的责任将越来越重。我们必须认清这一形势，加快改进监督方式和提高监督手段，充分利用信息技术，实施实时的、多维立体的、纵深的监督，防控基金风险。

（二）基金的隐性损失不断增加，对基金监督工作提出了更高要求

根据2012年的基金决算分析，2012年我省各项基金收益合计15.35亿元，平均收益率约为2.23%，而云南省2012年的CPI约为4%，如果按照各项基金平均存款余额计算，基金隐性贬值损失约12亿元，这种损失远大过显性损失。因此，基金监督工作不仅要重视防控显性损失，还要把减少隐性损失作为重要工作来抓，在现有政策条件下要优化存款结构、增加国债投资（2012年年末各项基金国债投资余额只有8亿元），实现基金的保值增值。

（三）社会发展进步对基金监督工作提出了更高要求

社会进步必然伴随人民群众对社会事务的参与意识不断提高。社保事业作为一项公共事业，社保基金作为一项公共基金，关系到广大参保人员的切身利益，必须保证人民的知情权、参与权、表达权和监督权。基金监督工作除了健全行政监督外，必须更多地采用公众直接监督的方式。这就要求我们进一步推行政务公开，加强信息披露，畅通公众了解情况的渠道，创新群众参与监督的方式。通过社会力量，更好地维护基金安全。

（四）基金监督工作向纵深发展对监督队伍提出了更高要求

随着基金监管工作向实时、多维、纵深发展，要求我们的基金监督工作人员不仅要熟悉社保政策、经办管理流程、财务等工作，还要

掌握计算机操作、懂得资本市场、投资管理等方面的知识。因此，基金监督工作人员要不断努力、完善自我，才能适应工作需要。

基于以上形势判断，在全面建成小康社会时期，基金监督工作的总目标是，建成与覆盖城乡居民的社会保障体系相适应的基金监督制度，确保基金的长期安全。总任务：一是健全体制，促进上下贯通、内外连接、专业化的基金监督工作系统。二是完善机制，发展以信息化为基础的多种监督方式，形成完整、执行有力的专项法规制度体系。三是构建多层次网络，形成主体监督、功能监督和社会监督相结合的监督架构。四是依托国家投资运营政策，积极探索基金保值增值路径。五是优化基金监督队伍，建设一支思想素质强、业务过硬的专项队伍。

四、努力做好2013年的基金监督工作

（一）开展城乡居民养老保险基金专项检查

去年，我省城乡居民养老保险实现制度全覆盖，今年就必须跟进检查，目的是在制度建立初期就夯实基础、防患于未然。这次检查的重点，一是跟踪去年审计发现问题的整改情况；二是深入检查和纠正基金的征收、发放、管理等各环节的问题；三是查找制度制定和执行中的漏洞；四是结合完善政策和提升管理，提出加强基金管理的建议。

（二）运用监管软件系统开展非现场监督

2013年我省将把基金监管软件的推广运用作为重点工作来抓，针对目前监管软件的联网应用存在的问题，举办专门针对监管软件应用的培训班，在普遍提高现有人员软件操作水平基础上，重点是对软件运用技巧的培训。选择运用基础好的州市进行重点突破，以点带面来带动全省的运用，促进非现场监督工作的开展。

（三）开展社会保险基金的社会监督试点

按照人社部《关于开展社会保险基金社会监督试点的意见》的要求，各州市要高度重视此项工作，积极创造条件，争取列为试点单位。为便于试点工作的启动，在开展试点工作初期，各地可根据自身条件因地制宜地开展工作。同时，要发挥社会保险监督委员会的作用，这也是社会监督的一种方式，各地要继续抓好这项工作，大理、文山、昭通3个州市今年必须完成州市级监督委员会的调整，各州市要有70%以上的县（区、市）完成此项工作。

（四）做好企业年金市场化运营监管

认真做好年金基金管理合同备案，加强投资业绩分析和信息披露，为企业及管理机构提供业务咨询，开展对企业年金理事会工作的指导，以利于委托人、受益人更多了解情况做出市场选择。

（五）抓好社会保障资金审计发现问题的整改落实

针对2012年审计整改遗留问题，一是下大力气抓违规违纪问题基金的整改回收工作，尽量挽回基金损失。二是督促经办机构加强内控制度的建设与执行，强化政策执行和严格规范经办管理。三是根据审计建议，研究提出完善政策制度的建议。

（六）做好社会保险监督检查证年检

严格按照监督检查证年检工作方案认真开展年检，进一步规范监督检查证的管理，增强社会保险基金监督检查证的权威性。

（七）贯彻落实社会保险工作人员纪律规定

去年，部里出台了《社会保险工作人员纪

律规定》20个不准，省厅也印发了《云南省医疗保险工作人员行为准则》12个不准。部里的20个不准，出发点是针对社会保险基金安全的，其中有4个不准是针对基金监督人员而定的。全省各级基金监督机构既要认真执行部里规定和省里准则，又负有督促检查相关部门抓好贯彻落实的责任，我们要认真学习，率先垂范，带头遵守。同时，要自觉接受群众监督，严格自律，坚守做人、处事、用权、交友的底线，从思想和行动上筑牢拒腐防线，牢牢把住风险关，当好“守护神”。

同志们，2013年社保基金监督工作任务十分艰巨，社保基金监督工作责任重大、使命光荣，许生工作难题还需要我们去研究，去破解。我们要进一步坚定信心，振奋精神，解放思想，开拓创新，求真务实，真抓实干，全面完成今年的各项任务，为维护社保基金安全，促进社会保险事业健康发展做出新的更大贡献。

稳中有进 改革创新
推动全省人力资源社会保障工作再上新台阶

——在全省人力资源社会保障工作会议暨优质服务窗口表彰大会上的讲话

（摘 录）

云南省委组织部副部长，省人力资源和社会保障厅党组书记、厅长 解 毅

（2014年1月16日）

全省各类社会保险参保人数累加达4490万人，完成年度目标任务的107%。其中，城镇职工养老保险参保384.55万人，城乡居民养老保险参保2149.2万人，城镇基本医疗保险参保1118.75万人，工伤保险参保333.85万人，生育保险参保271.13万人，失业保险参保232.52万人。105万机关事业单位人员纳入工伤保险。实现了新老农保政策衔接的新突破，全省近140万老农保参保人员平稳过渡到新农保。城镇职工医保政策范围内住院费用支付比例达到82%，居民医保政策范围内住院费用支付比例达到70%。全省15个州市比国家要求提前两年实施城镇居民医保大病保险制度。医保付费方式改革稳步推进，12个州市实行了复合型医保付费制度。对困难企业实施社会保险缓缴政策，共缓缴各类社会保险2.9亿元。

继续提高养老、工伤、失业保险待遇水平。进一步完善企业职工基本养老保险制度，整合城乡居民基本养老保险制度，完善被征地农民社会保障制度，研究城乡居民基本养老保险与职工基本养老保险制度的衔接政策。大力推动企业年金、职业年金发展。以提高重特大疾病、慢性病保障水平为重点，提高职工医保待遇水平。城镇职工和城镇居民医保政策范围内报销比例稳定在80%、70%以上，城镇居民医保财政补助标准提高至每人每年320元。在预算管理的基础上，力争实现医疗保险付费总额控制，推行复合医保支付方式。完善大病补充医疗保险制度，逐步统一筹资标准、待遇水平、管理方式。完善和推进省内外异地就医即时结算，方便群众更大范围异地就医。根据计划生育政策调整情况，对生育保险政策适时进行调整，适时提升生育保险统筹层次。加强工伤预防、工伤康复工作。

关于做好当前我省统筹城乡社会保障体系建设的几点意见

——在省人力资源和社会保障厅党组中心组学习暨年中务虚会上的讲话

云南省人力资源和社会保障厅党组成员、省社会保险局局长　施边明

(2014 年 8 月 27 日)

按照会议安排，我就做好当前我省统筹城乡社会保障体系建设工作，谈三点意见：

一、准确把握统筹城乡社会保障体系建设的基本精神

统筹城乡发展是新时期、新形势下国家实施的一项重大战略任务，主要把握以下三个层面的要求。

第一，破除城乡二元结构，逐步缩小城乡差距，推进资源共享、机会公平、权利平等、基本公共服务均等化，是统筹城乡发展的基本要求。

第二，统筹城乡经济社会发展，要求统筹城乡产业发展，要求统筹城乡劳动力就业，要求统筹城乡公益事业发展，要求统筹社会保障，建立健全城乡一体化的低保、养老、医疗等社会保障体系。其中，城乡社会保障体系建设作为城乡基本公共服务均等化的重要内容，是促进城乡一体化发展的突破口。

第三，党的十八大报告明确指出，“要全面建成覆盖城乡居民的社会保障体系”，十八届三中全会关于全面深化改革的部署中，提出“建立更加公平可持续的社会保障制度”，明确要求整合城乡居民基本养老保险制度，实现城乡养老保险制度衔接，整合城乡居民医疗保险制度，目标任务明确，要求具体。因此，统筹城乡社会保障工作意义十分重大。

二、认真分析城乡社保体系建设发展进程中当前存在的主要问题

实现社会保障均等化，首先是要建立健全一套完整的制度体系，最终目标是要实现城乡一体化的体制机制。

近 20 年来，我省社保体系从无到有，从小到大，统筹城乡的社保体系建设不断加快。比如养老保险方面，从 1995 年实施统账结合的企业职工基本养老保险制度，目前已有 388 万参保的规模；2009 年启动的新农保试点，2011 年启动的城居保试点，到今年两项制度的合并实施，已有 2152 万城乡居民参保；在医疗保险方面，从 1999 年建立了城镇职工基本医疗保险制度，目前已有 454 万人参保；2007 年又实施了城镇居民基本医疗保险制度，

目前已有681万人参保；还要特别说明的是，2003年卫生部门启动的新农合制度，到目前也有3300万人的参保规模。工伤、生育、失业保险制度也在相应的保障领域中快速发展，一个覆盖范围广泛、保障水平稳步提高、覆盖全体城乡居民的社会保障网基本形成，为我省经济社会的健康发展、各项改革制度顺利推进、社会和谐稳定发挥了不可替代的重要作用。但是，我们也应清醒地认识到，我们在制度的实施中还存在许多的问题。

一是制度顶层设计差异较大，且政策配套不够及时，引发不必要的矛盾和误解、误读。突出体现在城乡居民养老保险和职工养老保险的待遇差距上。自新农保启动以来，城乡居民基础养老金五年未作调整，也没有建立待遇调整机制，城乡养老保险待遇差距比较大，使得广大参保人无法形成对未来保障的稳定预期。另外一个突出的表现就是《社保法》公布已有三年多，但有的配套政策至今尚未出台，如因病或非因工死亡丧葬补助金和抚恤金政策等，引发了不必要的矛盾。

二是制度入口太窄，制约了参保扩面。主要是体现在职工养老保险的参保条件设置已不适宜城乡发展一体化的要求。按照现行政策，仅允许两类人员参保，即与用人单位建立了劳动关系签订劳动合同的、从事灵活就业并具有城镇户籍的。这样一来，即使具备缴费能力又有参保意愿的农村居民，因为制度设置的户籍条件限制而被拒之门外，导致一方面职工养老保险扩面难，另一方面大量有条件的农村居民不能被纳入职工养老保险，只能选择参保保障水平较低的城乡居民养老保险，在深化户籍制度改革的大背景下，不符合统筹城乡的要求。

三是服务水平发展不均衡。主要体现在城乡间的服务水平差距较大，普通来说，城市街道社区的服务水平要明显好于乡村。乡村服务水平低，1. 缺少一支能够持续为群众提供面对面服务的协办员队伍，关键在于绝大多数地方没有建立相应的经费保障机制，影响了队伍的稳定性和服务质量；2. 服务手段落后，便利性和适应流动性不够。办事环节过多，乡镇基础设施不足等影响了服务的便利性；3. 信息系统满足不了服务便利化的要求。如何更好为这部分人群服务，现在的办法还不多。

四是管理体制、机制不尽完善，还存在上下不对接、左右衔接不顺等问题。导致多头建设、资源浪费、效率不高，存在信息不能共享、重复参保、重复领取待遇的情况。同时，存在机构名称五花八门、标识不清、群众难以识别的问题。

这些问题都会影响和制约我省城乡社保体系建设的健康发展，必须花大力气加以解决和改进。

三、把握好当前统筹城乡社保工作的重点，抓好落实

总的要求，做到两个坚持：一是全覆盖、保基本、多层次、可持续方针；二是以增强公平性、适应流动性、保持可持续性为原则。下一步推动统筹城乡社保工作着力以下五个重点：

（一）抓紧贯彻落实2014年上半年“两个”重要文件，确保政策落地

《云南省城乡居民基本养老保险实施办法》（20号文）于6月1日实施，《城乡养老保险制度衔接暂行办法》（52号文）于7月1日起实施，标志着我省落实三中全会确定的改革任务迈出重要的一步。当前要抓紧时间做两件事：一是各州市、县市区要抓紧出台城乡居民基本养老保险实施细则，目前全省7个州市已经出台了文件，其余州市要加快步伐，按照

5月28日全省工作部署会的要求，采取州市和县市区同步推进的办法，在这个月底前所有州市和县市区的细则要全部出台，确保年底前在全省范围内完成制度建设任务。二是落实职工基本养老保险跨地区转移接续政策，以及与城乡居民养老保险跨制度衔接政策。

（二）上下对接，做好相关政策的研究和储备

一是按照深化改革的总体要求，针对制度设计的要求，积极配合人社部门做好方案调研、数据收集等工作。提出合理的意见建议，敦促尽快出台相关配套的实施意见和政策措施。

二是以城乡养老制度衔接办法实施为契机，研究解决返乡农民工职工养老保险中断问题的办法，鼓励引导农民工等群体从城乡居民养老保险转入城镇职工养老保险，并按照国家户籍制度改革的总体要求，抓紧着手研究与之配套的改革措施，向广大城乡居民提供均等的选择机会，把更多有能力、有意愿的城乡居民纳入到职工养老保险中来。按照中央和省委、省政府的统一安排部署，认真研究总结昆明市和玉溪新平县城乡居民医疗保险统筹的经验，在当地党委政府的统一领导下，做好相关工作。

（三）做好全民参保登记试点，为实现社会保障全覆盖打下基础

实施全民参保登记计划，是实现社会保障人群全覆盖的基础性工作。按照人社部统一部署，2014年试点，2015年扩大到50%，2016年全面推开，2017年全面完成。昆明市和楚雄州被列为全国首批试点单位，两个州市要结合本地实际，加强组织领导，精心制订实施方案，周密部署工作任务，合理安排工作进度，按时按质完成试点工作，为下一步全省推开这项工作积累经验。各州市要认真研究开展这项工作的措施和办法，为全面推开试点做好准备。

（四）着力抓好各项社会保险重要举措的落实

组织好全省范围内的社会保险政策及全民参保登记宣传月活动。加大参保扩面力度，确保完成年度参保目标任务。高度重视基金的安全平稳运行，切实加强社保基金监管，对基金专项检查反映出的问题进行整改落实。调整完善信息系统，提升社保管理服务的规范化、标准化、信息化水平。推进医疗保险付款方式改革，确保年底前全面实现医保付费总额控制管理。全面实施城镇居民大病保险制度。完善工伤保险州市级统筹，做好我省与国家生育保险办法的衔接工作。

（五）着力解决好基层服务能力的问题

面对工作中存在机构不健全、人员不足、投入不够、水平不高的客观实际，如何提升现有服务能力，充分借助社会力量，是今后一段时间做好经办服务工作的重要着力点。总体上讲，经办服务能力建设是当地政府的责任，在投入上、配置上都应该积极争取当地党委政府的支持。同时，要更新观念，树立社保经办合作理念，以及社会化“大服务”的理论，树立合力、借力、双赢理念。比如说，普惠金融机制中的政企合作、战略合作、对前期合作打下的基础、前段时间召开的全省社保经办与金融服务会议确定的合作机制、原则，以及整改措施，各州市都积极主动地落实。还比如说，今天现场楚雄州推行的以基层党建活动合作惠民办实事的成功经验，扩大了惠民服务的范围和手段，都是我们解决好基层为群众服务“最后一公里”问题有效路子和手段。

统筹城乡社会保障发展是一个长期而艰巨的任务。我们要紧紧围绕深化改革的要求和工作重点，结合实际、把握机遇、不等不靠、主动作为，不断推动社会保障工作取得新进展。

围绕重点 推进人事管理工作再上新台阶

——在2015年第三次厅党组中心组学习暨全省人社系统务虚会上的讲话

（摘 录）

云南省人力资源和社会保障厅党组成员、副厅长 黄宏伟

（2015年7月30日）

2015年6月29日，省政府召开了全省政务服务平台建设现场推进会，李江常务副省长强调：政务服务大厅建设是推动经济社会跨越发展的需要，是进一步转变干部作风的需要，是更好满足广大群众共享政府公共服务的需要。自两厅合并以来，厅机关各部门不断完善政务服务大厅建设，优化服务环境，整合服务资源，取得了一定的成效。但仍然存在点多面广、服务标示及内部设施不统一、不规范的问题。今年以来，我们按照“线上与线下结合、集中办理与个别办理结合、普遍办理与特殊办理结合”的工作思路，始终把全面整合、优化服务、统一标准、集中办理作为进一步完善服务平台建设的重要抓手。采取积极措施，在今年初对部分不规范的公共设施及标示进行了部分清理和更换，对政通办公片区服务大厅的公共设施做了进一步维修，有效改善服务大厅环境。下一步，我们将继续抓好政务服务大厅整合工作，将与办事单位和群众利益密切相关，又便于集中办理的审批和服务事项集中在政通大厦1楼、2楼进行办理；积极着手政务大厅的升级改造工作，按照统一标准、科学合理的原则进行规划；进一步整合空置房、空闲区和相关办公室，切实保障政务服务大厅需求，真正做到“一个窗口受理、一站式审批、一条龙服务”。在政务服务大厅进行全面整合后，要利用各类平台加大政务服务大厅宣传力度，让群众对大厅的工作制度、办事职能、监督机制有全面的了解；让群众通过大厅了解人社工作，少跑弯路，提升效率，营造“便民、公开、透明”的办事环境。

稳慎推进社会保险制度改革

云南省人力资源和社会保障厅党组成员、省社会保险局局长　施边明

(2015 年 7 月 30 日)

2015 年 1 月，习近平总书记深入我省考察指导工作并发表了重要讲话，对云南今后的发展作出的新定位、新要求，明确提出了当前和今后一个时期我省的努力方向和工作重点。随后，省委作出了《关于深入贯彻落实习近平总书记考察云南重要讲话精神闯出跨越式发展路子的决定》。如何理解和落实民生保障工作的新要求，习近平总书记指出，民生工作千头万绪，集中到一点就是要努力让人民群众有更好的教育、更稳定的工作、更满意的收入、更可靠的社会保障、更好水平的医疗卫生服务、更舒适的居住条件、更优美的环境，让各族群众都过上好日子。习近平总书记的殷切希望，为我们不断深化社会保障领域的改革发展提供了强大的动力，为我们不断开创社会保险事业新局面指明了方向。

2015 年，厅党组和崔厅长作出了“着力实施改革攻坚”的工作部署，在社会保险方面要实行四项重点改革：一是实施机关事业单位养老保险制度改革；二是继续抓好社保基金保值增值工作；三是改革完善被征地农民养老保险制度；四是稳步推进城乡居民医保机构整合。应该说，今年社保领域的改革任务十分繁重。因此，我认为，要贯彻落实好习近平总书记云南考察重要讲话精神，就必须按照省委、省政府和厅党组的工作部署、工作要求，确保各项改革任务落地生根。

下面，按照此次会议要求，围绕社保制度改革面临的形势、任务这个专题，我从 3 个方面作个简要发言，重点是机关事业单位养老保险和被征地农民社会保障两项社保制度改革。

一、关于推进机关事业单位人员养老保险制度改革

年初，国务院下发了《关于机关事业单位工作人员养老保险制度改革的决定》，决定从 2014 年 10 月 1 日起改革机关事业单位养老保险制度。为贯彻落实国务院的决策部署，我们着重抓了以下五项工作：

(一) 切实加强组织领导和部门协作

我省明确了由李江常务副省长负总责，我厅牵头联合相关部门共同推进改革的组织领导协调机制。特别是我厅与省财政厅建立了推进机关事业单位养老保险制度改革联合协作机制，为协调解决推进改革过程中的相关问题等奠定了良好基础。同时，我们与重庆、四川、贵州、河南、广西等省区建立了交流机制，相互学习，取长补短。

(二) 研究制定我省的贯彻实施办法

为加快推进我省的改革步伐，我们及时组成了草拟实施办法和测算“中人”过渡办法两个工作小组。经过几个月的不懈努力，并经与财政厅协商一致，按期完成了实施办法的拟制，确定了视同缴费指数，并分别向李江常务副省长、陈豪省长进行了专题汇报。目前，经省政府领导同意，我省已按规定将实施办法报送人财两部备案，等待批复。

（三）稳妥做好新老待遇平衡衔接测算工作

综合考虑改革前老人待遇水平及改革后中人新老办法待遇差，与我省现行机关事业单位工资津贴制度紧密接轨，合理设定计发中人养老金必需的视同缴费指数，实现我省改革后中人待遇不降低、中人与老人待遇水平相当且中人新办法待遇普遍略高于老办法待遇的预期目标。我省新老待遇平衡测算方案，在与部沟通、与兄弟省市进行交流的基础上，反复进行测算，达到了部里的要求。

（四）配合做好完善工资制度增资兑现工作

为贯彻落实好国务院和省政府关于限期兑现机关事业单位人员工资调整的工作要求，我厅联合省财政厅紧急下发了《关于云南省机关事业单位缴纳养老保险费有关问题的通知》和《机关事业单位工作人员养老保险缴费相关问题答疑》。在这次增资兑现中，已扣除了参加养老保险和职业年金的个人缴费部分。

（五）抓紧研究拟制相关配套政策

主要是制定出台机关事业单位养老保险基金省级统筹办法、职业年金管理实施办法、业务经办规程等。目前，《云南省机关事业单位养老保险基金省级统筹办法》正在广泛征求意见；《云南省职业年金办法》、业务经办规程等也正在抓紧拟制中。

目前，这项改革工作总体进展顺利，但也存在着一些突出问题和困难，主要表现在：

一是改革前后待遇平衡衔接的问题。如何保证中人待遇不降低以及实现新老待遇的平衡衔接，是机关事业单位养老保险制度改革的核心内容。通过细致的测算分析，目前我省已可以实现改革后新办法待遇高于老办法待遇，但改革后实现多高的待遇涨幅可满足增量改革预期且不至于产生较大的新老待遇差，仍是各省、市当前不得不面临的难点问题。

二是相关配套政策还需要依托顶层设计。目前，人社部正准备下发《关于机关事业单位养老保险制度改革几个具体问题的处理意见》，进一步明确推进改革需要的若干政策性意见。我省的改革推进，特别是进行参保登记，必须要有完善的制度政策支撑。因此，我省的改革进程必须与国家的顶层设计保持一致。

三是中央驻滇机关事业单位参加地方统筹需要国家明确的相关政策。从目前我们掌握的情况看，中央驻滇机关事业单位的工资津贴不规范，不能按我省的实施办法执行，难以办理参保手续。

目前，人社部已对推进下一阶段改革有了具体的考虑。

一是在养老保险制度顶层设计方面。部里已组织国内外多个研究机构在2014年上半年就形成了1个主报告和16个分报告，基本确定了改革完善的主要任务。国务院领导已经明确表示，具体改革任务，条件成熟一个实施一个。其中：

关于职工基础养老金全国统筹问题。目前已经形成了基本思路和具体方案，需要关注和深入研究的问题主要是：如何厘清中央和地方的责任；如何合理适度地均衡省际间的基金负担；如何实现增量改革，原有中央财政不减少；如何尽早实现信息和基金中央集中管理。

关于渐进式延迟退休年龄的问题。按照中央深化改革领导小组的要求，2016 年向社会公布方案要点，广泛征求各方面意见；2017 年公布方案，5 年后实施。

二是在推进机关事业单位养老保险制度改革方面。目前，全国已有 13 个省的实施办法已报人财两部审核备案，2015 年 7 月底有望得到批复（包括我省在内），另有 11 个省的实施办法正准备提交省政府进行审议。关于改革前后待遇平衡衔接问题，部养老司认为改革后的基本养老金计发办法应高于老办法，新办法的覆盖率应掌握在 90% 左右比较合适，低了会影响如期过渡，高了会出现新老待遇的不平衡。同时，要求各地加快信息平台建设本地化进程，尽快投入使用，而且要妥善处理好增加工资与预扣缴费的关系，决不能因预扣缴费问题影响增加工资按时到位。人财两部将尽快下发《关于机关事业单位养老保险制度改革几个具体问题的处理意见》，进一步明确地方需要的若干政策性意见；抓紧研究制定改革实施中需要明确的政策意见；继续做好做细新老待遇平衡衔接的相关数据测算工作；抓紧做好养老保险经办实施的各项准备工作；及早为地方提供中央所属京外机关事业单位的基本情况，使其及时参加地方统筹。

为确保我省年内完成改革任务，下一步我们将着力抓好六项工作：

一是做好我省实施办法提交省政府常务会、省委常委会审议及以省政府名义召开会议进行部署的相关准备工作。

二是抓紧拟制出台《云南省机关事业单位养老保险省级统筹办法》《云南省职业年金办法》、经办业务规程等相关配套政策文件。

三是适时全面开展机关事业单位养老保险制度改革的政策业务培训和政策宣传解读。

四是继续做好中人平稳过渡及新老待遇平衡的相关数据测算工作。

五是做好业务经办的实施准备工作，特别是加快信息系统建设，力争尽早全面启动参保登记、基金缴纳、财政资金划转、养老金核定计发等实施工作。

六是加强与部和中央驻滇单位沟通协调，并建议部里尽快规范中央驻滇事业单位薪酬待遇，使其及时参加我省统筹。

二、关于推进被征地农民社会保障制度的改革完善

我省现行的被征地农民养老保障政策，是 2009 年 1 月起开始实施的《云南省被征地农民基本养老保障试行办法》（以下简称《试行办法》），以及各地根据这个办法制定的地方性政策。去年底，为贯彻落实省十二届人大常委会第十二次会议关于妥善解决好我省被征地农民养老保障问题的精神，按照省政府的要求，由我厅牵头，联合发改委、财政厅、国土厅，对 16 个州市进行了实地督察。从督察情况看，这个办法实施 6 年来，各地积极开展工作，取得了一定成效，但是总体上政策执行中存着 3 个突出问题：

一是保障方式设计缺乏吸引力，被征地农民参保积极性不高。

二是征地中应解缴的被征地农民社会保障费用欠缴严重，“先保后征”未得到有效落实，政策可持续运行的动力严重不足，制约了下一步改革的顺利推进。目前，全省应解缴专项资金 284.84 亿元，实际到位资金 147.98 亿元，欠缴率达到了48%。

三是已落实到财政专户的被征地农民养老保障专项资金未充分发挥应有的保障作用。由于参保的被征地农民较少，用于补贴参保的专项资金用不出去，产生大量沉淀，急需盘活存量资金，发挥其保障作用。

因此，现行政策既不能为被征地农民广泛接受，也不能让各级政府满意，必须进行改革完善。

近年来，为妥善解决被征地农民的社会保障问题，中央陆续对改革完善政策提出了新要求。2011年7月1日施行的《社会保险法》第九十六条明确规定“将被征地农民纳入相应的社会保险制度”，要求在现行的两个基本养老保险制度（职工养老保险和城乡居民养老保险）框架内解决被征地农民的养老保障。党的十八届三中全会也提出了“规范征地程序，完善对被征地农民合理、规范、多元保障机制”的改革任务。

部农保司也一直在开展政策研究，目前已经形成了较为确定的政策思路：一是通过参保补助方式，将被征地农民纳入社会保险，不再建立单独的制度；二是以基本养老保险为主，由被征地农民自愿选择参加；三是社会保障费用在征地成本中单列，不落实的不得批准和实施征地；四是同一被征地农民无论参加职保还是居保，其参保补助数额不变；五是被征地农民参加基本养老保险应履行相应的缴费义务，不参保的不能享受参保补助。

当前，国家正在稳慎推进新一轮农村土地制度改革（农村土地征收、农村集体经营性建设用地入市、宅基地制度改革试点，俗称“三项土改”），并实施农村集体土地承包经营权确权登记颁证工作。这些涉及农村土地的重点改革任务，将直接影响到作为配套政策的被征地农民社会保障制度改革。同时，审计署和土地督察成都局近年来也逐步加大了对涉及征地的资金进行专项审计和专项督察，其间还专门提出了被征地农民社会保障费用落实不到位的问题，已经责成省政府进行整改。

因此，鉴于中央全面深化农村土地制度改革的现实需要，以及国家对落实“先保后征”的要求愈加严格，改革完善被征地农民养老保障政策需要从改革配套、经济发展、民生保障和社会稳定等多方面加以考虑，解决被征地农民养老保障问题比较复杂，政策的制定和出台应积极稳妥。

为完成好这项改革任务，在去年全省督导的基础上，今年上半年我们重点进行了政策研究，其改革的总体思路和路径是：

一是明确改革的基本方向。按照社保法的有关规定和国家要求，围绕保障方式调整和制度并轨这个目标，对现行的《试行办法》进行改革完善，取消原来单独建立制度的做法，通过政府提供参保补助的方式，引导被征地农民参加两项基本养老保险，并妥善解决原有的被征地农民养老保障与两个基本养老保险的政策衔接问题。

二是调整现行的保障方式。改变原有的个人、集体和政府三方筹资方式，不再要求被征地农民一次性单独缴纳一大笔参保费用，采取在规定年限内逐年给予定额补助的方式，引导其根据自身情况自愿选择参加两项基本养老保险。

三是保持已有政策的延续性。按照“谁用地谁负责”“先保后征”的原则，将社保费用纳入征地成本，继续坚持按征地面积征收被征地农民养老保障专项资金，落实风险准备金。

以加强征地社保审核工作为抓手，积极解决专项资金的历史欠费问题，杜绝防止出现新的欠费。原有的保障对象确定标准不变，对2009年以前的被征地农民，由各地政府自己统筹解决；原有的专项资金管理层次不变。

四是重点解决好新老政策衔接。对原来已经参加被征地农民养老保障的人员，在不损害其已有利益的基础上，分类进行政策衔接，将其引导入两项基本养老保险，不留尾巴。

五是赋予各地制定政策的灵活性。鉴于全省各地区间不均衡现象突出，不宜搞一刀切。由省级层面出台指导性意见，确定保障范围、保障方式、审核流程、资金来源、衔接方法等基本原则，具体的事项，诸如确定具体保障对象和政府补助标准等，交由各地根据实际情况制定实施办法加以明确。

以上是我们对改革完善被征地农民社会保障政策的基本考虑，我们将在与人社部、相关部门和各地充分协商后，争取尽快出台有关意见。

三、关于在全省全面推进全民参保登记计划

全民参保登记是深入推进社会保险事业健康持续发展的基础性和先导性工作，是实现人人享有基本生活保障的重要抓手。自2014年12月10日昆明市、楚雄州的试点工作正式启动以来，我们切实加强了对试点工作的组织领导和沟通协调，多次深入基层调研了解试点工作推进情况，先后召开了两次试点工作推进会，督促指导试点地区开展工作，研究解决试点过程中面临的困难和问题，确保试点工作顺利推进，并取得了显著成效。截至2015年6月30日，昆明市已完成参保登记581.6万人，占户籍人口数的106.3%；楚雄州已完成参保登记284.4万人，占户籍人口数的107.9%。两地已初步建成以身份证号码为唯一标示的全民参保登记库，标志着我省试点目标任务已基本完成。

我省的试点工作得到了人社部的高度评价和充分肯定。2015年2月27日，胡晓义副部长在部社保中心呈报的工作报告上作出批示，“要总结推广浙江、南京、昆明等地经验，推动更多地区积极行动起来”。最近，人社部全民参保登记计划督导组赴我省开展工作督导，认为我省的试点工作已在全国各省区市中名列前茅。2015年5月，在部社保中心召开的西部11省区（兰州）工作会议上，我省作了大会经验交流，得到了人社部社保中心的表扬。另外，湖南省社保局、四川省攀枝花市人社局还专门组织人员赴我省进行了学习考察。

目前，我省试点工作虽取得了明显成效，但也存在着一些困难和问题，一是部门间数据共享机制尚未充分建立，数据交互不畅；二是原始数据质量不高，有待进一步清理核实；三是流动人员数据比对困难，存在无法登记的情况；四是基层力量薄弱，经费保障参差不齐。

下半年，我们将着重抓好以下六项工作：

一是认真做好昆明、楚雄试点工作经验总结，健全完善登记工作流程，形成可以直接指导全省全面实施的经验做法，为年内全省全面启动奠定坚实基础。

二是抓紧研究制订全省全面实施工作方案，报经省政府同意后，适时召开全省试点工作总结暨全面推开工作会议，年底前启动全面登记工作。

三是督促指导昆明、楚雄研究数据实时更新和结果运用的方法路径，形成一套数据库管理办法，积极探索登记数据库对扩大参保覆盖面、促进就业、基金管理等方面的运用实践，并力争在结果运用方面形成一批研究成果。

四是加快完善信息系统，建立全省统一的全民参保登记数据库，并与金融社保卡管理信息系统进行整合。

五是按照人社部工作部署组织好第二批试点申报，并将我省试点范围扩大到全省所有州市，适时组织开展全省业务培训和系统操作培训，为2016年具体实施打下基础。

六是除昆明、楚雄外的其余14个州市人社部门要着手做好启动实施全民参保登记前期各项准备工作，提高对这项工作重要性的认识，积极主动向当地党委、政府汇报，争取政府领导的关心和支持，切实加强组织领导，落实必要的工作经费，确保年内如期启动全民参保登记工作。

坚持全省上下联动
做好2016年社会保险重点工作

——在全省人社工作会议上的讲话

云南省人力资源和社会保障厅党组成员、省社会保险局局长　施边明

同志们：

昨天，崔厅长对2016年全省人社工作进行了全面部署。根据会议安排，我针对2016年社会保险方面的重点工作，就如何搞好全省上下联动，抓好各项部署的贯彻落实讲几点意见。

总的来看，改革仍然是2016年社会保险工作的主线。一方面要继续扎实推进已出台的各项改革举措落实落地；另一方面，一些新的重大改革任务将会启动。

一、关于机关事业单位养老保险制度改革

按照国家的统一部署，我省于去年制定了《实施办法》，召开了全省启动会，随后，制订下发了《参保准备工作方案》并启动了参保登记工作。截至12月31日，省级已完成数据采集16.3885万人，占应参保人数的70.68%；各州市合计完成26.2933万人，占应参保人数的18.26%。总体看工作进展顺利，各地还要加快推进速度。这项改革今年要实现三个目标：一是完善制度，制定出台省级统筹办法、职业年金管理办法等相关配套政策，目前正在推进中。二是启动经办工作。目前，省局新增设机构和编制已基本落实，经费、设备、人员已基本到位，经办服务大厅改造基本完成。昭通、昆明、楚雄、大理、保山、怒江等州市级经办机构已解决机构和编制问题。各级要积极争取尽快落实机构、编制、人员、经费、场地、设备等经办保障措施；加快信息系统建设，开设账户，制定出台经办规程以及建立健全内控制度；逐级开展培训，会同税务部门做好征缴准备，在2016年内必须启动经办工作。三是努力完成参保任务，在启动经办的基础上，年内拟完成应参保数的60%，力争达到80%。

二、关于实施“全民参保登记计划”

这项工作在昆明市和楚雄州的前期试点很成功，走在了全国前列，目前已经顺利转入全省全面实施阶段。今年的工作目标有两个：一是年内全面完成省级和州市级基础数据库的建库工作，现在启动的14个州市，要按崔厅长在全省启动会上的工作部署和“8个一”要求（制定一个好的方案、建立一个领导协调机制、完善一个经办规程、建立一个可靠的信息系统、抓好一系列集中培训、抓住一批工作联系点、策划一批宣传活动、落实一批保障措施），在本月底前出台方案，逐级成立领导小组，启动宣

传工作，做好具体实施前的准备工作。6月底前要完成数据采集，8月底前完成州市级数据库建设并上传数据，确保年内全面完成登记工作，建成省级集中的社会保险基础数据库。二是要探索形成数据动态更新机制和实施精准扩面的工作方法。昆明和楚雄要与省厅相关部门加强合作，向着这两个方向开展新的试点，形成成熟经验做法，为2017年全省转入第三阶段及“十三五”期间的后续行动奠定基础。

三、关于企业职工养老保险

今年有五项重点工作：一是落实国家部署的重大改革任务。国家今年将制定出台职工养老保险基础养老金全国统筹方案、渐进式延迟退休年龄方案、完善职工养老保险个人账户政策、遗属待遇和病残津贴政策等重大改革举措，各州市要高度关注这些重大改革措施的出台，加强政策学习和预判，在理解上要有前瞻性，提前谋划舆论引导等工作，做好实施前的各项准备。二是进一步完善制度。为了更加适应当前改革形势需要，推进城乡统筹，省里面今年也会出台新的政策。重点是放开政策门槛，将16周岁以上（不含全日制在校学生）在我省居住或就业的人员全部纳入参保范围。研究解决对社保法出台前曾在机关事业单位和国有企业工作、超过法定退休年龄、未享受养老保险待遇的人员和未参保集体企业退休人员等群体的问题，稳慎做好允许其通过补缴基本养老保险费纳入养老保障范围的工作，各地在落实政策过程中要注意平稳过渡，防止出现不稳定因素。三是做好企业职工提前退休核准工作。根据简政放权的要求，这项工作下放到了州市，省厅将积极加强培训、指导和督促检查。提前退休审核是一项政策性强、非常敏感的工作，各州市在承接这项重大职责后，要有专人负责，严格依据政策规定加强对申请人的审核，防止因为政策把握不准引发纠纷。四是做好调整基本养老金的准备工作。今年省里面按照国家统一部署，统筹考虑企业和机关事业单位退休人员基本养老金调整工作，适时研究制订调整方案，各地要依据方案精心组织，确保按时足额发放，把好事办好。五是抓好参保扩面。在相关政策出台后，各地要加强宣传，积极引导有能力和意愿的人员参保缴费，确保完成今年284万人目标任务，基金征缴收入达到297.8亿元。

四、关于城乡居民养老保险

今年有四项重点工作：一是开展改革完善被征地农民养老保障政策试点，目前正在制订全省试点方案，将以省政府办公厅名义下发各州市政府，每个州市都要至少确定一个试点县，省、州市、县三级要共同制订试点实施方案，加强对试点工作的指导，力争通过试点形成比较成熟可以推广的政策措施，确保试点工作取得预期效果。二是继续做好被征地农民社会保障费清欠工作，经过一年的努力，去年累计清欠2亿元，新增征地项目资金落实率达98%，杜绝了新增欠费，取得了一定的成效。但目前欠费总额仍然高达136亿元，还需要继续加大工作力度。去年9月底，经省政府同意，人财两厅联合下发了关于限期落实专项资金的通知，要求各州市开展自查、制订整改方案和清欠计划，目前全省只有玉溪市没有历史欠费，其余15个州市中，保山、大理、文山、德宏、昭通、曲清6个州市已经制订清欠计划并上报，动作迟缓的州市尤其是还没有做出工作部署的昆明、迪庆要抓紧时间按要求落实。在落实清欠责任的同时，各地要实行更加严格的征地审核，防止出现新的欠费。三是完善城乡居民养老保险政策，按国家工作部署，今年将提高最低缴费档次标准，各地要做好政策宣传和保费征缴工作。四是做好扩面工作，加强宣传引导，继续挖潜，确保完成 2257 万人目标任务数。

五、关于职工医疗保险和生育保险

五中全会确定了“将生育保险和基本医疗保险合并实施”，在国家没有确定时间表和路线图之前，各项工作还要按照现有制度政策开展和推进。这两项保险今年有四项重点工作：一是制定出台医保定点医药机构协议管理办法，解决取消行政审批后，规范和明确协议管理与行政监管的职责和程序问题，各地要抓好具体落实，在 3 月底前出台本统筹区具体实施办法，成立由相关部门组成的工作班子，抓好协议签订的组织和管理工作。二是开展改革前瞻性政策研究。重点是药品医保支付标准相关政策和办法、“互联网 + 医保定点药店”试点管理办法、实行分级诊疗调整医保差异化支付政策等，这些都是医改“三医联动”中涉及的重要内容，各地要做好配合，共同参与。三是继续落实好生育保险费率调整工作。重点是既要落实中央关于降低费率的要求，又要密切关注降低费率后基金运行的情况，各统筹区实行动态费率调整，防止出现支付风险，7 月底前上报生育保险基金运行分析报告。四是加强扩面和基金征缴工作。年底实现基本医保 1140 万人和生育保险 292 万人目标任务数，基金征缴分别达到 185.3 亿元和 8.55 亿元。

六、关于居民医疗保险

一是制度整合，这是今年社保领域的第一项重大改革任务，是重点，也是个难点。国务院 1 月 3 日出台的《关于整合城镇居民基本医疗保险制度的意见》（国发〔2016〕3 号），要求整合城镇居民医保和新农合，建立统一的城乡居民医保制度。意见要求，省级在 6 月底前做出规划和部署，明确时间表和路线图，12 月底前各统筹区出台具体实施方案。我们要按照国家部署，加强与卫计、发改、财政等部门的协调，尽快研究和提出我省推进整合实施方案，确保完成改革任务。各州市人社部门要积极主动向党委、政府汇报相关工作，争取支持，推动制度整合有实质性进展，具备条件的州市都要完成整合。二是研究建立筹资标准与待遇水平相适应的调整机制，当前城镇居民医保基金累计结余分布不均衡，部分统筹区如楚雄、昆明、昭通、丽江累计结余可支付月数过低，基金运行风险较大，必须在确保执行国家筹资、缴费标准和严格有效管控基金支付的基础上，研究制定本统筹区弥补基金缺口的筹资缴费和财政补贴政策，确保参保人政策范围内的权益不受影响。三是继续做好城镇居民大病保险工作，确保所有参加基本医保人员按规定享受大病保险，配合卫计部门推进城乡居民大病保险全覆盖，在防范因病致贫、因病返贫上发挥应有的作用。

七、关于工伤保险

今年有三项重点工作：一是抓好国家政策落地。按照改革的要求，我省总的工伤费率已经从 0.93 降到 0.75，一定程度上减轻了企业负担，但各统筹区情况不一，基金风险差异大，各地要严格按照国家部署落实费率调整政策，并及时建立动态调整机制。二是全面实施调剂金制度。为增强基金抗风险能力，提高统筹层次，去年制定出台了各州市基金按比例上解省级集中调剂的办法，总的来看落实情况比较好。全省已累计筹集调剂金 9441 万元，但大理州还未落实上解，昭通市未足额上解，今年要继续抓好政策落地，按要求足额上缴。省厅将出台办法，将调剂金上解、完成参保任务和费用征缴率三项指标作为申请省级调剂金补助的前置条件。三是全面推进建筑等高风险企业“同舟计划”。2015 年，在全省共同努力下，克服了经济下行和企业关停并转的影响，全面完成了工伤保险扩面任务，达到 368.55 万人，完成目标任务数的 100.7%，其中建筑业参保人数 28.25 万人，净增 21 万人（按项目参保 5.3 万人），成绩来之不易。今年各州市要加强与住建、安监等部门的协调，切实把建筑施工企业未取得“工伤保险参保证明”，不得核发“施工许可证”和“安全生产许可证”的工作机制建立起来，努力实现建筑业从业人员全部参保；并依法推进所有用工单位和职业群体参保，确保年底实现 370 万人参保目标，基金征缴收入达到 11.84 亿元。

八、关于社会保险经办工作

政策和经办，是社会保险工作的两条腿，再好的政策，只有通过完善的经办服务才能落实到每个具体的参保人身上。当前，经办工作面临的主要矛盾是服务能力与工作需要和群众诉求不相适应。因此，今年主要是提升服务能力、确保政策落实，重点要抓好三个方面的工作。第一，保支付，各地必须确保按时足额支付各项保险待遇，这是首要的政治任务。保支付的一个重要基础是基金应缴尽缴。目前，全省仅职工养老保险一项就欠费 27 个亿，其他险种欠费也普遍存在，造成多地存在支付风险。针对这些情况，省里正在研究出台加强清理欠费工作的实施方案。方案下发后，各地要高度重视，认真细化落实。第二，抓扩面，通过扩面把法定人员纳入保障范围，是执行政策的基础，是不断织密社会保障安全网的基本要求。各地要结合各险种的政策调整，把扩面征缴工作做实，确保完成年度参保人数目标。第三，抓建设，要围绕实现“信息化、规范化、专业化”目标，大力加强经办能力建设。加强信息系统建设，提升信息化水平。今年借机关事业单位养老保险改革的契机，要建成省级大集中、六险合一的经办系统。各地都要高度重视信息系统建设，加大投入，组织力量，加强与省厅的沟通，按时完成相关历史数据清理、系统衔接对接工作；完善流程机制，提高规范化水平。前段时间，部分地方的某些险种在保费征缴、待遇核定、待遇发放过程中，暴露出了一些问题，需要引起各地高度重视，尤其要重视征缴和支付环节中基金安全方面的问题。要大力推行银行代扣代缴、自助缴费等方式，尽量避免工作人员接触大笔现金。各地要提高经办风险防范意识，不断细化完善和严格落实内控稽核等工作机制，做好生存认证等工作，提高工作流程规范化水平，通过加强体制机制建设来提高防风险能力；加强业务建设，提升专业化水平。专业化首先体现在人员队伍的专业化，要通过加强培训提高人员素质。今年省里面的多项工作部署后，都会组织培训，比如省医保中心今年要制定新的经办流程、在全省统一推广使用业务档案管理软件、推进异地就医结算工作、在全省运用医保智能监控系统，各级都要重视，积极参与配合，着力培养一支素质好业务精的经办人员队伍。

同志们，社会保险是社会保障网的重要组成部分，服务群众、解决问题更多的是要靠把日常工作做好，各级领导除了关注上述重点工作外，也要把日常工作统筹安排好。在新的一年里，让我们上下共同努力，完成好今年的各项任务，取得更大的成绩！

撸起袖子加油干　聚精会神抓落实

——在2017年全省人社重点工作推进会暨厅党组中心组学习会上的总结讲话

（摘　录）

云南省委组织部副部长，省人力资源和社会保障厅党组书记、厅长　杨榆坚

我们尽力脱贫攻坚，牢固树立“精准扶贫、精准脱贫”的理念，针对我省素质型贫困的主要特征，以增强“造血”功能为目标，按照“培训一人、就业一人、脱贫一户”的思路，坚持将培训转移农村劳动力作为一个产业来打造、来培育、来发展，面向贫困人口广泛开展技能培训，提升贫困人口自身能力素质，促进贫困人口转移就业。上半年，全省共培训农村劳动力199.7万人次，实现累计转移就业1234.4万人次（省外转移265.28万人次）。今年4月，在云南玉溪召开的金砖国家就业工作组会议上，云南开展农村劳动力培训转移就业工作的做法和经验，引起了与会国家和国际劳工组织的高度认同。大力实施社保扶贫、健康扶贫，确保建档立卡贫困人口100%参加城乡居民养老保险、100%参加城乡居民医疗保险和大病保险，并保障在医保政策范围内报销比例达到70%以上。

我们推动惠民共享，以深化社保制度改革为引领，以构建覆盖城乡社保体系为目标，从增强公平性、适应流动性、保障可持续性出发，在抓好已出台政策措施落实的基础上，积极稳妥、有序推进机关事业单位养老保险制度、养老保险调待、被征地农民基本养老保障制度、城乡居民基本医疗保险制度整合、医保异地结算、“三医联动”等新的重点改革，社会保障的安全网进一步织密扎牢。截至6月底，全省五大保险参保人数达8238.75万人次。

着力在“五个跟进”上下功夫见实效

——在2017年全省人社重点工作推进会暨厅党组中心组学习的讲话

云南省人力资源和社会保障厅党组成员、副厅长 施边明

今年上半年，全省社会保险工作坚持围绕中心，服务大局，坚决贯彻党中央国务院、省委省政府和厅党组的决策部署，按照“坚守底线、突出重点、完善制度、引导预期”的民生工作总要求，着力深化改革，狠抓落实，各项工作有序推进，成效明显。同时，也面临一些困难和问题，还需要在下半年再下功夫，努力完成全年目标任务。下面，我就下半年的社保工作做个简要发言。

一、要把握好的两个基本要求

一是牢牢把握政治要求。为党的十九大召开营造和谐稳定的社会环境，这是对全省社保工作的底线要求。社保稳，民生牢，社会就稳定，各级社保部门要切实增强政治意识，牢固树立大局意识，做到三个确保：一要确保依法依规落实各项社保待遇，养老基金保发放和医保基金保支付，对营造和谐稳定的社会环境至关重要，是经办工作的首要任务。当前尤其要做好2017年退休人员基本养老金调整兑现，和城乡医保待遇政策支付落实到位等工作。二要确保社保脱贫攻坚任务全面完成，要不折不扣落实好社保扶贫“两个百分之百”，不能因为我们的工作不到位，影响全省脱贫攻坚任务完成。三要确保社保领域各项改革平稳推进，对于一些涉及面广、情况复杂、历史遗留问题多的领域，推进改革要积极稳妥。尤其是城乡医保整合工作、被征地农民养老保障改革，要确保平稳有序，不出问题。

二是准确把握改革方向。持续深化改革，仍然是今后一段时期内社保工作的主线。下半年，要全面落地的重点改革是机关事业养老保险、城乡居民医保整合、异地就医直接结算；要持续推进的重点改革是支持三医联动、推进医保支付方式改革、建筑业按项目参加工伤保险、全民参保计划实施常态化、被征地农民养老保障政策改革试点；要启动的重点改革是医疗生育保险合并实施试点，全面推开工伤预防工作、省以下“五险”统一经办、标准化体系建设等，分门别类都要抓好。

回顾党的十八大以来社保领域的深化改革，其涉及面之广、力度之大、节奏之快、要求之高前所未有，的确是任务艰巨而繁重，而且还将持续较长一段时间，各级各部门全体同志尤其是各级领导对此必须要有充分的认识，始终保持攻坚克难、驰而不息的工作状态。

二、对下半年重点工作的具体要求

今年来，我们围绕如何更好地推进社会保障事业发展，不断探索，不断深化认识，各项

政策措施和规章制度均趋于完善，落实有力，稳妥推进。下半年的工作思路已经非常清晰，工作目标也已十分明确，要确保各项政策措施真正落地见效，重点是“跟进”，省级统筹的具体操作在州市，州市级统筹的险种更不用说，许多措施要配套。因此，“跟进”非常重要，大家要充分认识到，“跟进”就是落实、就是巩固、就是深化，更是提升，要着力在“五个跟进”上下功夫、见实效。

（一）机关事业单位养老保险改革的措施落实落地要跟进到位

机关事业单位养老保险改革已经推进了两年，今年是收官之年，目标任务是实现全面落地。从目前进展情况看，总的情况是好的，政策体系和经办服务体系初步建成，经办工作推进顺利，职业年金管理运营稳步推进。存在的主要问题是，部分州市改革过渡期清算还未完成，部分参额拨款事业单位欠费影响职业年金不能做实。中央驻滇单位只做了参保登记还未开展其他业务经办。还有养老保险跨制度转移接续不顺畅、业务不规范等问题。下一步工作，一是要进一步完善制度，加快制定出台《机关事业单位业务办理指南》《机关事业单位养老保险转移接续经办规程》《职业年金经办规程》等配套管理办法。二是要落实“中人”待遇，在政策出台前，先按照原来的做法做好待遇预发工作，部里相关配套政策出台后，要及时计算“中人”待遇，并做好补差工作。三要确保经办进入正轨，进一步加强业务经办系统和组织机构建设，加强与驻滇单位沟通协调，规范有序开展参保登记、缴费申报、个人账户管理、待遇审核发放等各项工作。四要加强职业年金归集户的开户和日常规范化管理，同步做好职业年金征缴，按时准确归集到省级集中。按照“定方案、选机构、建系统、立规矩”四步走，积极推进职业年金的运营管理，力争年内启动投资运营。

（二）深化医疗保险制度改革的措施要跟进到位

一是城乡居民医疗保险制度整合，今年是制度整合的过渡期，必须确保平稳过渡。目前全省城乡居民医保参保人数已经超过4000万人，整体运行平稳，城乡居民看病就医没有受到影响。综合各方调研发现的问题，主要是个别地区机构人员经办系统没有完全整合到位，“九统一”政策没有完全落实，尤其是信息系统整合和建设还有较大差距，另外参保信息采集、待遇报销情况掌握不够精准，安全平稳过渡存在风险隐患。在下半年的工作当中，必须对此高度重视，采取有力措施，将“九统一、一完善”相关要求落实到位，绝不能辜负省委、省政府做出重大决策时对人社系统的殷切希望。

二是推动“三医联动”改革。重点是准确把握好人社部门的6项基本任务，包括医保、人事及收入分配制度试点，具体就是贯彻落实好20条具体措施。但在执行过程中，由于部门间没有形成合力，导致部分措施推进落实进展缓慢。各地要进一步抓好20条具体措施的贯彻落实，发挥医保的基础性作用、外部制约作用，采取综合措施，有效控制医疗费用不合理增长，加强对医疗服务行为和费用的监管。

三是全面推进医保支付制度改革。近日，国务院办公厅印发了《关于进一步深化基本医疗保险支付方式改革的指导意见》（以下简称《意见》），各统筹区应按《意见》要求，因地制宜，推进医保支付方式改革，在总额预算基础上，实行多元复合支付方式，重点推行按病种付费，探索开展按疾病诊断相关分组（DRGS）付费，完善按人头、按床日等付费。目前，城乡居民医保整合尤其是待遇提高较大，必须要加强预算，实施总额控制措施，不断完善付费方式。各地也要因地制宜地选择符合本统筹区的付费方式，并充分征求相关部门和定点医疗机构的意见，进一步减少实施过程中的阻力和障碍。截至目前，还有部分州市还未达到年内病种付费100个的要求，这是刚性要求，必须完成。

四是全面实现异地就医直接结算。这是国务院督查的重点项目。经过各方共同努力，目前，全省17个统筹区全部正式接入国家平台，开展跨省异地就医直接结算业务。同时协调财政部门开设省级异地财政专户，拨付21个省预付金1636万元；完成备案登记23327人，确定跨省异地就医定点医疗机构320家；百日攻坚战第二步目标基本实现。但还确实存在各地备案不及时不完整（但实际备案只有4818人）、社保卡开通不及时等问题。要实现年底转诊转院人员进入国家平台，还有巨大差距，省、州、县都必须引起高度警醒，否则将面临不达标、不落实的风险。百日攻坚战的后期，重点是加强督查力度。省厅将按照《2017年云南省跨省异地就医直接结算任务分解和完成时间表》，适时开展专项督查。按要求，各州市人社局都要实行一把手负责制，对工作落实不力的启动问责。同时，各级人社部门要加强与财政部门的协调与沟通，确保异地就医直接结算各项基金及时到位；要确保省内异地就医更加便利。持续做好门诊特殊病、慢性病异地就医直接结算试点工作，努力做好城乡居民医保整合后，农村居民实现异地就医直接结算。

（三）工伤保险制度改革措施要跟进到位

重点是解决好实施按项目参保制度化、规范化、可持续的问题，必须确保新开工建筑业项目百分之百参保。积极推进水利、交通等高风险行业启动按项目参保。进一步完善工伤保险省级统筹。按照国家统一部署，全面启动工伤预防制度。尽快印发实施《云南省工伤职工停工留薪期管理办法》《云南省工伤复发确认办法》和《云南省工伤康复管理办法》，指导好全省依法依规开展劳动能力鉴定和工伤认定工作。

（四）经办管理服务的改革创新分步措施要跟进到位

一是推行“五险”统一经办。推进省以下社会保险多险合一经办是中央深改组2017年督办的重要工作之一，各地各级都要高度重视。根据人社部的统一安排，下半年我省将推行“五险”统一经办，对现有的社保业务进行整合，实现用人单位参加基本养老、基本医疗、失业、工伤和生育五项社会保险的统一参保登记、统一缴费基数申报核定、统一征缴计划下达、统一社会保险征缴稽核，实现“一套材料、一表登记、一窗受理、信息共享”的经办服务模式。

二是加快推进社会保险标准化体系建设。这也是中央深改组确定的2017年重要改革任务之一。《关于开展社会保险标准化体系建设的实施方案》下发后，各地要主动作为，抓紧制定细化实施办法，抽选1—2个有条件的经办机构作为省级确定的先行示范。厅内相关部门要加强指导。

（五）被征地农民养老保障政策落实要跟进到位

改革现行的被征地农民养老保障政策，是我省按照社会保险法的要求，结合实际确定的一项重要改革。省委巡视组在对我厅的反馈意见中指出，“被征地农民养老保障‘先保后征’要求未完全落实，专项资金欠费严重”，我们必须认真整改。通过改革完善保障政策，提高已入库资金使用效率，让各地政府对群众做出保障承诺，倒逼各地主动清欠，是问题整改的主要措施之一。从目前情况看，去年以来的试点工作进展良好，除了昆明市，全省15个试点县和大理市出台了实施办法。省厅通过对前期试点经验的总结，基本摸清了改革的路径和政策完善的要点，《改革完善被征地农民养老保障政策的意见》正在修订完善中，准备报请省政府审定下发，相应的业务经办系统功能也正在组织开发。下一步的工作，重点是各地要抓紧完成试点工作。固化保障对象认定流程、业务经办规程、资金使用管理办法，全面完成保障对象认定工作，形成清册，建立台账。确保信息系统功能9月底部署到位，年内专项补助和待遇发放能够兑现。同时，做好全面推开的准备，各州市要根据试点经验，指导非试点县提前开展对象摸底、资金测算、方案研究等工作，待全省意见出台后，确保按要求及时启动改革，为全面完成巡视整改任务奠定基础。

在全局干部职工大会上的讲话

云南省医疗保障局党组书记、局长　黄宏伟

（2018 年 11 月 2 日）

同志们：

10 月 21 日，省委宣布任命了省医疗保障局领导班子成员，标志着省医疗保障局正式开始组建。这段时间我们一直忙于组建筹备的各项工作，没有专门召开干部职工大会，今天，把大家召集起来开个会，既是动员会、也是推进会，主要是就“组建怎么办、工作怎么干”，向大家传达一下机构改革方面的精神和当前今后一个时期工作的初步考虑，以统一思想，凝聚共识，坚定信心，鼓足干劲，确保省医疗保障局机构改革工作平稳有序进行，确保秩序不乱、队伍不散、工作不断，实现改革和业务工作“两不误、两促进”，坚决完成好省委交给我们的政治任务。

一、关于“组建怎么办”

党的十九大明确提出，要坚持以人民为中心的发展思想，实施健康中国战略，全面建立中国特色医疗保障制度。中央和省委在这轮机构改革中，都明确决定组建新的医疗保障局，备受关注，备受瞩目，在全社会引起强烈反响。这是贯彻落实党的十九大精神的战略部署，是新时代全面深化改革的重大举措，是践行以人民为中心的发展思想，全面提高医疗保障水平的现实需要。

这次机构改革力度之大，影响面之广，触及的利益关系之复杂，都是少有的，是一场系统性、整体性、重构性的变革。组建省医疗保障局是省委作出的重大决策部署，是深化省级机构改革的重要组成部分，时间紧、任务重、要求高。省委要求，机构改革组织实施要坚持“先立后破、不立不破”的总原则，省委十届五次全会召开后 1 个月内，所有机构变动和单位均应以新的机构名称对外开展工作。新组建部门的班子调配工作，原则上在省委十届五次全会召开后 15 个工作日内完成。所有新组建及机构名称变动部门和单位的挂牌工作，改革所涉及的相关部门和单位的人员转隶工作，原则上在新班子组建后 1 个月内完成。所有涉改部门和单位的“三定”工作，原则上在新班子组建后 2 个月内完成。动作之快、节奏之紧、要求之高，前所未有。省委宣布局领导班子成员任命决定后，我们立即召开了党组会，成立了筹备工作领导小组，统筹全局组建筹备工作，目前，我们依托医疗保险生育处、城乡居民医疗保险处和省医保中心、省医保异地结算中心开展组建工作，成立了筹备工作领导小组办公室，下设综合组、人事组、业务组 3 个小组，各司其职、各负其责，组建筹备各项工作有条不紊进行。局机构改革组织实施工作方案正在抓紧制定中。省委已经明确：将省人社厅的城镇职工和城镇居民基本医疗保险职责、新型农村合作医疗职责、生育保险职责，省物价局的药品和医疗服务价格管理职责，省民政厅的医疗救助等职责整合，组建省医疗保障局，作为省政府直属机构。各涉改部门内设机构设置数量，应与上级机关基本对应；省医疗保障局等按副厅级机构设置的部门，根据中央可设正处级或副处级的要求，内设机构按正处级规格设置；事业单位随主管部门及行政职能调整同步划转，事业单位整体划转不拆分。按照省委的要求和上下基本对应的原则，参照国家医疗保障局职能配置、内设机构和人员编制，我们正在抓紧拟定“三定”方案，按程序上报。

总体来看，不管是从医疗保障事业改革发展的角度，还是机构改革的角度，组建专门的医疗保障局对我们大家都是好事、喜事，大家都会是改革的受益者。当然，改革肯定会遇到这样或那样的困难和问题，但不管困难有多大，有省委、省政府的坚强领导，有全体干部职工的大力支持，局党组有信心有决心把省医疗保障局组建好、运转好，开好头、起好步。

二、关于“工作怎么干”

一是关于工作总体思路。10 月 24 日，省政府召开全会，阮成发省长对新组建部门的负责人作了重要讲话，对做好当前和今后一段时期的工作提出了明确要求。为此，局党组也认真研究了当前和今后一段时期的工作思路，总的考虑是：围绕中心、服务大局，聚焦主业、创新发展，“今年打基础，明年有突破，三年见成效。”今年医疗保障工作的主题为“融合年”，2019 年为“创新年”，2020 年为“夯实年”，通过确定工作主题，统一思想，统一行动，凝聚人心，形成合力，一年一个主题，一步一个脚印，一点一滴突破，确保全省医疗保障工作的稳定性、连续性、规范性和创新性，不断提高医疗保障水平，更好地保障病有所医，增强人民群众的获得感、幸福感、安全感。现在距离年底只有两个月的时间，也是人员转隶到位的关键时期，我们最重要的任务是抓好机关建设，坚持“政治建局、实干兴局、服务立局、依规治局、文化强局”的价值理念，促进思想融合、感情融合、队伍融合、工作融合“四个融合”，努力在思想上形成共识、制度上形成统一、工作上形成合力、服务上形成品牌，展现新局新人新气象。在思想融合方面，坚持用习近平新时代中国特色社会主义思想武装头脑、指导实践、推动工作，认真践行以人民为中心的发展思想和新发展理念，让医疗保障、惠民共享内化为每个干部职工的思想自觉和行动自觉。在感情融合方面，把政治教育、思想引导、待遇保障、人文关怀等方面贯通起来，通过制定干部人文关怀的具体措施，满怀热情关心关爱干部，增强干部的荣誉感、归属感、获得感。在队伍融合方面，坚持严管和厚爱结合、激励和约束并重，强化正向激励，着力解决干部不愿干、不想干、不会干，主动性不强的问题，充分调动和激发干部队伍的积极性、主动性、创造性，我和局领导班子成员带头干、处长作表率，发挥好干事创业的“头雁效应”，引导干部职工积极干、主动干、好好干。局党组将坚持“信念坚定、为民服务、勤政务实、敢于担当、清正廉洁”新时期好干部标准，严格干部教育、选拔、管理和监督，注重在急难险重任务中培养锻炼和考察识别干部，以“想干事、敢干事、会干事、干成事”为重要准绳，树立以发展论英雄、凭实绩用干部的用人导向。在工作融合方面，抓好“五个整合”，加强办公整合、机构整合、职能整合、业务整合、网络整合，统筹政策研究和制定、统筹对内对外协调、统筹信息化建设，统筹干部队伍建设，统筹舆论宣传，提高工作效能。抓好“五个规范”，规范办文办会、规范工作流程、规范审批程序、规范重大决策、规范权力运行，着力防范医疗保障领域的政策风险、经办风险、基金风险、廉政风险、安全风险。

二是关于今年最后两个月的重点工作。当前，我们要一手抓机构组建，统筹做好“三定”方案、办公用房、挂牌、人员转隶、对外联络、涉改人员的思想教育和后勤保障等工作。一手抓今年目标任务的落实，对今年的各项目标任务进行认真梳理，对表对标，全力以赴，加油冲刺最后两个月，确保年度目标任务圆满完成。一是持续推进医疗保障扶贫。认真贯彻落实国家医疗保障局医疗保障扶贫三年专项部署视频会要求，对接好省政府健康扶贫30条政策措施，抓紧制定我省实施方案，推动医疗保障三年行动实施方案落实落地。同时，认真做好中央第十二巡视组对云南省开展脱贫攻坚专项巡视的相关工作，坚决确保建档立卡贫困人口100%参加城乡居民医疗保险和大病保险，坚决确保建档立卡贫困人口政策范围内住院报销比例和实际报销比例达到70%以上。二是全力以赴完成好打击欺诈骗取医疗保障基金专项行动。严格按照工作计划，加强指导，强化部门联动，做好抽查复查、整顿处理总结两个阶段工作，确保取得预期工作成效。三是深入推进医保支付方式改革。今年底前医保支付方式改革覆盖大部分医疗机构和医疗服务，按项目付费占比明显下降。对实行按疾病诊断相关分组付费（DRGs）方式或按点数法付费的州市开展相关效果的评估，总结相关经验。四是加大医疗保障相关重点工作的宣传力度，对今年医疗保障扶贫、生育保险和职工基本医疗保险合并试点、省内医保药品目录调整工作、抗癌药品谈判、异地就医直接结算工作、打击欺诈骗取医疗保障基金专项行动等亮点工作，积极宣传工作成效，加强正面宣传和舆论引导，营造良好的舆论氛围。昨天局党组会已经研究通过了重点工作宣传清单，请大家逐项抓好落实。

三是关于明年工作的谋划。明年是我们医疗保障局打响招牌的关键之年，核心主题就是开新局、谋新篇。我们将以深化医疗保障领域重点改革为抓手，坚决把省委、省政府的各项决策部署落到实处，通过开展“大调研”，深入实际、深入基层、深入群众，及时了解情况、发现问题、总结经验，在调查中研究，在思考中深化，把问题分析得深一些，把情况研究得透一些，把措施制定得实一些，通过医疗保障领域的理念创新、政策创新、制度创新、方式方法创新，让老百姓得到实实在在的好处。着力在以下8个方面下功夫，求实效。一是完善统一的城乡居民基本医疗保险制度和大病保险制度，扎实做好城乡居民参保缴费工作，做到应保尽保，全面落实城乡居民医保各项政策要求，充分兑现参保城乡居民医保待遇。健全完善全省城乡居民大病保险政策，合理界定合规费用报销范围，探索大病保险按病种付费机制，尽量做到全省统一大病保险政策。用好财政新增补助40元，其中一半用于大病保险，政策向困难人群倾斜，有效发挥大病保险保障作用。探索建立承办大病保险商业保险公司激励约束机制。二是千方百计保基本，坚持尽力而为、量力而行，聚焦基本医疗需求，满足人民群众最迫切的愿望和要求，不吊高胃口，不做超越保障能力范围之外的承诺，合理引导人民群众医疗保障诉求。三是发挥好医保的基础性、引导性作用，主动协调省卫生健康委等相关部门，促进医疗、医保、医药“三医联动”落实落地，形成协同推进医改的良好格局。四是探索建立与我省经济社会发展水平相适应、稳定可持续的医保筹资机制。通过智能审核监控系统等信息化手段强化医保基金监管，确保医保资金合理使用、安全可控。五是积极回应社会关切，加快国家抗癌药谈判的落地，纳入医保报销，减轻重症患者医药费用负担，给人民群众带来实实在在的好处。六是完善异地就医结算系统，健全异地就医结算机制，尤其是服务好外出务工、流动人口以及外省来云南创新创业的群体医疗费用直接结算工作。七是加快推进“互联网 + 医保”，依托省政府“一部手机办事通”，提升医保服务的品质和便利性。八是坚持高标准、严要求，以党的政治建设为引领，扎实抓好党风廉政建设，打造忠诚干净担当的高素质干部队伍。以上 8 个方面的工作只是局党组的初步考虑和打算，关于明年的重点工作，下一步，我们局领导班子还将专门到国家医疗保障局进行对接，按照省委、省政府的决策部署和国家局的总体安排，确定工作思路，制定任务清单，细化方案措施，压实工作责任，打开医疗保障事业改革发展的新局面。

三、关于几点工作要求

一是要提高政治站位，坚决服从大局。机构改革首先是一个政治问题。能否不折不扣落实中央和省委的决策部署，把省医疗保障局组建好，是对我们党员领导干部“四个意识”牢不牢、政治坚定不坚定、党性原则强不强、对党忠诚不忠诚的重大检验。大家一定要旗帜鲜明讲政治，坚决维护习近平总书记党中央的核心、全党的核心地位，坚决维护党中央权威和集中统一领导，在政治立场、政治方向、政治原则、政治道路上同党中央保持高度一致。我们在座的各位都是新时代云南省医疗保障事业改革发展的参与者、见证者、受益者，必须强化政治自觉、思想自觉和行动自觉，坚定贯彻落实中央和省委的决定主张，带头讲政治、顾大局、守纪律、促改革、尽责任，争做改革的支持者、推动者、服务者，把省委、省政府交给我们的政治任务不折不扣落实到位。

二是要加强组织领导，压实工作责任。完成组建任务，实现改革目标，组织领导是保证，责任落实是关键。对于省委已经明确的改革任务、时间进度，我们要不折不扣抓好落实，不允许迟滞拖延，更不允许搞变通。作为局党组书记，我是组建筹备工作的第一责任人和施工队长，我一定强化政治担当，落实主体责任，重大方案亲自把关，关键环节亲自组织、重大问题亲自协调，落实情况亲自督查，改革进度全程过问，一级抓一级，层层抓落实。领导小组办公室和 3 个小组要细化工作方案，加强与省深化党政机构改革领导小组办公室及其工作专班、相关部门和单位的联络沟通协调等工作，统筹做好“三定”方案、挂牌、集中办公和人员转隶等各项工作。各涉改处室和单位一定要讲政治、识大体、顾大局，坚定支持改革、主动融入改革、积极服务改革、坚决服从改革。当前，我们组建筹备各项工作已经进入了实质性操作阶段，任务重、头绪多，万事开头难。但越是困难多、任务重，就越是考验和识别我们党员干部政治站位高不高、忠诚不忠诚、敢不敢担当、作风硬不硬、工作实不实的好时机，希望大家提振干事创业的精气神，迎难而上，鼓足干劲，心往一处想、劲往一处使，把组建筹备工作做好做实做细，向省委、省政府交上一份满意的答卷。

三是要严明纪律要求，严格执行规定。陈豪书记强调，这次机构改革政治性、政策性非常强，必须采取最严格的纪律举措，确保秩序不乱、队伍不散、工作不断。我们要严格遵守政治纪律、组织纪律、机构编制纪律、干部人事纪律、财经纪律、保密纪律，坚决做到人心不散、干劲不减。深化机构改革，组建省医疗保障局，并不是几个单位部门合并、调整一批干部那么简单，而是实现从“物理变化过程”到“化学反应过程”的转化，需要不断磨合、融合、整合。按照国家局的“三定”方案和省委的要求，下一步，我们各处室职能职责还要重新整合，这样做必然带来人员的调整，有上有下，有进有出，涉及到包括岗位调整、职责重组、权力变化等个人方面的诸多切身利益，但无论怎么调整，都是工作的需要、组织的决定。局党组在机构改革的政策范围内，在严格执行省委的部署要求的前提下，按照有为有位、人岗相适的原则，一定会积极维护好大家的切身利益，充分调动好大家的工作积极性，决不会因改革凉了同志们的心、挫伤了大家干事创业的热情。作为党员干部特别是领导干部，要带头遵守党的组织纪律，面对改革，面对“留”和“转”，要做到不讲条件、不计得失，找准定位，正确对待岗位职务调整，自觉服从组织安排、接受组织考验，为党和人民的事业履好职、尽好责。

四是要加强宣传引导，凝聚改革共识。组建省医疗保障局，是落实以人民为中心的发展思想，更好满足各族群众美好生活需要的必然要求，省委、省政府高度重视，社会各界高度关注，老百姓对我们期望很高。我们要高度重视做好统一思想、凝聚共识的工作，加强正面宣传和舆论引导，积极回应干部群众关心医疗健康保障的问题，讲清楚党中央的决策部署和省委的工作要求，讲清楚改革的目的和相关政策规定，树立好省医疗保障局为民务实担当的良好形象。党员领导干部要带头做好各部门干部职工的思想政治工作，把情况说明、道理讲透，大家思想上要形成一条心，工作上拧成一股绳，展现新气象新担当新作为。

五是要注重工作统筹，实现两不误两促进。当前，组建筹备任务很紧迫，我们各项业务工作也十分繁重。大家要紧张起来，行动起来，不要等待观望，不要瞻前顾后，工作中多补台、多帮忙、多提醒，齐心协力把工作做好。各处室各单位要在认真做好组建筹备工作的同时，在相关职责调整到位之前，继续按照原职责规定和年初工作安排做好相关工作，一项一项抓好目标任务落实，确保机构改革期间工作平稳衔接、不出现空档。同时，要对接好省委、省政府的决策部署和国家医保局明年的重点工作安排，超前谋划，主动作为，把明年全省医疗保障重点任务谋划好、部署好，出思路、提措施，牢牢把握工作主动权。

10 月 18 日，省委陈豪书记对省级机构涉改部门 31 名主要负责同志任前集体谈话时提出了四点要求：要把理论武装作为贯穿终身的基础工程、把团结干事作为履职尽责的基本遵循、把真抓实干作为矢志不移的人生追求、把严格自律作为立身从政的永恒课题。10 月 24 日，阮成发省长在省政府全会上，对政府组成部门和直属机构负责人提出了务必讲政治、务必有作为、务必守廉洁“三个务必”的要求(在讲到务必要有作为时，他要求我们大家要扪心自问三个问题，第一，在你这个位置上历史上最优秀的是谁？第二，我是不是最优秀的？第三，换了我，别人是不是会干的更好？)陈豪书记和成发省长的要求就是我们为官从政的根本遵循和努力方向，大家一定要牢牢记在心上、落实在行动上，讲政治、讲党性、讲大局、讲原则、讲规矩、讲学习、讲奉献。

习近平总书记在党的十九大报告中强调，领导十三亿多人的社会主义大国，我们党既要政治过硬，也要本领高强。提出了党员干部要增强学习本领、政治领导本领、改革创新本领、科学发展本领、依法执政本领、群众工作本领、狠抓落实本领、驾驭风险本领“八种本领”，其中，增强学习本领是首要。医疗保障领域政策性、专业性、实践性很强，只有不断加强政策学习研究，注重培养专业能力、专业精神，才能适应新时代医疗保障事业改革发展的需要。省委任命我为省医疗保障局党组书记、局长后，我感受最深的就是压力很大，需要学习的东西非常多。陈豪书记、李玛琳副省长找我谈话，第一要求就是要加强学习，加强研究。这段时间我也在努力学习医疗保障领域的相关知识和政策，这几天，还专门抽时间听取了两个处、两个中心的工作汇报，就是想尽快熟悉新情况、进入新角色、适应新岗位，做好表率、当好班长。大家也一定要主动适应新形势新任务新要求，积极转变思想观念，切实加强学习特别是医疗保障政策的研究，形成“讲学习、讲形势、讲政策、讲业务、讲服务”的良好习惯，努力成为知识型、开放型、创新型、实干型、专业型的领导干部。要对标全国，比学赶超，奋勇争先，争创一流，把心思用在干事上，把精力投入到工作中，倍加珍惜团结、自觉加强团结、悉心维护团结，做团结干事的表率，全心全意为人民服务，千方百计为人民谋利。

同志们，组建省医疗保障局是云南医疗保障事业改革发展的一个重要里程碑，能够亲身参与和见证医疗保障事业改革发展的新历程，为4800万各族群众提供更好更优的医疗保障，是我们人生之大幸。希望大家始终坚守真挚的为民情怀，视国事如家事，以民心为本心，以担当诠释初心，以实干践行使命，认真干好每一天，踏实做好每件事，不辜负党和人民的信任与重托，不辜负时代赋予的神圣使命，用苦干实干开创全省医疗保障事业改革发展的新篇章！

谢谢大家！

机构改革

机构变革历程

1998 年 11 月，云南省劳动和社会保障厅正式挂牌，省卫生厅公医办、省政府体改委医改办的职能划入省劳动和社会保障厅，成立医疗保险处，主要职能是：1. 负责全省 16 个州市城镇职工医疗保险改革工作筹资率的调查测算；2. 搭建制定云南省城镇职工的政策框架；3. 制定云南省城镇职工医疗保险实施细则和调研操作问题；4. 全省城镇职工医疗保险计算和管理统一软件的确定；5. 继续指导曲靖、开远医疗保险试点工作；6. 对全省 16 个州市城镇职工医疗保险制度改革工作人员开展培训；7. 负责城镇职工医疗保险制度经办机构的筹备工作。

1999 年 5 月，云南省机构编制委员会办公室印发《关于成立云南省医疗保险基金管理中心的批复》，同意成立云南省医疗保险基金管理中心，与省劳动和社会保障厅医疗保险处合署办公。

2000 年 11 月，按照中编办相关文件精神，以及省劳动和社会保障厅《关于理顺医疗保险管理体制加强机构建设的意见》的要求，厅医疗保险处与省医保中心分开设立，成立了云南省劳动和社会保障厅医疗工伤生育保险处，主要职能是：1. 负责全省医疗保险制度改革进程中按照党中央国务院的各项医疗保险制度改革政策结合云南省实际情况，制定出符合云南实情的医保政策、框架，并进行贯彻和落实；2. 指导全省各地州市的医疗保险制度改革工作；3. 负责对国家医疗保险药品目录省级制定调整工作；4. 负责对定点医疗机构、定点零售药店的资格审核、发牌工作；5. 负责医保改革工作中部门间的协调等。

2000 年 11 月，云南省机构编制委员会办公室印发《关于增加省医疗保险基金管理中心事业编制的批复》，同意云南省医疗保险基金管理中心增加 8 名事业编制。增编后省医疗保险基金管理中心总编制为 20 名，内设综合部，参保管理部、基金和个人账户管理部，医疗监督部、统计信息部五个部门。2001 年 8 月，经省人事厅批准同意，云南省医疗保险基金管理中心参照《国家公务员暂行条例》管理。

2004 年，云南省医疗保险基金管理中心增加副主任编制 1 名，中心主任设置为一正三副。2006 年由于医疗保险业务工作的发展，省医疗保险基金管理中心增设了稽核部。

2005 年 2 月，云南省机构编制委员会印发《关于增加省医保中心人员编制的批复》，为适应省医保中心监管全省医疗保险基金和直接承办省直机关事业单位医疗费用结算业务的需要，同意增加省医保中心事业编制9名，总编制为39名(含IC卡部自收自支事业编制10名)。

2006年6月，根据《云南省机构编制委员会办公室关于印发〈云南省劳动和社会保障厅事业单位机构编制清理整顿实施方案〉的通知》，“制卡发行部”成建制从省医保中心划出，独立设置，并更名为云南省社会保障卡制作发行中心，为厅属副处级事业单位，核定事业编制10名，经费形式维持不变。

2007年10月，云南省机构编制委员会办公室印发《云南省机构编制委员会办公室关于在省劳动和社会保障厅增设城镇居民医疗保险处的批复》，同意云南省劳动和社会保障厅成立城镇居民医疗保险处。正式编制4人、正副处级领导职数各1人，主要职能是：1. 负责我省城镇居民医疗保险政策（参保缴费率、待遇等）的制定；2. 指导全省各州市城镇居民医疗保险工作；3. 负责城镇居民医疗保险的扩面工作（含我省大学生参加城镇居民医保等）；4. 为“十二五”期间我省实现全民医保探索新思路，以高度的责任感和使命感，完成人人享有基本医疗保险的目标而努力。

2008年，经省编办的批准同意，厅医疗工伤生育保险处分设为医疗生育保险处和工伤保险处。

2009年5月，云南省机构编制委员会办公室印发《云南省机构编制委员会办公室关于成立云南省医疗保险异地费用结算中心的批复》，同意成立云南省医疗保险异地费用结算中心，为省人力资源和社会保障厅管理的副处级事业单位，核定事业编制10名，其中副处级领导职数1名，正科级领导职数1名，编制结构比例确定为管理人员编制5名、专业技术人员编制5名。主要职责是负责协调和处理异地就医医疗保险费用结算的事务性工作。

2011年2月，云南省医疗保险基金管理中心的机构编制设置为：主任1名，副主任3名，编制29名。内设综合管理部、参保管理部、基金管理部、统计信息部、稽核管理部、离休干部和待遇审核部、费用结算和异地就医管理部七个部门。省医疗保险基金管理中心与省社会保障卡制作发行中心、省医疗保险异地费用结算中心合署办公。

2016年11月，省委机构编制办公室《关于调整省级新型农村合作医疗工作职责和人员编制的通知》，将省卫生计生委承担的新型农村合作医疗行政管理职责，交由省人力资源和社会保障厅承担；将省人力资源和社会保障厅城镇居民医疗保险处，更名为城乡居民医疗保险处；从省卫生计生委机关划转3名行政编制到省人力资源和社会保障厅机关。

2017年10月，中共云南省委机构编制办公室印发《中共云南省委机构编制办公室关于调整云南省社会保险局等8家事业单位编制结构的批复》，云南省医疗保险基金管理中心核定事业编制30名，编制结构为：管理人员编制29名，工勤人员编制1名。

2018年12月，省委办公厅、省人民政府办公厅印发《中共云南省委办公厅、云南省人民政府办公厅关于印发云南省医疗保障局职能配置、内设机构和人员编制规定的通知》，云南省医疗保障局是云南省人民政府直属机构，为副厅级。设办公室、规划财务和法规处、待遇保障处、医药服务管理处、医药价格和招标采购处、基金监管处6个内设处室和机关党委（人事处）。主要职责是：1. 拟订医疗保险、生育保险、医疗救助等医疗保障制度的政策、规划和标准并组织实施。2. 组织制定并实施医疗保障基金监督管理办法，建立健全医疗保障基金管理制度和安全防控机制，推进医疗保障基金支付方式改革。3. 组织制定医疗保障筹资和待遇政策，完善动态调整和区域调剂平衡机制，统筹城乡医疗保障待遇标准，建立健全与筹资水平相适应的待遇调整机制。组织拟订并实施全省长期护理保险、生育保险制度改革方案。4. 组织制定城乡统一的药品、医用耗材、医疗服务项目、医疗服务设施等医保目录和支付标准，建立动态调整机制，制定省医保目录准入谈判实施细则并组织实施。5. 组织制定药品、医用耗材价格和医疗服务项目、医疗服务设施收费标准，建立医保支付医药服务价格合理确定和动态调整机制，推动建立市场主导的社会医药服务价格形成机制，建立价格信息监测和信息发布制度。6. 制定药品和医用耗材的招标采购政策并监督实施，推进药品、医用耗材招标采购平台建设。7. 制定定点医药机构协议和支付管理办法并组织实施，建立健全医疗保障信用评价体系和信息披露制度，监督管理纳入医保范围内的医疗服务行为和医疗费用，依法查处医疗保障领域违法违规行为。8. 负责医疗保障经办管理、公共服务体系和信息化建设。组织制定和完善全省异地就医管理和费用结算政策。建立健全医疗保障关系转移接续制度。开展医疗保障领域对外合作交流。9. 完成省委和省政府交办的其他任务。

2018 年 12 月，中共云南省委机构编制委员会办公室印发《中共云南省委机构编制委员会办公室关于印发云南省医疗保障局所属事业单位机构编制方案的通知》，将云南省人力资源和社会保障厅所属省医疗保险基金管理中心、省医疗保险异地费用结算中心 2 个事业单位交由省医疗保障局管理。云南省医疗保险基金管理中心为正处级公益一类事业单位，主要职责为：承担省本级城镇职工、离退休干部、省属在昆高校大学生的医疗保险、生育保险、长期护理保险、医疗救助等经办服务工作。云南省医疗保险异地费用结算中心为副处级公益一类事业单位，主要职责为：承担全省医疗保险异地费用结算经办服务工作。

2019 年 8 月，中共云南省委机构编制委员会办公室印发《关于成立省医疗保障基金运行监测评估中心的批复》，同意成立云南省医疗保障基金运行监测评估中心，为省医疗保障局管理的正处级公益一类事业单位，主要职责：负责医疗保障数据信息系统的建设、运行、维护工作；负责医疗保障基金运行监测、分析评估工作；负责依法对定点医药机构及其他组织涉及医疗保障基金的有关情况进行网络监测。

2020 年 6 月，中共云南省委机构编制委员会办公室印发《关于增加省医疗保障局处级领导职数的批复》，同意增加省医疗保障局机关 2 名副处级领导职数。

2020 年 7 月，中共云南省委机构编制委员会办公室印发《关于调整云南省医疗保险异地费用结算中心有关机构编制事项的批复》，同意将省医疗保险异地费用结算中心机构规格由副处级调整为正处级。核增省医疗保险异地费用结算中心事业编制 8 名、正处级领导职数 1 名、副处级领导职数 1 名。

2021 年 9 月，中共云南省委机构编制委员会办公室印发《关于接收安置原省电子工业行业协会人员相应划转调整事业编制的通知》，按照“编随人走”的原则，对应省医疗保障基金运行监测评估中心接收安置原省电子工业行业协会在编人员的数量，相应划转 2 名事业编制。

（撰稿：朱永永）

省级医疗保障工作

参保管理

截至 2018 年底，全省参保人数达到 4520.93 万人，按常住人口计算参保率达到 94.79%，覆盖全民的基本医疗保险网已初步建成，基本医疗保险互助共济和公平普惠功能的得以充分体现。

2001 年，全省建立了统一的城镇职工医疗保险制度，2003 年 9 月，全省全面启动实施了城镇职工基本医疗保障制度，2003 年启动新型农村合作医疗制度试点，2007 全省全面建立新型农村合作医疗制度，开展城镇居民基本医疗保险试点，2009 年，全省 16 个州市城镇居民医保制度全面启动，2017 年 1 月 1 日，新型农村合作医疗与城镇居民医保实现制度整合，建立了全省统一的城乡居民医保制度。

2003 年，印发《云南省人民政府关于进一步做好社会保险扩大覆盖面和基金征缴工作的通知》（云政发〔2003〕38 号），要求统一思想，切实加强对社会保险扩面征缴工作的领导，实行“一把手”负责制，把社会保险费征缴工作列入重要议事日程。2016 年，印发《云南省人民政府关于整合城乡居民基本医疗保险制度的实施意见》（云政发〔2016〕72 号），统一覆盖范围，明确了城乡居民基本医保的参保范围覆盖统筹区域内除职工基本医疗保险以外的其他所有城乡居民，参保居民不再区分农村和城镇居民，不受城乡户籍限制。要求各地完善参保方式，实施全面全民参保登记。

2015 年，出台《云南省人力资源和社会保障厅关于进一步做好全民参保登记计划试点工作的通知》（云人社办〔2015〕34 号），在总结昆明、楚雄试点经验的基础上，决定在全省推开全民参保登记计划试点工作，建立以全国统一的社会保障号码为每个参保人唯一参保标识的基础数据库并实现跨业务、跨地区、跨部门共享。

在一系列的政策文件指导下，从 2011 年到 2018 年基本医疗保险参保人数稳步增加，全省参加基本医疗保险人数从 2011 年的 4322.05 万人增加到 2018 年 4520.93 万人，增加 198.88 万人，增长率为 4.6%。其中：职工人数增长 63.52 万人，城乡居民增长 135.36 万人。参保人数的持续增加为医疗保障高质量发展奠定了坚实基础。自此，全省基本医疗保险由职工基本医疗保险和城乡居民基本医疗保险构成的框架已形成。

（撰稿：苏红波）

基金管理

2011—2018年，云南省医疗保障事业高质发展，基本医疗保险统筹层次稳步提高，统一的城乡居民基本医疗保险制度全面建成，基金实现平稳运行。

一、政策实施及制度建设情况

（一）城镇职工基本医疗保险

1999年，省政府印发《云南省城镇职工基本医疗保险暂行规定》（云南省人民政府令第86号），建立城镇职工基本医疗保险制度。在本省行政区域内的机关、企业、事业单位、社会团体、民办非企业单位及职工、退休人员，参加城镇职工基本医疗保险。2009年，省政府印发《关于全省城镇职工基本医疗保险实行州市级统筹管理的意见》（云政发〔2009〕148号），全省各统筹区按照“统一缴费基数核定标准、统一缴费费率、统一待遇支付标准、统一费用结算办法、统一信息系统、统一经办流程”的原则，推进城镇职工基本医疗保险州市级统筹。

（二）城乡居民基本医疗保险

2016年，为完善城乡居民基本医疗保障制度，加快推进城镇居民基本医疗保险和新型农村合作医疗制度整合，实现城乡居民公平享有基本医疗保险权益，国务院出台了《关于整合城乡居民基本医疗保险制度的意见》（国发〔2016〕3号），整合城镇居民基本医疗保险和新型农村合作医疗两项制度，建立统一的城乡居民基本医疗保险制度。省政府印发了《关于整合城乡居民基本医疗保险制度的实施意见》（云政发〔2016〕72号），从2017年1月1日起，全省17个统筹区按照统一覆盖范围、统一筹资政策、统一保障待遇、统一医保目录、统一定点管理、统一基金管理、统一统筹层次、统一归口管理、统一信息系统，完善付费方式的“九统一、一完善”原则，建立统一的城乡居民基本医疗保险制度。

二、基本医疗保险基金收支、结余情况

（一）城镇职工基本医保基金

2011年，城镇职工基本医疗保险基金收入109.36亿元，同比增加17.28亿元，增长18.77%；基金支出89.32亿元，同比增加7.51亿元，增长9.18%；基金当期结余20.04亿元，累计结余120.1亿元。

2012年，城镇职工基本医疗保险基金收入126.54亿元，同比增加17.18亿元，增长15.77%；基金支出105.35亿元，同比增加16.03亿元，增长17.95%；基金当期结余21.19亿元，累计结余141.29亿元。

2013年，城镇职工基本医疗保险基金收入142.05亿元，同比增加15.51亿元，增长15.77%；基金支出122.56亿元，同比增加17.21亿元，增长12.26%；基金当期结余19.49亿元，累计结余160.78亿元。

2014年，城镇职工基本医疗保险基金收入160.83亿元，同比增加18.78亿元，增长13.22%；基金支出139.7亿元，同比增加17.14亿元，增长12.27%；基金当期结余21.13亿元，累计结余181.79亿元。

2015年，城镇职工基本医疗保险基金收入179.25亿元，同比增加18.42亿元，增长11.45%；基金支出156.84亿元，同比增加17.14亿元，增长12.27%；基金当期结余22.41亿元，累计结余204.32亿元。

2016年，镇职工基本医疗保险基金收入204.26亿元，同比增加17.28亿元，增长13.95%；基金支出167.64亿元，同比增加

10.8亿元，增长6.89%；基金当期结余36.62亿元，累计结余240.94亿元。

2017年，城镇职工基本医疗保险基金收入250.33亿元，同比增加46.07亿元，增长22.55%；基金支出192.2亿元，同比增加24.56亿元，增长14.65%；基金当期结余58.13亿元，累计结余299.06亿元。（备注：2017年，我省调整提高机关事业单位改革性补贴及绩效工资，缴费基数较上年约增长20%，历年增幅基本维持在8%—11%，收入增幅较大。）

2018年，城镇职工基本医疗保险基金收入289.28亿元，同比增加38.95亿元，增长15.56%；基金支出219.06亿元，同比增加26.86亿元，增长13.98%；基金当期结余70.22亿元，累计结余369.28亿元。

2011年至2018年，城镇职工基金医疗保险基金规模不断扩大，基金收支、结余进入相对稳定增长阶段，实现“收支平衡、略有结余”。统筹基金当期结余率在14%—25%之间，累计结余可支付月数在14—19个月之间，基金运行效率和支撑能力整体合理，制度运行平稳可持续。

（二）城镇（乡）居民基本医疗保险基金

2011年，城镇居民基本医疗保险基金收入14.75亿元，同比增加6.52亿元，增长79.22%；基金支出8.6亿元，同比增加2.14亿元，增长33.17%；基金当期结余6.15亿元，累计结余13.15亿元。

2012年，城镇居民基本医疗保险基金收入18.66亿元，同比增加3.91亿元，增长26.5%；基金支出18.7亿元，同比增加10.09亿元，增长117.32%；基金当期结余-0.04亿元，累计结余13.11亿元。（备注：2012年，昆明市试点城乡统筹）

2013年，城镇居民基本医疗保险基金收入24.18亿元，同比增加5.52亿元，增长29.58%；基金支出23.32亿元，同比增加4.62亿元，增长24.74%；基金当期结余0.86亿元，累计结余13.97亿元。

2014年，城镇居民基本医疗保险基金收入28.27亿元，同比增加4.09亿元，增长16.91%；基金支出29.65亿元，同比增加6.33亿元，增长27.14%；基金当期结余-1.38亿元，累计结余12.59亿元。

2015年，城镇居民基本医疗保险基金收入34.84亿元，同比增加6.58亿元，增长23.26%；基金支出31.76亿元，同比增加2.11亿元，增长7.11%；基金当期结余3.09亿元，累计结余15.67亿元。

2016年，城镇居民基本医疗保险基金收入39.32亿元，同比增加4.48亿元，增长12.84%；基金支出33.42亿元，同比增加1.66亿元，增长5.23%；基金当期结余5.9亿元，累计结余22.15亿元。

2017年，城乡居民基本医疗保险基金收入252.86亿元，同比增加213.54亿元，增长543.08%；基金支出214.62亿元，同比增加181.2亿元，增长542.19%；基金当期结余38.24亿元，累计结余132.4亿元。（备注：2017年城乡整合，原新农合基金累计结余并入72亿元，2017年城乡居民基本医疗保险基金收支规模较上年增长5.4倍。）

2018年，城乡居民基本医疗保险基金收入285.53亿元，同比增加32.67亿元，增长12.92%；基金支出258.4亿元，同比增加43.78亿元，增长20.4%；基金当期结余27.13亿元，累计结余159.54亿元。

医保筹资政策不断完善，居民医保筹资标准和财政投入逐年提高，2011 年至 2018 年，城乡居民基本医保人均财政补助标准分别为：200—274 元、240—306 元、280—322 元、312—358 元、380 元、420 元、450 元、490 元；各级财政补助资金收入分别为：9.63 亿元、9.14 亿元、20.32 亿元、22.5 亿元、26.92 亿元、30.37 亿元、177.85 亿元、197.11 亿元，分别占当年基金收入的 87.5%、84.6%、84%、80.7%、77.3%、77.2%、70.7%、69.3%。2015 年，全省统一城镇居民基本医保省级财政补助标准，2017 年城乡整合后财政补助标准统一为每人每年 450 元，2018 年持续提高到每人每年 490 元，稳定可持续的筹资机制基本建成。

待遇水平持续提高，与职工医保待遇差逐年缩小，筹资标准和待遇支付之间的矛盾加剧。基金累计结余可支付月数在 6—8 个月之间，基金支撑能力整体合理，但州市间差异较大。

（撰稿：童高艳）

城镇职工基本医疗保险

1994 年上半年开始，国务院在江苏省镇江市和江西省九江市进行了社会统筹和个人账户相结合的社会医疗保险制度改革试点。1996 年，国务院批准云南省曲靖市（原曲靖地区行署曲靖市，现麒麟区）、开远市为扩大试点城市。

1998 年，国务院印发《关于建立城镇职工基本医疗保险制度的决定》（国发 44 号），1999 年，省政府印发《云南省城镇职工基本医疗保险暂行规定》（云南省政府第 86 号令），省劳动和社会保障厅、省卫生厅等制定《云南省城镇职工基本医疗保险医疗管理办法》《云南省城镇职工基本医疗保险定点医疗机构管理实施细则》《云南省城镇职工基本医疗保险定点零售药店管理暂行办法实施细则》《云南省城镇职工基本医疗保险个人账户管理暂行办法》等系列配套政策，2001 年，云南省城镇职工医疗保险制度全面启动。2003 年 10 月，怒江州福贡县正式启动城镇职工医疗保险制度，标志着城镇职工基本医疗保险在云南省实现全覆盖。

2011 年，《中华人民共和国社会保险法》施行，云南省以贯彻落实《社会保险法》为契机，出台《云南省人力资源和社会保障厅关于调整城镇职工基本医疗保险个人账户支付范围的通知》（云人社发〔2011〕102 号）、《云南省人力资源和社会保障厅关于城镇职工基本医疗保险个人账户用于购买商业补充医疗保险的通知》（云人社发〔2011〕256 号），将消毒用品（生活用品除外）、诊疗项目和医用耗材（1. 诊察；2. 挂号；3. 远程；4. 激光治疗；5. 近视矫正；6. 洁牙；7. 眼镜、义齿、义眼、义肢）、本人及直系亲属（1. 大病补充保险缴费；2. 灵活就业人员基本和大病费；3. 个人负担的住院费；4. 预防接种费用）以及“吉祥安康两全险”“宝宝安康两全险”两个商业补充医疗保险产品，纳入职工医保个人账户支付范围。

2012 年，出台《云南省人力资源和社会保障厅关于提高城镇职工基本医疗保险 70 岁以上老年人医疗保险待遇的通知》（云人社发〔2012〕197 号），对 70 岁以上老年人起付线减半收取，取消乙类药品等的个人先自付比例，政策范围内住院费用报销比例达不到 80% 的，由医疗保险统筹基金补足，进一步提高老年人医疗保险待遇，减轻老年人医疗费用负担。出台《云南省人力资源和社会保障厅关于城镇职工基本医疗保险基层医疗机构一般诊疗费支付标准的通知》（云人社发〔2012〕177号），将基层医疗机构一般诊疗费纳入职工医保支付范围。

2013年，出台《云南省人力资源和社会保障厅关于开展城镇职工基本医疗保险20种重大疾病保障工作的通知》（云人社发〔2013〕154号），将肺癌、食道癌等20种疾病列入重大疾病保障范围，政策范围内医疗费用报销比例提高到90%，并取消最高支付限额。出台《云南省人力资源和社会保障厅关于进一步完善城镇职工基本医疗保险门诊特殊病慢性病管理工作的通知》（云人社发〔2013〕264号），统一规范了全省职工医保门诊特殊病慢性病的病种32个病种，其中，特殊病6个病种：恶性肿瘤、慢性肾功能衰竭、器官移植术后抗排异治疗、系统性红斑狼疮、再生障碍性贫血、血友病。慢性病26个病种：精神病（精神分裂症、情感性精神障碍）、癫痫、帕金森病（震颤麻痹）、冠心病、支气管扩张、支气管哮喘、慢性阻塞性肺疾病、慢性心力衰竭、脑血管意外（脑出血、脑梗死）、糖尿病、肝硬化、老年性前列腺增生Ⅱ°、Ⅲ°、慢性肾小球肾炎、肾病综合征、活动性肺结核病、慢性活动性肝炎、原发或继发性高血压、类风湿关节炎、甲状腺功能亢进（减退）、阿尔茨海默病、系统性硬化征、干燥综合征、重症肌无力、强直性脊柱炎、原发性青光眼、运动神经元病。全省统一使用由省级制定的门诊特殊病慢性病病种准入条件、用药范围、复审时间及标准。门诊慢性病统筹基金起付标准原则上在300元左右，报销比例在80%左右，单一慢性病病种统筹基金年度报销限额在2000元左右，每增加一个病种，报销增加1000元左右，统筹基金每年最高报销限额为5000元。门诊特殊病原则上执行统筹地住院待遇标准，门诊特殊病的起付线与住院起付线分别计算。各州市根据上述原则，合理制定具体待遇标准。

2014年，出台《云南省人力资源和社会保障厅关于进一步完善城镇职工基本医疗保险个人账户购买商业补充医疗保险的通知》（云人社发〔2014〕60号），完善了“吉祥安康两全险”“宝宝安康两全险”两个商业补充医疗保险产品，职工医保个人账户购买的相关经办工作。

2016年，出台《关于进一步完善医疗保险关系转移接续有关问题的通知》（云人社发〔2016〕290号），跨统筹区流动就业人员根据自身实际参加相应的基本医疗保险。在城镇单位就业并有稳定劳动关系的，按规定随所在单位参加职工基本医疗保险；以非全日制、临时性工作等灵活就业形式就业的，可以灵活就业人员身份按规定参加就业地职工医保，也可以选择参加就业地城乡居民基本医疗保险。

2017年，出台《云南省人力资源和社会保障厅办公室关于公布城镇职工基本医疗保险个人账户购买商业补充保险产品的通知》（云人社办〔2017〕42号），将重大疾病保险、关爱青少年综合保险、门诊住院综合意外险、医疗照护保险、幸福伴侣疾病保险、税优健康险、女性安康保险、第三方意外医疗保险八类商业医疗保险产品纳入职工个人账户支付范围。出台《云南省人力资源和社会保障厅关于推进昆明市生育保险与医疗保险合并实施试点工作有关问题的通知》（云人社发〔2017〕112号）、《昆明市人民政府办公厅关于印发昆明市生育保险与医疗保险合并实施试点工作方案的通知》(昆政办发〔2017〕55号)，2017年7月1日，昆明市启动生育保险与医疗保险合并实施试点，实现“两险”登记、申报、基数、征缴、分账、稽核“六统一”，在大数法则影响下，昆明市两险基金融合后运行平稳，企业负担不增加，参保人员待遇不降低，管理综合效能有效提升，管理运行成本大幅降低，改革效益显现。

2018年，出台《云南省人力资源和社会保障厅办公室关于公布城镇职工基本医疗保险个人账户购买商业补充保险产品的通知》(云人社办〔2018〕23号)，将泰康健康有约终身重大疾病保险、幸福全家保家庭团体意外保障计划、个人中高端医疗保险、平安癌症医疗保险、安心保意外保险5类商业医疗保险产品纳入职工医保个人账户购买范围。

2011—2018年，全省城镇职工基本医疗保险制度构建已趋于稳定，城镇职工基本医疗保险参保人数从2011年的460万人提高到2018年的503.14万人，参保率从90%稳步提升，并稳定在95%左右。城镇职工医保住院费用政策范围内平均报销比例从2011年的75%提高到2018年的82.71%，所有统筹地区城镇职工医保政策范围内统筹基金最高支付限额达到当地职工年平均工资的6倍以上。门诊特殊病、慢性病病种从10种扩展到32种。其间，各项改革任务的完成均达到国家下达的指标，取得预期的成效，参保扩面、特殊病慢性病管理、个人账户改革任务走在了全国的前列。

(撰稿：胡　白)

城镇职工大额医疗费用补助

1999年，出台《云南省城镇职工大病补充医疗保险暂行办法》(云政发〔1999〕192号)，完成城镇职工大病补充医疗保险制度设计，指出大病补充医疗保险是城镇职工基本医疗保险的重要补充，以解除职工的后顾之忧，保障职工的合法权益，建立完善的社会保险制度。职工大病补充医疗保险按照以支定收、单位和个人共同负担的原则筹资，参保患者超过基本医保基金最高支付限额的医疗费用，大病险基金报销比例为90%。2002年，出台《云南省财政厅　云南省劳动和社会保障厅关于企业补充医疗保险有关问题的通知》(云财社〔2002〕83号)。明确按规定参加各项社会保险并按时足额缴纳社会保险费的企业，可自主决定是否建立补充医疗保险。企业补充医疗保险费在工资总额的4%以内部分，企业可直接从成本列支，不再经财政部门批准。企业补充医疗保险资金由企业单独建账，单独管理，不得划入基本医保个人账户，也不得另行建立个人账户或变相用于其他方面的开支。

2012年，全省16个州市和省本级实施职工医保大病补充医疗保险并实现了州市级统筹管理。

2013年，出台《关于开展城镇职工基本医疗保险20种重大疾病保障工作的通知》(云人社发〔2013〕154号)，将20种重大疾病的医疗费用，符合规定病种住院的，报销比例达90%，没有最高支付限制。

2011—2018年，职工大额医疗费用补助(职工大病医疗保险)作为城镇职工基本医疗保险的重要补充，对解除职工的后顾之忧，保障职工的健康权益发挥了重要的作用。职工大额医疗费用补助最高支付限额为15万—41万元，平均达到23万元(基本+大病)，为全省在岗职工上年度平均工资水平的7.1倍，有效改善了全省参保职工的医疗待遇水平，缓减了参保职工“看病难、看病贵”等实际问题，通过大病保障参保职工医疗保障水平明显提高，切实减轻了群众医疗费用负担。

（撰稿：胡　白）

城镇居民基本医疗保险

为解决城镇非从业居民没有医疗保障制度安排的问题，实现基本建立覆盖城乡全体居民医疗保障体系的目标，2007 年 7 月 10 日，国务院下发《关于开展城镇居民基本医疗保险试点的指导意见》(国发〔2007〕20 号)，启动城镇居民基本医疗保险试点。云南省是首批进行试点工作的省份。2007 年 10 月，经国务院批准，云南省昆明市、楚雄州、红河州三个州市列入国务院城镇居民基本医疗保险试点城市。2009 年，全省 16 个州市城镇居民医保制度全面启动。同年 4 月，印发《云南省政府办公厅关于大学生参加城镇居民基本医疗保险有关问题的通知》(云政办发〔2009〕70 号)，云南省大学生比国家提前一年全部纳入城镇居民医保范围，城镇居民医疗保险制度实现了全体居民全覆盖。

2011 年，出台《关于全省统一提高城镇居民基本医疗保险待遇的通知》（云人社发〔2011〕167 号)、《关于规范 2011 年全省城镇居民医保政策范围内报销比例核算的通知》(云人社发〔2011〕189 号)，明确城镇居民住院政策范围内报销比例应达到 70% 左右。一、二、三级医院住院政策范围内报销比例分别执行 85%、75%、60%，进一步提高城镇居民医保待遇。

2012 年，出台《关于全省统一提高城镇居民基本医疗保险待遇的通知》(云人社发〔2012〕156 号)，继续提高城镇居民医保待遇，一、二、三级医院住院政策范围内报销比例，分别执行90%、80%、60%。出台《关于完善城镇居民医疗保险门诊统筹的通知》(云人社发〔2012〕182 号)，确定了居民医保普通门诊、慢性病门诊、特殊病门诊的报销范围、报销比例及相关管理规定，省、州市、县（市、区）医疗机构门（急）诊医疗费用报销比例统一为25%，统筹基金每人每年累计最高报销限额 400 元；慢病报销比例为 50%，年度限额 1000 元；特殊病基本医保报销不低于 70%，大病补充医疗保险报销比例不低于 80%，超过基本医疗保险封顶线（与住院合并计算）后进入大病报销，提高了居民医保的门诊保障水平，减轻患者的门诊医疗费负担。

2012 年，制定《云南省人民政府办公厅关于转发省发展改革委等部门云南省城乡居民大病保险实施意见（试行）的通知》(云政办发〔2012〕237 号)，在昆明市、曲靖市开展城乡居民大病保险试点工作，大病保险费从基本医疗保险基金中划出，城乡居民不再单独缴纳大病保险费。

2013 年，出台《关于做好云南省城乡居民尿毒症与重性精神病医疗费用报销和医疗救助工作的通知》(云卫发〔2013〕22 号)，将尿毒症和重性精神病医保报销比例提高到 90%。

2014 年，出台《关于全面推进和完善城镇居民大病保险制度的通知》(云人社发〔2014〕302 号)，在全省全面推进城镇居民大病保险，所需资金从基本医疗保险基金中筹集，个人不再缴纳。

2015 年，出台《云南省全面推进城乡居民大病保险实施方案》(云政办函〔2015〕263号),全省实现大病保险州市级统筹,覆盖所有城乡居民(含城镇居民、新农合),报销比例到达50%以上。

2016年,出台《云南省人民政府关于整合城乡居民基本医疗保险制度的实施意见》(云政发〔2016〕72号)、《关于统一城乡居民基本医疗保险覆盖范围和筹资标准有关问题的通知》(云人社发〔2016〕248号)、《云南省人力资源和社会保障厅　云南省卫生和计划生育委员会关于统一城乡居民基本医疗保险待遇有关问题的通知》(云人社发〔2016〕310号)等11个全省统一实施城乡居民的政策文件,明确了城镇居民医保制度在2016年停止实施,全省统一的城乡居民医保制度将于2017年1月1日建立并启动实施。

2011—2016年,全省城镇居民医疗保险参保人数从2011年的440万人提高到2016年的673.86万人,参保率从90%提高到95%以上,筹资从382元提高到540元。住院费用政策范围内平均报销比例达到70.52%,最高支付限额达到当地居民可支配收入的6.06倍,且不低于5万元。同时,将参保城镇居民中符合计划生育政策规定的育龄妇女生育医疗费用纳入医保基金支付范围,落实医保基金补助政策。到2017年整合成城乡居民医保以前,云南省城镇居民医疗保险制度,有力保障了城镇居民医疗保险待遇,为建立全省统一的城乡居民基本医疗保险制度奠定了重要基础。

(撰稿:徐梅玲)

新型农村合作医疗

云南省新型农村合作医疗制度(简称新型农村合作医疗,以下同)是由政府组织、引导、支持,农民自愿参加,个人、集体和政府多方筹资,以大病统筹为主的农民医疗互助共济制度。为了减轻农村居民的疾病经济负担,缓解农村地区"因病致贫、因病返贫"问题,2002年10月,党中央、国务院印发《关于进一步加强农村卫生工作的决定》(中发〔2002〕13号),明确提出各级政府要积极引导农民建立以大病统筹为主的新型农村合作医疗制度。同年12月,省委、省政府印发《关于进一步加强农村卫生工作的意见》(云发〔2002〕28号),对新型农村合作医疗制度建设进行部署。2003年,云南省作为国务院确定的全国4个试点省之一,在昆明市安宁市、寻甸县,曲靖市宣威市、会泽县,玉溪市江川县等20个县开展了新型农村合作医疗试点工作。2007年全省129个县(市、区)全面建立了个人缴费与政府补助相结合的新型农村合作医疗制度。

2011年以来,尤其是党的十八大后,云南省深入贯彻党中央、国务院决策部署,围绕新一轮深化医疗卫生体制改革,及时总结新型农村合作医疗工作,持续加强制度建设。一是加强组织领导,财政保障投入,广泛开展宣传动员,针对农村实际,推广滚动筹资、经常性筹资、定时定点筹资等灵活的多种筹资方式,主动做好农民缴费服务,方便农民参合,参合人数逐年增加,参合率稳步提升。二是结合定点医疗机构分级管理,开展了省、州市级定点医疗机构即时结报,简化报销流程,方便参合群众县域外就医费用报销。三是积极探索支付方式改革,开展了血友病、慢性粒细胞性白血病、儿童先心病等20类重特大疾病按病种定额或限额付费,报销比例达到70%以上,更多罹患大病参合农民享受到政策实惠。在国家技术指导组帮助下，楚雄州禄丰县和大理州祥云县探索县级 DRGs 支付方式改革，形成医改“禄丰经验”，2016 年被国务院医改领导小组确定为向全国推广的 15 医改典型案例，并获得国务院“落实有关重大政策措施真抓实干成效明显的地方表彰奖励”。四是加强各级新型农村合作医疗定点医疗机构的监督管理，制定《云南省新型农村合作医疗定点医疗机构管理办法（2015 年修订版）》《关于加强新型农村合作医疗定点民营医院监督管理的意见》《云南省新型农村合作医疗飞行检查规定（试行)》等文件，规范定点医疗机构医疗服务行为。

2011 年，出台《关于扩大云南省提高农村儿童重大疾病医疗保障水平试点工作范围的通知》(云卫发〔2011〕639 号)、《云南省提高农村居民重大疾病医疗保障水平试点工作实施方案（试行)》(云卫发〔2011〕1058 号)，在巩固农村儿童白血病、先天性心脏病等重大疾病医疗保障基础上，将妇女乳腺癌、妇女宫颈癌、农村重性精神病、终末期肾病、耐多药肺结核、艾滋病机会性感染等重大疾病列入全省提高农村居民重大疾病医疗保障水平试点范围，有力减轻罹患重大疾病农村参合群众医疗费用负担。出台《关于印发进一步加强我省新型农村合作医疗资金监督管理意见的通知》（云卫发〔2011〕546 号)，严厉打击套骗新型农村合作医疗资金等违纪违规行为，确保资金安全，切实维护参合农民权益。

2012 年，出台《关于印发 2012 年农村孕产妇住院分娩补助实施方案的通知》(云卫发〔2012〕419 号)，按照“限价包干、现场减免、定期核补”的原则，对农村孕产妇在定点医疗保健机构住院分娩产生的基本服务项目予以全额补偿。转发《推进新型农村合作医疗支付方式改革工作的指导意见》(云卫发〔2012〕499 号)，出台《关于印发云南省 12 种重大疾病按病种付费试点工作实施方案（试行）的通知》（云卫发〔2012〕713 号)，在总结以往支付方式改革经验的基础上，扩大了实施范围，实现统筹区域内定点医疗机构和病种全覆盖。

2013 年，出台《关于做好云南省城乡居民尿毒症与重性精神病医疗费用报销和医疗救助工作的通知》(云卫发〔2013〕22 号)，落实省政府 2013 年十件惠民实事，进一步提高全省尿毒症和重性精神病患者医疗保障和贫困患者医疗救助水平。出台《关于进一步推进新型农村合作医疗省级定点医疗机构即时结报和重大疾病保障工作的通知》(云卫农卫发〔2013〕7 号)，省级新型农村合作医疗定点医疗机构全面实行即时结报，调整完善了新型农村合作医疗基本诊疗项目和药品目录，进一步扩大保障范围，缓解了参合群众垫付压力。

2014 年，新型农村合作医疗列为省政府 2014 年十件惠民实事之一和 20 项重要工作之一，全面推开省市级定点医疗机构即时结报工作，实现了省内异地就医即时结报，极大地方便了参合群众县外看病就医。全国新型农村合作医疗支付方式改革经验交流会在昆明召开，总结交流各地新型农村合作医疗支付方式改革进展、成效及经验，实地考察我省支付方式改革的典型做法。

2015 年，出台《云南省人民政府办公厅关于全面实施城乡居民大病保险的意见》(云政办发〔2015〕81 号)、《云南省人民政府办公厅关于印发云南省全面推进城乡居民大病保险实施方案的通知》(云政办函〔2015〕263 号)，进一步健全完善我省城乡居民大病保险制度，实现大病保险覆盖全省所有城镇居民基本医疗保险和新型农村合作医疗参保人群。分别在昆明、大理祥云举办新型农村合作医疗支付方式改革和基金监管培训班，全面推广DRGs支付方式改革，强化基金监管。

2016年，开展新型农村合作医疗制度和城镇居民基本医疗保险整合，建立全省统一的城乡居民基本医疗保险制度。

2011—2016年，全省除昆明市外参合人数逐年增加，参合率稳步上升。115个县（市、区）开展新型农村合作医疗，参合人数达到3265.55万人，参合率98.47%，较2011年参合人数增加66.46万人，参合率上升2.29个百分点，超过国家医改要求参合率保持在95%目标要求，显示出农民对新型农村合作医疗制度的认可度。筹资水平不断提高，保障能力明显提升。全省新型农村合作医疗筹资水平从2011年每人每年230元提高到每人每年540元，年度筹资总额达到179.00亿元，较2011年筹资总额80.88亿元提高98.12亿元，增幅221.31%。基金使用率逐年提高，参合农民受益明显。人均补偿从2011年167元增加至2016年的501元。保障水平逐年上升，医疗费用负担显著减轻，全省统筹区域内住院费用政策范围内补偿比从2011年72.98%提高为2016年的75.07%。重大疾病救治病种由8类到22类，按限额（总额）费用70%报销并且不设起付线。新型农村合作医疗制度的实施，对推进农村医疗卫生改革与发展，提高农民健康水平，促进农村经济发展发挥了重要作用，有效减轻农民就医负担、合理利用卫生资源、促进医疗质量提高等方面取得了明显成效，受到广大农民群众欢迎。

（撰稿：姜　明）

城乡居民基本医疗保险

2016年，出台《云南省政府关于整合城乡居民基本医疗保险制度的实施意见》（云政发〔2016〕72号）、《关于统一城乡居民基本医疗保险覆盖范围和筹资标准有关问题的通知》（云人社发〔2016〕248号）、《云南省人社厅　云南省卫生和计划生育委员会关于统一城乡居民基本医疗保险待遇有关问题的通知》（云人社发〔2016〕310号）等11个全省统一实施城乡居民的政策文件，标志着于2017年将建立全省统一的城乡居民医保制度。

2017年，整合的城乡居民医保制度基本实现统一覆盖范围、统一筹资政策、统一保障待遇、统一医保目录、统一定点管理、统一基金管理、统一统筹层次、统一归口管理、统一信息系统，完善付费方式的“九统一、一完善”，全面理顺医疗保险管理体制，全省实现城乡居民基本医疗保险制度统一。

2017年1月1日，新农合参合与城镇居民医保实现制度整合。到2018年，城乡居民医保管理体制完全理顺、经办机构全面整合，制度运行平稳，改革的成效显现。两项制度整合后，医保制度覆盖农村居民和城镇居民，不再区分城乡户籍；实现农村和城镇居民的个人缴费标准统一，统一各级财政补助标准，医保待遇基本统一，统一实行州市级统筹，统一定点医疗机构管理，统一城乡居民医保用药、诊疗项目和医用耗材。省、州市、县（市、区）三级卫计部门承担的新农合行政管理职责、经办职责，划归人社部门承担。按照“人随事走、编随事走”的原则划转人员编制。原来设置了新农合管理和经办机构及人员整体划转。整合后，城乡居民医保达到4014多万人参保，城乡居民医保基金规模达到250亿元，能充分运用社会保险的大数法则，提高基金的抗风险能力。整合后保障待遇总体不降低，报销范围、就医定点范围还有进一步扩大，通过持卡看病就医，实现现场结算，免除个人垫付医疗费的麻烦。同时，将城乡居民生育分娩医疗费用纳入保障范围，参保人在县、乡定点医疗机构住院分娩发生的医疗费用实行定额包干和定额支付，顺产费用1500元；剖宫产费用县级2400元、乡级1800元；州市级顺产2000元、剖宫产3000元，极大地增加城乡居民的获得感、幸福感。

（撰稿：徐梅玲）

城乡居民大病保险

2015年，省政府办公厅印发《云南省全面推进城乡居民大病保险实施方案》（云政办函〔2015〕263号），城乡大病保险制度在全省全面启动实施，大病保险统筹层次提高到州市级。各州市均及时出台了对应的实施办法。

2016年，随着全省统一的城乡居民基本医保制度建立，出台《关于统一城乡居民基本医疗保险待遇有关问题的通知》（云人社发〔2016〕310号），对大病保险政策做了进一步规范，明确参加城乡居民医保的参保人员，同时享受大病保险规定的相关待遇。州市级大病保险全面实施，统一筹资标准，全省除玉溪由人社部门承办外，其余统筹区均由商业保险机构承办。

2017年，全省建立起比较完善的大病保险制度，与基本医保、疾病应急救助、医疗救助、商业保险、慈善救助等医疗保障制度紧密衔接，共同发挥托底保障功能，有效防止发生家庭灾难性医疗支出，城乡居民医疗保障的公平性得到显著提升。2017年，省政府办公厅印发《云南省健康扶贫30条措施》（云政办发〔2017〕102号），进一步加大建档立卡贫困人口保障力度，建立完善城乡居民基本医保、大病保险、医疗救助、医疗费用兜底保障机制的“四重保障”，实现建档立卡贫困人口个人年度支付的符合转诊转院规范的医疗费用不超过当地农村居民人均可支配收入。其中明确大病保险起付线降低50%，年度支付限额提高50%，报销比例比其他城乡居民提高10至20个百分点、达到70%。

2015—2018年，随着城乡居民基本医保筹资水平的提高，大病保险筹资标准逐步提高，从2016年的每人每年20元提高到2018年每人每年不低于60元。大病保险资金从城乡居民基本医保基金中筹集，个人不缴费，资金来源稳定。参保城乡居民个人年度累计负担的合规医疗费用超过起付线部分，实际支付比例达到50%以上，合规医疗费用实行分段报销，费用越高报销比例越高。大病保险实现了“一站式”即时结算，为参保患者提供便捷高效的医疗保障服务，切实减轻了大病患者垫付资金的压力。大病保险制度的建立与基本医保、疾病应急救助、医疗救助、商业保险、慈善救助等医疗保障制度紧密衔接，共同发挥托底保障功能，有效防止发生家庭灾难性医疗支出，城乡居民医疗保障的公平性得到显著提升。

（撰稿：徐梅玲）

医疗救助

医疗救助是指国家和社会针对那些因为贫困而没有经济能力进行治病的公民实施专门的

帮助和支持。它通常是在政府有关部门的主导下，社会广泛参与，通过医疗机构针对贫困人口的患病者实施的恢复其健康、维持其基本生存能力的救治行为。医疗救助是我国多层次医疗保障制度体系的重要组成部分，也是社会救助体系的重要内容，在“两不愁三保障”基本医疗有保障中发挥着至关重要的托底作用。2003年，启动云南省农村医疗救助试点，2004年，省民政厅、省卫生厅、省财政厅印发关于转发民政部、卫生部、财政部《关于实施农村医疗救助意见》的通知（云民〔2004〕1号），确立农村医疗救助制度。2005年，印发《云南省人民政府办公厅转发省民政厅等部门关于建立城市医疗救助制度试点工作实施意见的通知》(云政办发〔2005〕185号)，开展城市医疗救助。云南省城乡医疗救助基金主要来源于中央财政补助、省级财政预算安排州市级和县级财政筹集。

医疗救助主要是在资助救助对象参加城乡居民基本医疗保险的基础上，坚持以住院医疗救助为主，兼顾门诊医疗救助，并以临时医疗救助、慈善援助为补充。医疗救助实行属地管理，救助对象主要为具有当地户口的最低生活保障家庭成员和特困供养人员、低收入家庭中的老人年、未成年人、重度残疾人和重病患者等困难群众，以及符合县级以上政府有关规定的其他特殊困难人员。最低生活保障家庭成员和特困供养人员是医疗救助的重点救助对象。医疗救助标准，由县级以上人民政府按照经济社会发展水平和医疗救助资金情况确定、公布。

2010年，印发《关于贯彻民政部　财政部　卫生部　人力资源和社会保障部进一步完善城乡医疗救助制度意见的通知》(云民社救〔2010〕1号)，合理确定救助范围，完善救助服务内容，合理制定并适时调整救助方案，做好与相关基本医疗保险制度的衔接。

2011年，印发《关于扩大云南省提高农村儿童重大疾病医疗保障水平试点工作范围的通知》(云卫发〔2011〕639号)，扩大农村儿童重大疾病（儿童白血病、先心病）试点范围到全省。

2012年，印发《关于云南省重特大疾病医疗救助试点工作实施方案的通知》(云民社救〔2012〕13号)，开展重特大疾病医疗救助试点工作，每个州市至少要确定1至2个县市区开展试点，全省共有29个县区开展试点。

2013年，印发《关于进一步提高城乡医疗救助一站式即时结算信息化管理水平的通知》(云民社救〔2013〕17号)，要求一站式即时结算实现乡镇全覆盖。印发《关于全面开展城乡困难群众重特大疾病医疗救助工作的指导意见》(云民社救〔2013〕16号)，计划用2年时间，在全省建立困难群众重特大疾病医疗救助制度。

2014年，《社会救助暂行办法》(国务院令第649号）颁布实施，第五章明确了国家建立健全医疗救助制度的相关要求。

2015年，印发《关于进一步完善医疗救助制度加快推进重特大疾病医疗救助工作实施意见的通知》(云政办发〔2015〕65号)，农村医疗救助制度和城市医疗救助制度整合为城乡医疗救助制度，农村医疗救助资金和城市医疗救助资金合并为城乡医疗救助资金。加快推进重特大疾病医疗救助，确定将低保家庭成员和特困供养人员，低收入救助对象，因病致贫家庭重病患者作为重特大疾病医疗救助对象，将22个重特大疾病纳入救助范围。

2016 年，持续推进建立政府主导、州市统筹的重特大疾病医疗救助制度。

2017 年，印发《进一步加强医疗救助与城乡居民大病保险有效衔接的实施意见》(云民社救〔2017〕12 号)，明确了加强保障对象衔接、支付政策衔接、经办服务衔接、监督管理衔接四个方面内容，明确民政、人力资源社会保障、卫生计生、财政、保监局等部门要加强协同配合，做好医疗救助与大病保险的有效衔接。省政府办公厅印发《云南省健康扶贫 30 条措施》(云政办发〔2017〕102 号)，确保建档立卡贫困人口 100% 参加基本医保和大病保险。建档立卡贫困人口参加基本医保个人缴费部分由财政全额补贴。落实医疗救助制度。取消建档立卡贫困人口医疗救助起付线，年度累计救助封顶线不低于 10 万元。建档立卡贫困人口符合转诊转院规范住院发生的医疗费用，政策范围内经基本医保、大病保险报销后达不到 90% 的，通过医疗救助报销到 90%。

2018 年，在省委、省政府的统一安排部署下，医疗救助工作的职能职责在机构改革中，从省民政厅划转到省医疗保障局。

到 2018 年云南省医疗保障局成立，医疗救助保障方式发生了服务方式、信息化管理、统筹层次、基层政策执行等一系列的转变，全省医疗救助在“对象、内容、标准、资金、信息化”管理实行“五个统一”，并积极推动医疗救助州市级统筹工作的开展，迪庆州先行开展试点。

(撰稿：张玉芸)

生育保险

2011 年，《中华人民共和国社会保险法》颁布实施，云南省及时修订生育保险办法，以省政府名义印发《云南省职工生育保险办法》(云政办发〔2011〕121 号)，明确行政区域内的机关、团体、企业、事业单位、民办非企业等单位和有雇工的个体工商户（以下称用人单位）及其职工应参加生育保险。按照“以支定收，收支基本平衡”的原则筹集基金。职工生育保险费由用人单位缴纳，职工个人不缴费。参保人员享受职工生育保险的生育医疗费、生活津贴、生育营养补助费及法律、法规规定的相关待遇。《办法》从省级层面上对生育保险待遇制定了相应的参考标准，使全省生育保险政策及待遇走向规范统一。

2012 年起，按照《云南省职工生育保险办法》(云政办发〔2011〕121 号）要求，全省各统筹区相应出台职工生育保险实施细则，全省 17 个统筹区生育保险制度全面实现州市级统筹，生育保险政策与服务管理在统筹区内统一。

2015 年，《云南省人口与计划生育条例》修改后施行，明确符合法律、法规规定生育子女的，女方延长生育假 60 天，男方给予护理假 30 天，享受假期津贴。

2017 年，昆明市作为国家 12 个试点之一，启动生育保险与职工基本医疗保险合并实施，实现“两险”登记、申报、基数、征缴、分账、稽核“六统一”，在大数法则影响下，通过两险基金融合，增强了基金抵御风险的能力。

2011—2018 年，全省职工生育保险制度运行稳定，参保覆盖范围有新突破，实现了企业向机关、事业单位和有雇工个体工商户；在职职工向退休人员；参保女职工向参保男职工未就业配偶三个维度的延伸。参保人员从 2011

年的230万人提升到2018年的320万人，生育保险待遇水平也有了大幅的提升，到2018年，生育医疗费标准提升为顺产2500元；难产3000元；剖宫产5000元，实行包干报销，生育津贴根据各参保单位上年度月平均工资和法定产假补助，生育参保人员人均享受14820元生育津贴。同时，还增加了每胎1500—2000元生育营养费补助和不高于3000元的辅助生殖医疗费补助，有力地保障了女职工生育待遇，对保护妇女的合法权益，改善妇女就业环境，促进二孩政策的实施，起到了积极的作用。

（撰稿：胡　白）

医保扶贫

2016年，出台《云南省健康扶贫行动计划（2016—2020年）》（云卫规财发〔2016〕18号），提出基本医保、大病保险和重特大疾病医疗救助三项制度对农村贫困人口全覆盖；基本医保、大病保险对农村贫困人口实行政策倾斜；加大商业健康保险和临时救助对农村贫困人口的支持力度。

2017年，出台《云南省健康扶贫30条措施》（云政办发〔2017〕102号），落实“四重保障”，确保“九个实现”，做实基本医疗保险参保、筹资、待遇政策倾斜；大病保险政策倾斜；医疗救助制度政策倾斜；兜底保障；大病专项集中救治；组建医疗联合体，开展按人头打包付费试点。

2018年，出台《云南省医疗保障局　云南省财政厅　云南省扶贫办　云南省民政厅关于转发国家医疗保障扶贫三年行动实施方案》（云医保〔2018〕18号），提出实现农村贫困人口医疗保障制度全覆盖，落实农村贫困人口医疗保障待遇，严格落实分级诊疗和转诊转院制度，全面推行县域内住院医疗费用“一站式”结算，深入推进异地就医结算服务。

“脱贫攻坚战”是中国在2012年之后开展的一项全国性的贫困治理项目，减贫成果显著。云南省地处西南边陲，为多民族聚集省份，贫困面广、贫困程度深、贫困成因复杂，是中国贫困治理的主战场之一。在云南省的贫困成因中，因病致贫是一个重要原因。为打赢医保脱贫攻坚战，云南省在2012—2018年间，出台了一系列政策，实现云南省基本医疗有保障有标准可依、有路径可循、有目标可攻。同时，制定了以“四重保障”为核心的各项待遇政策，及时提高低保对象等符合条件的救助对象的定额资助参保标准，将低收入家庭未成年人纳入资助参保范围。对建档立卡贫困人口外的低保对象、特困人员、贫困残疾人医疗费用大病保险起付线降低50%，报销比例提高5个百分点。

2018年，全省建档立卡贫困人口参保753.51万人，实现了全部参保标识入库，做到应参尽参、应保尽保。建档立卡贫困患者住院医疗费用实际报销比例从2016年的61.15%提高到2018年的89.86%，人均自付费用从2241.63元下降到696.01元。县域内定点医疗机构“先诊疗后付费”和“一站式”结算政策全面落实。建档立卡贫困人口个人就医费用负担大幅减轻，因病致贫、因病返贫问题得到有效解决，医保报销后患者家庭的灾难性卫生支出和因病致贫发生率均有明显下降，对打赢脱贫攻坚战发挥了重要作用。

（撰稿：张玉芸）

医保目录管理

一、医保药品目录用药管理

2011年，认真开展《云南省基本医疗保险、工伤保险和生育保险药品目录（2010年版)》落地管理工作。按照国家医保药品目录管理要求，云南省人力资源和社会保障厅印发《关于转发人社部删除国家基本医疗保险、工伤保险和生育保险药品目录中部分药品品种及调整规范部分药品名称的通知》(云人社发〔2011〕290号)，明确停用药品目录数据库内关于阿米三嗪萝巴新片（复方阿米三嗪片）和盐酸克仑特罗片剂的相关信息，并对亮丙瑞林等8个药品名称进行调整规范。印发《关于降低城镇职工基本医疗保险和城镇居民基本医疗保险乙类药品先行自付比例的通知》(云人社〔2011〕206号)，自2011年9月1日起，全省统一将城镇职工基本医疗保险和城镇居民基本医疗保险乙类药品先行自付比例调整为3%。

2012年，印发《云南省人力资源和社会保障厅关于国家基本药物云南省补充药品目录（2009年基层部分第一版、第二版）医保使用有关问题的通知》(云人社〔2012〕7号)，明确将《国家基本药物云南省补充药品目录（2009年基层部分第一版、第二版)》的基本药物医保报销，不设先支付比例，报销比例与国家基本药物保持一致。

2014年，印发《转发国家卫生计生委等6部门关于保障儿童用药的若干意见的通知》（云卫药政发〔2014〕20号)，积极稳妥推进体制机制建设，重点制定鼓励儿童用药研发、审评和供应等核心环节的规划目标和具体举措，加大政策和资金支持力度，积极鼓励企业研发、生产和供应儿童药物，最大限度保障儿童用药安全；按照职责任务，积极发挥医疗保险对儿童用药的保障功能，按规定及时将儿童适宜剂型、规格纳入基本医疗保险支付范围；强化保障，按规定及时将适宜的儿童用药纳入新农合和基本药物增补目录。

2016年，印发《云南省人力资源和社会保障厅关于将部分省内名优药品及民族药纳入（2010版）基本医疗工伤生育保险药品目录的通知》(云人社发〔2016〕343号)，明确将省内名优药品肝龙胶囊、百宝丹胶囊等11个、民族药36个、通用名在目录内但剂型不在目录内的药品21个，共计68个药品品种纳入《云南省基本的保险、工伤保险和生育保险药品目录》(2010版)，按乙类药品管理。进一步满足参保人员多元化用药需求，促进云南名优、民族药的推广使用，支持生物医药产业发展。

2016年，落实《云南省人民政府关于整合城乡居民基本医疗保险制度的实施意见》（云政发〔2016〕72号）要求，科学归并、合理调整，制定全省统一的城乡居民基本医保药品目录、诊疗项目目录、医用耗材目录和医疗服务设施范围，印发《关于统一云南省城乡居民基本医疗保险用药、诊疗项目和医用耗材支付范围的通知》(云人社发〔2016〕372号)，在《云南省基本医疗保险、工伤保险和生育保险药品目录（2010年版)》《云南省新型农村合作医疗基本用药目录（2008修订版)》的基础上，制定《云南省城乡居民基本医疗保险用药支付范围》，明确将2888种药品纳入城乡居民医疗保险支付范围，其中，西药1476种、中成药1412种，实现全省城乡居民医疗保险用药范围的统一，推进城乡居民公平享有基本医疗保险权益。

2018年，云南省人力资源和社会保障厅印发《云南省基本医疗保险、工伤保险和生育保险药品目录（2018年版）》，增补310个药品，调入药品重点为符合云南省疾病谱特点及医疗水平的临床价值高的新药、重大疾病治疗用药、儿童用药、急抢救用药、职业病特殊用药等，其中，新增加民族药11个，限工伤保险基金支付药品4个，限生育保险基金支付药品4个，省内企业生产品种152个，占52.2%。全省参保人员使用医保药品达2898个，较2010年版医保药品目录增加457个，增幅18.7%。作为云南省基本医疗保险、工伤保险和生育保险参保人员新的用药待遇标准，该医保药品目录范围扩大的同时使参保人员医保待遇得到进一步提高。

二、医保医用耗材管理

2013年，云南省人力资源和社会保障厅印发《关于启用基本医疗保险和工伤保险医用耗材标准库的通知》（云人社发〔2013〕243号）；印发《云南省医疗保险基金管理中心关于启用基本医疗保险和工伤保险医用耗材标准库的通知》（云医保〔2013〕51号），明确省本级各定点医疗机构应在医保信息系统中定期下载、更新医用耗材项目数据增量包。自2014年4月1日起，全省正式统一启用基本医疗保险和工伤保险医用耗材标准库，且只能上传耗材库中的品种和项目进行结算。

2014年，云南省医疗保险基金管理中心印发《关于进一步完善云南省基本医疗保险，工伤保险应用耗材申报维护工作的通知》（云医保〔2014〕21号），凡属《云南省非营利性医疗服务价格》文件所涉及的医疗服务项目中“除外内容”的耗材均需申报维护进入医保数据库。为继续做好医疗保险和工伤保险医用耗材项目数据更新工作，印发《云南省医疗保险基金管理中心关于下载第二批基本医疗保险和工伤保险医用耗材项目数据增量包的通知》（云医保〔2014〕18号）、《云南省人力资源和社会保障厅关于正式启用基本医疗保险和工伤保险医用耗材标准库的通知》（云人社发〔2014〕287号），明确耗材库中共有耗材25450条，自2015年1月1日起，全省正式统一切换使用耗材库中的耗材品种。

基本医疗保险和工伤保险医用耗材标准库的启用，推动了全省基本医疗保险和工伤保险诊疗项目中涉及的医用耗材使用更加规范，参保群众医疗待遇得到有效落实。

三、医疗服务项目管理

2012年，云南省人力资源和社会保障厅印发《关于将新生儿床等99种医疗服务项目纳入城镇居民医疗保险报销的通知》（云人社发〔2012〕117号），将新生儿床、新生儿护理、新生儿干预、新生儿抚触等99种医疗服务项目纳入城镇居民医疗保险报销范围，明确项目内涵、除外内容、最高限价等相关内容，提升医疗服务项目管理水平。

云南省人力资源和社会保障厅印发《关于调整“异体皮制备”等医疗服务项目医疗工伤生育保险支付标准的通知》（云人社发〔2012〕215号），明确调整诊疗项目和服务设施标准272项，其中：将异体皮制备、异体组织制备、急诊诊查费、院前急救费、药物血管功能试验、羊水结晶检查等268项不以支付项目调整为支付或部分支付项目，限工伤保险支付129项，限生育保险支付60项，同时，明确助听器选配试验、电子耳蜗编程、牙体缺损粘接修复术、树脂嵌体修复术等治疗工伤的部分支付项目费用应由工伤保险基金全额支付；明确脐血染色体检查、电子骨盆内测量、胎儿心电图、胎儿镜检查等生育保险诊疗项目费用应由生育保险支付，包括含各种涉及生育终止妊娠和其他计划生育所处的检查治疗项目，确保职工合法权益。进一步完善医疗工伤生育保险待遇支付范围，保障参保人员的诊疗和康复需求。

云南省人力资源和社会保障厅印发《关于印发城镇职工医疗保险基层医疗卫生机构一般诊疗费支付标准的通知》(云人社发〔2012〕177 号)、《关于基层医疗卫生机构一般诊疗费纳入城镇居民基本的保险门诊统筹报销并实行人头付费的实施意见》(云人社发〔2012〕183 号）等政策文件，明确城镇职工和城镇居民门诊统筹一般诊疗费报销及人头付费收费标准为每人次 9 元，参保人员在基层乡镇卫生院、村卫生室、社区卫生服务中心和卫生服务站等基层定点医疗机构门诊就医只需支付 2.5 元/人次，其余部分 6.5 元/人次由医保经办机构对医院结算，进一步规范一般诊疗费医保支付政策。2014 年，印发《云南省物价局　云南省卫生厅　云南省人力资源和社会保障厅　云南省财政厅关于进一步完善基层医疗卫生机构一般诊疗费政策有关问题的通知》(云价收费〔2014〕114 号)，“一般诊疗费”收费标准和统筹基金支付标准，从原来每人次 9 元，按照不同的服务内容调整细化为以下三档：1. 门诊一般诊查（含门诊挂号、诊查、门急诊留观诊查、药事服务)，调整为每人次 6 元（个人支付 0.5 元，统筹基金支付 5.5 元)；2. 门诊简单诊疗（含门诊挂号、诊查、门急诊留观诊查、药事服务、肌肉注射、皮试、静脉注射)，调整为每人次 7 元（个人支付 1 元，统筹基金支付 6 元)；3. 门诊复杂诊疗（含门诊挂号、诊查、门急诊留观诊查、药事服务、肌肉注射、皮试、静脉注射、静脉输液)，调整为每人次 9 元（个人支付 2.5 元，统筹基金支付 6.5 元)。

2016 年，根据《人力资源社会保障部　国家卫计委　民政部　中国残联关于新增部分康复项目纳入基本医疗保障支付范围的通知》(人社部发〔2016〕23 号）要求，云南省人力资源和社会保障厅印发《关于转发新增部分医疗康复项目纳入基本医疗保障支付范围的通知》(云人社发〔2016〕165 号)，将康复综合评定、吞咽功能障碍检查和手功能评定等 20 项康复项目新增医保支付范围，发生的费用由医保基金按规定予以支付，进一步提高包括残疾人在内的广大参保人员医疗康复保障水平。

2017 年，根据《人力资源社会保障部　国家卫计委　民政部　中国残联关于新增部分康复项目纳入基本医疗保障支付范围的通知》(人社部发〔2016〕23 号)、《关于转发新增部分医疗康复项目纳入基本医疗保障支付范围的通知》(云人社发〔2016〕165 号）等文件精神，云南省人力资源和社会保障厅印发《关于对 20 种康复项目纳入基本医疗保险支付的通知》(云人社发〔2017〕70 号)，明确将“吞咽功能障碍检查”等 20 种康复项目按照云南省物价局收费价格文件规定价格执行。

云南省人力资源和社会保障厅印发《关于人工辅助通便等新增医疗服务项目纳入城镇职工医疗保险、城乡居民医疗保险、工伤保险和生育保险范围的通知》(云人社办〔2017〕59 号)，新增人工辅助通便、多普勒裸臂指数测定等医疗服务项目 178 项，其中，支付 22 项，部分支付 89 项，不予支付 23 项，限定生育保险支付4项，限工伤保险支付4项，暂不予支付36项。促进了医疗新技术在临床的推广使用，提升了医疗服务质量和水平。

2011年至2018年，云南省参保人员使用医保药品达2898个，较2010年版医保药品目录增加457个，医保用药保障能力逐步增强，进一步满足参保患者用药需求。基本医疗保险和工伤保险医用耗材标准库启用，实现全省医用耗材品种数据的统一，使全省医用耗材管理使用更加规范。通过调整优化医疗服务项目，规范医保支付范围，完善医保支付政策，进一步提升基本医疗保险的服务与保障能力，提升人民群众看病就医的获得感。

（撰稿：杨智涵）

国家医保谈判药品

按照《国家人力资源社会保障部关于将36种药品纳入国家基本医疗保险，工伤保险和生育保险药品目录乙类范围的通知》（人社部发〔2017〕54号）、《国家医疗保障局关于将17种抗癌药纳入国家基本医疗保险、工伤保险和生育保险药品目录乙类范围的通知》（医保发〔2018〕17号）要求，为进一步做好36种谈判药品和17种抗癌药政策落地工作，先后印发《云南省人力资源和社会保障厅办公室关于城镇职工医保执行国家基本医疗、工伤和生育保险药品目录等有关问题的通知》（云人社发〔2017〕74号）、《云南省人力资源和社会保障厅　云南省卫生和计划生育委员会关于将国家谈判药品和原新农合大病专项研究药品纳入城乡居民医疗保险支付管理使用有关问题的通知》（云人社发〔2017〕24号）、《云南省医疗保障局关于转发国家医疗保障局将17种抗癌药纳入国家基本医疗保险、工伤保险和生育保险药品目录乙类范围的通知》（云医保〔2018〕1号）、《云南省人力资源和社会保障厅关于继续将谈判药品纳入城乡居民医保支付范围有关问题的通知》（云人社发〔2018〕32号）、《云南省人力资源和社会保障厅关于国家谈判药品仿制药支付有关问题的通知》（云人社〔2018〕33号）等政策文件，及时将利拉鲁肽注射液等36种谈判药品（含仿制药）和阿扎胞苷、西妥昔单抗等17种抗癌药（含仿制药）纳入城镇职工和城乡居民医保支付范围，按乙类药品管理，并纳入城镇职工和城乡居民基本医疗保险门诊特殊病、慢性病医保支付用药范围，严格执行谈判药品医保支付标准、个人先行自付比例、限定支付范围。

2017年以来，云南省严格落实党中央、国务院决策部署，确保谈判药品、抗癌药品等政策的执行落地，让参保患者用上好药新药低价药，减轻参保群众用药负担，切实保障参保患者用药权益。

（撰稿：李伯华）

两定管理

2011年，印发《云南省医疗保险基金管理中心关于全省实行医疗保险定点医疗机构分级管理的通知》（云医保〔2011〕28号）和《云南省省直城镇职工基本医疗保险定点医疗机构分级管理实施办法的通知》（云医保〔2011〕29号），对不同等级定点医疗机构分别建立了激励机制和约束机制，进一步加强了对医疗服务的监控作用。

2012年，云南省人力资源和社会保障厅印发《关于加强城镇基本医疗保险“两定”

管理工作的通知》(云人社发〔2012〕270号),进一步加强和规范城镇基本医疗保险定点医疗机构、定点零售药店的管理,保障广大参保人员医疗保障权益、确保医疗保险基金安全。

2013年,根据《国务院关于取消和下放一批行政审批项目等事项的决定》(国发〔2013〕19号)、《云南省人民政府办公厅关于进一步清理行政审批项目等事项的通知》(云政办发〔2013〕75号)和《云南省城镇基本医疗保险定点服务机构管理办法》(云劳社8号公告)文件要求,云南省人力资源和社会保障厅印发《关于城镇基本医疗保险“两定”资格审批权限下放的通知》(云人社发〔2013〕173号)、《关于进一步完善城镇职工基本医疗保险定点零售药店管理工作的通知》(云人社发〔2013〕231号),明确将云南省省直城镇基本医疗保险定点医疗机构和定点零售药店资格审批下放昆明市人力资源和社会保障局,省人力资源和社会保障厅不再对“两定”资格进行审批。同时,为保障广大参保人员权益,确保医疗保险基金安全,进一步完善定点零售药店管理工作,允许婴幼儿配方乳粉在医疗保险定点零售药店摆放,实行分区储存、专柜销售,不能使用医保卡进行刷消费。个人账户支付范围严格按《云南省人力资源和社会保障厅关于扩大医疗保险个人账户支付范围的通知》(云人社发〔2009〕122号)文件规定执行,并对定点零售药店进行分类管理。

2014年,云南省医疗保险基金管理中心出台《关于印发云南省基本医疗保险定点医疗机构分级管理实施办法的通知》(云人社发〔2014〕35号),明确各州市医疗保险经办机构成立定点医疗机构分级管理考核评价小组,具体负责本统筹区内定点医疗机构分级管理工作的开展,并对已获得级别的医疗机构进行跟踪监管。进一步规范医疗服务行为,提高医疗服务质量,保障参保人员合理就医。

2016年,按照国家关于取消“基本医疗保险定点医疗机构资格审查”和“基本医疗保险定点零售药店资格审查”两项非行政许可项目的要求,云南省人力资源和社会保障厅印发《关于完善基本医疗保险定点医药机构协议管理的实施意见》(云人社发〔2016〕39号),明确转变行政管理方式,实行定点医药机构协议管理。通过取消行政审批项目,及时转变工作重点,鼓励和引导各种所有制性质、级别和类别的医药机构公平参与竞争,努力营造公开透明的医药服务环境,促进医药机构为患者提供良好服务。

为进一步规范定点零售药店管理,促进定点零售药店的发展,印发《云南省人力资源和社会保障厅 云南省卫生和计划生育委员会关于统一城乡居民基本医疗保险定点医疗机构管理的通知》(云人社发〔2016〕308号)和《云南省人力资源和社会保障厅制发关于进一步完善城镇职工基本医疗保险定点零售药店管理工作的补充通知》(云人社发〔2016〕149号),分别明确城镇职工和城乡居民基本医疗保险定点医疗机构管理工作,重点明确统一城乡居民医保定点医疗机构范围、统一定点协议管理、明确定点监管责任、强化就医管理、完善费用审核及支付结算等相关内容,确保参保人员按政策规定享受医疗待遇,有效控制医保基金风险。

2018年,印发《云南省医疗保障局转发国家医疗保障局办公室关于当前加强医保协议管理确保基金安全有关工作的通知》(云医保〔2018〕16号),明确加强协议管理、完善协议内容、强化执行力度、实施综合管理、强化内部管理、建立内控机制等6个方面内容。进一步加强医保协议管理，规范定点机构医药服务行为，维护参保人员基本权益，确保医保基金安全。

通过积极转变行政管理方式，统一实行定点医药机构协议管理，逐步提升“两定”管理工作水平，营造公开透明的医药服务环境，有效控制了医保基金风险。

（撰稿：张　煊）

医保支付方式改革

2011年，印发《云南省人力资源和社会保障厅关于印发云南省医疗保险付费方式改革实施方案》（云人社发〔2011〕162号），明确在医疗保险基金收支预算管理和总额控制的基础上，通过建立谈判协商机制和风险机制，对既往按项目付费的方式进行改革，结合住院和门诊大病保障开展按病种付费，结合开展门诊统筹探索按人头付费，结合预算精确化管理探索总额预付，逐步建立与基本医疗保险制度相适应的复合付费体系。

2012年，印发《云南省人力资源和社会保障厅关于进一步完善城镇基本医疗保险付费制度改革的若干意见》（云人社发〔2012〕219号），通过完善差别支付政策，引导群众在基层就医；通过完善支付制度，保障医保基金对县级公立医院的合理补偿。

2013年，印发《云南省人力资源和社会保障厅　云南省财政厅　云南省卫生厅关于转发人力资源社会保障部　财政部　卫生部关于开展基本医疗保险付费总额控制的意见的通知》（云人社发〔2013〕47号），明确各地要“建立基金收支预算管理，加强总额控制，探索多种付费方式相结合”的思路，结合实际研究制定本统筹地区基本医疗保险付费总额控制的具体工作方案，于2014年启动实行医保总额付费控制。

2014年，印发《云南省人民政府办公厅关于积极推进基本医疗保险支付制度改革的通知》（云政办函〔2014〕25号），建立健全医保对医疗服务行为的激励约束机制，在全省17个城镇医疗保险统筹区全面实施医保支付方式总额控制措施，探索建立复合型付费制度。

2015年继续深化医保支付方式改革，开展复合式医保支付方式。全面建立以基金收支预算管理为基础，以总额控制为核心，实行住院总额预付、按床日付费、病种付费、疾病诊断分组付费服务、单元付费、人头付费等多种支付方式有机结合的支付制度，不断提高医疗保险付费方式的科学性，提高基金绩效和管理绩效率。明确2015年底医保支付方式改革要覆盖县域内所有公立医院覆盖30%以上的县级公立医院出院病例数；2017年全面实行以按病种付费为主，按人头付费、按床日付费等复合型付费方式。

2016年，印发《云南省人力资源和社会保障厅关于完善医保差异化支付政策的通知》（云人社发〔2016〕154号），探索基层医疗卫生机构，慢性病患者按人头打包付费。

2017年，省人力资源和社会保障厅在《关于推进三医联动改革促进人民健康优先发展的实施意见》中明确全面实施以总额预算为基础，实行总额预付，按病种付费，按疾病诊断相关DRGs分组付费，按床日付费，按人头付费相结合的复合型支付方式。印发《关于印发省本级职工基本医疗保险按疾病诊断分组支付方式改革试点实施方案的通知》(云人社通〔2017〕44号),明确通过管理的创新和机制的转换,充分调动医院的积极性,确保医院医疗费用控制合理,诊疗服务优质规范患者受益,提高基金运行安全有效。

2018年,全面推开按病种付费为主,多种付费制度相结合的复合型支付方式改革,印发《云南省人力资源和社会保障厅办公室关于转发人力资源社会保障部办公厅关于发布医疗保险按病种付费病种推荐目录的通知》(云人社办通〔2018〕50号),明确全面推行以按病种付费为主的多元复合式医保支付方式,逐步扩大定点医疗机构实施范围,提高按病种付费的覆盖面;明确各地应确定不少于100个病种开展按病种付费。

医保部门以有效破解群众"看病难、看病贵"问题,保证医保基金运行高效安全、促进医疗机构健康发展可持续为目标,在深化医保支付制度改革方面取得了显著成效。一是医保支付改革基础逐年夯实。2011—2018年,从单一的医保支付方式逐步发展到按病种、按人头、按床日等多种方式相融合的医保支付体系,经历了"从无到有、从有到会、从会到精"的过程,不断学习改革工作的理论知识,破解改革工作的矛盾问题,积累改革工作的实践经验,为后期按照国家医保局要求全面推动DRG/DIP付费改革奠定了坚实基础。二是逐步增强了医疗机构的改革意识,从被动的"要我改"逐步变为主动的"我要改",促进其转变机制,注重精细化管理,加大对分级诊疗制度的落实,有效推动了医疗机构高质量发展,确保医保基金高效使用。三是改革效果日趋明显。各级医保部门作为医保资金的唯一管理主体,以群众就诊时的需求为切入点,以医保支付方式改革为抓手,通过多层次、多维度改革,促进医疗机构不断提升医疗服务能力,合理配置医疗服务资源,精准科学使用医保资金,在保证患者享受高水平医疗服务的同时,最大化确保医保资金的使用效率。

(撰稿:曲 琨)

医疗服务价格改革

构建医疗服务价格管理制度框架。2016年,国家发展改革委等4部门印发《推进医疗服务价格改革的意见》(发改价格〔2016〕1431号),云南省结合实际出台《关于推进医疗服务价格改革的实施意见》(云价收费〔2017〕114号),明确了医疗服务价格改革的指导思想,从构建规范有序的医疗服务价格管理机制、构建科学合理的医疗服务价格体系、创新医疗服务价格动态调整机制、构建有利推进医疗服务价格改革的三医联动机制、构建公开透明的医疗服务价格监管机制等方面明确了医疗服务价格改革工作要求,提出逐步建立以成本和收入结构变化为基础的价格动态调整机制,基本理顺医疗服务比价关系,形成有利于分级诊疗的梯次价格体系,建立新型医疗服务价格管理机制的改革目标。

制定完善基层医疗卫生机构一般诊疗费收费政策。根据《国务院办公厅关于建立健全基层医疗卫生机构补偿机制的意见》《云南省人民政府办公厅关于建立健全基层医疗卫生机构补偿机制的实施意见》有关规定,制定基层医疗卫生机构门诊"一般诊疗费"收费政策,将普通挂号费、普通门诊诊查费、注射费以及药事服务成本合并为"一般诊疗费",收费标准为每人次9元,从2011年9月开始在全省在已实施基本药物零差率销售及已开展门诊统筹的基层医疗卫生机构执行。2014 年 9 月，对“一般诊疗费”政策进行了修订调整，将收费标准按照不同的服务内容调整细化为 6 元、7 元和 9 元三个档次，对建立健全基层医疗卫生机构补偿机制，促进全省基层医疗卫生机构的健康发展取到积极作用。

探索从建立公立医院新型补偿机制的高度推进医疗服务价格机制改革。2012 年 9 月，按照深化医改的总体安排，国家发展改革委等 3 部门印发《关于推进县级公立医院医药价格改革工作的通知》(发改价格〔2012〕2787 号)，明确通过取消药品加成、调整医疗服务价格、改革收付费方式、落实政府办医责任等综合措施和联动政策，破除“以药补医”机制。2012 年云南省从启动县级公立医院改革试点开始，到全面落实城市公立医院改革要求，取消药品加成，同步调整医疗服务价格。

2017 年，省物价局、省卫生和计划生育委员会、省人力资源和社会保障厅联合印发《关于昆明地区城市公立医院全部取消药品加成同步调整部分医疗服务价格的通知》(云价收费〔2017〕94 号)，对昆明地区城市公立医院 200 项医疗服务项目价格进行调整。截至 2017 年 8 月，全省 16 个州市先后出台城市公立医院医疗服务价格改革方案，全面取消公立医疗机构药品加成。

进一步发挥市场机制在医疗服务价格形成机制中的积极作用。2014 年 3 月，按照国务院关于促进健康服务业发展的要求，会同原卫生计生委、人力资源社会保障部联合印发《关于非公立医疗机构医疗服务实行市场调节价有关问题的通知》(发改价格〔2014〕503 号)，明确非公立医疗机构提供的所有医疗服务价格实行市场调节，引导和鼓励社会办医，扩大医疗服务供给，提高医疗服务效率，形成多元化办医格局，满足多层次多样化的医疗服务需求。2018 年，省物价局、省卫生和计划生育委员会、省人力资源和社会保障厅 3 部门联合印发《关于放开健康咨询等医疗服务价格的通知》(云价收费〔2018〕14 号)，放开公立医疗机构包括健康咨询、美容整形、辅助生殖、肿瘤特殊治疗、口腔正畸、口腔种植和中医推拿等 183 项竞争比较充分、个性化需求比较强的医疗服务价格，实行市场调节价，加快推进医疗服务分类管理进程，提高医疗服务效率，满足多层次多样化的医疗服务需求。

积极推进特需医疗服务发展。2018 年，省物价局、省卫生和计划生育委员会、省人力资源和社会保障厅联合印发《关于放开健康咨询等医疗服务价格的通知》(云价收费〔2018〕14 号) 明确：公立医疗机构按《云南省非营利性医疗服务价格管理暂行办法》有关规定设置的特需病房，床位价格由政府指导价改为市场调节价。允许公立医疗机构在确保普通门诊和专家门诊正常服务的前提下，通过协议和预约方式开展特需门诊服务，特需门诊诊查费实行市场调节价。每年度开展的特需医疗服务量不得超过医疗机构年度诊疗服务总量的 10%。公立医疗机构实际开展床位达到编制数的，特需病房床位数不得超过编制床位总数的 10%；实际床位未达到编制床位数的，特需病房床位数不得超过实际床位数的 10%。各科室开展的特需门诊人次不得超过本科室门诊总人次的 10%。

完善医疗服务价格项目，支持医疗技术创新发展。印发《云南省物价局　云南省卫生和计划生育委员会关于人工辅助通便等新增医疗服务项目试行价格的通知》(云价收费〔2017〕

16号)、《云南省卫生健康委　云南省医疗保障局关于云南省2020年新增医疗服务价格项目的通知》(云卫财务发〔2020〕47号)、《云南省卫生健康委　云南省医疗保障局关于明确负压隔离病房床位费医疗服务价格项目的通知》(云卫财务发〔2020〕52号)等文件，新增医疗服务项目，支持医疗机构发展。2012—2018年，共新增“经导管主动脉瓣置入术(TAVI)”“手术机器人辅助操作”“康复综合评定”等454项临床急需医疗服务价格项目和“藏医隆度治疗”“傣医果雅治疗”等39项民族医项目。

(撰稿：魏　莉)

药品和医用耗材招标采购

实行药品差比价规则。2011年国家发展改革委对《药品差比价规则》进行修订。《药品差比价规则》规定，在同种药品中，按照临床常用、价格合理的原则选择有代表性的剂型、规格作为代表品，针对代表品制定调整最高零售限价，其他剂型规格以代表品价格为基础，按照规定的差价、比价关系核定最高零售限价。《药品差比价规则》对提高政府定价效率和透明度，遏制企业逃避价格监管，引导企业合理调整产品结构等发挥了积极作用。

不断摸索和完善药品价格管理相关机制和方法。按照2011年公布《药品出厂价格调查办法(试行)》(发改价格〔2011〕2403号)和2012年公布《关于加强药品出厂价格调查和监测工作的通知》(发改办价格〔2012〕693号)等，成本调查成为国家和省在制定药品价格时的必经程序，出厂价格调查和市场价格监测也是主要参考数据。

药品定价实行动态调整。2009—2013年，再次全面调整政府定价范围内西药的最高零售限价。

强化医疗机构制剂价格管理。为进一步加强医疗机构自配制剂价格管理，2012年，云南省下发《关于进一步加强医疗机构制剂价格管理有关问题的通知》(云价价格〔2012〕68号)，文件规定医疗机构制剂价格实行政府指导价格，实行按属地分级管理，制剂价格实行成本加利润率的定价办法，成本利润率为5%。2016年1月取消医疗机构制剂价格管理。

取消药品价格政府定价。按照国家发展改革委、国家卫生和计划生育委员会、人力资源和社会保障部、工业和信息化部、财政部、商务部、食品药品监督管理总局发布《关于印发推进药品价格改革意见的通知》(发改价格〔2015〕904号)总体部署，自2015年6月1日起，除第一类精神药品和麻醉药品，仍由国家发展改革委暂时实行最高出厂价格和最高零售价格管理外，药品价格取消政府定价。随着医改不断深入、药品集中采购机制的全面推开和全民医疗保险体系基本建立，集中采购和医保控费对药品价格的约束作用越来越凸显，药品价格管理承担的主要任务已经从防止价格过快上涨，转变为引导价格进一步下降，最高零售限价的管理模式的作用大幅弱化。取消政府对药品价格直接管控后，政府对药品的管理主要通过发挥医保控费作用、完善药品采购机制和强化医疗行为监管等，引导市场合理形成价格。药品价格的管理，也从制定具体的药品价格水平，转向对药品价格行为的监管，主要是健全药品价格监测体系，必要时开展成本价格专项调查，依法严肃查处价格欺诈、价格串通和垄断行为等。

推进以省为单位的药品集中采购工作。2011年，按照《医疗机构药品集中采购工作规范》(卫规财发〔2010〕64号)要求，制定印发《云南省2011年国家基本药物和省补充药品集中采购实施方案》(云医改办〔2010〕39号)，坚持政府主导、部门联动、公开、公平、公正，以省为单位开展基本药物网上集中采购，通过建立和规范基本药物采购机制，实现基本药物安全有效、品质良好、价格合理、供应及时，逐步建立比较完善的基本药物供应保障体系，使人民群众真正得到实惠。

高值医用耗材实行阳光挂网采购。2012年，按照卫生部等部门关于印发《高值医用耗材集中采购工作规范（试行)》的通知（卫规财发〔2012〕86号)，云南省推进实行以政府为主导、以省为单位的网上高值医用耗材集中采购（以下简称集中采购）工作。推进血管介入类、非血管介入类、骨科植入、神经外科、电生理类、起搏器类、体外循环及血液净化、眼科材料、口腔科、其他等10类高值医用耗材阳光挂网。

全面开展公立医院药品集中采购。2015年，按照《关于完善公立医院药品集中采购工作的指导意见》(国办发〔2015〕7号)、《关于落实完善公立医院药品集中采购工作指导意见的通知》(国卫药政发〔2015〕70号)要求，印发《云南省人民政府办公厅关于完善公立医院药品集中采购工作的实施意见》(云政办发〔2015〕55号)、《云南省公立医院2015年药品集中采购工作方案》(云卫药政发〔2015〕6号)，坚持公开、公平、公正和质量优先、价格合理的原则，以省为单位开集中采购。

实行低价药直接挂网采购。2017年10月，省物价局、省卫生和计划生育委员会、省人力资源和社会保障厅、省公共资源交易管理局联合下发《关于取消低价药品清单审查制度有关问题的通知》(云价价格〔2017〕120号)，云南省低价药取消清单管理办法，对符合低价药日均费用标准的药品可直接挂网采购。

推行药品集中带量采购工作。2018年底，根据国家机构改革要求，组建成立云南省医疗保障局，原发展改革、卫生健康部门的药品价格管理和药品耗材招标采购职能转到医疗保障部门。2018年11月，中央全面深化改革委员会第五次深改会审议通过《国家组织药品集中采购试点方案》，坚持以人民健康为中心，积极发挥医保基金战略性购买作用，以探索完善药品集中采购机制和以市场为主导的药价形成机制，降低群众药费负担，规范药品流通秩序，提高群众用药安全为目的的药品集中带量采购正式拉开序幕。按照国家要求，云南省及时启动国家组织药品集中采购和使用试点扩大区域范围工作，正式开展药品集中带量采购工作。

2011年以来，云南省全面贯彻落实国家有关医疗服务价格和药品耗材招标采购政策，坚持临床需求导向，积极发挥市场机制作用，全省医疗服务价格和药品耗材招标采购制度机制逐步健全完善，破除了“以药补医”机制，新增医疗服务项目、高值医用耗材阳光挂网采购有序开展，药品集中带量采购从探索走上了高速发展的快车道，有力地促进三医联动改革，为更好地服务群众、进一步降低医药费用负担作出积极贡献。

（撰稿：李劲权）

基金监管

一、新农合资金监督管理（2011—2016）

2011 年，省卫生厅、省监察厅、省政府纠风办、省财政厅、省审计厅联合印发《关于印发进一步加强新型农村合作医疗资金监督管理意见的通知》(云卫发〔2011〕546 号)，建立敏感的定点医疗机构准入和退出机制，方便群众看病就医。省卫生厅、省财政厅转发《卫生部、财政部关于进一步加强新型农村合作医疗基金管理意见的通知》(云卫发〔2011〕584 号)，从进一步规范合理使用新农合基金，加强对定点医疗机构的监管，规范新农合经办机构内部监督制约机制，严肃查处违法违规行为等方面提出了明确要求。

2015 年，省卫生计生委印发《关于印发云南省新型农村合作医疗飞行检查规定（试行）的通知》(云卫基层发〔2015〕12 号)，进一步规范新型农村合作医疗资金的检查程序和流程。

二、城镇职工基本医疗保险监督管理(2011—2016)

2013 年，云南省医疗保险基金管理中心印发《关于加强医保信息系统管理重点环节廉政风险防控的通知》(云医保〔2013〕29 号)，进一步对加强医保信息系统管理，加强医保经办重点环节风险防控，加强两定机构稽核检查作出明确要求。

2015 年，省医改办、省人力资源和社会保障厅、省卫生计生委、省财政厅联合转发《国务院医改办关于防范基本医疗保险基金运行风险工作方案的通知》(云医改办〔2015〕16 号)，从做好基金筹集、加强医保基金管理和支付、推进医保基金监管、强化信息平台建设等方面提出了具体要求。省人力资源和社会保障厅印发《关于进一步加强社会保险基金监督管理四项规定（暂行）的通知》(云人社发〔2015〕177 号)，从规范基金支付流程及财务结算，财务会计对账报告，内部控制执行检查及责任追究规定，日常巡查监督等方面作出了详细规定。

三、2017 年新农合与城镇职工基本医疗保险合并

2017 年，省人力资源和社会保障厅制定《关于转发〈人力资源和社会保障部办公厅关于贯彻落实贪污社会保险基金属于刑法贪污罪中较重情节规定的通知〉的通知》(云人社办通〔2017〕87 号)，进一步完善内控管理，有效堵塞漏洞；严格基金管理监督，加大贪污社保基金违法行为的查处力度，建立行政执法与刑事司法衔接机制。

2018 年 11 月，云南省医疗保障局组建后，设立基金监管处，专门负责监督管理纳入医保支付范围的医疗服务行为和医疗费用，依法查处医疗保障领域违法违规行为。

2018 年，省人力资源和社会保障厅、省卫生和计划生育委员会、省公安厅、省食品药品监督管理局联合印发《关于在全省范围内开展打击欺诈骗取医疗保障基金专项行动的通知》(云人社通〔2018〕151 号)，对全省打击欺诈骗保工作作出部署，全面推进了打击欺诈骗保工作。

2018 年，省医保局按照国家医保局等 4 部门的统一部署，聚焦医疗机构、零售药店、参保人员三个重点领域，在全省范围内深入开展打击欺诈骗取医疗保障基金专项行动和“回头看”工作，严厉打击欺诈骗保行为，切实维护基金安全。全省实地检查定点医药机构 10601 家，查处违规定点医药机构 2235 家，追回医保基金 8200.11 万元，对涉嫌违法的 4 家医疗机构移送司法机关。查处违规参保人 134 例，追回医保基金178.70万元。2018年打击欺诈骗保工作综合排名位列全国第五位。

（撰稿：张　勇）

经办服务

一、提高统筹层次统一经办标准

2011年，全省全面实现职工医保州市级统筹，全面实行“一集中，五统一”的统筹管理运作规程，即医疗保险基金实行全额集中预算管理；统一制度安排、统一能力建设、统一缴费待遇、统一服务标准、统一信息系统。全省全面实施城镇居民基本医疗保险门诊统筹（除迪庆州外）。昆明市于2011年6月实现全市城乡居民医疗保险制度一体化管理，为全省统筹城乡医疗保障制度进行了有益探索。

2011年，全面建立城镇居民大病补充医疗保险。一是全省统一筹资标准、报销范围、待遇标准和管理的服务标准，统一按每人每年缴纳50元单独筹集大病补充医疗保险费，大病补充医疗保险报销70%，最高报销6万元。二是在缴费机制上，明确参加基本医疗保险的城镇居民应当参加大病补充医疗保险，基本医疗保险费和大病补充医疗保险费一并缴纳。三是在经办管理上，积极探索委托管理，按照公开、公平、公正的原则，以相对集中的方式统一委托一家具备经营资质，具有5年以上城镇职工大病补充医疗保险管理经验，或具有一年以上城镇居民大病补充医疗保险管理经验的保险公司进行管理，逐步实现城镇居民大病补充医疗保险省级统筹。到2011年底，全省除迪庆州外的15个州市均开展了城镇居民大病补充医疗保险工作

2012年，社会保障卡的补办时间从原15个工作日缩短为6个工作日。按规范要求进行了业务档案整理归档，对全省医保系统兼职档案管理员进行了培训，指导和督促州市医保经办机构抓好工作落实。9月，经全国社会保险业务档案工作组验收，实现达标。

省医保中心完成2014年业务档案的信息录入和移交入库工作，省人力资源和社会保障厅社会保险业务档案达标验收小组赴昭通、迪庆、丽江进行检查验收，圆满完成全省医保业务档案验收工作，安装测试中心电子档案一体化系统并组织中心兼职档案员培训。开通医疗保险大额消费短信提醒业务，对省本级医疗保险个人账户消费超过100元的参保人发送短信告知。

2015年，“医保助手”APP手机客户端正式上线，省本级参保人使用APP可查询医保政策、信息、办事指南、个人账户信息、缴费基数变更、就医购药消费明细、药品耗材项目信息。

二、优化经办服务

2016年，省医保中心转发《人力资源和社会保障部办公厅关于印发流动就业人员基本医疗保险关系转移接续业务经办规程的通知》（人社厅发〔2016〕94号），实现流动就业人员医保关系转移接续办理流程统一，相关表格统一，进一步规范优化经办流程，方便参保人员关系转移接续。继续做好短信平台服务工作，2016年发送医疗保险服务短信1137.5万条。同时，大力开展省本级医保基金差额补征和清欠工作。

2017年初，按照《国务院关于整合城乡居民基本医疗保险制度的意见》及省委、省政府的有关部署，全省16个州市在规定时限内全面完成城乡居民医保整合，实现全省城乡居民医

疗保险政策制度统一，统一归口到人社部门管理，实现全省城乡居民公平享受医疗保险待遇，完成全省城乡居民医疗保险待遇政策统一、经办服务统一、信息系统统一的目标，体制机制得到极大的优化、完善和提升，明确管理主体，提高服务效率。落实全省健康扶贫行动计划（2016—2020）及全省健康扶贫30条措施的要求，制定2017年医疗保险健康扶贫工作方案，全面启动医疗保险健康扶贫工作。继续做好短信平台服务工作，发送医疗保险服务短信1600万条。“医保助手”APP手机客户端（安卓版、苹果版）正式上线，实现“医保助手”APP在附一院进行预约挂号及诊间缴费。

2018年，根据上级《关于解决群众办事堵点难点问题有关事项的通知》，对照问题清单中6项涉及医保经办服务内容进行梳理，建立健全和优化简化医保经办服务流程，加强经办人员培训，提升经办服务效率，对省本级医保宣传手册进行修改、印制和发放。

积极做好医保健康扶贫工作，全省建档立卡贫困人口参保753.51万人，参保率为100%，住院实际报销比例89.86%。省医保中心分3次深入永平县杉阳镇兴隆村对已脱贫的21户、未脱贫的4户建档立卡贫困户再次开展“挂包帮”“转走访”活动。确保建档立卡贫困户在生产生活、急需困难等问题上达到“两不愁”“三保障”。

三、推进社保卡经办管理

2011年，全省16个州市本级，129个县（市）区的参保人员使用社会保障卡，省内就医人次即时结算率达到97%，费用即时结算率达到99.1%。社会保障卡持卡人数达到802万人，持卡率为93%。其中，城镇职工参保人员持卡人数为441万人，城镇居民参保人员持卡人数为361万人。云南省社会保障卡持卡率、即时结算率均高于全国平均水平。

2013年，社会保障卡服务窗口自5月延长中午服务时间，社会保障卡服务窗口全年为省直参保单位、参保人员办理各类卡业务共计3.98万件，其中5月以来延长中午服务时段共办理业务950件；8月份起，开通省本级医疗保险个人账户结余短信告知平台，至年底共向17.78万参保人发送个人账户信息百万余条。简化省本级参保人员转外就医报批审核程序，由需3家三级医院出具转诊转院意见改为1家三级医院出具转诊转院意见即可。

2014年省医保中心开展改进作风专项行动，解决好服务“最后一公里”问题。与省总工会建立参保人医疗互助报销数据联网系统，参保人能够更加快捷准确享受医疗互助报销。开展个人权益告知，向17.8万参保人发送700余万条个人账户信息提醒；医保信息查询系统正式上线，“医保自助服务设备一体机”投入使用。

（撰稿：岳琳煊）

费用审核

2011年至2013年，全省各地对医疗费用的监管、审核主要依据三个目录及医学知识，采取传统的人工抽取病历资料进行审核。2014年后，在人工抽取病历资料审核的基础上，引入智能审核监控系统，推动审核模式从传统人工审核向信息化智能化审核的转变。

2013年，印发《云南省医疗保险基金管理中心关于启用基本医疗保险和工伤保险医用耗材标准库的通知》（云医保〔2013〕51号），完成医用耗材标准库建库工作，有11504条符合规定的耗材入库。完成290家两定机构的医保医师6821人基础数据的采集建库工作，为实现医疗监管向定点医疗机构医务人员的延伸做准备，提升医疗保险精细化管理的程度。2013年7月，开始建设"省本级医疗保险智能监控审核信息系统"。

2014年，引入智能审核监控系统，并根据《云南省医疗保险基金管理中心关于在省本级二级以下定点医疗机构开展医疗保险智能监控审核信息系统上线试运行工作的通知》(云医保〔2014〕30号）和《云南省医疗保险基金管理中心关于在定点医疗机构开展医疗保险智能监控审核信息系统上线试运行工作的补充通知》(云医保〔2014〕33号)，在省本级301家定点医疗机构试运行，期间，审核扣款率由初期的26%下降到14%。2014年12月，云南省医保中心向省本级定点医疗机构印发《云南省医疗保险基金管理中心关于启用医疗保险智能监控审核信息系统的通知》(云医保〔2014〕56号)，自2015年1月1日起，省本级医疗保险智能审核信息系统正式启用。2014年根据《云南省医疗保险基金管理中心关于正式启用基本医疗保险和工伤保险医用耗材标准库的通知》(云医保〔2014〕58号)，开展4批基本医疗保险和工伤保险医用耗材申报初审、论证和入库工作，共有25450条符合规定的医用耗材入库。

2015年，完成第九批基本医疗保险、工伤保险医用耗材入库申报初审、评审和入库工作，新增医用耗材1205条，医用耗材数据库扩大到31267条。印发《云南省医疗保险基金管理中心关于医疗保险智能监控审核信息系统审核规则调整的通知》(云医保〔2015〕31号)，对智能监控审核信息系统审核规则进行调整，调整规则13条，其中，新增规则2条，B类规则上升为A类3条，C类规则上升为B类5条，调整规则审核内容3条。2015年11月，开始建设"全省医疗保险智能审核监控信息系统"。年内将医保智能审核信息系统部署到11个统筹地区，超额完成医疗服务智能监控覆盖率达到50%的目标。

2016年，完成医保医师库建设，逐步将对定点医疗机构的监管延伸至医务人员。全面推进医保智能监控审核系统建设，完成所有统筹区医保智能监控审核系统的部署工作，印发《云南省人力资源和社会保障厅关于转发（人力资源社会保障部办公厅关于全面推进基本医疗保险医疗服务智能监控的通知）的通知》(云人社发〔2016〕42号)、《云南省医疗保险基金管理中心关于规范智能监控审核信息系统推广应用有关问题的通知》(云医保〔2016〕23号)，要求全省所有统筹区都要开展医保智能监控工作。截至2016年5月，全省17个统筹区开展医保智能监控工作。印发《云南省医疗保险基金管理中心关于配合做好云南省医疗保险智能预警服务信息系统研发工作的通知》(云医保〔2016〕40号)，制定《医保智能预警服务信息系统开发方案》，在3家定点医疗机构进行试点。印发《云南省医疗保险基金管理中心关于医疗保险智能监控审核信息系统审核规则调整的通知》(云医保〔2016〕16号)，调整规则2条，C类规则上升为B类。印发《云南省医疗保险基金管理中心关于将离休干部医疗费用纳入智能审核系统审核的通知》(云医保〔2016〕47号)，将离休干部医疗费用纳入智能监控范围。印发《云南省人力资源和社会保障厅关于转发〈基本医疗保险医疗服务智能监控经办规程〉的通知》(云人社发

〔2016〕77号),规范基本医疗保险医疗服务智能监控工作。

2017年,开始建设“医保智能审核事前预警提醒系统”,对医疗服务行为进行“事前预警、事后审核”的全流程管理规范,进一步提升医保服务和监管能力,促进医疗服务机构提高服务管理水平,实现“阳光医保、规范医疗、控费控药”的总体目标。2017年12月,建成医保智能审核系统,完成全省医保医疗服务智能监控信息系统的事前提醒、事中控制和事后审核3个子系统的研发,其中,事后审核子系统已经在全省所有统筹区全面推广应用。2017年12月,印发《云南省医疗保险基金管理中心关于部署医疗保险事前提醒和事中控制信息系统的通知》(云医保〔2017〕61号),事前提醒、事中控制子系统进入试点阶段。

2018年,印发《云南省医疗保险基金管理中心关于2018年省本级医疗保险智能监控审核信息系统审核规则调整的通知》(云医保〔2018〕4号)、《云南省医疗保险基金管理中心关于延长基本医疗保险事前提醒信息系统部署时限的通知》(云医保函〔2018〕35号)、《云南省医疗保险基金管理中心关于完善基本医疗保险智能监控工作的通知》(云医保〔2018〕22号)等文件,全面启动事前提醒和事中控制工作,智能监控系统逐步覆盖到城镇职工、城乡居民医保和离休干部、异地就医的住院和门诊费用,对定点医院上传费用进行100%审核,审核规则由初期的27个增加到55个。

智能审核系统的上线应用,规范医疗机构、医生和患者的医疗行为,医疗费用不合理增长得到有效控制。根据对往年医院违规扣款金额的分类统计分析,系统查出的违规金额(含可疑数据)占当月医保报销总金额的百分比逐月下降。仅以省本级为例,2015年1月至2018年12月,通过智能监控共计查处违规费用606.66万元。

智能审核监控信息系统的上线运行,实现对所有上传医疗单据的全面审核,弥补人工审核存在的针对性差、随意性大、覆盖面过低(5%左右)、审核人员知识面有限等缺陷。

(撰稿:槐　芳)

协议管理

2011年全省定点医疗机构3091个,其中,三级56个,二级573个,一级2130个,未定级332个。当年纳入医保定点协议管理的社区医疗机构228个;定点零售药店5059个。

2012年全省定点医疗机构3697个,其中,三级63个,二级563个,一级2357个,未定级714个。当年纳入医保定点协议管理的社区医疗机构199个;定点零售药店4530个。

2013年根据《云南省人力资源和社会保障厅关于城镇基本医疗保险两定资格审批权限下放的通知》(云人社发〔2013〕173号),完善对“两定机构”管理,明确昆明市主城区原由云南省人力资源和社会保障厅审批的“两定”资格,由昆明市人力资源和社会保障局负责审批。云南省人力资源和社会保障厅不再对“两定”资格进行审批;根据《云南省人力资源和社会保障厅关于进一步完善城镇职工基本的保险定点零售药店管理工作的通知》(云人社发〔2013〕231号),允许婴幼儿配方乳粉,在医疗保险定点零售药店摆放,要求实行分区储存。全省定点医疗机构3843个,其中,三级67个,二级560个,一级2417个,未定级

799个。当年纳入医保定点协议管理的社区医疗机构331个；定点零售药店5475个。

2014年，根据《云南省医疗保险基金管理中心关于调整部分定点医疗机构医保结算级别和诊疗项目限价类别的通知》，（云医保〔2014〕53号），调整部分定点医疗机构医保结算级别和诊疗项目限价类别，对昆明医学院附属口腔医院等13个医疗机构的医保结算级别进行调整，对昆明爱尔眼科医院等22家医疗机构的诊疗项目限价类别进行调整。全省定点医疗机构达到4040家，其中，三级67家，二级606家，一级2663家，未定级704家。当年纳入医保定点协议管理的社区医疗机构203家；定点零售药店6830家。

2015年，全省定点医疗机构3622家，其中，三级74家，二级597家，一级2642家，未定级309家。当年纳入医保定点协议管理的社区医疗机构249家；定点零售药店9192家。

2016年，根据《云南省人力资源和社会保障厅关于进一步完善城镇职工基本医疗保险定点零售药店管理工作的补充通知》（云人社发〔2016〕149号），进一步完善城镇职工基本医疗保险定点零售药店管理，明确定点零售药店按照工商部门注册登记的经营范围开展经营，严格执行基本的保险政策规定，严禁允许或协助参保人员使用医疗保险个人账户支付规定范围外的商品。全省定点医疗机构3637个，其中，三级86个，二级631个，一级2745个，未定级175个。当年纳入医保定点协议管理的社区医疗机构291个；定点零售药店10400个。

2017年，全省定点医疗机构8031个，其中，三级89个，二级686个，一级5458个，未定级1798个。当年纳入医保定点协议管理的社区医疗机构318个；定点零售药店12053个。

2018年，全省定点医疗机构8890个，其中，三级91个，二级729个，一级6289个，未定级1781个。当年纳入医保定点协议管理的社区医疗机构308个；定点零售药店13233个。

（撰稿：章　伟）

离休干部医疗保障

2011年前，离休干部医疗保障根据《云南省人民政府关于印发〈云南省离休干部医疗保障办法（试行）〉的通知》（云政发〔2001〕56号）和《云南省省级机关事业单位及在昆中央、省属用人单位离休干部医疗保障实施意见（试行）》（云劳社〔2001〕138号）执行，对离休干部医疗费统筹标准、统筹费减免、就医管理等进行了明确，离休干部发生的医疗费用，由本人先行垫支，再进行手工报销。离休干部医疗费用在政策范围内实行实报实销，住院取消起付线，使用国产耗材无自付比例，进口耗材自付比例15%，无最高封顶线。

2011年4月，省人力资源和社会保障厅、省财政厅、省委老干部局、省卫生厅四部门联合印发《关于进一步做好云南省省级机关事业单位及在昆中央、省属用人单位离休干部医疗保障服务工作的通知》（云人社发〔2011〕127号），明确一是自2011年起，困难企业离休统筹费实行先征后免，年初按照上年度财政部门下达的困难企业医疗统筹费减免额度下达征缴通知，由企业按通知先行缴纳，待财政下达当年困难企业离休统筹费减免预算后，再根据企业缴费情况进行清算，实施补缴或清退。二是自2011年起，在一个自然年度内，离休干部个人所发生的医疗费用低于15000元，节余部分归离休干部个人所有。三是为控制离休干部住院医疗费用的过快增长，进一步做好医保管理和医疗服务工作，建立费用分担机制，确保离休干部医疗统筹资金的合理有效使用。四是扩大离休干部用药报销范围，由《云南省公费、劳保医疗用药报销范围96、97版》调整为《云南省基本医疗保险、工伤保险和生育保险药品目录》(2010版）和《云南省公费、劳保医疗用药报销范围96、97版》。

同年，省人力资源和社会保障厅、省财政厅、省委老干部局三部门联合印发《关于进一步完善省本级离休干部住院医疗费用结算管理办法的通知》(云人社发〔2011〕122号)，进一步完善离休干部住院费用结算管理办法，建立费用分担机制，确保离休干部医疗统筹资金的合理有效使用，控制离休干部住院医疗费用的过快增长。为解决离休干部就医先垫付费用后报销的问题，根据离休干部的就医习惯和选择医院的情况，确定了15家医疗机构作为离休干部住院费定点结算医院，离休干部在定点结算医院就医时实行持卡就医，实时结算，不再垫付费用。

2012年，根据《云南省人力资源和社会保障厅关于减免2012年离休干部医疗统筹费的函》(云人社函〔2012〕238号)，减免省属在昆参加省医保中心统筹的80家单位1007名离休干部医疗统筹费2465.70万元。根据《关于我省部分离休干部提前列为重点医疗保健照顾对象的通知》(云组通〔2003〕39号）文件精神，云南省部分正厅级离休干部列为重点医疗保健对象，参照副省级干部享受医疗待遇，通过云南省干部保健委员会提供数据，有161名享受此待遇的离休干部在省医保中心参保及享受医疗待遇，省医保中心对这部分离休干部进行人员身份标识，享受副省级离休干部医疗待遇。

2013年，向省政府分别上报申请解决省本级离休干部医疗费缺口问题和省本级医疗照顾人员医疗费历史缺口问题意见的两个请示。经省领导批示，2013年省财政追加省级离休干部医疗费缺口资金2亿元（占总欠费的44%)，按照“统一比例拨付”的原则制定拨付计划，于10月份将追加资金拨付到各定点医院。为进一步做好离休干部医疗保障工作，缩短离休干部奖励费用核算周期，提升医疗费用报销和拨付的工作效率，云南省医疗保险基金管理中心印发《关于进一步做好省本级离休干部医疗费报销工作的通知》(云医保〔2013〕20号)，明确年度内参统单位报销离休干部医疗费用，须于次年2月底将当年医疗费用报送省医保中心进行核算，逾期不再对上年度的医疗费用进行报销。

2014年，对省本级2010至2012年离休干部医疗费用进行绩效评价，2015年起省本级离休干部医疗费统筹从3万元/年提高到5万元/年，总筹资每年增加1亿元。协调减免2014年省本级困难企业离休干部医疗统筹费2427万元，争取财政追加资金1.2亿元。

2015年，按照《云南省人力资源和社会保障厅　云南省卫生计划生育委员会　中共云南省委老干部局关于优化改善我省离休干部医疗保障服务有关问题的通知》(云人社发〔2015〕153号)、《云南省人力资源和社会保障厅关于做好省本级离休干部持社会保障卡就医实时结算服务工作的通知》(云人社发〔2015〕198号)，为省本级4387名离休干部制作发放社会保障卡，当年10月1日实现持卡就医实时结算医疗费用，出院带药量和每次门诊处方药量增加到一个月的用量。2015 按照《关于省属企事业单位离休干部经费纳入省财政统管有关问题的通知》（云组发〔2008〕11 号），对省属困难企业离休干部医疗统筹费减免资料进行审核，会同省委老干部局、省财政厅给予省属在昆参统的 83 家单位 859 名离休干部减免医疗统筹费 3550 万元。

2016 年，云南省人力资源和社会保障厅印发《关于进一步加强省本级离休干部就医服务的通知》（云人社发〔2016〕282 号），离休干部用药执行《云南省基本医疗保险、工伤保险和生育保险目录》《云南省公费、劳保医疗用药报销范围 96、97 版》。因抢救使用特殊药品，按照《云南省人力资源和社会保障厅关于印发〈云南省基本医疗保险急诊抢救管理办法〉的通知》（云人社发〔2012〕268 号）的规定执行。诊疗项目和服务设施费用报销范围按照云南省基本医疗保险诊疗项目、服务设施标准报销范围执行。按照《云南省人力资源和社会保障厅　中共云南省委老干部局　云南省财政厅　云南省卫生和计划生育委员会关于完善离休干部省内异地持卡就费用结算工作的通知》（云人社发〔2016〕340 号），离休干部实行省内异地定点就医实时结算，由各统筹区医保经办机构对定点医疗机构的异地就医费用进行结算、清算。

2018 年，根据《云南省人力资源和社会保障厅　云南省财政厅关于进一步加强省本级离休干部就医服务的通知》（云人社发〔2018〕27 号），再次对离休干部用药执行、诊疗项目和服务设施费用报销范围、对联网结算、手工报销、费用审核等进行强调。

（撰稿：槐　芳）

稽核管理

2011 年，根据《云南省人力资源和社会保障厅关于进一步规范医疗保险个人账户管理的通知》（云人社发〔2010〕307 号）文件要求，省、市、区医保中心组成联合检查组，对昆明地区的 600 余个定点零售药店进行了检查，通过检查对严重违规的 29 家药店暂停医保支付系统。同时，对两定机构 2010 年服务协议履行及医保政策执行情况进行联合检查，对 16 家定点医院进行现场抽查，对 9 家存在违规问题的医院按协议规定追回违规费用 98 万余元。

2012 年，全省各级医保经办机构通过审核稽核，累计追回违规医保基金 2550 万元，征缴稽核涉及少报、漏报缴费基数 7000 万元，少缴漏缴医疗保险费 667 万元，其中省本级漏报缴费基数 500 万元，补缴 62 万元。省本级抽查病历 1.1 万份，审核后扣除医院不合理费用 404 万元。全省对 368 家定点医疗机构进行现场稽核，其中 145 家定点医疗机构存在违规行为，追回医院虚传、套取的违规费用等 538 万元，关闭医保结算系统 27 家。省本级对 49 家定点医疗机构进行现场稽核，其中 26 家定点医疗机构存在违规行为，追回医院虚传、套取的违规费用等 210 万元，关闭 11 家医保支付系统。查处力度超过历年累计总和数。省医保中心组织对州县 206 稽核业务人员进行培训，提升医保稽核人员的能力与素质。

2013 年，全省医保征缴稽核 9200 户单位、721509 人次，查出少缴漏缴缴费基数 651 万元，少缴漏缴医疗保险费 71 万元，追回 64 万元；全省医保支付稽核核查 3645 家两定机构，稽核 595497 人次，按协议查处违规两定机构

555家，违规费用1877万元，追回1870万元。2013年，对省本级31家定点医疗机构进行了现场稽核，其中30家存在违规行为，根据服务协议进行处理。其中，追回违约金281.9万元，暂停13家定点医疗机构医保支付系统，终止5家定点医疗机构服务协议。建立全省稽核工作协查联动机制，省中心协助大理、丽江、楚雄、保山、版纳、红河等州市开展稽核协查，并取得工作实效

2014年，全省医保征缴稽核11634户单位，共74.1万人次，追回716.6万元；医保支付稽核5153家两定机构，累计查实并追回违规医保基金1591.4万元。两项挽回基金损失2308万元。

2015年，全省医保征缴稽核10492户单位，共59.66万人次，追回799.20万元；医保支付稽核核查待遇享受850586人，核实欺诈冒领人数300人，冒领金额27.55万元如数追回；全年检查7767个两定机构，违规两定机构950个，累计查实并追回违规医保基金2353.10万元。省本级实地稽核医院、药店13家，经核实有7家医院存在问题，涉及违规费用53.6万元，按《服务协议》规定，处理省本级及地州患者投诉16起，调查省外和地州医保请求协查案件9件。省医保中心与昆明市医保中心联合开展城乡医疗保险专项检查工作，查出违规两定机构38家，同为省市医保定点的有14家，涉及违规金额13.44万元，按《服务协议》规定，由省市医保中心分别作出严肃处理。实地查看2015年下半年申报新增两定机构情况，签订新增项目及开通系统医院35家、药店69家。省医保中心举办全省医保经办机构审核稽核培训会，就稽核方法、流程及注意事项进行培训和交流。

2016年，全省医保征缴稽核10711户单位，231户违规，涉及75.8万人次，追回少缴社会保险费448.87万元；医保支付稽核核查待遇享受人数115.90万人，核实欺诈冒领976人，追回冒领金额40.60万元；全年检查8730个两定机构，违规两定机构972个，累计查实并追回违规医保基金3869万元。2016年，根据省人力资源和社会保障厅和省公安厅联合下发《关于2016年医疗保险定点民营医疗机构专项检查工作的通知》(云人社发〔2016〕283号)，省医保中心牵头组织开展一次对全省民营定点医疗机构的专项检查。查出少缴医疗保险费434.38万元，追回408.85万元；查出欺诈冒领20.72万元，追回20.72万元；查出定点医药机构违规金额2217万元，追回违规金额1386万元。

2017年，建成医保智能审核系统，其中事后审核子系统已经在全省所有统筹区全面推广应用，事前提醒、事中控制子系统进入试点阶段。继续加大稽核工作力度，截至12月，全省各级医保经办机构开展征缴稽核8571户参保单位，涉及67.4万人，发现违规单位39户，补缴医保费330万元。开展支付稽核5600家定点医药机构，实地稽核6943家，发现违规医药机构1155家，拒付或追回违规费用2941万元。全省各级医保经办机构开展征缴稽核13002户参保单位，违规单位232户，涉及126.62万人，补缴医保费590.54万元。开展支付稽核，核查待遇享受人数284.68万人，核实欺诈冒领510人，追回冒领金额114.01万元；对13188家定点医药机构进行稽核，违规医药机构1822家，拒付或追回违规费用4620.59万元。

2018年，全省各级医保经办机构开展征缴

稽核9729户参保单位，涉及35.18万人，违规单位81户，补缴医保费925.41万元。开展支付稽核，核查待遇享受人数333.15万人，核实欺诈冒领666人，追回冒领金额155.11万元；对14616家定点医药机构进行稽核，违规医药机构2194家，拒付或追回违规费用7820.89万元。移交涉案案件2件，稽核工作得到有力有效开展，在医疗保险反欺诈专项行动中，云南省违规费用查处金额高、国家医保局移交的问题线索少，基金监管工作得到上级的肯定。

（撰稿：章　伟）

异地就医

一、异地就医联网结算管理

2011—2018年，云南省异地就医直接结算实现省内异地持卡联网结算到跨省异地就医直接结算，异地就医从城镇职工扩展到城乡居民，跨省异地就医实现从住院到普通门诊、药店购药、门诊慢特病的全覆盖。政策体系日趋完善，就医覆盖面进一步扩大，直接结算比例持续提升，直接结算工作取得了阶段性成效。截至2018年底，全省异地就医覆盖人群达到4520.34万人，异地就医住院、门诊和药店购药费用直接结算费用总额从2011年的4.83亿元增长到70.87亿元，报销比例从73.2%提升至77%，直接结算比例持续提升，异地就医服务逐步完善，助力全省经济社会的发展。

（一）政策体系建设日趋完善

2011年，印发《云南省人民政府办公厅关于印发医药卫生体制5项重点改革2011年主要任务和工作目标的通知》（云政办发〔2011〕48号），要求医保部门围绕“保基本、强基层、建机制”，认真落实“实现全省基本医疗保障全覆盖、医疗卫生事业大发展、医疗服务水平新提高”的工作目标，加强城镇医保和新农合异地持卡就医联网结算能力建设。全省16个州市实现城镇职工、城镇居民医保异地持卡就医购药联网即时结算。

2012年，制定下发《关于进一步加强异地持卡就医购药联网结算工作的通知》，细化完善了异地持卡就医经办服务管理办法，建立了异地持卡就医运行分析、医疗费用控制、审核稽核工作协作机制。

2014年，出台《云南省人民政府办公厅关于印发云南省深化医药卫生体制改革2014年重点工作任务的通知》（云政办发〔2014〕41号），提出加快推进城乡基本医保就医“一卡通”，完善异地就医联网即时结算信息系统，进一步扩大异地持卡就医联网即时结算定点医疗机构范围，提高即时结报率的工作要求。进一步完善、规范了省内异地就医结算办法，积极参与泛珠三角区域医疗保险异地就医结算管理合作，跨省异地就医联网结算工作稳步推进。

2015年，根据《云南省人民政府办公厅关于印发云南省深化医药卫生体制改革2015年重点工作任务的通知》（云政办发〔2015〕51号）及《云南省人力资源和社会保障厅　中共云南省委老干局　云南省财政厅　云南省卫生和计划生育委员会关于优化改善离休干部医疗保障服务有关问题的通知》（云人社发〔2015〕153号）要求和工作安排部署，按照提高医保经办管理水平，落实离休干部各项医疗待遇，保证离休干部方便快捷就医结算，优化改善离休干部医疗保障服务的工作要求，实现省内异地就医费用直接结算，离休干部持卡就医、实时结算。

2016年，印发《云南省跨省异地就医工作方案》(云人社发〔2016〕319号)，按照异地就医实行就医地统一管理，待遇政策执行参保地政策的要求，进一步明确了异地就医转诊、结算流程，异地就医资金管理、结算平台建设的工作目标，有效解决跨省际流动人员长期存在的异地就医现金垫付压力大、办理手续环节多的问题，并全面实现跨省异地安置退休人员住院医疗费用直接结算。

2017年，印发《云南省人力资源和社会保障厅办公室关于做好医疗保险全省统筹地区与国家跨省异地就医平台联网工作的通知》(云人社办通〔2017〕35号)，首批启动基本医疗保险全国联网结算和跨省异地就医直接结算，实现国家平台对云南省正式开通并上线运行。

2017年，印发《云南省人力资源和社会保障厅　云南省财政厅关于进一步做好基本医疗保险异地就医直接结算有关事项的通知》(云人社通〔2017〕38号)，制定《云南省基本医疗保险异地就医管理经办规程》，规范统一备案登记、异地就医结算、清算、基金管理、就医地管理机制。

2018年，印发《云南省医疗保险基金管理中心关于进一步规范跨省异地就医直接结算有关事项的通知》(云医保〔2018〕29号)，提出进一步扩大基层医疗机构纳入跨省异地就医定点医疗机构范围的要求，2018年底，就医服务实现县、乡二级覆盖，全省每个县（市）至少有1家异地就医需求的乡镇卫生院接入国家跨省异地就医直接结算平台。

（二）异地就医覆盖面不断扩大

2011年，印发《云南省人民政府办公厅关于印发医药卫生体制5项重点改革2011年主要任务和工作目标的通知》(云政办发〔2011〕48号)，明确提出要加强城镇医保和新农合异地持卡就医联网结算能力建设，实现省内异地就医联网结算全覆盖。2012年实现全省16个州市（129个县市）城镇职工、城镇居民异地就医直接结算全覆盖，

2015年，印发《云南省人力资源和社会保障厅　中共云南省委老干局　云南省财政厅　云南省卫生和计划生育委员会关于优化改善离休干部医疗保障服务有关问题的通知》(云人社发〔2015〕153号)，要求全省经办机构做好离休干部医疗保障服务工作。全省统一制作和发放离休干部社会保障卡，并全部纳入医保信息系统，实行专项服务、定点就医管理，全省离休干部实现异地就医持卡直接结算。

2016年，按照《人力资源社会保障部办公厅关于加快推进跨省异地就医结算系统建设的通知》(人社厅发〔2016〕185号）要求，按“统一标准、部省系统、最小改造、一卡通行”的建设思路，完善省级异地就医结算系统，改造各州市医保信息系统，实现与国家异地就医结算系统对接，异地就医直接结算范围从省内异地就医拓展到跨省异地就医直接结算。

2018年，印发《云南省人力资源和社会保障厅办公室关于开展门诊特殊病慢性病异地就医联网结算有关事项的通知》(云人社办通〔2018〕61号)，《云南省医疗保险基金管理中心关于开展门诊特殊病、慢性病省内异地就医联网直接结算有关事项的通知》(云医保中心〔2018〕51号)，按照“参保地待遇、就医地结算、就医地监管，全省统一清算”原则，实现全省门诊慢特病异地就医联网直接结算，统一全省病种编码，各县市区保证至少开通一家定点医疗机构接入省级平台开展直接结算业务。省内异地就医从住院扩展到普通门诊、门诊慢

特病以及药店购药，异地就医服务延伸至部分乡镇卫生院，不断满足流动人口异地就医需求。

二、异地就医经办服务管理

2011—2018 年，按照医保经办服务精细化管理要求，云南省异地就医经办服务管理从便民利民出发，不断精简备案手续、简化备案流程，加强异地就医服务信息化建设推动异地就医直接结算服务提质增效，异地就医经办服务规范化标准化信息化管理能力和水平不断提升，跨省异地就医直接结算工作成效明显。截至 2018 年底，全省异地就医直接结算累计 2227.71 万人次，结算医疗费用 190.36 亿元。其中省内参保人跨省异地就医住院 10846 人次，费用总额 2.41 亿元，外省参保人到云南跨省异地就医住院 12058 人次，费用总额 1.78 亿元。全省参保人累计办理登记备案 62230 人次，外省备案到云南就医 93606 人次。

（一）异地就医备案持续规范便捷

2016 年，根据《人力资源社会保障部办公厅关于做好基本医疗保险跨省异地安置退休人员备案工作的通知》（人社厅函〔2016〕478 号）要求，明确备案人员范围，统一备案信息采集格式，建立省级备案人员信息库，启动以跨省异地安置退休人员为重点的异地就医备案登记工作。

2017 年，出台《云南省人力资源和社会保障厅办公室关于进一步做好基本医疗保险各类人群跨省异地就医直接结算备案信息工作的通知》（云人社办〔2017〕65 号），进一步统一了备案人员范围，精简了备案手续，扩大了备案渠道。

2018 年，印发《云南省医疗保险基金管理中心关于切实解决异地就医直接结算备案堵点有关事项的通知》（云医保中心〔2018〕44 号），明确要求各州市全面取消备案材料、简化转诊手续，开展窗口即时办理、电话办理以及医保助手手机 APP 线上直接办理等多渠道便捷、高效的备案服务，异地就医备案经办服务不断优化完善。

（二）异地就医直接结算更加方便快捷

2014 年，出台《云南省人民政府办公厅关于印发云南省深化医药卫生体制改革 2014 年重点工作任务的通知》（云政办发〔2014〕41 号），提出开展新农合州市级统筹试点工作，探索职工医保、城镇居民医保、新农合“三网”并网互联。加快推进城乡基本医保就医“一卡通”，完善异地就医联网即时结算信息系统，进一步扩大异地持卡就医联网即时结算定点医疗机构范围，提高即时结报率。积极参与泛珠三角区域医疗保险异地就医结算管理合作，为参保人员跨省就医提供便捷高效的医疗费用即时结算服务。

2015 年，印发《云南省人民政府办公厅关于印发云南省深化医药卫生体制改革 2015 年重点工作任务的通知》（云政办发〔2015〕51 号），实现基本医疗保险、大病保险、公务员医疗补助、医疗照顾专项补助实现“一站式”“一单式”直接结算，群众多样化就医购药需求得到满足。

（三）跨省异地就医直接结算工作成效明显

2013 年，发布《云南省人力资源和社会保障厅公告》（第 2 号），公布《云南省泛珠三角区域医疗保险异地就医服务管理办法》，率先在全国启动跨省异地就医联网点对点结算试点，实现与广州市点对点的跨省异地就医联网即时结算。

2014 年，正式启动与重庆市基本医疗保险联网异地就医联网即时结算工作，完成重庆—云南就医联网即时结算现场验证，实现双向的互联互通。

2015 年 12 月，在昆明举行云南省与西南地区及泛珠区域部分省市跨省异地就医联网即时结算启动仪式暨新闻发布会。省医保中心分别与重庆、四川、贵州、广西、海南、广州签署《基本医疗保险跨省异地就医联网即时结算服务合作协议》，至此实现与全国 17 个省（区、市）的区域内跨省异地就医直接结算。

2016 年 12 月，与人社部签署《首批启动基本医疗保险全国联网和跨省异地就医直接结算责任书》，标志着云南省正式接入国家跨省异地就医直接结算平台。并作为全国第一批试点省份，率先在全国开展跨省异地就医直接结算试点，为全国推进跨省异地就医直接结算提供了云南经验。同年，下发《云南省人力资源和社会保障厅关于印发〈云南省跨省异地就医工作方案〉的通知》（云人社发〔2016〕319 号），有效解决跨省际流动参保人员长期存在的异地就医现金垫付压力大、办理手续环节多等问题。

2017 年，印发《云南省人力资源和社会保障厅办公室关于做好医疗保险全省统筹地区与国家跨省异地就医平台联网工作的通知》（云人社办通〔2017〕35 号），在全国首批启动基本医疗保险全国联网结算和跨省异地就医直接结算，全省 17 个统筹区全部接入国家平台，实现城镇职工、城乡居民跨省异地就医直接结算人群全覆盖，流动人口异地就医需求保障持续扩大。

三、异地就医基金稽核管理

2011—2018 年，围绕“两个确保”“六统一”的医保经办服务工作要求，严格落实就医地管理责任，统一监管，不断推进量化考核和异地就医经办服务标准化管理工作，异地就医基金稽核管理水平不断提升。截至 2018 年底，智能监控审核系统核查异地就医费用核查率 100%，人工抽审病例 48460 例，共计审核出不合理费用 1200 余万元。

2011 年，制定《云南省城镇基本医疗保险异地就医结算备用金管理暂行办法》（云医保〔2011〕11 号），明确异地就医备用金管理办法，规范完善相关经办流程，资金使用效率进一步提升，资金占用得到有效控制。

2012 年，制定《云南省城镇基本医疗保险异地就医结算备用金管理办法》，明确异地就医备用金实行一年一核，异地就医结算费用不断增加得到进一步合理有效控制。

2013 年，印发《云南省医疗保险基金管理中心关于加强对参保人员异地就医费用报销情况核查的通知》云医保〔2013〕35 号，进一步加强异地就医费用管理工作，对保障基金安全、合理支付提出了明确要求。

2015 年，印发《城镇职工异地住院费用“指标考核、按月拨付、年度结算”结算管理办法》（云医保〔2015〕21 号），进一步规范各州市在昆明地区发生的异地就医费用管理，有效解决了异地就医费用增长过快的问题。

2017 年，根据《人力资源社会保障部办公厅关于开展跨省异地就医住院医疗费用直接结算专项督查工作的通知》（人社厅函〔2017〕202 号），全面深入督查各地跨省异地就医直接结算各项工作开展情况。将跨省异地就医纳入医疗机构服务协议管理，并充分利用智能审核模块，严格落实就医地管理的要求，对跨省异地就医住院直接结算病例开展现场核查和病案抽查。

（撰稿：李艳羽）

信息化建设

2011—2018 年，云南省医保信息化建设工作稳步推进，成效显著，先后完成了省内、跨省异地就医实时结算，城乡居民医保整合，医保耗材数据库统一，医保专用网络建设，国家医保信息平台接入等重要信息系统建设，为医保改革持续推进发挥了支撑作用。

2013 年 7 月，印发《云南省医疗保险基金管理中心关于加强医保信息系统管理重点环节廉政风险防控的通知》(云医保〔2013〕29 号)，从坚决取消网络服务中通过中介收费的行为、明确省直定点医疗机构和定点零售药店医疗保险支付系统管理规定、强化对系统集成商监督管理 3 个方面进一步落实信息系统廉政风险防控措施。同年 8 月，与省总工会签订了《关于建立医疗互助与医疗保险信息系统数据交换平台开展业务合作的备忘录》，职工互助医疗报销周期缩短为 2 个月，数据准确性显著提升，有效解决了以往使用纸质单据报销存在票据作假，费用不准确等问题。

2014 年，按照《人力资源社会保障部关于进一步做好基本医疗保险异地就医医疗费用结算工作的指导意见》(人社部发〔2014〕93 号)“鼓励各地积极探索推进异地就医结算工作，为参保群众提供便捷服务”要求，我省跨省异地就医直接结算工作持续推进，与广东省签订《跨省异地就医合作备忘录》，省本级与广州市启动跨省异地就医联网结算试点。截至年底，3457 家定点医院药店开通异地服务，192.1 万人次通过系统完成异地就医购药，结算金额达 11.6 亿元。

2014 年，印发《云南人力资源和社会保障厅关于开展医疗保险和医疗互助信息数据交换工作有关事项的通知》(云人社发〔2014〕28 号)，全面规范 16 个州市医保数据汇集标准，实现每月定期汇集全省数据，并实时向省工会提供医保费用结算数据，实现为 300 余万职工互助医疗参保人提供实时二次报销结算服，有力支撑了职工互助医疗业务开展。

持续推进云南省城镇居民基本医疗保险信息系统建设，17 个统筹区完成城镇居民信息系统开发建设，全面实现实时结算。全年有 89.5 万人次城镇居民享受到医疗保险住院待遇，居民医保参保人员住院率 13.3%，平均住院 9.3 天，日均住院费用 516 元，次均住院费 4786 元，政策范围内基本医疗统筹基金支付比例达 67.02%。16 个州市通过联网实现参保人员异地持卡结算，异地持卡就医、购药 2462895 人次，结算医疗费 15.92 亿元，有力解决了参保人员异地就医垫付资金的问题，切实为群众带去便利，不断提升人民群众的获得感。

2015 年，按照《人力资源社会保障部关于进一步做好基本医疗保险异地就医医疗费用结算工作的指导意见》(人社部发〔2014〕93 号) 文件要求，持续加快异地就医直接结算信息系统建设，省内异地持卡就医医疗机构达 4562 家，参保人省内异地就医结算 920 万人次，结算医疗费用 61 亿元。全省提供联网结算两定机构 4228 家，其中医院 872 家、药店 3356 家。积极探索跨省异地就医直接结算，打通医保网络，规范数据接口规范，顺利实现与重庆、广州、广西、贵州、海南等省市跨省就医联网直接结算，共有 112 人次享受到医疗保险待遇，发生费用 263.38 万元。

2016 年，印发《云南省人力资源和社会保障厅办公室关于城乡整合医疗保险信息系统建设的指导意见》(云人社办〔2017〕51 号)，持续做好城镇职工与城乡居民信息系统整合，16个州市顺利实现职工与居民参保、缴费、结算信息数据库整合，业务经办信息系统统一，通过医保专网，各州市每月定时将数据传输至省医保中心，实现数据汇集，为充分发挥医保大数据效能打下了良好基础。

2016年，印发《云南省人力资源社会保障厅关于印发〈云南省跨省异地就医工作方案〉的通知》(云人社发〔2016〕319号)、《关于印发跨省异地就医结算系统接口规范和地方系统改造要点的通知》(人社厅发〔2016〕161号)，全省17个统筹地区的医疗保险管理信息系统，已按照要求完成改造，省本级、昆明市和玉溪市已正式进入国家平台，并可以结算省外参保人员的住院医疗费用。

按照《人力资源社会保障部办公厅关于加快推进跨省异地就医结算系统建设的通知》(人社厅发〔2016〕185号)文件要求，依照"统一标准、部省系统、最小改造、一卡通行"的建设思路，完成全省17个统筹区医保信息系统改造、社会保障卡应用系统升级等工作。云南省作为首批开通全国跨省异地就医直接结算系统的省份，全面接入国家平台，先后与内蒙古、吉林、黑龙江、上海、广东、广东、广西、海南、重庆、四川、贵州、西藏、陕西、宁夏、新疆、新疆兵团等16个省（市）签署了《基本医疗保险跨省异地就医联网直接结算协议》，实现点对点跨省直接结算。全年结算380人次，结算医疗费用871万元。

2017年，印发《云南省人力资源和社会保障厅办公室关于做好医疗保险全省统筹地区与国家跨省异地就医平台联网工作的通知》(云人社办通〔2017〕35号)，我省作为首批启动基本医疗保险全国联网和跨省异地就医直接结算的省份，2017年1月10日国家平台对我省正式开通并上线运行。

按照《云南省人力资源和社会保障厅办公室关于城乡整合医疗保险信息系统建设的指导意见》(云人社办〔2017〕51号)要求，持续做好城镇职工与城乡居民信息系统整合，16个州市顺利实现职工与居民参保、缴费、结算信息数据库整合，业务经办信息系统统一。同时，通过医保专网，各州市每月定时将数据传输至省医保中心，实现数据汇集，为充分发挥医保大数据效能打下了良好基础。

2018年，在医保局成立后，云南省医疗保障局官方网站、微信公众号试运行上线开通，上线后即引发社会广泛关注，访问量迅速攀升，成为热门政府部门网站。网站和公众号的开通拓展了医保政策宣传渠道，有力扩大了医保影响力，同时也为建设基于互联网的医保公共服务体系打下良好基础。

为保证全省建档立卡贫困人口各项医疗保险待遇全面兑现，开发"全省医保脱贫攻坚信息系统"，全面对信息系统进行了升级改造，实现建档立卡贫困人口参保全覆盖，数据动态精准掌握。截至2018年11月，全省建档立卡贫困人口参保753.51万人，实现了在信息系统中全部参保标识入库，做到应参尽参、应保尽保。同时，通过对医保信息系统升级改造，全面落实落地"一站式"结算惠民便民措施。

(撰稿：江　悦)

大事记

2011 年

4 月 1 日，全省 16 个州市均实现医疗保险州市级统筹，提前完成医改目标任务规定的 2011 年底医疗保险基本实现州市级统筹的目标任务。

4 月 25 日，全省深化医药卫生体制改革工作电视电话会议召开。高峰副省长作重要讲话，张玉祥副厅长出席主会场会议。

4 月 26 日至 27 日，全省医疗保险工作会议在昆明召开。张玉祥副厅长出席会议并作了重要讲话。

4 月 27 日，调整全省城镇职工基本医疗保险个人账户支付范围。将一般诊查费、挂号费、远程可视医疗服务项目等纳入个人账户支付范围，允许个人账户购买商业补充医疗保险。

5 月 25 日至 26 日，全省医疗保险基金运行分析会在普洱市召开。

6 月，全省医疗保险全面完成计算机信息化管理，实现全省联网即时结算和异地就医购药即时结算。

6 月 15 日，与湖南省、海南省、长沙市、广州市、南宁市、福州市、南昌市、成都市签订了《泛珠三角区域省会城市社会医疗保险异地就医合作框架协议》。

7 月起，全省将城镇居民基本医疗保险学生儿童个人缴费标准由每人每年 10 元提高到每人每年 30 元。

8 月 1 日起，全省统一提高城镇居民医保待遇，城镇居民基本医疗保险一、二、三级医院住院报销比例分别提高到 85%、75%、60%。

8 月 26 日，出台社区获得性肺炎等 64 个病种实行按病种结算的医保政策。

8 月 26 日，出台关于加强城镇居民大病补充医疗保险委托管理工作的指导意见，规定全省大病补充医疗保险最高支付限额 6 万元。

8 月 30 日，全省医疗保险工作推进会在昆明召开。张玉祥副厅长出席会议。

9 月 1 日起，全省统一下调医疗保险乙类药品个人先自付比例，由原来的 10%—15% 降低为 3%。

9 月 1 日至 3 日，全国医疗保险精算工作座谈会在昆明召开。张玉祥副厅长出席会议并致辞。

9 月 20 日，部分省、市居民医保门诊统筹研讨会在昆明召开。

12 月 8 日至 12 日，劳动保障部副部长、中国医疗保险研究会会长、中国医疗保险评估专家组组长王东进到昆明、大理等地调研推进医疗保险制度建设和开展居民医保门诊统筹工作情况。张玉祥副厅长陪同调研。

12 月 22 日，邢渭东副厅长带领专业技术人员管理处、事业单位人事管理处、工资福利处、养老保险处、医疗生育保险处、劳动保障监察局、省公务员局考试录用处负责同志参加“金色热线”上线直播，纪检监察室、法规处负责同志参与节目直播服务工作。

12月31日，全省16个州市开展城镇居民基本医疗保险门诊统筹。

12月31日，按照深化医药卫生体制改革总体部署和要求，全省圆满完成《云南省医药卫生体制改革3年实施方案（2009—2011年)》预期工作目标。

2012年

1月6日，云南省医保出台使用新规定：基本药物医保报销不设先自付比例，报销比例与国家基本药物一致。

4月18日，云南省调整城镇居民医保参保缴费时间：城镇居民医保参保缴费截止时间从每年的12月31日调整为每年6月30日，6月30日以后参保的居民作为次年的参保人数进行统计。

4月26日，全省医疗工伤生育保险和社会保险基金监督工作会议在昆明召开。张玉祥副厅长出席会议并作讲话。

5月24日，云南省调整省属在昆大学生个人缴费标准：省属在昆高校大学生基本医疗保险个人缴费标准由每人每学年10元提高到每人每学年30元。

5月31日，2012学年省属在昆高校大学生基本医疗保险工作会在昆明召开。

6月7日，云南省将新生儿床等99种医疗项目纳入城镇居民医疗保险报销。

6月20日，云南省召开全省深化医药卫生体制改革工作电视电话会议，对云南省“十二五”期间医改的基本思路和2012年医改主要工作任务进行全面安排部署。省委常委、副省长李江作重要讲话，解毅厅长、张玉祥副厅长参加会议。

7月至8月，在全省人社系统医保行业中组织开展党风廉政专项教育整顿活动。

7月6日，省医保中心针对“3·21”案件召开党风廉政专项教育整顿活动动员大会，为期3个月的党风廉政专项教育整顿活动正式展开。

7月24日，全省统一提高城镇居民医保待遇：从2012年8月1日起，城镇居民基本医疗保险一、二、三级医院住院报销比例分别提高到90%、80%、60%。

8月13日，云南省出台城镇职工医疗保险基层医疗卫生机构一般诊疗费支付标准政策，明确“一般诊疗费”收费标准为每人次9元，其中，职工医保统筹基金报销6.5元/人·次，个人支付2.5元/人·次。

8月17日，云南省印发执行《云南省医疗保险经办行为准则》。

8月17日，云南省出台居民医保门诊统筹政策：将普通门诊报销比例由原来的20%提高到25%和50%，年度内最高报销限额由原来的200元提高到400元。在兼顾普通门诊的基础上，将8种慢性病和8种特殊病纳入门诊报销，门诊8种慢性病报销比例50%，年度内最高报销1000元；门诊8种特殊病按住院报销比例执行。

8月17日，全省统一将城镇居民普通门诊一般诊疗费纳入报销范围。参保人在政府举办的基层医疗机构普通门诊（含急诊）一般诊疗费报销比例统一为70%，其中，统筹基金报销6.5元，个人支付2.5元。

8月29日，云南省提高城镇职工基本医疗保险70岁以上老年人医疗保险待遇政策待遇：一是住院及门诊慢性病、特殊病起付线按现行政策减半收取。二是取消乙类药品和特殊检查、特殊诊疗的个人先自付比例。三是政策范围内住院费用报销比例达80%，达不到80%的，由医疗保险统筹基金补足差额部分。

9月3日至6日，全国社会保险业务档案达标验收工作组一行6人，对云南省医疗保险业务档案管理工作开展达标验收活动。张玉祥副厅长参加验收汇报。

9月17日，云南省将268项不予支付诊疗项目和服务设施标准调整为医保支付或部分支付项目。

10月17日至19日，国务院医改办副主任刘振秋一行赴云南省调研公立医院改革试点工作。张玉祥副厅长陪同调研。

11月12日，云南省对医保基金先行支付的对象、申请条件、时间和提交资料，医保经办机构审核流程及医保基金先行支付后的追偿作出具体规定。

12月12日，云南省发布《云南省基本医疗保险急诊抢救管理办法》，明确急诊抢救类型、统筹基金支付内容、支付标准、结算支付办法等。

12月13日，信息中心、医保中心组织对云南省异地医疗保险信息系统软件项目进行验收。

12月31日，云南省建立城乡居民医疗保险制度，昆明市和玉溪市新平县率先在全省建立城乡居民医疗保险制度，覆盖人口达413万人。

12月31日，全省15个州市建立城镇居民大病保险制度，参加大病补充保险350多万人，大病补充保险报销70%，最高报销6万元，居民医保统筹基金的封顶线达到居民可支配收入的6倍左右。

2013年

1月1日，省本级及昆明市所有两定机构医疗保险信息系统统一软件更换完成，全部切换正式使用。

2月17日至19日，2012度全省医疗保险基金和统计报表年报会审会在昆明召开。

2月28日，召开全省医疗保险工作视频会议。会上，表彰了2012年度医疗保险经办管理服务工作先进单位。张玉祥巡视员出席并作讲话。

3月6日，省人力资源社会保障厅与省总工会签订《关于建立医疗互助与医疗保险信息系统数据交换平台开展业务合作的备忘录》，启动了数据共享合作。

3月7日，召开昆明地区医疗保险定点医疗机构违规查处情况通报会。张玉祥巡视员出席会议并讲话。

3月15日，省人力资源社会保障厅、省财政厅、省卫生厅转发《人力资源和社会保障部 财政部 卫生部关于开展基本医疗保险付费总额控制的意见》，明确各统筹区在2014年全面实现医疗保险付费总额控制的目标任务。

4月26日，全省付费方式制度改革培训暨经验交流会在昆明召开，会议邀请中国医疗保险研究会副秘书长熊先军同志授课，昆明市、保山市、楚雄州、文山州代表作经验交流发言。张玉祥巡视员出席会议。

5月2日，云南省提高城镇居民医疗保障

待遇。2013 年起尿毒症和重性精神病报销90%，继续落实“光明工程”白内障相关报销政策。

5 月 30 日，解毅厅长、张玉祥巡视员参加省人大深化医药卫生体制改革专题询问，现场回答委员提问，答复媒体记者问题，专题询问取得很好效果，获得人大代表和社会各界对医改工作的肯定。

6 月 21 日，2013 学年省属在昆高校大学生基本医疗保险工作座谈会在昆明召开，表彰2012 学年省属在昆高校大学生医疗保险工作先进单位。

7 月至 8 月，省社会保险业务档案达标验收工作组对云南省第一批申请社会保险业务档案达标验收的州市进行达标验收。本次申请医疗保险业务档案达标的昆明、昭通、玉溪、楚雄、普洱、红河、文山、大理、保山、临沧、德宏共 11 个州市，全部顺利完成达标验收。

7 月 1 日起，全省城镇居民基本医疗保险学生儿童（含大学生）和成年人个人缴费标准统一为每人每年 70 元。

7 月 3 日，省医保中心与中公网医疗信息技术有限公司签订共建医保智能审核系统协议。

7 月 5 日，云南省提高并规范基本医疗保险血液制品报销水平、床位费支付标准、规范放射性同位素类药物使用管理等待遇项目。

7 月 5 日，下发关于开展城镇职工基本医疗保险 20 种重大疾病保障工作的通知，将肺癌、食道癌等 20 种疾病列入重大疾病保障范围，政策范围内医疗费用报销比例提高到90%，医保基金报销取消最高支付限额；对慢性粒细胞性白血病实行门诊特殊药品补助政策，一个补助周期内前三个月的药品费用医保基金报销 70%，个人自付 30%；将肝移植手术医疗费用纳入职工医保基金支付范围，提高住院床位费报销标准。

7 月 15 日，省医疗保险个人权益手机短信发送信息平台建成并投入运行。

8 月 14 日，省医保中心到省第一人民医院、五华区保健医院等医院，对血液透析费用发生情况以及患者实际承担的费用情况进行实地调研，为尿毒症费用报销办法的实施收集第一手材料，课题报告《云南省医疗保险肾透析治疗费用结算管理研究》被部社保中心评为优秀奖。

8 月 30 日，云南省规范 2013 学年省属在昆高等学校大学生基本医疗保险和大病保险。省属在昆高等学校大学生基本医疗保险一、二、三级医院住院报销比例分别执行 90%、80%、60%；住院起付线分别执行 100 元、300 元、600 元。基本医疗保险基金最高支付限额统一提高至 3 万元。省属在昆高等学校大学生大病保险起付线为个人自付医疗费 2000 元，个人自负费用超过 2000 元部分进入大病保险报销。大病保险报销比例统一为 90%，报销不设封顶线。

9 月 1 日起，全省城镇居民基本医疗保险学生儿童（含大学生）和成年人个人缴费标准统一为每人每年 70 元。

10 月，完成省委常委、常务副省长李江牵头的云南省基本医疗保险付费制度改革调研工作并向省政府上报研究报告。

11 月 8 日，下发启用基本医疗保险和工伤保险医用耗材标准库的通知，正式启用规范耗材库。

11 月 12 日，云南省规定 2014 年城镇居民参加大病保险个人不再缴费，从城镇居民基本医疗保险基金中划出部分建立城镇居民大病保险，城镇居民大病保险委托具有资质的商业保险公司管理。城镇居民大病保险纳入社会保险基金财政专户统一管理，实行收支两条线、单独列账、独立核算、专款专用。

11月27日，下发关于进一步完善城镇职工基本医疗保险门诊特殊病慢性病管理工作的通知，明确从2014年1月1日起全省各统筹地按照“病种范围、准入标准、用药管理、复审制度”的“四统一”模式执行全省职工医保慢性病特殊病政策。特殊病病种由5个增加到6个，慢性病病种由17个增加到26个；慢性病每增加一个病种，增加1000元左右，最高报销限额为5000元，待遇标准进一步提高；将中药饮片纳入报销范围，用药范围适当增加；门诊慢特病实行定点就医管理，可异地持卡结算，明确要求按月受理申报，一个月内办结，管理服务更加规范。

12月26日，启动云南省泛珠三角区域（广州—云南）医疗保险异地就医联网结算互联互通工作。

2013年，省医保中心对省本级职工住院费用结算管理办法进行重大调整，启动实施总额控制下的总额预付支付方式。

2014年

2月，省医疗保险基金管理中心被人力资源社会保障部社会保险事业管理中心评为“2013年社会保险基金会计报表一等奖”“2013年全国医疗保险统计工作二等奖”。

2月，调整医保异地联网结算清算周期，由按季度清算调整为按月清算，同时，备用金的核定由原上年度月平均医疗费的3.5倍调整为2倍，提高清算效率和结算的准确性。

4月3日，召开全省第二批基本医疗保险、工伤保险医用耗材入库数据专家论证会。

6月6日，省财政厅、省卫生厅、省人力资源和社会保障厅联合下发《关于提高新型农村合作医疗和城镇居民基本医疗保险财政补助标准的通知》，城镇居民医保人均补助标准从2013年的每人188元提高到220元，省级财政对城镇居民医保补助标准从2013年的每人54元提高到58元。州市县财政对未达到每人每年320元补助标准的差额部分（42元）负责补齐，同时要求州市要尽快统一对成年人和学生儿童的居民医保财政补助标准。

6月18日，开通广州参保人员到云南就医即时结算的信息系统，年内昆明、曲靖、丽江3个州市纳入泛珠三角区域异地就医即时结算。

6月19日，2014年全省医疗保险经办管理服务工作会在昆明召开。

7月，由云南省首次提出，并出台《西南片区及长江流域异地就医信息系统的接口技术规范》《西南片区及长江流域异地就医业务经办管理规程》2个技术文件，为省与省之间跨统筹地区异地就医联网即时结算技术开发及业务管理提供标准。

7月15日，《云南省物价局　云南省卫生厅　云南省人力资源和社会保障厅　云南省财政厅关于进一步完善基层医疗卫生机构一般诊疗费政策有关问题的通知》正式施行，“一般诊疗费”收费标准和统筹基金支付标准，从原每人次9元，按照不同的服务内容调整细化为三档，即门诊一般诊查，调整为每人次6元；门诊简单诊疗，调整为每人次7元；门诊复杂诊疗，仍维持每人次9元。

7月18日，《云南省人力资源和社会保障厅　云南省财政厅关于提高2014年城镇居民基本医疗保险个人缴费标准的通知》正式实施。从2014年7月1日起，云南省城镇居民医保个人缴费提高到每人每年110元。城镇居民大病保险不再单独缴费，参加城镇居民基本医疗保险同时享受城镇居民大病保险待遇。

8月29日，云南省与海南省签署《基本医疗保险跨省异地联网结算合作协议》。

10月13日至17日，组织省内医疗卫生、农业、林业、水利、旅游等行业中的留学回国高层次专家，开展“海外赤子为国服务行动计划——临沧行”活动。

11月10日，省人力资源和社会保障厅与太平洋人寿保险股份有限公司云南分公司签署《省本级医保个人账户购买商业补充保险服务协议书》，标志着省本级医疗保险个人账户购买商业补充保险服务工作正式启动。

11月12日至28日，组织省内金融投资、企业管理、医疗卫生、农业、中草药种植、农业和畜牧业等专家及清华大学、山东大学、中科院等全国部分高校和科研院所的13名博士后等高层次专家赴红河、曲靖、大理开展“万名专家服务基层行动计划”专项服务活动。

11月24日，云南省正式启动与重庆市医疗保险异地就医联网即时结算工作。12月11日，完成重庆——云南就医联网即时结算现场验证，实现双向的互联互通。

12月29日，印发《云南省人力资源和社会保障厅关于全面推进和完善城镇居民大病保险制度的通知》，全面推进和完善城镇居民大病保险制度。

2015年

1月1日，省医保中心正式启用医疗保险智能监控审核系统，依托强大的临床医学知识库，构建费用审核引擎，对医院上传的费用明细进行全面审核，从中发现违规单据，实现医疗费用人工和智能监控相结合，从而发挥对医疗服务的监督作用。

2月18日，出台《云南省人力资源和社会保障厅关于完善基本医疗保险定点医药机构协议管理的实施意见》，取消全省“两定”机构的资格审查项目，进一步减少行政干预，通过协议管理，有利于鼓励和引导各种所有制性质、级别和类别的医药机构公平参与竞争，营造公开透明的医药服务环境；也有利于将更多服务质量好、价格合理、管理规范的医药机构纳入医疗保险协议管理范围，为广大参保人员提供更加优质、便利的服务。

3月3日，人力资源和社会保障部社会保险事业管理中心下发《2014年度社会保险基金、统计报表考核评比通报》，云南省医疗保险基金管理中心获得2014年度基金报表考核二等奖和2014年度统计报表考核一等奖。

3月31日，出台《云南省人力资源和社会保障厅关于完善医保差异化支付政策的通知》，加大医疗保险政策向基层医疗机构倾斜力度，强化医疗保险对医疗服务供需双方的引导和医疗费用的控制作用。重点提高基层医疗机构门诊统筹、住院报销比例，合理拉开县级以下基层医疗机构和省、州市医疗机构的起付线和报销比例差距。

5月6日至7日，分四批次组织开展省本级城镇职工基本医疗保险参保单位经办人业务培训，共计培训600多家参保单位经办人。

5月24日，出台《云南省人力资源和社会保障厅关于进一步完善城镇职工基本医疗保险定点零售药店管理工作的补充通知》。定点零售药店按照工商部门注册登记的经营范围开展经营，通过行业协会等建立行业规范，加强自律和诚信服务意识。

6月4日，印发《云南省医疗保险基金管理中心关于加强医疗保险经办风险管理的通知》，就全省进一步加强医疗保险经办风险管理提出要求。

6月24日，召开2015学年省属在昆高校大学生基本医疗保险工作座谈会。座谈会总结2014学年大学生医疗保险工作；通报2014学年大学生门诊统筹费管理使用检查情况；表彰2014学年大学生医疗保险工作先进单位。

7月，出台《云南省人力资源和社会保障厅　云南省卫生计划生育委员会　中共云南省委老干部局关于优化改善我省离休干部医疗保障服务有关问题的通知》。将全省离休干部就医纳入医保信息系统管理，实行持卡就医，扩大离休干部就医的医疗机构，保证方便快捷实时结算，落实云南省离休干部各项医疗待遇，进一步体现省委、省政府对离休干部的关心和照顾。

8月24日，全省医疗保险业务档案规范化管理总结暨业务培训会在楚雄市召开。培训邀请天津市社保中心档案馆刘艳欣馆长作专题讲座。全省各州市医保经办机构分管档案的领导，专兼职档案管理员，全省129个县（市、区）医保经办机构的专兼职档案管理员共200人参加培训。

9月1日，人力资源和社会保障部社会保险事业管理中心下发《关于表扬2015年度社会保险宣传工作先进单位的决定》，云南省医保中心被评为2015年度社会保险宣传先进工作单位。

9月7日，印发《关于做好省本级离休干部持社会保障卡就医实时结算服务工作的通知》。根据通知精神，自2015年10月1日起，省本级离休干部可持社会保障卡到离休干部定点医疗机构就医。

9月28日，出台《云南省人力资源和社会保障厅　云南省卫生计生委关于进一步完善流动就业人员医疗保险关系转移接续有关问题的通知》，保证城镇职工基本医疗保险、城乡居民基本医疗保险参保人员流动就业时能够连续参保，医保关系能够顺畅接续，保障参保人员的合法权益。

12月3日，在昆明举行云南省与西南地区及泛珠区域部分省市跨省异地就医联网即时结算启动仪式暨新闻发布会。省医保中心分别与重庆、四川、贵州、广西、海南、广州签署《基本医疗保险跨省异地就医联网即时结算服务合作协议》或实现互联互通。

截至12月，全省17个统筹区均按照人社部、省政府要求实施医疗保险付费总额控制措施，8个统筹区实施总额预付付费制度，14个统筹区开展病种付费，1个统筹区探索疾病诊断分组（DRGS）付费，16个统筹区实施复合型付费制度。

截至12月，做好药品目录和医用耗材两个网上申报系统的维护和数据发布，生成下发药品目录数据总计43688条，生成下发耗材数据总计30266条。

2016年

2月，云南省与内蒙古自治区在呼和浩特签订跨省异地就医联网即时结算合作协议。省社会保险局局长施边明出席签约仪式并讲话。

2月18日，出台《云南省人力资源和社会保障厅关于完善基本医疗保险定点医药机构协议管理的实施意见》，取消全省“两定”机构的资格审查项目，进一步减少行政干预。通过协议管理，有利于鼓励和引导各种所有制性质、级别和类别的医药机构公平参与竞争，营造公开透明的医药服务环境。

3月2日，省医保中心获部社保中心颁发的医疗保险统计报表一等奖。

3月31日，出台《云南省人力资源和社会保障厅关于完善医保差异化支付政策的通知》(云人社发〔2016〕154号)，加大医保政策向基层医疗机构倾斜力度，强化医保对医疗服务供需双方的引导和医疗费用的控制作用。

4月21日，云南省与吉林省在昆明签订跨省异地就医联网即时结算合作协议，更大范围满足参保人异地就医需求。

5月24日，出台《云南省人力资源和社会保障厅关于进一步完善城镇职工基本医疗保险定点零售药店管理工作的补充通知》(云人社发〔2016〕149号)。定点零售药店按照工商部门注册登记的经营范围开展经营，通过行业协会等建立行业规范，加强自律和诚信服务意识。

6月14日，在昆明医科大学第一附属医院举行外国专家就医服务“绿色通道”揭牌仪式。

7月19日，云南省与广东、新疆、新疆兵团在昆明签订跨省异地就医联网即时结算合作协议，施边明副厅长出席签约仪式并讲话。

7月27日至28日，全省医疗（生育）保险工作座谈会在玉溪召开。施边明副厅长出席会议并讲话。

8月，“12333”移动客户端正式上线，实现城乡居民养老保险和城镇居民医疗保险个人参保费用电子缴费，推广工作在18个试点县有序开展。

8月11日，云南省人力资源和社会保障厅和四川省人力资源和社会保障厅在昆明举行川滇跨省异地就医联网即时结算协议签约仪式。

9月10日，省医保中心被部社保中心评为2016年度社会保险宣传工作先进单位。

9月28日，出台《云南省人力资源和社会保障厅　云南省卫生计生委关于进一步完善流动就业人员医疗保险关系转移接续有关问题的通知》，保证城镇职工基本医疗保险、城乡居民基本医疗保险参保人员流动就业时能够连续参保，医保关系能够顺畅接续，保障参保人员的合法权益。

10月，城乡居民医疗保险基层网厅已在玉溪市上线使用。通过网厅，已下载打印缴费花名册信息109万次，分别办理新参保和参保转移接续53235人次、19282人次，完成缴费确认75万人次。

10月17日至21日，开展“万名专家服务基层行动计划——走进楚雄”活动。组织省内医疗卫生、农业和林业领域的11名知名专家到楚雄开展实地考察、科技讲座培训和现场技术指导等服务活动。

11月，省委机构编制办公室《关于调整省级新型农村合作医疗工作职责和人员编制的通知》，将省卫生计生委承担的新型农村合作医疗行政管理职责，交由省人力资源和社会保障厅承担；将省人力资源和社会保障厅城镇居民医疗保险处，更名为城乡居民医疗保险处；从省卫生计生委机关划转3名行政编制到省人力资源和社会保障厅机关。

11月7日至12日，开展“万名专家服务基层行动计划——走进怒江”活动。组织省内医疗卫生、农业、林业、旅游规划等行业的13名知名专家到楚雄开展实地考察、科技讲座培训和现场技术指导等服务活动。

11月24日，云南省与河北省、陕西省、黑龙江省、宁夏回族自治区、西藏自治区在昆明举行签订跨省异地就医联网直接结算签约仪式。施边明副厅长出席签约仪式并讲话。

11月25日，云南省城乡居民医保整合工作协调推进领导小组办公室在昆明市军培中心召开全面推进全省城乡居民医保整合工作视频会议。

12月，省本级医疗管理信息系统正式上线运行。实现药品目录、诊疗项目、住院服务标准“三目录”的系统化管理，实现工伤医疗数据网络传输。

12月20日，云南省与人社部签署《首批启动基本医疗保险全国联网和跨省异地就医直接结算工作责任书》，标志着云南省正式接入国家跨省异地就医直接结算平台。

2017年

4月6日，印发《云南省人力资源和社会保障厅关于推进三医联动改革促进人民健康优先发展的实施意见》，就人社部门推进三医联动改革、促进人民健康优先发展提出3个方面20条具体改革、创新、惠民、激励措施。

4月20日，省人力资源和社会保障厅印发《关于开展公立医院薪酬制度改革试点工作的实施办法》，指导玉溪市制定工作方案，并按照实施意见组织试点工作。

6月，根据《中共云南省委机构编制办公室关于调整云南省社会保险局等8家事业单位编制结构的批复》文件，调整云南省社会保险局、云南省就业局、云南省人才服务中心、云南省职业技能鉴定中心、云南省医疗保险基金管理中心、云南省人力资源和社保障厅考试中心、云南省人力资源咨询服务中心、云南省社会保障卡制作发行中心8家厅属事业单位的编制结构。

7月26日，印发《云南省人力资源和社会保障厅关于推进昆明市生育保险与医疗保险合并实施试点工作有关问题的通知》，统一归并昆明地区参保单位的医疗保险与生育保险参保关系，省本级生育保险费率从试点启动之日起恢复为0.8%。

7月26日，印发《云南省人力资源和社会保障厅办公室关于调整昆明地区城市公立医院部分医疗服务价格医保支付价格的通知》，对昆明地区城市公立医院取消药品加成后，200项医疗服务价格调整后的医保支付价格进行调整。

8月31日，印发《云南省人力资源和社会保障厅关于执行〈国家基本医疗保险、工伤保险和生育保险药品目录〉（2017年版）的通知》，明确自2017年9月1日起全省基本医疗保险、工伤保险、生育保险统一执行《国家药品目录》（含人社部36种谈判药品），目录所列药品按规定纳入医保支付范围。

9月10日，省医保中心获人力资源和社会保障部社会保险中心、《中国劳动保障报》社联合颁发的“2017年度社会保险宣传工作先进单位”证书。

9月16日，为贯彻落实《国务院办公厅关于进一步深化基本医疗保险支付方式改革的指导意见》精神，省政府办公厅印发《关于推进基本医疗保险支付方式改革的实施意见》，对全省全面推进医保支付方式改革作出部署。

10月18日，省人力资源和社会保障厅印发《2017年云南省基本医疗保险、工伤保险和生育保险药品目录调整工作方案》，明确“坚持以维护人民健康为目的，坚持基本保障，坚持专家评审机制，坚持公开、公平、公正，坚持以临床需求为导向，坚持中西药兼顾”的工作原则，强调调入药品重点考虑符合云南省疾病谱特点及医疗水平的临床价值高的新药、重大疾病治疗用药、儿童用药、急抢救用药、职业病特殊用药等。

10月，人力资源和社会保障部社会保险中心下发《关于2016年度社会保险主要业务工作考核情况通报》，省医疗保险管理中心获2016年度“基本医疗保险经办管理先进单位”。

11月2日，制定下发《云南省人力资源和社会保障厅办公室关于城镇职工医保执行国家基本医疗、工伤和生育保险药品目录等有关问题的通知》，规定国家基本医疗保险、工伤保险和生育保险药品目录（2017年版）及人社部36种谈判药品按规定病种纳入城镇职工基本医疗保险门诊特殊病、慢性病医保支付用药范围。

12月，人社4GAPN网络正式开通，基层村医使用“云南人社村医”APP，接入人社4GAPN网络后在手机终端上实现医保就医费用即时结算、就诊登记、用药录入、村医交流、二代社保卡密码修改及重置等。人社4GAPN网络的开通，为实现人社服务“最后一公里”打好坚实的基础。

2018年

4月25日，印发《云南省人力资源和社会保障厅关于公布城镇职工基本医疗保险个人账户购买商业补充医疗保险产品的通知》，将泰康健康有约终身重大疾病保险、幸福全家保家庭团体意外保障计划、个人中高端医疗保险、平安癌症医疗保险、安心保意外保险5类商业医疗保险产品纳入职工医保个人账户购买范围。

4月26日，成立省本级定点医药协议管理工作领导小组，负责定点医药机构的准入和退出等重大事项的集体研究，参与准入和退出的评估工作，领导小组办公室设医保中心。

7月5日，云南医保基金平衡与支付机制研究结题暨医保控费研讨会在昆明召开。

7月9日，印发《云南省人力资源和社会保障厅办公室关于开展门诊特殊病慢性病异地就医联网结算有关事项的通知》，按照“参保地待遇、就医地结算、就医地监管，全省统一清算”原则，实现全省门诊慢特病异地就医联网直接结算。

7月10日起，省本级城镇职工医疗保险参保人在定点医疗机构发生符合规定的医疗费用，基本医疗保险统筹基金共付最高支付限额由8万元调整到10万元，城镇职工大病补充医疗保险共付最高支付限额由25万元提高到31万元。

7月23日至24日，省医保中心赴永平县杉阳镇兴隆村开展“挂包帮、转走访”活动。

10月14日，省委决定设立中国共产党云南省医疗保障局党组。

10月21日，云南省医疗保障局召开干部职工大会。受省委常委、省委组织部部长李小三委托，李朝文副部长宣读了省委、省委组织部关于云南省医疗保障局领导班子成员的任命决定：黄宏伟任云南省医疗保障局局长、党组书记，高志学任云南省医疗保障局副局长、党组成员，王艳君任云南省医疗保障局副局长、党组成员。

10月22日，中共云南省医疗保障局党组成立云南省医疗保障局筹备工作领导小组。

10月29日，印发《云南省医疗保障局关于转发国家医疗保障局将17种抗癌药纳入国家基本医疗保险、工伤保险和生育保险药品目录乙类范围的通知》，确保抗癌药品在云南落地使用，让参保人尽早得到实惠。

10月30日，云南省医疗保险付费制度培训会在昆明召开。昆明医科大学第一附属医院，玉溪市、丽江市、红河州和楚雄州禄丰县医保部门以及大理州祥云县人民医院分别介绍了DRG支付经验做法。

11月2日，省医疗保障局召开组建以来首次全局干部职工大会，通报筹备组建情况，围绕“组建怎么办，工作怎么干”，对重点工作进行安排部署。

11月14日，印发《云南省医疗保障局关于开展欺诈骗取医疗保障基金专项行动自查工作回头看的通知》，在全省范围内部署开展专项行动回头看工作。

11月22日，省医疗保局党组书记、局长黄宏伟带队赴峨山县开展医保打包付费方式改革调研，并充分肯定玉溪市、峨山县改革经验做法，为全省改革启动奠定了基础。

11月26日，按照省委、省政府统一安排，云南省医疗保障局挂牌成立。省人民政府副省长李玛琳代表省人民政府出席挂牌仪式，为云南省医疗保障局揭牌并致辞。

12月12日，经省人民政府同意，省医疗保障局、省公安厅、省卫生健康委、省药监局召开全省打击欺诈骗取医疗保障基金专项行动“回头看”工作部署视频会，通报全省打击欺诈骗取医保基金专项行动开展情况。

12月13日，中共云南省医疗保障局党组成立云南省医疗保障局7个工作组。

12月17日，中国医保20年改革纪行云南省座谈会在昆明举行，《中国医疗保险》杂志社社长、中国医疗保险研究会副秘书长郝春彭出席会议。

12月28日，印发《云南省医疗保障局转发国家医疗保障局办公室关于当前加强医保协议管理确保基金安全有关工作的通知》，进一步加强医保协议管理，规范定点机构医药服务行为，维护参保人员基本权益，确保医保基金安全。

12月29日，省委省直机关工委批准成立中共云南省医疗保障局临时机关委员会和临时机关纪律检查委员会。

12月29日，中共云南省委办公厅、云南省人民政府办公厅印发《云南省医疗保障局职能配置、内设机构和人员编制规定》、中共云南省委机构编制委员会办公室印发《云南省医疗保障局所属事业单位机构编制方案》。

地方医疗保障工作

昆 明 市

工作综述

昆明市从2001至2010年实施医疗保险制度改革以来，全面建立城镇职工基本医疗保险制度，解决了原公费医疗资源浪费，资源配置效率低下问题，在国有企业改革改制中发挥了重要作用。2011年至2018年，医疗保险向第二个10年迈进，昆明市医疗保险以全民医保为目标，提质增效，不断保障和改善民生，将老人、儿童、失业职工、低收入群体、残疾群众，困难企业职工、外来务工人员，农民工等辖区居民全部纳入医疗保障范围，建立统一的城乡居民、城镇职工基本医疗保险制度，全面加强医保经办能力建设，大力提升医保服务水平，努力打造便民、利民的医保服务体系，在社会经济改革转型中充分发挥医保“压舱石”作用。

机构变革历程

2011年1月19日昆明市医疗保险中心随市级行政搬迁到呈贡新区2号楼4楼（419—440室），在昆明市人力资源和社会保障局设医保处。2011年7月12日，根据《中共昆明市委机构编制办公室关于昆明市医疗保险中心设立新型农村合作医疗保险处的批复》文件，昆明市医疗保险中心内设机构共13个，分别是办公室、统筹管理处、统筹基金审核结算处、个人账户审核结算处、基金管理处、网络系统管理处、市级机关事业单位管理处、离休干部医疗统筹管理处、工伤生育医疗统筹管理处、稽核处、城镇居民医保统筹管理处、城镇居民参保结算处、新型农村合作医疗处；事业编制64名，中层领导职数20名。

2012年，为适应昆明市医疗保险事业发展的需要，进一步做好医疗保险经办服务管理工作，根据《社会保险法》、国家、省人力资源和社会保障部门关于社会保险经办机构设置的相关精神，及《中共昆明市委机构编制办公室关于调整昆明市医疗保险中心机构编制有关事项的批复》，结合昆明市医疗保险事业发展和经办机构工作的实际，对中心原有的职能职责、内设机构、人员配置进行了适当调整：1.将城镇职工统筹管理处、城镇居民统筹管理处、新型农村合作医疗处整合为城镇职工参保管理处、城乡居民参保管理处；统筹基金审核结算处、城镇居民参保结算管理处、个人账户审核结算处整合为城镇职工医疗审核处、城乡居民医疗审核处。2. 增设医疗费用结算处、医疗保险服务机构管理处、大病补充保险管理处。3. 撤销工伤生育医疗统筹管理处。调整后内设机构保留 13 个处室，分别是办公室、城镇职工参保管理处、城乡居民参保管理处、城镇职工医疗费用审核处、城乡居民医疗费用审核处、医疗费用结算处、基金财务管理处、离休干部医疗统筹管理处、大病医疗保险管理处、市级机关事业单位医保管理处、稽核处、医保服务机构管理处、医保信息系统管理处。

2017 年，为使医保经办管理服务更加规范，提升医保经办服务水平，昆明市医疗保险中心更名为昆明市医疗保险管理局，内设处室调整为 12 个，分别是办公室、综合业务处、参保管理处、费用审核处、费用结算处、基金财务管理处、大病管理处、稽核处、信息系统管理处、特殊医疗保障管理处、市直管理处、定点医药机构管理处。全市医保政策——经办体系更加合理，逐步建立了以覆盖全民的职工基本医疗保险、城乡居民基本医疗保险为主体，医疗救助托底，补充医疗保险、商业健康保险等共同发展的多层次医疗保障体系，为防止因病致贫返贫，维护社会公平发挥了重要作用。

城镇职工基本医疗保险

2012 年，为进一步规范参保人参保关系转移接续，昆明市人力资源和社会保障局印发《关于进一步做好流动就业人员基本医疗保险关系转移接续有关问题的通知》（昆人社通〔2012〕72 号），明确了“流动就业人员在省外参加基本医疗保险的参保年限视同昆明市基本医疗保险的参保年限，参加城镇居民医疗保险或新农合的年限，每参保（合）3 年折算成 1 年城镇职工基本医疗保险缴费年限（1 年折算成 4 个月）”。通过规范不同参保类别之间的转移问题，打破了不同险种之间的壁垒，为参保人根据自身实际情况选择参保险种提供了政策依据，切实维护了参保人的利益。

2012 年，昆明市人力资源和社会保障局印发《关于提高城镇职工基本医疗保险 70 岁以上老年人医疗保险待遇的通知》（昆人社通〔2012〕279 号）文件，规定对昆明市 70 周岁以上（含 70 周岁）老年人的城镇职工基本医疗保险待遇进行调整，门诊慢性病起付标准按现行政策降低 50%；住院或按住院进行结算的医疗费用，取消乙类药品、特殊检查和特殊诊疗项目的个人先自付比例；符合基本医疗保险基金支付范围的住院费用报销比例达到 80%，达不到的，由医疗保险统筹基金补足差额部分，超出统筹基金最高支付限额以上部分，统筹基金不予支付。进一步提高老年人医疗保险待遇，减轻老年人医疗费用负担。

2014 年，针对国有企业在改制、破产清算等历史遗留问题，为减轻改制、破产国有企业资金负担，确实维护广大退休职工的合法权益，昆明市人力资源和社会保障局做出了《关于云南中科生物产业股份有限公司等企业退休人员医疗保险问题的批复》（昆人社复〔2014〕60 号）文件，明确“参加昆明市城镇职工基本医疗保险的各类企业关闭、破产时，按上年度昆明地区职工平均工资为基数，一次性清缴退休人员 5 年医疗保险费。”并且明确今后凡遇此类问题都比照执行。此项政策的出台，将以往需要一次性清算 10 年医疗保险费的条件降为 5 年，一方面最大程度减轻了企业的经济负担，另一方面也解决了国有企业破产后数十万退休职工的重特病补充保险费用问题，切实维护了企业职工的合法权益。

2015年，围绕新医改的目标要求，全市上下严格执行国家、省、市关于降低起付标准、提高最高支付限额、提高基本医疗保险住院费用支付比例等提高医保待遇的政策规定，深入开展城镇居民门诊统筹和城镇居民大病补充医疗保险工作，昆明市人民政府办公厅印发《关于调整医疗保险待遇有关事项的通知》(昆政办〔2015〕10号)，将城镇职工基本医疗保险住院起付线调整为：一级及以下医疗机构200元，二级医疗机构为500元，三级医疗机构1200元。参加昆明市城镇职工医疗保险70周岁以上（含70周岁）的人员“起付标准”减半。进一步减轻了参保群众住院就医的医疗负担，同时积极引导参保群众分级诊疗。截至2018年12月，城镇职工、城乡居民政策范围内住院费用平均报销比例分别为80.88%、67.63%。城乡居民医疗保障水平普遍提高，不同制度、人群之间的待遇差逐渐缩小，群众看病难、看病贵的问题明显好转，群众的医药费用负担明显减轻。

2015年，昆明市人力和社会保障局印发《关于昆明市基本医疗保险关系转移接续有关事项的通知》(昆人社通〔2015〕75号)，明确了城乡居民转职工“灵活就业”人员身份参保，在“待遇等待期”内仍可享受当年城乡居民医疗保险待遇。职工医保转城乡居民医保全年均可接续办理并享受相应居民待遇。职工和居民互转时一个自然年度内支付限额不得超过城镇职工医保的最高支付限额。

2015年，昆明市人民政府办公厅印发了《关于调整昆明市城镇职工医疗保险缴费有关事项的通知》(昆政办〔2015〕93号）文件规定：用人单位缴纳城镇职工基本医疗保险费的费率由原来的10%降低为9%。在职职工以本人上年度月平均工资为基数，按2%的比例缴纳基本医疗保险费，职工个人上年度月平均工资高于上年度全省在岗职工平均工资300%以上的，以上年度全省在岗职工平均工资300%作为缴费基数，低于60%的，以60%作为缴费基数。用人单位以本单位所有在职职工个人缴费基数的合计数作为单位缴费基数。个人参加城镇职工基本医疗保险的参保人，以上年度云南省在岗职工平均工资为基数，缴费费率分别由原来的10%或6%（单建统筹）降低为9%或5%（单建统筹)，进一步减轻了企业和个人的缴费负担。用人单位缴纳城镇职工重特病医疗统筹费的缴费基数由“上年度昆明地区社会平均工资”统一调整为“上年度云南省在岗职工平均工资”。

2016年，昆明市人力资源和社会保障局、昆明市财政局印发了《关于调整昆明市城镇职工医疗保险缴费基数执行时间的通知》(昆人社通〔2016〕141号)，确立了医保缴费年度补差机制。规定自2016年起，昆明市城镇职工医疗保险缴费基数核定工作中，执行“上年度云南省在岗职工平均工资”的时间调整为自每年的1月份起执行。即：缴费基数执行时间由现行的当年7月份至次年6月份调整为当年1月份至当年12月份。自谋职业、灵活就业人员，统一按新老缴费基数差额的5%对基本医疗保险费进行补充核定和补缴、补退，个人账户均不进行补缴或补退的划账；重特病统筹费按规定进行补充核定和补缴、补退。进一步规范昆明市城镇职工医疗保险缴费基数执行时间。

2017年，昆明市医疗保险管理局印发《关于城镇职工医疗保险补缴有关事项的通知》(昆医保通〔2017〕91号）文件，主要是针对在参保过程中，由于参保单位、参保人因工作变更等各种原因出现参保中断、漏缴以及在退休时参保年限未达到最低时限要求等情况时，参保单位、参保人补缴接续医疗保险的相关措施。文件明确了补缴城镇职工医疗保险费的起始时间“最早不超过昆明市城镇职工基本医疗保险启动时间2001年4月”及补缴基数“最低不能低于补缴时执行的最低缴费基数”。工资收入不明确的，以补缴时执行的“上年度”在岗职工平均工资”执行。

城镇职工重特病医疗费用补助

为减轻参保人的大病医疗费用负担，解决参保人员因病致贫、因病返贫问题，发挥基本医疗保险与大病补充医疗保险的协同互补作用。2001年，昆明市在实施城镇职工基本医疗保险制度的同时建立了城镇职工大病补充医疗保险。

2013年，昆明市人力资源和社会保障局昆明市财政局印发了《关于提高昆明市城镇职工重特病医疗统筹最高支付限额有关事项的通知》（昆人社通〔2013〕152号）文件规定，昆明市城镇职工重特病医疗统筹最高支付限额由原来的15万元提高到20万元。

2014年，昆明市医保中心招标确定了大病保险承办机构，平安养老保险股份有限公司云南分公司、中国人民财产保险股份有限公司云南省分公司、中国太平洋人寿保险股份有限公司云南分公司、中国大地财产保险股份有限公司云南分公司4家保险公司为中标单位，分别按28%、26%、24%、22%的份额承保2014年昆明市大病保险项目。并与4家中标单位签订了2014年度大病保险合同书。4家保险公司组成昆明市大病保险服务中心，成立了“大病保险服务中心办公室”和“联合审核工作组”。采取政府统一招投标的方式，将城镇职工大病补充医疗保险交由商业保险公司负责具体运作，是切实转变政府职能，创新公共管理模式的有益尝试，通过这种委托经办的模式，有效地弥补了医保经办机构经办能力和投入的不足，极大地提升了管理服务水平。

2014年，昆明市医保中心印发《昆明市大病补充医疗保险业务经办管理暂行办法》（昆医保通〔2014〕38号）、《昆明市城镇职工、城乡居民大病补充医疗保险承办管理服务考评办法（试行）》（昆医保通〔2014〕18号），从承办职责、经办流程、业务管理、资金管理、考核与监督等全方位进行了梳理和规范。通过建立完善的工作流程，一方面树立了工作人员良好的责任意识、质量意识和程序意识，纠正了部分工作人员重结果轻过程的观念和工作的随意性。另一方面通过明确各环节的职责和权限，建立了有效的协同机制，加强了承保保险公司之间的沟通与协调，发挥了整体效能，确保了每个业务环节的规范性和连续性。实现了对整个大病保险承办工作科学合理的分配、管理和控制，全面提高工作效率和工作质量。保证了大病保险承保业务正常开展，提升工作质量和服务质量，保障了参保人大病保险待遇的重要基础。

城乡居民基本医疗保险

为解决城镇居民与新农合制度分设、管理分离、资源分散造成的一系列弊端问题，昆明市在全省率先探索统筹城乡的医疗保险制度，将原新型农村合作医疗与城镇居民基本医疗保险进行了整合。

2012 年，昆明市人民政府印发了《昆明市城乡居民基本医疗保险实施办法》（昆政发〔2012〕65 号），建立了全市统一的城乡居民基本医疗保险制度，并于 2013 年 1 月 1 日起正式实施。根据该《办法》，凡是未纳入昆明市城镇职工医疗保险参保范围的农村居民和城镇居民均可参加城乡居民医疗保险，按统一的缴费标准参保并享受同等的医疗保险待遇，农村居民和城镇居民“同城同保、同城同待”。昆明市认真贯彻落实整合城乡居民基本医疗保险的有关文件精神，以实现全民参保为目标，以参保扩面和基金筹集为重点，不断完善政策措施，创新工作机制，强化目标管理，加强宣传引导，努力提升经办能力和服务水平，参保扩面工作迈上新台阶，全市城乡居民基本医疗保险参保人数从 2010 年 118.4 万人增长到 2018 年底 392.58 万人，8 年时间增长了 2.32 倍。

2012 年，昆明市人力资源和社会保障局印发了《关于印发昆明市城乡居民基本医疗保险病种结算办法（试行）的通知》（昆人社通〔2012〕282 号）文件，规定了70 个病种结算标准为该病种患者在病种定点医疗机构从入院到按规范化治疗达到临床疗效标准出院全过程发生的检查、治疗、麻醉、手术、床位、护理、药品和医用材料等全部医疗费用总额。除明确规定的除外内容外病种定点医疗机构不得再收取任何费用。按照“结余归己、超支自付”的原则，参保人实际发生的医疗费用低于病种结算标准的，节余部分归病种定点医疗机构，超出病种结算标准的由病种定点医疗机构自行承担。进一步完善了城乡居民医疗保险政策体系，控制医疗费用不合理增长，减轻城乡居民医疗费负担，激励医疗机构提高医疗服务质量。

2013 年，昆明市财政局昆明市人力资源和社会保障局印发《关于印发昆明市城乡居民基本医疗保险基金财务制度（试行）的通知》（昆财社〔2013〕77 号）文件，城乡居民基本医疗保险基金，是指通过参加城乡居民基本医疗保险的城乡居民个人缴费、医疗救助资助、政府资助等多方筹集，专项用于支付城乡居民基本医疗保险待遇的基金，包括统筹基金和风险金。城乡居民基本医疗保险风险金按照不低于城乡居民基本医疗保险统筹基金年收入 1%的标准，由市级财政安排，逐年建立。城乡居民基本医疗保险风险金纳入财政专户管理。当风险金规模达到当年基金收入总额的 10% 后不再安排，风险金按规定程序报批动用后应及时补充，以保持应有的规模。

2013 年，昆明市财政局昆明市人力资源和社会保障局印发《关于做好我市 2013 年城乡居民基本医疗保险筹资工作的通知》（昆财社〔2013〕76 号）规定，2013 年我市城乡居民基本医疗保险年人均筹资标准为 342 元，其中：各级财政补助 292 元，个人参保缴费 50 元。

2014 年，昆明市人力资源和社会保障局印发了《关于昆明市城乡居民基本医疗保险参保缴费有关事项的通知》（昆人社通〔2014〕260 号）文件，规定非昆明市户籍人员参加城乡居民基本医疗保险需提交身份证或户口簿、《昆明市居住证》等材料，进一步解决了非昆户籍人员参加城乡居民医疗保险的问题；参加城乡居民基本医疗保险按自然年度缴费，每年 7 月 1 日至 12 月 25 日为下一年度城乡居民基本医疗保险参保缴费办理期。2014 年昆明市财政局昆明市人力资源和社会保障局印发文件规定2014年城乡居民基本医疗保险个人缴费金额为70元。

2015年，昆明市人力资源和社会保障局印发了《关于认真做好2016年城乡居民基本医疗保险参保缴费工作的通知》（昆人社通〔2015〕122号）文件，2016年个人缴纳昆明市城乡居民基本医疗保险费标准为每人每年120元。

2016年，昆明市人力资源和社会保障局等5部门印发《关于城乡居民基本医疗保险2016年财政补助及2017年参保缴费有关事项的通知》（昆人社通〔2016〕191号）文件，2016年昆明市城乡居民基本医疗保险市、县两级财政补助由每人每年68元提高到每人每年80元。2017年个人缴纳昆明市城乡居民基本医疗保险费标准为每人每年150元。

2017年，昆明市人力资源和社会保障局等5部门印发《关于城乡居民基本医疗保险2017年财政补助及2018年参保缴费有关事项的通知》（昆人社通〔2017〕216号）文件规定，2018年昆明市城乡居民基本医疗保险个人缴费标准由每人每年150元提高到180元。

2018年，昆明市人力资源和社会保障局等六部门印发《关于做好2018年城乡居民基本医疗保险财政补助汇算及2019年参保缴费工作的通知》（昆人社通〔2018〕170号）文件规定，2018年各级财政对昆明市城乡居民基本医疗保险的补助标准为533元，2019年昆明市城乡居民基本医疗保险缴费标准为每人每年220元。

截至2018年12月31日，基金收入285613.65万元，基金支出281612.83万元，基金当期结余4000.83万元，累计结余92561.78万元，累计结余可支付月数为3.9个月。

城乡居民大病保险

2013年，根据国家六部委和省政府关于开展城乡居民大病补充医疗保险指导意见的文件精神，昆明市被列为云南省开展城乡居民大病补充医疗保险试点城市之一。昆明市人民政府制定下发了《昆明市城乡居民大病补充医疗保险实施办法》（昆政发〔2013〕11号），并于2013年1月1日起正式实施，在把城镇居民医保和新农合整合为城乡居民医保制度的同时，率先在全省开展城乡居民大病补充医疗保险试点，并建立起昆明市城乡居民大病保险实行市级统筹制度，进一步提升医保保障待遇水平，在参保人发生大额医疗费用的情况下，在基本医疗保险保障的基础上，对城乡居民参保人个人负担部分再次给予报销，进一步减轻参保人医疗费用负担。2013—2014年大病保险基金按人均20元的标准从城乡居民基本医疗保险基金结余中筹集。

2015年，根据昆明市人力资源和社会保障局昆明市财政局印发《关于城乡居民基本医疗保险2015年财政补助及2016年个人缴费有关事项的通知》（昆人社通〔2015〕109号）规定：2015年昆明市城乡居民大病补充医疗保险费按每人每年25元筹集，其中从城乡居民基本医疗保险结余基金中按每人每年20元筹集，另外每人每年5元从城乡居民大病补充医疗保险历年累计结余中筹集，个人不缴费。按照收支平衡、保本微利的原则，以及建立动态调整机制、保证大病保险工作稳定健康持续发展的要求，昆明市从大病保险基金中提取1%的“结余和风险调剂金”后，剩余部分作为城乡居民大病保险保费全部向保险公司投保。保险公司承办大病补充医疗保险的结余率（包含成本和利润）控制在4%以内。结余超过4%的部分，其中的20%作为中标供应商的绩效奖励，80%划归基金结余；结余低于-4%的部分，城乡居民大病保险“结余和风险调剂金”承担20%，大病保险承办机构承担80%。

2015年，昆明市人民政府办公厅印发《关于调整医疗保险待遇有关事项的通知》(昆政办〔2015〕10号）通知要求，自2015年2月1日起，昆明市城乡居民大病补充医疗保险的待遇调整为：昆明市城乡居民医疗保险参保人，一个自然年度内政策范围内自付医疗费累计超过2万以上3万元以下（含3万元）部分支付50%，3万元以上4万元（含4万元）以下部分支付60%，4万元以上5万元以下（含5万元）部分支付70%，5万元以上15万元（含15万元）以下部分支付80%，最高支付限额为9.8万元。

2018年，昆明市人力资源和社会保障局上报《关于审定城乡居民基本医疗保险2018年财政补助、大病保险筹资及2019年个人缴费标准的请示》并经昆明市人民政府同意，将2018年城乡居民大病补充医疗保险费筹资标准在原人均每年30元的基础上人均提高20元，即：提高到每人每年50元。

生育保险

职工生育保险　2011年，昆明市人民政府印发《关于印发昆明市贯彻云南省职工生育保险文件实施办法的通知》(昆政发〔2011〕93号）规定，用人单位以本单位上年度职工工资总额作为缴费基数，按0.9%的费率缴纳生育保险费。职工个人不缴纳生育保险费。女职工生育时或男职工在其配偶生育时生育保险连续缴费满6个月以上，且符合国家和省人口与计划生育法律、法规、规章规定生育或者实施计划生育手术的可以享受生育保险待遇。职工生育给予1000元生育营养补助。多胞胎的，每多生一胎增加1000元。国家机关和参照公务员管理的事业单位，原来已参加机关事业单位工伤生育医疗费用统筹的，原参加统筹期间缴费，视同生育保险缴费。国家机关、参照公务员管理的事业单位和全额拨款的事业单位在职、在编人员的生育津贴，由生育保险经办机构从生育保险基金支付中办理代扣，缴回市财政。进一步加快了昆明市生育保险制度改革步伐，完善了我市生育保险制度建设，改善妇女就业环境，保障妇女生育期间的基本生活和医疗需求，促进用人单位参加生育保险。统一机关事业单位和企业保障水平，扩大生育保险覆盖面，保障每个职工充分享受到生育保险的待遇。

2015年，昆明市人民政府印发《关于调整生育保险待遇及有关事项的通知》(昆政发〔2015〕37号)，进一步完善我市生育保险实施办法，规范生育保险经办程序，缓解生育保险基金压力，对市级实施办法中生育保险待遇标准及有关事项进行适当调整。文件规定：生育保险待遇标准调为顺产：2500元；难产3000元；剖宫产：4000元；产前检查费：500元；生育营养补助：500元（多胞胎的，每多一胎增加500元)。参保职工被确诊为不孕不育症，在具备卫生部批准辅助生殖技术资质的医疗机构施行人工授精或试管婴儿技术的，每次施行手术产生的医疗费给予3000元的补助，在生育保险基金中列支，但累计补助不超过3次。符合国家计划生育政策生育第二胎且生育第一胎时已享受了生育保险待遇的，其生育第一胎时至生育第二胎之间须连续缴纳生育保险费，生育第二胎时方可再次享受生育保险待遇；生育第三胎的，以此类推。上述人员社会保险关系转移变动的，转移变动前后的生育保险须连续参保。通过政策调整，进一步完善我市生育保险实施办法，规范生育保险经办程序，缓解生育保险基金压力。

2017 年，昆明市人民政府印发《关于印发昆明市生育保险和职工基本医疗保险合并实施试行办法的通知》(昆政发〔2017〕34 号)文件。规定用人单位按 9.9% 的费率缴纳城镇职工基本医疗保险费，单位职工个人不缴纳生育保险费，仍按 2% 的费率缴纳城镇职工基本医疗保险费。以个人身份参加城镇职工基本医疗保险的仍按原缴费费率缴纳医疗保险费，不缴纳生育保险费。生育保险待遇包括生育医疗费用和生育津贴。参保人连续缴纳昆明地区城镇职工基本医疗保险费 12 个月以上符合法律、法规规定生育或施行计划生育手术的，用人单位在职职工享受生育医疗费用和生育津贴待遇；以个人身份参保的只享受生育医疗费用待遇，不享受生育津贴待遇。生育津贴以职工所在用人单位上年度职工医疗保险月平均缴费基数为基数，按照女职工生育享受产假和职工享受计划生育手术休假的天数计发，由用人单位统一领取。计算公式为：实际计发数 = 月平均缴费基数（元） ÷30（天） ×假期天数。

2018 年，昆明市人力资源和社会保障局印发《关于转发云南省医疗保障局关于职工生育保险关系转移接续有关问题的通知》(昆人社通〔2018〕175 号) 明确了“参保人中断缴纳昆明市城镇职工基本医疗保险 3 个月以下的，按续保时的基数和费率补缴医疗保险费，其缴费年限连续计算。中断缴费期间发生的符合政策规定的生育和医疗费用由医疗保险统筹基金按规定支付；中断缴费超过 3 个月补缴的，其生育保险费缴费年限重新计算，基本医疗保险缴费年限连续计算。中断期间发生的生育和医疗费用，医疗保险统筹基金不予支付”。

两险合并实施后，参加昆明市城镇职工基本医疗保险的在职职工同步参加生育保险，参加生育保险的人数由原来的 86.88 万人，增加到 103.49 万人（用人单位在职职工参保人数），增加了 16.61 万人，增长了 19.12%；职工医保参保人数也由合并前 147.37 万人增加到 159.6 万人，增加了 12.23 万人，增幅达到 8.3%，两险合并实施扩大了保险覆盖面，提高了征缴率，更好地维护了职工的基本权益。两险合并实施后，医疗保险经办机构对参保单位实行统一参保登记和基金征缴，统一经办管理，降低了管理成本。另外，生育医疗费由医疗保险经办机构统一经办，合并前参保人如果有因生育引起合并症和并发症的，除了需要到生育保险经办机构报销外，还要到医保经办机构报销合并症和并发症的医疗费用，两险合并后在医保经办机构即可统一办理，提高了服务水平。两险合并实施后，生育保险基金并入城镇职工基本医疗保险基金，缴费费率为职工医保和生育保险的缴费费率之和，通过两项保险基金的融合，参保覆盖面不断扩大，在大数法则影响下，基金风险被进一步分散，增加了基金的共济能力。

2016 年昆明市生育保险基金收入约为 3.87 亿元，两险合并实施后，2017 年生育保险收入约为 5.4 亿元，增加 1.53 亿元，增长约 40%；另外，职工医保参保人数也增加 12.23 万人，职工医保基金增加约 4 亿元，基金的共济能力明显增强。

居民生育保险 2016年，昆明市人力资源和社会保障局印发《关于进一步加强城乡居民基本医疗保险生育医疗费报销有关情况的通知》(昆人社通〔2016〕299号）文件，规定昆明市城乡居民医疗保险参保人妊娠，到已开通城乡居民生育住院服务项目的昆明市定点医疗机构住院分娩的，定点医疗机构应给予刷卡并按规定报销其生育医疗费，进一步加强了城乡居民基本医疗保险生育医疗费报销。

2017年，昆明市人力资源和社会保障局印发《关于城乡居民基本医疗保险生育医疗待遇有关事项的通知》(昆人社通〔2017〕182号）文件，自2017年8月1日起，昆明市城乡居民基本医疗保险参保人在定点医疗机构住院分娩出院，发生的顺产定额包干医疗费用支付标准调整为：一级联网结算医疗机构1500元、二级联网结算医疗机构1500元、三级联网结算医疗机构2000元；剖宫产定额包干医疗费用支付标准调整为：一级联网结算医疗机构1800元、二级联网结算医疗机构2400元、三级联网结算医疗机构3000元；多胎生育的在以上基础上每胎增加500元。

医保扶贫

2017年，昆明市医保中心印发《关于核实困难群体未参保人员名单的紧急通知》(昆医保通〔2017〕18号）文件，要求各县（市）区与当地民政、扶贫等相关部门进行对接，及时对困难人员参保情况逐一比对核实，对漏保的困难人员及时进行补参补办，组成专项督查组，对各县区建档立卡人员参保情况进行了专项督查和实地检查，通过数据对比和系统核实，各县区建档立卡贫困人口100%参加了城乡居民基本医疗保险。

2017年，昆明市人力资源和社会保障局昆明市财政局昆明市卫生和计划生育委员会昆明市扶贫办印发《关于认真做好昆明市建档立卡贫困人员医疗保险工作有关事项的通知》（昆人社通〔2017〕68号）文件，规定建档立卡贫困人员在每年城乡居民缴费期内，由各县（市）区扶贫部门将建档立卡贫困人员名单统一报医保经办机构办理参保手续。建档立卡贫困人员住院实行先诊疗后付费，就医不交纳押金，出院后按政策报销医疗费用。建档立卡贫困人员住院医疗费报销比例在原来政策的基础上提高5个百分点。建档立卡贫困人员个人自付医疗费一个自然年度内超过1万元以上（含1万元）2万元以内的，由大病医疗保险基金报销50%；个人自付超过2万元（含2万元）以上的，按原政策执行。

2017年，昆明市人民政府办公厅印发《关于印发昆明市贯彻落实云南省健康扶贫30条措施实施方案的通知》(昆政办〔2017〕144号）文件，规定建档立卡贫困人口100%参加城乡居民基本医疗保险和大病保险。建档立卡贫困人口参加城乡居民基本医疗保险，个人缴费部分由财政全额补助。对已脱贫建档立卡贫困人口的医保个人缴费部分，省级财政承担40%，市县两级财政承担60%；对未脱贫建档立卡贫困人口的医保个人缴费部分，省级财政承担60%，市县两级财政承担40%。建档立卡贫困人口28种疾病门诊政策范围内报销比例不低于85%；建档立卡贫困人口符合转诊转院规范的住院治疗费用实际补偿比例达到90%；9类15种大病集中救治覆盖所有建档立卡贫困人口；医疗救助覆盖所有建档立卡贫困人口；降低大病报销起付线并提高支付限额，建档立卡贫困人员大病报销起付线由原来的2万元降低为1万元，降低50%，大病保险最高支付限额由原来的9.8万元提高到18.3万元。建档立卡贫困人口在自然年度内个人自付医疗费超过1万元以上（含1万元）3万元以内的报销50%，3万元以上（含3万元）4万元以内的报销60%，4万元以上（含4万元）5万元以内的报销70%，5万元以上（含5万元）25万元以下的报销80%。取消建档立卡贫困人口医疗救助起付线，年度累计救助封顶线不低于10万元。建档立卡贫困人口符合转诊转院规范住院发生的医疗费用，政策范围内经基本医保、大病保险报销后达不到90%的，通过医疗救助报销到90%，县级政府可通过整合医疗救助和兜底保障实现。省财政按照建档立卡贫困人口年人均10元的标准给予补助。建进一步建立完善城乡居民基本医疗保险、大病保险、医疗救助、医疗费用兜底保障机制“四重保障”措施。

2017年，昆明市人力资源和社会保障局印发《关于贯彻落实云南省健康扶贫30条措施有关事项的通知》（昆人社通〔2017〕269号）通知要求，提高城乡居民大病补充医疗保险待遇。一个自然年度内，建档立卡贫困人口城乡居民基本医疗保险符合政策范围内个人自付医疗费超过1万元以上5万元以下（含5万元）的部分城乡居民大病补充医疗保险基金报销70%，超过5万元以上25万元以下（含25万元）的部分报销80%。大病补充医疗保险起付线降低50%，最高支付限额由原来9.8万元提高18.8万元。

2018年，昆明市卫生和计划生育委员会印发《关于进一步加强建档立卡贫困人口医疗保障工作的补充通知》（昆卫〔2018〕28号）文件，规定进一步加大财政投入力度，提高医疗救助和兜底保障水平。市级财政对东川、寻甸、禄劝三个贫困县，按照建档立卡贫困人数，在每人每年已补助30元的基础上，每人每年再增加30元补助，大幅减轻贫困人口就医负担，使因病致贫、因病返贫情况得到有效解决。在原有“基本医保、大病保险、医疗救助、兜底保障”四重保障的基础上，借鉴外地经验，积极建立医药爱心扶贫资金、卫生扶贫救助资金、重大疾病慈善救助资金等，鼓励探索商业医疗保险、疾病应急救助、慈善救助等模式，对建档立卡贫困人口实施医疗救助。

截至2018年底，全额补助参保的特殊困难人群529197人，全额资助建档立卡贫困人口参保311859人。2018年1月1日至12月30日，建档立卡贫困人口门诊待遇（含普通门诊、门诊两特病、急诊抢救、院前急诊抢救、慢粒、家庭医生）享受41.45万人次，医疗费用总额4030.01万元，基本统筹基金支付2806.85万元；住院待遇享受8.82万人次，医疗费用总额41200.65万元，基本统筹基金支付30077.58万元，大病赔付1594.45万元，政策范围内平均报销比例达到78.31%。

经办服务

昆明市医疗保险管理局为民服务窗口经办市属500余家参保单位，近13万城镇职工医疗保险、生育保险经办服务工作。医疗保险为民服务窗口设置4个窗口。在服务大厅配备了三台自助服务一体机，方便参保人自助查询个人账户等信息。增加电脑和打印设备，解决参保人查询信息及打印资料等需求。

2011年，根据《昆明市医疗保险中心关

于昆明市城镇职工医疗保险个人参保直办窗口增加征缴模式及规范医疗保险费退费流程的通知》(昆医保通〔2011〕32号)文件调整个人参保直办窗口征缴模式及规范医疗保险费退费流程。自2011年7月核定8月医疗保险费起，在原按季度核定的基础上增加按月核定功能，实现按月按季转换，并规范医疗保险费的清退办法及退费流程。

2011年底，全市有定点医药机构1381家(定点医疗机构459家，定点零售药店922家)。截至2018年12月底，全市有3463家定点医药机构(定点医疗机构980家，定点零售药店2483家)，均与各级医保经办机构签订医疗保险服务协议。8年间全市定点医药机构增加2082家，其中定点医疗机构增加521家，定点零售药店增加1561家。

2014年，经昆明市人力资源和社会保障局党组研究同意，昆明市医保中心与各相关单位和软件开发商协调配合，共同开发建设了大病保险专项信息系统，目前系统的开发和测试工作已全部完成，实现了大病保险信息系统从无到有、从离线交互到网络交互、从手工操作到系统管理的突破，为通过信息系统开展数据交互和共享、业务延伸和扩展等全方位的合作，提升大病保险管理服务能力、水平和参保群众满意度奠定了坚实的基础。

异地就医联网结算逐步扩大范围。自2014年1月1日起，根据《云南省泛珠三角区域医疗保险异地就医服务管理办法》(云南省人力资源和社会保障厅2013年第2号公告)，实现了与泛珠三角区域的广西、海南、广州三个地区点对点系统互联互通，住院费用直接结算。

2016年印发了《昆明市基本医疗保险异地就医服务管理实施办法》。截至2015年12月，云南省医保已实现了与西南地区的重庆、贵州，泛珠区域的广西、海南、广州异地就医即时结算。

2017年，按照党中央、国务院要求，由人社部牵头，在全国范围内推进基本医疗保险跨省异地就医住院费用直接结算工作，同年4月，在云南省医疗保险基金管理中心的安排部署下，昆明市正式接入国家异地就医直接结算平台，实现了全国范围内异地就医住院费用的直接结算。经过8个月的过渡，自2018年起，云南省与泛珠三角区域不再单独进行点对点的结算，统一通过国家异地就医直接结算平台进行跨省异地就医住院费用直接结算。

2018年，按照国家和省级的部署要求，昆明市主动抓好落实，积极推进异地就医直接结算工作，不断扩大参保人异地就医直接结算范围。一是跨省异地就医直接结算定点医疗机构服务范围不断扩大，提供跨省异地就医直接结算的定点医疗机构从15家扩大到74家，新增59家，确保了昆明市辖区内每个县(市)至少有1家乡镇卫生院接入国家跨省异地就医直接结算平台。二是省内异地就医直接结算医疗类别不断增加，实现了昆明市城镇职工和城乡居民参保人省内特殊慢性病和特殊疾病医疗费用直接结算。昆明市异地就医直接结算服务工作进一步完善，参保人员异地就医更加方便快捷。

医保改革

医保支付方式改革 2011年，昆明市不断探索医疗保险付费制度改革，经历了“按项目付费”“总量控制、平均付费”“总量控制、协议付费”“总量控制、考核付费”“人头付费”“病种付费”“总额控制付费”和DRG付费等改革发展历程。2011 年三季度至 2014 年 12 月，昆明市城镇职工医保住院费用采用“总量控制、质信双评、考核付费”与“单病种付费考核”相结合。

2013 年，昆明市人力资源和社会保障局等三部门联合印发《昆明市城乡居民基本医疗保险普通门诊医疗费结算办法（试行）》（昆人社通〔2012〕299 号），对城乡居民普通门诊医疗费用按实行按人头包干结算。规定：城乡居民基本医疗保险参保人在普通门诊定点医疗机构发生的门诊医疗费，统筹基金支付 50%，个人承担 50%。在一个自然年度内，每一个参保人普通门诊医疗费统筹基金最高支付限额为 400 元。医疗保险经办机构与定点基层卫生机构实行按人头包干结算普通门诊医疗费。城乡居民基本医疗保险按标准支付的一般诊疗费纳入按人头包干结算标准结算。普通门诊医疗费包干结算标准为每人每年 30 元。普通门诊医疗费结算实行年初预付、年底结算。医疗保险经办机构根据其协议基层医疗卫生机构普通门诊医疗费定点的人数及包干结算标准，上半年预付 80% 的普通门诊医疗费，年底按照本办法规定进行结算。

2014 年，昆明市人力资源和社会保障局印发《昆明市基本医疗保险付费总额控制实施办法（试行）》（昆人社通〔2013〕283 号）文件，明确 32 家定点医疗机构开展了城镇职工、城乡居民医疗保险总额付费试点工作。2016 年试点范围从市本级扩大至县（市）区，全市二级及以上 108 家定点医疗机构纳入试点。2017 年进一步扩大试点范围，将非病种住院人次在 200 人次（含）以上、实际上传统筹费用在 100 万元（含）以上的一级医疗机构纳入试点范围，全市实施总额付费的定点医疗机构扩大至 122 家。

2015 年，昆明市人社局等四部门制定出台了《昆明市医疗保险病种结算办法》（昆人社通〔2015〕213 号），从 2016 年 1 月 1 日起，按单病种结算的病种范围扩大到 109 个，且首次统一了城镇职工和城乡居民两个险种的病种以及同病种结算标准。

2016 年，昆明市人社局等三部门联合印发《昆明市基本医疗保险住院费用“总量控制、月预季结、考核付费”结算办法（试行）》（昆人社通〔2016〕117 号），对未纳入总额预付控制结算范围的定点医疗机构发生的除病种付费和生育医疗费以外的城镇职工和城乡居民住院医疗费用进行考核付费。

2017 年 3 月 28 日，昆明市人民政府办公厅印发《昆明市医疗保险 DRGs 付费制度改革工作试点实施方案》，2018 年 3 月 8 日，昆明市印发《昆明市人民政府办公厅关于印发昆明市医疗保险按疾病诊断相关组（DRGs）结算办法（试行）的通知》（昆政办〔2018〕28 号），自 2018 年 1 月 1 日起，昆明市开展 DRG 付费制度改革工作。按照“试点先行、逐步推广”的原则，2018 年，在云南省第一人民医院、昆明延安医院、呈贡区人民医院、宜良县人民医院和石林县人民医院 5 家医院先行开展实际付费。

2018 年，在已开展理论研究探索 DRGs 支付方式三年余的基础上，昆明市人民政府办公厅出台了《关于印发昆明市基本医疗保险按疾病诊断相关组（DRGs）结算办法（试行）的通知》（昆政办〔2018〕28 号），昆明市按照“试点先行、逐步推广”的原则，使用 CR－DRG 共 786 个 DRG 组在 2 家三级、3 家二级共 5 家公立医院先行开展实际付费试点。昆明市已初步建立以总额预算管理为基础，以总额控制为核心，实行总额付费、DRG付费、病种付费、考核付费、人头付费等多种付费方式有机结合的复合型支付方式。昆明市开展付费制度改革工作以来，各种付费办法运行平稳，总体医疗费用增长幅度有所放缓，医疗保险基金得到合理利用，支付制度改革取得了一定的成效。

特殊人员医疗保障

2013年，昆明市人力资源和社会保障局等4部门印发《关于安置在昆明市军队师职退休干部参照省直医疗照顾人员待遇标准执行有关事项的通知》(昆人社通〔2013〕98号）文件规定，昆明市医疗照顾人员参照省直单位医疗照顾人员待遇自退休次年起，享受专项医疗补助待遇，不再参加昆明市公务员医疗补助。在按个人退休金或养老金的4.5%划入基本医疗保险个人账户的基础上再划入2%对本人个人账户进行补助。符合城镇职工基本医疗保险报销范围，并在城镇职工基本医疗保险和大病补充医疗保险最高支付限额以内的医疗费用（不含全自费用药、特殊材料和人工器官的个人先自负部分)，个人负担8%；超过大病补充医疗保险最高支付限额以上的医疗费用（不含全自费用药），个人负担2.5%；一个自然年度内，个人年总住院医疗费个人负担（含全自费用药、特殊材料和人工器官的个人先自负部分）超过5000元的部分，给予再补助70%；安置在昆明市的军队师职退休干部所需资金由省、市级财政统筹安排解决。其他机关及全额拨款事业单位的人员所需资金，按照现行财政管理体制，由同级财政安排解决。企业及差额拨款（含自收自支）事业单位的人员，所需资金由单位缴纳。2013年昆明市医疗照顾退休人员专项医疗补助资金，按人均15000元的标准预缴，待年底结算时资金如有缺口，再作调整或补缴，以后每年按上年度人均实际发生数预缴纳，年底进行结算。

2014年，昆明市医保中心印发《关于提高我市建国初期参加革命工作的部分退休干部医疗保险个人账户补贴的通知》(昆医保通〔2014〕53号)，“从2014年起，凡符合中组发〔2002〕13号文件和我省“8·13”意见规定享受生活补贴的建国初期参加革命工作的部分退休干部参加我市城镇职工基本医疗保险的，在原医疗补助的基础上，每人每年再补助医疗保险个人账户2000元。”

2015年，昆明市人力资源和社会保障局上报《关于调整2016年度昆明市退休医疗照顾人员专项医疗补助筹资标准的请示》(昆人社请〔2015〕141号）并经昆明市人民政府同意，将2016年昆明市退休医疗照顾人员专项医疗补助的筹资标准由原来的1.5万元/人·年提高到1.7万元/人·年。

2017年，昆明市人力资源和社会保障局等4部门《关于调整2018年昆明市退休医疗照顾人员专项医疗补助筹资标准的请示》(昆人社请〔2017〕156号）并经明市人民政府同意，将2018年昆明市退休医疗照顾人员专项医疗补助的筹资标准由原来的1.8万元/人·年提高到2.2万元/人·年。

（撰稿：梁　鼎）

昭 通 市

工作综述

2011 年至 2018 年，昭通市医疗保险经办管理服务工作始终坚持围绕中心、服务大局，牢固树立以人民健康为中心的发展思想，以统筹城乡、参保扩面、助推医改、提高待遇、规范管理、强化监管、主动服务为重点，以完善城乡居民医疗保险制度、全面推进医疗保险健康扶贫为抓手，有效缓解了“看病难、看病贵”问题，为昭通决战脱贫攻坚、决胜全面小康贡献力量。

机构变革历程

2012 年 7 月，昭通市机构编制委员会印发《关于昭通市劳动就业服务局等事业单位更名的通知》，将昭通市医疗保险基金管理中心更名为昭通市医疗保险基金管理局。

2013 年 8 月，昭通市机构编制委员会印发《关于县区就业社保医保等机构更名升格的通知》，将昭通市各县区城镇职工基本医疗保险基金管理中心更名为城镇职工基本医疗保险基金管理局，机构规格由股所级升格为副科级，各核定副科级领导职数 1 名。

2016 年 12 月，昭通市机构编制委员会印发《关于调整市医疗保险基金管理局机构编制的批复》，将昭通市医疗保险基金管理局更名为昭通市医疗保险管理局，增加市级新型农村合作医疗保险经办职能，增加事业编制 15 名，其中副科级领导职数 4 名。调整后的机构职能职责为：负责贯彻落实执行国家、省、市城镇职工和城乡居民基本医疗保险方针、政策、法规并组织实施；负责草拟城镇职工和城乡居民基本医疗保险相关配套政策；负责全市城镇职工和城乡居民基本医疗保险参保登记管理、缴费基数核定，建立城镇职工基本医疗保险统筹基金和个人账户，实施管理和监督；负责城镇职工和城乡居民基本医疗保险基金预算决算及基金管理工作；负责市本级定点医疗机构城镇职工和城乡居民基本医疗保险医疗费用审核、拨付、监督管理工作；负责城镇职工和城乡居民基本医疗保险市外异地费用结算工作；负责全市城镇职工和城乡居民基本医疗保险信息数据统计与分析工作；负责全市城镇职工和城乡居民基本医疗保险信息系统管理、运行维护工作；负责城镇职工和城乡居民大病保险招投标及协议管理工作；负责公务员医疗补助、缴费基数核定、筹集、支付工作；负责市直离休干部、革命伤残军人、享受医疗照顾人员医疗费用的审核、支付、管理和服务工作；负责在校大学生参保管理、待遇报销、医疗费用支付等工作；负责全市参保人就医购药费用的结算工作；负责城镇职工和城乡居民基本医疗保险定点医疗机构的准入、退出及监管等工作；负责全市城镇职工和城乡居民生育保险工作；负责培训、指导各县区城镇职工和城乡居民医疗保险、生育保险工作；负责各类涉及医保工作信访案件的答复与处理工作；负责上级机关安排和委托的其他工作事项。

2018 年，昭通市医疗保险管理局内设 10 个科室（内部配置，未经机构编制部门审核批准），综合办公室、参保管理科、医疗审核科、基金管理科、监督检查科、异地就医与特殊人群服务科、信息统计科、医药机构管理科、结算科、四重保障办公室。

城镇职工基本医疗保险

不断完善城镇职工参保筹资政策，构建多层次可持续城镇职工医疗保障体系。

一是完善城镇职工医疗保险参保筹资模式。昭通市于 2011 年 1 月 1 日起实施城镇职工基本医疗保险市级统筹，为有序推进市级统筹，2010 年 11 月 3 日印发《昭通市人民政府关于印发昭通市城镇职工基本医疗保险市级统筹实施办法（试行）》（昭政办发〔2010〕69 号、2010 年 12 月 22 日印发《昭通市人力资源和社会保障局关于城镇职工基本医疗保险市级统筹实施办法（试行）的补充通知》（昭人社通〔2010〕45 号），依据文件精神，基本医疗保险费由用人单位和职工个人共同缴纳（其中单位按工资基数的 8% 缴纳，个人按工资基数的 2% 缴纳）。2017 年阶段性降费后，2018 年 6 月 14 日，印发《昭通市人力资源和社会保障局　昭通市财政局关于调整城镇职工基本医疗保险缴费费率的通知》（昭人社通〔2018〕114 号），用人单位缴纳基本医疗保险费的费率为本单位职工上年度工资总额的 7%。职工个人缴纳基本医疗保险费的费率为本人上年度工资总额的 2%。灵活就业或自谋职业人员以上年度在岗职工平均工资的 60% 为缴费基数，按 9% 的比例缴纳。达到法定退休年龄已办理退休手续并达到规定的最低缴费年限的退休人员单位和个人不缴纳基本医疗保险费，对达到退休年龄而达不到最低缴费年限（男 30 年，女 25 年）的参保人员，需一次性补缴满最低缴费年限。全市城镇职工基本医疗保险月人均缴费基数从 2011 年的 2600 元增长到 2018 年的 5898 元，城镇在岗职工月平均工资从 2400 元增长到 5987 元，均呈上升增长趋势。

2011 年，全市城镇职工参保人数 19.13 万人（其中在职 14.21 万人、退休 4.92 万人），2018 年，全市城镇职工参保人数达到 23.55 万人（其中在职 17.65 万人、退休 5.9 万人），逐年扩面增加参保人数。

二是逐步完善职工医疗保障待遇制度。自 2011 年 1 月 1 日起，起付线标准以上、最高支付限额以下的医疗费用，在职参保人员统筹基金支付 85%，个人自付 15%；退休人员统筹基金支付 90%，个人自付 10%。2017 年 1 月 1 日至 2021 年 12 月 31 日，医药费用超过基本医疗保险费最高支付限额 7 万元后进入大病保险报销，每人每年最高赔付 23 万元，赔付比例为 90%，医疗保险报销合计最高支付限额 30 万元。认真落实城镇职工特殊慢性病门诊待遇认定管理工作。自 2013 年 1 月 1 日起，对参加职工医保 70 岁周岁以上的老年人，实行职工住院、特慢病门诊起付线减半，取消乙类药品、特殊检查、特殊诊疗先自付比例，住院政策范围内报销比例达不到 80% 的，补足到 80%。2013 年 10 月昭通市开展含终末期肾病（尿毒症）、重性精神病、肺癌、食道癌等 20 种重大疾病城镇职工医保倾斜政策；为减轻患大病参保人医疗费用负担，自 2016 年 1 月 1

日起，昭通市将不在20种重大疾病范围内的其他恶性肿瘤纳入重大疾病病种。

三是城镇职工医疗保障水平逐步提升。2011年全市城镇职工基本医疗保险基金收入4.84亿元，支出3.56亿元。其中享受住院医保待遇2.81万人次，统筹基金支出1.89亿元，政策范围内支付比例达80%；2018年全市城镇职工基本医疗保险基金收入12.58亿元，支出9.15亿元。其中享受住院医保待遇6.69万人次，统筹基金支出4.58亿元，政策范围内支付比例达80%。2018年比2011年基金收入增长159.92%，基金支出增长157.02%，住院享受待遇人次增加3.88万人次，住院统筹基金支出增长142.33%，城镇职工医疗保险待遇范围逐年扩大，保障力度逐步加大。

城镇职工大病补充医疗保险

为解决职工患大病医疗费用支付困难，保障职工合法权益，减轻参保单位负担。自2014年1月1日起，昭通市职工大病补充医疗保险筹资采用参保单位、职工个人、统筹基金分担的模式，一年缴纳一次。2017年7月14日，印发《昭通市人民政府办公室关于印发昭通市城镇职工大病补充医疗保险实施意见的通知》（昭政办发〔2017〕113号），将昭通市城镇职工大病补充医疗保险筹资标准调为每年253元，其中单位承担82元，职工个人承担60元，统筹基金承担111元。退休人员按上述标准缴纳城镇职工大病补充医疗保险费。灵活就业人员由个人每年按142元缴纳费用。

2011年全市城镇职工参保人数19.13万人（其中在职14.21万人、退休4.92万人），至2018年全市城镇职工参保人数达到23.55万人（其中在职17.65万人、退休5.9万人），逐年扩面增加参保人数。截至2018年12月底，昭通市城镇职工大病补充保险参保人数达到23.55万人，全年收缴保费5957.80万元，支出5868.30万元。

城镇居民基本医疗保险

2009年3月19日，印发《昭通市人民政府关于印发昭通市城镇居民基本医疗保险暂行办法的通知》（昭政发〔2009〕17号），2009年4月，正式启动城镇居民基本医疗保险工作，筹资从最初2008年的成年人220元/年、学生儿童100元/年（个人：成年人70元、学生儿童10元，各级财政补助：成年人150元、学生儿童90元）增长到2016年的540元/年（个人120元，各级财政补助420元），增长2.57倍。

2011年，全市城镇居民参保人数21.26万人，2016年全市城镇居民参保人数达18.06万人，其中：2011年21.26万人、2012年17.07万人、2013年16.61万人、2014年18.31万人、2015年18.46万人、2016年18.06万人。与2011年参保人数相比，2012年、2013年、2014年、2015年居民参保人数略减。

2011年，城镇居民基金收入0.55亿元，支出0.28亿元。2016年，城镇居民基金收入0.84亿元，支出1亿元，基金支出6年增长率达250.09%。2011—2016年期间，城镇居民享受门诊医保待遇34.01万人次，医保基金支出0.11亿元，享受住院医保待遇11.83万人次，医保基金支出4.64亿元。2011—2016年全市城镇居民医保基金滚存结余逐年减少，可支付月数从2011年的22.31个月降到2016年的1.24个月。

新型农村合作医疗

2003年9月，昭通市彝良县作为云南省第一批试点县率先开展新型农村合作医疗试点工作。2007年，全市11个县区全部启动新型农村合作医疗试点工作，全市均为县区级统筹，参保范围主要为昭通市范围内的农村户籍人口、外来务工农民等人员。新型农村合作医疗启动以来，按照“政府支持、农民自愿、政府组织”的原则，农民以家庭为单位自愿参加新型农村合作医疗，按时足额缴合作医疗经费，中央和地方各级财政对所有参合农民给予适当的缴费补助，对五保、两女结扎户等特殊人群的个人缴费部分再给予补贴。2016年12月，昭通市完成城镇居民基本医疗保险和新型农村合作医疗两项制度整合工作，为顺利推进新农合与城镇居民医保整合工作，2016年11月30日，出台《昭通市人民政府关于整合城乡基本医疗保险制度的实施意见》(昭政发〔2016〕46号)，自2017年1月1日起，城乡居民基本医疗保险实行市级统筹、分级管理，参保范围统一为统筹区域内除职工基本医疗保险应参保人员以外的其他所有城乡居民，参保居民不再区分农村和城镇居民，不受城乡户籍限制。

城乡居民大病保险

一是城镇居民医疗大病保险。2014年6月4日，昭通市人力资源和社会保障局会同市财政局印发《关于城镇居民大病保险有关事项的通知》(昭人社通〔2014〕56号)，自2014年1月1日起，实行新的城镇居民大病保险，按每人30元/年的标准从统筹基金中划出，个人不需要单独缴费；参保城镇居民年度政策范围内自付医疗费超过1万元以上的费用，由城镇居民大病保险基金分段支付，1万元以上3万元以下（含3万元）部分支付50%；3万元以上5万元以下（含5万元）部分支付60%；5万元以上支付70%；年度最高支付限额20万元。2016年12月，昭通市完成城镇居民基本医疗保险和新型农村合作医疗两项制度整合工作，自2017年1月1日起，全面实施统一的城乡居民大病保险。

二是城乡居民大病保险。2019年2月11日，印发《昭通市人力资源和社会保障局　昭通市财政局关于增加城乡居民大病保险筹资标准的通知》(昭人社通〔2019〕36号)，自2018年1月1日起执行，筹资标准提高至每人60元/年，从基本医疗保险基金中划拨，参保人员个人不单独缴费，同时享有城乡居民大病保险有关待遇。城乡居民补充医疗保险最高支付限额从每人每年20万元提高至每人每年30万元。参加城乡居民基本医疗保险的建档立卡困难户家庭成员，大病保险起付线减半，基金支付比例不低于70%，个人年度支付限额提高50%，为45万元。

城乡居民基本医疗保险

自2017年1月1日起，城乡居民基本医疗保险实行市级统筹、分级管理，根据经济社会发展水平和城乡居民承受能力，按照国家、省有关规定逐年调整城乡居民基本医疗保险个人缴费标准，2018年城乡居民医保缴费标准为670元/年（个人180元，各级财政补助490元）。2017年全市城乡居民参保504.82万人，2018年达到505万人，参保人数逐年增加。

2016年11月30日，印发《昭通市人民政府关于整合城乡居民基本医疗保险制度的实施意见》(昭政发〔2016〕46号),市人力资源和社会保障局出台待遇保障、参保管理、结算管理等相关配套文件。统一门诊待遇。城乡居民医保普通门诊在各级医疗机构实行统筹,不设起付线,报销比例根据医院级别为30%—70%,年度封顶线为400元/人·年。设特殊病病种12个,慢性病病种13个,特殊病报销比例为70%,门诊起付线为1200元(慢性肾功能衰竭、精神分裂症及双相情感障碍症不设起付线,报销比例为90%),慢性病门诊报销比例根据医院级别为50%—70%,年度封顶线为1200—2400元/人·年。统一住院待遇。城乡居民参保人员在协议定点医疗机构发生的符合城乡居民基本医疗保险基金支付范围的住院医疗费用由统筹基金按比例支付,乡镇卫生院(社区卫生服务中心)的起付标准为200元,支付比例85%。一级(除乡镇卫生院、社区卫生服务中心)医疗机构的起付标准为400元,二级医疗机构的起付标准为500元,支付比例75%。三级医疗机构的起付标准为800元(市中医院起付标准为600元),支付比例50%。统筹区外公立医疗机构的起付标准为1200元,支付比例40%。未按政策规定办理转诊转院手续的,报销比例下调10个百分点。统一住院分娩待遇。在统筹区内的定点医疗机构住院分娩发生的医疗费用实行定额包干和支付,其中:在县乡级医疗机构顺产定额包干1500元;剖宫产县级为2400元,乡级为1800元。市级以上定额支付标准为顺产2000元、剖宫产3000元。

2017年,全市城乡居民基金收入30.09亿元,支出26.04亿元,2018年,收入33.58亿元,支出31.86亿元,基金支出增长率达到22.35%。2017—2018年,城乡居民享受医保门诊医保待遇3042万人次,医保基金支出7.33亿元,享受住院医保待遇193.89万人次,医保基金支出53.36亿元,2018年政策范围内支付比例72.9%。2017年、2018年全市城乡居民基本医疗保险基金滚存结余可支付月数维持在6个月以上。

生育保险

2011年,昭通市认真贯彻落实《中华人民共和国社会保险法》《云南省职工生育保险办法》,积极稳妥地推进生育保险各项经办业务工作。截至2011年12月底,昭通市职工生育保险参保3.01万人,其中,女职工参保1.6398万人;全年享受生育保险待遇204人(次),其中,享受生育待遇142人,享受计划生育待遇62人次;全年生育保险基金收入470万元,支出156万元。

根据《中华人民共和国社会保险法》《云南省职工生育保险办法》,结合实际,2017年5月27日,印发《昭通市人力资源和社会保障局　昭通市财政局关于调整生育保险费率的通知》(昭人社通〔2017〕102号),自2017年4月1日起实施。职工生育保险基金按照“以支定收,收支基本平衡”的原则,由用人单位按照本单位上年度职工工资总额的0.5%—1%筹集,符合规定的医疗费用由职工生育保险基金支付。

截至2018年12月底,昭通市职工生育保险参保18.81万人,其中,女职工参保7.88万人;全年享受生育保险待遇13187人次,其中,享受女职工生育待遇9013人,享受计划生育待遇1784人次;全年生育保险基金收入8800万元,支出10992万元。

医保扶贫

2017年10月25日，昭通市人民政府办公室印发《昭通市贯彻落实云南省健康扶贫30条措施实施方案》(昭政办发〔2017〕168号)，建档立卡贫困人口享受“城乡居民基本医疗保险、大病保险、医疗救助、医疗费用兜底保障机制”四重保障措施，确保建档立卡贫困人口100%参加基本医保和大病保险，建档立卡贫困人口符合转诊转院规范的住院费用实际报销比例达到90%。一般诊疗费个人自付部分由基本医疗保险基金全部报销；普通门诊基本医疗保险年度最高报销限额比其他城乡居民提高5个百分点，从400元提高至420元；对高血压Ⅱ—Ⅲ期、糖尿病、癌症等25种疾病，门诊政策范围内医疗费用报销比例提高至80%，其中，重性精神病和终末期肾病门诊报销比例达到90%。截至2018年底，全市共标识建档立卡贫困人口184.37万人，享受医疗保险待遇626.08万人次，发生医疗费用总额21.11亿元，医保基金支付17.88亿元。

特殊人员医疗保障

昭通市离休干部的医疗保障实行市级、县区级统筹，离休干部医疗费用保障资金由各级财政部门单独列支，具体待遇标准由各级医保和财政部门共同确定。市本级离休人员缴费基数由人均3.5万元提高到人均7万元，健康奖励标准最高为8000元。建国初期参加革命工作退休人员，基本医疗保险个人账户每人每年补助3000元，政策范围内住院费用自付比例统一为10%。2018年全市参加离休、医疗照顾、伤残军人703人(其中伤残军人168人)。

经办服务

一是完善异地就医服务管理，提升医疗保障服务水平。省内异地就医逐步覆盖。根据全省部署及要求，2010年12月，昭通市作为全省第三批启动异地持卡就医购药联网结算试点州市之一，省内异地就医联网结算试点工作正式启动，截至2018年底，昭通市开通省内异地持卡就医结算的定点医药机构287家，其中：三级医疗机构2家，二级医疗机构34家，一级医疗机构86家，其余药店165家。随着省内异地就医覆盖范围逐步扩大，省内异地就医更加方便快捷，大大降低了参保人员省内异地就医带来的垫付压力。跨省异地就医平台初步搭建，异地就医更加便民。根据人力资源社会保障部、财政部、国家卫计委《关于进一步做好基本医疗保险异地就医医疗费用结算工作的指导意见》《云南省人力资源和社会保障厅关于印发云南省跨省异地就医工作方案的通知》等精神，2017年，昭通市接入国家异地就医结算系统，备案人员跨省异地就医住院医疗费用实现直接结算。2017年7月14日，印发《昭通市医疗保险管理局关于跨省异地定点医疗机构信息系统部署实施工作的有关问题的通知》(昭市医保〔2017〕5号)；2018年8月20日，印发《关于做好增加跨省异地定点医疗机构信息系统改造实施工作的通知》(昭市医保〔2018〕15号)文件，将全市人民医院及中医院等22家公立医院率先纳入国家异地就医结算系统。2018年覆盖全市11县区的74家乡镇卫生院接入国家异地就医结算系统。2017年8月3日，安徽省参保人中铁四局退休职工路有福在昭通市第二人民医院实现持卡直接结算，成为首例在昭通市享受跨省异地就医政策实惠的参保人；2018 年 1 月 3 日，昭通市参保人水富县云天化退休职工余建华在成都市第二人民医院实现持卡直接结算，成为首例在外省享受跨省异地就医政策实惠的参保人。标志着昭通市跨省异地就医结算工作正式启动，解决了长期以来参保人跨省异地就医无法直接结算的“痛点”，有效解决了跨省流动参保人员长期存在的异地就医资金垫付压力大、办理手续环节多等问题，切实为参保人员提供更为便捷、高效的服务。切实做好跨省异地就医人员备案工作。一是简化异地就医备案申报手续。取消需要就医地提供的所有审批盖章程序，包括需要就医地基层社区组织、就医经办机构、相关定点医疗机构的签字盖章程序。提供窗口即时办理、电话传真多渠道备案服务。二是抓实抓好“三个一批”（简化备案纳入一批、补充证明纳入一批、便捷服务纳入一批）落实情况，进一步扩大备案人员范围。保留异地就医系统 4 种备案登记人员类别（异地安置退休人员、长期异地居住人员、常驻异地工作人员和转诊转院就医人员）的基础上，新增“农民工和就业创业人员”身份识别，做到人员全覆盖，为两类人员提供便捷的备案服务，确保两类人员在务工地能就近持卡直接结算。三是扩大异地就医备案范围。2018 年 7 月，异地安置人员备案按照申请人要求备案到申请人所在地市或者省级，不再备案到具体的指定医院，其中：在北京、天津、上海、重庆、海南、西藏和新疆兵团就医的，备案到就医省份即可。申请人申报时统一使用《云南省昭通市—市本级/县/区异地安置备案表》，备案成功后即可在申请地开通异地就医联网直接结算的医疗机构持卡直接结算。截至 2018 年 12 月底，上传国家异地就医结算平台备案人员 1827 人，其中职工 1616 人，城乡居民 211 人。

二是创新服务模式。对市本级特殊人群（特殊人群为市本级离休干部、厅干部、80 岁以上的职工医保参保人）开通绿色通道，做好相关服务工作，对医疗费用零星报销实行优先报销，并将报销情况及时通知到单位经办人或本人，确保该部分人员医疗费用及时得到报销，并知晓报销情况。

三是提升医保经办智能化。加大数据网络建设，2017 年 11 月 16 日起，实现基本医保、大病保险、医疗救助、兜底保障“一站式”结算。

四是公开服务承诺。推行“八不让”服务承诺：不让来办事的人员在我这里受冷落，不让工作的事项在我这里积压延误，不让工作的差错在我这里发生，不让工作的机密在我这里泄露，不让影响团结的言行在我身上出现，不让违纪违法的行为在我身上发生，不让集体的形象因我受到影响，不让群众的利益因我受到侵害。

五是完善细化规章制度，实行以制度管人管事。进一步对内部规章制度进行清理和规范，特别加强对内部管理制度、内部控制制度、风险点防控方面进行补充完善，加强重点环节监控。加强外出人员管理制度。制作人员去向情况栏，对出差、开会、请假、公事外出等情况进行实时更新，以掌握工作人员去向，加强对人员在岗情况的监督。

六是优化特慢病管理。为方便特慢病患者就医购药，减轻其垫付负担，从 2016 年 9 月 1 日起，实行特殊病市内门诊持卡即时结算；开通慢性病统筹区内持卡即时结算。增加特殊病慢性病申报病种，扩大特慢病用药范围。

七是全面推行医保智能审核监控系统，实时把医疗机构系统疑问进行反馈，并对合理情况上报进行规则调整，更好推动实现“互联网+医保”的服务模式。

医保信息化管理平台建设

原昭通市医保结算系统上线于2010年，用于城镇职工基本医疗保险和城镇居民基本医疗保险及大病保险的参保与结算业务，系统服务器运行于自建非规范机房中，承载全市约20万参保人医保业务。2017年，城镇居民基本医疗保险和新型农村合作医疗合并为城乡居民基本医疗保险，交由医保局经办，业务经办体量增加到500余万。为保障业务顺利过渡，为原昭通市医保结算系统进行扩展升级，增加相应服务器等硬件设备，沿用人社金保工程网络。在进行一系列软件开发、业务测试、正式运行及必需硬件调试等工作后，同年顺利完成升级工作。

医保改革

一是大力支持家庭医生签约服务制度，提高家庭医生签约积极性。2017年2月15日由昭通市人民政府下发《昭通市人民政府办公室转发市医改办等部门关于推进家庭医生签约服务实施方案的通知》(昭政办发〔2017〕16号)，2017年11月20日市人社与卫计和财政部门联合出台《关于进一步加快推进家庭医生签约服务工作的通知》(昭卫计联发〔2017〕40号)，完善费用结算、拨付流程。医保基金按每人每年12元支付家庭医生费，签约对象在乡村级公立医疗机构西医门诊报销比例提高五个百分点。

二是推进分级诊疗制度改革。2002年自医疗保险制度建立以来，强化分级诊疗制度政策引导，不同医院之间实行差异化支付政策。为实现“小病不出村、常见病不出乡、大病不出县”目标，配合推进分级诊疗制度建设，通过不同级别医院实行不同起付金标准、报销比例不同等措施，引导参保患者向基层就医。充分发挥医保基金杠杆作用，强化对医疗服务供需双方的引导和医疗费的控制作用。

三是医保付费方式改革继续深入探索。2013年，按照“总量控制、年度清算、超支分担、结余留用”的原则，昭通市城镇职工、城镇居民医疗保险实施医保统筹基金付费总额控制；2014年，在全面实行医保付费总额控制的基础上，开展按项目、按次均、按人头付费、按床日付费等多元复合式付费方式改革，在精神病专科协议定点医疗机构开展床日包干付费，对昭通市师范专科学校参保大学生普通门诊费按人头付费；2017年，城镇职工和城乡居民实施单病种付费，在省级100个单病种基础上增加40个；2018年，探索紧密型医共体打包付费。

(撰稿：孔德蕾)

曲靖市

工作综述

曲靖市医保工作在市委、市政府的坚强领导和上级医保部门的精心指导下，坚持以人民健康为中心，以保障和改善民生为重点，通过不断的探索总结和健全完善，在全市范围内初步建立以城镇职工和城乡居民基本医疗保险为主体的多层次医疗保障体系，不断提高医保经办服务能力和水平，切实保障广大参保人员基本医疗需求，为促进曲靖市经济社会的稳定发展发挥了重要作用。2012 年获得云南省医疗保险经办管理服务扩面、稽核专项工作先进单位表彰，2013 年获得云南省基本医疗保险统计年报优秀单位表彰。

机构变革历程

2008 年，曲靖市机构编制委员会《关于核定市劳动和社会保障局医疗保险管理服务中心领导职数的批复》，明确市医疗保险管理服务中心为参照公务员法管理单位。

2010 年 12 月 30 日，曲靖市人民政府办公室印发《曲靖市人力资源和社会保障局主要职责内设机构和人员编制规定》，市人力资源和社会保障局内设医疗生育保险科，按照有关规定，贯彻落实城乡医疗保险及其补充保险政策，拟订全市城镇职工、居民医疗保险，生育保险政策等并监督实施；制定基金管理办法、补充医疗保险政策及管理办法并监督实施；提出定点医疗机构、定点零售药店的设立条件和标准，参与拟订定点医疗机构、定点零售药店的服务管理及结算办法并

监督实施等。下设曲靖市医疗保险管理服务中心（副处级），事业编制 40 名。其中：主任 1 名（副处级），副主任 3 名（正科级），科级领导职数 14 名。设 7 个内设机构（正科级）：综合科、财务统计科、基金征缴科、审核科、结算科、督查科、城镇居民医保科，负责贯彻执行国家、省、市有关医疗保险各项政策；制订全市医疗保险业务工作流程及具体业务经办；做好医疗保险基金的管理使用工作；对定点医疗机构和定点零售药店进行管理、监督、检查及考核；指导县（市）区开展医疗保险工作等。市卫生和计划生育委员会所属新型农村合作医疗管理服务中心负责新型农村合作医疗保险工作。

2016 年，曲靖市人民政府印发《关于整合城乡居民基本医疗保险制度的实施意见》，自 2017 年 1 月 1 日起，将市卫生和计划生育委员会所属的新型农村合作医疗管理服务中心职能及人员调整到市人力资源和社会保障局所属的医疗保险管理服务中心。全市统一执行城乡居民基本医保政策，严格执行“十统一”，统一管理职能、覆盖范围、筹资政策、保障待遇、医保目录、定点管理、基金管理、统筹层次、信息系统、付费方式。根据《曲靖市机构编制委

员会关于调整曲靖市城乡居民基本医疗保险职责和机构请示的批复》，市医疗保险管理服务中心增设信息统计科、医药机构管理科、异地就医管理科；并将综合科更名为综合管理科、财务统计科更名为基金财务科、基金征缴科更名为基金征缴管理科、审核科更名为审核结算科、结算科更名为特殊人员医疗保障科、督查科更名为稽核科、城镇居民医保科更名为城乡居民医保管理科；增加市医疗保险管理服务中心副主任1名（正科级）、正科级领导职数3名。调整后，曲靖市医疗保险管理服务中心主任1名（副处级），副主任4名（正科级），科长10名，副科长7名；事业编制55名。

城乡居民基本医疗保险制度整合，有效解决了政策碎片化问题，使保障更加公平、管理服务更加规范、医疗资源利用更加合理。整合后，市县两级医保中心合计编制数384名，实有367人，曲靖市医疗保险管理服务中心更名为曲靖市医疗保险管理局。全市医疗保障体系更加完善，构建基本医疗保险、大病保险、医疗救助、慈善救助、商业健康保险等医疗保险制度相互衔接的多层次医疗保障体系，对于保障群众的医疗需求、防止因病致贫和因病返贫、促进经济发展和社会公平发挥重要作用。

城镇职工基本医疗保险

2011年，曲靖市人民政府发布第53号公告《曲靖市城镇职工基本医疗保险市级统筹实施办法》，自2011年1月1日起施行。规定基本医疗保险费由用人单位和职工个人共同缴纳，用人单位以上年度职工工资总额为基数，按10%比例缴纳，职工以本人上年度工资总额为基数，按2%比例缴纳；灵活就业或自谋职业人员以上年度在岗职工平均工资的60%为缴费基数，按12%的比例缴纳。退休人员单位和个人不缴纳基本医疗保险费，对达到退休年龄而达不到最低缴费年限（男30年，女25年）的参保人员，需一次性补缴满最低缴费年限。城镇职工患病住院，起付线标准以上、最高支付限额以下的医疗费用，在职参保人员统筹基金支付85%，个人自付15%；退休人员统筹基金支付87%，个人自付13%。

2012年，印发《曲靖市人力资源和社会保障局转发云南省人力资源和社会保障厅关于提高城镇职工基本医疗保险70岁以上老年人医疗保险待遇的通知》（曲人社〔2012〕132号），规定参保城镇职工基本医疗保险70周岁以上（含70周岁）老年人住院及门诊慢特病起付线按现行政策减半收取；取消乙类药品和特殊检查、特殊诊疗的个人先自付比例；政策范围内住院费用报销比例达80%，达不到80%的，由医疗保险统筹基金补足差额部分，自2013年1月1日起执行。

2013年，曲靖市人力资源和社会保障局印发《关于完善城镇职工基本医疗保险特殊病慢性病门诊医疗管理的通知》（曲人社〔2013〕5号），规定恶性肿瘤、终末期肾病、异体器官移植后抗排异治疗、再生障碍性贫血、血友病5个特殊病，肝硬化、糖尿病、系统性红斑狼疮等10个慢性病的准入标准，门诊医疗补助标准实行限额管理，享受特殊病门诊医疗补助的人员每年报销封顶累计为4000元，慢性病每人年报销封顶数累计为2000元。享受特殊病门诊补助的癌症病人的门诊放化疗费用、终末期肾病病人的门诊透析费用等部分特殊病门诊费用实行统筹报销。曲靖市医疗保险管理服务中心印发《关于开展城镇职工基本医疗保险20种重大疾病保障工作的通知》(曲医保〔2013〕8号),开展含终末期肾病(尿毒症)、重性精神病、肺癌、食道癌等20种重大疾病城镇职工医保倾斜政策,自2013年10月1日起执行。

2014年,曲靖市人力资源和社会保障局印发《转发云南省人力资源和社会保障厅关于进一步完善城镇职工基本医疗保险门诊特殊病慢性病管理工作的通知》(曲人社〔2014〕10号),规定特殊病慢性病病种增加至32种,门诊特殊病患者,统筹基金每年报销限额5000元/人,门诊慢性病患者,单一病种统筹基金每年报销2000元/人,每增加一个病种,报销增加1000元,每年最高报销5000元。特殊病慢性病患者全年住院费用总额超过年度基本医疗保险统筹基金最高支付限额,当年不再享受特殊病慢性病门诊医疗待遇。同年,曲靖市人力资源和社会保障局印发《转发云南省人力资源和社会保障厅关于进一步完善城镇职工基本医疗保险个人账户购买重大疾病商业补充保险工作的通知》(曲人社〔2014〕60号),规定职工医保个人账户累计结余超过1000元以上的部分可为本人或直系亲属购买重大疾病商业补充保险,自2014年7月1日起执行。

2015年,曲靖市人力资源和社会保障局印发《关于进一步完善城镇职工基本医疗保险门诊特殊病慢性病管理工作的通知》(曲人社〔2015〕116号),确定6个特殊病病种,22个慢性病病种准入条件及用药范围,门诊特殊病最高支付限额5000元/人·年,门诊慢性病最高支付限额3000元/人·年。

2017年,曲靖市人力资源和社会保障局印发《关于落实建档立卡困难职工医疗待遇的通知》(曲人社〔2017〕226号),规定系统标识的困难职工,70周岁以下,住院起付线减半,药品报销不分甲乙类;70周岁以上(含70周岁)的,政策范围内住院报销比例达不到90%的,由基本医疗保险统筹基金补助到90%。

2011—2018年,全市城镇职工基本医疗保障待遇政策保持稳定,并逐步建立完善重特大疾病及特殊病慢性病门诊保障政策,有效保障全市参保职工医保待遇,减轻参保职工患者就医经济负担,成效显著。全市城镇职工基本医疗保险月人均缴费基数从2011年2389元增长到2018年5460元,城镇在岗职工月平均工资从2011年2984元增长到2018年6020.67元,均呈上升增长趋势。全市城镇职工参保人数由2011年41.37万人(其中在职29.97万人、退休11.40万人)增长至2018年44.80万人(其中在职30.94万人、退休13.86万人),逐年扩面增加参保人数。2011年全市城镇职工基本医疗保险基金收入10.44亿元,支出8.74亿元,其中享受住院医保待遇8.76万人次,统筹基金支出5.76亿元,政策范围内支付比例达80%;2018年全市城镇职工基本医疗保险基金收入25.28亿元,支出18.96亿元,其中享受住院医保待遇13.12万人次,统筹基金支出9.39亿元,政策范围内支付比例达85.1%。2018年比2011年基金收入增长142.15%,基金支出增长116.93%,住院享受待遇增加4.36万人次,住院统筹基金支出增长63.33%。城镇职工医疗保险待遇范围逐年扩大,保障力度逐步加大。

城镇职工大额医疗费用补助

城镇职工基本医疗保险大病补充保险是以

基本医疗保险经办机构为投保人，有关商业保险公司为承保人，参加基本医疗保险的人员为受保人，在参保人员患重大疾病年度医疗费用超过基本医疗保险统筹基金最高支付限额时，由承保人赔付的医疗保险。

2011 年，曲靖市人民政府办公室印发《关于调整城镇职工基本医疗保险最高支付限额及大病补充医疗保险有关标准的通知》(曲政办发〔2011〕81 号)，明确自 2011 年 1 月 1 日起，曲靖市城镇职工基本医疗保险基金的最高支付限额由 54800 调整为 60000 元；单位应缴费用按照当地上年度社会平均工资总额的 0.5%确定，个人应缴费用按固定费率缴纳，每人每年缴费 60 元；城镇职工大病补充医疗保险最高支付限额由 15 万元调整为 16 万元。同年，曲靖市人力资源和社会保障局印发《关于公布 2010 年度全市城镇在岗职工平均工资和 2011 年度职工大病保险补充医疗保险缴费标准的通知》(曲人社〔2011〕88 号)，规定城镇职工大病保险缴费标准为 220 元/人·年(单位缴费 160 元，个人缴费 60 元)。

2016 年，曲靖市人力资源和社会保障局与市财政局联合印发《关于调整城镇职工大病保险筹资标准及有关事项的通知》(曲人社〔2016〕41 号)，规定 2016 年城镇职工大病保险缴费标准为 273 元/人·年（单位缴费 213 元，个人缴费 60 元)。

2017 年，曲靖市人力资源和社会保障局与市财政局联合印发《关于调整城镇职工大病保险筹资标准的通知》(曲人社〔2017〕176 号)，调整城镇职工大病保险缴费标准为 326 元/人·年（单位缴费 266 元，个人缴费 60 元)。

2011—2018 年，职工大病保险缴费标准根据运行情况及社会经济发展水平进行了 3 次调整，由 2011 年的 220 元增加至 2018 年的 326 元。超过基本医疗保险费最高支付限额 6 万元后进入大病补充医疗保险报销，每人每年赔付医疗费用最高达 16 万元，由承保人赔付 90%，个人承担 10%。城镇职工大病补充医疗保险的推进，有效减轻职工大病患者高额医疗费用负担。

城镇居民基本医疗保险

2008 年，曲靖市人民政府印发《关于曲靖市城镇居民基本医疗保险实施办法（试行）的通知》(曲政发〔2008〕48 号)，2008 年 5 月正式启动城镇居民基本医疗保险工作。起付标准按不同级别医疗机构确定，三级医院 600 元，二级医院 400 元，一级医院和社区卫生服务机构及单位卫生院 200 元，市外医院 800 元。一个自然年度内最高支付限额为 15000 元，城镇居民个人自付比例按不同级别医疗机构确定，起付标准以上，最高支付限额以下的住院医疗费用自付比例为：三级医院 45%，二级医院 35%，一级医院和社区卫生服务机构及单位卫生院 20%。

2010 年，《曲靖市人民政府办公室转发云南省人民政府办公厅关于进一步提高城镇居民基本医疗保险待遇的通知》(曲政办发〔2010〕138 号）规定降低住院起付线标准，一级医院和社区卫生服务机构 100 元，二级医院 300 元，三级医院 600 元，市外医院 600 元。提高年度基本医疗保险最高支付限额为 30000 元，自 2010 年 12 月 1 日起执行。

2011 年，印发《曲靖市人力资源和社会保障局　曲靖市财政局转发云南省人力资源和社会保障厅　云南省财政厅关于全省统一提高城镇居民基本医疗保险待遇的通知》(曲人社〔2011〕85号)，自2011年8月1日起，城镇居民基本医疗保险一、二、三级定点医疗机构住院医疗费用报销比例分别提高至85%、75%、60%。同年，曲靖市人民政府发布第54号公告《曲靖市城镇居民基本医疗保险门诊医疗统筹暂行办法》，自2011年1月1日起施行。城镇居民基本医疗保险门诊医疗统筹费在城镇居民基本医疗保险统筹基金中列支，与城镇居民基本医疗保险统筹基金调剂使用，一个统筹年度内门诊医疗费用累计最高报销限额为200元/人。三级定点医疗机构就诊的门诊费用不纳入门诊统筹报销范围。参保人员门诊治疗范围的特殊疾病有恶性肿瘤、慢性肾功能衰竭、器官移植、系统性红斑狼疮、再生障碍性贫血、精神病等疾病，其门诊医疗费中符合规定的，按照城镇居民基本医疗保险住院有关规定报销，年度内发生的门诊费用与住院费用累加计算，办理规定特殊病种的参保人员，只享受规定病种待遇的门诊医疗费用，不再享受其他疾病门诊统筹医疗待遇。曲靖市人力资源和社会保障局印发《关于城镇居民基本医疗保险特殊病管理的通知》(曲人社〔2011〕27号)，规范恶性肿瘤、慢性肾功能衰竭、器官移植、系统性红斑狼疮、再生障碍性贫血等8类特殊病申报认定。

2012年，印发《曲靖市人力资源和社会保障局　曲靖市财政局转发云南省人力资源和社会保障厅　云南省财政厅关于全省统一提高城镇居民基本医疗保险待遇的通知》(曲人社〔2012〕111号)，自2012年8月1日起，城镇居民基本医疗保险一、二、三级医院住院报销比例分别执行90%、80%、60%。《曲靖市人力资源和社会保障局转发云南省人力资源和社会保障厅关于完善城镇居民医疗保险门诊统筹的通知》(曲人社〔2012〕119号)，明确普通门诊年度累计最高支付限额为400元。规范慢性病门诊8个病种、特殊病门诊8个病种的医疗费用报销比例、最高支付限额、报销范围等。

2015年，《曲靖市人力资源和社会保障局　曲靖市财政局转发云南省人力资源和社会保障厅　云南省财政厅关于做好2015年城镇居民基本医疗保险工作的通知》(曲人社〔2015〕64号)规定统筹基金最高支付限额为3万元。

2011—2016年，城镇居民基本医疗保险参保缴费标准由2011年230元/人（个人缴费30元，财政补助200元）增长至2016年540元/人（个人缴费120元，财政补助420元），参保人数由2011年的48.18万人到2016年的47.05万人。6年间缴费标准增长2.35倍，个人缴费增加90元，参保人数基本保持稳定。2011年城镇居民基金收入1.12亿元，支出0.85亿元；2016年城镇居民基金收入2.73亿元，支出2.42亿元，基金支出6年增长率达184.71%。2011年至2016年期间，城镇居民享受门诊医保待遇77.03万人次，医保基金支出0.28亿元，享受住院医保待遇31.81万人次，医保基金支出10.41亿元。截至2016年12月底，城镇居民医保基金累计结余1.48亿元。

新型农村合作医疗

2009年，曲靖市人民政府发布第41号公告《曲靖市新型农村合作医疗管理办法（试行)》，新型农村合作医疗（以下简称新农合）制度进一步完善。参合人在乡镇卫生院、社区卫生服务中心、村卫生所、社区卫生服务站的门诊就诊，不设起付线，按照医药费用总额，减免比例达40%，最高支付限额每人每年100元。住院治疗起付线标准按照不同级别定点医疗机构确定，乡级起付线为50元，县级起付线为200元，县（市）区以外的定点医疗机构起付线为400元。住院治疗补偿比例，乡级补偿不低于60%，县级不低于45%，县以外定点医疗机构为35%。在一个自然年度内，参合农民每人每年封顶线不低于15000元，特殊病种封顶线不低于20000元。

2011年，出台《曲靖市卫生局关于印发曲靖市新型农村合作医疗管理制度的通知》（曲卫发〔2011〕6号），明确县（市、区）新型农村合作医疗管理办公室，乡（镇）新型农村合作医疗管理办公室职责，建立合作医疗证管理制度、财务管理制度、补偿审批兑付制度、处方管理制度、药品管理制度、基金管理制度、公示制度、信息管理制度、定点医疗机构医疗工作制度及合作医疗定点医疗机构十不准规定等，全面规范新农合经办管理工作。

2013年，出台《曲靖市卫生局关于印发曲靖市提高农村居民重大疾病医疗保障水平试点工作实施方案（试行）的通知》（曲卫字〔2013〕105号），将0—14周岁（含14周岁）、急性淋巴细胞白血病、急性早幼粒细胞白血病等24种重大疾病纳入保障范围，患者在定点救治医院救治，住院医疗费用实行定额支付。自2013年4月10日起执行。

2014年，出台《曲靖市卫生局关于印发曲靖市2014年新型农村合作医疗补偿方案指导意见的通知》（曲卫字〔2014〕22号），结合2013年新农合运行情况和2014年基金总量，进一步调整和完善统筹补偿方案，参合农民每年门诊统筹补偿封顶线不低于200元，政策范围内住院费用支付比例不低于75%，住院费用实际报销比例不低于60%，县、乡两级实际住院补偿比分别达到60%和75%以上；新农合住院补偿最高支付限额普通疾病提高到8万元，特殊疾病（重大疾病）提高到10万元；县级住院目录外费用控制在15%以内。

2015年，曲靖市卫生局与市财政局联合印发《关于进一步做好2015年新型农村合作医疗工作的通知》（曲卫字〔2015〕93号），规定各地统筹区域内门诊统筹报销比例不低于50%，政策范围内住院费用支付比例不低于75%，住院费用实际报销比例不低于60%，住院报销封顶线不低于12万元。同年，出台《曲靖市卫生局关于印发曲靖市2016年新型农村合作医疗补偿方案指导意见的通知》（曲卫字〔2015〕324号），结合曲靖市2015年新农合运行的实际情况和2016年基金总量预测分析，适当调整新农合补偿方案，引导参合农村居民合理就医，参合农村居民每年门诊统筹补偿封顶线不低于300元，各地统筹区域内政策范围内住院费用支付比例不低于75%，住院费用实际报销比例不低于60%，住院报销封顶线为12万元/人·年。

2011—2016年，新农合基金实行县级统筹，县级管理，基金筹集使用管理健康平稳运行，参合人数、参合率及保障水平逐年提高，农村居民因病致贫、因病返贫现象得到有效缓解。2011年筹资标准为230元/人·年（个人缴纳30元，财政补助200元），2016年为540元/人·年（个人缴纳120元，财政补助420元），6年间缴费标准增长2.35倍，个人缴费增加90元。2011年至2016年期间，新农合享受门诊医保待遇7791.12万人次，医保基金支出12.01亿元，住院医保待遇400.66万人次，医保基金支出88.15亿元。截至2016年12月底，新农合参合人数达507.96万人，基金累计结余10.75亿元。

城乡居民大病保险

2013年，曲靖市被列为云南省首批城乡居民大病保险试点城市，曲靖市人民政府办公室印发《曲靖市城乡居民大病保险实施意见（试行）》（曲政办发〔2013〕24号），建立曲靖市城乡居民大病保险制度，保障对象为参加城镇居民基本医疗保险和新农合的全体参保（参合）人员，在基本医疗保障基础上，在患大病发生高额医疗费用的情况下，对城镇居民、新农合补偿后需个人负担的政策范围内医疗费用给予保障。2013年曲靖市城乡居民大病保险筹资标准确定为人均30元，后续筹资标准根据上年大病保险运行情况适时进行合理调整。城镇居民基本医保报销后个人年度累计负担的政策范围内医疗费用超10000元的部分，新农合报销后个人年度累计负担的政策范围医疗费用超7000元的部分纳入城乡居民大病保险保障范围。年度累计补偿最高限额20万元。《曲靖市财政局 曲靖市人力资源和社会保障局 曲靖市卫生局关于曲靖市城乡居民大病保险基金管理暂行办法的通知》（曲财社〔2013〕220号）规定，城乡居民大病保险基金以参保（参合）人员数按照规定标准从新农合医疗保险基金、城镇居民基本医疗保险基金中划转建立，个人不需要单独缴费，参加新农合、城镇居民医保的同时享受城乡居民大病保险待遇。

2017年，曲靖市人民政府办公室印发《曲靖市城乡居民大病保险实施办法》（曲政办发〔2017〕164号），自2018年1月1日起实施，原城乡居民大病保险政策同时废止。规定城乡居民基本医疗保险报销后，参保人员政策范围内自付医疗费用在1万元以上纳入大病保险保障范围。年度累计报销最高限额30万元。建档立卡贫困人员大病保险起付线降低50%，年度支付限额提高50%，城乡居民基本医疗保险和大病保险政策范围内报销比例达到70%。

2011—2018年，城乡居民大病保险筹资标准逐步提高，2013—2015年大病保险筹资为30元/人·年，2016—2017年城乡居民大病保险筹资标准为35元/人·年，2018年筹资标准提高到55元/人·年。年度最高报销限额由2013年的20万提高至2018年的30万元。城乡居民大病保险对大病患者发生的高额医疗费用给予进一步保障，有效减轻城乡居民大病医疗费用负担。

城乡居民基本医疗保险

2017年，曲靖市人民政府办公室印发《曲靖市城乡居民基本医疗保险实施办法（试行）》（曲政办发〔2017〕67号），规定参保居民在统筹区内乡、村两级定点医疗机构就诊的普通门诊医疗费由医保基金支付，按处方金额的50%支付，年度封顶线为300元/人·年。参保居民在医保协议医疗机构发生的符合政策规定的住院医疗费用，起付标准以下由个人支付；起付标准以上最高支付限额以下，由基金和参保居民按比例承担。省内一级定点医疗机构起付线200元，报销比例75%（实行药品零差率销售的乡镇一级医疗机构为85%）；省内二级医疗机构起付线400元，报销比例70%；省内各州市三级医疗机构起付线800元，报销比例60%；省级三级及省外医疗机构起付线1200元，报销比例60%；年度封顶线为60000

元/人·年。曲靖市人力资源和社会保障局印发《关于城乡居民基本医疗保险门诊特殊病慢性病管理工作的通知》(曲人社〔2017〕16号),设特殊病病种12个,慢性病病种9个,特殊病报销比例为70%,门诊起付线为1200元(慢性肾功能衰竭、精神分裂症及双向情感障碍症不设起付线,报销比例为90%),慢性病门诊报销比例为60%,每个病种基金支付额度为1200元/人·年。同年,曲靖市人力资源和社会保障局印发《关于做好城乡居民22种重大疾病医疗保障工作的通知》(曲人社〔2017〕48号),对儿童(≤14周岁)白血病等22种疾病实行重大疾病保障,实行定点救治,在基本医疗保险范围内,不设起付线。住院医疗费用报销政策适当倾斜,慢性肾功能衰竭限价内支付比例为90%,全年限价72000元(特殊病门诊+住院),重性精神病安床日付费,其他病种限价内支付比例为70%。超过限价标准和次数限制后再次住院费用按普通住院报销。曲靖市财政局曲靖市人力资源和社会保障局印发《关于落实城乡居民基本医疗保险基金市级统筹管理的通知》(曲财社〔2017〕78号),落实城乡居民医保基金市级统筹管理,增强医保基金互助共济能力。

2018年,曲靖市人力资源和社会保障局印发《关于进一步加强门诊特殊病慢性病管理工作的通知》(曲人社〔2018〕82号),将活动性结核病纳入城乡居民基本医疗保险门诊慢性病管理。

自2017年1月1日起,城乡居民基本医疗保险实行市级统筹、分级管理,一定程度上避免了重复参保、重复补贴、重复建设。2017年全市城乡居民参保541.73万人,医保基金收入33.74亿元,支出26.97亿元,2018年全市城乡居民参保缴费545.18万人,医保基金收入36.12亿元,支出35.28亿元,基金支出增长率达到30.81%。2017—2018年,城乡居民享受医保门诊医保待遇1444万人次,医保基金支出2.31亿元,享受住院医保待遇111.97万人次,医保基金支出33.16亿元,政策范围内支付比例61.65%。

生育保险

职工生育保险。2011年,印发《曲靖市人民政府办公室转发云南省人民政府办公厅关于印发云南省职工生育保险办法文件的通知》(曲政办发〔2011〕143号),自2011年7月1日起施行。规定全市国家公务员和参照公务员法管理的人员职工生育保险按照《云南省职工生育保险办法》规定执行;企业职工生育保险缴费基数为本单位上年度职工工资总额,缴费比例为1%。国家机关、财政全额拨款的事业单位以及差额拨款额自收自支的事业单位缴费基数为本单位上年度职工工资总额,缴费比例为0.8%。国家机关、财政全额拨款的事业单位职工生育保险费缴纳资金由同级财政列入预算解决;差额拨款、自收自支的事业单位生育保险向医疗保险经办机构缴纳;企业、民办非企业单位和有雇工的个体工商户及其职工由社保经办机构核定缴费基数,全市各级地方税务部门负责征收。2015年,印发《曲靖市人力资源和社会保障局 曲靖市财政局转发云南省人力资源和社会保障厅 云南省财政厅关于适当降低生育保险费率的通知》(曲人社〔2015〕117号),规定企业职工生育保险的缴费基数,国家机关、财政全额拨款的事业单位以及差额拨款和自收自支的事业单位缴费基数均为本单位上年度职工工资总额，缴费比例统一调整为0.5%。2017年，印发《曲靖市人力资源和社会保障局　曲靖市财政局关于调整企业职工生育保险费率的通知》(曲人社〔2017〕161号)，规定自2017年1月1日起，企业职工生育保险费缴费比例由0.5%调整到1%。2018年，印发《曲靖市人力资源和社会保障局　曲靖市财政局　曲靖市卫生和计划生育委员会关于调整企业职工生育保险费率的通知》(曲人社〔2018〕226号)，规定自2018年10月1日起，企业职工生育保险缴费比例由1%调整到2%。

城乡居民生育费用保障。2009年，印发《曲靖市劳动和社会保障局关于转发云南省人力资源和社会保障厅关于将城镇居民生育医疗费用纳入城镇居民基本医疗保险报销范围的通知》(曲劳社办发〔2009〕63号)，规定纳入报销的住院分娩医疗费用采取定额补贴，补贴标准：顺产600元；难产1000元；剖宫产1500元；多胎生育的在以上基础上增加500元；费用支付不设起付线；超过补贴标准部分的由参保居民自负。2012年曲靖市卫生局与市民政局联合印发《2012年农村孕产妇住院分娩补助实施方案》(曲卫字〔2012〕277号)，规定对全市农村孕产妇住院分娩给予补助。农村孕产妇住院分娩执行农村孕产妇住院分娩项目资金补助后，单胎顺产新农合基金乡级补助400元/例，县级补助700元/例；阴道手术助产乡级补助600元/例，县级补助900元/例；剖宫产乡级补助1600元/例，县级补助2100元/例，县外住院分娩的按照住院补偿标准执行。基本实现县域内单胎顺产和阴道手术助产住院分娩零费用。2015年，根据《曲靖市卫生局　曲靖市财政局关于进一步做好2015年新型农村合作医疗工作的通知》(曲卫字〔2015〕93号)规定，采用“住院分娩费用包干”的方式对定点医疗保健机构进行补助，基本实现县域内单胎顺产和阴道手术助产住院分娩零费用，单胎顺产、阴道手术助产新农合基金乡级补助950元/例，县级补助1650元/例；剖宫产乡级补助1650元/例，县级补助2200元/例。二次剖宫产、产科合并症及发生危重孕产妇抢救及县外住院分娩的，按新农合普通住院予以报销。2017年，根据《曲靖市城乡居民基本医疗保险实施办法（试行)》(曲政办发〔2017〕67号)规定，自2017年7月1日起，符合政策规定的城乡居民基本医疗保险参保人员，在统筹区内的定点医疗机构住院分娩发生的医疗费用实行定额支付，其中：在一、二级医疗机构顺产、难产的定额支付1500元；三级医疗机构顺产、难产的定额支付2000元；在一级医疗机构剖宫产的定额支付1800元、二级医疗机构剖宫产的定额支付2400元、三级医疗机构剖宫产的定额支付3000元。

2011—2018年，城镇职工生育保险政策保持长期稳定，实现孕期检查、医疗服务、生育津贴和有薪假期，保障女性职工生育权益。2011年全市参加国家机关事业单位生育保险人员11万人，享受生育保险待遇1039人次，基金支出287.38万元；参加企业职工生育保险11.18万人，享受生育保险2449人次，基金支出1195万元。2018年全市参加国家机关事业单位生育保险人员12.58万人，享受生育保险待遇7363人次，基金支出3200万元；参加企业职工生育保险15.14万人，享受生育保险11464人次，基金支出12407万元。8年间职工生育保险参保人数、待遇享受人次、基金支出逐年增长，受益面逐步扩大，有效保障女性权益。原城镇居民、原新农合孕产妇生育费用实行定额补助，但两者政策存在差异。城乡居民生育保险待遇政策出台后统一政策标准，有效保障城乡居民住院分娩医疗待遇，切实解决人民群众关心的热点、堵点问题，对积极支持妇女儿童健康行动计划有促进作用。

医保扶贫

曲靖市是国家乌蒙山片区和石漠化片区交织的连片特困地区，是全省贫困面最大、贫困人口最多、贫困程度最深的州市之一，是全省脱贫攻坚的主战场。医保部门以“两不愁三保障”为脱贫底线，织牢健康扶贫保障网，全力解决建档立卡贫困人口医疗保障问题，破解因病致贫、因病返贫难题。2017 年，曲靖市人民政府办公室印发《曲靖市贯彻落实云南省健康扶贫 30 条措施实施方案》(曲政办发〔2017〕160 号)，曲靖市人力资源和社会保障局印发《关于做好医疗保险健康扶贫工作的通知》(曲人社〔2017〕184 号）等文件，规定建档立卡贫困人口 100% 参加基本医保和大病保险。参加基本医保个人缴费部分由财政全额补贴，对已脱贫建档立卡贫困人员个人缴费部分省财政承担 40%、市财政承担 60%，对未脱贫建档立卡贫困人员个人缴费部分省财政承担 60%、市财政承担 40%。规定建档立卡贫困人口享受“城乡居民基本医疗保险、大病保险、医疗救助、医疗费用兜底保障机制”四重保障措施，落实基本医保倾斜政策。全市对符合分级诊疗、转诊转院规范的建档立卡贫困人口，在定点医疗机构就诊实行倾斜政策。一般诊疗费个人自付部分由基本医保全额报销，普通门诊基本医保年度最高报销限额为 315 元。在乡镇卫生院住院不设起付线、政策范围内医疗费用全额纳入报销。建档立卡贫困人口实现城乡居民大病保险全覆盖，落实大病保险倾斜政策，起付线降低 50%、大病保险年度支付限额提高 50%，确保基本医疗保险和大病保险对建档立卡贫困人口住院（含门诊特殊病）政策范围内报销比例达到 70%，经医疗救助后，建档立卡贫困人口符合转诊转院规范的住院治疗费用实际补偿比例达到 90%，9 类 15 种大病患者做到应治尽治。医保统筹基金每年为建档立卡贫困人口家庭医生签约服务每人支付 12 元签约服务费。实行建档立卡贫困患者在县域内定点扶贫医疗机构住院先诊疗后付费，定点医疗机构“一站式”及时结算报销，家庭医生签约全覆盖。

截至 2018 年 12 月底，全市共标识建档立卡贫困人口 83.03 万人，100% 参加基本医保和大病保险，享受医疗保险待遇 46.36 万人次，发生医疗费用总额 13.01 亿元，医保基金支付 9.44 亿元，有效保障全市建档立卡贫困人口医疗保障待遇，让贫困群众看得起病、看得好病、方便看病、尽量少生病，助力打赢脱贫攻坚战。

经办服务

定点医药机构覆盖面扩大。2011 年底，全市有定点医药机构 1032 家（定点医疗机构 323 家，定点零售药店 709 家)。截至 2018 年 12 月底，全市有 3765 家定点医药机构（定点医疗机构 1979 家，定点零售药店 1786 家)，均与各级医保经办机构签订医疗保险服务协议。8 年间全市定点医药机构增加 2733 家，其中定点医疗机构增加 1656 家，定点零售药店增加 1077 家。2016 年，曲靖市人力资源和社会保障局印发《曲靖市基本医疗保险医药机构协议管理实施方案》（曲人社〔2016〕58号），通过服务协议明确经办机构和医药机构双方的权利义务，规范医疗保险基金管理和医药机构服务行为，建立沟通协商和激励约束机制，完善退出机制，促进医药机构为患者提供良好服务。统一全市医疗保险经办系统。2015年投资816.8万元，采用人社部“金保工程”核心三版架构，将城镇职工、城镇居民医疗保险信息系统整合升级为曲靖市城镇医疗保险系统，实现“一个医保、一套系统”的工作目标。2017年，建立完善覆盖城乡居民医疗保险的管理信息系统。完成软件需求分析、集成及507.96万条原新农合参保人员信息数据迁移等工作，为全市参保人员提供方便的服务平台。乡村两级医保经办管理服务信息化试点。2017年麒麟区珠街街道社区卫生服务中心试点，2018年进一步扩大试点范围，全市共有635家村卫生所（社区卫生服务站）开展乡、村一体化信息系统管理，实现医院管理信息系统（HIS）和医疗保险管理信息系统软件的数据对接，村卫生所（社区卫生服务站）只需要在乡、村一体化信息系统里直接录入相关诊疗服务项目，就可以即时结算，简化操作流程，提高村卫生所（社区卫生服务站）的诊疗效率，既方便参保群众，又有利于医保经办部门对乡村医疗机构进行实时监管，为城乡居民享有高效、便捷、优质的服务提供有力的保障。部署医疗保险事前提醒、事中控制信息系统。按照人社部、省人社厅的安排部署完成相关工作，2018年全市一级协议住院医疗机构完成事前、事中部署调试138家，达77.9%；二级及以上协议住院医疗机构完成事前、事中部署调试35家，达75%，事后审核系统100%覆盖全市所有协议住院医疗机构。异地就医联网结算逐步扩大范围。2009年6月，曲靖市被选为云南省三个全国开展异地就医管理服务试点的城市之一，实现省内异地就医持卡联网结算。2014年曲靖市作为云南省“泛珠三角区域部分省及省会城市社会医疗保险异地就医合作框架协议”试点城市，开通包括中山大学附属第一医院等64家定点医疗机构异地就医直接结算。2015年继续扩大范围，与西南地区及泛珠区域的四川、重庆、贵州、广西、海南、广州等省（区、市）医疗保险异地就医联网直接结算，接入127家外省（市、区）定点医疗机构。2017年国家异地就医结算系统在曲靖全面启动，截至2018年底，全市接入国家异地就医结算系统的定点医疗机构有26家，省内异地就医持卡联网结算的定点医药机构达1009家，各县（市、区）已实现一个以上乡镇卫生院开通跨省异地就医直接结算工作。2017年9月将跨省异地就医直接结算备案范围从异地安置退休人员覆盖到异地长期居住人员、常驻异地工作人员及异地转诊和急诊人员，从职工医保参保人员扩大到城乡居民医保参保人员。简化备案手续，取消需就医地提供的所有审批、盖章程序，跨省异地就医人员在备案时直接备案到就医地州市开通的跨省定点医疗机构。2018年6月起长期驻外、退休人员异地安置备案手续可通过业务电话直接办理。截至2018年底，上传国家异地就医结算平台备案人员3472人，其中：职工3023人，城乡居民449人。

医保改革

2012年，曲靖市深化医药卫生体制改革

领导小组印发《关于曲靖市公立医院改革试点指导意见（试行）的通知》（曲医改〔2012〕1号），努力探索形成符合市情的公立医院改革思路和政策，为全面推动全市公立医院改革奠定基础。2016年，曲靖市被国家卫生计生委、财政部、国务院医改办确定为第四批公立医院改革国家联系试点城市。2017年，中共曲靖市委办公室、曲靖市人民政府办公室印发《曲靖市城市公立医院综合改革试点实施方案》（曲办发〔2017〕7号），加快推进城市公立医院改革。公立医院取消药品加成改革。为破除"以药补医"机制，在所有公立医院推进医药分开，积极探索多种有效方式改革以药补医机制，在合理调整医疗服务价格前提下，同步取消药品加成（中药饮片除外）。将公立医院补偿由医疗服务收费、药品加成收入和政府补助三个渠道改为医疗服务收费和政府补助两个渠道。2015年，曲靖市发展和改革委员会、曲靖市卫生局、曲靖市财政局、曲靖市人力资源和社会保障局印发《关于县级公立医院综合改革取消药品加成调整医疗服务价格实施的通知》（曲发改收费〔2015〕23号），全市17家县级公立医院取消药品加成、实行零差率销售以后减少的合理收入，主要通过调整263项医疗服务价格和政府补助等途径予以补偿。2016年，曲靖市发展和改革委员会、曲靖市卫生和计划生育委员会、曲靖市财政局曲靖市人力资源和社会保障局印发《关于曲靖市城市公立医院综合改革试点医疗服务价格调整实施方案》（曲发改收费〔2016〕20号），自2016年12月1日起执行，涉及调整医疗服务价格的单位6家，调整医疗服务价格项目450项。2017年，曲靖市发展和改革委员会、曲靖市卫生和计划生育委员会、曲靖市财政局、曲靖市人力资源和社会保障局印发《关于全面实施公立医院综合改革取消药品加成调整医疗服务价格的补充通知》（曲发改收费〔2017〕19号），自2017年8月28日起执行，将各县（市、区）妇幼保健院和驻地部队医院纳入公立医院综合改革范围，取消药品加成、实行零差率销售，减少的合理收入通过调整医疗服务价格予以弥补，弥补不足部分由各医疗机构自行承担。医保付费方式改革。2013年，按照"总量控制、年度清算、超支分担、结余留用"的原则，曲靖市市本级城镇职工医疗保险开始推行医保统筹基金付费总额控制。2014年，在全面实行医保付费总额控制的基础上，继续开展按病种付费，按人头付费、按床日付费、总额预付等相结合的复合式付费方式改革。曲靖市人力资源和社会保障局印发《关于城镇职工基本医疗保险病种结算办法的通知》（曲人社〔2014〕152号），规定急性单纯性阑尾炎（行阑尾切除术）、老年性白内障（行超声乳化白内障摘除术＋人工晶体植入术）等10个病种在二、三级定点医疗机构进行手术治疗时的结算标准，符合条件的参保患者按病种结算，个人支付比例为10%，统筹基金支付比例为90%。2015年，曲靖市人力资源和社会保障局印发《关于鼻中隔偏曲等15个病种实行按病种结算的通知》（曲人社〔2015〕140号），增加15个病种结算；2016年，曲靖市人力资源和社会保障局印发《关于卵巢巧克力囊肿等25个病种实行按病种结算的通知》（曲人社〔2016〕213号），增加25个病种结算；2017年7月，曲靖市人力资源和社会保障局印发《关于胆总管结石等50个病种实行按病种结算的通知》（曲人社〔2017〕102号），胆总管结石等50个病种实行按病种结算。截至2018年12月底，全市按病种结算病种付费范围已达到100个病种。城乡居民在2017年22个重大疾病实行按病种付费的基础上，2018年新增90个，达112个。2017年，曲靖市人力资源和社会保障局印发《关于城乡居民因患精神病在本统筹区住院实行床日包干付费的通知》（曲人社〔2017〕84号），规定按床日包干付费结算医疗费用，不设起付线，一级协议医疗机构包干标准为100元/人·日；二级协议医疗机构包干标准为120元/人·日；三级协议医疗机构包干标准为178元/人·日，由基本医疗保险统筹基金支付90%，个人自付10%。2017年，在曲靖市师范学院开展城乡居民基本医疗保险普通门诊费按人头付费。2018年，曲靖市人力资源和社会保障局印发《开展按疾病诊断相关组（DRGs）付费试点实施方案》（曲人社〔2018〕196号），完成26家试点协议医疗机构接口改造、架设医保中心端DRGs管理平台建设，并于12月1日启动模拟运行。谈判药品纳入医保支付。2017年，曲靖市人力资源和社会保障局印发《转发云南省人力资源和社会保障厅办公室关于执行国家基本医疗保险、工伤保险和生育保险药品目录（2017年版）的通知》（曲人社〔2017〕158号），自9月1日起，明确国家36种谈判药品个人先行自付后，纳入报销，不再承担乙类药品自付比例。2018年，曲靖市人力资源和社会保障局印发《转发云南省人力资源和社会保障厅关于继续将谈判药品纳入城乡居民医保支付范围有关问题的通知》（曲人社〔2018〕115号），明确凯美纳等8种谈判药品按照城乡居民基本医疗保险门诊慢性病、特殊病起付线和报销比例执行，根据就低不就高原则，确定个人先行自付比例为30%。

特殊人员医疗保障

离休及二等乙级以上伤残军人待遇保障。离休干部的医疗保障实行“单独统筹，县为基础，分级负担，分级管理”的原则。根据《曲靖市人民政府办公室关于调整离休干部统筹医药费缴费基数和健康奖励费用的通知》（曲政办发〔2014〕137号）规定，自2015年1月1日起，市本级离休人员缴费基数由人均30000元提高到人均50000元，健康奖励标准由人均6000元提高到人均15000元，二等乙级以上革命伤残军人按照标准执行，各县（市、区）参照市本级执行。2011年全市参加离休及二乙人员医疗保障2511人（其中伤残军人480人），医保支出4188.2万元。2018年全市参加离休及二乙人员医疗保障1421人（其中伤残军人583人），基金支出5024万元，有效保障特殊群体医疗待遇，充分体现党和政府对离休及二乙人员的关心。

（撰稿：骆　锐　胡其来）

玉　溪　市

工作综述

2011—2018年，玉溪市医疗保障工作在市委、市政府的坚强领导和上级医疗保障部门的精心指导下，始终坚持以人民为中心的发展思想，认真贯彻落实公立医院综合改革的各年项决策部署，以城乡居民医保整合为基础，以DRG支付方式改革为突破口，以药品集中采购为支撑，积极推进医疗、医保、医药联动改革，为推动健康玉溪建设、全面建成小康社会做出医保贡献。

截至2018年，玉溪市城镇职工参保人数从2011年的23.5万人增加到26.98万人。玉溪市职工基本医疗保险基金总收入由2011年的7.18亿元增加到2018年的14.08亿元，基本医疗保险基金支出由2011年的5.29亿元增加到2018年的12.1亿元，基本医疗保险基金累计结余由2011年的8.12亿元增加到2018年的20.5亿元。玉溪市居民基本医疗保险基金总收入由2011年的7283.6万元增加到2018年的13.38亿元，基本医疗保险基金支出由2011年的6910.5万元增加到2018年的13.52亿元。

机构变革历程

2011年，玉溪市劳动和社会保障局医疗保险基金管理中心隶属玉溪市人力资源和社会保障局管理，机构规格相当于正科级，属财政全额拨款的行使行政职能事业单位，增加玉溪市医疗保险基金管理中心事业编制10名，调整后，事业编制42名，全部为管理人员编制。核定单位领导职数2名，设主任1名（相当于正科级），副主任1名（相当于副科级）。根据玉溪市政府机构改革实施意见，不再保留劳动和社会保障局，其职责与市人事局整合，新组建人力资源和社会保障局。“玉溪市劳动和社会保障局医疗保险基金管理中心”机构名称变更为“玉溪市医疗保险基金管理中心”。

2012年，玉溪市机构编制委员会印发《玉溪市医疗保险基金管理中心机构编制方案》，玉溪市医疗保险基金管理中心为玉溪市人力资源和社会保障局所属财政全额拨款事业单位，机构规格相当于副县级。核定事业编制37名，其中，管理人员编制37名；核定单位领导职数3名，其中，设主任1名（相当于副县级），副主任2名（相当于正科级）；设置内设机构7个（相当于副科级）：办公室、统筹业务科、审核科、结算科、财务科、信息管理科、稽核科，核定内设机构领导职数7名，其中，正职7名（相当于副科级）。

2014年，从玉溪市劳动就业服务局划转2名事业编制到玉溪市医疗保险基金管理中心，调整后，玉溪市医疗保险基金管理中心事业编制39名。

2016年，为推进公立医院改革工作，整合城乡居民基本医疗保险职责，玉溪市机构编制委员会印发《关于组建玉溪市医疗保障基金管理中心的通知》，组建玉溪市医疗保障基金管理中心，为市政府直属事业机构，将玉溪市人力资源和社会保障局所属事业机构玉溪市医疗保险基金管理中心整建制划入，加挂“玉溪市医疗保险基金管理中心”牌子。机构规格相当于副县级。

2016 年 2 月，玉溪市委机构编制办公室印发《玉溪市医疗保障基金管理中心机构编制方案》，玉溪市医疗保障基金管理中心为玉溪市人民政府所属财政全额拨款事业单位，机构规格相当于副县级。核定事业编制 39 名，设主任 1 名（相当于副县级），副主任 2 名（相当于正科级）；设置内设机构 8 个（相当于正科级）；办公室、政策法规科、参保管理科、审核科、结算科、财务科、稽核科、信息管理科，核定内设机构领导职数 12 名，其中，正科级领导职数 8 名，副科级领导职数 4 名。10 月，玉溪市机构编制委员会办公室印发《关于增加玉溪市医疗保障基金管理中心事业编制和领导职数的批复》，增加事业编制 8 名，增设中心副主任领导职数 1 名，增加内设机构副科级领导职数 2 名。调整后，市医疗保障基金管理中心事业编制 47 名，部门领导职数 1 正 3 副，内设机构领导职数正科 8 名副科 6 名。

2017 年 2 月 24 日，玉溪市机构编制委员会办公室印发《关于调整玉溪市医疗保障基金管理中心主管部门的通知》，将市政府直属事业单位玉溪市医疗保障基金管理中心调整为市人力资源和社会保障局所属事业单位。

2017 年 9 月 15 日，玉溪市机构编制委员会办公室印发《关于调整玉溪市医疗保障基金管理中心机构编制事项的批复》，“玉溪市医疗保障基金管理中心”更名为“玉溪市医疗保险管理局”，将付费制度改革、药品（耗材）招标结算、调整医疗服务价格建议权等职责委托玉溪市医疗保险管理局承担。核定事业编制 47 名，设局长 1 名（相当于副县级）、副局长 3 名（相当于正科级）；设置内设机构 10 个（相当于正科级）：办公室、政策法规科、参保管理科、费用审核科、费用结算科、基金财务管理科、稽核科、信息统计管理科、药品耗材采购管理科、医保价格管理科，核定内设机构领导职数 16 名，其中，正科级领导职数 10 名，副科级领导职数 6 名。

城镇职工基本医疗保险

2018 年，玉溪市城镇职工参保人数从 2011 年的 23.5 万人增加到 26.98 万人。职工基本医疗保险基金总收入由 2011 年的 7.18 亿元增加到 2018 年的 14.08 亿元，基本医疗保险基金支出由 2011 年的 5.29 亿元增加到 2018 年的 12.1 亿元，基本医疗保险基金累计结余由 2011 年的 8.12 亿元增加到 2018 年的 20.5 亿元。

一、实施城镇职工基本医疗保险市级统筹

2011 年 1 月，根据市政府《关于进一步加强全市城镇职工基本医疗和大病补充医疗保险管理的通知》(玉政发〔2010〕157 号）和《玉溪市城镇职工基本医疗保险市级统筹暂行办法》(玉政发〔2010〕239 号)，玉溪市全面启动实施城镇职工基本医疗保险市级统筹，全市统一缴费标准、待遇支付标准、结算办法、信息系统和经办流程。制定完善财务、审核结算、业务经办等相关配套措施和办法，对医疗保险信息系统进行了升级改造，保证了市级统筹按时启动实施，市级统筹的实施，提高了统筹层次，增强了基金抗风险能力，方便了参保人员在全市范围内持卡就医购药。

二、认真贯彻落实城镇职工参保筹资政策

2016年，玉溪市人民政府办公室出台《关于调整城镇职工基本医疗保险单位缴费费率的通知》(玉政办〔2016〕55号)，城镇职工基本医疗保险实行浮动缴费费率。2016年4月1日起，参保单位缴费费率从10%下调到8%，灵活就业人员缴费费率执行10%（单位缴费费率8%+个人缴费费率2%）。截至2016年12月底，共有6659户参保单位，减轻单位和财政负担15904万元。其中企业4093户，减轻企业负担11112万元；机关单位711户，减轻财政支出1294万元；事业单位1855户，减轻财政和单位负担3498万元。通过降低费率，有效减轻了财政、企业和个人缴费负担，减少资金沉淀，提高资金的使用效益。

三、稳步提高城镇职工基本医疗保险待遇水平

2013年，玉溪市人力资源和社会保障局出台《玉溪市城镇职工基本医疗保险门诊急诊抢救病种目录管理暂行办法》(玉人社发〔2012〕145号)，扩大了医保统筹基金支付门诊急诊抢救病种的范围；把≥1000元的内固定高值医用耗材纳入报销；适当提高了城镇职工基本医疗保险医疗费用总量控制结算指标和三级定点医疗机构部分单病种费用标准，增加了单病种结算病种；参保城镇居民患重性精神病和尿毒症透析治疗的，医疗保险报销比例提高到了90%；建立了城镇职工基本医疗保险20种重大疾病保障机制，重大疾病政策范围内住院费报销比例达不到90%的，由基本医疗保险统筹基金补助到90%，取消了统筹基金的最高支付限额。提高了血液制品的报销比例，规范了放射性同位素类药物的使用管理，将部分自费项目调整为自付项目，有力地保障了参保人员的医疗待遇。

2014年，出台《玉溪市人力资源和社会保障局　玉溪市财政局关于调整玉溪市城镇职工基本医疗保险医疗待遇的通知》(玉人社发〔2014〕34号)、《玉溪市人力资源和社会保障局关于进一步完善城镇职工基本医疗保险门诊特殊病、慢性病管理工作的通知》(玉人社发〔2014〕35号）等文件，建立了20种重大疾病保障机制，重大疾病政策范围内住院费报销比例不低于90%，增加了门诊、住院特检特治项目和慢性病、特殊病病种种类，降低了住院起付标准等。政策调整后，玉溪市城镇职工医疗保险最高支付限额达到25万元（基本4.5万元，大病20.5万元），重大疾病取消了最高支付限额，有效提高了保障能力和水平。2014年城镇职工医疗保险政策范围内报销比例达到80.15%。

城镇职工大额医疗费用补助

根据《玉溪市城镇职工大病补充医疗保险暂行办法》(玉政发〔2000〕61号)，参保人员年内累计医疗费超过玉溪市基本医疗保险统筹基金最高支付限额以后，进入大病保险，享受大病保险待遇，玉溪市职工大病补充医疗保险实行市级统筹，年内累计医疗费超过基本医疗保险统筹基金最高支付限额后，年内最高支付限额以内的医疗费，由商业保险公司赔付90%，个人自付10%。

2011年，玉溪市参加城镇职工大病补充医疗保险23.5万人，基金收入4412万元，基金支出赔付医疗保险费3289万元，当期结余

1123万元，累计结余5391万元。

2018年，玉溪市参加城镇职工大病补充医疗保险26.98万人，基金收入9444万元，基金支出赔付医疗保险费8090万元，当期结余1354万元，累计结余7533万元。

城镇居民基本医疗保险

为保障城镇居民基本医疗，建立完善多层次的医疗保险体系，根据《国务院关于开展城镇居民基本医疗保险试点的指导意见》(国发〔2007〕20号)、《云南省人民政府关于印发云南省城镇居民基本医疗保险试点实施办法的通知》(云政发〔2007〕130号)精神，结合玉溪市实际，2008年4月，玉溪市人民政府公告第20号公布了《玉溪市城镇居民基本医疗保险暂行办法》，自2008年6月1日施行。该办法适用于玉溪市范围内的城镇居民基本医疗保险的实施和管理工作，城镇居民基本医疗保险实行全市统一领导，统一政策，统一管理，统一基金征缴，统一医疗费用支付的全市属地管理和统筹。只建住院统筹基金，不建个人账户。根据《玉溪市城镇居民基本医疗保险暂行办法》（玉溪市人民政府公告第20号），制定《玉溪市城镇居民基本医疗保险实施细则》(玉溪市劳动和社会保障局公告第1号)，自2008年6月1日起施行。

2014年，玉溪市调整城镇居民医疗保险筹资标准和方式。中央和省级财政进一步提高对城镇居民参加基本医疗保险的补助标准，中央财政在原基础上增加32元/人，省级财政在原基础上增加4元/人。个人缴费不再区分人员类别，统一标准为70元/人·年（含大病补充医疗保险）。调整后的城镇居民年筹资标准为：成年人428元（财政补助358元，个人70元）、未成年人388元（财政补助318元，个人70元）、大学生398元（财政补助328元，个人70元）。城镇居民大病补充医疗保险不再单独缴费，按每人25元的标准从基本医疗保险中划拨。玉溪市参保居民患尿毒症、重性精神病医疗费用报销比例提高到90%。

2011—2016年，全市城镇居民医保参保人数由2011年25.8万人增加到2016年24.64万人。城镇居民医保基金收入由2011年7106万元增加到2016年11606万元。城镇居民医保基金支出由2011年6915万元增加到2016年12756万元。

新型农村合作医疗

2006年，玉溪市新型农村合作医疗制度在全省率先覆盖所有县（区），为县（区）级统筹，并由卫健部门管理。2016年1月，玉溪市将整合城乡居民基本医疗保险制度列为公立医院综合改革的一项重要内容，全面启动了整合工作。玉溪市人民政府于2016年9月印发《玉溪市城乡居民基本医疗保险实施办法》(玉溪市人民政府公告第49号)，明确规定：城乡居民基本医疗保险由人社部门管理。2017年整合城乡居民基本医疗保险制度工作，城镇居民基本医疗保险和新型农村合作医疗业务由市、县（市、区）医疗保障（险）基金管理中心统一经办，实现基本医疗保险市级统筹。

2012年，玉溪市统筹使用新农合资金，参保农民无需再缴纳大病保险费，由新农合筹资统筹解决。参合农民单次住院费用超过1万元的，扣除按新农合规定报销金额后，再次给予50%—60%的报销补助。2012年住院补偿年封顶线为20万元，共有11669人次得到1.6亿元的大病住院再次补偿，新农合住院大病政策范围内补偿比例为80.57%，实际补偿比例为69%。

2012年1月，玉溪全面开展“母婴共享”保障制度。在保障年度内，父母双方已经参加新农合，筹资时尚未出生，错过缴费年限而未能参合的计划内分娩新生儿，当年无需缴纳个人参合费用，凭计划生育证、出生医学证明等证件自动纳入保障范围，以新生儿母亲身份享受新农合住院补偿待遇，封顶线合并计算，母婴共享20万元的年度最高封顶线。2012年全年共3919人次新生儿获得673.73万元的住院补偿，实际补偿比例为53.63%。

2014年，玉溪市人民政府办公室印发《关于印发玉溪市基本医疗保险支付制度改革工作方案的通知》，通过规范新农合定点医疗机构诊疗行为、深化支付方式改革、控制不合理费用增长和加强对费用监督管理等手段确保新农合基金运行安全，杜绝基金超支风险和隐患；完善支付机制，向基层医疗卫生机构倾斜并鼓励使用中医药。将符合条件的非公立医疗机构纳入新农合定点医疗机构。新农合补偿普通门诊补偿不设起付线，村级按不低于50%补偿，乡镇级按不低于45%补偿，每人每年累计补偿不低于200元。住院报销比例乡镇级为95%至100%，县区级为80%至90%，省、市级为55%至70%。市、县中医医疗机构住院补偿起付线较综合医院下调100元，鼓励使用中医药。

2011年，红塔区、新平县筹资标准310元，其余各县区均为290元。其中参合农民个人自筹30元。全市新农合覆盖农业人口1631996人（未含阳宗镇），共1560232人参合，参合率95.6%。全市共筹集新农合基金46180.23万元，共有4294515人次的医药费得到补偿，补偿新农合基金37449.63万元。

2012年，玉溪新农合人均筹资水平360元，住院报销比例乡镇卫生院为95%—100%，县区级为80%—95%、省市级55%—70%，住院补偿年封顶线为20万元，基本实现了农村居民基本医疗有保障的目标。2012年新农合覆盖农业人口数165.7万元，实际参合159万元，参合率为95.96%。共筹集到位基金5.76亿元，共减免补偿487.7万人次，补偿基金5.64亿元，其中：住院减免补偿20.58万人次，补偿新农合基金4.83亿元；门诊统筹减免补偿462.49万人次，减免补偿新农合基金7174.67万元，基金支出占年度理论筹资总额的98.54%。

2013年，新农合参合率达97.6%，筹资水平人均400元，比全省其他州市人均高60元，住院报销比例乡镇级为95%—100%，县区级为80%—90%，省、市级为55%—70%。2013年共有497万人次享受新农合减免补偿，减免补偿金63500.2万元。

2014年，玉溪市新农合覆盖农业人口数1652364人，实际参合1625630人，参合率为98.38%，参合人数较上年增加8257人。新农合筹资标准为435元，其中，各级政府补助375元，农民个人自筹60元；实际筹集新农合基金71353.22万元。2014年住院补偿496.42人次，补偿新农合基金75956.9万元，新农合统筹区域政策范围内住院费用支付比例78.31%，统筹区域内实际住院费用支付比例65.73%；门诊慢性病补偿89917人次，总费用2403.98万元，新农合基金补偿1711.1万元；普通门诊补偿463.4万人次，补偿新农合基金8379.77万元，实际补偿比为49.43%。

2015年，玉溪市新型农村合作医疗人均筹资标准为470元，其中各级政府补助380元，参合农民个人自筹90元。全市新农合覆盖农业人口164.78万人，共161.88万人参合，参合率达98.24%。共筹集新农合基金76856.69万元，共有516.96人次的医药费得到补偿，补偿新农合基金75009.72万元。

2016年，玉溪市新型农村合作医疗人均筹资标准为540元，其中各级政府补助420元，参合农民个人自筹120元。全市新农合覆盖农业人口163.5万人，实际参合160.66万人，参合率98.26%。筹集新农合基金88578.71万元，补偿受益556.22万人次，补偿新农合基金80388.71万元。

城乡居民大病保险

2011年5月，玉溪市启动实施城镇居民大病补充医疗保险，印发《玉溪市城镇居民大病补充医疗保险办法》(玉政办发〔2011〕78号)和《玉溪市城镇居民大病补充医疗保险市级统筹业务管理工作规程》(玉人社发〔2011〕149号)，由玉溪市医保中心承办玉溪市城镇居民大病补充医疗保险理赔业务，启动实施城镇居民大病补充医疗保险后，城镇居民医疗保险最高支付限额达到了8.5万元（特殊病人员9万元)，其中：基本医疗2.5万元（特殊病3万元)，大病补充医疗保险6万元，提高了城镇居民的医疗保障能力和水平。

2011年，玉溪市参加城镇居民大病补充医疗保险7.78万人，大病保险费收入183.81万元，其中：个人缴纳161.22万元，财政补助22.59万元。出险115人，222人次，应赔付医疗保险费126.51万元，当期结余57.3万元。2018年，玉溪市居民大病收入7540.63万，支出9186.54万，当期结余1645.90万，累计结余684.82万。

城乡居民基本医疗保险

2018年，全市参加城乡居民基本医疗保险185.8460万人。居民基本医疗保险基金总收入由2011年的7283.6万元上升到2018年的13.38亿元，基本医疗保险基金支出由2011年的6910.5万元上升到2018年的13.52亿元。

一、积极探索建立城乡统一基本医疗保险制度

为提高城乡居民基本医疗保障和健康水平，玉溪市积极探索医疗保险城乡统筹。2011年，玉溪市在新平县开展了医疗保险城乡统筹试点，为今后玉溪市医疗保险城乡统筹奠定了基础。2016年1月，出台《玉溪市整合城乡居民基本医疗保险制度工作方案》。2017年1月1日，《玉溪市城乡居民基本医疗保险实施办法》(玉溪市人民政府公告第49号)、《玉溪市城乡居民大病保险实施办法》(玉溪市人民政府公告第50号）正式施行，标志着玉溪市建立了“全覆盖、保基本、多层次、可持续”的城乡统一基本医疗保险制度。全市群众不分人群、不分地域，公平享受基本医疗保险待遇和医疗保障公共服务。

二、逐步提高城乡居民医保待遇保障政策

2017年5月17日，按照《关于调整城乡居民医疗保险待遇等有关问题的通知》(玉人社发〔2017〕70号）规定，玉溪市城乡居民基本医疗保险普通人员门诊待遇为：村卫生室（所）50%；乡镇卫生院（社区卫生服务中心

及其他一级定点医疗机构 30%）；县级定点医疗机构（县区人民医院、中医医院及其他二级定点医疗机构 20%）；每次就诊最高支付限额 20 元（不含一般诊疗费），一个自然年度内，门诊医疗费最高支付限额为 300 元（含一般诊疗费），不纳入基本医疗保险最高支付限额累计。参保人员发生住院分娩的医疗费用，统筹区内县乡两级定点医疗机构实行包干结算：县级顺产 1500 元，剖宫产 2400 元；乡级顺产 1500 元，剖宫产 1800 元。市级及其他定点医疗机构实行最高支付限额：顺产 1500 元，剖宫产 2400 元。参保人员患有《关于开展城乡居民基本医疗保险重大疾病保障工作的规定》（玉溪市人力资源和社会保障局玉溪市卫生和计划生育委员会公告第 8 号）规定中的重大疾病的，在自然年度内，按重大疾病支付比例报完基本医疗保险最高支付限额后，直接进入大病保险，享受大病保险待遇。尿毒症和重性精神病进入大病保险后，支付比例为 90%，其他 20 种重大疾病进入大病保险后，支付比例为 70%，按《玉溪市城乡居民大病保险实施办法》（玉溪市人民政府公告第 50 号）规定高于 70% 的，按高限执行。

2018 年以来，按照“以收定支、收支平衡、略有结余”的原则，通过调研并结合基金运行情况适时完善调整医疗保险待遇政策，2018 年 1 月 1 日起，调增了城乡居民医疗保险待遇，即门诊医每次最高支付限额由 20 元调整为 30 元，住院医疗待遇按医疗机构级别分别上调 5 个百分点，一、二、三级医院报销比例分别达到 90%、75%、60%，切实提高城乡居民医疗保险待遇保障水平。

2017 年，全市城乡居民医保参保 185.59 万人；城乡居民医保基金收入 145332 万元，城乡居民医保基金支出 113452 万元。

2018 年全市城乡居民医保参保 185.85 万人，城乡居民医保基金收入 133808 万元，城乡居民医保基金支出 135236 万元。

生育保险

根据《云南省职工生育保险办法》（云政办发〔2011〕121 号）精神，并结合玉溪市实际，2011 年 12 月 31 日，印发《玉溪市职工生育保险办法》（玉政办发〔2011〕121 号），覆盖了玉溪市的机关事业单位和企业。

玉溪市职工生育保险办法的待遇项目和费率严格按省的规定制定，本着以人为本的原则，实施办法的制定比较人性化，切实维护了参保职工合法权益。医疗费包干标准略低于省的标准，除玉溪市人民医院（三等甲级）收费标准略高，其他医疗机构收费标准多数低于包干标准。给未参加生育保险但其丈夫参加生育保险的生育女性按女职工生育的包干医疗费、产前检查费、营养补助费给予补助。

自 2012 年 1 月 1 日起，各级医疗保险基金管理中心经办的机关、事业单位生育保险停止，由各级社会保险局负责经办。建立了玉溪市机关事业单位职工生育保险制度，中央、省直管的机关事业单位同时纳入。

2016 年 3 月 1 日，全市企业生育保险费率由 0.5% 降为 0.2%，因基金收不敷支，10 月 1 日，生育保险费率恢复为 0.8%。生育保险基金收缴 0.26 亿元，支付 0.72 亿元，追缴企业历史欠生育保险费 42 万元。2017 年 10 月起，缴费费率提高，企业提高至 1.5%，机关事业单位提高至 0.3%。

2011 年，玉溪市参加机关事业单位生育保险2416户，参保职工6.6万人。生育保险基金收入236.7万元，支付127.4万元，当期结余109.3万元。2018年，玉溪市参加生育保险20.74万人，生育保险基金收入1.2亿元，支付1.19亿元。

医保扶贫

认真做好建档立卡贫困人口参保工作，贯彻落实《云南省人民政府办公厅关于印发云南省健康扶贫30条措施的通知》（云政办发〔2017〕102号）精神，确保建档立卡贫困人口100%参加基本医疗保险和大病保险。2017年4月，玉溪市全面启动建档立卡贫困人口参保工作，根据市扶贫办提供的动态调整后最终确认95310人的建档立卡贫困人口信息，完成了符合条件的建档立卡贫困人口100%参加城乡居民基本医疗保险和大病保险的工作目标。同时在医保系统中对此类人员进行了标识，按照文件要求对建档立卡贫困人口医疗保险待遇政策进行倾斜。

2017年，建档立卡贫困人员基本医疗保险住院1.26万人次，总费用6213.9万元，政策范围内费用5800.45万元，统筹报销4652.65万元，大病报销住院223人次，总费用566.51万元，建档立卡贫困人口住院医疗费用（含门诊特殊病）在政策范围内报销比例81.1%，超过目标任务11.1个百分点。

2018年，持续巩固建档立卡贫困人口医疗保险扶贫政策，确保云南省健康扶贫30条措施的落实到位。截至2018年底，玉溪市建档立卡人员发生普通门诊392914人次，门诊总费用1658.01万元，门诊报销费用619.98万元；门诊特慢病21643人次，总费用879.24万元，医保支付739.29万元；普通住院23989人次，总费用11005.68万元，基本医疗保险支付7934.58万元，大病保险支付490.56万元、医疗救助支付869.10万元、兜底保障支付473.31万元、其他保障补助费用169.585万元。实际报销比率达到90.29%，切实提升了建档立卡贫困人口医疗保障水平。通过“一站式”就医结算系统，为建档立卡贫困人口提供基本医疗保险、大病保险、大病商业保险、民政医疗救助、政府兜底保障等费用的“一站式”结算报销服务，解决了建档立卡贫困人员看病就医报销跑腿难的问题。

经办服务

一、启动异地持卡联网结算

2011年6月，启动实施城镇职工省内异地持卡联网结算工作。2015年，异地联网结算由省内向省际间不断拓展，与重庆、广州等城市实现了联网即时结算。2017年，玉溪市把“在全国推进医保信息联网，实现异地就医住院费用直接结算”作为2017年的中心工作之一，把跨省异地就医直接结算医院扩大到了各县区人民医院和中医医院19家，确保市县区规模实力强的公立医院全部纳入到全国跨省异地就医医院中，国内其他省份参保人员在以上医院住院持二代社会保障卡实现即时结算。玉溪市参保人员有跨省异地就医需要的，通过电话或手机APP、国家医保局微信公众号等备案，即可在省外异地联网医院持二代社会保障卡直接就医结算。截至2017年底，全市各医院共计结算省外参保患者28人次，合计结算总费用34.53万元，玉溪市参保人员到省外就医结算24人次，合计结算总费用53.49万元。

截至2018年底，全市省外异地就医接诊医院扩大到了28家，各医院共计结算省外参保患者263人次，合计结算总费用275万元；玉溪市在跨省异地结算平台备案成功694人，临时备案705人，成功结算588人次，总费用1725万元。

二、积极经办大病补充医疗保险

2011年的城镇职工大病补充医疗保险继续由医保中心经办。按照《玉溪市城镇职工2010年度大病补充医疗保险医保中心管理和业务经办工作规程》(玉劳社发〔2010〕125号)，积极开展职工大病补充医疗保险初审、复审和报销工作，保证参保患者和定点单位的大病医疗费用支付。

三、努力提升医疗保险经办管理信息化水平

2014年，玉溪市按照部标准建立医疗保险生产库建设指标体系，市、县（区）医疗保险经办机构以及定点医疗机构和定点零售药店各级业务经办均实现信息系统处理，推进“网上经办”进程，在红塔区开展服务群众“最后一公里”试点工作。开通医疗保险信息查询服务平台，为参保人员提供便捷的医保信息查询服务。强化数据的分析和应用，健全和完善信息系统的统计分析功能，以精准的数据为医疗保险工作的开展提供有力支撑。2015年，通过“银卫安康自助系统”，实现了社会保障卡24小时自助服务。将玉溪医保查询融入“互联网+城市服务”建设，融入玉溪信息慧民、智慧城市智能服务项目之中，在全省率先实现参保职工个人账户信息手机微信查询。2018年6月，玉溪市在全省率先开展医疗保险网上经办工作，让参保单位及个人足不出户就能办理医保业务，不仅方便了医保经办单位，也提高了医保经办效率。

四、启动定点药店慢性病购药服务工作

2018年7月，玉溪市医疗保险启动定点药店慢性病购药服务工作，确定了50家慢性病定点零售药店，全市近10万名慢性病患者切实享受到高效、便捷、优质的医疗保障服务。截至2018年12月底，慢性病定点药店购药渠道畅通，50家定点药店均有结算记录，医院上传处方84815次，定点药店慢性病购药16790人次，总费用463万元，医保报销282万。

五、积极推进“互联网+医保”

2018年，积极推进“互联网+医保”，不断完善互联网基层网厅建设、医疗保险信息综合查询、基层定点医药机构持卡就医结算平台建设、建档立卡贫困人员“一站式”结算平台建设，确保玉溪市医疗保险信息系统各功能模块平稳运行。通过“互联网+医保”工作模式，创新医疗保险经办管理服务方式，6月启动了玉溪市医疗保险网上经办工作，让“数据多跑路、群众少跑腿”，截至12月底，玉溪市共有87家参保单位签订《使用协议》使用玉溪市医疗保险网上经办系统。通过网上经办系统申报业务处理7160人次。

医保改革

一、稳步推进医疗保险付费制度改革

根据玉溪市政府《关于进一步加强全市城镇职工基本医疗和大病补充医疗保险管理的通知》(玉政发〔2010〕157号）和《玉溪市城镇职工基本医疗保险市级统筹暂行办法》(玉政发〔2010〕239号)，自2011年1月1日起，在全市城镇职工、居民基本医疗保险中，实施了“总量控制、定额结算”“据实结算”和“单病种结算”相结合的复合式的结算办法。2015年1月，启动实施了总额预付结算办法，建立起了“总额预付”“项目付费”和“病种付费”相结合的复合式的城镇医疗保险付费方式。职工68家，居民59家定点医疗机构纳入总额预付结算范围。2016年，玉溪市积极建立以基金收支预算管理为基础，以总额控制为核心，病种付费、项目付费等多种付费方式有机结合的支付制度。同时，探索推行DRGs付费制度改革。按照《玉溪市医疗保险推行按病种诊断相关（DRGs）付费方式改革实施方案》和《玉溪市医疗保险按疾病诊断相关组付费结算管理办法（试行）》《玉溪市按“疾病诊断相关组”付费（DRGs－PPS）考核细则》《玉溪市医保经办机构信息数据采集管理制度》《玉溪市定点医疗机构病案首页质量管理制度》《玉溪市定点医疗机构临床路径管理制度》《玉溪市“疾病诊断相关组”分组与权重调整明细》等制度，规范付费管理，着力解决DRGs付费工作中存在的问题，推进DRGs付费工作。从2017年1月开始，玉溪市城镇职工、城乡居民医疗保险DRG付费在全市人民医院全面推开，涵盖了基本医疗保险和大病保险，占医保基金支出的53%，第一次在全国将DRG付费在二、三级医院同时实行，有效控制医疗费用的不合理增长，提高医疗资源和医保基金的使用效率。执行的病组有531个，以总费用作为费率，制定了不入组规则和考核制度。10家人民医院共发生DRG住院医疗费用10.72亿元，医保按DRG付费共支付11.28亿元；医院实现资金结余5600万元。2018年，玉溪市持续推进支付方式改革。开展与清华大学合作，对DRGs付费改革研究评估，发现存在问题，寻求解决办法，确保改革取得实效。

二、加快推进医联体建设，提高基金使用效率

2017年，出台《玉溪市加快推进医疗联合体建设实施方案》（玉政办发〔2017〕52号），所有三级医院牵头组建医联体，所有县级公立医院牵头组建紧密型医共体，实现医联体建设的全覆盖。在医联体内，医务人员在签订帮扶或托管协议的医疗机构内执业，不许办理执业地点变更和执业机构备案手续，医疗机构药品统一集中配送、可以使用相同的药品目录、执行牵头医院的基药比例。由市人民医院牵头的医联体已经组建，峨山县在DRG付费的基础上，正同步开展医保资金年度整体打包付费试点，迈出先行先试的步伐。2018年，玉溪市启动医联体医保打包付费试点工作。及时核定2018年峨山县医共体医疗保险总控指标。截至2018年底，峨山县医共体共发生医疗保险统筹支付5177万元，结余1340万元，结余率20.6%；1—12月医共体内参保人员住院率7%，低于全市6个百分点，医保基金支出增长率4%，低于全市平均增幅13个百分点，有效激发医院自身动力、提升医院管理水平、提高基金使用效率。

三、公立医院药品联合限价采购配送结算准备工作有序推进

玉溪市是全国医改的试点城市之一，玉溪市医保中心2016年负责建立药品配送结算平台，保障公立医院药品采购结算工作。按照市医改办下发的《药品集中联合限价采购实施意见（试行）》（玉医改〔2016〕1号）、《药品集中联合限价采购工作方案》（玉医改〔2016〕2号）、《药品集中限价采购结算管理办法》（玉医改〔2016〕4号）、《药品配送管理与考核办法》（玉医改〔2016〕5号）、《玉溪市公立医院药品

目录遴选编制原则》(玉医改〔2016〕6号)、《自行采购评审专家管理办法》(玉医改〔2016〕6号)等相关文件,市医改办成立的药品耗材采购领导小组积极开展公立医院药品联合限价采购配送结算工作,开发了玉溪市药品配送结算管理系统,通过招投标产生确标品规2047个,基本形成了公立医院的药品目录。中心通过与配送企业、定点医疗机构不断地研究和测试,最终形成了第一个配送结算管理系统软件,提前完成了玉溪市医改办的工作要求。

2017年1月1日,正式启动玉溪市公立医院药品采购工作,确定了在玉溪注册的药品采购配送企业10家,参与药品集中采购的公立医院726家。1至12月药品总采购金额7.6亿元,通过和省药品集中采购平台的价格比对,结余金额1.54亿元,平均降幅为17.56%。

2018年,玉溪市医疗保险管理局依据《玉溪市公立医院药品采购工作方案》(玉政办通〔2018〕1号)等要求,遴选确定玉溪市第二轮公立医院药品配送企业10家,备选企业3家。中心独立开展玉溪市公立医院第二轮药品采购询价工作,此轮采购询价目录3572个品规,共有11496个药品参与询价。共确标药品品规3020个,与上轮挂网药品相比,新增确标品规973个。2018年药品采购金额9.78亿元,与省平台比对节约金额1.29亿元,平均降幅11.60%。

(撰稿:赵晓睿)

保 山 市

工作综述

2011年以来，保山市巩固城镇居民、城镇职工医保市级统筹经验做法，加快推进覆盖全民、统筹城乡、公平统一、可持续的医疗保险制度体系建设，城镇居民医疗保险、新型农村合作医疗整合为城乡居民医疗保险，逐步建成了以城镇职工医疗保险制度、城乡居民医疗保险制度为主体的统筹城乡、覆盖全民的医疗保险制度体系，制定完善了涵盖住院、门诊的待遇政策，建立起了市、县、乡三级专业经办队伍，搭建起了市、县、乡、村医保信息网络服务平台，保基本、全覆盖、可持续、信息化的城乡医疗保障体系基本形成。

机构变革历程

2011年，根据《保山市人民政府办公室关于印发保山市人力资源和社会保障局主要职责内设机构和人员编制规定的通知》精神，保山市人力资源社会保障局作为保山市医疗保险的行政主管部门，主要职能职责：负责全市医疗保险管理工作，研究制定全市医疗保险发展规划和政策并组织实施，监督管理有关医疗保险基金。下设参公正科级事业单位保山市医疗保险基金管理中心，根据《中共保山市委机构编制办公室关于印发保山市医疗保险基金管理中心主要职责内设机构和人员编制规定的通知》精神，主要职责为：贯彻、执行全市医疗保险政策和发展规划，做好相关服务工作；负责城镇职工医疗保险、城镇居民医疗保险、大病保险、公务员补充保险、离休干部医疗保障等经办服务工作；制定并执行全市医疗保险业务操作规程及医疗保险个人账户、统筹基金的管理办法；组织实施辖区内定点医疗机构、药店选点、服务协议签订和医疗服务管理；负责辖区各项医疗保险基金预决算计划的编制、会审、上报工作和基金征缴、管理工作；负责全市医疗保险信息系统的建设和运行维护。五县（市区）人力资源社会保障局和医保经办机构负责辖区内医疗保险管理和经办服务工作。

根据《中共保山市委机构编制办公室关于转发省委编办等五部门关于整合城乡居民基本医疗保险职责和机构的通知》精神，2016年底前完成新型农村合作医疗职责调整和机构编制划转工作，将保山市卫生健康委新型农村合作医疗职责划转到保山市人力资源和社会保障局。

根据保山市委编办《关于对〈保山市人力资源和社会保障局关于保山市医疗保险基金管理中心更名为保山市医疗保险管理局的请示〉的批复》，保山市人力资源社会保障局下属参公事业单位更名为保山市医疗保险管理局，将卫生计生部门承担的新型农村合作医疗管理和经办职能整体划入人力资源社会保障部门及其经办机构。整合后，全市经办人员编制有228名，实有271名。

城镇职工基本医疗保险

一、城镇职工基本医疗保险筹资

按照“以收定支、收支平衡、略有结余”的筹资要求，健全完善医疗保险基金筹资增长机制，为各项医保待遇落实提供资金保障。根据《保山市人民政府关于印发保山市城镇职工基本医疗保险市级统筹实施办法的通知》(保政办发〔2009〕227号)，2010—2018年，城镇职工市级统筹实施以来，城镇职工基本医疗保险按照以职工上年度工资总额缴费为基数，单位7.5%、个人2%的缴费比例筹集；灵活就业或自谋职业人员以上年度在岗职工平均工资的60%为缴费基数，按9.5%的比例缴纳，大病补充保险由个人全额缴纳。退休人员单位和个人不缴纳基本医疗保险费，对达到退休年龄而达不到最低缴费年限（男30年、女25年，实际连续缴费10年）的参保人员需一次性补缴满最低缴费年限。

二、职工基本医疗保险待遇政策

2013年，市人力资源和社会保障局转发《云南省基本医疗保险急诊抢救管理办法的通知》(保人社发〔2013〕49号)，自2013年1月1日起，参保人员由于发生危急重症，身体处于危险状态时，发生的72小时内不间断的门诊急诊抢救医疗费用按住院待遇报销。市人力资源和社会保障局转发《省人社厅关于对丽江人社局请示交通事故、保外就医等医疗费用报销问题的批复》(保人社发〔2013〕59号)，明确了关于交通事故的医疗费用报销问题、社区矫正人员的医疗费用报销问题、服刑人员医疗费用报销问题。市医疗保险基金管理中心印发《关于贯彻落实〈关于做好云南省城乡居民尿毒症医疗费用报销和医疗救助工作的通知〉的通知》(保医保〔2013〕33号)、《关于贯彻落实〈关于做好云南省城乡居民重性精神病医疗费用报销和医疗救助工作的通知〉的通知》(保医保〔2013〕34号)，自2014年1月1日起，城镇职工尿毒症门诊血液透析或腹膜透析或住院，报销比例90%；精神疾病住院不设起付线，不分甲、乙、丙类，基本医疗保险按90%比例报销（包含大病补充保险），其余10%由个人自付。市人力资源和社会保障局印发《关于贯彻落实〈云南省人力资源和社会保障厅关于开展城镇职工基本医疗保险20种重大疾病保障工作的通知〉的意见》(保人社发〔2013〕195号)，自2014年1月1日起，将肺癌、食道癌、胃癌、结肠癌等20种疾病列入我市重大疾病保障范围。其中，终末期肾病（尿毒症）、重性精神病保障措施不分甲乙丙类报销比例90%，其余18种重大疾病超过基本医疗保险和大病补充医疗保险最高支付限额的部分，政策范围内的医疗费用，由基本医疗保险报销90%，取消统筹基金最高支付限额。印发《保山市人力资源和社会保障局转发省人社厅关于120院前急诊抢救费用医保报销问题的通知》(保人社发〔2013〕196号)，自2014年1月1日起，参保患者因病在120救护车上发生的院前急诊抢救费用，纳入基本医疗保险统筹基金支付范围。

2014年，保山市医疗保险基金管理中心印发《关于调整2014年度保山市城镇职工基本医疗保险单病种及住院结算标准的通知》(保医保〔2014〕13号)，城镇职工单病种由原来的30个增加到33个。印发《保山市人力资源和社会保障局关于进一步完善城镇职工基本医疗保险门诊特殊病慢性病管理工作的通知》（保人社发〔2014〕157号），自2015年1月1日起，起付标准1000元，年龄在70岁以下的，报销比例70%，年龄在70岁及以上的，报销比例80%。患有一种门诊慢性病的，年度医疗保险统筹基金支付限额为3000元，70岁及以上老人增加500元，患两种以上慢性病的，统筹基金支付限额增加1000元。

2015年，保山市人力资源和社会保障局印发《关于做好城镇职工居民精神障碍患者门诊维持治疗医疗费用报销的通知》（保人社发〔2014〕215号），明确精神障碍患者门诊费按每人每年2000元定额补助。

2016年，保山市医疗保险基金管理中心印发《关于启用医疗保险智能监控审核系统和"九率"指标监控体系的通知》（保医保〔2016〕17号），自2016年7月1日，决定启用医疗保险智能监控审核系统和"九率"指标监控。

2017年，保山市医疗保险基金管理中心印发《关于对套用收费标准收取关节粘连传统松解术费用不予支付等问题的通知》（保医保〔2017〕24号），明确支付范畴，同时要求自查。保山市医疗保险管理局印发《关于医保定点医疗机构申报医疗费用有关问题的通知》（保医保〔2017〕43号），明确定点医疗机构医疗费用申报有关问题。

2018年，保山市人力资源和社会保障局与市财政局联合印发《关于调整城镇职工基本医疗保险和大病补充医疗保险最高支付限额的通知》（保人社联〔2018〕8号），自2018年1月1日起，城镇职工基本医疗保险统筹基金由5万提高到6.5万，大病补充医疗保险由18万提高到40万。保山市医疗保险管理局印发《保山市城镇职工医疗保险按病种付费管理办法（试行）的通知》（保医保〔2018〕33号），自2018年7月1日起，原单病种结算办法停止执行，城镇职工医疗保险基金支付比例三级医院为82%，二级医院为85%。保山市人民政府印发《关于加强部门联动控制医疗费用不合理增长有关事项的通知》（保政办发〔2018〕46号），建立控制医疗费用不合理增长工作联席会议制度，控制医疗费用不合理增长。市财政局、市人力资源和社会保障局等四部门转发《关于加强基本医疗保险基金预算管理发挥医疗保险基金控费作用的实施意见》（保财社〔2017〕72号），进一步明确了各部门医保基金控费工作职责，形成工作合力。

2011—2018年，全市城镇职工基本医疗保障待遇政策保持稳定，有效保障全市参保职工医保待遇，减轻参保职工患者就医经济负担。全市城镇职工参保人数由2011年12.56万人增加到2018年16.18万人，城镇职工基本医疗保险基金支付由2011年1.2亿元增加至2018年2.60亿元，大病保险支付由2011年2323.25万元增加到2018年2799.38万元，报销比例由2011年的80%提高到2018年的81.4%。

城镇职工大额医疗费用补助

一、职工大额医疗费用补助筹资

根据《保山市医疗保障局　保山市财政局　国家税务总局保山市税务局关于调整城镇职工大病补充医疗保险筹资标准的通知》（保医保〔2019〕30号），大病保险基金按照每人每年256元的标准筹集，其中单位缴纳196元、个人缴纳60元，退休人员应每年按时一次性缴纳大病补充医疗保险。2012年全市职工大额医疗费用补助参保14.20万人，2018年全市职工大额医疗费用补助参保16.17万人。

二、职工大额医疗费用补助政策

2013年，保山市人力资源和社会保障局转发《云南省基本医疗保险急诊抢救管理办法的通知》（保人社发〔2013〕49号），从2013年1月1日起，参保人员由于发生危急重症，身体处于危险状态时，发生的72小时内不间断的门诊急诊抢救医疗费用按住院待遇报销。保山市医疗保险基金管理中心印发《关于贯彻落实〈关于做好云南省城乡居民尿毒症医疗费用报销和医疗救助工作的通知〉的通知》（保医保〔2013〕33号）和《关于贯彻落实〈关于做好云南省城乡居民重性精神病医疗费用报销和医疗救助工作的通知〉的通知》（保医保〔2013〕34号），自2014年1月1日起，城镇职工尿毒症门诊血液透析或腹膜透析或住院，报销比例90%；精神疾病住院不设起付线，不分甲、乙、丙类，基本医疗保险按90%比例报销（包含大病补充保险），其余10%由个人自付。

保山市人力资源和社会保障局印发《关于贯彻落实〈云南省人力资源和社会保障厅关于开展城镇职工基本医疗保险20种重大疾病保障工作的通知〉的意见》（保人社发〔2013〕195号），自2014年1月1日起，将肺癌、食道癌等20种疾病列入我市重大疾病保障范围。其中，终末期肾病（尿毒症）、重性精神病保障措施不分甲乙丙类报销比例90%，其余18种重大疾病超过基本医疗保险和大病补充医疗保险最高支付限额的部分，政策范围内的医疗费用，由基本医疗保险报销90%，取消统筹基金最高支付限额。

2018年，保山市人力资源和社会保障局与市财政局联合印发《关于调整城镇职工基本医疗保险和大病补充医疗保险最高支付限额的通知》（保人社联〔2018〕8号），自2018年1月1日起，城镇职工基本医疗保险统筹基金由5万提高到6.5万，大病补充医疗保险由18万提高到40万。

城镇居民基本医疗保险

一、城镇居民基本医疗保险筹资

城镇居民个人缴费由2011年的70元/人·年增加至2016年的150元/人·年，财政补助由205元/人·年增加至420元/人·年。

二、城镇居民基本医疗保障政策

2012年，保山市人力资源和社会保障局下发《关于调整在校学生参加基本医疗保险缴费时间及制发社会保障卡的通知》（保人社联发〔2012〕18号）；将城镇居民学生、儿童参保缴费截止时间调整为每年9月至12月为下一年参保缴费期。2012年学生、儿童基本医疗保险年缴费30元（重度残疾人，低保人员个人不缴费），大病补充医疗保险年缴费50元，特殊困难居民（重度残疾人，低保人员）每人每年缴费30元（其中：个人缴费10元、财政补助10元、民政补助10元），以后年度根据经济社会发展适时调整。明确了居民、学生、儿童基本医疗住院符合报销医疗费用三级医院报销65%；二级医院报销75%；一级医院报销比例85%。基本最高支付限额3万元，大病补充医疗保险最高支付限额6万元，报销比例70%。社会保障卡每张卡收费22元。

保山市人力资源和社会保障局印发《关于全市统一提高城镇居民基本医疗保险待遇的通知》（保人社联〔2012〕23号）；自2012年8

月1日起，城镇居民基本医疗保险三级医院报销比例执行65%不变；二级医院报销比例由原来的75%提高到80%；一级医院报销比例由原来的85%提高到90%。印发《关于调整城镇基本医疗保险待遇的通知》(保人社发〔2012〕40号)；规范职工医用材料的使用，将城镇居民住三级医院报销比例由原来的60%调整为65%。将城镇居民特殊疾病门诊病种由原来的5个调整为8个，新增3个。印发《关于城镇医疗保险有关问题的通知》(保人社发〔2012〕110号)；重新明确了居民医保关系转移、学生异地门诊报销、享受退休人员待遇问题、特殊慢性病门诊管理及规定和医疗照顾人员报销比例调整。印发《关于将劳教人员及强戒人员纳入城镇居民医疗保险参保范围的批复》(保人社复〔2012〕117号)；自2013年1月1日起，统一为劳教人员和强制隔离戒毒人员办理城镇居民医疗保险参保手续，并按现行城镇居民医疗保险相关规定进行管理，享受医疗保险待遇。印发《关于转发〈云南省人力资源和社会保障厅关于完善城镇居民医疗保险门诊统筹的通知〉的通知》(保人社发〔2012〕184号)；将居民普通门诊年度内报销调整到最高限额为400元，报销比例统一为25%。明确居民慢性病门诊结算管理和居民特殊疾病门诊结算管理。强调年度内特殊疾病门诊报销超过基本医疗和大病补充保险支付最高限额9万元的，一般诊疗费和其他诊治费用不再纳入统筹基金报销。印发《关于调整城镇基本医疗保险待遇的通知》(保人社发〔2012〕268号)；自2013年1月1日起取消城镇职工70岁(含70岁)以上老年人门诊慢性病、特殊疾病乙类药品个人先自付比例。明确职工因意外伤害住院，凡有第三方赔付责任的，由第三方负责赔付，无论赔付责任多少，医保中心不再结算支付。明确城镇居民因意外伤害住院，凡有第三方赔付责任的，由第三方负责赔付，无论赔付责任多少，医保中心不再结算支付。属工伤事故的按工伤保险相关规定执行。

2013年，保山市医保中心印发《关于做好云南省城乡居民重性精神病医疗费用报销和医疗救助工作的通知》(保医保〔2013〕34号)；自2014年1月1日起，居民重性精神疾病住院医疗费用实行包干使用，超支不补，结余归医疗机构，医疗机构不得再额外收取患者费用。精神疾病住院不设起付线，不分甲、乙、丙类，在包干标准范围内的医疗费用由基本医疗保险按90%比例报销(包含大病补充保险)，其余10%个人自付。保山市医保中心印发《关于做好云南省城乡居民尿毒症医疗费用报销和医疗救助工作的通知》(保医保〔2013〕34号)；自2014年1月1日起，城镇居民尿毒症门诊血液透析或腹膜透析仍执行原特殊疾病门诊政策，政策范围内医疗费用报销比例由原来70%提高到90%，尿毒症住院政策范围内医疗费用报销比例三级医疗机构由原来65%提高到70%，二级医疗机构80%不变。城镇居民尿毒症门诊透析与住院累加计算年度基本医疗保险最高支付限额，进入大病的有大病补充医疗保险支付，报销比例统一提高到80%。

2014年，保山市人力资源和社会保障局印发《关于进一步明确城镇职工、居民基本医疗保险有关问题的通知》(保人社发〔2014〕156号)。规定自2015年1月1日起：(1)从新型农村合作医疗转入城镇居民参保的，从转入次月享受待遇。从新型农村合作医疗或城镇居民基本医疗保险转入城镇职工基本医疗保险的，按原参保3年折算1年计算职工参保年限，不足3年的，不享受3年折1年的政策。新参加城镇职工基本医疗保险的待遇等待期为1年。(2) 参保人员发生意外伤害（无第三方赔付责任的外伤、食物中毒等）住院，符合政策规定，报销比例按医院级别降低10个百分点。城镇居民意外伤害住院与普通疾病住院合并计算住院次数，基本统筹最高支付限额和大病保险最高支付限额累加计算。

2015年，保山市医保中心印发《关于明确城镇居民特殊疾病门诊一级定点医院起付标准的通知》(保人社发〔2015〕8号)，城镇居民特殊疾病门诊定点医疗机构范围扩大到我市辖区内一级公立医院和民营定点医院，年度内起付标准为300元。保山市人力资源和社会保障局印发《关于做好城镇职工居民精神障碍患者门诊维持治疗医疗费用报销的通知》（保人社发〔2014〕215号)，明确自2016年1月1日起，精神障碍患者门诊费按每人每年2000元定额补助。

2016年，保山市人民政府印发《保山市人民政府关于整合城乡居民基本医疗保险制度的实施意见》(保政发〔2016〕51号)。在全市范围内整合城镇居民医保和新农合制度，到2016年11月底制定出台我市整合城乡居民基本医疗保险（以下简称城乡居民基本医保）的具体实施方案和操作运行办法。自2017年1月1日起，全市各县（市、区）统一执行城乡居民基本医保政策统一覆盖范围、统一筹资政策、统一保障待遇、统一医保目录、统一定点管理、统一基金管理。理顺管理体制，建立统一经办务、统一统筹层次的制度，确保服务和待遇持续提升、公平可及，满足参保群众基本医疗保障需求。保山市人社局印发《关于转发统一城乡居民基本医疗保险覆盖范围和筹资标准有关问题的通知》(保人社发〔2016〕182号)。规定：(1) 城市低保对象、丧失能力的重度残疾人、低收入家庭60周岁以上的贫困老年人，三类特殊个人应缴的150元医疗保险费，由市级财政和县（市、区）财政分别补助30元和120元。(2) 新生儿出生三个月以内，按规定办理参保登记的，且父母双方均已参加城乡居民医保，出生当年个人不缴费，随父母享受待遇，不享受大病保险待遇；超过三个月才办理参保登记的要缴费，从出生之日起享受基本医保和大病保险待遇。新生儿超过三个月后办理参保手续的，次月享受医疗保险待遇。(3) 每年的7月1日至12月10日为下一年的集中参保缴费期，新生儿可以在规定的缴费期之外办理参保登记及缴费，其他人员缴费期过后不再受理缴费业务，次年不享受城乡居民医保待遇。印发《保山市财政局　保山市人力资源和社会保障局　保山市卫生和计划生育委员会关于明确统一城乡居民基本医疗保险制度财政补助标准的通知》(保财社〔2016〕272号)，自2017年1月1日起，除中央补助外，省级财政对我市城乡居民基本医疗保险参保缴费补助承担比例为85%，市级财政承担除中央、省级补助外的20%，其余由县（市、区）承担。

2012年全市城镇居民参保人数17.11万人，普通门诊就诊1.64万人次，医疗总费用145.67万元，城镇居民基本医疗保险支付28.55万元；门诊特殊疾病慢性病就诊134人次，医疗总费用37.81万元，城镇居民基本医疗保险支付19.96万元，大病保险支付3.95万元；住院1.54万人次，医疗总费用8017.01万元，城镇居民基本医疗保险支付4470.08万元，大病保险支付376.73万元，报销比例60.5%。

2013年全市城镇居民参保人数17.72万

人，普通门诊就诊 1.61 万人次，医疗总费用 124.67 万元，城镇居民基本医疗保险支付 35.92 万元；门诊特殊疾病慢性病就诊 5112 人次，医疗总费用 191.06 万元，城镇居民基本医疗保险支付 77.28 万元，大病保险支付 30.58 万元；住院 1.94 万人次，医疗总费用 1.03 亿元，城镇居民基本医疗保险支付 6074.86 万元，大病保险支付 449.83 万元，报销比例 63.6%。

2014 年全市城镇居民参保人数 18.62 万人，普通门诊就诊 3.09 万人次，医疗总费用 205.57 万元，城镇居民基本医疗保险支付 84.83 万元；门诊特殊疾病慢性病就诊 1.28 万人次，医疗总费用 367.41 万元，城镇居民基本医疗保险支付 152.87 万元，大病保险支付 48.11 万元；住院 2.28 万人次，医疗总费用 1.24 亿元，城镇居民基本医疗保险支付 7233.22 万元，大病保险支付 597.22 万元，报销比例 63.1%。

2015 年全市城镇居民参保人数 18.92 万人，普通门诊就诊 5.49 万人次，医疗总费用 351.59 万元，城镇居民基本医疗保险支付 148.55 万元；门诊特殊疾病慢性病就诊 2.06 万人次，医疗总费用 605.78 万元，城镇居民基本医疗保险支付 239.54 万元，大病保险支付 83.01 万元；住院 2.89 万人次，医疗总费用 1.62 亿元，城镇居民基本医疗保险支付 9316.55 万元，大病保险支付 970.14 万元，报销比例 63.6%。

2016 年全市城镇居民参保人数 20.50 万人，普通门诊就诊 9.74 万人次，医疗总费用 550.58 万元，城镇居民基本医疗保险支付 247.63 万元；门诊特殊疾病慢性病就诊 2.78 万人次，医疗总费用 881.65 万元，城镇居民基本医疗保险支付 336.96 万元，大病保险支付 180.06 万元；住院 3.52 万人次，医疗总费用 19569.49 万元，城镇居民基本医疗保险支付 1.12 亿元，大病保险支付 1291 万元，报销比例 67.2%。

新型农村合作医疗

保山市新型农村合作医疗为县级统筹。新型农村合作医疗个人缴费由 50 元/人・年增加至 120 元/人・年，财政补助由 205 元/人・年增加至 420 元/人・年。

2012 年，印发《保山市新型农村合作医疗管理办公室关于印发 2013 年全市新型农村合作医疗补偿标准的通知》(保卫合管办发〔2012〕1 号)，规定普通门诊报销比例统一按照村级 50%、乡级 50% 的标准报销，封顶线按照每人每年 300 元的标准执行，住院报销比例按照乡级 90%、县级 75%、市级及以上 60%，住院封顶线为每人每年 10 万元。

2013 年，印发《保山市新型农村合作医疗领导小组办公室关于印发 2014 年全市新型农村合作医疗补偿标准的通知》(保新农合发〔2013〕1 号)，规定 2014 年新农合门诊基金、住院基金、风险基金按年人均 380 元进行划分，普通门诊报销比例统一按照村级 50%、乡级 50% 的标准报销，封顶线按照每人每年 300 元的标准执行，住院报销比例按照乡级 90%、县级 75%、市级及以上 60%，住院封顶线为每人每年 10 万元。印发《保山市卫生局关于印发保山市新型农村合作医疗大病补充实施方案的通知》(保卫发〔2013〕265 号)，对大病二次补偿、二次报销标准及程序，承办方式、监督管理进行了规定，自 2013 年 1 月 1 日起建立新型农村合作医疗大病补充保险。

2014年，印发《保山市新型农村合作医疗领导小组办公室关于印发2015年全市新型农村合作医疗补偿标准的通知》(保新农合发〔2014〕1号)，规定2015年新农合基金按人均450元筹集，大病保险基金按照20元标准筹集，普通门诊报销比例统一按照村级50%、乡级50%的标准报销，封顶线按照每人每年300元的标准执行，住院报销比例按照乡级90%、县级75%、市级及以上60%，住院封顶线为每人每年15万元。

2015年，印发《保山市人民政府办公室关于印发保山市新型农村合作医疗大病补充医疗保险实施办法（试行）的通知》(保政办发〔2015〕5号)，于2015年1月27日起施行。印发《保山市新型农村合作医疗领导小组办公室关于印发2016年全市新型农村合作医疗补偿标准的通知》(保新农合发〔2015〕1号)，规定2016年新农合基金按人均500元筹集，大病保险基金按照30元标准筹集，普通门诊报销比例统一按照村级50%、乡级50%的标准报销，封顶线按照每人每年300元的标准执行，住院报销比例按照乡级90%、县级75%、市级及以上60%，住院封顶线为每人每年20万元。

2016年，保山市卫生和计划生育委员会与市财政局联合印发《转发关于做好2016年云南省新型农村合作医疗有关工作的通知》(保卫计发〔2016〕15号)，转发《云南省卫生和计划生育委员会　云南省财政厅关于做好2016年云南省新型农村合作医疗有关工作的通知》(云卫基层发〔2015〕14号)，2016年个人筹资标准按每人每年120元。

2011年全市新型农村合作医疗参合215.66万人，普通门诊682.34万人次，普通门诊总费用19046.44万元，补偿8858.3万元；住院17.52万人次，总费用5652.28万元，补偿29644.48万元，政策范围内住院报销比例74.83%。

2012年全市新型农村合作医疗参合218.24万人，普通门诊836.43万人次，普通门诊总费用2.52亿元，补偿1.40亿元，慢性病补偿24.54万人次，补偿资金1498.81万元；住院24.46万人次，总费用8.62亿元，实际补偿5.49亿元，政策范围内住院报销比例79.47%。

2013年全市新型农村合作医疗参合218.74万人，普通门诊749.91万人次，普通门诊总费用2.15亿元，补偿1.18亿元，慢性病补偿29.16万人次，补偿资金1498.81万元；住院25.14万人次，总费用9.39亿元，实际补偿5.57亿元，政策范围内住院报销比例77.42%。

2014年全市新型农村合作医疗参合220.68万人，普通门诊736.69万人次，普通门诊总费用2.15亿元，补偿1.16亿元，慢性病补偿33.53万人次，补偿资金2904.96万元；住院26.15万人次，总费用10.90亿元，实际补偿6.20亿元，政策范围内住院报销比例76.66%。

2015年全市新型农村合作医疗参合218.08万人，普通门诊801.37万人次，普通门诊总费用2.42亿元，补偿1.32亿元，慢性病补偿29.22万人次，补偿资金3369.74万元；住院31.23万人次，总费用12.55亿元，实际补偿7.61亿元，政策范围内住院报销比例80.27%。

2016年1—10月全市新型农村合作医疗参合218.34万人，全市共补偿参合患者77.60

万人次，其中，住院3.25万人次，普通门诊71.20万人次，慢性病门诊2.97万人次，补偿资金9736.84万元。

城乡居民大病保险

一、城乡居民大病保险筹资

2012—2016年，新型农村合作医疗大病补充保险由12.5元/人·年增加至40元/人·年；城镇居民大病保险由12.5元/人·年增加至40元/人·年。2017年城乡居民大病保险筹资标准为40元/人·年，2018年为60元/人·年。

二、城乡居民大病保险政策

2017年，新型农村合作医疗与城镇居民医疗保险整合为城乡居民医疗保险。出台《保山市人民政府办公室关于印发保山市城乡居民医疗保险暂行办法的通知》(保政办发〔2017〕22号)，规定城乡居民医疗保险建立基本医疗保险基金和大病保险基金，大病保险基金从基本医疗保险基金中按一定额度划拨建立，参保人员不单独缴费；出台《保山市人力资源和社会保障局 保山市财政局关于进一步完善城乡居民大病保险相关政策的通知》(保人社发〔2017〕60号)，规定2017年城乡居民大病保险个人不单独缴费，按年人均40元从基本医疗保险基金中划拨，参保人员政策范围内自付合规医疗费（含意外伤害住院、重大疾病住院、特殊疾病门诊患者自付合规费用）累计超过8000元的进入大病保险报销，8001至30000元（含30000元）的，大病保险报销50%；30001元至50000元（含50000元）的，大病保险报销60%；50001元至80000元（含80000元）的，大病保险报销70%；80000元以上的，大病保险报销85%；城乡居民大病保险年度内最高支付限额20万元。

城乡居民基本医疗保险

一、城乡居民基本医疗保险筹资

2017年城乡居民医保整合后，城乡居民个人缴费180元、财政补助450元。

二、城乡居民基本医疗保险政策

2017年1月，印发《保山市人民政府关于印发保山市城乡居民医疗保险暂行办法的通知》(保政办发〔2017〕22号)，城镇居民医疗保险和新型农村合作医疗整合为城乡居民医疗保险，对城乡居民基本医疗保险制度原则、统筹层次、参保管理、基金筹集、基金管理、医保管理、医疗保险待遇、费用结算、信息系统建设、工作保障、监督处罚进行规定，自2017年1月1日起执行。印发《保山市人力资源和社会保障局关于印发保山市城乡居民医疗保险住院费用结算管理办法的通知》(保人社发〔2017〕69号)，对住院费用审核结算、年终清算进行了规定，自2017年7月1日执行。印发《保山市人力资源和社会保障局关于进一步明确城乡居民医疗保险相关问题的通知》(保人社发〔2017〕158号)，规定退伍回原籍的城乡人员错过缴费期，可参照新生儿参保执行，到户籍所在医保经办机构办理参保手续，参保患者在省内市外定点医院的住院起付标准与市内同等级别医院一致，报销比例降低10个百分点，在腾冲市人民医院、昌宁县人民医院、昌宁县中医院、昌宁县天和医院启动DRGS付费试点，文件还对二级以上中医院住院待遇政策执行、住院分娩结算办法、尿毒症住院、严重精神障碍患者门诊维持治疗、原新农合超基药范围用药、意外伤害住院等进行了规定，文件于2017年7月1日执行。

2018年，印发《保山市人力资源和社会保障局关于完善城乡居民基本医疗保险门诊统筹管理办法的通知》(保人社发〔2018〕162号)，自2018年9月1日执行，扩大部分慢性病诊断定点医疗机构，将糖尿病、原发或继发性高血压Ⅱ—Ⅲ期两种慢性病的诊断机构扩大到中心卫生院、乡镇卫生院进行认定，将村卫生室（所）纳入慢性病定点医疗机构管理，明确普通居民慢性病病种为糖尿病等10个病种，建档立卡贫困人口慢性病病种为糖尿病等16个病种。印发《保山市人力资源和社会保障局关于完善城乡居民基本医疗保险门诊统筹管理办法的补充通知》(保人社发〔2018〕169号)，取消城乡居民普通门诊每人每日医保基金支付限额21元的规定。

三、工作成效

顺利完成了城乡居民医疗保险制度整合和统一管理，有效减轻城乡居民看病就医负担。2017年，城乡居民医疗保险参保人数240.23万人，普通门诊145.97万人次，医疗总费用6088.95万元，城乡居民基本医疗保险支付2479.53万元；门诊特殊疾病慢性病就诊18.89万次，医疗总费用4774.86万元，城乡居民基本医疗保险支付2836.54万元，大病保险支付82.02万；住院29.50万人次，医疗总费用13.21亿元，城乡居民基本医疗保险支付7.95亿元，大病保险支付6739.40万元，报销比例70.9%。2018年，全市城乡居民参保人数239万人，普通门诊就诊897.54万人次，医疗总费用3.09亿元，城乡居民基本医疗保险支付1.48万元；门诊特殊疾病慢性病就诊36.29万人次，医疗总费用1.04亿元，城乡居民基本医疗保险支付6501.29万元，大病保险支付105.06万元；住院47.75万人次，医疗总费用23.80亿元，城乡居民基本医疗保险支付14.70亿元，大病保险支付1.12亿元，报销比例72.2%。

生育保险

2011年，根据《云南省人民政府办公厅关于印发云南省职工生育保险办法的通知》(云政办发〔2011〕121号）精神，印发《保山市人民政府办公室关于印发保山市职工生育保险办法的通知》(保政办发〔2011〕279号)，对保山市职工生育保险制度原则、筹资标准、待遇计发等进行了规定。2017年6月27日，保山市人民政府第4次常务会议研究决定，各参保单位执行的缴费费率由工资总额的0.5%调为0.8%，参保人数由2012年8.1万人增加到2018年11.60万人。

保山市企业职工生育保险社会统筹自1997年10月1日实行，2009年1月1日实行市级统筹，2012年1月将机关事业单位也纳入统筹。有关政策规定及待遇按照《云南省人口与计划生育条例》《云南省职工生育保险法》和《保山市人民政府办公室关于印发保山市职工生育保险办法的通知》执行。

2011年生育保险参保3.07万人，基金收入885万元，生育保险津贴支出342万元，生育医疗费支出98.94万元，计划生育手术医疗费支出3.79万元。

2012年生育保险参保8.13万人，基金收入1663万元，生育保险津贴支出656万元，生育医疗费支出411万元，计划生育手术医疗费支出13.47万元。

2013年享受生育保险待遇2234人次、报销支付费用1780万元，其中，享受费用报销1192人次、931万元，支付津贴1042人次、849万元。

2014年享受生育保险待遇2343人次、报销支付费用2153万元，其中，享受费用报销1352人次、1017万元，支付津贴991人次、1136万元。

2015年享受生育保险待遇2363人次、报销支付费用2170万元，其中，享受费用报销1308人次、950万元，支付津贴1055人次、1220万元。

2016年享受生育保险待遇3485人次、报销支付费用3946万元，其中，享受费用报销1330人次、1356万元，支付津贴2155人次、2590万元。

2017年享受生育保险待遇3661人次、报销支付费用6110万元，其中，享受费用报销890人次、2225万元，支付津贴2771人次、3885万元。

2018年享受生育保险待遇4812人次、报销支付费用6678万元，其中，享受费用报销1584人次、2208万元，支付津贴3228人次、4470万元。

医保扶贫

一、医保扶贫政策

2016年，印发《保山市人民政府办公室关于印发保山市健康扶贫实施方案（2016—2020年）的通知》（保政办发〔2016〕209号），从2016年12月30日执行。规定加大对贫困患者医疗报销政策的倾斜，对建档立卡贫困人员，乡镇卫生院住院不设起付线；将符合条件的贫困地区残疾人医疗康复项目按规定纳入基本医疗保险支付范围；定点扶贫医疗机构设立综合服务窗口，实现基本医疗保险、大病保险、疾病应急救助、医疗救助“一站式”信息交换和即时结算；对贫困人口参加城乡居民医保个人缴费部分由财政给予补贴。

2017年，印发《中共保山市委　保山市人民政府关于进一步加快卫生与健康事业改革发展的决定（2017年12月30日）》（保发〔2017〕27号），落实建档立卡贫困人口基本医保、大病保险、医疗救助倾斜政策和医疗费用兜底保障机制，建档立卡贫困人口参加基本医保个人缴费部分由各级财政全额按比例承担，确保建档立卡贫困人口100%参加基本医保和大病保险。印发《保山市人民政府办公室关于印发保山市城乡居民医疗保险暂行办法的通知》（保政办发〔2017〕22号），自2017年1月1日施行，规定对建档立卡贫困人员（农村五保户、低保对象、重点优抚对象、丧失劳动能力的一级、二级重度残疾人、严重精神障碍患者）在统筹区域内城乡居民基本医疗保险协议定点乡镇卫生院住院不设起付标准，在二级及以上医疗机构基本医疗保险报销可在现有政策基础上提高5%，在二级及以上中医院住院报销比例最多提高10个百分点（城乡居民尿毒症、重大疾病除外）。

印发《保山市人民政府办公室关于印发保山市贯彻落实云南省健康扶贫30条措施实施方案的通知》（保政办发〔2017〕117号），规定落实建档立卡贫困人口参加基本医疗保险个人缴费部分由财政全额补贴，建档立卡贫困人口普通门诊基本医疗保险最高报销限额比其他城乡居民提高5个百分点，一般诊疗费个人自付部分由医保全额报销，建档立卡贫困人口28种疾病门诊政策范围内医疗费用报销比例比其他城乡居民提高10—20个百分点，达到80%（其中重性精神病和终末端肾病门诊报销比例达到90%）；扩大基本医保用药和诊疗项目报销范围，将36种国家谈判药品纳入癌症等医保报销范围；将康复综合评定、吞咽功能障碍检查等20项康复项目按省人力资源社会保障厅统一的目录纳入医保报销范围；建档立卡贫困人口医疗费用大病保险起付线降低50%，年报销限额提高50%，政策范围内报销比例不低于70%，建档立卡贫困人口在县级医疗机构及符合转诊转院发生的医疗费用，政策范围内经基本医保、大病保险报销后达不到90%的，统筹资金通过医疗救助达到90%；建档立卡贫困人口通过基本医保、大病保险、医疗救助报销后，对符合转诊转院规范住院治疗费用实际补偿比例达不到90%和个人年度支付的医疗费用仍然超过当地农村居民人均可支配收入的部分，由各县（市区）人民政府统筹资金进行兜底保障；到2017年底，实现建档立卡贫困人口家庭医生签约服务全覆盖，医保统筹基金支付12元/人·年。

2018年，印发《中共保山市委　保山市人民政府关于2018年脱贫攻坚工作的实施意见（2018年8月1日）》（保发〔2018〕14号），抓好健康扶贫，提高城乡居民基本医疗保险及养老保险覆盖面，确保建档立卡贫困人口100%参加基本医保和大病保险；建立完善建档立卡贫困人口家庭医生签约服务机制，全面落实建档立卡贫困人口医疗费用兜底保障政策，认真开展健康扶贫政策宣传，做到基层干部和贫困群众对健康扶贫政策知晓率达95%以上。印发《保山市财政局　保山市人力资源和社会保障局关于转发〈云南省财政厅　云南省人力资源和社会保障厅关于明确建档立卡贫困人口资助参保定额补助标准〉的通知》（保财社〔2018〕191号），自2018年起建档立卡贫困人口参加城乡居民基本医疗保险个人缴费财政补贴实施定额补助，按照每人每年180元进行补贴。

二、工作成效

2017年，全市符合健康扶贫范围的建档立卡贫困总人数为38.54万人100%参保，普通门诊37.58万人次，统筹支出696.88万元；28种门诊慢特病就诊2.90万人次，总费用1017.61万元，政策范围内费用993.18万元，统筹支出828.53万元，政策范内报销比例83.42%；住院6.20万人次，医疗总费用2.84亿元，政策范围费用2.68亿元，基本统筹支出1.96亿元，大病支出1130.80万元，政策范围内报销比例77.40%，实际报销比例73.12%，兜底保障支出1279.79万元。

2018年，全市符合健康扶贫范围的建档立卡贫困总人数为38.95万人100%参保，普通门诊就诊180.90万人次，总费用5765.63万元，基本医疗统筹基金支出2901.45万元；门诊特慢病就诊4.93万人次，总费用1563.56万元，政策范围内费用1542.90万元，基本医疗统筹基金支出1307.13万元，政策范围内报销比例达84.72%；住院9.03万人次，医疗总费用4.16亿元，基本医疗统筹基金支出2.96亿元，大病保险支出2358.92万元，其他保障补助5747.32万元，实际报销比例为90.53%。

经办服务

落实“放管服”改革举措。加强医保窗口

标准化建设，2017 年，医保经办服务事项按要求进驻市、县（市区）政务服务大厅。2018 年，大力推进医保经办服务“一网、一门、一次”办理，城镇职工、城乡居民医保个人信息查询、定点医药机构查询、药品耗材目录查询等 7 个查询业务和跨省异地就医办理、城乡居民参保办理、参保证明等 3 项办理业务在“一部手机办事通”平台上线。

不断提高医保经办管理信息化水平。开启医保业务档案数字化尝试，2013 年建设医保系统业务、文书档案系统，实现业务档案在线归档；2014 年实施机房标准化建设，完成中心机房搬迁；2017 年 7 月借助城乡医保信息系统上线的契机，在原有医保功能的基础上，开发智能审核、联网代征等模块，进一步优化医保结算功能，实现了基本医疗保险、大病保险一站式结算和建档立卡贫困人口住院费用一站式结算；开发启用村医手机 APP 结算系统，实现城乡居民普通门诊费用报销在村（社区）卫生室实时报销；按要求接入国家跨省异地就医直接结算平台，2017 年有 10 家定点医疗机构接入跨省异地就医直接结算平台，2018 年增加至 48 家；针对城乡居民参保个人缴费存在的瓶颈问题，2018 年，采用政银合作的方式，与农业银行合作，在隆阳、施甸、腾冲、昌宁 4 个县市区推行“互联网 + 医保”银行联网代征，同步开通线上线下城乡居民医保个人缴费业务。

强化定点医药机构管理。严格落实医保服务协议管理，按程序开展新增医保定点医药机构申办工作，组织实施定点医药机构年度服务协议签订和管理考核。加强审核稽核力度，认真学习贯彻落实《云南省医疗保险基金反欺诈管理办法》，改进审核手段，率先探索开展智能审核，2015 年 5 月保山市医疗保险基金管理中心与东软公司开展了医疗保险智能监控审核信息系统试运行，2016 年正式启用智能审核和“九率”指标监控体系，通过智能审核和人工审核相结合，做到全市市内医疗机构住院费用 100% 审核全覆盖；2018 年升级智能审核，实现事前提醒、事中监控、事后审核的目标。

医保改革

开展医保支付方式改革。2017 年 8 月 18 日，保山市人社局、卫计委、发改委、财政局等四部门联合印发《保山市全面推进基本医疗保险支付方式改革实施方案》，拉开医保支付方式改革的序幕，进一步加强医保基金预算管理，在总额控制的基础上，完善门诊按人头付费，住院按病种付费、按疾病诊断相关分组付费（以下简称 DRGs 付费）、按床日付费等多种方式相结合的复合式医保支付方式，2017 年至 2018 年，在昌宁县探索开展 DRGs 付费方式改革。

（撰稿：邵学卿　姚　磊）

楚雄彝族自治州

工作综述

基本医疗制度改革启动实施以来，楚雄州医疗保障工作在州委、州政府的坚强领导和上级医疗保障部门的精心指导下，始终坚持以人民为中心，以保障和改善民生为重点，通过不断改革探索实践，基本建立起以城镇职工、城乡居民基本医疗保险为主体，大病补充医疗保险、公务员医疗补助、离休干部医疗费用统筹等为补充的多层次医疗保障体系，较好地保障了全州各族群众的基本医疗需求，有效缓解了群众“看病难、看病贵”问题，对提高城乡居民健康水平、促进医疗卫生事业发展发挥了至关重要的作用，有力支持了楚雄州各项民生工程的顺利推进。

机构变革历程

2011年开展新一轮机构改革，根据《楚雄州机构编制委员会关于楚雄州人力资源和社会保障局事业单位清理规范方案的批复》，楚雄彝族自治州医疗保险基金管理中心为楚雄州人力资源和社会保障局管理的财政全额拨款事业机构，机构规格为副处级。中心内设综合业务科、基金管理结算科、医疗费用监督审核科3个正科级机构。核定事业编制30名，其中，管理人员编制29名，聘用人员编制1名；核定副处级领导职数1名（主任），核定正科级领导职数5名（副主任2名、科长3名）、副科级领导职数3名。

2016年12月，根据《楚雄州人民政府办公室关于印发楚雄州整合城乡居民基本医疗保险制度实施方案的通知》明确的“统一归口管理”要求，楚雄州卫生和计划委员会所属的新农合办职能职责调整到楚雄州人力资源和社会保障局所属的楚雄州医疗保险基金管理中心。2017年7月，楚雄州医疗保险基金管理中心更改为楚雄州医疗保险管理局，内设综合业务科、基金管理结算科、医疗费用监督审核科3个正科级机构。2017年9月，楚雄州医疗保险管理局经云南省公务员局批准为参照公务员法管理，核定编制40名。主要承担城镇职工和城镇居民医疗保险两项制度的具体管理、指导、协调全州各县市城镇医疗保险经办业务；经办州本级参保单位和参保人员医疗保险管理经办服务工作；承担楚雄州人力资源和社会保障局信息中心工作职能，负责全州人社系统信息网络规划、建设、管理及其运行维护工作，同时负责全州社会保险数据中心管理及运行维护工作。

城镇职工医疗保险

根据省政府关于实施城镇职工基本医疗州

级统筹的决策部署，2010年4月，楚雄州政府制定出台《楚雄州城镇职工基本医疗保险州级统筹实施办法》（楚政通〔2010〕35号），自2010年10月1日起实施。在政策方面，一是统一制度、统一标准、统一管理、统一结算、统一调剂；二是参保缴费“单基数”，不足年限“补缴费”；三是浮动机制控结余，关系转移办法明；四是基金收支预决算，调剂基金保平衡。在经办管理服务方面，重点调整优化就医管理和医疗费用结算办法，一是对参保缴费、定点医疗机构和零售药店实行属地管理；二是启动实施“州内同城无异地”结算，实现省内异地无障碍就医结算。州级统筹的实施，提高了基金统筹层次，增强了抗风险能力；确定了实行浮动费率机制；明确了城镇职工基本医疗保险实行单基数缴费，退休人员不再缴纳基本医疗保险费；明确了城镇职工基本医疗保险同养老保险一样具有视同缴费年限。

一是认真贯彻落实城镇职工参保筹资政策。用人单位缴纳基本医疗保险费的基数为本单位上年度职工工资总额。职工本人缴费基数为本单位上年度月平均工资收入，职工月平均工资收入超过统筹地区上年度职工月平均工资300%的，以300%为基数缴纳；低于60%的，以60%为基数缴纳。全州用人单位的基本医疗保险缴费费率为上年度职工工资总额的8%；在职职工个人缴费率为本人上年度工资收入的2%；退休人员个人不缴纳基本医疗保险费。以统账结合的方式参加基本医疗保险的自谋职业者或灵活就业人员，个人缴费费率为11%，划个人账户；以单建统筹方式参加基本医疗保险的自谋职业者或灵活就业人员，个人缴费费率为6%，不划个人账户。单位缴费费率实行浮动费率，以当年统筹基金结余情况，单位缴费在7%—9%之间浮动。参保人员办理退休（含提前退休）时，其缴费年限男满30年、女满25年的，退休人员本人和单位均不再缴纳基本医疗保险费。未参加养老保险的自谋职业者和灵活就业人员，男满60周岁、女满55周岁，其缴费年限男满30年、女满25年的，不再缴纳基本医疗保险费。从2014年1月1日起，楚雄州城镇职工基本医疗保险单位缴费率由8%调整为9%。

2011年，楚雄州城镇职工医疗保险参保人数21.55万人，其中，在职14.96万人、退休6.59万人。截至2018年底，全州共有6117个单位、23.56万人参加城镇职工基本医疗保险，其中，在职职工158382人，占参保人员总数的67%，退休人员77140人，占参保人员总数的33%，比上年同期增加1089人。全州参保人员中在职职工与退休人员之比为2.05∶1。

二是认真落实待遇保障政策。参保人员因病到医疗保险协议定点医疗机构住院治疗，在起付金以内，最高支付限额以内的政策范围内医疗费用，在职职工基本医疗保险统筹基金支付85%、个人承担15%，退休人员统筹基金支付90%、个人承担10%。为进一步深化医药卫生体制改革，提高医疗保险的保障能力和待遇水平，促进医疗保险制度的稳健运行和可持续发展，印发《楚雄州人民政府办公室关于进一步提高医疗保险筹资标准和待遇水平的通知》（楚政办通〔2010〕119号），从2011年1月1日起，楚雄州城镇职工基本医疗保险最高支付限额从每人每年3.8万元提高至每人每年5万元。2012年11月5日，印发《楚雄州人力资源和社会保障局转发云南省人力资源和社会保障厅关于提高城镇职工基本医疗保险70

岁以上老年人医疗保险待遇文件的通知》(楚人社发〔2012〕100号),自2013年1月1日起,参加城镇职工基本医疗保险70周岁以上(含70周岁)老年人住院及门诊慢性病、特殊病起付线按现行政策减半计算,取消乙类药品和特殊检查、特殊治疗的个人先行自付比例,政策范围住院费用报销比例达不到80%的由医疗保险统筹基金补足差额部分,老年人医疗保险待遇进一步高,医疗费用分担切实减轻。2013年1月6日,印发《楚雄州人力资源和社会保障局转发云南省人力资源和社会保障厅关于印发云南省基本医疗保险急诊抢救管理办法文件的通知》(楚人社发〔2013〕1号),自2013年1月1日起,参保人员由于发生危急重症,身体处于危险状态时,在救护车上和医疗机构发生的72小时内不间断的门诊急诊抢救医疗费,按照基本医疗保险住院统筹基金支付标准结算,基本医疗保险参保人员急诊抢救费得到切实保障。认真贯彻落实云南省人力资源和社会保障厅关于18种重大疾病保障政策,自2013年10月1日起,参保城镇职工肺癌等18种重大疾病患者医疗费用分担切实减轻,政策范围内报销比例达到90%,年度统筹基金支付上不封顶。十一届州人民政府第38次常务会议研究决定,自2015年5月1日起,楚雄州城镇职工基本医疗保险住院起付金标准调整为昆明地区及省外三级医院1200元,其余省内三级医院、昆明地区及省外二级医院1000元。转往统筹地外住院,按规定办理了转院手续的,个人自付提高率由2%提高到10%;未按规定办理转院手续的,个人自付提高率由2%提高到20%。转往参保地外州内住院,按规定办理了转院手续的,个人自付比例提高5%;未按规定办理转院手续的,个人自付比例提高10%。政策调整后,不按分级诊疗原则,擅自转往统筹区外住院的现象得到一定程度的遏制。

三是建立城镇基本医疗保险基金管理责任分担机制。为进一步强化县市基金管理责任,确保基金安全平稳运行,科学评价各责任单位的工作实绩,2015年5月8日,出台《楚雄州人民政府关于建立城镇基本医疗保险基金管理责任分担机制的通知》(楚政通〔2015〕29号),建立起楚雄州城镇职工基本医疗保险基金管理责任分担机制,实行州县财政分担,进一步加强城镇基本医疗保险州级统筹管理工作,强化县市管理责任。一是以上年度基金收计划为基数,以楚雄州在岗职工平均工资增长系数计算下达当年基金收入计划。当年未完成收入计划的,由同级人民政府预算全额补足统筹基金收入差额。二是按照“以收定支、收支平衡、略有结余”的原则,以当年州、县市收入计划为基础,扣除划入个人账户基金和计提的调剂金后,下达当年城镇职工基本医疗保险统筹基金支出计划。州、县市分别按照各县市参保人员的在职退休比与全州平均在职退休比的比例实行阶梯性计提调剂金。三是年度决算后,由楚雄州人社局与楚雄州财政局共同对州、县市上年度收入和支出计划执行情况进行清算。经清算当年统筹基金支出计划出现结余的,可结转下年使用。经清算当年统筹基金支出计划出现超支的,由州、县市两级按照以下比例进行分担。通过实行州、县市基金管理责任分担机制,彻底扭转了基金赤字局面。截至2018年底,全州城镇职工基本医疗保险基金累计结余14.09亿元,其中:个人账户基金累计结余9.71亿元,统筹基金累计结余4.37亿元,累计结余可支付月数为10.78个月;基本医疗保险参保人员在政策范围内平均报销比例达83.87%。

城镇职工大额医疗费用补助

严格执行《楚雄彝族自治州城镇职工大病补充保险暂行办法》（州政发〔2000〕23号）、《楚雄彝族自治州城镇职工大病补充医疗保险州级统筹实施意见》（楚政通〔2004〕45号），凡参加楚雄州城镇职工基本医疗保险的单位和职工、退休人员、灵活就业人员，必须同时参加大病补充医疗保险。未参加楚雄州城镇职工基本医疗保险和住院医疗保险的单位和职工、退休人员、灵活就业人员不得参加大病补充医疗保险。城镇职工大病补充医疗保险费用按照“以支定收”的原则确定年度缴费标准，由用人单位和个人共同承担，实行按定额缴费和按比例缴费相结合的方式，即参保个人按定额缴费，单位按比例缴费，一年缴纳一次。具体是单位参保个人按每人每年35元缴纳，单位按上年度楚雄州社会平均工资总额0.5%缴费；灵活就业人员由个人每年按35元加上年度全州社平工资总额的0.5%缴纳费用。退休人员要缴纳城镇职工大病补充医疗保险费。参加大病补充医疗保险的缴费人员，在统筹年度内发生的住院医疗费用超过基本医疗保险统筹金最高支付限额5万元的，其超过部分由大病补充医疗保险基金支付90%，个人自负10%，每人每年由大病补充医疗保险基金支付的最高支付限额为15万元。

截至2018年底，楚雄州城镇职工大病补充保险年度单位筹资标准达402元，参保职工个人仍按35元缴纳，参保人数达到23.87万人，全年收缴保费1054.12万元，支出566万元。

城镇居民基本医疗保险

按照国务院和省委省政府的安排部署，2007年8月，制定出台《楚雄州城镇居民基本医疗保险暂行办法》（楚政通〔2007〕57号）、《楚雄州城镇居民基本医疗保险暂行办法实施细则》（楚政办通〔2007〕68号）以及相关配套政策，自2007年9月1日起，楚雄州作为全国首批72个试点地区之一，启动实施城镇居民基本医疗保险，由楚雄州人力资源和社会保障局医疗保险基金管理中心经办管理。2011—2016年，严格执行城镇居民基本医疗保险暂行办法及其实施细则，不断采取有力措施，开展基本医疗保险基金绩效评价工作，逐步提高医疗保险待遇水平和基金使用效率，使医保基金在改善民生方面发挥更大的作用。

自2011年1月1日起，将城镇居民医疗保险基本医疗保险最高支付限额从每人每年2万元提高至每人每年3万元乙类药品费先自付比例由10%降低为3%，认真执行一般诊疗费纳入门诊统筹报销政策。参保城镇居民享有包括普通门诊、特殊疾病门诊、住院费用报销3项待遇。普通门诊费用最高报销限额为每人每年200元，报销比例为25%；特殊疾病门诊费用按住院标准报销；基本段住院费用报销比例按医院级别和人员类别分别设定，具体为在三级医院住院的，学生儿童及其他未成年人报销75%，成年人报销70%；在二级医院住院的，学生儿童及其他未成年人报销85%，成年人报销80%；在一级及以下医院住院的，学生儿童及其他未成年人报销95%，成年人报销90%。自2013年7月1日起，城镇居民基本医疗保险普通门诊年度最高支付限额提高至每人每年400元，报销比例提高至50%。从2015年5月

1日起，楚雄州城镇居民基本医疗保险住院起付金标准调整为昆明地区及省外三级医院1000元，其余省内三级医院、昆明地区及省外二级医院800元。转往统筹地外住院，按规定办理了转院手续的，个人自付提高率由5%提高到10%；未按规定办理转院手续的，个人自付提高率由5%提高到20%。转往参保地外州内住院，按规定办理了转院手续的，个人自付比例提高5%；未按规定办理转院手续的，个人自付比例提高10%。

2016年12月，楚雄州完成城镇居民基本医疗保险和新型农村合作医疗两项制度整合工作，自2017年1月1日起，全面实施统一的城乡居民基本医疗保险。截至2016年底，城镇居民参保人数达197208人；城镇居民基本医疗保险基金累计结余2941万元，楚雄州城镇居民基本医疗保险住院费用政策范围内平均报销比例达70.7%。

新型农村合作医疗

2011—2016年，新型农村合作医疗稳步推进，有效缓解农民群众“看病难、看病贵”问题，新型农村合作医疗取得了较快的发展，新农合保障水平稳步提高。

2011年，楚雄州全面启动实施儿童先心病、白血病纳入特殊病种保障工作，全面调整基层医疗卫生机构收费项目和新农合支付政策，将基层医疗卫生机构原挂号费、诊查费、注射费以及药事服务成本合并为一般诊疗费，收费标准9元，其中新农合支付6.5元。2012年，全面推进临床路径管理工作，三级医院开展146个病种2019例，二级医院共开展218个病种2450例病例的临床路径试点管理工作，规范了诊疗项目和诊疗程序，优化了医疗流程，进一步提高减免比例，省州住院减免比例达60%，县级不低于80%，乡级不低于90%，政策范围内住院费用报销比例达75%，门诊费用报销比例达50%，门诊封顶线提高到500元，新农合统筹基金最高支付限额提高到10万元，保障水平稳步提高。2013年，将贫困尿毒症患者血液透析治疗、重性精神疾病患者管理治疗纳入解决重大疾病因病致贫的民生工程，对以上疾病患者的减免比例提高到90%。2016年，实施健康扶贫工程，农村贫困人口在州内新农合定点医疗机构住院时，取消其门槛费，大病保险起付线由7000元降为3000元，不设封顶线。2016年12月，楚雄州完成城镇居民基本医疗保险和新型农村合作医疗两项制度整合工作，自2017年1月1日起，全面实施统一的城乡居民基本医疗保险。截至2016年底，楚雄州新型农村合作医疗参保人数达2096141人。

城乡居民大病保险

城镇居民大病补充医疗保险。2009年，制定出台《楚雄州人民政府关于印发楚雄州城镇居民补充医疗保险暂行办法的通知》（楚政通〔2009〕7号），楚雄全面启动实施城镇居民大病补充医疗保险。参保城镇居民年度住院医疗费用超过基本医疗保险统筹基金最高支付限额2万元以上的费用，由城镇居民大病补充医疗保险基金支付80%，年度最高支付限额3万元。2010年，制定出台《楚雄州人民政府办公室关于进一步提高医疗保险筹资标准和待遇水平的通知》（楚政办通〔2010〕119号），自2011年1月1日起执行，城镇居民基本医疗保险最高支付限额从每人每年2万元提高至每人每年3万元，城镇居民补充医疗保险最高支付限额从每人每年3万元提高至每人每年6万元。2016年12月，楚雄州完成城镇居民基本医疗保险和新型农村合作医疗两项制度整合工作，从2017年1月1日起，全面实施统一的城乡居民大病保险。

新型农村合作医疗大病保险。2011年，大病保险费按20元/人·年筹集，参合群众住院费用新农合减免后个人自付部分超过3000元的，超过部分由大病保险按40%报销，每人每年最高支付限额5万元。2012年，印发《楚雄州人民政府办公室关于印发楚雄州新型农村合作医疗大病补充保险实施方案（试行）的通知》(楚政办通〔2011〕191号)，自2012年1月1日起，参合群众住院费用新农合减免后个人自付部分超过2500元的，超过部分由大病保险按40%报销，每人每年最高支付限额6万元。2013年，参保人在年内发生住院，医药费用经新农合减免后，政策范围的个人自付总费用累计超过3000元的，超过部分纳入大病保险，实行分段理赔，3千元至1万元赔付50%；1万元以上赔付60%，不设封顶线。2015—2016年，大病保险费筹资标准提高至30元/人.年，从新农合统筹基金中划拨筹集；年度发生的新农合住院费用，经新农合减免后，政策范围内的个人自付费用累计超过7000元的，超过部分纳入大病保险报销范围实行分段理赔，即：7000元以上（含7000元），不足1万元的赔付50%；1万元以上（含1万元），不足3万元的赔付60%；3万元以上（含3万元），不足5万元的赔付70%；5万元以上（含5万元），赔付80%，不设封顶线。

城乡居民大病保险。2016年12月20日，楚雄州人民政府以第52号公告公布《楚雄州城乡居民基本医疗保险暂行办法》，自2017年1月1日起实施。大病保险基金从基本医疗保险基金中按照一定额度划拨建立，参保人员个人不单独缴费，同时享有城乡居民大病保险有关待遇。2017年，大病保险费按照每人每年30元从基本医疗保险基金划拨，参保城乡居民，住院费用基金实际支付累计4万元以上的合规费用由大病保险基金分段按照比例支付：2万元以下（含2万元）的支付比例为75%，2万元以上5万元以下（含5万元）的支付比例为80%，5万元以上的支付比例为85%；个人年度最高支付限额12万元。参加城乡居民基本医疗保险的建档立卡困难户家庭成员，大病保险基金支付比例相应提高5%，个人年度支付限额上不封顶。

城乡居民基本医疗保险

2016年12月，楚雄州人民政府以第52号公告公布《楚雄州城乡居民基本医疗保险暂行办法》，自2017年1月1日起实施。标志着楚雄州城镇居民医疗保险和新型农村合作医疗两项制度顺利完成整合，全州统一的城乡居民医疗保险制度初步建立。城乡居民医保整合作为一项符合社会保险基本规律、基本原则、基本制度要求的改革，顺应了时代潮流，为实现全民医保的公平可持续提供了城乡一体化的管理和制度保证，给全州城乡居民带来了丰厚的改革红利。

一是统一覆盖范围，全民医保目标初步实现。从2017年1月起，楚雄州辖区内除城镇职工基本医疗保险应参保人员以外的其他所有城乡居民，包括农村居民、城镇非从业居民，不再区分农村和城镇，不再受城乡户籍限制，全部纳入了城乡居民医疗保险覆盖范围。2017年，全州城乡居医疗保险参保人数达228.55万人；2018年，全州城乡居民医疗保险参保人数达229.84万人。

二是统一筹资政策，完善筹资动态调整机制。城乡居民基本医疗保险实行个人缴纳和政府补助相结合的筹资方式，全州执行统一的筹资标准。年度按照国家、省有关要求调整确定当年城乡居民医疗保险个人缴费标准和政府补助标准。2017年政府补助标准和个人缴费标准同步提高至450元和150元，2018年政府补助标准和个人缴费标准同步提高至490元和180元。

三是统一保障标准，均衡待遇保障水平。在确保整合后居民基本医疗保险待遇总体不降低的前提下，合理确定门诊和住院起付标准、最高支付限额和支付比例。截至2018年底，全州城乡居民医疗保险普通门诊费用政策范围内费用报销比例达到42%；25种特殊疾病门诊费用政策范围报销比例达到83%，超过省要求70%指标13个百分点；住院费用政策范围报销比例达到73.46%，比整合前2016年末提高2.57个百分点，实现国务院、省政府要求保持在75%左右的目标。

四是统一医保目录，做到种类基本齐全、结构总体合理。基金支付范围统一按照云南省城乡居民基本医疗保险药品目录、诊疗项目目录、医用耗材目录和医疗服务设施范围执行。止2018年底，医保政策范围内报销药品达到2888种，诊疗项目达到5003项，36种国家谈判药品纳入医保报销范围，20项康复项目纳入医保报销范围。

五是统一定点管理，完善考核评价和动态准入退出机制。建立统一规范协议管理准入、考核、退出机制，所有定点医疗机构和药店每年与医保经办机构签订医疗服务协议，以书面形式明确协议双方各自的责、权、利，并通过完善、细化服务协议，实施定点医疗机构诚信等级和分类管理制度，实现管理的制度化和科学化。截至2018年底，全州医疗保险协议定点医药机构达到1918个，其中，州级公立医院5个，县级公立医院32个，乡镇卫生院112个，村卫生室1112个，民营医院58个，零售药店599个。公立医院定点覆盖率达100%。

六是统一基金管理，实行“收支两条线”。严格执行《社会保险基金财务制度》《社会保险基金会计制度》和社会保险基金预决算管理规定，基金使用遵循“以收定支、收支平衡、略有结余”的原则，确保基金应支付费用及时足额拨付。截至2018年底，城乡居民基本医疗保险基金累计结余12.46亿元，住院政策范围内平均报销比例为73.19%。按2017年8月平均水平计算可支付10.4个月，实现国务院、省政府合理控制基金当年结余率和累计结余率控制在9个月以上的要求，基金收支结余安全可控。

七是统一统筹层次，完善州级统筹管理办法。从2017年1月1日起，楚雄州城乡居民医疗保险全面实行州级统筹，完善基金州、县分担机制和考核激励办法，充分发挥县级政府及有关机构在基本医疗保险筹资和管理中的作用。

八是统一归口管理，理顺基本医保管理体制。全州10县市原新农合基本医保管理职能、机构、编制、经办人员、基金、资产、文书档案、数据资料、信息系统等，整体移交人力资源和社会保障部门归口管理，原新农合所有经办人员身份转换为公务员。

九是统一结算办法，持续推进多种付费方式相结合的复合型付费方式改革。2017 年 8 月，印发《楚雄州基本医疗保险支付方式改革实施方案》(楚人社发〔2017〕66 号)，进一步健全完善了以总额预算为基础，全面推行以按疾病诊断相关分组付费（DRGs）为主，按病种付费、按床日付费、按人头付费相结合的多元复合型医保支付方式。重点突出住院费用全面推行按疾病诊断相关分组（DRGs）付费。积极探索将高额医疗费用、日间手术以及按单病种付费的费用单列在总额控制指标之外结算的办法。对参保城乡居民在实施药品零差率销售的乡镇卫生院、村卫生室、社区卫生服务站等基层定点医疗机构就医的普通门诊医药费用，实行门诊总额预算管理；对参保城乡居民在实施药品零差率销售的二级医疗机构就医的普通门诊医药费用，实行总额控制基础上按人头付费方式结算。

十是统一信息系统，跨省异地就医直接结算稳步推进。按照标准统一、资源共享、数据集中、服务延伸的要求，整合城镇居民医保和新农合管理信息系统并升级改造，实现城乡居民医保信息系统整合，2017 年 9 月全州统一的城乡居民医保信息系统上线实施，为城乡居民基本医保制度运行和功能拓展提供有力支撑。2018 年 6 月，村医持卡就医结算系统全面部署延伸至村卫生室并上线实施，所有参保城乡居民实现持卡就医结算。

生育保险

2011 年，楚雄州认真贯彻落实《中华人民共和国社会保险法》《云南省职工生育保险办法》相关政策，积极稳妥地推进生育保险各项经办业务工作。截至 2011 年底，楚雄州职工生育保险参保 5.77 万人，其中，女职工参保 2.54 万人；全年享受生育保险待遇 1063 人（次），其中，享受生育待遇 675 人，享受计划生育待遇 388 人次；全年生育保险基金收入 1277 万元，支出 753 万元。

根据《中华人民共和国社会保险法》《云南省职工生育保险办法》，2012 年 6 月 1 日，印发《楚雄州职工生育保险实施办法》(楚政通〔2004〕45 号)，从 2012 年 1 月 1 日起实施。明确规定：职工生育保险基金按照“以支定收，收支基本平衡”的原则，由用人单位按照本单位上年度职工工资总额的 0.8% 筹集，符合规定的医疗费用由职工生育保险基金支付。

2015 年，根据《楚雄州人民政府关于促进全州经济平稳健康发展的实施意见》(楚政发〔2015〕15 号)，为减轻用人单位负担，楚雄州生育保险费率由 0.8% 调整为 0.6%。自 2016 年 1 月起，将生育保险费率由 0.6% 下调为 0.5%。2016 年生育保险基金当期期收支赤字 1918.69 万元，期末基金累计结余仅有 1731.65 万元，楚雄州州生育保险基金首次出现较大的负增长，年末结余仅能维持四个月左右的生育保险待遇支出。

为有效应对“二孩”生育政策，确保职工生育保险基金收支平衡，经认真分析测算，报经州人民政府常务会议审定，及时调整完善职工生育保险相关政策，印发《楚雄州人力资源和社会保障局关于调整楚雄州职工生育保险单位缴费费率等政策的通知》(楚人社发〔2017〕56 号)，自 2017 年 1 月 1 日起，楚雄州职工生育保险单位缴费费率调整至 1.2%，女职工享受生育保险待遇的时限调整为生育前连续缴费满10个月，女职工终身享受流产生育待遇总次数为3次。截至2018年12月底，楚雄州职工生育保险参保8.98万人，其中，女职工参保3.88万人；全年享受生育保险待遇3788人次，其中，享受生育待遇2208人，享受计划生育待遇574人次；全年生育保险基金收入6834万元，支出6890万元。

医保扶贫

2017年10月，印发《楚雄州人民政府办公室关于印发楚雄州健康扶贫精准实施方案的通知》(楚政办通〔2017〕78号)，建档立卡贫困人口享受健康扶贫医疗保障倾斜政策，确保建档立卡贫困人口100%参加基本医疗保险和大病保险，贫困人口参加城乡居民基本医疗保险个人缴费部分由财政全额补贴，2018年按人均180元资助参保；一般诊疗费个人自付部分由基本医疗保险基金全额报销；普通门诊基本医疗保险年度最高报销限额比其他城乡居民提高25个百分点，从400元提高至500元；对高血压Ⅱ—Ⅲ期、糖尿病、癌症等25种疾病，门诊政策范围内医疗费用报销比例提高至80%，其中，重性精神病和终末期肾病门诊报销比例达到90%；对住院费用实行“四重保障”，先诊疗后付费，确保个人住院费用实际报销比例控制在10%和个人年度自付费用控制在楚雄州农村居民人均可支配收入以内。医保扶贫的实施，为楚雄州打赢脱贫攻坚战贡献了应有的力量。截至2018年底，全州共标识建档立卡贫困人口33.43万人，169.87万人次享受门诊待遇9280万元，1.99万人次享受28种疾病门诊待遇1002万元，11.73万人次享受住院待遇4.34亿元。

特殊人员医疗保障

离休干部及二等乙级以上伤残军人。离休干部医疗费统筹标准按年人均30000元预算筹集，年初一次性缴纳。当年筹集资金不够支付实际发生的医药费时，属州级财政预算单位的由财政部门追加预算；驻楚中央、省属单位离休干部由所在单位补缴。离休干部因病看门诊、住院的医疗费用符合政策规定范围内的，由离休干部医疗费统筹金全额支付。纳入州、县市统筹管理的离休干部全年医药费实际报销金额在10000元以内的，节约部分全额奖励给本人。截至2018年底，全州由医保中心集中统筹管理的离休干部共有454人，1至6级革命伤残军人共有15人。在各方面的共同努力和配合下，离休人员和1至6级革命伤残军人的医疗待遇得到了切实有效的保障。

建国初期参加工作的退休干部。享受对象为1949年10月1日至所在地解放期间参加中国共产党领导的地下游击武装、地下党组织及党的秘密外围组织（经中组部审定的）的退休干部。楚雄州的解放时间为1950年3月18日。从2004年1月起，划入照顾对象个人账户的医药费比例，在现行规定比例基础上提高40%。符合医保报销范围内的住院费用个人自付10%。从2014年1月1日起，在原医疗补助的基础上，每人每年再补助医疗保险个人账户2000元。自2016年1月1日起，个人医疗保险账户补助标准由现行的每人每年补助2000元调整提高到每人每年补助3000元。调整提高的1000元部分，由同级财政从一般公共预算中解决，每年由同级财政将所需经费统一拨付给同级医疗保险经办机构。

医疗照顾人员专项医疗补助。2012年，

印发《楚雄州医疗照顾人员专项医疗补助管理暂行办法》(楚人社发〔2012〕57号),自2012年1月1日起执行。人员范围为隶属于楚雄州财政预算体系内的行政、事业单位的退休的厅级、副厅级干部(含享受待遇的人员),获“国家级有突出贡献奖”退休的科学技术管理专家,经省高评委评定,省人力资源和社会保障厅批准具有正高级职称(教授级)的退休专业技术人员。楚雄州医疗照顾人员专项医疗补助资金全额纳入州级财政预算,实行州级统筹,州医保经办机构负责专项补助经费的审核报销。支付范围为:符合城镇职工医疗保险报销范围以及我州医疗保险统筹基金支付标准的,在城镇工基本医疗保险和大病补充医疗保险最高支付限额以内的住院医疗费用,个人负担5%;超过大病补充医疗保险最高支付限额以上、符合城镇职工医疗保险报销范围的医疗费用,个人负担2.5%;医疗照顾人员在定点医疗机构门诊就医时,个人负担5%(不再享受特殊疾病及慢性病门诊待遇)。

经办服务

为切实解决城镇医疗保险参保人员最关心、最直接、最现实的异地就医难,减轻参保人员异地住院垫付的压力,根据省厅的统一安排和部署,楚雄州于2010年7月开通了城镇职工异地就医结算系统,2011年10月1日启动实施楚雄州城镇职工和城镇居民医保省内异地就医联网结算,极大地方便了参保人员异地就医,解决了患者异地垫付经费大、报销手续繁琐等问题,由于定点医疗管理不规范产生的不合理费用,也不用再由患者承担。云南省异地就医服务平台的使用使原来需要由各级医保经办机构进行手工审核的省内异地住院费用大量的减少,使得各级医保经办机构在人少事多的情况下能够有更多的精力参与到定点医疗机构的日常监督及事前预防上来。

2017年实现跨省异地就医联网结算,全州已初步建成了上联国家和省,下联县、乡、村,横向连接医院、药店,数据由州级集中管理,“费用结算网络化、基金管理现代化、就医购药一卡通”的医疗保险信息网络系统,并以社会保障卡为载体,向参保人员提供城乡统一、高效便捷的经办服务。通过信息系统改造、定点医疗机构入网、加强人员备案、加快制卡发卡等措施,持续推进跨省异地住院直接结算工作。持续在全州推行“本地参保人员出得去、外地参保人员进得来、住院就医能结算”的跨省异地就医直接结算模式,县级以上公立医院全部接入国家跨省平台,每个县市至少有一家乡镇卫生院接入国家跨省异地就医直接结算平台。截至2018年底,全州开通异地就医联网结算的定点医药机构403家,其中,定点医疗机构93家,定点零售药店310家;31家医疗机构纳入特慢病门诊异地就医直接结算范围。通过信息系统改造、定点医疗机构入网、加强人员备案、加快制卡发卡等措施,在全州推行“本地参保人员出得去、外地参保人员进得来、住院就医能结算”的跨省异地就医直接结算模式,县级以上公立医院全部接入国家跨省平台,每个县市至少有一家乡镇卫生院接入国家跨省异地就医直接结算平台。

医保改革

DRGs付费方式改革取得突破性进展。2017年,楚雄彝族自治州禄丰县被国务院表彰为全国40个公立医院综合改革成效较为明显的县（市、区）之一，这项殊荣得益于禄丰县率先实施医保DRGs（按疾病诊断相关分组付费）付费方式改革的成功，这项改革同时还创造出符合云南实际的医保支付方式改革模式。按照楚雄州委、州人民政府的统一部署，在禄丰县新农合模式的基础上，将DRGs付费制度改革在全州进行了推广，从2017年9月起，实施DRGs付费的覆盖范围扩大到了州、县23家公立医疗机构，同时禄丰县和姚安县将实施DRGs付费的群体进一步扩大到了城镇职工医保，探索了职工医保和居民医保“同质、同病、同价”DRGs付费的新路径。同时完善信息系统对按疾病诊断相关分组、费用审核监控、结算支付、数据统计分析等支撑能力，于2017年12月启动了楚雄州DRGs信息系统建设项目，2018年一季度实施定点医院接口改造后，通过楚雄州DRGs付费管理与审核系统进行病案首页（国家临床版1.1版）数据采集，共采集全州23家公立医院2016年1月至2018年9月电子病历病案首页数据37.63万条，纳入DRGs的病历入组率为99.20%，数据质量符合DRGs分组的基本要求（不低于95%），基于BJ—V1.0（通用版）分组方案（759个DRG组）计算后，共有683个DRG组有出院病例，该683个DRG分组纳入全州统一的DRG付费管理。同时，基于各定点医院上传的医疗费用数据，结合医保基金年度预算进行精心测算，科学确定每一病组付费权重和各类医院的付费费率。从2018年10月1日起，全州统一的新的DRGs信息系统部署上线使用，从全州的层面对DRGs付费进行全面提升，实现了“一州一策”以及职工医保和城乡医保全覆盖，住院费用职工医保和居民医保DRGs结算“同病同价”，新的DRGs付费改革“楚雄方案”初步成型。10县市18家公立医院纳入DRGs付费的住院人次占比，由2016年的59.25%提高到2018年的85.08%；纳入DRGs付费的总费用占医院总收入的占比，由2016年的43.69%提高到2018年的66.51%。

医保管理工作亮点

门诊血透费用包干结算政策。依据《云南省医疗保险基金管理中心关于贯彻落实关于做好云南省城乡居民尿毒症与重性精神病医疗费用报销和医疗救助工作的通知的实施意见》（云医保〔2013〕38号），结合楚雄州实际，尿毒症与重性精神病医疗费用实行包干结算，结余归院，超支不补，楚雄州内各县市二级及以上医保协议定点医疗机构尿毒症门诊透析、非并发症住院透析治疗费用实行包干结算，参保患者实际医疗费用不受该标准限制，具体治疗方案由协议定点医疗机构根据参保患者病情合理制定，具体费用依据不同治疗方案合理产生，既要保证疗效，又不得浪费。所发生医疗费用低于包干标准的，按实际费用与参保患者结算；所发生医疗费用高于包干标准的，按包干标准与参保患者结算；参保患者个人自付比例均为10%。包干标准减去参保患者自付部分后的费用，由基本医疗保险或大病补充保险基金支付给协议定点医疗机构。协议定点医疗机构不得以任何理由向患者收取超过包干标准内个人自付以外的任何费用。相关协议定点医疗机构必须在每月末按月度及时结算参保患者门诊透析或腹膜透析费用。此政策从2016年4月1日执行以来，不断地鼓励参保患者和医疗机构在符合费用包干的条件下，进行门诊治疗，费用按住院包干结算。取得成效：一是大大减轻了参保职工及居民的经济负担（包干政策实施以前，参保患者每月个人自付比例平均1000元以上，实行门诊血透费用包干结算后每一名患者每月只需承担固定450—900元），大大缓解部分参保患者“看病难、看病贵”的问题。二是指导医院合理用药，合理治疗，大大降低了医疗资源的支出，医疗成本的下降，有效遏制医疗费用过快的增长。三是控制了医保基金的支出，获得了参保患者、定点医院、医疗保障局三方共赢的结果。

与合作保险公司联合办公建立医疗保险巡查队伍开展巡查工作。根据合作协议，中国人民健康保险股份有限公司、中国人寿保险股份有限公司先后派驻相关专业人员楚雄州医疗保险局合署联合办公，分别承办楚雄州职工大病补充医疗保险和楚雄州城乡居民大病补充医疗保险业务。与此同时在楚雄州9县1市及楚雄州两家三级定点医疗机构分别下派驻点人员，建立巡查队伍，实行每周二、周五参保患者住院外伤巡查及实地外伤核实工作，并于下周一统一汇总于州级联合办公室。2018年联合办公人员开展外伤巡查30250人次，经多方核查不属于医保政策范围内报销的达9182人次。外伤巡查有效避免了大多数不符合医保政策报销的费用按医保方式在定点医院进行结算，在医疗费用监督审核的事前就阻断医保报销政策范围外的医疗费用，减少医保基金的支出，减少医疗费用监督审核事后发现问题重新追回医保费用的次数，同时也防范和打击部分欺诈骗保行为，确保医保基金的安全。

（撰稿：李永军）

红河哈尼族彝族自治州

工作综述

红河州医疗保险工作在州委、州政府的正确领导下，在上级主管部门的指导、帮助下，在全体医保人的共同努力下，通过健全完善全民医保政策体系、整合城乡居民基本医疗保险制度，建立覆盖全民的基本医疗保障网。2011年全州参加基本医疗保险人数83.02万人（其中：城镇职工基本医疗保险参保40.17万人、城镇居民基本医疗保险参保42.85万人）。2018年通过健全全民医保政策体系，整合城乡居民基本医疗保险制度，创新参保缴费方式，加大医保政策宣传，切实巩固和提高参保覆盖率，城镇基本医疗保险参保人数达到440.52万人（其中：城镇职工43.36万人，城镇居民397.16万人）。

机构变革历程

2011年1月，成立红河州医疗保险基金管理中心（正科级事业单位），隶属于红河州人力资源和社会保障局。

2011年12月26日，根据《红河州机构编制委员会关于州人社局有关机构编制事项的批复》文件，撤销州人力资源和社会保障局内设的医疗保险科，成立州医疗保险局，（正科级行政单位），直属于红河州人力资源和社会保障局，与医保中心实行两块牌子一套人马办公。

2015年12月，红河州医疗保险局更名为红河州医疗生育保险局。

2017年1月1日，根据《红河州人民政府关于整合城乡居民基本医疗保险制度的实施方案》等政策文件，将全州城镇居民基本医疗保险和新型农村合作医疗“两项制度”进行有效整合，实现“两保合一”；根据云南省公务员局《关于批准红河州医疗保险管理局等2个单位参照公务员法管理的通知》文件，2018年1月红河州医疗保险管理中心调整为参照公务员管理事业单位。

城镇职工基本医疗保险

按照《红河州人民政府关于印发红河州城镇职工基本医疗保险州级统筹实施办法的通知》(红政发〔2011〕23号）文件要求，2011年4月1日，正式启动实施城镇职工基本医疗保险州级统筹。对医疗保险作出如下调整：一是城镇职工基本医疗保险基金实行州级统筹、两级管理的办法，全州统一缴费基数核定标准、统一缴费费率、统一基金管理、统一待遇支付标准、统一费用结算办法、统一信息系统、统一经办流程。二是实行“单基数”缴费方式。实现“双基数”缴费向“单基数”缴费方式的转变，城镇职工医疗保险费由职工个人和用人单位共同缴纳，根据经济发展水平、财政状况、医疗消费水平等因素，执行相对统一缴费费率。三是实行“收支两条线”。基本医疗保险基金实行统收统支，纳入州级财政专户管理，建立健全基金的预决算制度、财务会计制度、内部审核制度，切实加强对医疗保险基金监管，确保基金安全。2011 年，全州参加基本医疗保险人数 83.02 万人（其中：城镇职工基本医疗保险参保 40.17 万人、城镇居民基本医疗保险参保 42.85 万人），完成省厅下达任务数 82 万人的 101.24%。全州城镇职工基本医疗保险政策范围内住院费用平均报销比例为 77.59%。

2011 年，制定下发《红河州城镇职工基本医疗保险费用结算管理办法（试行）的通知》文件，将州城镇职工基本医疗保险最高支付限额从 3.5 万元提高到 4 万元。将城镇职工住院起付标准统一调整为一类收费定点医疗机构 700 元，二类收费定点医疗机构 500 元，三类收费定点医疗机构 300 元。

2013 年，取消肺癌、食道癌等 20 种重大疾病住院治疗医疗费用医保基金最高支付限额，政策范围内住院报销比例达不到 90% 的由基本医疗保险统筹基金补助到 90%；将肝移植手术项目全部纳入城镇职工基本医疗保险支付范围。

2018 年，通过健全全民医保政策体系，整合城乡居民基本医疗保险制度，创新参保缴费方式，加大医保政策宣传，切实巩固和提高参保覆盖率，城镇基本医疗保险参保人数达到 440.52 万人，其中：城镇职工 43.36 万人，城镇居民 397.16 万人，基本实现全民参保，超额完成省人社厅下达的 440 万人参保扩面任务，完成率 100.12%。建档立卡贫困人员参加医疗保险 91.46 万人已 100% 参加基本医疗保险和大病保险。2018 年报销比例为 80.03%。

城镇职工大额医疗费用补助

2000 年，根据州人民政府印发《红河州大病补充医疗保险办法》(红政发〔2000〕91 号）的规定，在组织实施基本医疗保险的同时建立大病补充医疗保险，正式建立城镇职工大病补充医疗保险制度。城镇职工大病补充医疗保险覆盖了所有参加城镇基本医疗保险的单位和人员，实行州级统筹，在全州范围内统一政策、统一管理、统一标准、基金统收统付。

2011 年，为进一步深化医药卫生体制改革，促进医疗保险制度稳健运行和可持续发展，印发了《红河州城镇职工基本医疗保险就医服务管理规定的通知》(红人社发〔2011〕101 号)、《红河州城镇职工基本医疗保险费用结算管理办法（试行）的通知》(红人社发〔2011〕102 号）和《红河州城镇职工基本医疗保险州级统筹基金管理暂行办法的通知》（红人社发〔2011〕104 号）文件，提高最高支付限额，将城镇职工大病补充医疗保险最高支付限额从 17 万元提高到 20 万元。

从 2015 年起，建立城镇职工大病保险缴费费率增长机制，每年年末，根据上年度全州社会平均工资总额的 5‰确定次年的缴费标准。2015 年，城镇职工大病保险缴费标准为 208 元，其中单位缴费 143 元，个人缴费 65 元。大病保险基金纳入州级财政专户，实行收支两条线管理。

城乡居民基本医疗保险

2007 年 10 月建立了城镇居民基本医疗保险

制度；为推进国务院医药卫生体制改革重点工作，落实省政府2013年十件惠民实事，进一步提高尿毒症与重性精神病医疗保障，将城乡居民尿毒症与重性精神病医疗费用由基本医疗保险按90%比例进行报销。尿毒症门诊和住院透析治疗实行定额包干，包干费用为：三级医院全年72000元（每月6000元），二级医院全年66000元（每月5500元），一级医院全年60000元（每月5000元）；重性精神病住院治疗包干费用为：三级医院7500元，二级医院6500元，一级医院5500元，社区康复标准为全年2000元。

2011年，城镇居民医保筹资标准为324元：其中：政府补助标准为每人254元，其中：中央财政补助124元，省财政补助20元，州、县市财政补助80元，个人缴费70元。

2017年，城镇居民医保筹资标准为600元：其中：政府补助标准为每人450元，其中：中央财政补助324元，省财政补助94.5元，州、县市财政补助31.5元，个人缴费150元。2017年5月18日，印发《红河州人民政府关于印发红河州城乡居民基本医疗保险实施办法的通知》（红政发〔2017〕37号），城乡居民基本医疗保险实行州级统筹，全州执行统一的筹资政策和标准，不建立个人账户。

2018年，城乡居民筹资标准提高到670元，其中，个人缴费180元，财政补助490元（其中中央356元，省级100.5元，州、县市33.5元）。

城乡居民大病保险

2009年建立并实施城镇居民大病补充医疗保险制度；2011年，对城镇居民大病补充医疗保险制度各项指标做了调整：一级医院住院报销比例低于75%的，统一调整为75%；二级医院住院报销比例低于65%的，统一调整为65%；三级医院住院报销比例低于55%的，统一调整为55%。以深化医药卫生体制改革为契机，建立并实施城镇居民大病补充医疗保险制度，及时印发了《关于调整城镇居民基本医疗保险有关政策的通知》（红人社发〔2011〕106号），认真组织开展好城镇居民大病补充医疗保险工作。同时广泛开展宣传，共发放城镇居民大病补充医疗保险海报20000余份，做到让参保群众真正“看得起病”，不因病致贫、返贫。2011年全州城镇居民大病补充医疗保险共参保31.8万人，筹集资金1050万元，审核赔付大病保险金额331万元，审核赔付368人次。为进一步深化医药卫生体制改革，提高全州城镇居民基本医疗保险保障水平和保障能力，使参保居民享受到更好的医疗待遇，促进医疗保险制度稳健运行和可持续发展，按照《云南省人民政府办公厅关于进一步提高城镇居民基本医疗保险待遇的通知》（云政办发〔2010〕181号）要求，及时转发了《红河州人民政府办公室转发云南省人民政府办公厅关于进一步提高城镇居民基本医疗保险待遇的通知》（红政办发〔2010〕258号）文件。一是启动实施了城镇居民大病补充医疗保险，居民大病保险最高支付7万元，居民基本医疗保险达到城镇居民可支配收入的6倍。二是适度调整城镇居民基本医疗保险住院起付标准。一级医院起付标准高于100元的，统一调整为100元；二级医院起付标准高于300元的，统一调整为300元；三级医院起付标准高于600元的，统一调整为600元。

2014年1月，州人民政府办公室印发《关于做好城镇居民大病保险有关工作的通知》（红政办发〔2014〕6号），从2014年起，将城镇居民基本医疗保险参保人员全员纳入大病保险范畴，个人不再单独缴纳大病保险费，从城镇居民基本医疗保险基金中按人均28元的标准划出建立城镇居民大病保险。按参保人数和缴费标准从基本医疗保险基金中划出，建立城镇居民大病保险基金，参保人发生的医疗费累计超过基本医疗保险统筹基金最高支付限额以上，大病保险支付80%，最高支付限额从9万元提高到12万元。

为巩固和完善城镇居民大病医疗保险制度，提高城镇居民医疗保障水平，从2015年6月1日起，州人民政府办公室下发《红河州城镇居民大病保险实施方案》，将参加城镇居民基本医疗保险的参保人全员纳入城镇居民大病保险范围，从城镇居民基本医疗保险基金中按人均33元的标准划出建立城镇居民大病保险基金，城镇居民大病保险实行州级统筹。根据以收定支、保本微利的原则，参保人员在定点医疗机构发生的医疗费用，超过基本医疗保险统筹基金最高支付限额，累计进入大病保险的政策范围内住院合规医疗费用，按医疗费用高低分段报销，1万元以内（含1万元）报销60%；1万元以上3万元以下（含3万元）报销70%；3万元以上报销80%，年度累计最高赔付限额为12万元，切实解决人民群众因病致贫、因病返贫的突出问题。2018年城乡居民大病保险筹资标准为38元，起付线为8000元，在起付线8000元以上至2万元（含2万元）赔付60%；2万元以上至3万元（含3万元）赔付70%；3万元以上赔付80%，年度累计赔付封顶线20万元。

印发《红河州人力资源和社会保障局　红河州卫生和计划生育委员会关于统一城乡居民基本医疗保险待遇有关问题的通知》（红人社发〔2016〕405号），自2017年1月1日起，建立统一的城乡居民基本医疗保险制度。2017年，一是提高城镇居民筹资标准和财政补助标准，城乡居民筹资标准提高到600元，其中，个人缴费150元，财政补助450元（其中中央324元，省级94.5元，州、县市31.5元）。二是制定下发《关于统一城乡居民大病保险医疗待遇政策有关问题的通知》（红人社发〔2017〕1号），凡参加红河州城乡居民医疗保险的参保人全员纳入城乡居民大病保险范围。2017年城乡居民大病保险筹资标准为30元，起付线为8000元，在起付线8000元以上至2万元（含2万元）赔付60%；2万元以上至3万元（含3万元）赔付70%；3万元以上赔付80%，年度累计赔付封顶线20万元。三是制定下发《红河州人力资源和社会保障局关于完善城乡居民基本医疗保险门诊特殊病慢性病管理的通知》（红人社发〔2017〕137号），将28个病种纳入城乡居民特慢病保障范围。四是制定下发《城乡居民就医结算管理办法》（红人社发〔2017〕266号），对城乡居民门诊、住院、生育等医疗待遇进行了统一完善，比原城镇居民和原新农合的待遇标准相对提高。

新型农村合作医疗

红河州新农合2003年下半年在蒙自县开展试点，2006年发展到蒙自县、开远市、泸西县、金平县、河口县，2007年全面铺开。新农合以户为单位进行参保，以个人缴费和各级财政补助的形式筹集基金。2016年10月20日，印发《红河州人民政府关于整合城乡居民基本医疗保险制度的实施方案》（红政发〔2016〕90号）等政策文件，积极推进城乡居民基本医疗保险制度整合工作。

制定下发《关于统一城乡居民大病保险医疗待遇政策有关问题的通知》(红人社发〔2017〕1号)、《红河州人民政府关于印发红河州城乡居民基本医疗保险实施办法的通知》(红政发〔2017〕37号)等政策文件，全面落实城乡居民各项整合政策，积极推进城乡居民参保人员信息采集、比对、核实工作，将新农合系统数据迁移新系统，整合城乡居民医保信息系统，已基本实现"九统一"的整合目标。城乡居民基本医疗保险制度整合，按照待遇就高不就低，按照保障待遇"就高不就低"和医保药品目录"就宽不就窄"要求，城乡居民用药范围增加到2900多种，诊疗项目增加到5000多种；将特殊病、慢性病门诊纳入保障范畴；对建档立卡贫困人员政策给予倾斜，城乡居民基本医疗保险制度的统一，促进了社会公平正义，增进了人民的福祉。

生育保险

2011年12月31日，印发《红河州人民政府关于印发红河州职工生育保险办法的通知》(红政发〔2011〕106号)，规定职工生育保险基金实行州级统筹、县市管理，全州统一制度、统一标准、统一管理、统一调剂使用基金；2013年，印发《红河州人力资源和社会保障局　红河州财政局关于进一步规范职工生育保险有关问题的通知》(红人社发〔2013〕136号)，保障了参加生育保险男职工未就业配偶生育期间的合法权益，使其能平等享受医疗费、生育营养费等待遇；2015年，印发《红河州人力资源和社会保障局　红河州财政局关于提高生育医疗费用和生育营养补助的通知》(红人社发〔2015〕238号)文件，从2015年10月1日起，提高生育医疗费用和生育营养补助的支付标准。职工生育给予1000元生育营养补助，多胞胎的，每多胎增加1000元。印发《红河州人力资源和社会保障局　红河州财政局关于降低生育保险费率的通知》(红人社发〔2015〕237号)文件，从2015年10月1日起，降低生育保险费率，财政统发工资单位由0.4%降低到0.2%，企业及其他单位由1%降低到0.5%。

医保扶贫

2017年，印发《红河州人民政府办公室关于印发红河州贯彻落实云南健康扶贫30条措施实施方案的通知》(红政办发〔2017〕142号)《红河州2017年医疗保险健康扶贫工作方案》(红人社办〔2017〕17号)等政策文件，一是完善制度，实现100%参保。二是对建档立卡贫困人员参加医疗保险个人缴费部分由财政全额补贴。三是对建档立卡贫困人员医疗待遇给予政策倾斜，将治疗恶性肿瘤的高值靶向药等36种国家谈判药品，康复综合评定等20项康复项目纳入医保报销范围，医保政策范围内报销药品达到2888种、诊疗项目达到5003项。建档立卡贫困人员大病保险个人负担合规医疗费用起付线由8000元降低到4000元，最高支付限额由20万元提高到30万元。四是抓好"四重保障"措施"一站式"即时结报的落实。州内321家定点医疗机构已实现基本医保、大病保险、医疗救助、兜底保障通过统一窗口、统一信息平台"一站式"即时结算。2017年，全州建档立卡贫困人口92.28万人，参保率100%。

2018年继续实施健康扶贫，助推脱贫攻

坚，一是完善制度，实现100%参保。制定印发《红河州人民政府办公室关于印发红河州贯彻落实云南健康扶贫30条措施实施方案的通知》(红政办发〔2017〕142号)《红河州2017年医疗保险健康扶贫工作方案》(红人社办〔2017〕17号)等政策文件，签订健康扶贫目标责任书，实现建档立卡贫困人员100%参加基本医疗保险和大病补充医疗保险。按照脱贫不脱政策的要求，全州共有建档立卡贫困人口914671人，其中，未脱贫人员265736人，已脱贫648935人，实际参保914671人，参保率100%。二是对建档立卡贫困人员参加医疗保险个人缴费部分由财政全额补贴。三是对建档立卡人员医疗待遇给予政策倾斜：建档立卡的贫困人员个人实行县域内先诊疗后付费，门诊统筹中一般诊疗费由基本医疗保险基金全额支付，普通门诊最高报销限额提高5个百分点，达到630元，糖尿病等28种疾病，门诊报销比例比其他城乡居民提高10—20个百分点，达到80%（其中重性精神病和终末期肾病门诊报销比例达到90%）。乡镇卫生院住院不设起付线、合规医疗费用全额纳入报销，符合分级诊疗、按照转诊住院规范住院的报销比例提高5个百分点，乡级、县级、州省级及省外定点医疗机构住院报销比例分别达95%、85%、65%。县域内住院实际报销比例达不到70%和符合转诊转院规范到县域外住院，单次住院政策范围内报销比例达不到70%的，采取二次报销。通过基本医保、大病保险、医疗救助报销后，符合转诊转院规范住院治疗费用实际补偿比例达不到90%和个人年度支付符合转诊转院规范的医疗费用仍然超过当地农村居民人均可支配收入的部分，由县市级政府统筹资金进行兜底保障。同时，进一步扩大基本医保用药和诊疗项目报销范围，将治疗恶性肿瘤的高值靶向药等36种国家谈判药品，康复综合评定等20项康复项目纳入医保报销范围，医保政策范围内报销药品达到2888种、诊疗项目达到5003项。建档立卡贫困人员大病保险个人负担合规医疗费用起付线由8000元降低到4000元，最高支付限额由20万元提高到30万元。建档立卡贫困人员门诊就诊2033080人次，门诊报销比例达到53.14%；28种慢性病特殊病就诊4290人次，政策范围内住院报销比例达75.49%，实际报销比例达72.22%，基本医保政策范围内住院报销比例和实际报销比例均达到不低于70%的要求，“四重保障”统筹支出68261.2万元，实际报销比例达90.53%。建档立卡贫困人员大病保险赔付22239人次，报销比例71.10%。四是抓好“四重保障”措施“一站式”即时结报的落实。州内321家定点医疗机构已实现基本医保、大病保险、医疗救助、兜底保障通过统一窗口、统一信息平台“一站式”即时结算。

信息化建设

2014年11月，在全省范围内率先开展医保智能监控审核信息系统建设；2015年9月正式启用医保智能监控审核信息系统对两定机构医疗费用单据实现100%全覆盖自动审核。

2018年，新增加事前、事中智能审核系统监控，智能审核系统的启用，对“两定”机构上传数据进行了100%的监管，实现了对定点医药机构医疗费用事前提醒、事中监控、事后审核的全程实时监管，解决了人工抽查审核的不足的问题，提高了医保精细化管理水平。2018年智能审核违规扣除总费用131.6万元。

专业审核人员结合智能审核系统对频繁就医、重复用药、限量用药、提前取药等31个审核规则的设定，进驻医疗机构对参保人员就医进行全程监控，有效控制了过度医疗行为，保证了医保基金支出的合理性，从而减少违规和骗取医保基金行为。

经办服务

2011年6月8日，正式启动实施全省医疗保险异地持卡就医购药联网结算工作。全省医疗保险异地持卡就医购药联网结算工作实施启动后，红河州城镇职工参保人员因出差、探亲、度假、异地工作、异地退休安置或转外就医等符合办理异地就医的，持中华人民共和国社会保障卡就可在省本级进行门诊就医和购药，在医保中心办理转院审批或异地安置备案手续后异地住院可持卡进行异地联网结算。医疗保险异地持卡就医购药联网结算试点工作的启动将有效缓解红河州参保患者异地就医个人账户消费难、垫付资金大、报销手续繁琐以及异地医疗费用监管难等问题，首批纳入全省异地持卡就医联网结算的定点医疗机构和零售药店分别达到40家和119家，极大地方便参保人员异地就医购药。2011年，异地门诊就医人员达20742人次，消费金额265万元，住院1143人次，消费金额1744万元。

2011年，为维护广大参保职工的医疗保障权益，确保参保患者费用能够及时报销。一是制定印发《红河州推行医疗保险湛江管理模式工作实施方案》，派驻专业审核巡查人员进驻三级定点医疗机构，采取多种灵活的方式加强对医疗费用的审核稽核力度。二是加强对“两定”机构《服务协议》的执行检查，完善医疗保险支付稽核的办理流程，实行查房和查病历制度，定期或不定期对其他定点医院进行流动巡查，核实参保人员身份。通过对不合理检查诊疗、超标准收费进行强有力整治，不断规范定点医疗机构的医疗服务行为。全年，共对1262户基金征缴户实地稽核，涉及135918人，核查享受待遇人数16224人；共稽核定点医疗机构、药店587家，查出违规医疗机构、定点药店201家，暂停系统支付结算药店3家，查出违规金额122万元，追回金额122万元。

2012年7月，启动实施城镇居民州内异地持卡就医联网结算“一卡通”；从2013年1月起全州“两定”机构的资格审批认定由州级统一组织审批认定；2013年9月，启动实施城镇居民全省异地持卡就医联网结算“一卡通”，参保人员持社会保障卡在定点医院和定点药店消费实现即时结算，医疗服务更加方便快捷。

2015年，为拓展城镇职工基本医疗保险个人账户功能，扩大医疗保障范围，充分发挥个人账户资金的共济作用，提高个人账户资金的使用效率，满足参保人员多样化的健康需求，积极推进城镇职工基本医疗保险个人账户购买重大疾病商业保险工作，与中国太平洋人寿保险股份有限公司签订了用个人账号结余资金购买商业保险服务协议。从8月份起，职工社会保障卡医保个人账户累计结余超过1000元以上部分，按照本人自愿的原则，可为本人或其直系亲属购买重大疾病商业补充保险。

从2017年3月7日起，红河州离休干部凭社会保障卡、离休干部医疗保障证，可以在全省443家定点医疗机构异地就医联网即时结算，实现跨省异地就医联网直接结算。做好州内43家纳入跨省异地就医的定点医疗机构信息采集、接口改造和联网测试。扩大跨省异地就医范围，将925备案人员信息录入国家跨省异地结算平台。同时按照“放管服”要求精简备案手续，简化备案流程。

从2018年7月起，全州已实现跨省异地就医双向直接结算，符合跨省异地就医条件的人员到参保地医保中心登记备案后，持二代社会保障卡可以在全国6000余家定点医疗机构实现医疗费用即时结算。

医保改革

2012年，印发《红河州人力资源和社会保障局关于推行医疗保险付费方式改革管理实施意见的通知》(红人社〔2012〕4号）文件，对定点医疗机构费用结算，采用“复合式”的结算办法，即“总额控制，定额指标管理，按病种付费和大型材料限价支付，质量考核”的结算办法。红河州实施了“总额控制，定额指标管理，按病种付费和大型材料限价支付”等复合型付费方式改革，有效遏制医疗费用过快上涨。

2014年，全面贯彻落实《红河州人力资源和社会保障局关于推行医疗保险付费方式改革管理实施意见的通知》(红人社〔2012〕4号）文件精神，对定点医疗机构费用结算，采用“复合式”的结算办法，即“总额控制，定额指标管理，按病种付费和大型材料限价支付，质量考核”的结算办法。严格按照《红河州州直城镇职工基本医疗保险付费方式管理暂行规定》(红人社发〔2012〕41号）和《红河州医疗保险基金管理中心关于印发〈2013年州直城镇职工基本医疗保险住院费“总额控制、人均控制、按月拨付、年度清算”结算办法〉的通知》(红医保〔2013〕7号）规定，对州直19家定点医疗机构实行总额控制、人均定额管理。

2015年，认真贯彻落实《云南省人民政府办公厅关于积极推进基本医疗保险支付制度改革的通知》(云政办函〔2014〕25）精神，各县市结合城镇基本医疗保险统筹基金预算收入，全面深化付费方式改革，通过建立与定点医疗机构谈判协商机制和风险分担机制，改革以往按项目付费的单一付费方式，结合预算精确化管理实行“总额控制，按人头付（人均定额）和按病种”等付费方式，逐步建立与基本医疗保险制度相适应的复合型付费体系。制定下发《2015年度州直城镇基本医疗保险住院“总额控制、人均控制、按月拨付、年度清算”结算办法》的通知，共安排17家定点医疗机构城镇职工总额控制费用9992万元，安排居民总额控制费用1983万元。

2017年12月，州人社局、州卫生计生委联合制定下发了《红河州基本医疗保险总额控制下按疾病诊断（DRGs）分组付费方案》，正式在12家定点医疗机构试点启动运行“病组点数法”付费方式改革。通过对12家州直试点医疗机构半年来的实际运行和基金分配管理分析，“病组点数法”能有效激发医院管理动力，实现了从数量付费向质量付费转变，整体发展趋势和医疗机构绩效优良。率先开展“病组点数法”支付方式改革，以按病组（DRGs）付费为核心，综合运用总额预算、疾病分组、点数计算等多种手段，发挥各种支付方式的组合优势，取得了较好成效，呈现参保群众、医疗机构、医保基金多方共赢趋势。通过对12家州直试点医疗机构的实际运行和基金分配管理分析，“病组点数法”能有效激发医院管理动力，实现了从数量付费向质量付费转变，整体发展趋势和医疗机构绩效优良。同时，我州医保智能监控审核信息系统事前提醒、事中监控、事后审核，DRGs病组点数法基金分配等各项工作的开展，为红河州医保管理全面开启“智能”模式及医保精细化管理奠定了良好、坚实基础。

（撰稿：姜沁言）

文山壮族苗族自治州

工作综述

2011年以来，文山州医疗保障工作按照国家、省、州的部署，在州委、州政府的坚强领导和上级医保部门的精心指导下，以“人人公平享有”为目标，以保障和改善民生为重点，通过健全基本医疗保障制度、全面落实全民参保计划、加强信息化建设等举措，与时俱进、开拓创新，医疗保险服务水平不断增强，人民健康福祉不断提升，为促进文山州经济社会的稳定发展发挥了重要作用。

机构变革历程

2011—2016年，文山州共有9个医疗保险经办机构，分别为州本级和7县1市各一个，隶属于州、县（市）人力资源和社会保障局，为参照公务员法管理公益一类事业单位，州、县（市）经办机构的主要职责是为职工（含离休干部）和城镇居民提供医疗保障，并做好相关业务经办工作。原卫生系统（卫生和计划生育委员会）管理的新型农村合作医疗管理中心负责新型农村合作医疗保险工作。

2017年1月，根据《文山州人民政府关于文山州整合城乡居民基本医疗保险制度实施方案的通知》《文山州机构编制委员会关于设置文山壮族苗族自治州医疗保险管理局的通知》，整合医疗保险基金管理和新型农村合作医疗管理机构，设置城乡居民基本医疗保险管理机构，将城乡居民基本医保管理职能、机构、编制、人员等整体划转由人力资源和社会保障部门负责管理，州本级由文山壮族苗族自治州医疗保险基金管理中心更名为文山壮族苗族自治州医疗保险管理局，为州人力资源和社会保障局管理的正科级财政全额拨款公益一类事业单位，参照公务员法管理，核定事业编制34名，内设7个科室，设科级领导职数5名（其中：正科级1名，副科级4名）。负责贯彻落实国家、省、州城乡基本医疗保险政策及其相关业务经办工作。各县（市）相继整合新型农村合作医疗和城镇居民医疗保险并完成机构更名、人员及职能职责划转工作，建立了全州统一的城乡居民医疗保险制度。

城镇职工基本医疗保险

一、认真贯彻落实城镇职工参保筹资政策

（一）完善城镇职工医疗保险参保筹资模式。印发《文山州城镇职工基本医疗保险州级统筹施办法》（文政发〔2010〕89号），自2011年1月1日起施行，实现城镇职工医疗保险州级统筹。城镇职工基本医疗保险费，实行单基数缴费，退休人员单位和本人不缴费。用人单位以核定的本单位上年度在职职工月平均工资总额为基数按规定比例缴费，职工以核定的本人上年度月平均工资按比例缴费。职工本

人上年度月平均工资超过全州在岗职工社会平均工资300%以上的，按300%的基数缴纳，低于60%的，按60%的基数缴纳。无雇工的个体工商户、灵活就业人员按不超过上年全州在岗职工社会平均工资的300%、不低于60%选择缴费基数。用人单位缴费的基准费率为8%，根据统筹基金结余情况进行浮动调整，在职职工个人缴费费率为2%；无雇工的个体工商户、灵活就业人员按10%的比例缴纳，全部由个人承担。对达到退休年龄而达不到最低缴费年限（男满30年，女满25年）的参保人员，需一次性补缴满最低缴费年限的医疗保险费。2011—2018年，文山州城镇职工参保人员从17.4万人增加到20.53万人。

（二）优化城镇职工大病补充医疗保险。出台《文山州城镇职工大病补充医疗保险州级统筹实施办法》(文政发〔2010〕90号)，自2011年1月1日起执行。城镇职工大病补充医疗保险实行州级统筹，城镇职工大病补充保险基金按照以收定支、单位和个人共同负担的原则筹集。2011—2018年，文山州不断优化完善城镇职工大病补充医疗保险缴费标准及待遇享受政策，城镇职工待遇享受得到不断完善。

二、构建多层次可持续城镇职工医疗保障

（一）不断健全完善政策体系。一是政策制度不断健全优化。2010年，出台《文山州城镇职工基本医疗保险州级统筹实施办法》(文政发〔2010〕89号)，自2011年1月1日起施行。2014年1月，出台《文山州医保中心关于进一步完善城镇职工基本医疗保险门诊特殊病慢性病管理工作的通知》(文医保〔2014〕1号)，特慢病门诊管理日趋规范。2015年1月，出台《文山州人力资源和社会保障局关于对老年性白内障等12个病种实行单病种结算管理的通知》(文人社发〔2015〕107号)，对原实行的单病种结算的病种进行了修订，病种数从8个增加到12个。2016年4月，州人民政府出台《关于印发文山州调整城镇医疗保险政策实施意见的通知》(文政发〔2016〕20号)，适当降低城镇职工基本医疗保险个人账户标准；提高城镇职工医疗保险住院起付标准；按医院等级确定住院医疗费用报销比例；调整职工医疗保险门诊慢性病政策。调整了城镇职工大病保险最高支付限额。2018年，州人力资源和社会保障局、州发展和改革委员会、州财政局、州卫生计划生育委员会联合印发《关于在县（市）级公立医院推行社区获得性肺炎等30个病种按病种结算（收费）管理的通知》(文人社发〔2018〕173号)，进一步扩大单病种结算范围，截至2018年底，单病种结算病种付费范围达到100个。二是支付方式改革取得新突破。2015年，文山州深化医药卫生体制改革领导小组印发《关于印发文山州城镇基本医疗保险住院费用结算管理办法的通知》(文医改〔2015〕1号）于2015年6月2日出台并实施。2018年，州人民政府出台《文山州推进基本医疗保险支付方式改革实施方案》(文政办发〔2018〕36号)，不断完善总额控制下的“总额控制结算、次均总费用结算、按病种结算”的复合型结算管理办法，实行州级管理医疗机构基本医疗保险住院费用服务质量考核。通过积极的宣传引导，医疗机构配合推行医保付费方式改革的自觉性明显提高，自觉控费意识明显增强。付费方式改革向纵深推进。

（二）城镇职工医疗保障水平逐步提升。一是基金规模不断扩大，医保基金收支平稳可持续。始终把医保基金视为“高压线”“救命

钱”，建立了征缴机制、审核机制、内控机制、监督机制等加强基金管理。2011—2018 年，城镇职工基本医疗保险基金收入由 3.64 亿提高到 11.06 亿元，基金支出由 2.86 亿元提高到 7.47 亿元，2018 年末基金结余 14.94 亿元，可支付月数达 26 个月。二是医疗待遇水平稳步提升。遵循“收支平衡、略有结余”的原则，在进行测算的基础上，稳步提升医疗待遇。根据《文山州城镇职工基本医疗保险州级统筹实施办法》(文政发〔2010〕89 号)，起付线标准以上、最高支付限额以下的医疗费用，在职参保人员统筹基金支付 85%，个人自付 15%；退休人员统筹基金支付 90%，个人自付 10%。医药费用超过基本医疗保险费最高支付限额 4.5 万元后进入大病保险报销，大病补充医疗保险每人每年累计最高支付 12 万元，赔付比例为95%，城镇职工医疗保险报销合计年度最高支付限额 16.5 万元。根据《文山州人民政府关于调整城镇职工大病补充医疗保险缴费和待遇支付标准的通知》(文政发〔2011〕110 号)，自 2012 年 1 月 1 日起，城镇职工大病补充医疗保险的最高支付限额由 12 万元提高至 16 万元，城镇职工医疗保险年度最高支付限额从 16.5 万元提升至 20.5 万元。2013 年 1 月，将城镇职工 70 岁以上老年人住院及慢性病、特殊病门诊起付线下调减半，取消了乙类药品和特殊检查、特殊诊疗个人先自付 10% 的报销政策。2013 年 5 月，根据《文山州人民政府关于提高城镇职工基本医疗保险最高支付限额的批复》(文政复〔2013〕27 号)，将全州城镇职工基本医疗保险最高支付限额从 4.5 万元提高到 6.5 万元，城镇职工医疗保险年度最高支付限额从 20.5 万元提升至 22.5 万元。城镇职工 2013 年 10 月执行含终末期肾病（尿毒症）、重性精神病、肺癌、食道癌等 20 种重大疾病城镇职工医保倾斜政策。根据《文山州人民政府关于印发文山州调整城镇医疗保险政策实施意见的通知》(文政发〔2016〕20 号)。自 2016 年 4 月起，城镇职工大病补充医疗保险最高支付限额由 16 万元提高到 20 万元，至此，城镇职工医疗保险年度最高支付限额从 22.5 万元提升至 26.5 万元。

城镇职工大额医疗费用补助

文山州职工大额医疗费用补助，称为城镇职工大病补充医疗保险。2010 年，出台《文山州城镇职工大病补充医疗保险州级统筹实施办法》(文政发〔2010〕90 号)，自 2011 年 1 月 1 日起执行。城镇职工大病补充医疗保险实行州级统筹，城镇职工大病补充保险基金按照以收定支、单位和个人共同负担的原则筹集。

一、在缴费标准上

大病补充医疗保险按年缴费，缴费标准为：在职职工每人每年 144 元，其中个人缴纳 84 元，用人单位缴纳 60 元。年内新参保人员按剩余月数进行缴纳。退休人员单位和个人不缴纳大病补充医疗保险费。缴费标准根据收支情况作调整。2013 年城镇职工大病补充医疗保险单位补助标准由每人每年 60 元调整为上年度全州在岗职工社会平均工资的 0.4%，个人年缴费标准 84 元不变。2016 年，根据《云南省人力资源和社会保障厅　云南省财政厅关于阶段性降低社会保险费率的通知》(云人社发〔2016〕155 号)，全州企业职工大病补充医疗保险单位缴费由 0.4% 降至 0.2%，执行时间从 2016 年 5 月 1 日起至 2018 年 4 月 30 日止，2018 年继续执行。

二、在待遇享受上

根据《文山州城镇职工基本医疗保险州级统筹实施办法》（文政发〔2010〕89号），起付线标准以上、最高支付限额以下的医疗费用，医药费用超过基本医疗保险费最高支付限额4.5万元后进入大病补充医疗保险报销，大病补充医疗保险每人每年累计最高支付12万元，赔付比例为95%。根据《文山州人民政府关于调整城镇职工大病补充医疗保险缴费和待遇支付标准的通知》（文政发〔2011〕110号），自2012年1月1日起，城镇职工大病补充医疗保险的最高支付限额由12万元提高至16万元。根据《文山州人民政府关于印发文山州调整城镇医疗保险政策实施意见的通知》（文政发〔2016〕20号）。自2016年4月起，城镇职工大病保险最高支付限额由16万元提高到20万元。大病保险待遇不断提升。

城镇居民基本医疗保险

根据《文山州人民政府关于印发文山州城镇居民基本医疗保险暂行办法的通知》（文政发〔2009〕20号），文山州于2009年1月1日启动实施城镇居民基本医疗保险。将所有城镇居民、学生、儿童、困难群体纳入保障范围。文山州基本医疗保险制度实现全覆盖，基本实现了“人人有医保”的格局。城镇居民医疗保险实行州级统筹，不设个人账户，遵循以收定支，收支平衡，略有结余的原则。实行自愿参保，个人和财政补助相结合的缴费方式。筹资标准从2009年的210元/年（个人70元，各级财政补助140元）增长到2016年的540元/年（个人120元，各级财政补助420元），增长2.57倍。

新型农村合作医疗

文山州新型农村合作医疗（以下简称新农合）于2003年在广南县启动“新型农村合作医疗保险”试点，2007年新农合制度在全州8县（市）全面推开。从2003年试点到2016年14年间，贯彻执行卫生部、财政部《关于进一步加强新型农村合作医疗基金管理的意见》（卫农卫发〔2011〕52号）及《云南省文山壮族苗族自治州新型农村合作医疗条例》等规定，基金筹集使用管理健康平稳运行，参合人数、参合率及保障水平逐年提高，农村居民因病致贫、因病返贫现象得到有效缓解。新农合基金管理实行县级统筹，属地管理，遵循以收定支，收支平衡，略有结余的原则。筹资标准从2007年的50元/年（个人10元，各级财政补助40元）增长到2016年的540元/年（个人120元，各级财政补助420元），增长10.8倍。

城乡居民大病保险

一、城镇居民大病补充医疗保险

根据《文山州人民政府办公室关于印发文山州城镇居民大病补充医疗保险实施办法的通知》（文政办〔2011〕127号），文山州城镇居民大病补充医疗保险制度于2012年1月1日起施行，城镇居民大病补充医疗保险实行州级统筹，普通居民每人缴纳50元/年。参保人一年内发生的符合医保支付范围的医疗费超过3万以上的，由大病补充保险给予报销70%，大病补充保险费最高支付限额为6万元。解决了居民患大病时医疗费用负担过高的问题。2014年，根据省厅统一部署，取消了城镇居民大病补充保险个人缴费，所需资金从居民基本医疗保险基金划转，个人不需要单独缴费，参加城镇居民医保的同时享受大病医保待遇。根据《文山州人民政府关于印发〈文山州调整城镇医疗保险政策的实施意见〉的通知》（文政发〔2016〕20号），2016年4月起，城镇居民大病保险年度最高支付限额调整为15万元。

二、新型农村合作医疗大病保险

2013年，文山州启动新农合大病保险，实行州级统筹，个人保费从参保人筹集资金中提取投保，参保个人不需缴纳保费。2013年新农合大病保险投保标准25元/人·年，保险年度内累计自付3500（不含）以上的部分，根据金额分段按照不同比例进行报销，保险年度内最高报销限额为20万元。2016年新农合大病保险投保标准提高到29元/人·年，投保标准较2013年增幅16%。起付线提高到5000元，最高支付限额为20万元。

城乡居民基本医疗保险

一、城乡居民基本医疗保险

（一）构建标准统一的城乡居民参保筹资体系

根据《文山州人民政府关于文山州整合城乡居民基本医疗保险制度实施方案的通知》（文政发〔2016〕93号），自2017年1月1日起，全州统一执行城乡居民基本医疗保险政策。按照《云南省人力资源和社会保障厅 云南省财政厅关于做好2017年城乡居民基本医疗保险工作的通知》（云人社通〔2017〕36号）要求，2017年城乡居民医保各级财政补助标准在2016年420元的基础上新增30元，平均每人每年达到450元，个人缴费标准同步提高30元，即城乡居民医保个人缴费标准每人每年达到150元。城乡居民基本医疗保险实行州级统筹、分级管理，一定程度上避免了重复参保、重复补贴、重复建设。2018年城乡居民医保缴费标准为630元/年（个人180元，各级财政补助450元），根据经济社会发展水平和城乡居民承受能力，按照国家、省有关规定逐年调整城乡居民基本医疗保险个人缴费标准。2017年全州城乡居民参保346.5万人，2018年达到348.77万人，医疗保险参保执行率100.61%，参保人数逐年增加，实现全民医保“应保尽保”目标。

（二）构建普适性城乡居民医疗保险待遇政策体系

1. 建立统一的城乡居民医保待遇保障政策。根据《文山州人民政府关于文山州整合城乡居民基本医疗保险制度实施方案的通知》（文政发〔2016〕93号），全州统一执行城乡居民基本医保政策，统一覆盖范围、统一筹资政策、统一保障待遇、统一医保目录、统一定点管理、统一基金管理。先后出台《文山州城乡居民大病保险实施办法（试行）》（文政发〔2016〕124号）、《文山州城乡居民基本医疗保险实施办法（试行）》（文政发〔2017〕55号）、《文山州城乡居民基本医疗保险实施细则（试行）》（文人社发〔2017〕248号）等相关配套政策。根据省级统一部署，规范城乡居民特慢病、22种重大疾病医保待遇。

2. 基金收支平稳，待遇保障水平显著提高。2011—2016年城镇居民基金收入由0.38亿元增长到0.82亿元，支出由0.28亿元增长到0.71亿元，2011—2016年新农合基金收入由6.9亿元增长到17.46亿元，支出由4.33亿元增长到15.22亿元。2018年，城乡居民医保基金收入28.3亿元，医保基金支出23.3亿元。城镇居民基本医疗保险报销比例从2009的一、二、三级医院的70%、60%、50%分别提高到2018年的90%、80%、60%，年度最高支付限额从启动之初的2万元提高到2018年的35万元。新型农村合疗县级统筹最高支付限额从1万到2万不等，2011年提高到5万元，2018年提高到35万元。基金收支规模不断扩大，运行平稳，待遇保障不断提高，制度运行可持续。

生育保险

自2001年以来，州本级机关、事业单位、人民团体在职人员工伤医疗保险费的收缴支付工作及工作人员生育医疗保险费的收缴支付工作由州医保中心负责，县（市）相关政策由各县（市）自行制定。经第十二届文山州人民政府第59次常务会议研究同意，出台《文山州职工生育保险办法》（文政发〔2011〕103号），于2012年1月起正式施行，由社会保险事业管理局具体承办职工生育保险业务。在全州各用人单位实现了统一政策、统一缴费基数和费率标准、统一待遇支付标准、统一经办流程和信息系统。《文山州职工生育保险办法》规定：国家机关、财政拨款事业单位和社会团体以本单位上年度职工工资总额作为缴费基数，按0.5%的费率缴纳职工生育保险费。其他用人单位以本单位上年度职工工资总额作为缴费基数，按0.7%的费率缴纳职工生育保险费。职工生育保险费由州内各级地税部门统一征收，纳入财政专户，实行收支两条线管理。2012年，全州征收生育保险基金2143万元，较2011年同期相比增加1215万元。全州参加生育保险参保人数103885人（其中女职工参保50407人），较2011年增加了56357人（女职工参保人数增加31022人）。生育保险待遇严格按照“结余归己、超支自付”的原则。职工生育医疗或计划生育医疗包干费各项支付标准较之原有的待遇支付均有了大幅度的提高，支付项目更为全面、合理，切实维护生育职工或职工未就业配偶的合法权益，从而实现了坚持“以人为本”的理念，强化了生育保险工作的政府行为，并切实减轻了企业和参保职工的负担，保障她们在生育期间得到必要的经济补偿和医疗保健。根据《云南省人民政府办公厅关于印发云南省职工生育保险办法的通知》（云政办发〔2011〕121号）精神，出台《文山州人民政府关于调整职工生育保险政策有关事项的通知》（文政发〔2017〕56号）。一是将财政供养单位缴费费率调整为0.8%，其他用人单位缴费费率调整为1%。二是对部分职工生育或计划生育医疗费进行调整。顺产包干费、难产（产钳助产和胎头吸引）包干费、剖宫产包干费、产前检查包干费、生育营养补助包干费等均在原基础上降低500元。生育职工领取生育或者计划生育假期的生活津贴，以本人生育前12个月生育保险平均缴费基数为标准，按规定的假期天数计发。截至2018年底，全州参加生育保险人数17.48万人，征缴生育保险基金17157.74万元，享受生育保险待遇20004人次，支付生育保险基金13828.68万元。生育保险制度得到不断完善。

特殊人员医疗保障

离休及二等乙级以上伤残军人医疗保障工作 文山州从2002年1月1日起，离休干部医疗费实行州、县（市）级统筹，属地管理原则，通过建立和完善离休干部医药费保障机制，离休干部医药费按规定实行实报实销，确保离休干部医疗待遇得到保障。2015 年，州属离休干部医疗奖励标准由 5000 元提高到 20000 元。二等乙级以上革命伤残军人参照标准执行，由各县（市）级统筹，按照属地进行管理。

医保扶贫

根据《云南省人民政府办公厅关于印发云南省健康扶贫 30 条措施的通知》（云政办发〔2017〕102 号），结合实际，出台《文山州人民政府办公室关于印发文山州健康扶贫实施方案（2017—2020 年）的通知》（文政办发〔2017〕262 号）。一是精准比对建档立卡人员信息。利用信息资源优势，加强比对，确保建档立卡贫困人口 100% 参加基本医疗和大病保险。二是完善“四重保障”，巩固“一站式”结算成果。升级改造医保信息系统，将医保扶贫各项政策指标配置到医保信息系统中，实现州内医保协议定点医疗机构“四重保障”政策“一站式”结算全覆盖，率先实现在省内异地“四重保障”政策“一站式”结算。2018 年底，全州共标识建档立卡贫困人口 639087 人，享受医疗保险待遇 146.44 万人次，发生医疗费用总额 5.61 亿元，医保基金支付 5.26 亿元。建档立卡贫困患者符合转诊转院住院实际报销比例达 91.18%。按照脱贫攻坚“两不愁三保障”要求，完成医疗保障各项工作指标任务，有力助推全州脱贫摘帽。

经办服务

一、医疗保险制度实现高效运行

2011—2018 年，城镇职工基本医疗保险实现“州级统筹”，城镇居民基本医疗保险从启动之初即实行“州级统筹”，整合后的城乡居民基本医疗保险也执行“州级统筹”，医保制度和政策、医保系统在全州范围内统一，医保基金在全州集中调剂使用，保证了基金的安全完整和抗风险能力，在各县（市）发展不均衡的情况下，确保了全州参保人员享受到同等的医疗保险待遇，制度的公平性和广泛性得到充分体现。全州医保制度平稳推进、稳步扩面、逐步完善，实现全州医疗保险制度的高效运行。

二、州、县、乡三级医保经办管理服务体系初步建立

将医保经办服务纳入县乡村公共服务一体化建设，发挥乡镇（街道）作为服务城乡居民的区域中心作用，完善乡镇（街道）医保经办服务体系。州、县医保经办业务进驻政务服务大厅，通过不断优化工作流程，简化办事程序，改进工作作风，提高工作效率，全面提高全州医保经办机构服务水平和运行质量。

三、医保经办能力不断提升

以加强医疗保险系统提升改造为重点，不断完善信息系统建设，提高系统运行效率。2017 年 6 月建成并启用集城镇职工、城乡居民为一体的文山州医疗保险信息系统，实现参保人员医疗保险费用结算一站式服务。2017 年 6 月与国家异地就医结算系统顺利对接，实现城镇职工、城乡居民跨省异地就医直接结算，有效解决了异地就医参保人员“跑腿报销”、垫付医疗费用经济负担重、报销周期长等问题。网上业务办理成为常态化。网上缴费统一申报、日常业务网上办理已为广大单位接受，提高了工作效率。城镇职工医疗保险单位参保登记、人员变动等业务实现网上办理，2018 年实现城乡居民 APP 缴纳 2019 年度参保费。积极做好发放金融社保卡发放工作，方便群众就医，全州共成功制作电子社保卡366.1万张。2017年1月1日起正式启用智能监控审核信息系统，有效减少了医疗机构的违规行为，保障了参保患者的切身利益。以加强学习培训为切入点，着力加强经办队伍思想建设和综合素质的提升，确保经办人员熟练掌握医保政策、法律法规、待遇标准、经办流程，不断提升医保经办服务效能。

医保改革

一、医保付费方式改革向纵深推进，结算方式不断优化

文山州城镇职工基本医疗保险2011年由县级统筹整合为州级统筹，城镇居民基本医疗保险自2009年启动，实行州级统筹，2017年城镇居民与新农合整合为城乡居民基本医疗保险，2013年，出台《文山州深化医药卫生体制改革领导小组关于实行城镇基本医疗保险住院次均总费用结算的通知》（文医改〔2013〕3号），明确了住院费用支付方式从按项目付费改变为次均总费用结算。为进一步加强城镇基本医疗保险基金收支预算管理，2015年，出台《文山州深化医药卫生体制改革领导小组关于印发〈文山州城镇基本医疗保险住院费用结算管理办法〉的通知》（文医改〔2015〕1号），明确住院费用实行总量控制下的“总额控制结算、次均总费用结算、按病种结算、按床日费用结算”的复合型结算管理办法，进一步丰富了支付方式。以收入预算为基础，提取一定比例的风险准备金以后，确定全年统筹基金支付总量，将占住院费用支出较多的16家县级以上公立医院纳入总额控制结算，住院病人较多、费用不高的医院实行次均总费用结算，承担基层医疗服务和长期慢性病治疗的机构实行床日费用结算，符合按病种付费的疾病按照单病种结算。结算办法的实施，使得协议管理医院过快增长的基金支出得到基本控制，医保基金持续加大的支付压力得到有效降低，定点医院自我约束的自律机制得以逐步建立。2018年，为充分发挥医保支付在调节医疗服务行为、引导医疗资源配置方面的重要杠杆作用，州人民政府出台《文山州推进基本医疗保险支付方式改革实施方案》（文政办法〔2018〕36号），主要内容是推进医保支付方式分类改革、推行按病种付费、探索按疾病诊断相关分组（DRGs）付费方式、完善按人头付费、按床日付费等支付方式、加强医保基金预算管理及完善总额控制办法。付费方式改革向纵深推进。

二、公立医院取消药品加成改革

2017年，印发《文山州人民政府办公室关于印发文山州城市公立医院全部取消药品加成同步调整部分医疗服务价格方案的通知》（文政办发〔2017〕208号），全部取消文山州城市公立医院药品加成（不含中药饮片），取消药品加成（不含中药饮片）减少的合理收入，通过调整医疗服务价格给予补偿。从调整医疗服务价格补偿不高于80%、财政补助不低于10%、医院通过降低运行成本自行消化不高于10%三个渠道进行弥补。

（撰稿：胡莉莎）

普 洱 市

工作综述

2011—2018年，普洱市医保部门经过“十二五”“十三五”时期快速发展，通过健全基本医疗保险、大病保险和医疗救助三重保障制度，公务员医疗补助、特慢病门诊补助、离休干部医疗统筹等补充政策，完善医疗保险关系转移接续等政策，提高职工和居民统筹基金最高支付限额、特慢病门诊补助等待遇，落实医疗保险健康扶贫政策，实施城镇职工和城乡居民医疗保险市级统筹、全省及跨省异地就医直接结算，推进医保基金总额控制付费、按床日付费、按病种付费等复合型支付方式改革，提升医保经办服务管理水平，强化医保基金安全监管，建立全市统一的城乡居民医疗保险制度，基本实现归口管理、覆盖范围、统筹层次、筹资政策、保障待遇、医保目录、定点管理、基金管理、信息系统“九统一”的目标。全市医疗保障制度体系不断完善，医保待遇水平稳步提高，医疗保障事业迈向了新的发展阶段。

机构变革历程

2000年8月，根据思茅地区机构编制委员会办公室《关于行署劳动局增设医疗保险科和成立思茅地区医疗保险基金管理中心的批复》，普洱市原劳动和社会保障部门设立内设机构及成立“思茅地区医疗保险基金管理中心”，负责医疗保险管理经办。2005年5月，根据《思茅市机构编制委员会办公室关于市劳动和社会保障局医疗保险基金管理中心人员编制参照公务员管理的批复》，思茅市医疗保险基金管理中心，批准为参照公务员法管理事业单位。2008年5月，根据《普洱市机构编制委员会关于将普洱市医疗保险基金管理中心升格为副处级事业单位的批复》，普洱市医疗保险基金管理中心，升格为副处级事业单位。2010年12月，经机构改革，普洱市劳动和社会保障部门医疗保险管理经办机构及职责，合并普洱市人力资源和社会保障部门管理经办。2016年12月，整合普洱市卫生和计生部门新型农村合作医疗职责，划入普洱市人力资源和社会保障部门管理经办。2017年5月，根据《中共普洱市委机构编制办公室关于同意将普洱市医疗保险基金管理中心更名为普洱市医疗保险管理局的批复》，普洱市医疗保险基金管理中心，更名为普洱市医疗保险管理局。

普洱市医疗保险管理局主要职责：贯彻执行国家和省、市医疗保险工作的方针政策和法律法规；根据本市医疗保险的政策、规定，全面开展城镇职工和城镇居民基本医疗保险工作，保障参保人员基本医疗需求。负责经办市属机关和企事业单位职工医疗保险基金的征缴、给付、运营和结算管理；负责市属参保单位和参保人员基本医疗保险审核登记、证卡发放、变更登记和扩大覆盖面工作；负责城镇职工和城镇居民基本医疗保险市级统筹和基金管理、拨付。负责基本医疗保险基金的核算和管理；建立健全并严格执行医疗保险基金的预决算制度、财务会计制度、统计制度、预警制度，确保基金收支平衡和运行安全；负责编制、汇总全市医疗保险基金预决算及报表、财务报表和统计报表。负责城镇职工基本医疗保险、公务员医疗补助、大病补充医疗保险、离休干部医疗统筹等各项基金的收支和管理工作；开展特殊病、慢性病门诊补助；为参保城镇职工和居民投保大病补充医疗保险。负责职工个人医疗账户的建立和管理。按规定做好全市参保人员医疗保险待遇享受资格和医疗费用的审核工作；做好参保人员异地就医管理工作。负责与定点医疗机构和定点零售药店签订、完善基本医疗保险服务协议，并加强监督检查和考评工作。负责基本医疗保险计算机信息系统的建立、完善、维护和运行管理工作。负责基本医疗保险政策咨询、宣传教育、业务指导和业务培训工作。负责各县（区）医疗保险工作业务指导。承办市人力资源和社会保障局交办的其他工作。

城镇职工基本医疗保险

2011 年，按照《普洱市城镇职工基本医疗保险实施办法（试行）》(普洱市人民政府公告第 24 号)，健全完善城镇职工基本医疗保险市级统筹、属地管理办法和单基数缴费制度。参保范围进一步扩大，除普洱市辖区内所有城镇用人单位，包括各类企业、国家机关、事业单位、社会团体、民办非企业单位及其职工和退休人员，城镇个体经济组织业主及其从业人员必须参加城镇职工医疗保险外，被征地农民和城镇灵活就业人员可以自愿选择参加城镇职工基本医疗保险或城镇居民基本医疗保险。

2011 年，印发《普洱市劳动和社会保障局关于普洱市城镇职工基本医疗保险特殊病慢性病门诊管理相关政策调整的通知》(普劳社发〔2010〕78 号)，调整特慢病门诊统筹补助政策，全市实现政策、经办流程、待遇支付“三个统一”。特殊病新增一个病种（获得免疫缺陷综合征），慢性病新增七个病种（癫痫、帕金森病、老年性前列腺增生Ⅱ、Ⅲ、慢性肾小球肾炎、慢性活动性肝炎、类风湿关节炎、甲状腺功能亢进或减退）。进一步明确精神病病种可以申报的范围包括精神分裂症、情感性精神障碍；取消了特殊病、慢性病起付线；在职职工和退休慢性病参保患者年补助分别提高了 500 元，每年最高补助限额在职职工参保患者达 2000 元，退休人员参保患者达 2500 元。

提高公务员医疗补助。增加公务员医疗补助个人账户划入比例，提高了住院医疗费用报销比例，在符合城镇职工医疗保险政策范围内的住院医疗费用，先由职工医疗保险基金给予报销，再由公务员医疗补助统筹基金给予补助，其中在职职工补助 10%、退休人员补助 12%。按上述比例补助后，个人年总住院医疗费负担超过 5000 元（不含 5000 元）以上的部分，公务员医疗补助统筹基金再补助 30%，最高补助限额 5 万元。调整提高城镇基本医疗保险精神病住院的医疗包干费用，自 2011 年 1 月 1 日起，参加普洱市城镇职工基本医疗保险的职工患精神病到普洱市第二人民医院住院，住院医疗费用从每人每天 70 元调整增加至 80 元。2013 年，由每人每天 80 元调整提高到每人每天 110 元。2016 年，调整提高到每人每天 121 元。2017 年，参保患者到精神病三级专科医院住院医疗费用包干标准调整为每人每天280元，二级专科医院住院200元，一级专科医院每人每天120元。

2013年6月6日，印发《普洱市人力资源和社会保障局关于基本医疗保险定点服务机构审批有关事项的通知》(普人社发〔2013〕133号)，对定点医疗服务机构审批条件作出了明确规定，进一步规范了普洱市城镇基本医疗保险定点服务机构管理。

2014年，印发《普洱市人力资源和社会保障局关于进一步完善城镇医疗保险有关问题的通知》(普人社发〔2014〕9号)，自2014年1月1日起，统一了城镇职工医疗保险与城镇居民医疗保险享受医疗待遇计算时间。参保人在缴纳医疗保险费后的次月1日起按政策享受城镇医疗保险待遇。同时，为保证城镇职工个体身份参保人享受医疗待遇不受上年度全市在岗职工平均工资发布时间影响，个体身份参保人按规定在年度缴费期4、5、6月15日前缴费的，实行当月缴费当月到账，当月起按政策享受城镇职工医疗保险待遇。6月以后（不含6月）补缴的，在缴纳医疗保险费后的次月1日起按政策享受城镇职工医疗保险待遇。同时，规范了意外伤害的管理。凡符合基本医疗保险药品目录、诊疗项目、医疗服务设施标准以及急诊、抢救的医疗费用，按照国家规定从基本医疗保险基金中列支。这一政策的实施进一步完善城镇职工医疗保障制度，将在很大程度上提高遭受意外伤害参保患者的医疗待遇水平。

进一步调整完善城镇职工医疗保险特殊病、慢性病门诊医疗费用结算管理办法，出台《普洱市人力资源和社会保障局关于城镇职工医疗保险特殊病慢性病门诊医疗费用结算管理有关事项的通知》(普人社发〔2012〕260号)，明确参保患者自2013年1月1日起不用再垫付在统筹区内发生的特慢病门诊医疗费用，可以持卡在定点医疗机构和核定的定点零售药店进行现场结算，在很大程度上改进了特殊病、慢性病门诊医疗费用结算方式，将有效解决参保患者最关心的资金垫付压力大、报账拥挤、耗时长等问题，进一步提升医疗保险服务质量。2014年，出台《普洱市人力资源和社会保障局关于进一步完善城镇职工基本医疗保险门诊特殊病慢性病管理工作的通知》(普人社发〔2014〕10号)，进一步规范门诊特殊病、慢性病病种、准入条件、用药范围，特殊病、慢性病的申报审批程序，加强对门诊特殊病、慢性病管理。2016年，按照《普洱市人民政府关于进一步精简行政审批项目的决定》(普政发〔2015〕111号）要求，一是取消了对慢特病门诊补助资格的行政审批，由医疗保险基金管理中心根据慢特病门诊管理的相关政策规定组织专家组对申请享受城镇职工、居民特殊病或慢性病门诊医疗待遇资格进行审核认定，对符合准入条件的参保患者，发给“特殊病、慢性病门诊就医证”，给予享受慢特病门诊补助待遇；二是取消了社会保险行政部门对医疗机构和零售药店实施的医疗保险定点资格审查项目。转变行政管理方式，实行定点医药机构协议管理。向社会公开申请医药机构协议定点的条件、流程、规则、结果等。引入参保人和社会多方参与的评估，建立沟通协商和激励约束机制，促进医药机构为患者提供良好服务。

缴费比例按以收定支、收支平衡、略有结余的原则，根据医疗保险运行情况，2012年单位部分缴费比例从8%调整提高为9%，2015年从9%调整提高到10%。

个人账户分配比例保持不变，个人缴纳的基本医疗保险费（缴费基数的2%）全部计入个人账户；用人单位缴纳的基本医疗保险费（个体身份参保人8%的缴费部分）根据年龄按比例记入人个人账户：年龄在45周岁以下的参保人以本人缴费基数的1.9%，年龄在45周岁以上（含45周岁）的参保人以本人缴费基数的2.3%，参保退休人员以本人上年度工资收入或基本养老金总额的3.8%计入个人账户。无退休工资的参保退休人或以个体身份参保达到法定退休年龄的参保人员以上年城镇单位在岗职工平均工资60%的3.8%计入个人账户。

根据经济社会的发展变化和医疗保险运行情况，2011年到2017年分两次调整提高了城镇职工基本医疗保险支付限额，2011年从3万元提高到4万元，2017年从4万元提高到5万元。

城镇职工大额医疗费用补助

2011年，普洱市城镇职工大额医疗费用补助，执行《思茅地区城镇职工大病补充医疗保险暂行办法》(思署发〔2001〕91号）文件。2013年，印发《普洱市城镇职工大病补充医疗保险实施办法》(普洱市人民政府第39号公告)，自2014年1月1日施行，原《思茅地区城镇职工大病补充医疗保险暂行办法》同时废止。解决了城镇职工大病补充医疗保险政策在运行中出现的统筹层次不适应社会保障发展现状和历年结余过大的问题，把城镇职工大病补充医疗保险由县级统筹提高到市级统筹，实行属地管理，在统筹区内，实行统一政策、统一资金管理使用。在个人部分缴费不变，保障待遇不变的情况下，将单位部分缴费由用人单位按上年度城镇单位在岗职工平均工资总额的1%缴纳的固定比例，调整为单位部分缴费比例由市人力资源和社会保障局、市财政局根据上一年度运行情况和医疗费用水平合理确定，于缴费当年4月前发布的年度缴费比例。针对大病补充医疗保险基金历年结余过大且各县（区）结余不平衡的实际，规定2012年（含2012）以前县（区）历年结余的大病补充医疗保险统筹基金由各县（区）严格按医疗保险基金管理规定管理使用。

参加城镇职工基本医疗保险的单位和个体身份参保人必须同时参加城镇职工大病补充医疗保险。城镇职工大病补充医疗保险费按照以支定收的原则筹集，实行年度一次性缴费。以单位参保的，由用人单位和在职职工、退休人员共同缴纳，其中，个人部分缴费按每人每月3元缴纳（由用人单位在个人工资中扣缴）。以个体身份参保的由个人全额筹资缴纳。按照《普洱市城镇职工大病补充医疗保险实施办法》(普洱市人民政府第39号公告）规定，新成立或有新增人员的单位，应当及时办理城镇职工大病补充医疗保险参保手续。从参保之月起至保险结算年度止，参保期大于或等于6个月的，按全年缴费；小于6个月的，按半年缴费。

大病医疗保险制度自建立以来，作为基本医疗保险制度的有益补充，有利于进一步减轻大病患者的医疗费用负担。随着经济社会的发展，待遇政策稳步提高。2008年1月1日起，普洱市职工大病补充医疗保险赔付最高限额由启动之初的12万元调整为了15万元；2017年1月1日起由15万元调整到20万元。参保人政策范围内的住院医疗费用，年度累计超过基本医疗保险基金最高支付限额的部分，由承办大病补充医疗保险的机构支付90%，参保人个人自付10%。

按照《普洱市城镇职工大病补充医疗保险实施办法》(普洱市人民政府第39号公告）规定，城镇职工大病补充医疗保险由医疗保险基金管理中心经办，在确保基金安全和有效监管的前提下，可以向符合条件，具有资质的商业保险公司投保。经公开招标，2011—2018年普洱市职工大病补充医疗保险由中国人民健康保险股份有限公司云南分公司承保，分别以2011年1月1日至2013年12月31日、2014年1月1日至2018年12月31日为合同协议周期，签订承保协议。

城镇居民基本医疗保险

为不断完善城镇基本医疗保险制度，构建和谐统一的城乡医疗保障体系，保障城镇居民基本医疗要求，根据《国务院关于开展城镇居民基本医疗保险试点的指导意见》（国发〔2007〕20号)、《云南省人民政府关于印发云南省城镇居民基本医疗保险试点实施办法的通知》（云政发〔2007〕130号）和《普洱市城镇居民基本医疗保险暂行办法》(普洱市人民政府公告第13号)，普洱市于2008年启动实施城镇居民基本医疗保险，城镇居民基本医疗保险实行市级统筹，县（区）级管理。坚持“低标准、广覆盖、保大病、逐步提高保障水平”的基本原则，将本行政区域内不属于城镇职工基本医疗保险制度覆盖范围的学生、少年儿童和其他非从业城镇居民纳入保障范围。2011年城镇居民基本险最高支付限额为3万元。自2011年1月1日起，实施《普洱市城镇居民大病补充医疗保险》(普洱市人民政府第27号公告)，城镇居民大病补充医疗保险实行市级统筹，大病保险最高支付限额为6万元。

2016年，根据《国务院关于整合城乡居民基本医疗保险制度的意见》(国发〔2016〕3号)、《云南省人民政府关于整合城乡居民基本医疗保险制度的实施意见》(云政发〔2016〕72号)，整合城镇居民大病保险和新农合大病保险，实施城乡居民大病补充医疗保险，印发《普洱市城乡居民基本城乡居民基本医疗保险实施办法（试行)》(普洱市人民政府公告第49号)，自2017年1月1日起，全面整合原新农合和城镇居民医疗保险，实行了全市统一的城乡居民基本医疗保险实现统一覆盖范围、统一筹资标准、统一待遇保障、统一医保目录、统一定点管理、统一基金管理“六个统一”。

2011—2016年，城镇居民基本医疗保险待遇稳步提高，基本险最高支付限额从2011年的3万元提高到2016年的4万元，2011年，城镇居民参保人数14.89万人，基金收入3491万元、支出2503万元，基金累计结余4263万元。2016年，城镇居民参保人数13.21万人，基金收入7788万元、支出7413万元，基金累计结余6888万元。

新型农村合作医疗

普洱市新型农村合作医疗制度（以下简称新农合)，按照国家、省、市决策部署及安排，2003年，在墨江县开展了新农合试点工作，2006年，试点扩大到澜沧县、孟连县。2007年，全市10县（区）全面建立新型农村合作医疗制度。2003—2016年，新农合完成了从试点到全面覆盖，门诊和住院统筹、大病保障等多种模式协调发展历程。新农合管理体制和运行机制逐步完善，农民受益面不断扩大，医疗保障水平逐年提升，形成了符合普洱实际的新农合保障制度。

2003—2016 年，根据人均筹资标准的逐年提高，及时调整完善新农合实施方案，逐步提高补偿水平和受益程度。一是将门诊补偿比例从 45% 提高到 60%，门诊封顶线从 200 元提高到 400 元；二是提高 17 种常见慢性病的保障水平，将 17 种常见慢性病门诊费用报销比例提高到 70%，封顶线提高到 2500 元；三是提高住院报销比例，封顶线达 15 万元。乡级住院报销比例提高到 90%、县级住院报销比例提高到 80%、市级住院报销比例提高到 60%、省级住院报销比例提高到 50%；四是合理设定住院起付线，省级为 1200 元、市级为 800 元、县级为 200 元、乡级 100 元；五是对重性精神疾病患者在省、市精神病专科医院住院报销比例均统一提高到 90%，提高了新农合保障水平，减轻了患者经济负担；六是实施城乡居民大病保险制度。2016 年 1 月起，普洱市新农合大病保险与城镇居民大病保险实行市级统筹、城乡统筹，并由商业保险机构承办。大病保险资金从城镇居民基本医疗保险基金和新农合基金中按人均 30 元提取，市级建立城乡居民大病保险资金专户，统一管理，统筹使用。参保患者单次住院经基本医疗保险补偿后需个人负担的政策范围内住院医疗费用超过 4000 元（不含 4000 元）以上部分纳入大病保险赔付，年度大病保险累计赔付限额为 30 万元。城乡居民大病保险实行分段赔付，统一起付线和封顶线、统一赔付标准，城乡居民享受到同等补偿标准的大病保险补偿。

2007—2016 年，全市累计 4356.83 万人次享受到新农合补偿，补偿金额为 47.46 亿元。其中，住院补偿 152.87 万人次，住院补偿费用为 36.72 亿元；门诊补偿 4087.43 万人次，门诊补偿费用 6.92 亿元；其它补偿费用 3.82 亿元（主要为住院分娩、特殊病种大额门诊等）。

城乡居民大病保险

普洱市为完善城乡居民医疗保障制度，建立健全多层次城乡居民医疗保障体系，进一步减轻参合（保）居民医疗负担；为更加有效地利用好医疗资源，促进全民医保体系持续健康发展，根据《中华人民共和国保险法》、《中华人民共和国合同法》、《中华人民共和国政府采购法实施条例》、《保险公司城乡居民大病保险业务管理暂行办法》（保监发〔2013〕19 号）、《云南省人民政府办公厅关于全面实施城乡居民大病保险的意见》（云政办发〔2015〕81 号）、《云南省人民政府办公厅关于云南省全面推进城乡居民大病保险实施方案的通知》（云政办函〔2015〕263 号）、《普洱市城乡居民大病保险实施办法（试行）》（普府公告 02015045 号）《普洱市人民政府关于整合城乡居民基本医疗保险制度的通知》（普政发〔2016〕130 号），等相关文件及相关法律法规要求，2016 年 1 月 1 日起，普洱市实施市级统筹、城乡统筹、统一投保、统一待遇、统一管理、统一核算的城乡居民大病补充医疗保险。经公开招标由中国人寿保险股份有限公司普洱分公司承保。

参保范围为本市行政区域内除城镇职工基本医疗保险应参保人员以外的其他所有城乡居民。城乡居民基本医疗保险实行个人缴费和政府补助相结合的筹资方式，全市执行统一的筹资标准。城乡居民基本医疗保险年度筹资标准根据国家、省相关规定和城乡居民基本医疗保险基金运行情况进行适时调整。市、县（区）财政应当将城乡居民基本医疗保险的同级财政补助纳入年度预算安排。2016 年城乡居民大病保险参保 2120288 人，大病保险理赔 13487 人次，支付保费 1952 万元。

为贯彻落实《云南省人民政府关于整合城乡居民基本医疗保险制度的实施意见》（云政发〔2016〕72 号）精神，统筹城乡社会保障体系，实现城乡居民公平享有基本医疗保险权益，结合普洱市实际，出台《普洱市人民政府关于整合城乡居民基本医疗保险制度的通知》（普政发〔2016〕130 号），自 2017 年 1 月 1 日起，普洱市原新农合和城镇居民医保正式并轨，统一整合为城乡居民医疗保险，由人力资源和社会保障部门进行管理。实现覆盖范围、筹资标准、保障待遇等 9 个统一制度整合目标。实行市级统筹管理，建立基本险为基础，大病险为补充，特殊病慢性病门诊补助，生育分娩住院费用包干、意外伤害医疗补助，健康扶贫等为配套政策的城乡基民医疗保障制度。坚持基本医疗保险统筹水平与经济社会发展水平相适应、权利与义务对等、个人缴费和政府补助相结合及以收定支、收支平衡、略有结余的原则。医疗保障部门负责城乡居民基本医疗保险政策的制定、组织实施和业务管理；财政部门负责城乡居民基本医疗保险基金财政专户管理、财政补助资金纳入年初预算工作，并对基金进行监督；税务部门负责城乡居民基本医疗保险费的征缴。2017 年城乡居民大病险参保 2157728 人，大病保险理赔 31573 人次，支付保费 8000 万元。

2018 年 5 月 1 日，普洱市正式开通城乡居民大病保险省内异地即时结算服务，标志着普洱市继 2014 年开通城镇职工省内大病险现场结算以后，所有基本医疗保险参保人员全部实现基本险、大病险“一站式”即时结算。2018 年城乡居民大病保险参保 2212174 人，大病保险理赔共 97731 人次，支付保费 20260 万元。城乡居民大病医疗保险的实施，切实减轻了大病参保患者的医疗费用负担，解决部分患者家庭因病致贫、因病返贫问题，推进城乡居民公平享有医保待遇。

城乡居民基本医疗保险

根据中央和省委省政府、市委市政府的安排部署，2016 年 12 月，出台《普洱市城乡居民大病保险实施办法（试行）》（普洱市人民政府公告第 48 号）和《普洱市城乡居民基本医疗保险实施办法（试行）》（普洱市人民政府公告第 49 号），自 2017 年 1 月 1 日起，普洱市原新农合和城镇居民医保正式并轨，统一整合为城乡居民医疗保险，由人社部门进行管理，医保经办机构负责具体业务。城乡居民医保整合前，城镇居民医保为市级统筹，新农合为县级统筹，整合后统筹层次统一提升为市级统筹，进一步提高了基金抗风险能力和使用效率。为满足城乡居民医疗保险信息系统整合的需要，于 2017 年 5 月完成城乡整合医疗保险信息系统标准机房建设，8 月普洱市居民医保业务在新系统中顺利投入运行。12 月 4 日上线城乡居民待遇结算模块，全市城乡居民参保人就医实现了通过系统办理医疗结算业务，享受相关医疗保险待遇。全面实现了统一覆盖范围、统一筹资政策、统一保障待遇、统一医保目录、统一定点管理、统一基金管理、统一统筹层次、统一归口管理、统一信息系统“九个统一”的目标，保证了参保居民正常享受门诊和住院各项医疗保险待遇。

2017 年，城乡居民参保 216.17 万人，筹资标准为各级财政补助 450 元、个人缴费 180 元。城乡居民基本医疗保险基金收入 150328.41 万元，支出 116602.52 万元，当期结余 33725.89 万元，累计结余 84194.76 万元。全市城乡居民医疗保险参保人共发生门诊 551.8 万人次，统筹基金支付 17898.5 万元；住院 35.4 万人次，统筹基金支付 106626.5 万元，政策范围内住院平均报销比例为 69.9%。

2018 年，城乡居民参保 218.62 万人，筹资标准为各级财政补助 490 元、个人缴费 220 元。城乡居民基本医疗保险基金收入 154671.62 万元，支出 149797.48 万元，当期结余 4874.14 万元，累计结余 89068.90 万元。全市城乡居民医疗保险共发生普通门急诊 690.9 万人次，统筹基金支付 14040 万元；住院 43.48 万人次，统筹基金支付 132644 万元，城乡居民住院政策范围内报销比例为 72.2%。

2017、2018 年城乡居民基本医疗保险最高支付限额为 4 万元。

生育保险

根据《云南省人口与计划生育条例》《云南省人民政府办公厅转发省劳动厅关于云南省企业职工生育保险暂行办法的通知》(云政办发〔1997〕156 号）等法律、法规及政策，出台《普洱市职工生育保险实施办法》(普洱市人民政府公告第 28 号)，从 2011 年 1 月 1 日起，普洱市职工生育保险实行市级统筹。全市统一政策，统一待遇标准，统一缴费基数；机关、事业单位（含财政供养的社会团体）和企业（含非财政供养的社会团体及民办非企业）职工生育保险费率分别确定，基金分别列账，费用分别结算。市级人力资源和社会保障行政部门负责全市职工生育保险管理工作，市、县（区）社会保险经办机构（社保局）负责企业职工生育保险业务经办；市、县（区）医疗保险基金管理中心负责机关、事业单位生育保险业务经办。2011 年机关事业单位生育保险参保 64418 人，征缴生育保险费 457 万元，支出 259 万元，当期结余 198 万元，期末累计结余 2096 万元。2012 年机关事业单位生育保险参保 66199 元，征缴生育保险费 415 万元，支出 244 万元，当期结余 171 万元，期末累计结余 2247 万元。

2013 年，根据《云南省职工生育保险办法》(云政办发〔2011〕121 号）等规定，普洱市修订出台《普洱市职工生育保险实施办法》(普洱市人民政府公告第 38 号)，进一步扩大生育保险参保范围，提高待遇水平，整合经办资源，从 2013 年 5 月 1 日起，把原来由市社保局经办企业职工工伤保险、市医保中心经办机关事业单位生育保险调整为由市社保局统一经办全市的生育保险业务。职工生育保险基金按照“以支定收，收支基本平衡”的原则筹集。职工生育保险缴费基数每年核定一次。行政单位和全额拨款事业单位所需经费由财政负担，差额拨款单位财政和单位共付，自收自支的事业单位，中央、省属单位、企业所需经费全部由单位自付。生育或计划生育医疗费按照“结余归己，超支自担”的原则，实行个人包干结算。

2011 年生育保险实施市级统筹以来，根据生育保险的运行情况，先后 3 次对缴费费率和津贴计发渠道作了调整：2013年机关事业单位缴费费率从0.2%提高到0.5%，企业单位缴费费率从0.8%下降到0.5%，生育津贴均由生育保险基金计发；2015年机关事业单位缴费费率不变，企业单位缴费费率从0.5%提高到1%，生育津贴机关事业单位由本单位发放，企业单位由生育保险基金计发；2018年机关事业单位缴费费率从0.5%提高到1%，企业单位缴费费率保持1%不变，生育津贴均由生育保险基金计发。

生育或计划生育医疗费按照“结余归己，超支自担”的原则，实行个人包干结算。结算标准为：顺产1500元、难产（产钳助产和胎头吸引）2000元、剖宫产3000元、产前检查费1000元、妊娠4个月（含4个月）以上、7个月以下流产（含人工流产）的：2000元，妊娠4个月以下流产（含人工流产）600元、放置宫内节育器（含宫内节育器）450元、摘取宫内节育器150元、皮埋术200元、皮埋取除术150元、输卵管结扎术2000元、输精管结扎术1000元、输卵管复通术2500元、输精管复通术2000元。职工生育给予1000元生育营养补助，多胞胎的，每多一胎增加1000元，在生育保险基金中列支。

医保扶贫

贯彻落实《普洱市政府办公室关于印发普洱市贯彻落实云南省健康扶贫30条措施实施方案的通知》（普政办发〔2017〕231号）和《普洱市人力资源和社会保障局关于切实做好医疗保险健康扶贫工作的通知》（普人社发〔2017〕322号）等文件要求，抓好建档立卡人员医疗倾斜待遇的落实。一是普通门诊一般诊疗费医保基金全额支付年度最高报销限额提高5%，调整到420元；二是符合转诊住院的报销比例提高5—10个百分点：乡镇卫生院不设起付线，报销比例95%；县级医院报销比例85%，省市级报销比例70%；三是对28种特慢性疾病，门诊政策范围内医疗费用报销比例比其他城乡居民提高10—20个百分点，达到80%（其中重性精神病和尿毒症不设起付线，报销比例90%）；四是大病保险起付线降低50%，封顶线提高50%，政策范围内报销比例达到70%。对建档立卡人员自付5000—2万元部分的报销比例比其他城乡居民提高20%至70%，自付2万—3万元部分的报销比例比其他城乡居民提高10%至70%。

2017年来，通过健全医保行业扶贫工作机制，及时研究解决脱贫攻坚中医保政策存在的问题和矛盾，形成市县两级齐抓共管的医保行业扶贫工作格局，加大对贫困人口医保政策的落实，实现了建档立卡贫困人口100%参加医疗保险和大病保险，对近60万卡户和特殊人群在医保系统添加标识，动态进行管理。保障了贫困人口政策范围内报销比例保持在90%以上。实现了建档立卡贫困人口看得起病和一站式结算。实现了贫困人口医保政策的连续和稳定，对助推脱贫攻坚工作，实现社会减贫计划，减轻了农村贫困人口医疗负担发挥了重要作用。

2018年实际帮扶人数600009人，普通门诊就诊196.59万人次，总费用9907.4万元，统筹支付3929.2万元，28种门诊慢特病就诊4.61万人，总费用4518.1万元，统筹支付4007.6万元，享受“四重保障”就诊人次10984人次，政策范围内费用53849.75万元，统筹支出51006.84万元。

经办服务

异地就医结算。2009年9月，普洱市作为云南省基本医疗保险异地就医第一批试点州（市）之一，正式启动城镇职工异地就医试点工作。后相继启动了城镇居民基本医疗保险、城镇职工大病补充医疗保险、城镇居民大病医疗保险省内异地即时结算服务，实现基本险加大病险等省内“一站式”即时结算。

2011年，持续做好统筹区内即时结算工作，继续加快完善信息系统建设，扩大联网结算覆盖面，全市10个医保中心全部实现与市级医保中心联网，103个乡镇实际使用点数96个，36个社区实际使用点数28个。积极推进社会保障卡的使用和管理，持卡率达100%。积极做好大病补充医疗保险统筹区内即时结算工作，共有1121人次即时结算大病医疗费用1218.1万元。严格要求两定单位切实进行读卡结算，积极配合做好统筹区内即时结算工作。保障了城镇医保参保人员在全省范围内定点医疗机构、定点零售药店持卡就医购药实时结算。

2017年8月，按照国家和省厅要求，普洱市与全省同步推进城镇职工、城乡居民跨省异地就医住院直接结算。2018年10月，实现开通了特慢病门诊省内异地就医直接结算，截至2018年底，普洱市共有299家定点零售药店开通了职工省内异地购药实时结算，194家定点医院开通了职工、城乡居民省内异地就医实时结算工作；41家二级以上公立医院及县区重点乡镇卫生院开通了职工、城乡居民跨省异地住院直接结算；14家定点医院开通了特慢病门诊省内异地就医直接结算。全市办理异地就医（转诊转院和异地就医安置）备案30366人次，其中，城镇职工5601人次、城乡居民24765人次。

2018年，统筹区外省内参保人员到普洱市异地持卡住院2124人次，其中城镇职工1477人次、统筹支付922万元，城乡居民647人次、统筹支付291万元；职工特、慢病门诊统筹3人次，职工门诊、药店购药80388人次，个人账户支付1415万元；统筹区外跨省参保人员到普洱市持卡住院146人次，其中城镇职工53人次、统筹支付35万元，城乡居民93人次，统筹支付43万元。全市参保人员到统筹区外省内异地持卡住院21133人次，其中城镇职工9420人次、统筹支付8874万元、大病支付2654万元，城乡居民11713人次、统筹支付8147万元、大病支付2097万元；职工特、慢病门诊统筹83人次，职工门诊、药店购药151975人次，个人账户支付2770万元；普洱市参保人跨省异地持卡住院217人次，其中城镇职工174人次、统筹支付203万元、大病支付108万元，城乡居民43人次、统筹支付36万元。

异地持卡联网结算工作的开展，极大方便了广大参保人员就医购药，很大程度上解决了参保人员医疗费用垫付困难问题，同时医疗保险经办服务的公正性和效率性也得到了很好的体现。

医保卡服务管理。根据《云南省人力资源和社会保障厅关于印发〈云南省加载金融功能的社会保障卡制作发行管理办法（试行）〉的通知》（云人社发〔2016〕110号）精神，从2016年起，进一步加强和规范卡务管理，通过与金融部门合作，大力推广普及金融社保卡的使用，积极拓展用卡环境建设，提升医保服务能力。

医保信息化管理。2009年普洱市在全省率先实现了医保系统市级数据集中基础上，相继实现统筹区医疗费用医院端直接结算，逐步实现省内异地就医直接结算。2017年初为保障城乡居民制度顺利整合，进行了医保系统更新升级扩容，同时为实现跨省异地就医自助备案和就医费用直接结算打好基础。全面推进医保信息系统的改造提升，按照国家和上级医保部门的安排部署，逐步完善健全医保业务系统功能，保证了全市11个经办机构及103个乡镇社会中心医保经办应用，承载着全市近2000家定点医药机构的医保费用结算，服务于全市240多万参保人，夯实了医保经办管理基础，发挥着巨大作用。

医保基金监管。为全面推进和加强医疗保险综合监管制度建设，促进医疗医保医药三医联动改革，不断提升医疗保障服务质量和水平。一是严格执行预算管理，提高预算编制的严肃性、科学性和准确性，提高预算执行力。二是以政府购买服务方式委托承保大病保险的商业保险公司对全市“两定”机构进行专业巡查审核。全市二级以上医疗机构及民营医疗机构专业审核巡查面达到100%，有效维护了基金安全。三是规范内控制度建设不断制定完善基金监管内控制度，规范经办流程。加强审核、稽核基金监管队伍建设、培训学习。四是强化医疗保险服务协议管理。细化、优化服务协议，结合基金管理实际，将监管控费重要指标纳入协议管理范围；强化服务协议管理，纳入率达100%；修改完善服务协议及考核办法，认真开展年度考核，注重考核结果运用。五是全面启用全程智能监控系统。在2016年启用医疗保险事后智能审核监控系统的基础上，积极推进医疗保险全程智能监控信息系统应用，2018年11月全面启动实现城镇职工、城乡居民医疗保险门诊、住院事前、事中、事后智能审核监控的全覆盖。

医保经办流程。2014年9月，为进一步规范统一全市医疗保险业务经办工作程序，根据国家和省医疗保险经办的要求，结合医疗保险业务经办实际，指定出台《普洱市医疗保险基金管理中心业务经办规程》，全面提升医保经办服务能力，着力推行“异地就医，备案手续简化办”“转诊转院，医疗机构现场办”“慢病门诊，经办机构按月办”“金融社保卡，合作银行即时办”“医保业务，试点推行网上办”“转变作风，窗口业务限时办”和“医疗待遇，零星报销优化办”七项便民服务措施，真正体现了“让数据多跑路，群众少跑腿”的服务理念，切实解决了服务群众“最后一公里”问题。

医保改革

医保支付方式改革 医疗保险启动实施以来，普洱市积极参与医疗保险支付方式改革，2011—2014年主要推行按床日付费、按项目付费、按单元付费、一般诊疗费实行人头付费的复合型付费结算模式。2013年把基层卫生医疗机构一般诊疗费纳入城镇职工基本医疗保险基金支付范围。在取得城镇基本医疗保险定点资格并执行基本药物制度及零差率销售药品的65户基层卫生医疗机构实施了城镇职工基本医疗保险基金一般诊疗费支付制度，支付项目为挂号费、门诊诊查费、肌肉注射、皮试、静脉注射、静脉输液、药事服务费等，收费标准为9元，职工医保基金报销6.5元，个人支付2.5元。

2015年，针对城镇职工医疗保险连续5年当期收不抵支的实际，印发《普洱市人力资源和社会保障局 普洱市财政局 普洱市卫生局关于印发普洱市城镇职工基本医疗保险付费总额控制结算办法（试行）的通知》（普人社发〔2015〕86号），启动实施城镇职工医疗保险付费总额控制制度，建立以基金收支预算为基础，协商谈判、超支分担、结余留用的激励约束机制，当年度实现统筹基金收支平衡的预期目标。

2016年，医疗机构服务行为进一步规范，医疗费用增速得到有效控制，基本实现基金安全平稳运行的目标；通过总额控费，基本实现进一步规范医疗机构服务行为，有效遏制医疗费用过快增长，确保基金安全平衡运行的目标。

2017年，结合普洱市经济社会的发展实际和医疗保险定点医疗机构医疗水平、服务能力，普洱市城镇职工和城乡居民医疗保险在普洱市统筹区内二级及以上定点公立医疗机构中以规定病种发生的医疗费用实行按病种付费。医疗费用由医保基金按规定比例支付后，参保人员按规定的自付比例支付自付费用。城镇职工医疗保险基金支付比例三级医院为77%，二级医院为80%；参保人员自付比例三级医院为23%，二级医院为20%。城乡居民医疗保险基金支付比例三级医院为55%，二级医院为70%；参保人员自付比例三级医院为45%，二级医院为30%（参保人员个人自付费用含起付线、全自费费用和个人应自付的其他费用）。按照“超支自付，结余留用”的原则，参保人员发生的疾病单次住院医疗费用超过按病种付费标准的，超过部分由医疗机构承担，医保统筹基金和参保人员均不予支付。2011—2018年普洱市医疗机构先后实施按病种付费的病种覆盖数达114个。

医疗服务价格改革 2011年以来，普洱市进一步深化医药卫生体制改革，国家基本药物制度在政府办基层医疗卫生机构全面实施，基本药物集中采购实现“管采分离”，有效降低了药品采购价格，以破除“以药补医”机制为核心的基层医疗卫生机构综合改革全面推进。公立医疗机构改革有序推进，认真贯彻落实《云南省人民政府办公厅关于县级公立医院综合改革试点的实施意见》（云政办发〔2012〕180号）要求，普洱市景东县和澜沧县于2013年1月1日起启动县级公立医院医疗服务价格综合改革试点工作，调整县人民医院和中医院的住院诊查费、治疗费、手术费、护理费等医疗服务价格，同时，按照“总量控制、结构调整”原则，所有药品（含中药饮片）实行零差率销售。调整后的医疗服务价格按规定纳入医保支付范围，确保改革后群众的医药负担有所减轻。2015年11月15日，普洱市发展改革委等4部门联合印发《普洱市县级公立医院医疗服务价格调整方案（试行）的通知》（普发改价格〔2015〕573号），按照“总量控制、结构调整、有升有降、逐步到位”的原则和“一市一策”的价格调整方案，对全市除思茅区以外的9个县级人民政府举办的14家综合人民医院、中医院的门诊诊查费、住院诊查费、手术费、护理费、中医民族医疗诊费、医学影像费、超声检查费七大类部分医疗服务价格进行调整，同步取消药品加成，实行零差率销售。2017年，根据普洱市发展改革委等4部门《关于印发普洱市城市公立医院综合改革医疗服务价格调整方案（试行）的通知》（普发改价格〔2017〕331号）文件要求，市、区两级公立医院全面实行公立医院医疗服务价格调整工作并实行药品零差率销售。

（撰稿：李学文 罗劲华 杨 洋）

西双版纳傣族自治州

工作综述

2011年至2018年，西双版纳州医疗保障工作在州委、州政府的坚强领导和上级部门的指导、支持下，牢固树立以人民为中心的发展思想，坚守“人民至上”情怀，锤炼“为民服务”本领，积极作为、勇于争先，大力推进全州医保各项改革任务，进一步增强了全州人民群众医疗保障方面的获得感、幸福感、安全感。

机构变革历程

2001年1月17日，经西双版纳州委机构编制委员会会议研究，同意成立州医疗保险基金管理中心，为州人事劳动局下属正科级参照公务员管理事业单位。2018年州医疗保险基金管理中心核定编制17名，其中：主任1名、副主任3名，专业技术人员5名，负责全州的城镇职工、城乡居民基本医疗保险工作。

城镇职工基本医疗保险

根据《农场职工基本医疗保险纳入属地统筹实施办法》(西社发〔2010〕165号)，自2011年1月起，西双版纳州12个农垦职工医疗保险正式移交属地管理，结束了各农垦医疗保险自行封闭运行的历史。共移交职工66713人（其中：在职职工37257人；退休职工29456人），离休人员213人。

根据《云南省人力资源和社会保障厅关于统一降低城镇职工基本医疗保险和城镇居民基本医疗保险乙类药品先自付比例的通知》(云人社发〔2011〕206号)，从2011年9月1日起，统一将城镇职工和城镇居民基本医疗保险乙类药品先自付比例调整为3%。

2012年，西双版纳州人力资源和社会保障局转发《关于提高城镇职工基本医疗保险70岁以上老年人医疗保险待遇文件的通知》(西人社发〔2012〕270号)，自2013年1月1日起，提高70周岁以上（含70周岁）老年人医疗保险待遇。一是住院及门诊慢性病、特殊病起付线按现行政策减半计算；二是取消乙类药品和特殊检查、特殊诊疗的个人先自付比例；三是政策范围内住院费用报销比例达80%，达不到80%的，由医保基金补足。

2015年，印发《西双版纳州人力资源和社会保障局　西双版纳州财政局关于调整城镇职工基本医疗保险有关政策的通知》(西人社发〔2015〕244号)，自2015年9月起调整提高职工基本医疗保险住院起付标准：一级医院住院起付标准300元不变，二级医院由450元提高到600元，三级医院由570元提高到800元，经批准到统筹地区以外就医的起付标准为1000元；对一个自然年度内二次及二次以上住院的，住院起付标准予以递减，递减标准为每次100元，起付标准递减到100元时不再递减。

2011—2018 年，西双版纳州城镇职工基本医疗保险制度稳步发展，参保覆盖面不断扩大，筹资水平更加科学合理，医疗待遇不断提高。全州城镇职工参保人数从 2011 年 15. 94 万人增加到 2018 年 18. 38 万人，职工参保人数逐年增加。

城镇职工大额医疗费用补助

2015 年，印发《西双版纳州人力资源和社会保障局　西双版纳州财政局关于调整城镇职工基本医疗保险有关政策的通知》(西人社发〔2015〕244 号)，职工大病补充医疗保险筹资标准调整为每人每年 281 元，其中：单位缴纳 211 元，个人缴纳 70 元。

2016 年，印发《西双版纳州人力资源和社会保障局　西双版纳州财政局关于确定 2016 年度城镇职工大病补充医疗保险筹资标准的通知》(西人社发〔2016〕268 号)，职工大病补充医疗保险筹资标准调整为每人每年 343 元，其中：单位缴纳 273 元，个人缴纳 70 元。

2011—2018 年，职工大额医疗费用补助（职工大病医疗保险）最高支付限额为 15 万元，住院费用政策范围内报销比例达到 90%，通过大病保障参保职工医疗保障水平明显提高，切实减轻了群众医疗费用负担。

城镇居民基本医疗保险

2011 年，印发《西双版纳州城镇居民大病补充医疗保险实施办法》(西政发〔2011〕7 号)，对超过基本医疗保险年度最高支付限额的医疗费用给予补助，普通居民每人每年缴纳 50 元；特殊困难居民每人每年缴纳 30 元，由州、县（市）按 30% 和 70% 全额补助。超过基本医疗保险年度最高支付限额以上的医疗费用，由大病补充医疗保险基金支付 70%；年度最高支付限额为 6 万元。印发《西双版纳州城镇居民基本医疗保险门诊统筹暂行办法》(西政发〔2011〕8 号)，将普通门诊（含门急诊）和特殊疾病门诊医疗费用纳入统筹报销，普通门诊在一级定点医疗机构甲类药品按 35% 比例报销，在二级定点医疗机构甲类药品按 20% 比例报销；年度最高支付限额为 200 元。特殊疾病门诊医疗费用按住院待遇标准报销，学生、少年儿童患白血病及其他恶性肿瘤的最高支付限额提高 20%。印发《西双版纳州人力资源和社会保障局转发关于城镇居民医疗保险特殊病门诊医疗费用纳入基金支付范围的通知》(西人社发〔2011〕29 号)，统一特殊病 8 个病种及报销项目范围，在一个自然年度内特殊病门诊医疗费实行一次起付标准为二级医院 300 元；三级医院 600 元。报销比例为二级医院 65%；三级医院 55%。学生儿童患白血病、血友病及恶性肿瘤门诊医疗费报销比例为二级医院 70%；三级医院 65%。年度最高支付限额 3 万元，与住院合并计算，超过年度最高支付限额以上门诊医疗费用，由大病保险报销 70%。

2012 年，印发《西双版纳州人力资源和社会保障局转发云南省人力资源和社会保障厅关于基层医疗卫生机构一般诊疗费纳入城镇居民基本医疗保险门诊统筹报销并试行人头付费实施意见文件的通知》(西人社发〔2012〕229 号)，将一般诊疗费纳入城镇居民基本医疗保险门诊统筹报销，统筹基金支付 6. 5 元/人次，个人支付 2. 5 元/人次。印发《西双版纳州人力资源和社会保障局　西双版纳州财政局转发关于全省统一提高城镇居民基本医疗保险待遇文件的通知》(西人社发〔2012〕199号)，提高城镇居民医保待遇，一、二、三级医院住院政策范围内报销比例，分别执行90%、80%、60%。印发《西双版纳州人力资源和社会保障局转发云南省人力资源和社会保障厅关于完善城镇居民医疗保险门诊统筹文件的通知》(西人社发〔2012〕233号)，在政府举办的基层医疗机构普通门诊（含急诊）医疗费用的报销比例统一为50%；省、州、县医疗机构门（急）诊医疗费用报销比例统一为25%；年度最高报销限额为400元；统一报销范围。8种慢性病门诊报销比例为50%，乙类药品不设先自付比例；年度最高支付限额为1000元，每月支付限额为84元；8种特殊疾病门诊起付标准：省、州医院为600元，县级医院300元；基本险报销比例70%，大病险报销比例80%，乙类药品不设先自付比例；年度最高支付限额与住院合并计算。

2013年，印发《西双版纳州人力资源和社会保障局转发关于进一步提高并规范城镇职工基本医疗保险和城镇居民医疗保险相关待遇项目文件的通知》(西人社发〔2013〕290号)，血液制品个人先行自付比例调整为30%；普通床位费支付标准调整为：一级医院20元/床，二级医院25元/床，三级医院30元/床；特殊病房床位费个人先行自付比例调整为30%。同时，将部分自费项目调整为自付项目，放射性同位素类药物按乙类药品的报销比例执行。

2015年，印发《西双版纳州人力资源和社会保障局　西双版纳州财政局转发关于做好2015年城镇居民基本医疗保险工作文件的通知》(西人社发〔2015〕199号)，财政对居民医保补助达到人均380元，个人缴费标准每人每年120元。基本医保一、二、三级定点医疗机构住院报销比例分别为90%、80%、60%。统筹基金最高支付限额为3万元。

2011—2016年，筹资水平从100元提高到570元。

新型农村合作医疗

2003年，勐海县作为全国试点县正式启动新型农村合作医疗制度，景洪市2006年1月启动新型农村合作医疗制度，2007年1月，勐腊县启动新型农村合作医疗制度，实行县级统筹（由卫生部门管理）。自2017年1月1日起，全州执行统一的城乡居民基本医疗保险制度，全面落实好城乡居民整合的各项政策在省政府规定的“六个统一”（统一覆盖范围、统一筹资政策、统一保障待遇、统一医保目录、统一定点管理、统一基金管理），在移交、整合的过渡期内，在保障原有待遇水平不降低的前提下，适度提高保险水平，药品目录、诊疗项目大幅增加，实现整合的平稳衔接。

城乡居民基本医疗保险

2016年12月，印发《西双版纳州城乡居民基本医疗保险暂行办法》(西政发〔2016〕64号)，自2017年1月1日起，西双版纳州城镇居民医疗保险制度和新型农村合作医疗制度正式合并实施。原卫生计生部门管理的新型农村合作医疗职能职责整体划归人社部门管理，标志着全州整合城乡居民基本医疗保险制度工作基本完成，管理体制基本理顺。城乡居民基本医疗保险实行州级统筹、分级管理。在省政府规定的“六个统一”（统一覆盖范围、统一筹资政策、统一保障待遇、统一医保目录、统一定点管理、统一基金管理）的基础上，进一步整合了经办机构，实行归口管理。居民医保年度最高支付限额为4万元；在定点医疗机构发生政策范围内的住院医疗费用，一级医疗机构起付标准为200元，支付比例90%；二级医疗机构起付标准为500元，支付比例80%；三级医疗机构起付标准为800元，支付比例60%；省级和省外医疗机构起付标准1200元，支付比例60%。居民医保普通门诊医药费用每日最高支付50元/日（一般诊疗费除外），一个自然年度内，门诊医药费用最高支付限额为500元；乡、村两级定点医疗机构普通门诊（含门急诊）就医发生的门诊医药费，统筹基金支付比例为50%；在县级（二级）定点医疗机构普通门诊就医发生的门诊医药费，统筹基金支付比例为25%。居民生育费用在统筹区内顺产费用包干支付：县、乡1500元；剖宫产费用包干支付：县级2400元、乡级1800元。州级及以上定点医疗机构定额支付：顺产2000元；剖宫产3000元。

2017年，印发《西双版纳州人力资源和社会保障局关于印发西双版纳州城乡居民门诊特殊病慢性病管理办法的通知》（西人社发〔2017〕89号），将12种特殊病、14种慢性病门诊费用纳入居民医保统筹基金支付范围。12种特殊病待遇标准为：起付标准二级600元、三级800元、省级及省外1200元；支付比例为70%，（其中：慢性肾功能衰竭、精神分裂症及双相情感障碍症不设起付标准，支付比例为90%），年度最高支付限额与住院度最高支付限额合并计算。14种慢性病待遇标准为：不设起付标准，支付比例为60%，年度最高支付限额按不同病种从720元到2400元，患两种以上慢性病的，可以累加，但不超过3200元，与住院最高支付限额分别计算。

2017—2018年，城乡居民医保筹资标准分别为630元和710元，2018年全州参加城乡居民基本医疗保险的人数为79.76万人。

城乡居民大病保险

2015年，印发《西双版纳州人民政府关于印发西双版纳州城乡居民大病保险实施办法的通知》（西政发〔2015〕8号），坚持权利与义务相对等，保障水平与经济社会发展水平相适应，州级统筹，分类、分级管理的原则。城镇居民大病保险：在一个自然年度内，符合药品目录、诊疗项目和医疗服务设施标准等规定的医疗费用中，个人自付医疗费用超过1万元以上部分纳入大病保险报销范围；在一个自然年度内，一个人的大病费用报销最高限额为10万元；报销比例采取分段方式，1万元以上（不含1万元）—2万元报销比例为50%，2万元以上（不含2万元）—4万元报销比例为60%，4万元以上（不含4万元）报销比例为70%。农村居民大病保险：在一个自然年度内，符合药品目录、诊疗项目和医疗服务设施标准等规定的医疗费用中，个人自付医疗费用超过7000元以上部分纳入大病保险报销范围；在一个自然年度内，一个人的大病费用报销最高限额为15万元；实行分段理赔，7000元以上（不含7000元）—1万元报销比例为60%；1万元以上（不含1万元）—3万元报销比例为70%；3万元以上（不含3万元）报销比例为80%。

2017年，印发《西双版纳州人力资源和社会保障局 西双版纳州财政局关于调整城乡居民大病医疗保险有关政策的通知》（西人社发〔2017〕155号），参保居民不再区分农村和城镇居民，不受城乡户籍限制。城乡居民大病保险费统一从城乡居民基本医疗保险基金中划拨，城乡居民大病保险费为40元。在一个自然年度内，符合药品目录、诊疗项目和医疗服务设施标准等规定的医疗费用中，个人自付医疗费用超过9000元以上部分纳入大病保险报销范围；封顶线为15万元，在一个自然年度内特殊疾病门诊医疗费用和住院医疗费用基金实际支付额合并累计计算。分段报销比例：9000元以上（不含9000元）—2万元报销比例为55%；2万元以上（不含2万元）—4万元报销比例为65%；4万元以上（不含4万元）—5万元报销比例为75%；5万元以上（不含5万元）报销比例为80%。

医保扶贫

2017年10月，印发《西双版纳州人民政府办公室关于印发西双版纳州贯彻落实云南省健康扶贫30条措施实施意见的通知》（西政办发〔2017〕92号），落实习近平总书记关于坚决打赢脱贫攻坚战的指示精神，有力支持决战决胜脱贫攻坚。一是建立机制，做到“应保尽保”，建立参保信息定期统计分析制度，及时分析参保状况，精准掌握参保情况，确保不漏一户，不缺一人，应保尽保。符合参保条件的建档立卡贫困人口100%参加城乡居民基本医疗保险和大病保险。二是落实建档立卡贫困人员资助参保政策。2017年建档立卡贫困人口个人缴费部分实行全额补助180元；2018年财政定额补助180元、个人缴费40元；三是落实建档立卡贫困人员医保待遇。不折不扣执行云南省健康扶贫30条措施医保扶贫政策，不降低标准、也不盲目拔高标准。印发《西双版纳州人力资源和社会保障局　西双版纳州财政局关于调整城乡居民大病医疗保险有关政策的通知》（西人社发〔2017〕155号），建档立卡的贫困人口大病保险起付线降低50%，年度最高支付限额提高50%。

2018年，全州建档立卡贫困人口参保70724万人，实现了全部参保标识入库，做到应参尽参、应保尽保。建档立卡贫困人口“四重保障”政策得到落实，普通门诊报销比例达到53.22%；28种特殊病慢性病门诊政策范围内报销比例达到85%；住院实际报销比例达到90%；9类15种大病住院实际报销比例达到90%。县域内定点医疗机构“先诊疗后付费”和“一站式”结算政策全面落实。建档立卡贫困人口个人就医费用负担大幅减轻，因病致贫、因病返贫问题得到有效解决，对打赢脱贫攻坚战发挥了重要作用。

生育保险

2011年至2019年10月由人力资源社会保障部门经办。2019年11月1日实现职工基本医保和生育保险合并实施，参保同步登记、基金合并运转、征缴管理一致、管理统一、经办服务一体化。

2012年，西双版纳州人民政府办公室印发《西双版纳傣族自治州职工生育保险实施办法》（西政办发〔2012〕66号），职工生育保险实行州级统筹，分级管理。参保范围扩展到机关、团体、企业、事业、民办非企业等单位和有雇工的个体工商户及其职工，缴费比例为0.8%。印发《西双版纳州人力资源和社会保

障局 西双版纳州财政局关于财政供养人员生育保险有关问题的通知》(西人社发〔2012〕151号),明确了财政统一发放工资人员在生育或者计划生育假期内工资福利待遇不变,由财政统一发放。生育保险经办机构从其应享受的生育或者计划生育假期的生活津贴中代扣返回财政,生活津贴高于财政统一发放工资的部分划入用人单位,由用人单位发放给本人。

2011—2018年,女职工生育正常产假提高到158天,全州生育保险待遇水平有了大幅的提升,到2018年,生育或者计划生育医疗费用协议结算或包干结算标准为:顺产2500元;难产3000元、剖宫产5000元、产前检查1000元、妊娠4个月以上(含4个月)、7个月以下流产(含人工流产)2000元、妊娠4个月以下流产(含人工流产)600元、放置宫内节育器(含宫内节育器)450元、摘取宫内节育器150元、皮埋术200元、皮埋取出术150元、输卵管结扎术2000元、输卵管复通术2500元、输精管结扎术1000元、输精管复通术2000元。

特殊人员医疗保障及公务员医疗补助

一、离休及二等乙级以上伤残军人

2011年,全州有离休人员523人,二等乙级以上伤残10人。特殊照顾人员医疗费用资金主要由财政解决,执行实报实销政策。2011年医疗保障基金收入2059万元,其中地方财政拨入1105万元,省财政拨农场离休干部医疗补助776万元,单位缴费177万元,基金支出1384万元,其中发生医疗费支出1357万元,兑现2010年离休干部医疗费用节约奖励27万元,年人均支出水平2.5万元。

截至2018年底,全州有特殊照顾人员270人。2018年特殊照顾人员医疗保障基金收入1063万元,收入与上年1175万元相比,收入减少112万元,下降9.53%,特殊照顾人员医疗保障基金支出1104万元,其中支付医疗费支出1087万元,已兑现离休干部医疗费用节约奖励17万元,年人均支出水平4.03万元,支出与上年1379相比,支出减少292万元,下降21.17%。

二、公务员医疗补助

2012年,印发《西双版纳州人民政府关于批转西双版纳傣族自治州州直单位国家公务员医疗补助暂行办法的通知》(西政发〔2012〕20号),全州州直和景洪市机关事业单位2012年启动实施公务医疗补助,享受公务员医疗补助人数2.05万人,截至2012年底,公务员医疗补助收入4002万元,支出12万元,当期结余3990万元,累计结余4365万元。2018年参加公务员医疗保险人数4.68万人,收入1.92亿元,支出8632万元。

经办服务

异地就医。医疗保险异地就医联网结算从2012年4月正式启动,为保障全州异地就医参保人员及时就医,减轻患者支付负担,起到了积极的作用。2016年,州内实现异地就医联网结算的“两定”医药机构共96家,其中:医院12家(三级2家、二级9家、一级1家),零售药店84家,实现省级与全省各州市的异地就医联网结算,并与重庆、四川、贵州、广西、广州、海南等省市实行跨省异地就医联网结算。

2017年9月30日,与全国同步开通跨省异地就医住院医疗费用直接结算，实现城镇职工、城乡居民异地就医、转诊转院备案人员在国家异地就医结算系统直接结算，解决参保群众“垫资跑腿”的问题。跨省异地就医联网结算执行就医地“三大目录”待遇，按参保地报销政策进行报销。截至2018年12月底，已有45家医疗机构开通跨省异地就医直接结算，西双版纳州接收省外参保人员就医208人次，医保基金支付170.29万元；全州参保人员到省外就医474人次，医保基金支付669.64万元。

医保信息化建设。2016年12月以前，因资金问题，医保信息系统一直使用2009年采购的已过保的硬件设备，使得医保整体业务面临极大风险。为彻底排除隐患，分别于2016年2月完成了异地服务器的采购和部署；2016年12月30日至2017年1月6日期间完成了UPS、应用服务器以供电线路的更换和改造工作。

医保改革

支付方式改革。2013年，全面推行医疗保险付费总额控制，将基金支出预算进行细化和分解，重点推进种单病种付费方式，全州单病种付费的病种由21种增加到47种。2014年，加快付费方式改革推进步伐，将基金支出预算进行细化和分解。2015年，全州城镇职工医疗保险在基金预算基础上实施了按人头付费、单病种付费、服务单元付费等复合式付费。2016年1月，州人民政府成立了分管副州长为组长的西双版纳州城镇基本医疗保险付费方式改革领导小组，以总额控制为核心的城镇基本医疗保险付费方式改革工作启动。通过协商谈判，3月底下达了总额控制指标，全州城镇基本医疗保险形成了以总额控制为主，按项目、病种、床日、次均和服务单元等为辅的复合式付费方式。2017年，在付费总额控制工作实施过程中，建立质量控制和谈判协商及“结余留用、合理超支分担”的激励约束机制，激励医疗机构有关服务效率和质量，主动控制医疗费用不合理增长，减轻个人负担。2018年全州单病种达到104种，加大医保政策向基层医疗机构的倾斜力度，适当拉开一、二、三医院的起付线和支付比例差距，鼓励参保患者就医尽量不出村不出县，强化各类医保对医疗服务供需双方的引导和医疗费用的控制作用。

（撰稿：李建忠）

大理白族自治州

工作综述

大理州医疗保险工作在州委、州政府的坚强领导和上级医保部门的精心指导下，始终坚持以人为本、科学发展，通过不断的探索总结和健全完善，基本建立了以城乡居民基本医疗保险、城镇职工基本医疗保险为主体，居民大病保险、职工补充医疗保险为补充，医疗救助为托底的多层次医疗保障体系，截至2018年底，全州基本医疗保险参保346.92万人，参保率96.8%，从制度上实现了“人人享有基本医疗保障”的目标，人民群众“看病贵、看病难”的问题得到切实缓解，广大参保人员的基本医疗需求得到了切实保障，为促进全州经济社会稳定发展发挥了重要的作用。

机构变革历程

2008年，州编委印发《关于设立城镇居民基本医疗保险管理中心有关问题的通知》，批准设立“大理白族自治州城镇居民基本医疗保险管理中心”与“大理白族自治州城镇职工基本医疗保险管理中心”，实行一个机构、两块牌子（以下简称州医保中心）。2008年11月，州人事局报省人事厅批准下发了《关于大理州社会保险局等三家单位参照公务员法管理的通知》，大理州医保中心参照公务员法管理，人员编制16名，其中领导职数3名。

2011年，印发《大理白族自治州人民政府办公室关于印发大理白族自治州城镇职工基本医疗保险管理中心主要职责和人员编制规定的通知》和《大理州机构编制委员会关于同意增加大理州医保中心人员编制的批复》，同意增加大理州医保中心人员编制7名，大理州医保中心合计人员编制23名（管理人员编制22名，工勤人员编制1名），其中领导职数3名：主任1名（正科级）、副主任2名（副科级）。

2013年6月，大理州机构编制委员会印发《关于同意州医保中心领导实行高配的批复》，同意州医保中心高配为副处级单位，增加大理州医保中心人员编制2名，合计人员编制25名（管理人员编制24名，工勤人员编制1名），其中领导职数3名：主任1名（副处级）、副主任3名（正科级）。

2014年11月，《大理州机构编制委员会关于调整增加大理州城镇职工基本医疗保险管理中心内设机构和人员编制的批复》同意增设2个副科级内设机构，增加人员编制6名，合计人员编制31名（管理人员编制29名，工勤人员编制2名），其中科级领导职数12名：正科级3名，副科级9名。

2017年3月，印发《大理州机构编制委员会关于整合州级城乡居民基本医疗保险经办机构有关事项的批复》《大理州机构编制委员会关于大理州基本医疗保险局更名的通知》，将大理州医保中心更名为大理州医疗保险管理局，为大理州人力资源和社会保障局下属公益一类事业单位，机构规格由高配副处级变更为副处级，内设10个科室（5个正科级，5个副科级），核定事业编制35名（管理人员33名，工勤人员2名），其中：局长1名（副处级），副局长3名（正科级），内设机构科级领导15名（正科5名，副科10名）。

2013年，被人社部评为“全国人力资源社会保障系统2011—2013年度优质服务窗口单位”；2016年，被省人社厅评为“全省人力资源和社会保障系统先进单位”；2012—2017年连续6年被省医保中心评为“云南省医疗保险经办管理服务工作先进单位”。

城镇职工医疗保险

2010年，出台《大理白族自治州城镇职工基本医疗保险州级统筹实施办法（试行）》（大理白族自治州人民政府公告第10号），大理州城镇职工基本医疗保险从2011年1月1日起实行州级统筹。2015年修订完善《大理州城镇职工基本医疗保险州级统筹实施办法》（大政发〔2015〕59号），城镇职工基本医疗保险州级统筹工作稳步推进，医保参保覆盖面不断扩大。逐步建立大病补充医疗、公务员医疗补助等多层次医疗保障体系，参保人数持续增长，参保覆盖面不断扩大，参保范围和对象从起动之初的机关事业单位拓展到了各类企业单位、非公有制经济单位，医疗保险制度的普惠性不断增强，全民医保得以巩固和完善。2018年，城镇职工基本医疗保险28.25万人，比2011年23.79万人增加了4.46万人。

根据《大理州人力资源和社会保障局　大理州财政局关于调整城镇职工基本医疗保险单位缴费费率的通知》（大人社通〔2014〕51号），2014年4月1日起，提高城镇职工基本医疗保险单位缴费费率，将城镇职工基本医疗保险单位缴费费率从8%调整提高到9%，扭转了2011年州级统筹以来基金连续三年收不抵支的局面。全州城镇职工基本医疗保险统筹基金收入年平均增长率24%，支出年平均增长率15%，2018年末基金累计结余18.75亿元，其中个人账户基金累计结余10.22亿元，统筹基金累计结余8.53亿元，统筹基金累计结余可支付20个月。基金收入逐年增加，支出得到合理控制，基金积累向着合理化方向发展，抗风险能力不断增强，基本实现了“以收定支、收支平衡、略有结余”的目标。

2015年，印发《大理州人力资源和社会保障局关于进一步规范大理州城镇职工基本医疗保险特殊病慢性病管理的通知》（大人社通〔2015〕227号），废止了原大理州劳动和社会保障局出台的《关于进一步规范慢性病门诊管理的通知》（大劳社〔2010〕227号），自2016年1月1日起，进一步规范、完善了职工特殊病、慢性病管理，门诊特殊病由原来的5个增加到6个，门诊慢性病由原来的17个增加到26个，对患有3个以上的门诊慢性病的患者报销标准由原来的3600元提高到4200元。认真落实好20种重大疾病保障工作，尿毒症门诊和住院透析治疗、重性精神病急性住院费包干使用，基本医疗保险和大病保险统筹基金支付90%，个人自付10%，不计算起付线；对规定的18种重大疾病政策范围内住院费报销比率不低于90%，取消统筹基金最高支付额。广大参保人员的基本医疗需求得到了切实保障，医保待遇保障水平显著提高，基本保障功能充分发挥。

城镇职工大额医疗费用补助

2010年，大理州劳动和社会保障局与州财政局联合印发《关于调整城镇基本医疗保险待遇的通知》（大劳社〔2010〕231号），自2011年1月1日起，城镇职工补充医疗保险最高支付限额从原来的每人每年10万元调整为12万元，累计限额为16万元。

2011年11月，大理州人力资源和社会保障局与州财政局联合印发《关于提高城镇基本医疗保险有关待遇的通知》（大人社通〔2011〕72号），再次将城镇职工补充医疗保险最高支付限额从原来的每人每年12万元调整为14.5万元，累计限额为20万元，明确一年内累计最高支付限额（含个人按自付比例支付部分）调整为纯理赔（不含个人按自付比例支付部分）。

2014年，大理州人力资源和社会保障局与州财政局联合印发《关于调整2015年至2020年城镇职工补充医疗保险缴费及待遇标准的通知》（大人社通〔2014〕182号），大理州城镇职工补充医疗保险仍实行政府主导，商业运作模式，并进一步健全完善城镇职工补充医疗保险工作，明确2015年至2020年大理州城镇职工补充医疗保险筹资标准为190元/人·年（单位缴费140元、个人缴费50元），报销限额实施逐年达到19.5万元的目标（即2015年城镇职工补充医疗保险的报销限额达到16.5万元，以后每年提高1万元，直至达到19.5万元）。

城镇居民基本医疗保险

2008年，大理州启动实施城镇居民基本医疗保险制度，将广大城镇居民纳入医疗保险保障范围，2009年启动实施城镇居民基本医疗保险门诊统筹。

2010年，大理州劳动和社会保障局与州财政局联合印发《关于调整城镇基本医疗保险待遇的通知》（大劳社〔2010〕231号），自2011年1月起，将城镇居民基本医疗保险最高支付限额调整为3万元，城镇居民一、二、三级医院住院政策范围内报销比例分别执行75%、65%、55%，进一步提高城镇居民医保待遇。

2012年，大理州人力资源和社会保障局与州财政局联合转发《云南省人力资源和社会保障厅　云南省财政厅关于全省统一提高城镇居民基本医疗保险待遇的通知》（大人社通〔2012〕162号），从8月1日起，统一提高城镇居民基本医疗保险住院报销比例，一、二、三级医院住院政策范围内报销比例分别执行90%、80%、60%。

2015年，州政府办公室印发《关于调整大理州城镇居民基本医疗保险有关政策的通知》（大政办发〔2015〕63号），自2016年1月1日起，大理州内定点一、二、三级医疗机构首次住院起付标准分别调整为200元、300元、500元，二次以上住院增设起付标准为100元、200元、400元，转州外医院就医起付标准统一为600元，特困人群起付标准按上述标准减半执行。

城镇居民基本医疗保险筹资标准逐年提高，2016年，城镇居民医保筹资标准为每人548元（其中：各级财政补助每人428元，个人缴费120元）比2011年提高了236元。参保人数逐年提高，2016年，全州城镇居民基本医疗保险参保人数达到17.29万人。

新型农村合作医疗

2003年，弥渡县、宾川县被列为国家首批新型农村合作医疗试点县。2007年，州委编办与州人事局、州卫生局联合印发《关于规范县市新型农村合作医疗管理办公室职责及人员管理有关事宜的通知》(州编办〔2007〕19号)，规范了全州12县市新型农村合作医疗机构管理体系，全面推行新农合制度。

2007年1月1日起执行的《大理州新型农村合作医疗定点医疗机构管理暂行办法》(大府规登〔2006〕63号)、《大理州新型农村合作医疗州级定点医疗机构考评办法》(大卫发〔2006〕311号)被省卫生厅转发全省参照执行。

2012年，州卫生局印发《关于对12县市2013年新型农村合作医疗实施方案的批复》(大卫复〔2012〕72号)，从2013年起大理州新农合的报销比例进一步提高，住院费用政策范围内支付比例，乡镇级（一级）医院由70%提高到80%—90%，县级（二级）医院由60%提高到65%—80%，州级（三级）医院由50%提高到55%—60%，省级医院由40%提高到45%—50%。

2015年，州卫生局印发《关于对12县市2016年新型农村合作医疗工作实施方案的批复》(大卫复〔2015〕104号)，自2016年1月起，建立疾病应急救助制度和即时结报服务制度，在省内定点医院住院治疗、县内门诊治疗，实行现场“一站式”减免结算服务；全面推开了终末期肾病、肺癌、慢性粒细胞白血病等22中重大疾病保障制度，住院费用按不低于70%标准予以补偿；对儿童先天性心脏病患者、精神疾病患者、麻风病患者、美沙酮维持治疗患者实行全免费治疗。

城乡居民大病保险

2010年12月，印发《大理白族自治州人民政府办公室转发省政府办公厅关于建立城镇居民大病补充医疗保险实施意见的通知》(大政办发〔2010〕91号)，大理州城镇居民大病补充医疗保险从2011年1月1日起实施。

2013年，州卫生局、州发展改革委、州财政局、州人力资源和社会保障局、州民政局、州审计局、州监察局联合印发《大理州农村居民大病保险实施意见（试行）》(大卫发〔2013〕42号)，大理州农村居民大病保险从2013年1月1日起实施。

2014年，州人力资源和社会保障局、州财政局、州民政局印发《关于大理州2014年城镇居民大病保险工作有关问题的通知》(大人社通〔2014〕40号)，城镇居民大病医疗个人不再缴费，从全州城镇居民基本医疗保险基金中划出一部分作为大病保险资金，大病保险保障范围与城镇居民基本医疗保险相衔接。

2015年12月，州卫计委印发《大理州农村居民大病保险工作实施方案（试行）》的通知（大卫发〔2015〕180号），从2016年1月起引进对承担大额医疗费用的参合群众，在基本医疗保险报销基础上，个人承担的合规费用在600元（含）以上的，分别按55%、65%、75%、85%的比例进行二次报销。

2016年，州人力资源和社会保障局、州财政局、州卫计委印发《大理州城乡居民基本医疗保险实施办法（试行）》(大府登〔2016〕12号)，2017年1月1日起，统一实施城乡居民大病补充医疗保险，一个自然年度内，城乡居民基本医疗保险政策规定范围内的住院医疗费、特殊病门诊医疗费之和年度累计最高支付限额为10万元，超过部分同时进入大病保险。大病保险封顶线为16.5万元。

城乡居民基本医疗保险

2016年12月，州人力资源和社会保障局、州财政局、州卫计委印发《大理州城乡居民基本医疗保险实施办法（试行）》（大府登〔2016〕12号），从2017年1月1日起，全州统一实施统筹城乡居民基本医疗保险制度，构建标准统一的城乡居民医保体系，明确了城乡居民基本医疗保险的相关政策，实现了城乡居民医保在“覆盖范围、统筹层次、筹资政策、保障待遇、医保目录、定点管理、基金管理、归口管理、结算办法”九个统一。一是统一覆盖范围。大理州行政区域内除城镇职工基本医疗保险应参保人员以外的其他所有城乡居民均参加城乡居民基本医疗保险，截至2018年底，全州城乡居民基本医疗保险参保人数318.67万人，参保率稳定在95%以上。二是统一统筹层次。大理州城乡居民基本医疗保险实行州级统筹，分级管理，分级负责，增强了基金的统筹调剂和抗风险能力，统一了全州相关政策和待遇标准。三是统一筹资政策。大理州城乡居民医疗保险实行个人缴费与政府补助相结合的筹资方式，全州执行统一的筹资标准。2017年度筹资标准为570元，其中个人缴费为150元，财政补助为420元。四是统一保障待遇。大理州城乡居民基本医疗保险参保人员享有普通门诊医疗待遇，住院医疗待遇，慢性病、特殊病门诊医疗待遇，生育分娩医疗待遇，大病保险医疗待遇。普通门诊医疗费用，一级及其以下医疗机构支付比例为50%，二级医疗机构支付比例25%，一个自然年度内门诊医药费最高支付限额为500元。慢性病病种21个、特殊病病种15个，并明确了支付项目、支付比例、支付额度等。住院起付线、支付比例和封顶线：一级医疗机构起付标准为200元/次，支付比例85%；二级医疗机构起付标准为400元/次，支付比例为75%；三级医疗机构起付标准为700元/次，支付比例为55%。州外不分医疗机构等级，起付标准为900元/次，支付比例为50%。五是统一医保目录。大理州城乡居民基本医疗保险基金支付范围统一按照云南省城乡居民基本医疗保险药品目录、诊疗项目目录、医用耗材目录和医疗服务设施范围执行。六是统一定点管理。将现有城镇居民基本医疗保险和新型农村合作医疗定点医疗机构纳入城乡居民基本医疗保险协议管理，严格按照《云南省人力资源和社会保障厅　云南省卫生和计划生育委员会关于统一城乡居民基本医疗保险定点医疗机构管理的通知》和《大理州人力资源和社会保障局关于完善基本医疗保险医药机构协议管理有关事项的通知》规定协议签订管理，统一考核评价、动态准入、退出和监管机制，规范医疗服务行为。七是统一基金管理。大理州城乡居民基本医疗保险基金纳入社会保障基金财政专户，实行收支两条线管理，单独列账，独立核算，专款专用。实行“州级统筹、分级管理、分级负责”，建立城乡居民基本医疗保险风险储备金和调剂金制度。年度调剂金总额为当期基金预算收入的15%。风险储备金和调剂金纳入州级社会保障基金财政专户管理。八是统一归口管理。按照省委编办等5部门《关于整合城乡居民基本医疗保险职能职责和机构的通知》，将州、县（市）卫生计生部门承担新型农村合作医疗职责的内设机构及人员编制，整体划转同级人力资源社会保障部门，经办机构州、县市统一设立“基本医疗保险管理局”。乡镇（街道）新型农村合作医疗经办机构及人员编制整体划转乡镇（街道）社会保障服务中心。九是统一结算办法。结合大理州城乡居民基本医疗保险实行州级统筹，调整完善城乡居民医疗保险付费方式，实行多种付费方式相结合的复合型付费方式，促进定点医疗机构不断规范医疗服务行为，控制医疗费用不合理增长。

2003 年，新农合按 30 元标准筹资，中央、地方、个人分别按 10 元筹资。2008 年，城镇居民基本医疗保险的筹资标准为每人每年 220 元，个人缴费 70 元（学生、少年儿童筹资标准为每人每年不低于 100 元，个人缴费 10 元）。城镇居民基本医疗保险和新农合整合后筹资标准逐年提高，2018 年，城乡居民医保各级财政补助标准达到每人每年不低于 490 元，个人缴费标准 180 元，城乡居民医疗保险最高支付限额达到 26.5 万元，住院费用政策范围内平均报销比例达到 75% 左右，截至 2018 年底全州城乡居民基本医疗保险结余 7.5 亿元，累计结余 14.95 亿元，累计可支付 9 个月，城乡居民医保待遇保障水平显著提高，基本保障功能充分发挥，广大参保人员的基本医疗需求得到了切实保障。

生育保险

2012 年，《大理白族自治州人民政府办公室关于转发〈云南省职工生育保险办法〉的通知》（大政办发〔2012〕10 号），州人力资源和社会保障局、州财政局印发《关于贯彻〈云南省职工生育保险办法〉的实施意见的通知》（大人社通〔2012〕179 号），生育保险规定州县分级管理、州级调剂相结合的原则组织实施。

2016 年，州人力资源和社会保障局、州财政局、州卫计委印发《大理州城乡居民基本医疗保险实施办法（试行）》（大府登〔2016〕12 号），自 2017 年 1 月 1 日起，明确城乡居民生育医疗待遇：在一级或二级医疗机构顺产的 1500 元/次，三级医疗机构 2000 元/次；在一级医疗机构剖宫产的 1800 元/次，二级医疗机构 2400 元/次，三级医疗机构 3000 元/次。危急孕产妇抢救所产生的合规医疗费，不受定额包干政策限制，根据医疗机构等级按州内普通住院标准支付。

2017 年，大理州人力资源和社会保障局与州财政局联合印发《关于调整大理州生育保险相关政策的通知》（大人社通〔2017〕231 号），自 2017 年 1 月 1 日起，大理州城镇职工生育保险缴费基数实行“保底封顶”（即参保职工个人缴费工资低于大理州上年度在岗职工社会平均工资 60% 的，按 60% 作为缴费基数，参保职工个人缴费工资高于大理州上年度在岗职工社会平均工资 300% 的，按 300% 作为缴费基数），参保人员享受的生育津贴统一按所在单位平均缴费基数计算。机关事业单位生育保险基金不再全额支付生育津贴，由原单位以实发工资按时足额发放。

医保扶贫

2017 年，州政府办公室印发《大理州贯彻落实云南省健康扶贫 30 条措施的实施方案》（大政办发〔2017〕105 号），全面贯彻落实“健康扶贫 30 条措施”，自脱贫攻坚工作开展以来，医保助力脱贫攻坚的积极作用有效发挥，截至 2018 年底，全州建档立卡贫困户人员421043人（其中已脱贫人员381414人，未脱贫人员39629人）全部纳入参保，实现了建档立卡贫困人员100%参加基本医疗保险、大病保险。通过采取实施精准参保、待遇落实、政策宣传引导、实行先诊疗后付费、推行“一站式”结算、开展二次补差报销、加强督促检查等一系列有效措施，落实“城乡居民基本医疗保险、大病保险、民政医疗救助、政府兜底保障”四重保障机制，2018年，建档立卡贫困人口就医享受医疗保障待遇119.01万人次，发生医疗费用5352.79万元，建档立卡贫困人口各项医疗保障待遇有效落实，有效缓解了“因病致贫、因病返贫”的现象，医疗保险健康扶贫助力脱贫攻坚的积极作用有效发挥。截至2018年底，全州因病致贫返贫人口数由2016年底的55408人减至29033人（含新识别人口增长数），已实现减贫目标人口26375人，减贫率47.6%，其中因病致贫返贫“病人”数由2016年底的17467人减至10278人，减贫率41.15%。

经办服务

一是两定机构监管切实加强，监管方式不断创新。截至2018年底，全州共有定点医疗机构1399家，比2011年（215家）增加1184家；定点零售药店792家，比2011年（300家）增加492家。强化服务协议管理，进一步加大医疗保险审核、稽核、电话随访、入户调查以及实地审核监督力度，把对定点医疗机构的实地审核、稽核成为日常化、规范化、制度化工作，强化日常监管。积极推进医疗保险智能审核系统建设，通过信息化手段，增强对医疗费用、医疗服务监控能力，提高医疗服务监管工作质量和水平，促进事后监管向事前、事中监管转变。

二是异地就医结算不断完善。2010年大理州开始启动实施异地持卡就医购药联网结算试点工作，大理州人民医院、解放军60医院2家定点医疗机构和东骏大药房下关迎宾店等5家药店开展了全省异地持卡就医购药联网结算试点工作，为异地参保人员持卡异地就医购药提供方便。截至2018年底，省内异地持卡就医范围不断扩大，全州共有35家定点医疗机构（其中：三级医疗机构3家、二级医疗机构23家、一级医疗机构9家）和392家定点零售药店开通全省异地持卡就医购药联网结算，受益群众日益增加，确保了参保人员异地就医医疗保险待遇得到保障。

2017年，大理州与全省同步实现了跨省异地就医直接结算，实现了县级医院、乡镇卫生院接入国家跨省异地就医直接结算平台，有效解决了异地就医垫付报销难、执行政策难、就医监管难、核实查处难等突出问题，受益群众日益增加。截至2018年底，大理州纳入国家跨省异地就医直接结算平台的定点医疗机构共计154家（其中三级3家，二级25家，一级126家）。大理州城镇职工参保人员在省外跨省住院直接结算283人次，结算金额729.6万元。大理城乡居民参保人员在省外跨省住院直接结算187人次，结算金额621.8万元。外省市城镇职工参保人员在大理州定点医疗机构住院直接结算255人次，结算金额258.5万元。外省市城乡居民在大理州定点医疗机构住院直接结算163人次，结算金额144.4万元。

三是切实加快医疗保险信息系统建设步伐。2001年7月，州本级医疗保险信息系统建成并投入使用。积极向政府争取资金300万元，于2009年完成了州本级城镇职工基本医疗保险信息系统升级改造和12县市的城镇职工基本医疗保险信息系统（一版）建设工作，全州医疗保险数据集中到州信息中心管理。2010年提出城镇基本医疗保险一体化信息系统建设三步走规划：第一步是进行城镇居民医疗保险信息系统的建设，第二步是在城镇职工基本医疗保险实现州级统筹、政策全州统一的基础上进行城镇职工基本医疗保险信息系统的升级改造，第三步是将城镇居民、城镇职工基本医疗保险信息系统整合，并实现异地持卡就医购药联网结算。2010年12月15日，异地联网结算开通，2011年1月17日，基本完成城镇基本医疗保险一体化信息系统建设工作。2017年全州统一实施统筹城乡居民基本医疗保险制度，进一步加快了医疗保险信息系统建设步伐，完成了城乡居民医疗保险信息系统整合建设工作，建成了覆盖城乡居民医疗保险的信息系统，实现了社会保障卡“一卡通”和业务经办计算机信息化管理，较大地提升了我州医疗保险经办管理服务水平和服务能力。

医保改革

2014年，州人力资源社会保障局、州财政局、州卫生局联合印发《大理白族自治州城镇职工基本医疗保险费用结算管理办法（试行）》（大人社通〔2014〕48号），从2014年1月起，对州内二级以上公立医院实行“总额控制结算”，2家精神病医院实行控制年度费用增长率，乡镇卫生院及各县市妇幼保健院实行“据实结算”，其余的公立一级定点医疗机构及民营定点医疗机构实行“审核后付制结算”。建立“节余奖励、超支补助”的考核机制（年度住院统筹报销金额低于年度清算金额的定点医疗机构，结余金额按照相应比例给予奖励，高于年度清算金额的按照相应比例给予补助），促进定点医疗机构建立公平竞争、自我管理、自我约束的良性机制，基金支出过快增长的势头得到有效控制，过度诊疗情况逐步减少，基金的使用效率逐步提高。医保支付对医疗资源配置和利益调节初步发挥作用，大力推动了医药卫生体制改革。

2014年，州人力资源社会保障局、州财政局印发《大理州城镇基本医疗保险基金管理责任分担机制暂行办法》（大人社通〔2014〕132号），从2014年起建立大理州城镇职工居民基本医疗保险基金管理责任分担机制。

2015年，州人力资源和社会保障局印发《关于支气管扩张病等30个病种按病种结算的通知（试行）》（大人社通〔2015〕17号）推行按病种付费结算方式，完善病种付费结算管理。2017年，州人力资源和社会保障局印发《关于单病种结算管理有关问题的通知》（大人社通〔2017〕232号）扩大了病种范围，2018年单病种数量达到111个，单病种结算病种数量比2015年开始推行时的30个病种基础上增加了81个。

（撰稿：吴　军）

德宏傣族景颇族自治州

工作综述

德宏州医疗保险制度在州委、州政府的坚强领导和上级医保部门的指导下，建立城镇职工医疗保险制度，新农合制度、城镇居民医疗保险制度，整合成为城乡居民医疗保险，逐步扩大参保覆盖面，医保基金收支规模不断扩大，医疗保障能力显著增强，就医需求得到有效满足。

机构变革历程

1997 年，德宏州机构编制委员会印发《关于成立德宏州医疗保险管理办公室的通知》，在州卫生局内成立德宏州医疗保险办公室，机构为正科级事业单位，设事业编制 6 名，设主任、副主任各 1 名。

1999 年，德宏州机构编制委员会印发《关于划转州安全生产、州医保办职能及编制的通知》，将原州卫生局承担的医疗保险管理工作管理职能连人带编划归州劳动局承担。

2003 年，中共德宏州委印发《关于贯彻落实进一步加强农村卫生工作的实施意见》，成立新型农村合作医疗管理办公室，全州共核编制 156 人（其中：州合管办 2 人，县市合管办 22 人，乡镇合管办 132 人）。

2004 年，印发《关于同意德宏州劳动和社会保障局事业机构更名调整的批复》，将德宏州城镇职工基本医疗保险办公室更名为德宏州城镇职工基本医疗保险管理中心。

2011 年，根据《德宏州人力资源和社会保障局主要职责内设机构和人员编制规定的通知》精神，德宏州人力资源和社会保障局内设德宏州医疗保险管理中心，负责全州基本医疗与大病保险统筹管理及业务经办相关工作。

2016 年，根据《关于整合城乡居民基本医疗保险职责和机构的通知》《德宏州机构编制委员会关于整合城乡居民基本医疗保险职责和机构的通知》精神，将原新型农村合作医疗办公室人员整合进入德宏州医疗保险管理中心，负责全州职工医疗保险及整合后的城乡居民医疗保险统筹管理工作。

城镇职工医疗保险建设

2000 年，德宏州人民政府印发《德宏州城镇职工基本医疗保险试行办法》德政发〔2000〕24 号）、《德宏州城镇职工基本医疗保险试行办法（实施细则）》（德政发〔2000〕27 号），2001 年，印发《德宏州人民政府关于印发〈州直机关、事业单位参加保险的退休人员医疗费补助试行办法〉的通知》德政发〔2001〕133 号，建立德宏州城镇职工基本医疗保险制度。

城镇职工医疗保险实行县市统筹，共有州直和 5 县市共 6 个统筹区，州级设立风险调剂金制度。缴费由个人和单位共同承担，职工上年度平均工资为缴费基数，国有下岗企业人员基数为职工上年度平均工资的60%。单位费率为8%，个人费率为2%（退休人员不缴纳）。基金管理实行“统筹基金+个人账户”模式，住院医疗费用报销比例为80%—92%按费用高低分档进行报销，费用越高报销比例越高，退休人员同档次费用较在职报销比例提高4个百分点，年度最高报销费用为2万元。个人账户根据年龄段按一定比例差异划入：35岁（含35岁）以下2%、36岁至45岁2.5%、46岁以上3.2%、退休人员4.4%。

2001年，德宏州劳动局印发《德宏州城镇职工基本医疗保险慢性病门诊治疗管理暂行规定》（德劳〔2001〕10号），建立德宏州慢性病门诊管理制度，共8种慢特病纳入统筹资金报销，在职人员报销70%，退休人员报销80%。

2005年，德宏州人民政府办公室印发《德宏州国家公务员医疗补助暂行办法》（德政办发〔2005〕262号），建立公务员医疗补助，按月工资或退休金总额2%—5%纳入财政预算，计入个人账户。

2010年，出台《德宏州城镇职工基本医疗保险州级统筹实施办法》（德宏州人民政府公告第35号云府登684号），职工医保从县级统筹提升到州级统筹，用人单位以上年度职工工资总额为基数，按6.5%比例缴纳，职工以本人上年度工资总额为基数，按2%比例缴纳；灵活就业或自谋职业人员以上年度在岗职工平均工资80%为缴费基数，按8.5%的比例缴纳。退休人员单位和个人不缴纳基本医疗保险费，对达到退休年龄而达不到最低缴费年限（男30年，女25年）的参保人员，需一次性补缴满最低缴费年限。改制企业和灵活就业的退休人员大病补充医疗保险费，按10年一次性收缴。

建立特治特补的医疗保险待遇制度：特检、特治个人自付30%，统筹基金支付70%；特殊材料（含人工器官）个人自付40%，统筹基金支付60%；特殊用药、外购药品个人自付40%，统筹基金支付60%；乙类检查、乙类药品个人先自付10%，再按统筹支付比例结算；除特检、特治、特殊材料、特殊用药、乙类检查、乙类药品外的住院医疗费用在职人员个人自付15%，统筹基金支付85%；退休人员个人自付11%，统筹基金支付89%。

特殊病、慢性病门诊医疗费在规定的限额内，在职人员自付30%，统筹基金支付70%；退休人员自付20%，统筹基金支付80%。转州外住院医疗费个人自付比例增加5%。基本医疗保险年度最高支付限额为3.5万元。个人账户划入比例为：35岁（含35岁）以下1.5%；36岁至45岁2.0%；46岁以上（含46岁）2.7%；退休人员4.0%。

2010年，出台《德宏州劳动和社会保障局 德宏州卫生局关于印发〈德宏州特殊病和慢性病准入标准〉和〈德宏州特殊病和慢性病用药范围〉的通知》（德劳社〔2010〕83号），建立了慢性病和特殊病并行管理的职工慢特病门诊制度，特殊病5类、慢性病13类。

2011年，出台《德宏州人民政府关于进一步提高城镇基本医疗保险待遇的通知》（德政发〔2011〕191号），将统筹资金报销比例统一提高到90%，经办机构办理转院手续到州外住院的不再降低5%的报销比例，职工基本医疗保险最高支付限额提高到5万元。出台《关于统一降低城镇职工和城镇居民基本医疗保险乙类药品先自付比例的通知》（德人社发〔2011〕130

号)，统一降低城镇职工和城镇居民基本医疗保险乙类药品先自付比例降到3%。

2012年，出台《关于转发云南省人力资源和社会保障厅关于提高城镇职工基本医疗保险70岁以上老年人医疗保险待遇的通知》(德人社发〔2012〕218号)，执行70岁以上老人住院起付线减半、乙类药品不再先自付3%。出台《德宏州人民政府关于提高城镇职工基本医疗保险缴费费率的通知》(德政发〔2012〕120号)，提高职工单位缴费费率到7.5%。

2013年，出台《德宏州人民政府关于提高城镇职工基本医疗保险特殊病报销比例有关问题的批复》(德政复〔2013〕12号)，将门诊特殊病报销比例在职和退休的统一为80%。

2013年6月州第十四届人民政府第2次常务会议决定将职工医保最高支付限额提高到6万元。德宏州人力资源和社会保障局转发执行《云南省人力资源和社会保障厅关于开展城镇职工基本医疗保险0种重大疾病保障工作的通知》(德人社发〔2013〕170号)，开展终末期肾病（尿毒症)、重性精神病、肺癌、食道癌等20种重大疾病城镇职工医保倾斜政策。重大疾病统筹基金支付比例为90%，不受住院医疗费用医保基金最高支付限额限制。

2015年，印发《德宏州人民政府办公室关于提高城镇职工基本医疗保险缴费费率和降低个人账户划入比例的通知》(德政办发〔2015〕3号)，调整用人单位缴费率为在职工工资总额8.5%。个人账户比例调整为：35周岁以下按1.5%划入；36（含36周岁）至45周岁按2%划入；46（含46周岁）周岁以上按2.7%划入；退休人员按4%划入。

2011—2018年，全州城镇职工医疗保险参保人数从2011年11.73万人，增加至2018年13.08万人，参保人数增加1.35万，增长率11.5%，实现了应保尽保。截至2018年底，城镇职工医疗保险待遇水平已较2011年有明显提高，2011年城镇职工医疗保险总收入2.88亿元，总支出2.72亿元，政策范围内报销比例达78%。2018年城镇职工医保全年总收入6.56亿元，较2011年增加了128%，总支出4.70亿元，较2011年增加了1.98亿元，全年政策范围内报销比例达82%，基金收支结余8.24亿元，基金运行平稳安全。

城镇职工大病补充医疗保险

2000年，德宏州人民政府出台《德宏州城镇职工大病补充医疗保险暂行办法》(德政发〔2000〕26号)，建立了职工大病保险制度。

2003年，德宏州人民政府办公室印发《德宏州城镇职工大病补充医疗保险暂行办法实施细则》(德政办发〔2003〕21号)，职工大病补充医疗保险缴费48元，单位和个人分别承担24元，基本医疗保险报销累计2万以上的进入大病补充医疗保险，大病补充医疗保险年度赔付15万元。

2018年，印发《德宏州人力资源和社会保障局　德宏州财政局关于2018年度德宏州城镇职工和城乡居民大病补充医疗保险缴费基数的通知》(德人社发〔2018〕97号)，大病保险缴费标准按“以支定收、收支平衡、略有结余”的原则平衡，将大病保险缴费提高到270元，单位承担170元、个人自缴100元，大病保险最高赔付金额达30万元。

2011年大病保险人均保费100元，总保费1031万元，大病保险年赔付845人次，大病发生率3.7‰，保费赔付率81.8%，最高赔付15万元。2018年大病保险人均保费270元，总保费3602万元，大病保险年赔付3367人次，大病发生率6.01‰，最高赔付30万。

城镇居民基本医疗保险

2008年，出台《德宏州城镇居民基本医疗保险试行办法》（德宏州人民政府第23号公告），覆盖城镇居民的基本医疗保险制度建立，筹资标准每年成人200元（个人缴80元，各级财政补助130元）、未成年人80元（个人缴10元，各级财政补助70元），全年参保人数6.87万人。参保患者住院医疗费用按比例报销，州内一级、二级、三级、州外分别设住院起付线分别为200元、300元、500元、600元，报销比例分别为75%、65%、55%、50%。随着资金支行情况和国家要求逐年调整筹资标准。截至2015年城镇居民与新型农村合作医疗保险筹资标准统一为每年每人470元，其中个人缴费90元，各级财政补助380元。

新型农村合作医疗

2003年，出台《德宏州新型农村合作医疗实施意见》（德卫〔2003〕182号），新型农村合作医疗自2003年在潞西市开展试点，人均筹资30元，其中个人缴费10元，各级财政补县20元，2006年增加瑞丽市试点，实行“住院统筹+门诊家庭账户”，住院报销比例和最高报销封顶线结合资金使用情况进行调整，2003年住院报销比例45%，最高报销500元。

出台《德宏州政府办公室关于成立德宏州新农合协调领导小组的通知》（德政办发〔2003〕75号），成立由分管卫生工作的副州长为组长，卫生、财政、民政、农业、审计等多部门为成员的新农合协调领导小组，下设办公室在州卫生局；同时县、乡两级分别成立了新农合管理委员会，下设办公室在县市卫生局和乡镇卫生院；县市级立了由县市人大牵头、纪检监察、财政、审计等部门组成的新农合监督管理委员会。

2005年，德宏州财政局与州卫生局联合转发《云南省财政厅　云南省卫生厅关于印发〈云南省新农合基金财务管理暂行办法〉和〈云南省新型农村合作医疗基金会计核算暂行办法〉的通知》（德财社〔2005〕55号），建立起规范的新型农村合作医疗财务会计制度。

2007年，出台《关于全面推行新型农村合作医疗工作的实施意见》（德卫〔2007〕210号），全州5县市全覆盖，新型农村合作医疗实行县级统筹，全州5县市实行“住院统筹+门诊统筹”模式。2007年每年筹资50元，其中个人10元，各级财政补县40元，住院报销比例和封顶线根据资金运行情况进行适时调整。出台《德宏州新型农村合作医疗定点医疗机构管理暂行办法》（德卫〔2007〕40号），建立起对新型农村合作医疗定点医疗机构管理的暂行办法。

2010年，出台《德宏州新型农村合作医疗州级定点医疗机构月住院次均费用限价管理暂行办法》（德卫〔2010〕3号），进一步加强了县域外州级定点医疗机构管理。

2012年，出台《德宏州卫生局关于印发2012年新型农村合作医疗补偿方案调整指导意见的通知》（德卫〔2011〕332号），统一全州各县市各级医疗机构报销比例，省、州、县、乡级医疗机构起付线分别为：100元、200元、400元、600元，补偿比分别为：55%、65%、80%、90%，年度封顶线统一为80000元；普通门诊乡级补偿比例提高到45%、村级提高到50%，封顶线提高到300元。出台《关于成立新型农村合作医疗反欺诈反套骗机制的意见》（德卫发〔2012〕179号），建立新型农村合作医疗基金反欺诈反套骗机制。

2013年，出台《德宏州重性精神病患者治疗康复救助工作方案》（德卫发〔2013〕132号），将重性精神病患者治疗康复费用纳入新型农村合作医疗报销90%，个人自付10%。

2014年，德宏州发展改革委等四部门转发《云南省物价局　云南省卫生厅　云南省人力资源和社会保障厅　云南省财政厅关于进一步完善基层医疗机构一般诊疗费政策有关问题的通知》（德发改收费〔2014〕427号），将一般诊疗费纳入乡村两级医疗机构新型农村合作医疗门诊补偿，一般诊查费分别为6元、7元、9元，新农合患者门诊分别补偿5.5元、6元、7.5元。

城乡居民医疗保险

一、构建统一的城乡居民医保制度

2016年，根据《云南省人民政府关于整合城乡居民基本医疗保险制度的实施意见》（云政发〔2016〕72号）要求，出台《德宏州城乡居民基本医疗保险暂行办法》（德政办发〔2016〕167号），德宏州城镇居民基本医疗保险与新型农村合作医疗保险整合成城乡居民基本医疗保险，实行州级统筹。2018年，城乡居民医保缴费标准为670元/年（个人180元，各级财政补助490元），全州106.74人参加城乡居民医保，全年筹集资金7.15亿元，全州城乡居民医疗保险实现了覆盖范围、筹资政策、保障待遇、合规费用、定点管理、基金管理、信息系统、统一核定、统一结算办法等九统一，城乡居民公平享有基本医疗保险和城乡居民大病保险，进一步打破城乡二元结构，促进城乡经济社会持续协调发展。

二、统一普惠的城乡居民报销待遇

（一）住院待遇

1. 起付线：一级医院200元；二级医院400元；州市级（三级）医院800元；省级及省以外（三级）1200元。城乡特困人员免收起付线。城乡低保对象、丧失劳动能力的一、二级重度残疾人，低收入家庭的贫困老人和重度残疾的学生、少年儿童起付线减半。

2. 支付比例：一级医院90%；二级医院80%；州市级（三级）医院65%；省级及省以外（三级）60%。州外未办理转诊转院或未在医保经办机构备案的支付比例：一级医院80%；二级医院60%；州市级（三级）医院50%；省级及省以外（三级）40%。

3. 严重精神障碍、尿毒症（终末期肾病）患者不设起付线，不分甲、乙类，政策范围内的医疗费用按90%报销。

4. 住院分娩：一、二级医疗机构包干支付：顺产1500元；剖宫产，一级医疗机构1800元/例，二级医疗机构2400元/例；三级医疗机构限额报销，顺产2000元，剖宫产3000元，医疗费用不足限额的按实际发生额报销。

5. 中草药饮片在一级医疗机构（乡镇卫生院和政府办社区卫生服务中心）住院提高5个百分点报销，在二、三级定点医疗机构提高

10个百分点报销。

6. 最高支付限额：每人每年最高报销金额为15万元。

（二）普通门诊待遇

基层医疗机构（政府办乡镇卫生院和社区卫生服务中心、村卫生室、社区卫生服务站）报销50%，县级医疗机构报销25%。

（三）门诊慢特病待遇

1. 恶性肿瘤、慢性肾功能衰竭等12种特殊病报销70%，其中尿毒症、精神分裂症及双相情感障碍报销90%。

2. 慢性肾炎（肾病综合征）等14种慢性病限额内报销60%。

2018年共报销普通门诊384.94万人次，报销资金8460万元，报销比例45.6%；特殊病报销1.08万人次，报销资金422.53万元，报销比例达82.44%；慢性病报销10.25万人次，报销资金1000.81万元，报销比例60.23%；住院18.44万人次，住院报销5.6亿元，住院报销比例66%。2018年年累计结余资金3.48亿元，实现城乡居民医保资金收支平衡、略有节余。

城乡居民大病保险制度

为健全多层次医疗保障体系，有效提高医疗保障水平，减轻城乡居民医疗费用负担，2016年建立了城乡居民大病保险制度，2017年，出台《德宏州城乡居民大病保险实施细则（暂行）的通知》（德人社发〔2017〕142号）。城乡居民患者住院按常规方案报销后，个人自付部分超过5000元的，超过部分纳入大病保险赔付范围，实行分段赔付：自付5000—1万元（含1万元）的赔付50%；1万—3万元（含3万元）赔付60%，3万—5万元（含5万元）赔付70%，5万元以上赔付80%，城乡居民大病补充医疗保险最高赔付限额为15万元。建档立卡贫困人员的起付线降低到一般城乡居民起付线的50%，报销比例：自付5000—5万元（含5万元）赔付70%，5万元以上赔付80%，封顶线提高到22.5万。2018年共赔付8523人次，赔付金额2620万元。

生育保险

为了规范职工生育保险关系，维护职工参加生育保险和享受生育保险待遇的合法权益，保障妇女生育期间的基本生活和医疗需求，促进妇女就业。2012年，出台《德宏州人民政府关于贯彻〈云南省职工生育保险办法〉的实施意见》（德宏州人民政府第48号公告），德宏州生育保险实施方案正式实施。职工生育保险费的缴费基数为单位上年度职工工资总额，由各级财政负担生育保险费的机关、事业、社会团体等用人单位缴费比例为0.3%，由企业、有雇工的个体工商户等用人单位缴费比例为1.0%。用人单位上年度平均工资低于上年度全州职工社会平均工资60%的，以60%为缴费基数；高于上年度全州职工社会平均工资300%的，以300%为缴费基数。生育保险报销生育医疗费和生育津贴。

2017年，出台《德宏州人民政府关于提高机关事业单位生育保险费率的批复》（德政复〔2017〕125号），从2018年1月1日起将机关事业单位生育保险费率从0.3%提高至0.4%。

2018年，出台《德宏州人力资源和社会保障局　德宏州财政局　德宏州卫生计生委关于提高企业生育保险费率的通知》（德人社发〔2018〕216 号），将企业生育保险费率提高至 1.8%。

职工生育保险总体运行良好，2012 年全州共有 6.37 万人参加生育保险，共收缴生育保险基金 388.58 万元，生育保险基金支出 78.66 万元，生育保险基金累计结余 1135 万元。2018 年生育保险全年参保人员 8.28 万人，基金收入 5050.14 万元，总支出 5000.26 万元。

医保扶贫

2016 年，出台《德宏州健康扶贫行动计划（2016—2020 年）》（德发〔2016〕30 号），2017 年，出台《德宏州贯彻落实云南省健康扶贫 30 条措施实施方案》（德政办发〔2017〕98 号），建立德宏州健康扶贫“城乡居民基本医疗保险、大病保险、医疗救助、医疗费用兜底保障”的四重保障措施。建档立卡贫困人口 100% 参加基本医保和大病保险，享受四重保障待遇后医疗费用报销比例达 90%。2018 年，建档立卡贫困人口 14.9 人实现 100% 参加医保，达到了应保尽保的目标。全年报销普通门诊 60.17 万人次，报销资金 1326.94 万元，报销比例 46%；28 种慢特病报销 1.01 万人，报销资金 168.99 万元，报销比例达 82%；共有 3.84 万人次贫困人口住院，住院医疗费用 1206 万元，报销医保资金 1136 万元，报销比例达 94.26%。

离休干部医疗保险

为扎实做好新形势下离休干部工作，使离休干部分享社会发展成果，进一步提高离休干部医疗保障待遇水平，2000 年，出台《德宏州州直行政事业单位离休干部医疗费管理暂行办法》（德政发〔2000〕92 号），离休干部医疗费用保障纳入财政预算。2002 年，出台《德宏州人民政府关于印发德宏州离休干部医疗保障办法（试行）的通知》（德政发〔2002〕238 号），将离休干部医疗费用筹资核定为 9000 元，明确筹资费用由财政或单位缴纳。2003 年，出台《德宏州离休干部医疗保障办法实施细则》（德政办发〔2003〕7 号）对具体医药费用使用进行了规范，处方用量 9 天，费用 300 元，明确离休干部就医车旅费、陪护费由单位支付。

2011 年，出台《德宏州人民政府关于调整离休干部医疗保障统筹缴费标准的通知》（德政发〔2011〕256 号）将离休干医疗保障统筹缴费标准按每人每年 3.6 万元。

2017 年，出台《德宏州人民政府办公室关于调整离休干部医疗保障统筹缴费标准的通知》（德政办发〔2017〕88 号）将离休干部统筹缴费标准提高到每人每年 5.6 万元，由各县市和有关参统单位按缴费标准缴纳，超支的由州财政承担。

医疗保险经办管理

一、信息化管理平台建设

2003 年，新农合信息系统由省卫健委投资建设，德宏州医疗保险信息系统于 2008 年由德宏州人力资源和社会保障局投资建设，2017 年城乡居民医保整合，由医疗保险存储银行投资建设新的医疗保险信息系统，将原来分散到各经办机构的服务器设备、网络设备等集成托管到电信数据中心机房，承载职工基本医疗保险和城镇居民基本医疗保险业务。截至

2018年底，全州1个州级、5个县（市）级医疗保险经办机构、55个乡镇级社保服务中心与州级数据中心机房联网，覆盖553个定点医疗机构（含431个卫生室）、338个定点零售药店网络接入到数据中心实时联网经办业务。

二、推进异地备案管理

2010年4月，开始启动省内异地就医联网直接结算；2016年1月，全州离休干部在省内异地持卡就医实现直接结算；2017年9月，城镇职工医疗保险和城乡居民医疗保险实现了跨省异地就医直接结算工作。随着医疗保险政策的不断发展，异地就医工作逐步优化，成效不断显现。有效解决了异地退休安置人员、长期异地生活居住人员和外出务工人员异地就医垫付医疗费报销难、执行政策难、就医监管难、核实查处难问题；节省了患者来回报账的时间周期和往返费用开支，切实提高了医保的统筹质量，方便快捷高效地开展了医疗费异地即时结算工作，群众获得感幸福感得到有效增强。

2018年，德宏州在完成异地就医直接结算的网络链、密码设备安装、数字证书申请、域通信环境设备等工作，顺利将德宏州人民医院、德宏州中医医院以及芒市人民医院、梁河县人民医院、盈江县人民医院、陇川县人民医院、瑞丽市人民医院、畹町人民医院、盈江县中医院、瑞丽市中医院共10家公立医院接入跨省异地就医国家平台直接结算系统，实现了医疗保险异地就医费用直接结算，并落实了清算资金应付尽付。

三、简化经办手续和流程

为了方便参保人州外就医直接报销，有效提高异地就医服务效率与服务水平，参保人可选择电话、传真、邮箱、微信或委托他人现场办理等多种备案渠道，不断简化备案手续和程序。参保人按规定备案后可在备案地已联网的定点医院直接刷卡结算，因特殊情况未能即时刷卡结算的，提供住院报销材料清单回参保地申请手工报账，群众切切实实感受到异地就医结算的实效。

医保改革探索历程

一、探索医保支付方式改革

为进一步加强德宏州城镇职工基本医疗保险收支预算管理，有效控制住院医疗费用增长，规范医疗服务行为，提高基金使用效率，保障参保人员医疗权益，降低参保患者医疗费用负担，2013年10月，制定《急性阑尾炎等37个病种按单病种结算方案》（德人社发〔2013〕80号）。2016年3月，出台《于增加鼻中隔偏曲等8个病种实行病种结算及对原12个单病种费用调整的通知》（德人社发〔2016〕33号），增加鼻中隔偏曲等8个病种实行单病种结算并对原12个单病种费用进行调整。

2015年，出台《德宏州人民政府关于开展城镇职工基本医疗保险住院总额预付结算的批复》（德政复〔2015〕11号），批复德宏州人力资源和社会保障局开展职工医保总额预付工作。2015年1月，出台《2015年德宏州城镇职工基本医疗保险住院费“总额预付、按月拨付、服务考核、年度清算”结算办法》（德人社发〔2015〕9号），正式开展职工医疗保险总额付费工作。

2017年，出台《德宏州城乡居民基本医保住院总额预付实施方案》（德人社发〔2017〕71号），2018年，出台《德宏州基本医疗保险住院按病种付费实施方案》（德人社发〔2018〕204号)，截至2018年，病种付费范围已达到162个病种，德宏州形成总额控费下按病种、按床日、按项目付费的复合式付费方式。

二、探索公立医院取消药品和耗材加成

为进一步做好州、县两级公立医院综合改革工作，确保全州公立医院如期取消药品和耗材加成，破除以药补医机制，建立新的补偿机制，2017年，出台《德宏州公立医院取消药品和耗材加成调整医疗服务价格补偿方案》(德政办发〔2017〕68号)、《德宏州公立医院全部取消药品和耗材加成调整部分医疗服务价格实行“一州一策”补偿政策》(德发改收费〔2017〕385号)，共调高135项体现医务人员技术劳务价值的医疗服务项目价格，降低230项利用大型仪器设备开展的检查、检验类医疗服务项目价格。

(撰稿：李其华)

丽 江 市

工作综述

丽江市医疗保险工作在市委、市政府的坚强领导和上级医疗保障部门的精心指导下，坚持补短板、堵漏洞、强弱项，在医保制度建设、支付方式改革和机构队伍建设等方面进一步加大力度，完善公平适度的待遇保障机制，健全稳健可持续的筹资运行机制，建立管用高效的医保支付机制，健全严密有力的基金监管机制，不断满足了人民群众对健康福祉的美好需要，让百姓“看得上病”“看得起病”“看得好病”，实现以医保治理现代化保障“病有所医”的目标，努力开创丽江医疗保障事业发展新局面。

机构变革历程

2010 年 9 月，丽江市对人力资源和社会保障工作行政管理职能进行调整。根据《中共丽江市委办公室、丽江市人民政府办公室关于印发〈丽江市人民政府机构改革实施意见〉的通知》及市人民政府办公室《关于丽江市人民政府机构设置的通知》，组建丽江市人力资源和社会保障局。将原市人事局、市劳动和社会保障局的职责，整合组建市人力资源和社会保障局。9 月 17 日，丽江市人力资源和社会保障局正式挂牌成立。成立后的人力资源和社会保障局内设 20 个科室和市三项制度办公室，其中设社会保障科主要职责为：负责拟订城镇职工和居民医疗保险政策、规划和标准；拟订城镇职工和城镇居民补充医疗保险政策和管理办法；拟订城镇职工和城镇居民医疗保险基金管理办法；依据设立条件和标准确定定点医疗机构、定点零售药店；参与拟订定点医疗机构、定点零售药店的服务管理及结算办法；拟订并组织实施补充医疗保险政策和管理办法。

2011 年 3 月 25 日，经《丽江市机构编制委员会办公室关于丽江市医疗保险管理局主要职责和人员编制规定的通知》审定，确定丽江市医疗保险管理局为丽江市人力资源和社会保障局下属全额拨款事业单位，人员参照国家公务员管理，正科级，核定事业编制 15 名，其中管理人员 14 名，工勤人员 1 名；核定局长 1 名（高配副处级）、副局长 3 名（副科级）。丽江市医疗保险管理部门主要职责为：负责城镇职工基本医疗保险及城镇职工大病补充医疗保险待遇统筹、基金划拨、政策执行和管理工作；承担城镇职工基本医疗保险经办工作。负责行政事业单位工伤。负责离休干部医疗保障的具体管理和离休干部医疗保险经办工作。负责城镇个体经济从业人员住院医疗保险资金拨付、待遇统筹政策执行和管理工作；承担城镇个体经济从业人员住院医疗保险及大病补充医疗保险经办工作。负责进城务工农民住院医疗保险和大病补充医疗保险资金拨付、待遇统筹、政策执行和管理工作；承担进城务工农民住院医疗保险和大病补充医疗保险经办工作。负责城镇居民基本医疗保险、大病补充医疗保险、门诊统筹保险及基本医疗保险基金征缴、拨付、审核工作。负责医疗保险信息系统管理维护工作。负责城镇职工、城镇居民异地就医购药联网刷卡结算工作。承担各级人民政府城镇职工医疗保障体制改革领导小组办公室的日常工作。截至2018年底，丽江市医疗保险管理部门共有人员118人。其中丽江市医疗保险管理局15人，古城区医疗保险管理局28人，玉龙县医疗保险管理局14人，永胜县医疗保险管理局21名，华坪县医疗保险管理局18名，宁蒗县医疗保险管理局22人。

城镇职工医疗保险

2000年，印发《丽江地区城镇职工基本医疗保险实施办法》(丽署发〔2000〕55号)，建立丽江市城镇职工基本医疗保险制度。2001年，印发《丽江地区行政公署关于转批〈我区地直、省属单位国家公务员医疗待遇的实施意见〉的通知》(丽署发〔2001〕44号)，建立公务员医疗补助制度。

2010年，印发《丽江市人民政府办公室关于印发〈丽江市城镇职工基本医疗保险实行市级统筹管理实施意见〉的通知》(丽政办发〔2010〕66号)、《丽江市劳动和社会保障局、丽江市财政局关于印发〈丽江市城镇职工基本医疗保险市级统筹经办管理办法〉的通知》(丽劳社〔2010〕33号)，提高职工医保统筹层次，实现全市职工医保市级统筹。实行单基数征缴基本医疗保险费，即城镇职工基本医疗保险缴费费率单位缴纳8%、个人缴纳2%。

2011年，印发《关于提高丽江市城镇职工医疗保险最高支付限额的通知》(丽人社〔2011〕70号)，将职工医保统筹基金年度最高支付限额从3.5万元提高到5.5万元。根据《云南省人力资源和社会保障厅关于城镇职工基本医疗保险最低缴费年限的通知》(云人社发〔2009〕172号)要求，印发《丽江市关于最低缴费年限的通知》(丽人社发〔2011〕1号)，明确职工医保享受退休待遇的最低缴费年限标准。参加城镇职工基本医疗保险的参保人员退休时，其缴费年限男满30年、女满25年的单位和个人均不再缴纳基本医疗保险费。

2012年，印发《丽江市人社局关于无顾工个体工商户、未在用人单位参加职工基本医疗保险的非全日制从业人员、其他灵活就业人员以及进城务工人员医疗保险政策调整的实施意见》(丽人社〔2012〕10号)，调整完善灵活就业人员参加职工医保政策，灵活就业人员与职工医保享受同等待遇。严格贯彻落实省级统一规定的专项政策：《云南省人力资源和社会保障厅关于调整城镇职工基本医疗保险个人账户支付范围的通知》(云人社发〔2011〕102号)、《云南省人力资源和社会保障厅关于城镇职工基本医疗保险个人账户用于购买商业补充医疗保险的通知》(云人社发〔2011〕256号)、《云南省人力资源和社会保障厅关于提高城镇职工基本医疗保险70岁以上老年人医疗保险待遇的通知》(云人社发〔2012〕197号)、《云南省人力资源和社会保障厅关于城镇职工基本医疗保险基层医疗机构一般诊疗费支付标准的通知》(云人社发〔2012〕177号)、《云南省人力资源和社会保障厅关于开展城镇职工基本医疗保险20种重大疾病保障工作的通知》(云人社发〔2013〕154号)、《云南省人力资源和社会保障厅关于进一步完善城镇职工基本医疗保险门诊特殊病慢性病管理工作的通知》(云人社发〔2013〕264号)。

2017年，印发《关于调整丽江市城镇职工大病医疗费最高支付限额的通知》(丽人社〔2017〕4号)，自2017年1月1日起，城镇职工医疗保险不再设最高支付限额（即上不封顶），使丽江市成为云南省第一家执行城镇职工医疗保险不封顶的州市。

2011—2018年，丽江市城镇职工基本医疗保险制度构建逐渐成形，趋于稳定，城镇职工基本医疗保险参保人数从2011年的10万人提高到2018年的12万人，参保率扩面稳步提升。2011年，全市城镇职工基本医疗保险基金收入24110万元，支出16331万元。其中享受住院医保待遇1.27万人次，住院总费用10217万元，统筹基金支出8288万元，政策范围内支付比例达81%。2018年，全市城镇职工基本医疗保险基金收入72223万元，支出50205万元。其中享受住院医保待遇2.43万人次，政策范围内支付比例达85%。2018年基金收入比2011年增长200%，基金支出增长207%，住院享受待遇人次增加1.16万人次，城镇职工医疗保险待遇范围逐年扩大，保障力度逐步加大。

城镇职工大病补充医疗保险

2001年，根据《云南省城镇职工大病补充医疗保险暂行办法》(云政发〔1999〕192号）文件，印发《丽江地区城镇职工大病补充医疗保险暂行办法》(丽署发〔2001〕4号)，建立职工大额医疗费用补助制度。年度内累计发生的医疗费用高于3.5万元并符合城镇职工基本医疗保险药品目录和诊疗项目的，按90%赔付，最高赔付限额为15万元。

2011，印发《关于提高丽江市城镇职工医疗保险最高支付限额的通知》(丽人社〔2011〕70号)，将职工大额医疗费用补助年度最高支付限额从15万元提高到20万元。

2012年，印发《丽江市人力资源和社会保障局　丽江市财政局关于调整丽江市城镇职工大病补充医疗保险缴费标准的通知》(丽人社〔2012〕89号)，调整丽江市职工大额医疗费用补助缴费标准，按固定费率、浮动计算方式进行，缴费标准按上上年度社会平均工资的6‰确定，单位负责缴纳70%，个人负责缴纳30%。个体及灵活就业参保人员大病补充医疗保险个人缴费部分为当年度大病补充医疗保险费的100%。

2017年，印发《关于调整丽江市城镇职工大病医疗费最高支付限额的通知》(丽人社〔2017〕4号)，丽江市城镇职工大病医疗费不再设置最高支付限额（即上不封顶)，政策范围内的住院医疗费用、基本段、大病段累计报销金额达到25.5万元以上的部分，由基本医疗保险统筹基金按90%的比例予以报销。

2011—2018年，职工大额医疗费用补助作为城镇职工基本医疗保险的重要补充，对解除职工的后顾之忧，保障职工的健康权益发挥了重要的作用。缓减了参保职工“看病难、看病贵”等实际问题，通过大病保障参保职工医疗保障水平明显提高，切实减轻了群众医疗费用负担。

城镇居民基本医疗保险

2009年，根据《云南省人民政府关于印发云南省城镇居民基本医疗保险试点实施办法的通知》(云政发〔2007〕130号)、《云南省城镇居民基本医疗保险试点实施细则》(云南省劳动和社会保障厅公告第7号),印发《丽江市城镇居民基本医疗保险暂行办法》(丽江市人民政府公告第17号)、《丽江市城镇居民基本医疗保险实施细则(试行)》(丽江市劳动和社会保障局丽江市财政局公告第1号)、《关于丽江市推行城镇居民大病补充医疗保险的补充规定》(丽人社发〔2010〕61号),建立城镇居民基本医疗保险制度。随着医疗保险扩面工作的持续深入,城镇居民基本医疗保险参保人数基本稳定,参保结构基本合理,且人群分布基本稳定。参保人数2011年为9.38万人,2012年为7.38万人,2013年7.76万人,2014年为8.29万人,2015年为7.58万人,2016年为7.93万人。筹资标准从2011年的220元(个人:10元,各级财政补助:210元)增长到2016年的570元(个人:150元,各级财政补助:420元)。增加率为159%。随着社会经济的发展及医疗费用支出逐年提高,自2012年起,全省统一提高了城镇居民基本医疗保险待遇标准,城镇居民基本医疗保险待遇支出逐年增加。待遇支出从2011年的1627万元增加至2016年的4385万元。

参保对象为:具有本市城镇户籍,不属于城镇职工基本医疗保险制度覆盖范围的大、中专院校学生,中、小学生,少年儿童,其他未成年人和非从业城镇居民都可以以家庭或个人的方式自愿参加城镇居民基本医疗保险。缴费标准:居民每人每年缴纳基本医疗保险费90元,2015年度实收2014年度缴费差额20元,收100元。特殊困难群体个人不缴费。财政补助标准:中央220元,省58元,市县60元,共计补助338元。总筹资标准:428元。2011年丽江市城镇居民基本医疗保险费收入2239.5万元,支出1627万元,待遇享受人次为5105人次,发生住院费用2321万元。2012年丽江市城镇居民基本医疗保险费收入2355万元,支出2319万元,待遇享受人次为6401人次,发生住院费用3966万元。2013年丽江市城镇居民基本医疗保险费收入2302万元,支出2747万元,待遇享受人次为7507人次,发生住院费用5050万元。2014年丽江市城镇居民基本医疗保险费收入3792万元,支出3118万元,待遇享受人次为8906人次,发生住院费用6363万元。2016年丽江市城镇居民基本医疗保险费收入4712万元,支出4097万元,待遇享受人次为9537人次,发生住院费用6826万元。

主要住院待遇为:

(一)基本段。在起付线(三级医院为500元,二级医院为300元,一级医院为100元)以上,最高支付限额(年度内累计报销不得高于3万元)以下的,符合城镇居民基本医疗保险药品目录和诊疗项目的住院医疗费由统筹基金和参保人按比例共同负担。其中统筹基金报销比例为:三级医院60%,二级医院80%,一级医院90%。转出统筹地区外的个人负担比例在原基础上提高5%;其中:单价在200元以上材料费用个人先自付5%,“血液制品”个人先自付10%。

(二)大病段。在一个自然年度内,参保居民发生的累计超过城镇居民基本医疗保险基金最高支付限额以上并符合基本医疗目录的医疗费,由大病补充医疗保险支付70%,最高赔付限额6万元。

(三)封顶线。城镇居民医疗保险基本段加大病两段合计最高支付限额为9万元。

新型农村合作医疗

丽江市新农合医疗保险于2003年开始在玉龙县试点，经2004、2006年在古城区、华坪县试点后，于2007年在永胜县和宁蒗县实施，以县区级统筹模式全面推开。新农合医疗保险参保人数逐年提高，参保率保持在97.50%以上。2011年参保人数为937889人，参保率97.50%，2013年参保人数为948052人，参保率97.66%，2014年参保人数为953492人，参保率98.81%，2015年参保人数为949466人，参保率99.37%，2016年参保人数为942600人，参保率99.35%。筹资标准从2011年的280元/年增长到2016年的540元/年。随着筹资标准、老百姓就医意识、医疗费用支出的逐年提高，基金支出方面2013至2015年逐年提高，2016年略有下降。其中2013年支出3.44亿元，2014年支出2.86亿元，2015年支出3.99亿元，2016年支出3.06亿元。

2011—2016年，丽江市新农合基金筹集使用管理健康平稳运行，参合人数、参合率及保障水平逐年提高，农村居民因病致贫、因病返贫现象得到有效缓解。

城乡居民大病保险

2013年，根据国家六部委《关于开展城乡居民大病保险工作的指导意见》(发改社会〔2012〕2605号）以及《云南省城乡居民大病保险实施意见（试行)》(云政办发〔2012〕237号）文件精神，开展丽江市新农合大病补充医疗保险工作，出台《丽江市人民政府办公室关于印发丽江市新型农村合作医疗大病补充医疗保险工作实施方案的通知》(丽政办发〔2013〕59号)，经公开招标，人保财险丽江市分公司中标成为服务商，服务期限为2013—2016年。根据《云南省人民政府办公厅关于全面实施城乡居民大病保险的意见》（云政办发〔2015〕81号)、《云南省人民政府办公厅关于印发云南省全面推进城乡居民大病保险实施方案的通知》(云政办函〔2015〕263号）文件，印发《丽江市城乡居民大病保险暂行办法》(丽江市人民政府公告第67号)、《丽江市城乡居民大病保险实施细则（试行)》(丽江市人力资源和社会保障局公告第2号)，建立城乡居民大病保险制度。2017年，为进一步健全完善丽江市城镇职工和城乡居民医疗保障体系，减轻参保人员医疗费用负担，根据《丽江市人民政府办公室关于印发丽江市整合城乡居民基本医疗保险制度工作实施方案的通知》(丽政办发〔2016〕120号)，按照《丽江市人社局“市城镇职工大病补充医疗保险和城乡居民大病保险服务”采购项目公开招标公告采购结果，人保财险丽江市分公司继续中标成为丽江市城乡居民大病保险服务商，服务期限为2017—2021年。

2013年，新农合大病保险筹资标准为每人每年20元，总保费为1896.10万元。2014年，新农合大病保险筹资标准为每人每年20元，总保费为1906.98万元。2015年，新农合大病保险筹资标准为每人每年23元，总保费为2183.77万元。2016年，新农合大病保险筹资标准为每人每年23元，总保费为2167.98万元。每年新农合大病保险费直接从各县(区）基本新农合年度筹集资金中划拨。2017年度丽江市城乡居民大病保险费标准：按每年人均30元投保，保费从城乡居民基本医疗保险基金中划拨。

2013 年全市新农合大病保险参保人数为 948052 人，2014 年为 953492 人，2015 年为 949466 人，2016 年为 942600 人，2017 年城乡居民大病保险参保人数为 1029600 人，2018 年城乡居民大病保险参保人数为 1031786 人。

待遇标准：合同期内，被保险人在基本医疗保险定点或认可的医药机构住院（含意外伤害住院、特殊疾病门诊等特殊待遇）所发生的政策范围内的医疗费用，经基本医疗保险报销后，个人累计负担的合规费用达到起付线（2017 至 2021 年度城乡居民大病保险起付线均为 10000 元）以上部分纳入大病保险，实行分段赔付（先确定所属分段，再确定赔付比例），费用越高报销比例越高。具体报销比例为：大病起付线以上：0—1 万元（含）为 60%、1 万—3 万元（含）为 65%、3 万—5 万元（含）为 70%、5 万元以上为 80%。2017 年起至 2019 年 12 月 31 日，丽江市城乡居民大病保险封顶线为 20 万元。

2011—2018 年，丽江市不断提高参保人员保障水平，促进人民群众健康水平提升，逐步提高了大病保险赔付比例，取消了城乡居民大病保险封顶线，医疗保障范围的提高有效减轻了人民群众的就医负担，缓解了“因病致贫、因病返贫”问题。2018 年，丽江市城镇职工补充医疗保险和城乡居民大病保险业务均基本实现一站式即时结算服务。

城乡居民基本医疗保险

构建统一标准的城乡居民基本医疗保险制度。一是严格执行国家、省级层面相关文件精神。根据《云南省人民政府关于整合城乡居民基本医疗保险制度的实施意见》（云政发〔2016〕72 号）文件精神，印发《丽江市人民政府办公室关于印发〈丽江市整合城乡居民基本医疗保险制度工作实施方案〉的通知》（丽政办发〔2016〕120 号）、《丽江市城乡居民基本医疗保险暂行办法》（丽江市人民政府公告第 66 号）、《丽江市城乡居民基本医疗保险实施细则（试行）》（丽江市人力资源和社会保障局公告第 1 号），建立城乡居民基本医疗保险制度。居民医保实行市级统筹、分级管理，避免了重复参保、重复补贴、农村居民和城镇居民缴费和待遇标准不同等问题。自 2017 年 1 月 1 日起，丽江市全面将新农合职能、机构、编制、人员、基金、资产、档案、信息系统及数据等从卫生计生部门向人力资源社会保障部门移交，统一由市人力资源社会保障局运行管理城乡居民基本医疗保险工作。于 2017 年 2 月 1 日起执行统一的城乡居民医保政策，即：《丽江市城乡居民基本医疗保险暂行办法》（丽江市人民政府公告第 66 号）、《丽江市城乡居民基本医疗保险实施细则（试行）》（登记编号：丽府登 138 号）、《丽江市城乡居民大病保险暂行办法》（丽江市人民政府公告第 67 号）和《丽江市城乡居民大病保险实施细则（试行）》（登记编号：丽府登 139 号）四份规范性文件。自 2017 年起，居民医保参保人数稳定在 103 万人左右。如期完成整合任务，实现省政府要求的“九统一”目标。

二是全市统一的城乡居民参保筹资模式。自 2017 年 1 月 1 日起，城乡居民基本医疗保险实行市级统筹、分级管理，一定程度上避免了重复参保、重复补贴、农村居民和城镇居民缴费和待遇标准不同等问题。2017 年城乡居民基本医疗保险参保人数为 1029600 人，2018

年为1031786人，参保人数在2017年合并第一年的基础上略有上升。居民医保统一参保对象为：丽江市行政区域内除职工医保应参保人员以外的所有其他城乡居民。流动就业人员在城镇单位就业并有稳定劳动关系的，依法参加职工医保；以非全日制、临时性工作等灵活就业的，可以以灵活就业人员身份按照规定参加职工医保，也可以选择参加居民医保。居民医保执行全省统一的筹资标准。

三是统一的城乡居民基本医疗保险待遇支付标准。随着医疗保险各项工作的有序推进以及宣传工作的不断深入，城乡居民参保覆盖面进一步扩大，保障水平不断提升。原新农合和城镇居民医保实现合并后，逐步淡化了城乡差距。根据城乡居民基本医疗保险相关政策配套文件，统一住院医疗待遇：其中参保人员在定点医疗机构发生的符合居民医保基金支付范围的住院医疗费用，起付标准和支付比例为：一级及其以下医疗机构（包括基层医疗卫生服务机构）起付标准为200元，报销比例为90%；二级医疗机构起付标准为500元，报销比例为80%；三级医疗机构起付标准为800元，报销比例为65%；转往统筹区外的，起付标准为1200元，报销比例相应降低5%。统一门诊医疗待遇：参保人员在乡、村两级定点医疗机构普通门诊（含急诊）就医的医药费由居民医保基金支付50%，在市、县（区）定点医疗机构普通门诊就医的医药费由居民医保基金支付25%；每次最高支付20元（一般诊疗费除外）；年度内个人普通门诊医疗费用居民医保基金最高支付300元。统一慢性病、特殊病门诊待遇、生育分娩医疗等待遇。

四是城乡居民医疗保险待遇保障水平显著提高。2011年，城镇居民基金收入2239.5万元，支出1627万元。2016年城镇居民基金收入4712万元，支出4385万元，基金支出6年增长达2.6倍。2012年至2016年期间，城镇居民享受门诊医保待遇6.53万人次，医保基金支出0.03亿元，享受住院医保待遇4.24万人次，医保基金支出1.72亿元；2013年至2016年新农合医疗保险享受门诊医保待遇811.45万人次，医保基金支出1.39亿元，住院医保待遇38.54万人次，医保基金支出11.71亿元。2017年全市城乡居民基金收入6.83亿元，支出5.25亿元，2018年收入7.42亿元，支出6.09亿元，基金支出增长率达到8.64%。2017年至2018年，城乡居民享受医保门诊医保待遇247.13万人次，医保基金支出0.84亿元，享受住院医保待遇26.10万人次，医保基金支出11.19亿元，政策范围内支付比例72.52%。

五是城乡居民大病保险待遇进一步提高。2017年城乡整合后，根据丽江市医疗保险基金运行情况，逐步提高了大病保险赔付比例，提高了参保人员的保障水平，促进了人民群众健康水平提升。城乡居民大病保险报销比例从2016年的50%—70%提高至60%—80%，每个分段均提高了10个百分点。2017年至2018年城乡居民大病保险起付线为10000元，个人累计负担的合规费用达到起付线以上部分纳入大病保险，实行分段赔付（先确定所属分段，再确定赔付比例），费用越高报销比例越高。具体报销比例为：大病起付线以上：0—1万元（含）为60%、1万—3万元（含）为65%、3万—5万元（含）为70%、5万元以上为80%。年度最高支付限额为20万元。针对建档立卡贫困人口，大病保险起付线降低50%，为5000元，大病保险年度支付限额提高50%，为30万元。2017至2018年度，全市享受城乡居民大病保险待遇人次4.05万人次，大病保险基金支付7577.60万元。2019年1月1日起取消了建档立卡贫困人口大病保险封顶线，2020年1月1日起全面取消了城乡居民大病保险封顶线。医疗保障范围的提高及封顶线的全面放开，有效减轻了人民群众的就医负担，缓解了“因病致贫、因病返贫”问题。

丽江市2017年、2018年城乡居民基本医疗保险参保及待遇：

1. 参保对象：丽江市行政区域内除职工医保应参保人员以外的所有其他城乡居民。流动就业人员在城镇单位就业并有稳定劳动关系的，依法参加职工医保；以非全日制、临时性工作等灵活就业的，可以以灵活就业人员身份按照规定参加职工医保，也可以选择参加居民医保。

2. 缴费标准：执行全省统一的筹资标准。

3. 待遇标准：

（1）门诊医疗统筹：参保人员在乡、村两级定点医疗机构普通门诊（含急诊）就医的医药费由居民医保基金支付50%，在市、县（区）定点医疗机构普通门诊就医的医药费由居民医保基金支付25%；每次最高支付20元（一般诊疗费除外）；年度内个人普通门诊医疗费用居民医保基金最高支付300元。

（2）住院报销：一级及其以下医疗机构（包括基层医疗卫生服务机构）起付标准为200元，报销比例为90%；二级医疗机构起付标准为500元，报销比例为80%；三级医疗机构起付标准为800元，报销比例为65%；转往统筹区外的，起付标准为1200元，报销比例相应降低5%。

生育保险

为规范职工生育保险关系，维护职工参加生育保险和享受生育保险待遇的合法权益，保障妇女生育期间的基本生活和医疗需求，促进妇女就业，2011年7月1日，印发《丽江市职工生育保险办法》，在全市初步建立职工生育保险体系。职工生育保险基金按照“以支定收，收支基本平衡”的原则筹集。职工生育保险费由用人单位缴纳，职工个人不缴费。职工生育保险的缴费基数为本单位上年度职工工资总额，缴费比例为0.8%—1.0%。

为确保职工生育保险体系运转有序，在丽江市社会保险局设工伤生育保险业务办理窗口和工伤生育保险办公室，负责全市生育保险的参保登记、基数核定、基金征缴、待遇审核、报表编制、政策咨询、基金管理等工作。通过不断探索总结和健全完善，在全市形成了一套生育保险管理制度及生育保险业务经办流程，参保人数逐年稳定，较大程度上减轻了用人单位的负担，充分维护了女职工的合法权益。

医保扶贫

严格落实健康扶贫医疗保险倾斜政策。2017年，印发《丽江市人民政府关于印发丽江市贯彻落实云南省健康扶贫30条措施实施方案的通知》（丽政办发〔2017〕120号），2017年起，建立完善城乡居民基本医疗保险、大病保险、医疗救助、医疗费用兜底保障机制“四重保障”措施。一是确保建档立卡贫困人口100%参加基本医疗保险和大病保险；二是建档立卡贫困人口高血压期Ⅱ—Ⅲ等28种疾病门诊政策范围内报销比例达到80%；三是建档立卡贫困人口符合转诊转院的住院治疗费用实际报销比例达到90%；四是建档立卡贫困人口年度支付符合转诊转院规范的医疗费用不超过当地农村居民人均可支配收入。2018年，全市建档立卡贫困人口17.50万人，享受医疗保险待遇192411人次，发生医疗费用总额1.98万元，医保基金支付1.41万元。

丽江市贯彻落实云南省健康扶贫30条措施的实施方案，提出了符合丽江实际的贯彻落实措施，紧紧围绕让建档立卡贫困人口“看得起病、看得好病、方便看病、少生病”目标，通过财政全额资助贫困人口参加城乡基本医疗保险将住院报销比例最高提高到95%，强化大病保险倾斜政策，落实医疗救助制度，建立医疗费用兜底保障机制，使农村贫困人口大病能够得到及时有效救治，实行县域内先诊疗后付费和定点医疗机构“一站式”即时结报，实施大病分类救治，实现贫困人口家庭医生签约服务全覆盖，有效防止因病致贫、因病返贫问题。要不断提升市、县（区）医疗服务能力，推进乡镇卫生院和村卫生室标准化建设，提升基层医疗服务水平，规范医疗机构诊疗行为，加强政策宣传引导，确保健康扶贫政策措施精准落地、见到实效。

经办服务

一、大病保险经办管理

2011年，为进一步健全完善丽江市城镇职工和城乡居民医疗保障体系，规范城镇职工、城镇居民大病补充医疗保险经办工作，按照国家、省、市相关文件精神，经竞争性谈判，由中国人民健康保险股份有限公司云南分公司承办全市大病保险业务，承办期5年。2017年，根据采购结果，人保财险丽江市分公司继续中标成为服务商，服务期限为2017年至2021年5年。2015年12月，丽江市医疗保险管理局被确定为省级服务业标准化试点。作为全市第一家开展服务业标准化试点工作的公共服务部门，不断探索、克服困难，结合创建“全国质量强市示范城市”工作，以提升服务质量，提高公共服务行业公众满意度为目标，先行先试、摸索出了一套适合单位管理的有效方法，建立一套涵盖服务基础、服务保障、服务提供的标准体系。2017年8月通过省级服务业标准化建设试点考核验收，成为丽江市第一家开展服务业标准化试点工作的公共服务部门。医疗保障公共服务水平进一步提高、服务效率明显提升。

二、异地就医管理

2010年，丽江医疗保险实现省内异地就医联网结算，有效地解决了丽江市参保人员异地就医垫付医疗费用困难、报销医疗费用耗时长等问题。2017年，丽江实现住院医疗费用跨省联网结算；丽江新型农村合作医疗并入城乡居民医疗保险信息系统运行，参保人员异地就医联网结算实现全覆盖。2018年，省异地结算平台实现门诊慢性病、特殊病异地联网结算，异地就医联网结算范围进一步扩大。

医保改革

一、促改革，医疗保障发展步伐不断加快

持续推动多项改革落地，全面增强医保基金抗风险能力，管好、用好老百姓的“看病钱”“救命钱”，保持医疗保障事业的可持续发展。积极探索医保支付方式改革，控制医疗费用不合理增长，实行总额预算下的多元复合式结算办法，激发定点医疗机构规范行为、控

制成本、合理收治和转诊患者的内在动力，引导医疗资源合理配置和患者有序就医，有效抑制了医疗费用过快增长的势头。加强医保基金监管，深入开展医保智能监控。市医疗保障局使用基本医疗保险医疗服务监控信息系统和医疗保险阳光智能审核系统，将所有定点医疗机构纳入智能监控范围，监管触角从医疗机构延伸到具体的医疗服务行为，提升了医保基金监管能力。同时，通过引入社会监督和大数据分析、开展打击欺诈骗保攻坚行动等方式，对全市定点医药机构进行排查，形成打击欺诈骗保的高压态势，有效维护了基金安全。

二、推进公立医疗机构价格改革

根据《丽江市发展改革委　丽江市卫生计生委　丽江市人力资源社会保障局　丽江市财政局关于县级公立医院改革中医疗服务价格问题的通知》(丽发改〔2015〕406号)，实行“一县一策”的价格改革政策。按照《丽江市县级公立医院综合改革实施方案》(丽政发〔2016〕107号)、《丽江市城市公立医院综合改革实施方案》(丽政发〔2017〕29号)精神，各县(区)政府价格主管部门会同卫生计生、人力资源社会保障、财政部门按照统一的政策结合各自实际分别于2013年、2016年、2017年分别出台县级和市级公立医院综合改革取消药品加成调整医疗服务价格相关政策。全市公立医院全面取消药品加成，破除“以药补医”机制，并通过调整医疗服务项目价格、加大政府投入、降低医院运行成本等方式建立价格补偿新机制，其中通过调整医疗服务价格补偿不超过80%。

三、持续探索医保付费方式改革

2001—2009年，丽江市城镇职工医疗保险没有信息系统支撑，不具备按项目付费的条件，因此实行“分段包干”的结算方式。2009年以前(含2009年)，丽江市城镇职工医疗保险实行县级统筹，因此选择市内部分医疗机构签订协议，并实行“一院一策”。当时，“分段包干”的付费方式，能够将政策范围内费用报销比例、次均住院费用、住院率等重要指标保持在理想范围。2009年，丽江市城镇职工政策范围内报销比例为77%，位列全省第二，较全省平均水平的69%高出8个百分点；与此同时，次均住院费用为6219元(与2009年全省次均住院费用6213元基本持平)，住院率为16.1%(低于17.6%的全省平均水平)。

2010年至2015年，随着市级统筹和医保信息系统上线以后，城镇职工和城镇居民医疗保险待遇有所提升，医保目录实现精细化管理，基本医疗保险改为按项目付费，次均住院费用明显上涨。

2015年，印发《丽江市人力资源和社会保障局关于印发〈丽江市城镇职工基本医疗保险付费总额控制方案〉(试行)的通知》(丽人社发〔2015〕125号)，文件明确按照保障基本、科学合理、公开透明、激励约束、强化管理的原则，对定点医疗机构实行医疗保险付费总额控制管理。

2017年，城镇居民和新型农村合作医疗合并为城乡居民医疗保险。为做好城乡居民普通门诊医保支付方式改革，印发《关于印发〈丽江市城乡居民基本医疗保险普通门诊医疗费结算办法〉的通知》(丽人社发〔2017〕19号)，医疗保险经办机构与定点基层卫生机构实行按人头包干结算城乡居民普通门诊医疗费，包干结算标准为每人每年40元。

2017年，为深化基本医疗保险支付方式改革，更好地保障参保人员权益、规范医疗服务行为、控制医疗费用不合理增长，充分发挥医保在医改中的基础性作用，印发《丽江市人力资源和社会保障局关于印发丽江市城市公立医院医保支付方式改革实施方案的通知》(丽人社发〔2017〕116号)。以总额预算为基础，实行按疾病诊断相关组（DRGs）付费、病种付费、床日付费等相结合的复合型付费方式，逐步减少按项目付费。

2017年，为深入贯彻落实医改五项重点任务，积极推进医疗保险支付方式改革，努力建立费用自我约束机制、医保基金风险共担机制及安全高效的基金运行机制，丽江市人民医院开展按疾病诊断相关分组支付方式改革试点，印发《丽江市人力资源和社会保障局办公室关于印发丽江市基本医疗保险按疾病诊断分组支付方式改革试点实施细则的通知》(丽人社办〔2017〕29号)、《丽江市医疗保险管理局关于公布丽江市人民医院DRGs支付试点相关指标及结算办法的通知》(丽市医保〔2017〕51号)。通过管理的创新和机制的转换，充分调动医院积极性，确保医院医疗费用控制合理、诊疗服务优质规范、患者受益提高、基金运行安全有效。

2017年，为推进医保支付方式改革，健全医保支付机制和利益调控机制，激发医疗机构规范行为、控制成本的内生动力，引导医疗资源合理配置，切实保障广大参保人员基本医疗权益和医保制度长期可持续发展，我市通过服务协议约定的方式在丽江市第二人民医院开展精神疾病住院费用床日付费试点工作，包干标准为每人每天180元。

2018年，在全市范围内开展按疾病诊断相关分组支付方式改革试点，印发《丽江市医疗保险管理局关于在全市开展DRGs支付方式改革试点工作的通知》(丽市医保〔2018〕16号)。探索建立按疾病诊断相关分组付费体系，按疾病病情严重程度、治疗方法复杂程度和实际资源消耗水平等进行病种分组，坚持分组公开、分组逻辑公开、基础费率公开，结合实际确定和调整完善各组之间的相对比价关系。以疾病诊断相关分组技术为支撑进行医疗机构诊疗成本与疗效测量评价，加强不同医疗机构同一病种组间的横向比较，利用评价结果完善付费机制，促进医疗机构提升绩效、控制费用。

丽江市从单一的医保支付方式逐步发展为总额预算、按疾病诊断相关分组付费、按人头付费、单病种付费、按床日付费等多元复合型支付方式改革。医保部门不断学习改革工作的理论知识，破解改革工作的矛盾问题，积累改革工作的实践经验。通过医保支付方式改革，促进医疗机构不断提升医疗服务能力，引导优化医疗服务资源配置，提高医保基金使用效率，医疗费用不合理增长得到有效遏制。

（撰稿：杨　欢）

怒江傈僳族自治州

工作综述

多年来，怒江州医疗保险工作在州委、州政府的坚强领导和上级医疗保障部门的正确指导下，始终严格履行医保基金唯一管理主体责任，坚持以人为本，以保障和改善民生为重点，转变工作思路和方法，通过不断的改革创新，医保管理体制逐步理顺，经办资源统一整合，管理服务效能得以提高，以基本医疗保险制度为主体、多种形式医疗保险为补充，医疗救助为托底的多层次医疗保障体系初步建立；全州统一、上下对口、人员逐步到位，管理顺畅、服务高效的医疗保障管理新格局逐步形成。

机构变革历程

根据《云南省城镇职工基本医疗保险暂行规定》，怒江2000年3月8日正式成立怒江州医疗保险基金管理中心，为怒江州人事劳动局下属公益一类事业单位，机构规格为正科级，人员参照《中华人民共和国公务员法》管理，事业编制11名。根据《关于整合城乡居民基本医疗保险职责和机构的通知》《中共云南省委机构编制办公室　云南省人力资源和社会保障厅　云南省公务员局关于理顺和规范全省医疗保险经办机构和人员身份的指导意见》等精神，2017年1月1日实现城乡医保整合，顺利将卫健部门承担的新型农村合作医疗行政管理和经办职责与人社部门承担的城镇居民基本医疗保险进行整合，统一建立了城乡居民基本医疗保险制度，实行州级统筹，隶属于怒江州人力资源和社会保障局管理。2017年8月1日，根据《怒江州机构编制委员会关于怒江州医疗保险基金管理中心更名的批复》，将整合后的怒江州医疗保险基金管理中心更名为怒江州医疗保险管理局，为怒江州人力资源和社会保障局下属公益一类事业单位，人员参照公务员法管理，核定事业编制15名。主要负责对全州各县市医疗保障工作进行政策指导和业务管理，负责州直参保单位医疗保障业务的具体经办，参与拟定和完善全州医城镇职工、城乡居民医疗保险的相关配套政策。

城镇职工基本医疗保险

2000年11月，怒江州人民政府出台《怒江州城镇职工基本医疗保险暂行规定》(怒政发〔2000〕12号)，2001年1月1日州政府召开全州城镇职工医疗保险实施动员大会，怒江州城镇职工基本医疗保险制度正式启动，原机关、事业单位公费医疗及企业劳保医疗同时停止运行。

建立并逐步完善适应社会主义市场经济体制的城镇职工基本医疗保险制度。怒江州人民政府于2010年3月16日印发《怒江州城镇职工基本医疗保险州级统筹暂行办法》（怒江州人民政府公告第19号），自2010年1月1日起施行，怒江州城镇职工基本医疗保险实行州级统筹行，是全省第一批实现州级统筹的州市。州级统筹实现“六个统一”的管理：统一缴费基数核定标准、统一缴费费率、统一待遇支付标准、统一费用结算办法、统一经办流程、统一信息系统。城镇职工基本医疗保险费资金管理坚持“政府主导、政策统一、分级管理、基金共济、分级负责”的原则，实行单基数缴费。城镇职工基本医疗保险费实行单基数缴费，由用人单位和职工个人共同缴纳，用人单位缴费为本单位上年度在职职工月平均工资总额的7%，在职职工个人缴费为上年度月平均工资总额的2%；灵活就业人员按缴费基数的9%比例缴纳，全部由个人承担，达到法定退休后（男60周岁、女55周岁），享受退休人员待遇。用人单位和职工本人缴费基数超过统筹地区上年度职工平均工资300%的，以300%为基数缴纳；低于60%的，以60%为基数缴纳。退休人员（新退休人员从领取养老金之月起）实行单基数，单位和个人不再缴纳基本医疗保险费。医保险基金运行平稳，安全可控。截至2018年12月底，全州城镇医保定点医疗机构55家，定点零售药店123家，基本满足参保人员看病购药的需求；全州城镇职工基本医疗保险基金收入126401万元，支出107355万元，累计结余29119万元，统筹基金预计可支付月数为35个月。

城镇职工大额医疗费用补助

大病保险是在基本医疗保障的基础上，对大病患者发生的高额医疗费用给予进一步保障的一项制度性安排，可进一步放大保障效用，是基本医疗保障制度的拓展和延伸，是对基本医疗保障的有益补充。怒江州于2008年1月正式启动城镇职工大病补充医疗保险工作，以政府购买通过公开招投标方式确定由中国人民财产保险股份有限公司怒江分公司进行承办，项目实行自负盈亏。截至2018年12月底，怒江州城镇职工大病补充医疗保险费标准为每人每年缴纳60元，医保统筹基金年最高支付限额为5万元。城镇职工大病保险筹资仍采用单位和职工个人共同缴纳的方式，2011—2018年间，筹资标准分别184元、193元、193元、193元、193元、208元、208元、250元。

逐步完善城镇职工大病保险工作，保障参保人员大病医疗需求。根据《怒江州人民政府关于调整城镇职工大病补充医疗保险费相关事宜的批复》（怒政复〔2011〕15号），从2011年起，调整怒江州城镇职工大病补充医疗保险费，单位每年按照上年度全州社平工资的4‰缴纳，城镇职工大病保险最高支付限额由原来的13万调整至15万。根据《十一届州人民政府第26次常务会议纪要》（第15期），2018年城镇职工大病保险最高支付限额调整至20万；对超过基本医疗保险统筹基金年度共付最高支付限额以上的合规医疗费用按90%的比例进行大病医疗费用补偿。2011—2018年间，怒江州城镇职工大病保险投保人数逐年递增，保障范围不断扩大，投保人数分别为39560人、41090人、45648人、43079人、44151人、45046人、47676人、48462人，当年筹资分别为727.9万元、793.04万元、881.01万元、831.42万元、852.11万元、936.96万元、991.66万元、1211.55万元，大病赔付支出分别为210人次590万元、305人次673.33万元、283人次685.16万元、330人次946万元、350人次879万元、961人次1196.43万元、2572人次1368.59万元、3662人次1566.70万元。

根据《云南省人力资源和社会保障厅关于开展城镇职工基本医疗保险20种重大疾病保障工作的通知》(云人社发〔2013〕154号)、《云南省医疗保险基金管理中心关于贯彻落实〈云南省人力资源和社会保障厅关于开展城镇职工基本医疗保险20种重大疾病保障工作的通知〉的意见》(云医保〔2013〕40号)精神，为进一步拓展和延伸城镇职工基本医疗保障制度，切实减轻重病患者经济负担，怒江州严格按省级文件要求认真贯彻落实职工患18种重大疾病惠民政策，取消统筹基金最高支付额，较大地发挥了医保基金的使用效益，提高医疗保障水平。即2013年10月1日起城镇职工在二级及其以上定点医疗机构登记入院的，第一诊断符合重大疾病病种（尿毒症和重性精神病除外的18种重大疾病）的住院费用，可以享受重大疾病保障待遇。

城镇居民基本医疗保险

2008年怒江州列入全国第二批城镇居民基本医疗保险试点城市。州人民政府出台《关于印发怒江州城镇居民基本医疗保险实施方案和怒江州城镇居民基本医疗保险实施细则（试行)》(怒政发〔2008〕52号)，于2008年5月1日起施行城镇居民基本医疗保险，初步将中小学阶段的学生（包括职业高中、中专、技校学生)、少年儿童和其他非从业城镇居民纳入参保范围。这项工作走在全国前列，使怒江州弱势群体提前享受到上级医疗补助，得到实惠。

怒江州城镇居民基本医疗保险坚持低水平起步，逐步提高原则，2010年7月，印发《怒江州城镇居民基本医疗保险门诊医疗费用统筹暂行办法》(怒政办发〔2010〕83号)，进一步完善城镇居民医疗保险制度。将恶性肿瘤（门诊放化疗)、慢性肾功能衰竭（门诊透析治疗)、器官移植（术后排异治疗)、系统性红斑狼疮（门诊用药治疗)、再生障碍性贫血（门诊用药治疗)、精神病（门诊用药治疗）六种疾病在城镇居民基本医疗保险基金中列支。

从2008年启动城镇居民基本医疗保险工作以来，城镇医保体系逐步健全，医保覆盖面稳步扩大，医保待遇保障水平不断提高，基金安全可控。2012年8月1日起，城镇居民基本医疗保险一、二、三级定点医疗机构住院报销比例由原来的85%、75%、60%分别提高至90%、80%、60%。2011—2016年，全州城镇居民参保人数为：2.95万人、3.05万人、2.91万人、3.14万人、3.07万人、2.82万人，与怒江州统计局公布常住人口对比，参保率均达90%以上。2011—2016年，全州城镇居民基本医疗保险基金收入7269万元，支出4804万元，累计结余3098万元，预计可支付月数为35个月。

新型农村合作医疗

怒江州新型农村合作医疗制度于2003年在泸水县先行启动实施，2006年福贡县第二批试点运行，2007年后全州所有县（市）全面启动实施。运行至2016年底，怒江州新型农村合作医疗由各县（市）新型农村合作医疗管理委员会具体组织实施，归属各县（市）卫生局管理，实行县级统筹。新型农村合作医疗是针对农村居民，由个人、集体、政府多方筹资，以大病统筹为主的一项医疗互助共济制度。2011—2016年间，新农合参保率均稳定在95%以上，截至2016年12月底，怒江州新型农村合作医疗制度参合率达97.57%。财政对新农合的投入力度不断加大，筹资运行机制逐步稳定，2011—2016年，新农合参合缴费标准从30元增加到120元（标准分别为：30元、50元、60元、60元、90元、120元）；各级财政补助标准由2011年200元增加到2016年的420元（标准分别为200元、240元、280元、320元、380元、420元），按照国家制度统一安排，农村居民筹资水平逐年稳步提高，保障力度进一步加大。

新农合基金实行收支两条线管理，根据“以收定支、略有结余”的基本原则，按照“门诊统筹”加“住院统筹”模式运行管理。新农合制度实施以来，随着农村居民认识不断提高，医疗消费需求的不断释放，新农合基金支出平稳增长，参合农民受益人数及受益面逐步扩大。2011—2016年，怒江州新农合资金累计收入95951.89万元，累计补偿支出59126.82万元，参合人员医药费用负担得到切实减轻。

城乡居民大病保险

根据《怒江州2015年城乡居民大病保险试点工作方案》（怒政办发〔2014〕77号）规定，2015年1月，怒江州正式启动城乡居民大病保险工作，城乡居民大病保险最高报销额度封顶线设为20万元。2016年起城乡居民大病保险最高报销额度由20万调整至30万元。

城乡居民大病保险项目从启动以来，实行二次投保，以政府购买方式按公开招投标程序统一由中国人民财产保险股份有限公司怒江分公司承办。先后出台《怒江州2015年城乡居民大病保险试点工作方案》（怒政办发〔2014〕77号）、《怒江州发展和改革委员会　怒江州卫生局　怒江州人力资源和社会保障局　怒江州民政局关于印发怒江州城乡居民大病保险实施细则的通知》（怒发改医改〔2015〕6号）、《怒江州人民政府办公室关于转发州发展改革委等部门怒江州城乡居民大病保险工作实施方案的通知》（怒政办函〔2016〕33号）、《怒江州发展和改革委员会　怒江州卫生计生委　怒江州财政局　怒江州人力资源和社会保障局　怒江州民政局关于印发2016年怒江州城乡居民大病保险补充规定的通知》（怒发改医改〔2015〕286号）、《怒江州人民政府关于2017年城乡居民大病保险部分政策调整的批复》（怒政复〔2016〕35号）。与大病承保公司签署城乡居民大病保险服务协议，医保政策体系逐步健全，大病保险覆盖面也稳步扩大，为怒江州大病保险工作提供政策依据和条款支持，全州基本实现城镇职工、城乡居民大病保险参保100%覆盖。

怒江州城乡居民大病保险投保人数从2015年44.80万人增加到2018年47.37万人，大病保险筹资额从2015年1120万元增加到2018年2369万元，大病赔付从2015年194人次743.56万元增加到2018年17157人次1804.68万元。

城乡居民基本医疗保险

2016年11月，怒江州兰坪县在全州率先启动城乡居民基本医保制度整合工作，随后，贡山县、泸水市、福贡县、州直分别于2016年12月1日、2017年1月24日、2017年2月6日和2月7日完成从卫生计生部门向人力资源社会保障部门的移交工作。2017年8月正式更名为怒江州医疗保险管理局，并将原新农合在职在编人员身份进行了转换和登记，全州整合工作基本完成。从2017年1月1日起，全州统一建立了城乡居民基本医保制度。城乡医保整合运行以来，制度整体运行平稳，城乡居民参保不断、待遇不降、看病就医顺畅。

一、城乡居民基本医疗保险制度整合如期全面实现。

医保服务效能逐步提升。2017年1月1日，原城镇居民基本医疗保险和新型农村合作医疗正式整合为城乡居民医疗保险，统一城乡居民基本医疗保险制度，实行城乡居民医疗保险州级统筹。机构逐步理顺，管理逐步统一，参保范围逐步扩大，覆盖范围包括统筹区域内除城镇职工基本医疗保险应参保人员以外的其他所有城乡居民，参保居民不再区分农村和城镇居民，不受城乡户籍限制。实现覆盖范围、筹资政策、保障待遇、医保目录、定点管理、基金管理、统筹层次、归口管理、信息系统“九统一”的城乡居民医疗保险制度。按照“标准统一、资源共享、服务延伸”的要求，大力推进信息化服务平台的建设，统一全州城乡基本医疗保险信息系统，并于2017年5月1日实现“三网合一”（城镇职工医疗保险、城镇居民医疗保险、新农合）正式上线运行。是全省继曲靖市之后第二家实现信息系统整合的州市，也是整合中参保数据入库比对准确率最高的州市，全州43万名参合人员中仅有9%的数据信息为空或不全，准确率高达91%。为下一步城乡居民发放加载金融功能的社会保障卡制卡和持卡就医做好充分准备。2017年10月全面实现了城乡大病保险“一站式”即时结算业务，让患者在出院结算窗口无需垫付资金、无需等待，就能方便、快捷地自动报销基本医疗保险和城乡大病保险，提高了业务经办效率、缓解政府部门工作压力和保障医保基金安全，有效减轻了患者的经济负担，从而进一步打通服务群众“最后一公里”。由此，医保管理体制逐步理顺，经办资源得到合理整合，医保管理服务效能得到有效提升。

二、城乡居民医保基金运行整体良好，基金安全可控

从2017年城乡整合至2018年，怒江医保筹资运行机制稳定，措施有力，城乡居民医保人均财政补助标准、个人缴费标准逐年提高，财政对医疗保障的投入力度不断加大，医保基金运行良好。医疗保险基金按照“以收定支、收支平衡”的原则，将医疗保险基金管理纳入到预算编制的轨道，城乡居民基本医疗保险基金运行平稳，安全可控。截至2018年12月底，全州城乡居民基本医疗保险基金收入61835万元，支出51522万元，基金累计结余32694万元，预计可支付月数为12个月。

三、筹资标准逐年提升，保障水平不断提高

财政对医疗保障的投入力度不断加大，医保筹资运行机制稳定，城乡居民个人参保缴费标准从2017年的180元增加到2018年的220元。从2017年7月起，对建档立卡贫困人口参保实行财政补助政策，财政人均补贴180元；城乡居民医保人均各级财政补助标准由2017年的380元增加到2018年的480元，新增财政补助资金重点向贫困人群和大病保险倾斜。2017年1月城乡居民基本医疗保险一、二、三级定点医疗机构住院报销比例调整至90%、80%、70%。门诊急诊抢救和26种门诊特殊病慢性病纳入统筹基金支付范围。2016年起城乡居民大病保险最高报销额度由20万调整至30万元，2017年起统一城乡居民基本医疗保险待遇，基本医疗保险住院费用由原来的3万元调整和统一为15万元。

参保覆盖面稳步扩大，参保率稳步提升，已基本覆盖到城镇从业人员和所有城乡居民，医保待遇保障水平不断提高，2018年城乡居民参保人数达47.41万人，城乡整合后，参保率明显提升，基本医保参保率的均稳定在95%以上。

生育保险

根据《云南省生育保险办法》规定，怒江州生育保险工作自2012年1月1日起施行，实施以来，严格按《云南省生育保险办法》内容贯彻执行。生育保险待遇主要包括两项。一是生育津贴，用于保障女职工产假期间的基本生活需要；二是生育医疗待遇，用于保障女职工怀孕、分娩期间以及职工实施节育手术时的基本医疗保健需要。

根据《云南省人力资源和社会保障厅　云南省财政厅关于适当降低生育保险费率的通知》(云人社发〔2015〕207号）要求，怒江州生育保险费率从2015年10月1日起统一调整为用人单位工资总额的0.5%，企业职工生育保险缴费比例从原来的1%下调为0.5%；机关、事业单位职工生育保险缴费比例从原来的0.8%下调为0.5%。生育保险费全额由用人单位缴纳，职工个人不缴纳生育保险费。2017年1月，根据《云南省人民政府关于进一步促进全省经济持续平稳发展22条措施的意见》(云政办发〔2016〕111号）和《云南省人力资源和社会保障厅　云南省财政厅关于继续落实降低生育保险费率措施的通知》(云人社发〔2017〕237号）要求，怒江州结合实际情况，印发《怒江州人力资源和社会保障厅　怒江州财政局关于调整生育保险费率的通知》(怒人社通〔2017〕89号)，调整降低生育保险缴费费率。企业职工生育保险缴费基数，国家机关、财政全额拨款的事业单位以及差额拨款和自收自支的事业单位缴费基数，均为本单位上年度职工工资总额，缴费比例统一调整为0.2%。

医保扶贫

2017年9月，省人民政府印发《云南省健康扶贫30条措施的通知》(云政办发〔2017〕102号)，对建档立卡贫困人口实行医保待遇倾斜政策。实施以来，建档立卡贫困人口通过基本医保、大病保险、医疗救助、兜底保障“四重保障”报销后，符合转诊转院规范住院治疗的费用实际补偿比例达到90%，“因病致贫、因病返贫”问题得到有效防止，医疗保障扶贫正式步入正轨，医疗保障扶贫成效显著。

推行“四重保障”一站式即时结报。2017年11月实现“四重保障”一站式即时结报。建档立卡贫困人口结算医疗费用时，医保信息系统计算出“四重保障”补偿金额后，由定点医疗机构统一垫支，按月与医保中心对账拨付，患者只需结清个人自付费用，更大程度减轻患者垫付资金压力，打通服务群众“最后一公里”。

确保全州建档立卡贫困人口100%参加基本医保和大病保险。全州2017—2018年扶贫部门动态管理的建档立卡贫困人口分别为：246808人、244649人，符合参保条件的均100%参加城乡居民基本医疗保险和大病保险，实现应保尽保。严格落实《云南省健康扶贫30措施》医保待遇，保持政策连续性和稳定性，确保健康扶贫医疗保障措施落实落地。2017—2018年怒江州建档立卡贫困人口四重保障医疗总费用29500.35万元；四重保障报销26638.97万元，实际补偿比例均达90%。

经办服务

怒江州辖4个县（市），29个乡镇，255个村委会，15个社区，截至2018年12月底，总人口55万。2017年城乡整合后全州统一建立了城乡居民基本医保制度，实行州级统筹。

一、参保覆盖面稳步扩大，参保率稳步提升

从2000年启动医保工作以来，城镇医保体系逐步健全，医保覆盖面稳步扩大，目前已基本覆盖到城镇从业人员和所有城乡居民。参保率真从2011年的92.76%上升到2018年的95.19%，参保人数从2011年的49.63万人上升到2018年的52.26万人，参保人数呈逐年扩面增加趋势，从2017年城乡整合后，每年完成“基本医保参保率稳定在95%以上”的目标。

二、加强部门合作，成功开发城乡居民医疗保险费银行联网代缴模式

2017年考虑到全州城乡居民社会保障卡发放不全的实际，为进一步推进全民参保计划，使群众灵活方便缴费，通过加强与合作银行的协调联动，充分利用农行覆盖全州遍及29个乡镇、255个村委会、16个社区布设的451个惠农支付点优势，来实现城乡居民参保缴费由银行联网代缴模式，打造城乡居民医保“零”距离服务。群众可用社会保障卡号或身份证号，在农行营业网点、惠农支付点和智能终端机（POS机）实现快捷缴费，使人社金融服务网络直通群众“家门口”，达到居民参保缴费“足不出村”的效果。成为云南省第一家实现使用银行联网代缴城乡居民基本医疗保险费的单位。

三、成功开发“村医通”信息平台，打通城乡医保联网结算“最后一公里”

怒江作为全国和云南脱贫攻坚的上甘岭，群众看病难、就医难一直是突出的问题，针对怒江山高坡陡、群众居住分散、交通不便、报销费用周期长、手工报销不规范等问题，为方便城乡居民参保登记、缴费和就医结算，同时保证医保基金的合理使用及安全，结合怒江实际情况，大力推进“互联网+医保”。2017年5月1日成功开发“村医通”手机APP信息网络的建设，并全面推广使用。第一家在省内实现和推行“互联网+医保”益民服务，实现“村医通”信息化服务平台。“村医通”上线运行，成功打通了城乡医保延伸到村级的联网即结算“最后一公里”，村医实现时时联网结算即时结报减免。实现了城乡居民就近就地看病就医即时联网结算报销，切实解决看病难、报销难的问题，特别是让建档立卡贫困人口看得起病、方便看病，足不出村就快捷地享受医疗保障待遇和医疗保障健康扶贫惠民倾斜政策。

“村医通”覆盖全州四县（市）29个乡镇272个卫生室，网络正常链接开通的卫生室有

267 个，占全州卫生室的 98.16%；全州配发“村医通”手机 468 台，在线正常使用结算的有 426 台，占总数的 91%。“村医通”的推广使用，解决了乡村卫生室报账不规范的问题，有效监管不合理就医，就近就地看病就医人次较大提高，“村医通”使用前后的看病人次和结算费用均提高 10% 以上，解决了报销审核智能化的问题，变人工审核为智能审核，解决了使用医保目录不规范的问题，通过统一的用药目录，规避村医乱用药品，解决了城乡医保基金欺诈风险问题，通过“村医通”实现实时录入看病就医处方，实现即时结报减免和有效监管，确保医保基金安全运行。

（撰稿：张丽芳）

迪庆藏族自治州

工作综述

迪庆州医疗保险工作从建立之初到2018年，先后经历了试点、建立制度、完善制度三大阶段，克服了重重困难，实现了公费医疗、劳保医疗制度向城镇职工基本医疗保险、城乡居民基本医疗保险转变。以前只有机关事业单位以及企业单位在职职工、退休人员可以参加医保；现在从职工到居民、从城市到农村、从本地人到外来务工人员都可以参加医保并享受相应的待遇。迪庆州基本医疗保险制度实现全覆盖，实现了“全民医保”这一历史性创举。截至2018年底，全州参保人数达36.01万人，参保患者看病就医达149.8万人次，医保基金支出达到2.37亿元，城镇职工政策范围内住院报销比例达85%以上，城乡居民政策范围内住院报销比例达75%以上，为广大群众撑起了“健康保护伞”。

机构变革历程

2000年，根据《迪庆藏族自治州机构编制委员会办公室关于在州人事劳动局内成立医疗保险中心的报告的批复》，迪庆州医疗保险基金管理中心成立，为迪庆州人事劳动局下属的正科级机构。

2011年，根据《迪庆藏族自治州机构编制委员会关于州人力资源和社会保障局下属事业单位清理规范实施方案的批复》，迪庆州医疗保险服务中心为迪庆州人力资源和社会保障局下属副处级机构，核定事业编制9名。

2016年，根据《中共迪庆州委机构编制办公室关于整合城乡居民基本医疗保险职责和机构的通知》，迪庆州医疗保险服务中心为迪庆州人力资源和社会保障局下属副处级机构，核定事业编制14名。

2017年，根据《中共迪庆州委机构编制办公室关于迪庆州人力资源和社会保障局党组关于迪庆州医保中心更名的请示的批复》，迪庆州医疗保险服务中心更名为迪庆州医疗保险管理局，主要职责：一是对全州各县（市）医疗保险工作进行政策指导和业务管理，二是负责州本级机关事业单位医疗保险的具体经办业务。

2018年，全州设立医疗保险经办机构4个，其中州级1个，县（市）级3个，人员定编48名，目前实际到岗44人（包括聘用人员），人员到岗率达92%，其中大专以上44人，占到岗人数的100%。

城镇职工基本医疗保险

一、基本情况

迪庆州范围内凡符合参加城镇职工医疗保险的所有单位及其职工、退休人员必须参加城镇职工基本医疗保险，城镇个体经济组织及其职工、灵活就业人员和进城务工农民均可按属地管理的原则参加城镇职工基本医疗保险，城镇职工基本医疗保险参保人数从 2011 年的 3.79 万人增加到 2018 年的 4.68 万人，城镇职工基本医疗保险基金收入从 2011 年的 3.08 亿元上升到 2018 年的 6.20 亿元，基本医疗保险基金支出从 2011 年的 3 亿元上升到 2018 年的 5.56 亿元。截至 2018 年底，全州共有 70 个协议管理医疗机构和 112 个协议管理零售药店。

二、城镇职工基本医疗保险制度的调整

2018 年，根据《云南省城镇职工基本医疗保险暂行规定》（云南省人民政府令第 86 号）和《迪庆州人民政府关于印发迪庆藏族自治州城镇职工医疗保险州级统筹暂行办法的通知》（迪政发〔2011〕31 号），将城镇职工基本医疗保险单位缴费费率上调 1%，即单位缴费费率从 2011 年的 6% 上调至 7%，个人缴费费率为 2%。将城镇职工基本医疗保险单位缴纳的基本医疗保险费按比例划入个人账户的部分进行调整：35 岁（含 35 岁）以下的，按原本人缴费基数的 2.8% 调整为 2.5% 划为个人账户；36 岁至 45 岁的，按原本人缴费基数的 3.3% 调整为 3% 划入个人账户；46 岁以上的，按原本人缴费基数的 3.8% 调整为 3.5% 划入个人账户；退休人员按原本人缴费基数的 5% 调整为 4.7% 划入个人账户。城镇职工基本医疗保险住院最高支付限额由原来的 5 万元调整为 7 万元，7 万元以上进入大病报销。

三、城镇职工医疗保险待遇

在一个自然年度内，参保职工在定点医疗机构住院治疗 70 岁以下第一次住院的起付标准为 800 元，第二次住院起付标准为 300 元；70 岁以上第一次住院的起付标准为 300 元，第二次住院起付标准为 150 元。按参保年龄段和医院等级确定的二级医院（即县级医院）报销和个人自付标准是 35 岁以下（含 35 岁）统筹基金支付 85%，36—45 岁统筹基金支付 87%，46 岁以上统筹基金支付 89%，退休人员统筹基金支付 92%。

城镇职工大额医疗费用补助

2011 年 2 月，州政府出台《关于印发迪庆藏族自治州城镇职工医疗保险州级统筹暂行办法的通知》（迪政发〔2011〕31 号），建立了城镇职工大病保险制度，城镇职工医疗保险实行州级统筹，属地管理，全州范围内凡符合参加城镇职工医疗保险的单位及职工、退休人员必须参加城镇职工基本医疗保险和城镇职工大病补充保险。职工大病保险与基本医疗保险、公务员医疗保险、商业保险等医疗保障制度紧密衔接，共同发挥托底保障功能，有效防止发生家庭灾难性医疗支出。在参加城镇职工基本医疗保险的基础上，凡参加城镇职工医疗保险的，视为参加城镇职工大病补充保险。按照城镇职工大病保险筹资标准，每人每年 150 元投保。大病补充医疗保险最高支付限额 2011 年为 13 万元，2018 年调整至 23 万元。职工因患大病发生超过基本医疗保险统筹基金最高支付限额的医疗费用，由办理大病补充医疗保险的经办机构赔付 95%，个人负担 5%。

城镇居民基本医疗保险

迪庆州城镇居民基本医疗保险制度于 2008 年正式启动实施，凡具有本州户籍，不属于城镇职工基本医疗保险制度覆盖范围内的大、中专院校，中、小学阶段的学生，幼儿园的儿童和其他非从业城镇居民都可以以家庭或个人的方式自愿参加城镇居民基本医疗保险，筹资标准为：学生、儿童及其他未成年人每人每年100元，普通居民每人每年200元；2016年，城镇居民基本医疗保险个人缴费标准提高至每人每年120元；2017年城镇居民基本医疗保险和新型农村合作医疗合并实施，统称为城乡居民，个人缴费标准提高至每人每年150元；2018年城乡居民基本医疗保险个人缴费标准提高至每人每年180元。2011年迪庆州城镇居民基本医疗保险参保人数为2.81万人，2016年参保人数达4.66万人，2018年城镇居民基本医疗保险和新型农村合作医疗合并实施，统称为城乡居民基本医疗保险，参保人数为31.33万人。

参保居民发生的符合规定的住院医疗费用，起付标准以内的费用由个人支付。起付标准以上、最高支付限额以下的费用，在三级医院住院的，起付标准为500元，基金支付60%；在二级医院住院的，起付标准为300元，基金支付80%；在一级及以下医院住院的，起付标准为100元，基金支付90%。

新型农村合作医疗

2003年迪庆州香格里拉县作为国家试点县之一开展了新农合试点工作，2006年德钦县列入全省52个新扩试点县，2007年维西县作为全省新农合全覆盖县，全面实施新农合制度。迪庆州三个县均享受四类（国家、省重点扶持县和边境县）地区的补助标准政策，全额由中央和省级财政支付。根据香格里拉、维西、德钦三县上报的《新型农村合作医疗实施方案》，2012年3月，迪庆州卫生局印发《关于对香格里拉县　德钦县　维西县上报的新型农村合作医疗实施方案请示的批复》（迪卫复〔2012〕11号），对迪庆州门诊、住院补偿比例、住院起付线、农村孕产妇分娩补助、农村儿童重大疾病救治、农村居民重大疾病补偿标准等内容进行了明确，逐步建立起了由政府领导，卫生部门主管，相关部门配合，经办机构运作，医疗机构服务，农民群众参与的管理运行机制。新农合人均筹资标准由试点初期每人每年30元提高到2016年540元。

2011年筹资标准为230元/人，全州筹集基金6770.55万元。2012年全州参加新农合人数为29.35万人，参合率为97.1%，2012年筹资标准为290元/人，全州筹集基金8510.14万元。2013年全州参加新农合人数为27.41万人，参合率为98.47%，2013年筹资标准为340元/人，全州筹集基金9321.03万元。2014年全州参加新农合人数为28.88万人，参合率为100%，2014年筹资标准为380元/人，全州筹集基金1.10亿元。2015年全州参加新农合人数为27.87万人，参合率为99.85%，2015年筹资标准为470元/人，全州筹集基金1.31亿元。2016年全州参加新农合人数为27.43万人，参合率为99.74%，2016年筹资标准为540元/人，全州筹集基金1.31亿元。

随着参合覆盖面、参合率和筹资标准的不断提高，农民群众的受益面和收益程度也不断提升，覆盖广大农村的新农合制度结束了农村居民长期缺少基本医疗保障的历史，成为了建设覆盖城乡居民多层次医疗保障制度和全面建成小康社会的重要组成部分。

城乡居民大病保险

按照《云南省全面推进城乡居民大病保险

实施方案》(云政办函〔2015〕263号)，城乡大病保险制度在全省全面启动实施的要求，迪庆州制定出台《迪庆藏族自治州人民政府办公室关于印发迪庆州城乡居民大病保险实施方案的通知》(迪政发〔2015〕185号)、《迪庆州关于整合城乡居民基本医疗保险制度的实施方案》(迪政发〔2016〕127号)、《迪庆州关于整合城乡居民大病保险暂行办法的通知》(迪政发〔2017〕25号)，2017年7月，迪庆州人民政府印发《迪庆州城乡居民大病保险实施方案》，规定自2017年1月1日起，迪庆州城乡居民大病保险实行州级统筹，与城乡居民基本医疗保险相衔接，整合资源，实行统一资金管理、统一筹资标准，统一工作制度，联合办公，简化程序，做到便民、惠民，着力解决参保城乡居民“因病致贫、因病返贫”问题。迪庆州行政区域内除职工基本医疗保险应参保人员以外的所有城乡居民，包括农村居民、城镇非从业居民、大中专院校就读的在校生、长期投资经商和务工的外来人员的未成年子女以及国家和我省规定的其他人员可以参加迪庆州城乡居民基本医疗保险。凡参加迪庆州城乡居民基本医疗保险的，视为参加城乡居民大病保险，个人不缴费，城乡居民大病保险基金从城乡居民基本医疗保险基金中按一定额度根据进度划拨，同时按照规定购买商业保险服务。参保人员在城乡居民定点医疗机构住院所发生政策范围内的医疗费用，经城乡居民基本医疗保险基金减免后，实行分段赔付。即：个人单次自付合理费用（扣除城乡居民基本医疗不予补偿费用）达到5000元以上1万元以下（含1万元）部分，支付比例为50%；1万元以上3万元以下（含3万元）部分，支付比例为60%；3万元以上6万元以下（含6万元）部分，支付比例为70%；6万元以上的支付比例为80%。城乡居民大病保险在一个参保年度内累计最高支付限额为15万元。2017年城乡居民大病保险参保人数为27.85万人，2018年达31.33万人。

城乡居民基本医疗保险

根据《国务院关于整合城乡居民基本医疗保险制度的意见》(国发〔2016〕3号)和《云南省人民政府关于整合城乡居民基本医疗保险制度的实施意见》(云政发〔2016〕72号)要求，在省委、省政府和州委、州政府的部署和要求下，迪庆州积极稳步推进城乡居民基本医疗保险制度整合工作，2017年1月23日完成迪庆州城乡居民医疗保险制度整合交接仪式，按照省劳动保障厅下发的整合城乡居民基本医疗保险制度相关配套文件，2017年2月17日，出台《迪庆州城乡居民基本医疗保险暂行办法》(迪政发〔2017〕26号)、《迪庆州城乡居民大病保险暂行办法》(迪政发〔2017〕25号)，制定出台全州统一的城乡居民医疗保险政策，自2017年1月1日起实行。

城乡居民医保制度整合后，城乡居民不再受城乡身份的限制，参加统一的城乡居民医保制度，按照统一的政策参保缴费和享受待遇，统一保障待遇、医保目录和就医管理，城乡居民能够更加公平地享有基本医疗保障权益。通过统一定点管理、整合医保基金、整合经办资源、提高统筹层次等措施，参保居民可以享受到城乡一体化的经办服务。同时，制度整合后，实行一体化的经办服务管理，消除了城乡制度分设、管理分割、资源分散等障碍，城乡居民医保关系转移接续更加方便。

城乡居民基本医保的参保范围覆盖迪庆州行政区域内除职工基本医疗保险应参保人员以外的其他所有城乡居民，包括农村居民，城镇非从业居民、在校就读的学生、长期投资经商和外来人员的未成年子女以及国家和省规定的其他人员。农民工和灵活就业人员依法参加职工基本医疗保险，有困难的可参加城乡居民基本医疗保险。参保居民不再区分农村和城镇居民，不受城乡户籍限制。城乡居民基本医保的参保范围覆盖迪庆州，全州执行统一的城乡居民基本医保筹资标准，统一筹资政策，2016年各级财政对城乡居民的补助标准之和在2015年的基础上提高40元，达到每人每年438元，其中城镇居民中央财政人均补助300元、省级财政人均补助68元、州市、县财政人均补助70元。新农合中央财政人均补助300元，地方财政人均配套120元。2016年11月起个人缴费标准统一按每人每年150元执行。特殊群体的缴费范围及标准为：城市三无人员、农村五保对象由民政部门全额资助；丧失劳动能力的一、二级重度残疾人，低收入家庭60周岁以上的贫困老年人由民政部门资助70元，个人缴费80元。年度特殊群体的医疗保险个人缴费资助按照民政部门的有关政策执行。

截至2018年底，迪庆州城乡居民参保人数达31.33万人，其中，香格里拉市11.89万人，维西县14.23万人，德钦县5.21万人。

生育保险

迪庆州为维护女职工的合法权益，保障生育期间得到必要的经济补偿和医疗保健，解决企业单位生育保险费用负担畸轻畸重的问题，为女职工走向市场参与竞争创造良好的外部环境，根据《中华人民共和国劳动法》《女职工劳动保护规定》《企业职工生育保险试行办法》《云南省企业职工生育保险暂行办法》等法律、法规，2000年10月11日，迪庆州人民政府印发《迪庆藏族自治州企业职工生育保险暂行办法》(迪政发〔2000〕46号)，并沿用至2018年。迪庆州生育保险基金实行州级统筹，在全州范围内实行统一制度、统一标准、分级运作、县为单位、分级负担的管理办法。

迪庆州生育保险基金根据“以支定收，略有储备”的原则，按照参统单位工资总额的1%缴纳，生育保险缴纳比例一般一年一定。生育保险基金入不敷出时，财政给予补贴。生育保险基金社会统筹方案的调整，由州劳动行政部门提出，与财政部门协商后，报州人民政府批准实施，并报省劳动和社会保障厅备案。

医保扶贫

为做好医保健康扶贫助力脱贫攻坚工作，2017年6月30日，州人力资源和社会保障局出台《关于统一城乡居民基本医疗保险待遇有关问题的通知》(迪人社发〔2017〕120号)，建档立卡贫困人口门诊一般诊疗费由基本医疗保险基金全额支付；建档立卡贫困人口在乡镇卫生院住院医疗费用不设起付标准，合规医疗费全额纳入报销；建档立卡贫困人口符合分级诊疗、按照转诊转院规范住院的，在基本医疗保险现有报销比例的基础上提高5%（即：乡级95%、县级85%、州级和州内民营医疗机构75%、州外65%）；建档立卡贫困人口大病保险的起付线降低50%（即2500元），大病保险年度最高支付限额提高50%（即22.5万元）。

迪庆州城乡居民建档立卡贫困人口动态管理数为7.40万人，其中：已脱贫6.34万人，未脱贫1.06万人，截至2018年底，已全部在医保系统成功标识，全州实现建档立卡人员100%参保，28种门诊慢特病报销比例达到87%，住院待遇通过基本医疗加大病保险报销达到了72.14%，9类15种基本加大病报销已达70%以上，实行医疗救助、兜底保障后实际报销比例达到90%。截至2018年底，迪庆州城乡居民建档立卡贫困人口普通门诊就诊17.87万人次，基金支出449.596万元；28种门诊慢特病就诊2123人次，基金支出164.45万元；住院就诊9294人次，总费用6712.79万元，基金支出6040.85万元（其中：基本医疗支出4362.04万元，大病保险支出480.50万元，民政医疗救助支出855.67万元，兜底保障支出342.64万元）；9类15种大病就诊43人次，支出26.71万元。

经办服务

迪庆州医疗保险经办服务工作紧紧围绕工作目标和要求，积极履行服务、管理、监管、宣传职能，不断创新管理机制，不断提升服务能力，全力破解影响医保制度运行过程中存在的突出问题和困难，着力推动各项医保工作全面、协调、快速发展。通过制度建设作为组织机构控制的基础，对每个工作人员的职责进行了明确；建立了财务管理、档案管理、信息管理等制度，对每项业务的岗位职责进行了明确；建立了《业务办理流程》，对各项医保业务的操作规程进行了明确；建立了限时办理制度，做到业务限时办结，权责关系明确；严格实施授权管理，按照规定分配权限，信息系统管理明确；落实岗位责任制度，责任到人，职工之间相互监督、秉公办事，同时实行各岗位备岗设置（AB岗），确保办事无等待。

在业务运行控制方面，注重突出医疗保险关系建立和保险待遇享受中的牵制、制约关系，按照医疗保险政策相关规定，制定了职工医保、居民医保的参保缴费、待遇享受相关制度，明确管理，严格缴费基数，加强定点医疗机构管理，严格待遇报销支付，实行岗位控制。

在基金财务控制方面，认真严格执行各项政策及规章制度，并不断完善各项制度和监督机制，按照医保基金的管理政策，严格执行“收支两条线”管理，会计人员依据合法、有效的会计凭证进行财务记录，会计记录按照规定的要素完整准确地反映各项业务活动，会计报表由会计人员独立编制，会计档案按照要求及时整理归档，印章管理符合要求，基金账户开设符合规定，做到账账、账表、账单相符，会计核算没有出现违规操作现象，会计科目设置符合财务会记制度要求。

在信息系统控制方面，为了确保医保信息网络安全平稳运行这一目标，我们加强网络制度化建设，建立了相应的规章制度，对医疗保险网络信息系统操作、管理和操作人员的权限进行了具体规范，确保专人负责具体业务，落实了包括权限管理、密码保密等信息安全的保障措施。

异地就医管理方面，迪庆州根据省局的统一安排部署，于2010年4月，启动城镇职工省内异地直接结算工作，起初由于各统筹区的信息系统不统一，异地信息系统不够完善，在联网过程中存在数据传输和识别不畅的问题，经过多方的沟通、协调下异地结算逐渐趋于顺畅，省内异地结算由原来的普通住院、普通门诊再到门诊慢特病，逐渐实现了基金类别全覆盖。2017 年，迪庆州新农合与城镇居民基本医疗保险合并为城乡居民基本医疗保险，同年我州的城乡居民纳入异地就医结算的范围。2018 年，根据国家、省局安排，全国启动跨省异地就医直接结算工作，全州共有 4 家公立医院接入国家跨省异地平台，实现省外参保人在迪庆州就医直接结算，同时迪庆州参保人在省外定点医疗机构住院逐渐实现直接结算，有效地减轻了患者的垫付负担。

（撰稿：陶　海　和　尧　王永寸）

临沧市

工作综述

2011—2018年，临沧市医疗保险工作在市委、市政府的坚强领导和上级主管部门的指导帮助下，坚持“广覆盖、保基本、多层次、可持续”的基本方针，以增强公平性、适应流动性、保证可持续性为重点，持续健全完善以基本医疗保险为主体，大病保险、公务员医疗补助、企业补充、商业健康保险等多种形式医疗保险为补充的多层次医保制度体系，全市城镇职工医疗保险实现市级统筹、城乡居民医疗保险整合实施、医保支付方式改革加快推进、待遇保障和经办服务水平明显提升，参保人在医保领域的获得感、安全感、幸福感明显增强，为促进临沧市经济社会持续稳定健康发展发挥了重要作用。

机构变革历程

2016年，继2008年调整临沧市医疗保险基金管理职能关系、职能配置、内设机构和人员编制后，临沧市机构编制委员会印发《关于整合城乡居民基本医疗保险职责和机构的通知》，市医疗保险基金管理中心承担市新型农村合作医疗经办职责。

2017年，临沧市机构编制委员会印发《关于临沧市医疗保险基金管理中心更名和增加事业编制的批复》，临沧市医疗保险基金管理中心更名为临沧市医疗保险管理局并增加编制5名，负责全市医疗保险工作。编制增加后，全局共有编制30名（人员参照公务员法管理）、工勤人员编制1名；科级领导职数5名（1正4副）。

截至2018年底，全市医保经办机构共有9个，核定编制共165名。2012年获得云南省医疗保险异地就医管理工作、经办管理服务先进单位表彰，2014年获得云南省党政机关社会团体档案工作规范化管理示范单位、云南省社会保险业务档案管理优秀单位表彰。

城镇职工基本医疗保险

2010年，临沧市人民政府公布《临沧市城镇职工基本医疗保险市级统筹实施办法》（临沧市人民政府公告2010年第一号），并于2011年1月1日正式施行，统一了全市城镇职工基本医疗保险政策制度、缴费基数核定标准、缴费费率、待遇水平、费用结算办法、信息系统管理、经办流程、基金管理、定点管理等，实现了城镇职工基本医疗保险市级统筹。印发《临沧市人力资源和社会保障局　临沧市卫生局关于城镇职工基本医疗保险特殊病、慢性病门诊医疗待遇的通知》（临人社发〔2011〕51号），将5个特殊病病种、13个慢性病病种纳入特殊病、慢性病病种目录，同时对申报要求、待遇标准进行了规范，进一步提高参保人员特殊病、慢性病待遇。

2012 年，印发《临沧市人力资源和社会保障局转发云南省人力资源和社会保障厅关于领取失业保险金人员参加职工基本医疗保险有关问题文件的通知》(临人社发〔2012〕25 号)，失业人员在领取失业保险金期间参加城镇职工基本医疗保险按规定缴纳的城镇职工基本医疗保险和城镇职工大病补充医疗保险费全部从失业保险基金中支付，个人不缴费，确保了失业职工的基本医疗待遇。印发《临沧市城镇基本医疗保险家庭病床管理办法（试行)》(临沧市人力资源和社会保障局公告 2011 年第 1 号)，从 2012 年 1 月 1 日起施行，解决需长期住院治疗的参保患者就医治疗问题和因病长期卧床、生活不能自理的参保人员住院陪护及生活护理方面问题。

2013 年，印发《临沧市人力资源和社会保障局转发云南省人力资源和社会保障厅关于开展城镇职工基本医疗保险 20 种重大疾病保障工作文件的通知》(临人社发〔2013〕202 号)、《临沧市医疗保险基金管理中心关于做好城镇职工基本医疗保险 20 种重大疾病保障工作的通知》(临医保〔2013〕74 号)，将 20 种重大疾病政策范围内住院费用统筹基金支付比例提高至不低于 90%。印发《临沧市医疗保险基金管理中心关于提高城镇职工基本医疗保险 70 岁以上老年人医疗保险待遇的通知》(临医保〔2013〕2 号)，对 70 岁以上老年人住院及门诊慢性病特殊病起付线实行减半收取并取消乙类药品的个人自付比例。印发《临沧市人力资源和社会保障局转发云南省人力资源和社会保障厅关于基本医疗保险基金先行支付有关问题文件的通知》(临人社发〔2013〕189 号)、《临沧市医疗保险基金管理中心关于城镇基本医疗保险基金先行支付有关问题的通知》(临医保〔2013〕67 号)，针对参保人由于第三人的侵权行为造成伤病的，第三人不支付或无法确定第三人的，属于第三人责任的医疗费用，明确可以申请由基本医疗保险基金先行垫付。

2014 年，印发《临沧市人力资源和社会保障局关于增加城镇职工基本医疗保险门诊特殊慢性病病种的通知》(临人社发〔2014〕31 号)，在 2011 年 18 种特殊慢性病的基础上增加了血友病等 8 个特殊慢性病病种，将申报职工门诊特殊病慢性病病种由原先 1 人申报 1 种增加到 1 人可申报 3 种，并且每增加 1 个病种限额增补 1000 元。

2015 年，印发《临沧市人力资源和社会保障局　临沧市财政局关于提高城镇职工基本医疗保险单位缴费比例和医疗保险待遇的通知》(临人社联发〔2014〕80 号)，自 2015 年 1 月 1 日起执行，将参保单位缴费比例由 2011 年的 6.5% 提高到 10%，参保人员个人账户划入比例在 2011 年基础上按年龄段分别提高一个百分点。

2017 年，印发《临沧市人力资源和社会保障局　临沧市财政局关于调整临沧市城镇职工基本医疗保险制度有关政策的通知》(临人社联发〔2017〕3 号)，将个人账户划入比例在 2015 年基础上下调 1.5 个百分点，其中 2017 年下调 1 个百分点，2018 年下调 0.5 个百分点；城镇职工基本医疗保险统筹基金实行“统收统支”市级统筹管理制度，由市级统一调控统筹基金支出，增强统筹基金的互助共济功能，确保参保城镇职工基本医疗保险待遇按时足额支付。

2018 年，印发《临沧市医疗保险管理局关于调整参保人员享受慢性病特殊病门诊医疗待遇用药量规定的通知》(临医保〔2018〕134号),将西药、中成药每次用药量从2011年的限30天内用量调整为限60天内用量,减少患者就医购药频次。

截至2018年底,全市城镇职工基本医疗保险参保15.68万人,较2011年底的14.11万人增加1.57万人,全市城镇职工基本医疗保险住院政策范围内医保报销比例由2011年底的78.3%提高至83.51%。

城镇职工大额医疗费用补助

2012年,为进一步完善城镇职工大病补充医疗保险制度,临沧市政府办公室印发《临沧市城镇职工大病补充医疗保险办法》(临政办法〔2012〕182号),于2013年1月1日施行,明确了城镇职工大病补充医疗保险费从城镇职工基本医疗保险统筹基金中支付,列入当年统筹基金支出,并将最高支付限额由2004年的15万元提高至20万元,原2004年出台的《临沧地区城镇职工大病补充医疗保险实施办法》(临署办法〔2004〕157号)同时废止。

2017年,印发《临沧市人力资源和社会保障局　临沧市财政局关于调整临沧市城镇职工基本医疗保险制度有关政策的通知》(临人社联发〔2017〕3号),建立了城镇职工大病保险缴费个人分担机制,缴费单位和个人分别按60%、40%比例承担。印发《临沧市人力资源和社会保障局　临沧市财政局关于调整临沧市城镇职工大病补充保险筹资有关政策的通知》(临人社联发〔2017〕128号),城镇职工大病补充医疗保险费由单位和个人缴纳,不再从基本医疗保险基金中划出。

2011—2018年,城镇职工大病补充医疗保险人均保费由100元/人·年提高至360元/人·年,累计筹集保费23783.51万元,累计理赔3.61万人次,理赔金额25843.98万元。

城镇居民基本医疗保险

2011年,临沧市人民政府办公室印发《关于进一步提高全市城镇居民基本医疗保险待遇的通知》(临政办发〔2010〕271号),从统筹基金起付标准和最高支付限额、参保人员自付比例等方面调整提高城镇居民基本医疗保险待遇。印发《临沧市人力资源和社会保障局关于城镇居民医疗保险特殊慢性病门诊医疗费纳入基金支付范围的通知》(临人社发〔2011〕96号),于2011年5月1日起执行,将城镇居民医疗保险特殊慢性病门诊医疗费纳入基金支付范围。7月起将城镇居民学生儿童个人缴费标准由2009年的10元/人·年提高至30元/人·年。印发《临沧市人力资源和社会保障局

临沧市财政局转发云南省人力资源和社会保障厅　云南省财政厅关于全省统一提高城镇居民基本医疗保险待遇文件的通知》(临人社发〔2011〕289号),2011年8月1日起执行,将城镇居民基本医疗保险一、二、三级定点医疗机构住院医疗费用报销比例分别提高到85%、75%、60%。

2012年,印发《临沧市人力资源和社会保障局　临沧市财政局转发云南省人力资源和社会保障厅　云南省财政厅关于全省统一提高城镇居民基本医疗保险待遇文件的通知》(临人社联发〔2012〕40号),将城镇居民基本医疗保险住院报销比例分别提高至一级医院90%、二级医院80%、三级医院60%。

2012年,临沧市政府办公室印发《临沧

市城镇居民基本医疗保险门诊统筹实施办法》(临政办发〔2012〕182 号),于 2013 年 1 月 1 日起施行,明确门诊医疗费医保基金累计最高支付限额为 400 元/人·年,同时调整完善了慢性病特殊病门诊医疗待遇,慢性病门诊医疗费支付限额为 84 元/人/月,累计最高报销限额为 1000 元/人·年,特殊病门诊医疗费医保基金报销比例三级医院为 70%、二级医院为 80%。印发《临沧市人力资源和社会保障局 临沧市财政局 临沧市民政局转发云南省人力资源和社会保障厅 云南省财政厅 云南省民政厅关于调整城镇居民基本医疗保险个人缴费文件的通知》(临人社联发〔2013〕57 号),统一成年人及未成年人筹资标准为 350 元,其中个人缴费标准统一为 70 元。

截至 2016 年,全市城镇居民参保 81221 人,较 2009 年启动初期的 73929 人增加 7292 人;筹资标准为 540 元/人·年,较 2013 年统一成年人和未成年人筹资标准时的 350 元增加 190 元;2011 年至 2016 年,城镇居民医保基金收入 19.82 亿元、支出 14.01 亿元,累计结余 0.77 亿元。2017—2018 年,城镇居民基本医疗保险制度与新型农村合作医疗整合实施,临沧市城乡居民基本医疗保险制度建立。

城镇居民大病补充医疗保险

2011 年,临沧市人民政府公布《临沧市城镇居民大病补充医疗保险暂行办法》(临沧市人民政府公告 2011 年第二号),于 2011 年 9 月 1 日起施行,建立了全市城镇居民大病补充医疗保险制度并实行市级统筹,由承保全市城镇职工大病补充医疗保险的商业保险公司承保全市城镇居民大病保险工作。普通居民筹资标准为 50 元/人·年,由参保人员个人缴费;特殊人群为 30 元/人·年,由同级财政配套的城市医疗救助资金代缴。

2016 年,临沧市人力资源和社会保障局、市财政局联合印发《临沧市城镇居民大病补充医疗保险实施细则》(临人社联发〔2016〕43 号),并于同年 1 月 1 日起执行,筹资渠道由城镇居民基本医疗保险基金支付,列入当年基金支出,个人不再缴费。

2017 年,《临沧市城乡居民大病补充医疗保险实施办法》(临政办发〔2017〕160 号)施行,原城镇居民医疗大病保险政策同时废止。

2012—2016 年,城镇居民大病补充医疗保险保费由普通人群 50 元/人·年、特殊人群 30 元/人·年统一调整提高到 50 元/人·年;累计筹集保费 1668.31 万元,累计理赔 0.3 万人次,理赔金额 1775.85 万元。

新型农村合作医疗

2003 年,云县成为全国首批新型农村合作医疗试点县,筹资标准为 30 元/人·年(个人缴费 10 元,中央和省、市、县财政补助 20 元),当年云县参合农民达 31.78 万人,参合率为 85.1%。2005 年,云县参合率达 92.26%。2006 年,试点从云县扩大至临翔区、凤庆县,筹资标准提高到 50 元/人·年,3 个县(区)参合农民达 88.87 万人,占全市农业人口总数的 45.19%。2007 年,全市 8 县(区)实现新型农村合作医疗制度全覆盖的目标。2016 年,新型农村合作医疗筹资标准为 540 元(其中,中央补助 300 元,省级补助 120 元,个人缴费 120 元),全市新型农村合作医疗参保 198.29 万人,参合率达 99.37%。

2011—2016年，全市新型农村合作医疗实际累计筹集基金44.72亿元，累计享受新型农村合作医疗待遇共3171.78万人次，累计补偿新农合资金40.06亿元。2017—2018年，新型农村合作医疗与城镇居民基本医疗保险制度整合实施，临沧市城乡居民基本医疗保险制度建立。

2011年，临沧市人民政府公布《临沧市新型农村合作医疗大病补充医疗保险办法》（临沧市人民政府公告2011年第三号），并于2011年12月1日施行，全市新型农村合作医疗大病补充医疗保险制度建立。《临沧市新型农村合作医疗大病补充医疗保险实施细则（试行）》（临新农合办发〔2011〕1号）印发实施，个人缴费标准为20元/人·年，特殊对象个人缴费部分由同级财政配套的农村医疗救助资金代缴，保费收缴与新型农村合作医疗参合费收缴工作同步实施。

2013年，印发《临沧市2013年新型农村合作医疗大病补充医疗保险实施方案》（临新农合办发〔2012〕2号），保费由新农合结余资金全额代缴或部分代缴，列入当年基金支出预算；同时将最高支付限额由2012年的7万元提高至15万元。

2014年，印发《临沧市2014年新型农村合作医疗大病补充医疗保险实施方案》（临新农合办发〔2013〕3号），保费由新农合结余资金全额代缴，不再向个人收取，将年度最高支付限额由15万元提高至20万元。

2015年，印发《临沧市2015年新型农村合作医疗大病补充医疗保险实施方案》（临政办发〔2014〕202号），年度最高支付限额由20万元提高至30万元。

2016年，印发《临沧市2016年新型农村合作医疗大病补充医疗保险实施细则》（临新农合办发〔2016〕1号），将保费由2011年的20元/人·年提高至30元/人·年。同年10月20日出台《临沧市人民政府办公室关于提高新农合大病补充筹资标准的通知》（临政办发〔2016〕181号），结合全市新型农村合作医疗大病补充医疗保险基金运行情况，将筹资标准由30元/人·年提高至35元/人·年。

2017年，印发《临沧市城乡居民大病补充医疗保险实施办法》（临政办发〔2017〕160号），新型农村合作医疗大病保险有关政策同时废止。2012—2016年，累计筹集新型农村合作医疗大病补充医疗保险费20361.96万元，累计理赔5.84万人次，理赔金额18442.27万元。

城乡居民大病保险

2016年，结合全市城乡居民基本医疗保险补偿政策尚未统一的实际，临沧市人民政府办公室印发《临沧市城乡居民大病补充医疗保险实施方案》（临政办发〔2016〕36号），临沧市人力资源和社会保障局、市财政局联合印发《临沧市城镇居民大病补充医疗保险实施细则》（临人社联发〔2016〕43号），于2016年1月1日施行，启动实施城乡居民大病补充医疗保险工作。

2017年，临沧市人民政府办公室印发《临沧市城乡居民大病补充医疗保险实施办法》（临政办发〔2017〕160号），并于1月1日实施，全市城乡居民大病补充医疗保险制度建立。城乡居民大病保险费从城乡居民基本医疗保险基金中划出，纳入社会保障基金财政专户，分账核算并实行收支两条线管理。

2017—2018年，城乡居民大病补充医疗保险保费由35元/人·年提高至55元/人·年；累计筹集保费19075.67万元，累计理赔8.17万人次，理赔金额13446.96万元，结余返还城乡居民财政专户4727.6万元。

城乡居民基本医疗保险

2016年，临沧市人民政府印发《临沧市整合城乡居民基本医疗保险制度工作实施方案》（临政办发〔2016〕194号），启动临沧市城镇职工基本医疗保险与新型农村合作医疗整合工作。

2017年，临沧市人民政府印发《临沧市城乡居民基本医疗保险实施办法》（临政发〔2017〕105号），临沧市城乡居民基本医疗保险制度建立，同年底完成城镇职工基本医疗保险和新型农村合作医疗历史业务数据迁移。2018年1月1日起，全面实施全市统一政策标准、经办服务和信息系统的城乡居民基本医疗保险制度。截至2018年底，全市城乡居民基本医疗保险参保212.23万人，较2017年整合初期的211.13万人增加了1.1万人；筹资标准由整合初期的150元/人·年提高至180元/人·年；基金收入14.12亿元、支出11.52亿万元，累计结余10.21亿元。

生育保险

临沧市于1998年4月1日起实施《临沧地区企业职工生育保险办法》，按照“以支定收、略有结余”的原则，以企业上一年度全部职工工资总额的1%征缴保费，个人不缴费。2003年5月在全省率先实行生育保险市级统筹，基金纳入社会保险财政专户，实行收支两条线管理，专款专用。2008年6月起，为拉动内需，促进经济发展，临沧市就生育保险费率作出两次调整。其中2008年6月1日，将生育保险费率由1%下调至0.8%；2009年1月1日在0.8%的基础上再下调一个百分点，达到0.7%。

2012年，临沧市人民政府办公室印发《临沧市实施〈云南省职工生育保险办法〉细则》（临政办发〔2012〕143号），并于2012年1月1日起施行。将生育保险制度覆盖范围由企业职工扩展到所有行业的职业人群，临沧市财政供养人员也参加生育保险统筹。同时，调整生育保险费率（企业等非财政供养单位为0.8%，国家机关等财政供养单位生育保险费率为0.3%），增设了八个待遇项目，提高了待遇保障标准。

2018年，全市生育保险参保11.67万人，较2011年末3.56万人增加了8.11万人。2011—2018年，全市生育保险覆盖面不断扩大，生育保险基金收入也呈逐年递增趋势，全市基金累计收入2.20亿元，参保人员享受生育保险待遇2.42万人次，累计支出1.89亿元，累计结余0.43亿元。

医保扶贫

2016年，临沧市脱贫攻坚战全面打响，将基本医疗有保障作为“两不愁、三保障”的重要内容之一。为有效解决因病致贫、因病返贫问题，2017年，市人力资源和社会保障局、市卫生和计划生育委员会、市扶贫开发办公室、市民政局、市财政局联合印发《临沧市医疗保险健康扶贫工作方案》（临人社联发〔2017〕76号），健全完善建档立卡贫困人口医疗保险保障机制；同年10月，临沧市人民政府办公室出台《临沧市贯彻落实〈云南省健康扶贫30条措施〉实施方案》（临政办发〔2017〕196号），明确对全市建档立卡贫困人口基本医保实行“一补二免三提四要”倾斜政策、大病保险实行“一降二提一扩大”倾斜政策，基本医疗保险、大病保险、医疗救助和兜底保障等“四重保障”医疗费用实行定点医疗机构“一站式”即时结算。

截至2018年底，全市36.49万名建档立卡人口100%参加基本医疗保险和大病保险，28种疾病门诊政策范围内报销比例达87.69%；符合转诊转院规范的住院治疗费用实际补偿比例达94.89%。2018年1月，全市建档立卡贫困人口“四重保障”费用实现市内“一站式”即时结算。

医保基金运行与监管

2011—2018年，临沧市进一步完善医保基金统筹管理机制和医保基金筹资政策措施，加大财政对医疗保险的投入力度，强化医保基金监管，确保全市医保基金运行总体安全平稳可持续。一是按照“以收定支、收支平衡、略有结余”的原则，精确厘定费率，科学调整提高筹资标准。2014年将城镇职工基本医保单位缴费比例由2011年市级统筹时的6.5%提高至10%。城镇居民基本医疗保险筹资标准由2011年的264.37元/人·年提高至2016年的540元/人·年，城乡居民基本医疗保险筹资标准由2017年的600元/人·年提高至2018年的670元/人·年。2011—2018年，全市基本医疗保险基金收入107.93亿元、支出95.8亿元（含新农合），基金收支规模不断扩大，呈现稳定增长态势。截至2018年底，全市基本医疗保险基金累计结余15.84亿元，城镇职工、城乡居民医保统筹基金支付能力分别达9.25个月、10.63个月。二是做实市级统筹，增强医保基金共济能力。在城镇职工、城乡居民医保市级统筹工作中，紧紧抓住基金上统的“牛鼻子”，建立健全基金收支预决算、基金预算执行情况报告、市级统筹基金调剂金等制度机制，将全市医保基金纳入财政专户、实行收支两条线管理，做到专款专用，实现了真正意义上的市级统筹，进一步提高了医保基金的运行效率，增强了抗风险能力。三是强化基金监管，严防“跑冒滴漏”。2011—2018年，临沧市健全完善基金财务内控制度，建设并启用医保智能监控审核信息系统，持续规范和完善“两定”监管，落实定期不定期日常巡查、检查制度，扎实开展“六个严禁”专项整治、打击欺诈骗保专项行动，全市医保基金财务行为进一步规范，医保费用报销实现事前、事中、事后智能审核监控全覆盖。2018年，通过开展全市打击欺诈骗保专项行动，终止“两定”机构医保服务协议9家，暂停医保服务协议17家，约谈27家，拉入黑名单1家，查处参保人员1人，共追回、拒付医保基金784.73万元。

医保经办服务

一、“一站式”即时结算

（一）市内即时结算

2013年，在进一步完善全市医保信息系统基础上，印发《临沧市人力资源和社会保障局关于启动实施大病补充医疗保险即时结算工作的通知》（临人社发〔2013〕163号），并于同年7月1日起，启动实施全市范围内定点医疗机构大病补充医疗保险即时结算工作，实现了市内定点医疗机构大病补充医疗保险和基本医疗保险即时结算。

2014年，为全面提升全市医保经办服务管理水平，印发《临沧市人力资源和社会保障局关于启动实施城镇职工基本医疗保险特殊病慢性病门诊医疗待遇即时结算工作的通知》（临人社发〔2014〕280号），于2015年1月1起，在全市行政区域内的定点医疗机构和定点零售药店中开展城镇职工基本医疗保险特殊病慢性病门诊检查费、治疗费、购药费的现场即时结算工作。同年3月，城镇居民医疗费用定额补贴实现市内定点医疗机构现场即时结算。

二、异地就医管理

（一）省内异地就医联网结算

2011年，临沧市先后出台《临沧市人力资源和社会保障局转发云南省基本医疗保险异地就医服务管理办法文件的通知》（临人社发〔2011〕232号）、《临沧市医疗保险基金管理中心转发云南省医疗保险基金管理中心关于印发云南省基本医疗保险异地就医服务管理经办实施办法（暂行）的通知》（临医保〔2011〕25号）、《临沧市医疗保险基金管理中心关于基本医疗保险异地就医管理有关事宜的通知》（临医保〔2011〕38号）、《临沧市医疗保险基金管理中心关于转发进一步完善医疗保险异地持卡就医联网结算工作的通知》（临医保〔2011〕49号）等四个省内异地就医服务管理文件，为全市异地就医工作提供有力保障。在对“两定”机构、中心端数据库进行升级和信息维护基础上，调试开通了与省异地就医结算中心联网结算系统，同年8月1日，在全市范围内正式启动异地就医直接结算，全市共6家定点医疗机构和22家定点零售药店作为第一批纳入全省异地持卡就医购药联网结算单位开展异地就医结算服务，异地就医备案登记亦同步开展。

（二）跨省异地就医联网结算

2017年，云南省人力资源和社会保障厅与省财政厅联合印发《关于进一步做好基本医疗保险异地就医直接结算有关事项的通知》，临沧市进行转发并积极配合省异地就医跨省联网结算平台建设，启动了全市跨省异地就医直接结算。截至2017年底，全市21家试点医疗服务机构开通跨省异地就医直接结算。

2011—2018年，临沧市异地就医联网结算范围不断扩大，结算率稳步提高，结算服务涵盖普通门诊、住院、药店购药，同时采取将转诊转院权限下放到辖区内二级及以上公立医院、落实异地就医直接结算自助备案政策并实行电话、传真备案等方式优化简化转诊和“异地安置”备案程序，方便参保人员办理异地就医手续和直接结算。2018年全市异地就医联网结算定点医疗服务机构达到100家。其中：开通省内异地就医联网结算医药服务机构100家，较2011年启动之初的28家增加72家；纳入国家平台实现跨省刷卡直接结算医疗机构38家，较2017年启动之初的21家增加17家。2011—2018年，全市异地就医备案人数达4927人，其中，省内备案4157人，跨省备案770人。异地就医结算累计49.92万人次，费用58447.04万元，医保支付39586.70万元。其中：省内异地就医结算49.90万人次，费用57966.87万元，医保支付39271.46万元；跨省直接结算206人次，费用480.17万元，医保支付315.24万元，有效减轻群众“跑腿垫资”压力。

三、医保信息化管理平台建设

（一）医保信息系统升级整合

2004年，建设完成临沧市城镇职工医保信息系统，实现职工医保从手工管理向信息化经办的过渡。2009年，在启动城镇居民基本医疗保险制度时，对居民医保信息系统进行升级改造。2011年，投资530多万元对城镇职工医保、居民医保的信息系统进行迁移整合，升级成为临沧市城镇医疗保险信息系统，实现各项医保业务线上办理，同时支持全市150家定点医疗机构、333家定点零售药店医保费用联网结算。2017年城乡居民医保制度整合时，投资900余万元对原医保信息系统进行升级改造，迁移整合原新农合参保人员信息数据约199万条并于2018年1月正式上线运行，为全市参保人员提供更加方便快捷的服务平台。

（二）医保智能审核系统建设

为有效解决医疗费用人工抽查审核不足、审核标准不一致、有关信息不对称等方面的问题，临沧市于2016年开展医保智能审核监控系统建设，同年12月1日在全市定点医疗机构正式启用，实现了医疗保险信息系统智能审核监测。在此基础上，通过不断优化升级，2018年实现系统对医保费用报销的事前、事中、事后全程审核监控，100%覆盖全市所有协议住院医疗机构，既有效监控定点医疗服务机构医疗服务行为，确保基金安全、合理支出，又更好地维护了参保人员医保权益。

（三）社会保障卡建设

为加快推进全市社会保障卡建设，拓展应用领域，实现“一卡多用，全国通用”，启动金融社保卡制作发行工作，2017年，开展社会保障卡“一卡通”制作发行工作，将全市参保人员一代社会保障卡更换为二代金融社保卡，并于2018年全面完成。截至2018年底，全市城镇职工制卡16.25万人，城乡居民制卡206.24万人。全市社会保障卡发行、服务和运行管理工作更加规范，社保卡应用领域进一步拓展，有效促进参保人员享受医保待遇和金融服务，便民利民水平进一步提升。

医保改革

一、取消药品加成改革

2012年11月，临沧市启动县级公立医院改革，按照“总量控制、结构调整”的原则，推进取消药品加成医疗服务价格调整试点工作。2012年云县、耿马自治县列为云南省县级公立医院综合改革试点县。2013年凤庆县、双江自治县列为县级试点县。2015年其余县全部开展县级公立医院综合改革。2012—2018年全市县级公立医院改革共调整医疗服务价格项目1143项，其中：云县432项、凤庆县196项、永德县249项、镇康县69项、耿马自治县41项、沧源自治县86项、双江自治县70项。2017年8月，临沧市启动城市公立医院综合改革，按照“总量控制、结构调整、有升有降、逐步到位”的原则，完成临沧市人民医院、临沧市精神病专科医院、临翔区人民医院、临翔区中医医院等4家城市公立医院取消药品加成医疗服务价格调整工作，共调整医疗服务价格项目161项。

二、支付方式改革

2014年，临沧市人力资源和社会保障局与市财政局联合印发《临沧市城镇基本医疗保险付费总额控制实施办法（试行）》（临人社联发〔2014〕97号），于2015年1月施行，打破了以前按项目付费为主的付费方式，推行以总额控制为核心的付费制度。

2017年，临沧市人力资源和社会保障局与市发展和改革委员会、市卫生和计划生育委员会、市财政局联合印发《临沧市基本医疗保险按病种付费实施办法（试行)》(临人社联发〔2017〕131号)，自2018年1月1日起实施，将168个病种纳入医保按病种定额付费的病种范畴。

2018年，市人力资源和社会保障局、市卫生和计划生育委员会、市财政局、市发展和改革委员会联合印发《临沧市城乡居民基本医疗保险总额控制打包付费支付方式改革实施方案（试行)》(临人社联发〔2018〕106号)，于2019年1月起推行云县试点工作。全市形成基本医疗保险实行付费总额控制下的按病种付费、按床日付费的复合型医保付费方式，有效制约了医疗费用的不合理增长，促进定点医疗机构主动规范医疗服务行为，提高了资金使用效益。

（撰稿：李秋云）

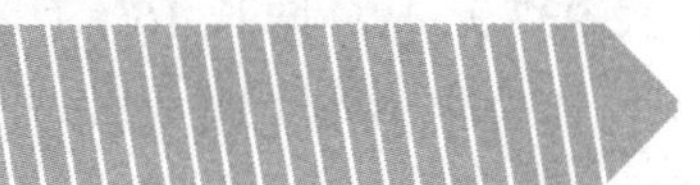

基金运行分析

“十三五”期间云南省基本医疗保障基金运行分析报告

[提　要]

●“十三五”时期，特别是云南省医疗保障局成立以来，是云南省医疗保障事业发展最快的时期，医疗保障管理体制从部门分割走向集中统一，实现城乡居民医保制度整合，财政投入加大力度，医保扶贫较好解决贫困人口“因病致贫、返贫”问题，医药集中采购、信息化建设、医保反欺诈、异地就医直接结算、新冠肺炎疫情防控救治和支持企业复工复产等各方面取得了显著成效，基本建立了与云南省经济社会发展水平相适应的、具有云南特色的、多层次的医疗保障制度和政策体系，实现了医疗保障制度的全覆盖，进入“全民医保”的历史新阶段，人民群众获得感不断增强。

●“十三五”期间，进入全民医保的新阶段。基本医疗保险（以下简称医保）参保人数 4581 万人（职工 548 万人、居民 4033 万人），比“十二五”期末的 4424 万人（职工 468 万人、城镇居民 672 万人、新农合 3284 万人）增加 157 万人（职工 80 万人、居民 77 万人）。

●“十三五”期间，医保基金收入平稳增长。医保基金收入 2838 亿元（职工 1409 亿元、居民 1429 亿元 <含新农合 179 亿元>），比“十二五”期间增加 1418 亿元（职工 682 亿元、居民 736 亿），增长 100%（职工 94%、居民 106%）。

●“十三五”期间，医保基金支出稳步增长。医保基金支出 2386 亿元（职工 1093 亿元、居民 1293 亿元 <含新农合 164 亿元>），比“十二五”期间增加 1119 亿元（职工 470 亿元、居民 649 亿元），增长 88%（职工 76%、居民 101%）。

●“十三五”期末，医保基金抵御风险的能力增强。医保基金累计结余 733 亿元（职工 524 亿元、居民 209 亿元），比“十二五”期末增加 457 亿元（职工 320 亿元、居民 137 亿元），增长 165%（职工 157%、居民 187%）。其中，职工基本医疗保险（以下简称职工医保）统筹基金累计结余 269 亿元，可支付月数 21 个月，比“十二五”期末增加 7 个月，增长 50%；城乡居民基本医疗保险（以下简称居民医保）基金累计结余可支付 8.6 个月，比“十二五”期末增加 3.2 个月，增长 59%。

●“十三五”期间，财政加大对居民医保的投入。居民医保财政补助资金 976 亿元，比“十二五”期间增加 410 亿元，增长 72%。

●“十三五”期末，医保基金人均收支结余水平稳步增长，基金运行平稳。医保统筹基金人均收入 1146 元（职工 3298 元、居民 853 元），医保统筹基金人均支出 975 元（职工 2467 元、居民 772 元），医保统筹基金人均累计结余 1044 元（职工 4902 元、居民 519 元），比“十二五”期末医保统筹基金人均收入增加 508 元（职工 1342 元、居民 371 元）、医保统筹基金人均支出增加 394 元（职工 643 元、居民 338 元）、医保统筹基金人均累计结余增加 674 元（职工 2960 元、居民 335 元）。

●“十三五”期间，基本实现“病有所医”。享受医保待遇 75681 万人次（职工 16076 万人次、居民 59605 万人次），其中门诊 71527 万人次（职工 15445 万人次、居民 56082 万人次）、住院 4154 万人次（职工 631 万人次、居民 3523 万人次），比“十二五”期末增加 17341 万人次（职工 3675 万人次、居民 13666 万人次）。其中，门诊增加 16002 万人次（职工 3546 万人次、居民 12456 万人次），住院增加 1339 万人次（职工 129 万人次、居民 1210 万人次）。

●“十三五”期末，住院待遇保障更加适度。住院费用政策范围内医保基金支付比例为 76%（职工 87%、居民 73%），其中，三级医疗机构（以下简称三级）74%（职工 85%、居民 67%）、二级医疗机构（以下简称二级）78%（职工 91%、居民 76%）、一级及以下医疗机构（以下简称一级及以下）84%（职工 92%、居民 83%），比“十二五”期末增加 7%（职工 -1%、居民 12%）。

●“十三五”期末，住院费用医保基金实际支付比例为 72%（职工 79%、居民 70%），其中，三级 68%（职工 78%、居民 62%）、二级 75%（职工 80%、居民 74%）、一级及以下 81%（职工 81%、居民 81%），比“十二五”期末增加 8%（职工 -1%、居民 12%）（因无“十二五”期间新农合分级数据，因此未进行分级数据比较）。

●“十三五”期末，农村人口待遇保障显著提升。住院费用政策范围内医保基金支付比例为 74%，比“十二五”期末增加 14%，增长 23%；住院费用医保基金实际支付比例为 70%，比“十二五”期末增加 13%，增长 22%。

●“十三五”期末，医疗资源更加有效利用。次均住院费用 5836 元（职工 9152 元、居民 5248 元），比“十二五”期末增加 801 元（职工 474 元、居民 937 元），增长 16%（职工 5%、居民 22%）；住院率 19%（职工 24%、居民 18%），比“十二五”期末增加 4%（职工 1%、居民 5%），增长率为 29%（职工 3%、居民 33%）；平均住院 8.5 天（职工 9.9 天、居民 8.3 天），比“十二五”期末减少 2.3 天（职工 2.4 天、居民 0.9 天），降低 22%（职工 20%、居民 10%）。（因无原新农合数据，平均住院天数不含原新农合数据）

●“十三五”期间（2017—2020 年），医保扶贫成效显著。建档立卡贫困人口享受医保待遇 8227 万人次（住院 604 万人次、门诊 7623 万人次），发生医疗费用 309 亿元（住院 265 亿元、门诊 44 亿元），基金支出 265 亿元（住院 239 亿元、门诊 26 亿元）。住院基金支出 239 亿元中，医保统筹基金支出 192 亿元、大病保险支出 15 亿元、医疗救助支出 20 亿元、兜底保障支出 11 亿元、其他补助支出 1 亿元。

●“十三五”期末，建档立卡贫困人口 756 万人，100% 参加基本医保和大病保险，享受医保待遇 2968 万人次（住院 181 万人次、门诊 2787 万人次），发生医疗费用 99 亿元（住院 82 亿元、门诊 17 亿元），医保基金支出 82 亿元（住院 72 亿元、门诊 10 亿元），医保基金支付占比为 83%（住院 89%、门诊 59%）。住院基金支出 72 亿中，医保统筹支出 58 亿元、大病保险支出 5 亿元、其他支付 9 亿元。

●“十三五”期末，建档立卡贫困人口住院率 24%，次均住院费用 4,508 元，住院费用政策范围内医保基金支付比例为 92%，住院费用医保基金实际支付比例 89%。

●“十三五”期间，减征医疗保险费 34.8 亿元，其中，调整就业人员平均工资口径减收 9.5 亿元，减收优惠政策惠及所有企业；新冠肺炎疫情期间减征医保费25.3亿元；缓缴医保费3.6亿元。

●“十三五”期末，新冠肺炎患者享受医保待遇2404人次，医疗费用总额1097万元，其中，医保基金支付987万元、财政安排110万元。

●“十三五”期间，异地就医直接结算实现从省内到跨省的跨越，更多的参保人员享受到异地就医直接结算的便利，缓解了参保人员异地就医难、垫付资金周期长的问题。异地就医直接结算2552万人次（省内2534万人次、跨省18万人次），比“十二五”期间增加1627万人次（省内1609万人次、跨省18万人次），增长176%（省内174%、跨省121591%）；发生医疗费用315亿元（省内285亿元、跨省30亿元），比“十二五”期间增加255亿元（省内225亿元、跨省30亿元），增长425%（省内376%、跨省91809%）；其中医保基金支付229亿元（省内209亿元、跨省20亿元），占比73%（省内73%、跨省67%）。

备注：1.数据来源于《医疗保障统计报表》、《医疗保障基金报表》、《云南省健康扶贫基本情况考核评估表》、《云南省新型农村合作医疗纪实》、《2019年全国医疗保障事业发展统计公报》、《2020年全国医疗保障事业发展统计公报》、云南省统计局、云南省人力资源和社会保障厅网站等。

2.除有特殊标注外，居民指标中均含原新农合数据，来源于《云南省新型农村合作医疗纪实》。

3.本报告中部分数据因四舍五入，总计与分项合计略有差异。

第一部分　职工基本医疗保险

一、参保情况

（一）参保人数逐年增加，增速小幅上升

“十三五”期末，参保人数548万人，比“十二五”期末增加80万人，增长17.1%，年均增长率维持在2%—4%，除2019年外，我省参保人员增速一直低于全国平均水平。

数据显示，医疗保障运行20年，参保人数已形成相当规模，有利于发挥大数法则作用，参保人数趋向饱和，扩面空间进一步缩小，要以精准参保扩面为目标，实现注重增量向注重存量的转变，建立全省统一参保库，避免重复参保，提升参保质量，稳步做实全民参保计划。

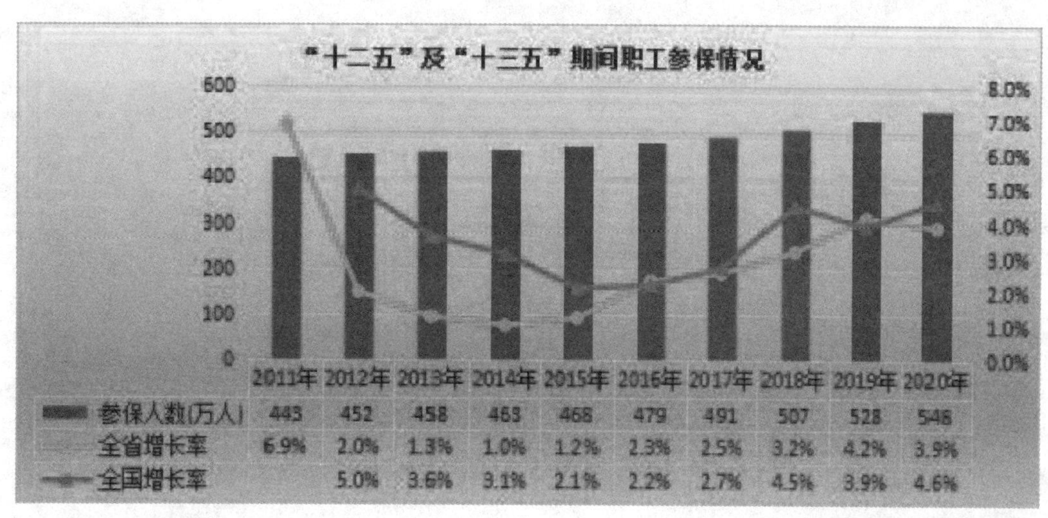

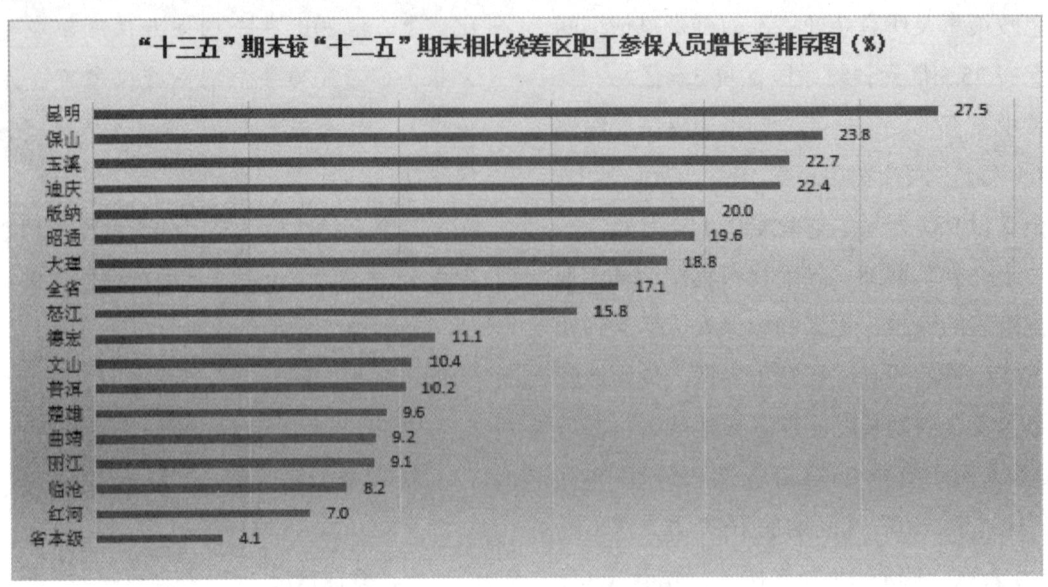

各统筹区增幅不均，昆明、保山、玉溪、迪庆、版纳、昭通、大理7个州市增长率高于全省平均水平，昆明最高为27.5%，其余统筹区均低于全省平均水平，省本级最低为4.1%。

“十三五”期末参保人数同2019年比，增加20万人，增长3.9%，低于全国4.6%的平均增长水平。增长率高于全省平均水平的有文山、保山、昭通、昆明、玉溪、迪庆、普洱7个州市，文山、保山最高，均为6.3%；丽江、版纳、省本级、红河、德宏、曲靖、楚雄、怒江、临沧、大理10个统筹区的参保人数增幅低于全省平均水平，丽江、版纳出现负增长，分别为-3%、-1%。丽江出现负增长的主要原因是统计口径变更，版纳出现负增长的主要原因是受疫情影响，许多宾馆、酒店、旅游公司等企业关闭、停业。

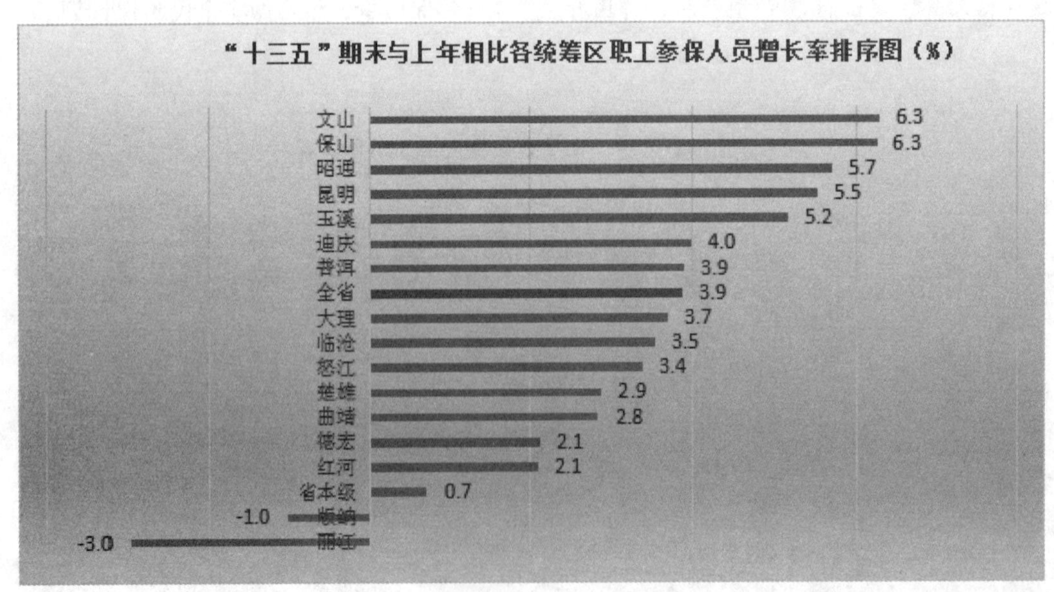

（二）在职退休比小幅上升，参保结构相对优化

“十三五”期末，在职职工391万人，占参保人数的71.3%，比“十二五”期末增加63万人，增长19.3%；退休人员157万人，占参保人数的28.7%，比“十二五”期末增加17万人，增长12.1%。在职退休比为2.48，比“十二五”期末的2.33有所上升，远低于全国2.82的平均水平。

数据显示，在职退休比小幅上升，参保结构略有改善，但仍然存在人口老龄化带来的基金运行风险。我省医保基金实行单基数缴费，在职职工缴纳医保费，退休人员不缴纳，在职退休比是用来衡量职工医保参保人群结构和收支压力的指标，在职退休比2.48，也就意味着2.48个在职职工缴纳的医保费需要同时支撑1位退休人员，退休人员患病率、就诊率、住院率都较高，必将进一步加重医保基金负担。我省在职退休比一直远低于全国平均水平，但“十三五”期间全国平均水平呈下降趋势，而我省呈上升趋势，差距逐年缩小，参保结构略有改善。

在职退休比 = 职工期末参保人数 / 退休人员期末参保人数

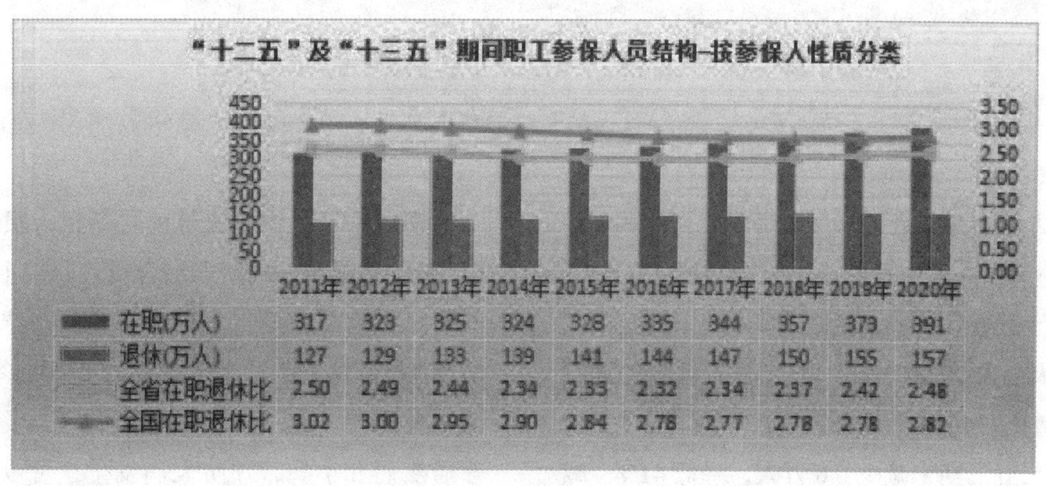

	2011年	2012年	2013年	2014年	2015年	2016年	2017年	2018年	2019年	2020年
在职(万人)	317	323	325	324	328	335	344	357	373	391
退休(万人)	127	129	133	139	141	144	147	150	155	157
全省在职退休比	2.50	2.49	2.44	2.34	2.33	2.32	2.34	2.37	2.42	2.48
全国在职退休比	3.02	3.00	2.95	2.90	2.84	2.78	2.77	2.78	2.78	2.82

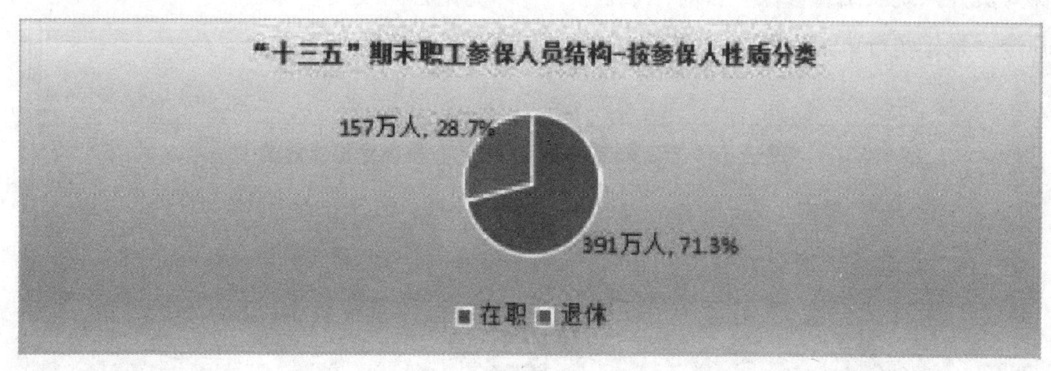

“十三五”期末，各统筹区在职退休比差异较大。怒江最高，为3.54，省本级和红河最低，均为1.58。省本级、红河、版纳、楚雄、大理、普洱、曲靖、德宏在职退休比低于全省平均水平，怒江、迪庆、昭通、丽江、文山、昆明、玉溪参保结构相对较好，高于全国平均水平。

数据显示，省本级、红河、版纳、楚雄、大理、普洱等部分统筹区参保人群老龄化趋势显现。

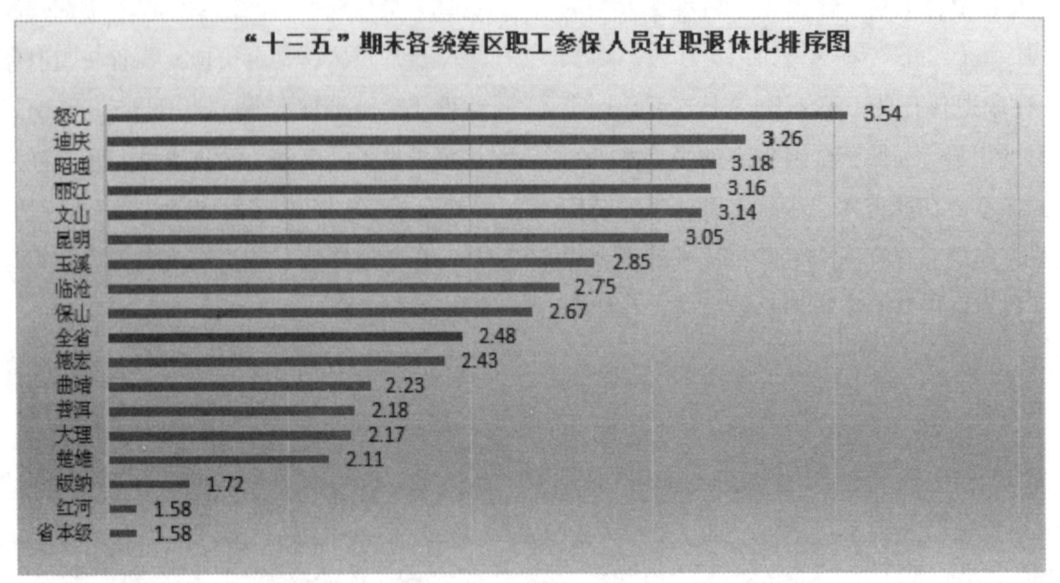

（三）参保模式仍以统账结合为主，占比持续上升

“十三五”期末，参保人员中统账结合模式547万人，占99.8%，比“十二五”期末增加81万人，增长17%；单建统筹模式0.9万人，占0.2%，比“十二五”期末减少0.6万人，降低41%。减少的主要原因是红河取消单建统筹模式，原单建统筹参保人员并入统账结合参保。目前，全省仅保山、临沧、楚雄实行单建统筹。

数据显示，单建统筹模式参保人员逐年减少，最终形成统一的统账结合模式。普通门（急）诊医疗保障需求使得参保人员倾向于选择统账结合模式。从卫生经济学角度，开展门诊统筹，保障普通门（急）诊基本医疗需求，及时治疗普通疾病和小病，预防大病发生，可以减少高额医疗费用支出，使得医疗保障向成本效果最优化方向发展。

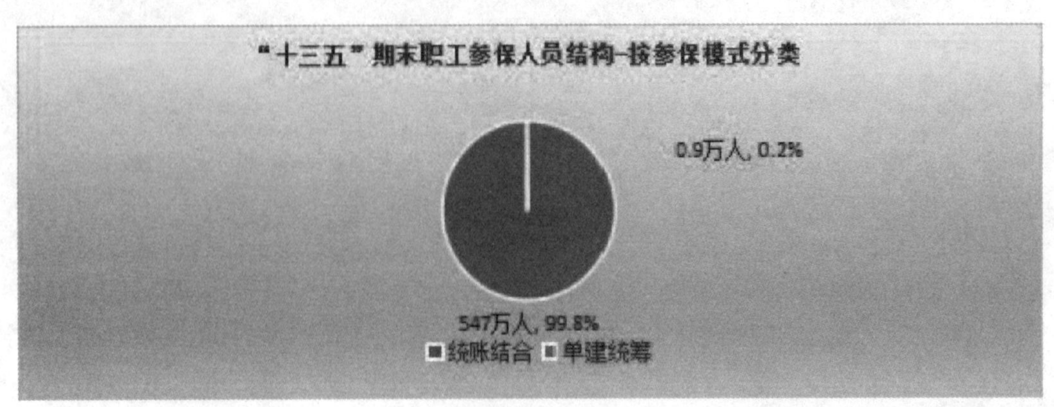

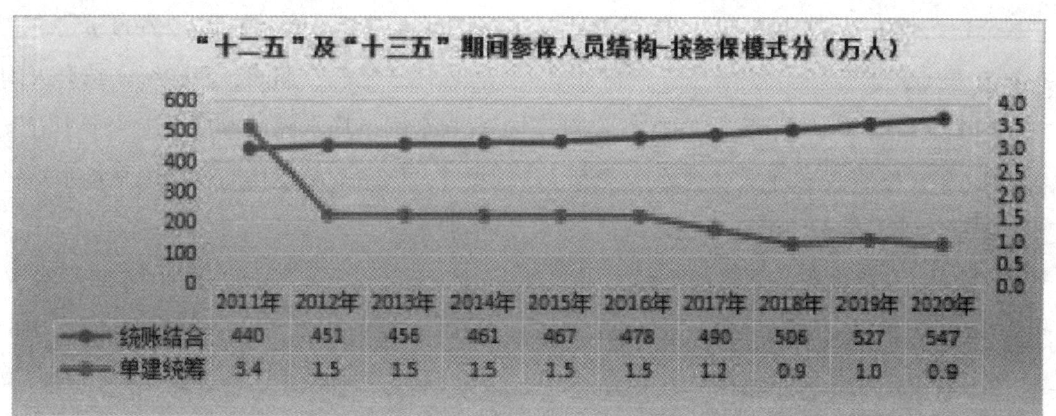

（四）参保人员按单位性质分，结构相对稳定

“十三五”期末，参保人员 548 万人（机关 65 万人、事业 126 万人、企业 314 万人、其他 43 万人），比“十二五”期末增加 80 万人（机关 5 万人、事业 6 万人、企业 57 万人、其他 12 万人），增长 17.1%（机关 8.1%、事业 4.8%、企业 22.3%、其他 39.1%）；参保人员中机关占 11.9%，事业占 22.9%，企业占 57.3%，其他占 7.9%。

数据显示，机关事业单位参保占比稳中略降，企业和灵活就业人员占比有所提升；企业参保是职工医保的主要人群，也是新增参保的主体。

“十三五”期末职工参保人员结构图–按单位性质分类
43万人, 7.9%
65万人, 11.9%
314万人, 57.3%
126万人, 22.9%
企业 事业 机关 其他

“十二五”及“十三五”期间职工参保人员结构图–按单位性质分类
60.0%
50.0%
40.0%
30.0%
20.0%
10.0%
0.0%
2011年 2012年 2013年 2014年 2015年 2016年 2017年 2018年 2019年 2020年
企业占比 56.1% 56.0% 55.2% 54.8% 54.9% 54.5% 54.8% 55.3% 56.6% 57.3%
事业占比 25.5% 25.7% 25.6% 25.8% 25.6% 25.0% 24.6% 24.3% 23.9% 22.9%
机关占比 12.0% 12.2% 12.7% 12.8% 12.9% 12.7% 12.5% 12.4% 12.1% 11.9%
其他占比 6.3% 6.1% 6.4% 6.7% 6.7% 7.7% 8.0% 8.0% 7.5% 7.9%

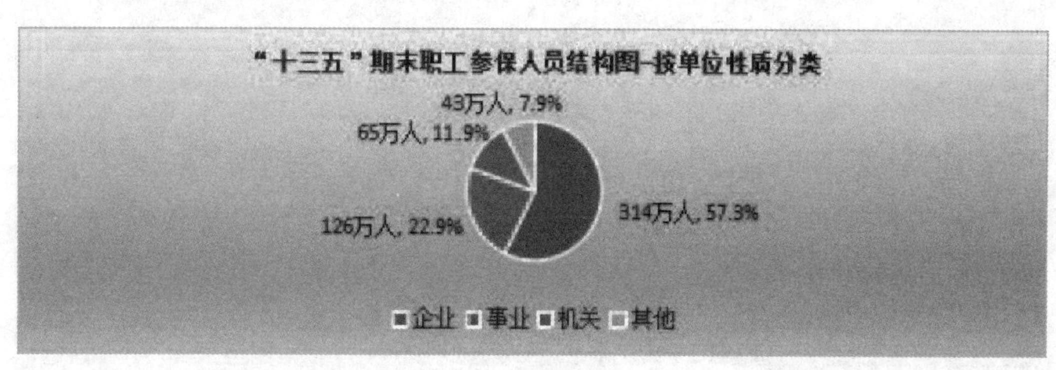

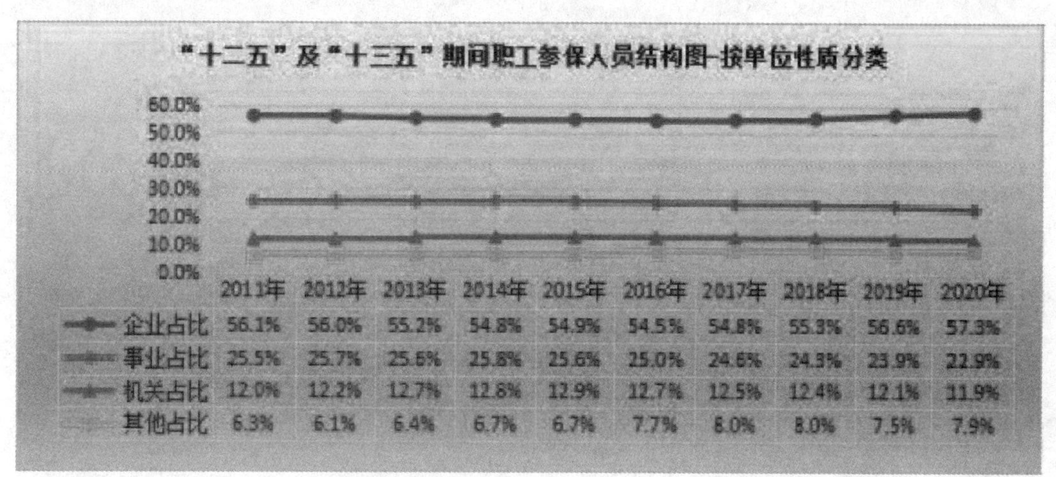

二、基金运行情况

（一）基金征缴情况

1. 减征和缓缴情况

一是 2019 年，按照我省降低社会保险费率实施方案，调整就业人员平均工资口径，减征医疗保险费 9.5 亿元，减收优惠政策惠及所有企业。

二是 2020 年，因新冠肺炎疫情，为支持企业复工复产，对 88413 家企业减征医疗保险费 25.3 亿元，对 1700 余家企业缓缴医疗保险费 3.6 亿元，切实减轻了企业负担。

2. 参保职工人均缴费基数逐年增高

“十三五”期间，职工统账结合人均缴费基数分别为 53512 元、61372 元、67874 元、70967 元、70714 元，人均缴费基数除 2020 年外逐年增高。单建统筹人均缴费基数分别为 21343 元、26972 元、45569 元、52259 元、25799 元。

“十二五”期间，我省统账结合人均缴费基数与全国平均水平基本持平，“十三五”期间，我省人均缴费基数均高于全国平均水平，差距逐年加大。

“十三五”期间，统账结合人均缴费基数 2018 年以前均低于全省社平工资，2018 年医保局成立后全省社平工资大幅下降，人均缴费基数仍维持上涨趋势。

备注：1. 统账结合人均缴费基数 = 统账结合缴费基数总额 / 统账结合在职职工期末参保人数，单建统筹人均缴费基数 = 单建统筹缴费基数总额 / 单建统筹在职职工期末参保人数。2. 人均缴费基数计算公式按照国家局口径进行调整，与前期数据不一致。

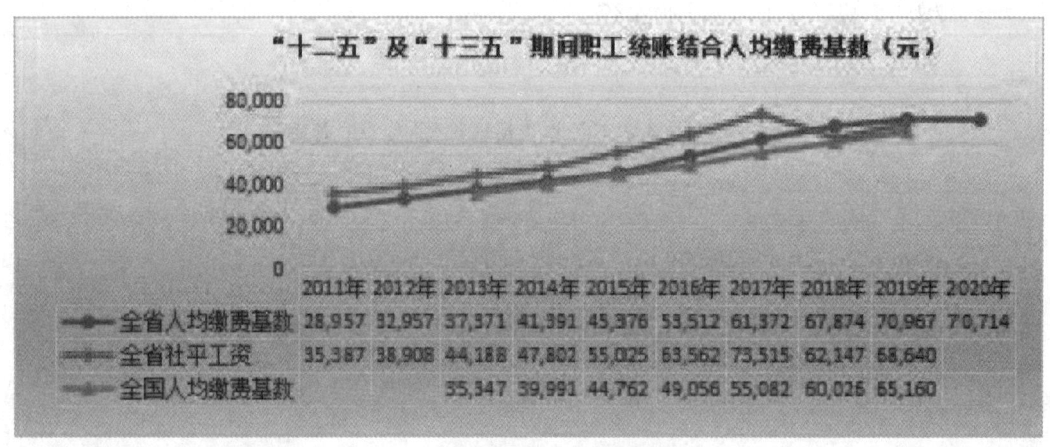

	2011年	2012年	2013年	2014年	2015年	2016年	2017年	2018年	2019年	2020年
全省人均缴费基数	28,957	32,957	37,371	41,391	45,376	53,512	61,372	67,874	70,967	70,714
全省社平工资	35,387	38,908	44,188	47,802	55,025	63,562	73,515	62,147	68,640	
全国人均缴费基数			35,347	39,991	44,762	49,056	55,082	60,026	65,160	

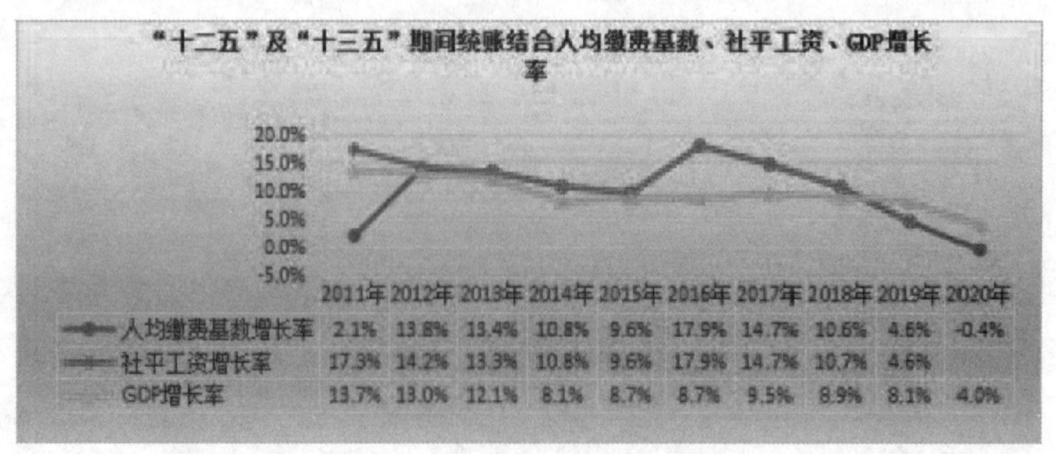

	2011年	2012年	2013年	2014年	2015年	2016年	2017年	2018年	2019年	2020年
人均缴费基数增长率	2.1%	13.8%	13.4%	10.8%	9.6%	17.9%	14.7%	10.6%	4.6%	-0.4%
社平工资增长率	17.3%	14.2%	13.3%	10.8%	9.6%	17.9%	14.7%	10.7%	4.6%	
GDP增长率	13.7%	13.0%	12.1%	8.1%	8.7%	8.7%	9.5%	8.9%	8.1%	4.0%

“十三五”期间，统账结合人均缴费基数增长率变动较大，2018 年前远高于 GDP 增长率，2019 年及 2020 年增长率远低于 GDP 增长率，但变动趋势基本与社平工资的变动趋势保持一致。单建统筹人均缴费基数比“十二五”期末的 22352 元增加 8013 元，增长 35.9%。

2019 年单建统筹缴费基数过高的主要原因一是保山人均缴费基数填报错误为 59 万元，二是楚雄填报数据错误，把统账结合数据填为单建统筹，拉动全省数据异常增高。

“十三五”期末，统账结合人均缴费基数低于上年的主要原因，一是新冠肺炎疫情影响企业缴费基数降低，二是部分统筹区对减半征收的医保费调整缴费基数所致。

数据显示，缴费基数基本应核尽核；各统筹区应加强上报数据管理，确保数据真实准确。

“十二五”及“十三五”期间职工人均缴费基数（元）
80,000
60,000
40,000
20,000
0
2011年 2012年 2013年 2014年 2015年 2016年 2017年 2018年 2019年 2020年
统账结合 28,957 32,957 37,371 41,391 45,376 53,512 61,372 67,874 70,967 70,714
单建统筹 14,150 20,631 18,271 21,201 22,352 23,950 28,584 48,913 57,651 30,365

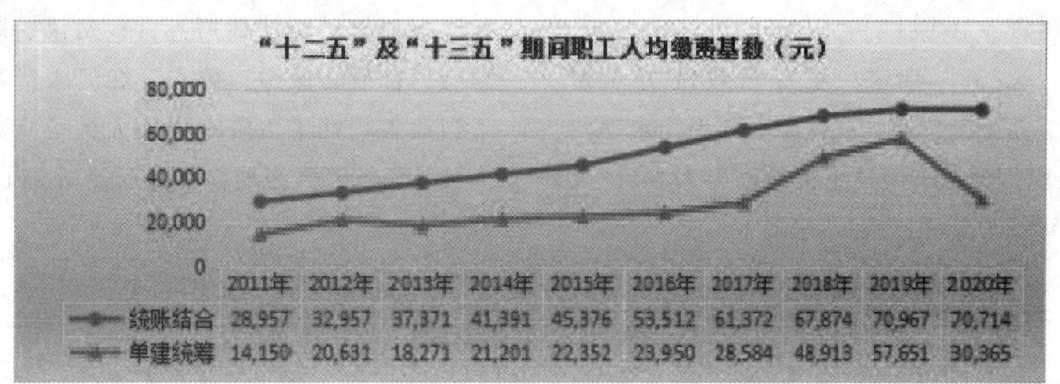

从全省情况来看，丽江最高为 139078 元，玉溪最低仅为 48706 元。低于全省平均水平的有版纳 58126 元、昆明 61354 元、德宏 66694 元、红河 67101 元、普洱 67357 元、保山 67497 元；高于全省平均水平的有丽江 139078 元、省本级 118259 元、迪庆 100983 元、怒江 83204 元、文山 77926 元、大理 77468 元、昭通 75947 元、临沧 75335 元、曲靖 73448 元、楚雄 71034 元。丽江人均缴费基数较高的主要原因是 2020 年减半征收企业基本医疗费用，对于未按减半的征缴数据，采用医保系统内直接再用核定当月的缴费工资做差额补退，故导致缴费基数过高的情况（数据失真）。

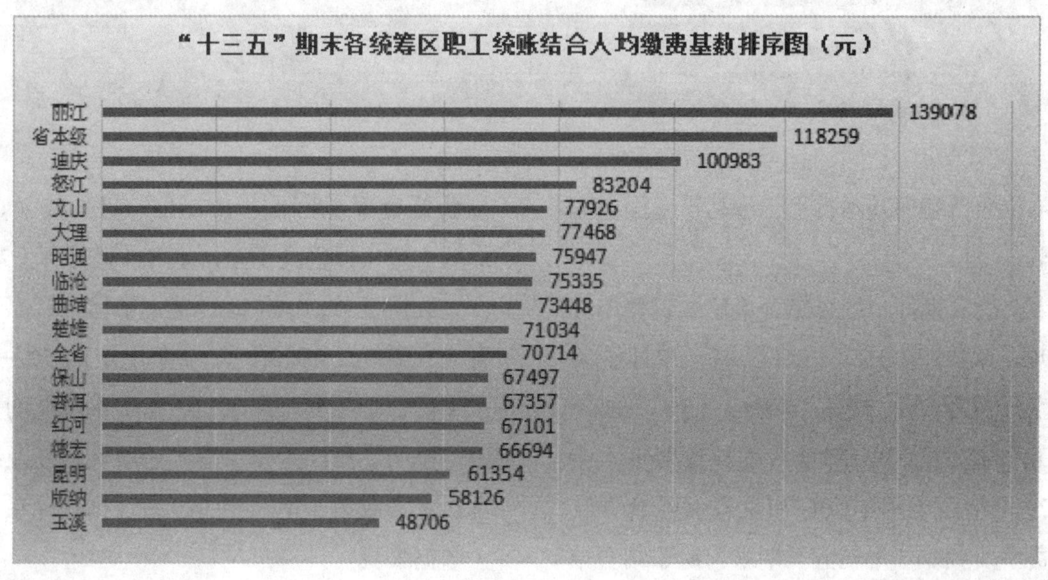

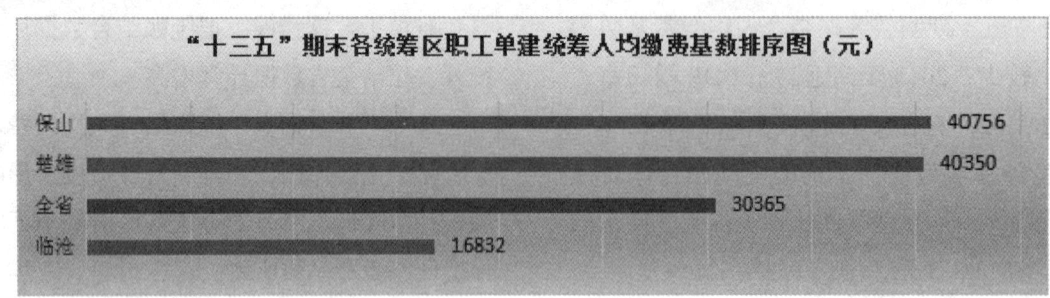

3. 缴费基数做实率 = 单位平均缴费基数 / 当地社平工资 ×100%

“十三五”期末，缴费基数做实率为102.9%，远高于全国79.1%的上年平均水平。丽江最高，为203.6%，玉溪最低为77.6%，全省仅玉溪低于全国上年平均水平。

数据显示，我省筹资水平较高，基本做到应核尽核；丽江数据异常；玉溪、版纳、昆明、普洱、保山、德宏、红河缴费基数低于当地人均社平工资，要加大缴费基数核定稽核（各统筹区当地社平工资使用2019年度数据）。

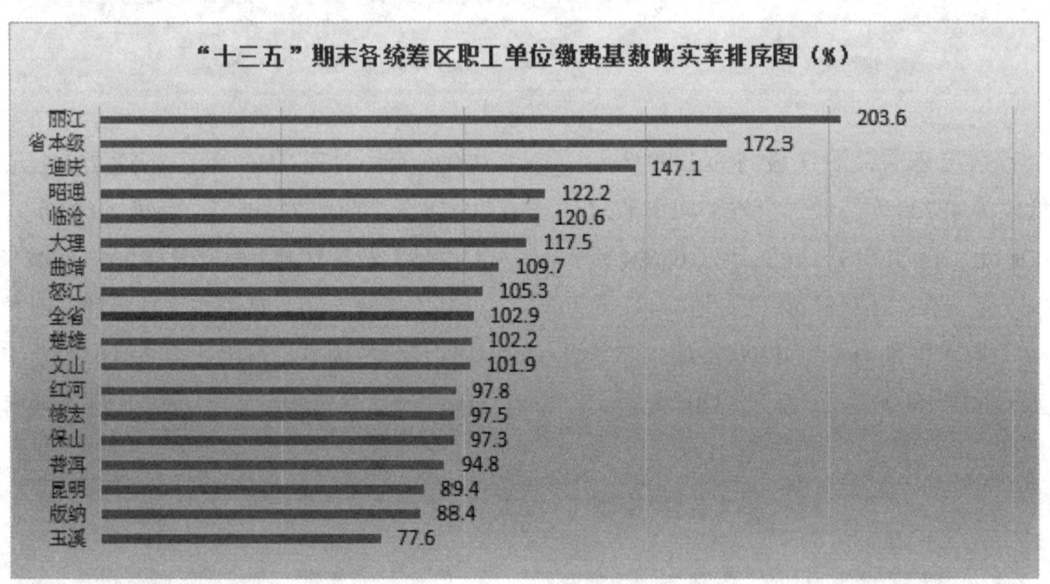

4. 单位缴费费率基本持平，远高于全国上年平均水平

“十三五”期间，统账结合单位缴费费率分别为8.9%、9.1%、9.1%、9.1%、9%，单建统筹缴费费率分别为6%、5.8%、4.4%、4.5%、6%。2016年由于昆明等州市降低费率导致费率大幅下滑，2017年由于基本医疗和生育保险合并实施调高费率所致。“十三五”期末，统账结合单位缴费费率9%比“十二五”期末减少0.6%，降低6.3%，但仍高于全国上年平均水平（7.5%）。

数据显示，单位缴费费率整体水平高于云南省人民政府〔1999〕86号令规定的5%—8%的水平。“十三五”期末，缴费费率降低的主要原因是昆明、丽江等州市落实阶段性减征及缓缴基本医保费政策，把减半的征缴数据剔除在外所致（数据失真）。

统账结合单位缴费费率＝统账结合单位本期实缴/统账结合单位缴费基数总额；单建统筹缴费费率＝单建统筹本期实缴/单建统筹缴费基数总额

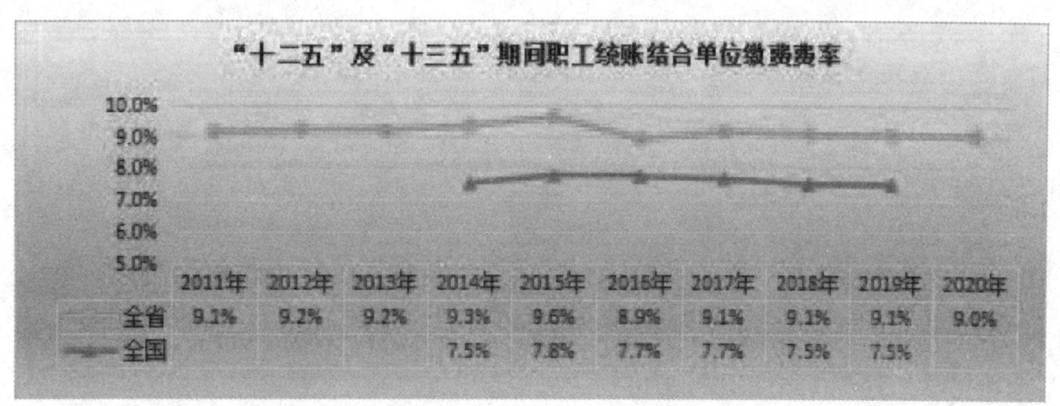

	2011年	2012年	2013年	2014年	2015年	2016年	2017年	2018年	2019年	2020年
全省	9.1%	9.2%	9.2%	9.3%	9.6%	8.9%	9.1%	9.1%	9.1%	9.0%
全国				7.5%	7.8%	7.7%	7.7%	7.5%	7.5%	

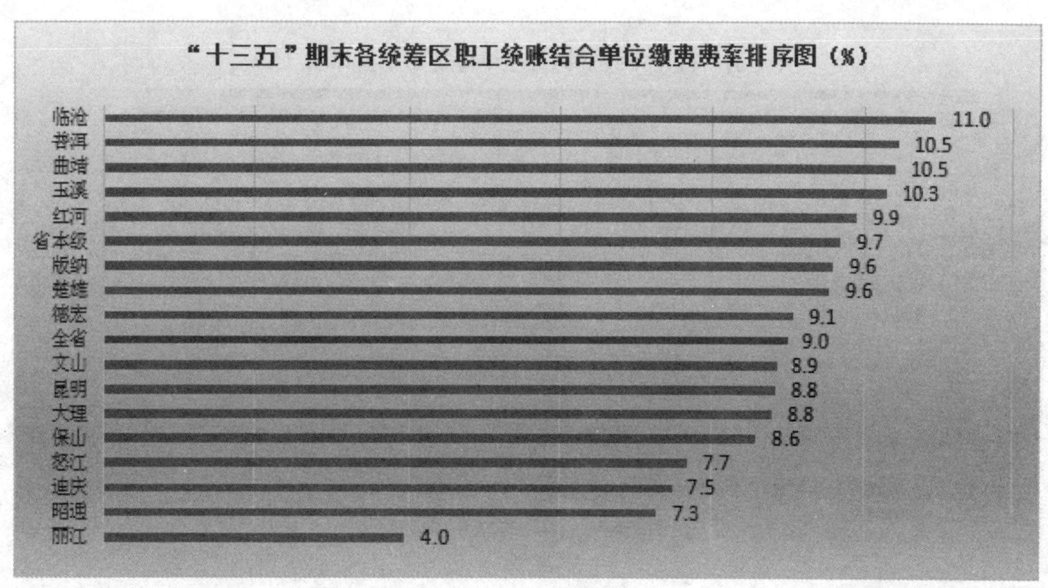

5. 单位缴费征缴率保持平稳，低于全国上年平均水平

“十三五”期间，单位缴费征缴率分别为98.4%、98.8%、98.1%、97.1%、97.7%，基本维持在98%左右，“十三五”期末比“十二五”期末减少0.4%。低于全国99.2%的上年平均水平。

数据显示，文山最低，仅为83.4%，昭通94.1%、曲靖96.3%、版纳97.4%低于全省平均水平。昭通征缴率低的主要原因是财政负担单位欠费、文山的主要原因是企业单位未按时缴费。

单位征缴率＝（统账结合单位本期实缴＋单建统筹本期实缴）/（统账结合单位本期应缴＋单建统筹本期应缴）

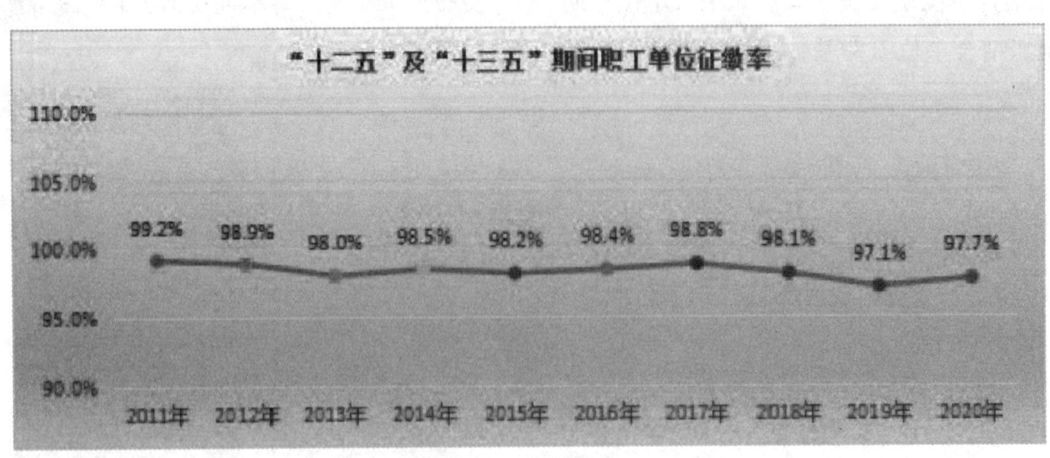

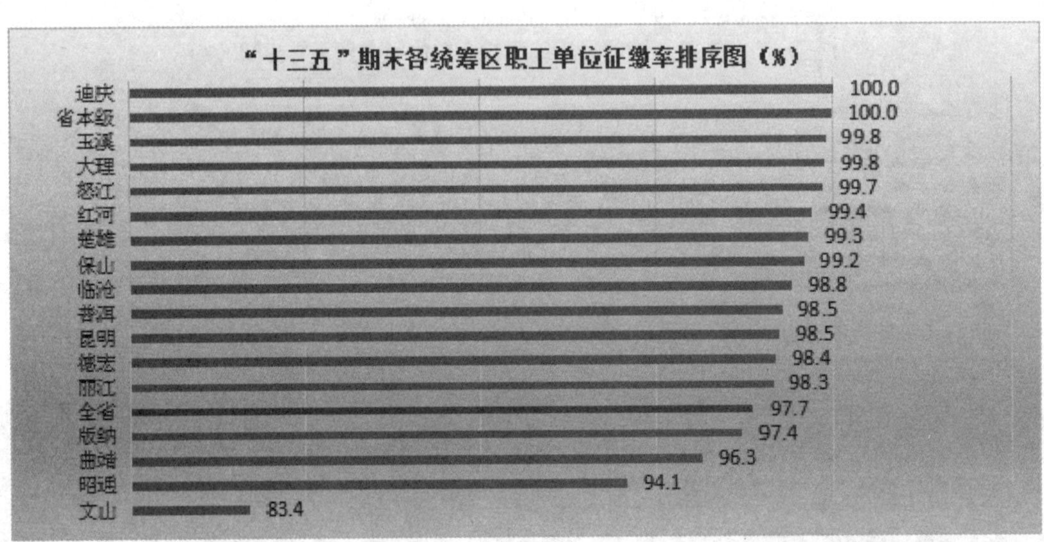

虽然征缴率保持较高水平，但依然存在欠费问题，"十三五"期末，全省累计欠费181247万元，较"十二五"期末增加97872万元，增长117.4%。

数据显示，一是迪庆征缴工作较好，历年欠费较低；二是德宏、丽江、文山清欠力度较大，清欠率分别为100%、97.5%、93.2%；三是文山、临沧、昭通当年新增欠费较高；四是文山、昭通、红河"十三五"欠费增幅较大，分别为1588.2%、1378.2%、309.2%。

清欠率=(当年统账结合本期补缴+单建统筹本期补缴）/（上年度统账结合期末累计欠费+单建统筹期末累计欠费）

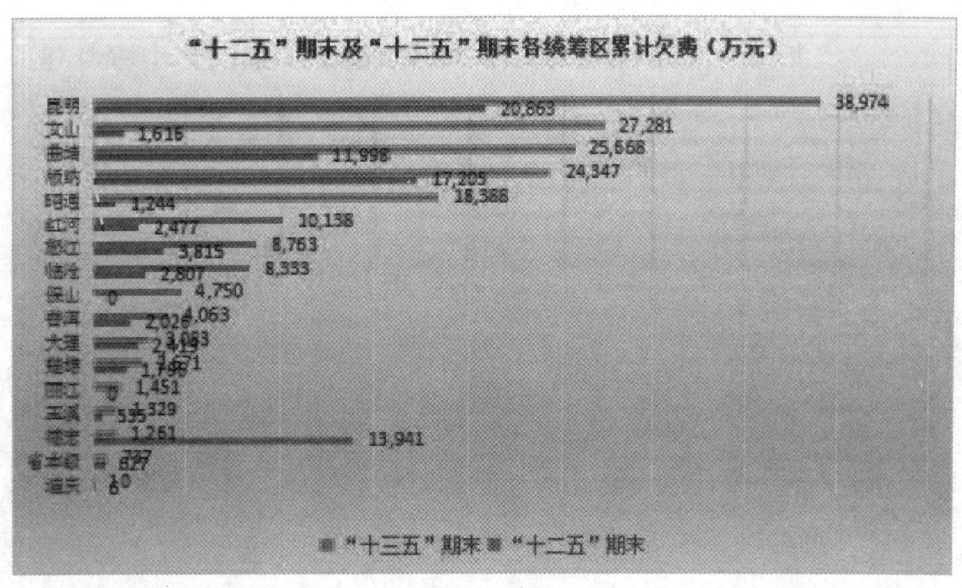

6. 单位缴费划入个人账户比例继续保持高位，远高于全国上年平均水平

"十三五"期间，单位缴费划入个人账户比例分别为35.9%、35%、34.9%、35.3%、35.9%。除2017年外，均超过35%。"十三五"期末较"十二五"期末增加0.6%，远高于全国28.1%的上年平均水平，仅昆明、普洱、版纳3个州市的划账比例在合理范围以内。文山25.9%、昭通28.7%划账比例低于30%，其余统筹区的划账比例偏高，特别是丽江，达到62.6%，迪庆56.7%、玉溪41.9%。

单位缴费划账比例高，会减少统筹基金收入，各地应深入分析，查明原因，重点关注是否存在单位欠费特别是财政单位欠费仍划入个人账户的情况，要进一步规范个人账户划入，尽量控制在合理范围内（按照云南省人民政府〔1999〕86号令，划入个人账户比例为单位缴费的30%—35%）。部分州市加大个人账户划入作为消化统筹基金结存的渠道，应引起注意。省本级、红河、大理、楚雄、曲靖、德宏等统筹区个人账户划入比例高于35%，同时在职退休比较低，加大了参保人员老龄化带来的基金运行风险。

单位缴费划入个人账户比例 = 统账结合划入个人账户金额 / 统账结合单位本期实缴

"十二五"及"十三五"期间单位缴纳医保费划入个人账户比例
40.0%
35.0%
30.0%
25.0%
20.0%
15.0%
10.0%
5.0%
0.0%
2011年 2012年 2013年 2014年 2015年 2016年 2017年 2018年 2019年 2020年
全省 33.3% 34.9% 34.8% 37.9% 35.3% 35.9% 35.0% 34.9% 35.3% 35.9%
全国 27.5% 27.1% 27.3% 26.8% 26.1% 25.8% 27.0% 28.1%

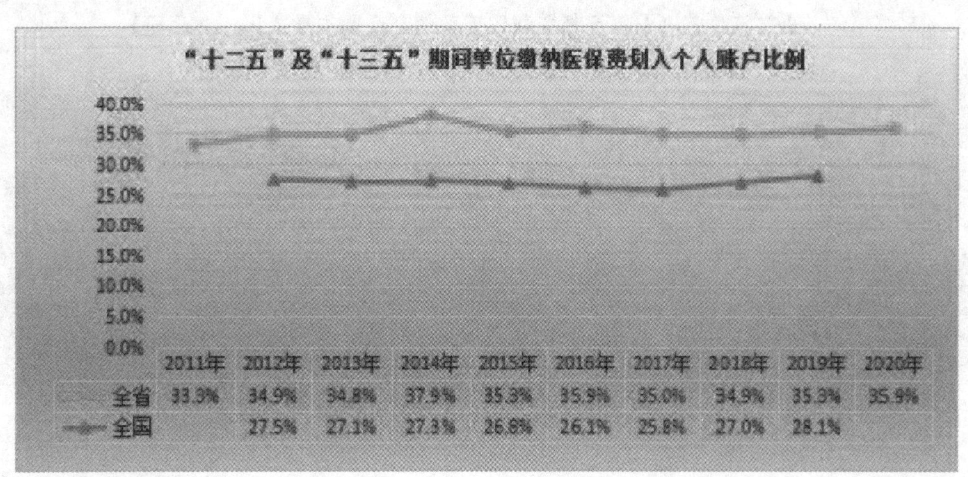

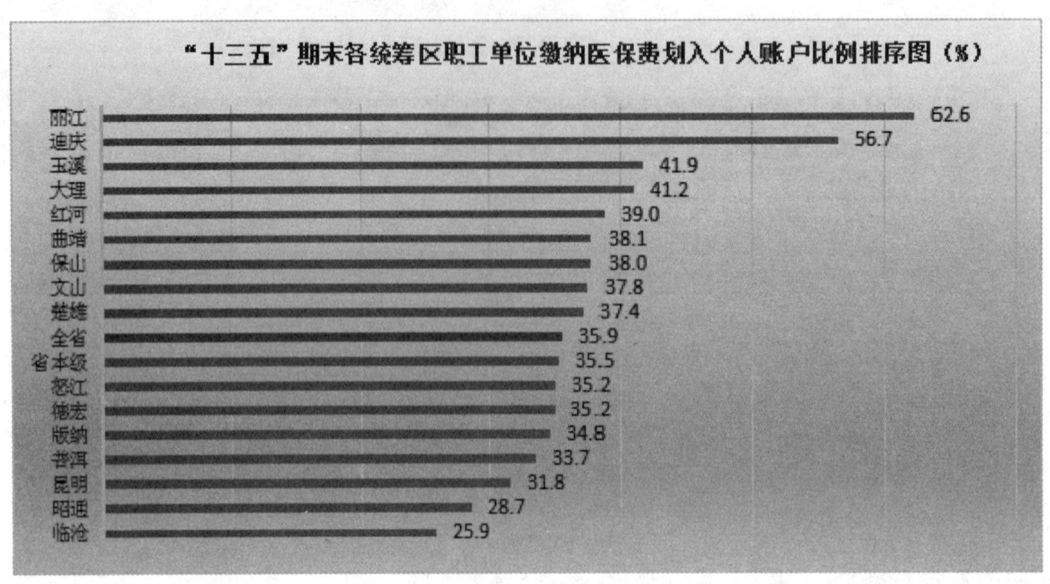

综合人均缴费基数、缴费费率、缴费基数做实率、征缴率，我省职工医保基金基本应核尽核，筹资水平较高，基金充足。

（二）基金收支情况（财务数据）

1.“十三五”期间基金收支情况

“十三五”期间，医保基金总体收支规模稳步提高，医保基金收入14091822万元，比“十二五”期间增加6821644万元，增长93.8%；医保基金支出10929711万元，比“十二五”期间增加4702016万元，增长75.5%；累计结余5243477万元，比“十二五”期末增加3200321万元，增长156.6%。

数据显示，医保基金收入增速远高于医保基金支出增速，基金运行整体比较平稳，基金结余稳步增长。

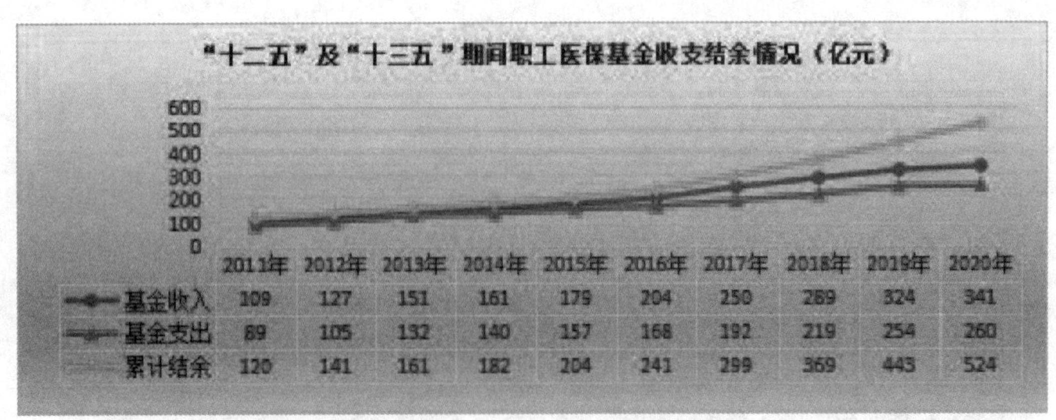

	2011年	2012年	2013年	2014年	2015年	2016年	2017年	2018年	2019年	2020年
基金收入	109	127	151	161	179	204	250	289	324	341
基金支出	89	105	132	140	157	168	192	219	254	260
累计结余	120	141	161	182	204	241	299	369	443	524

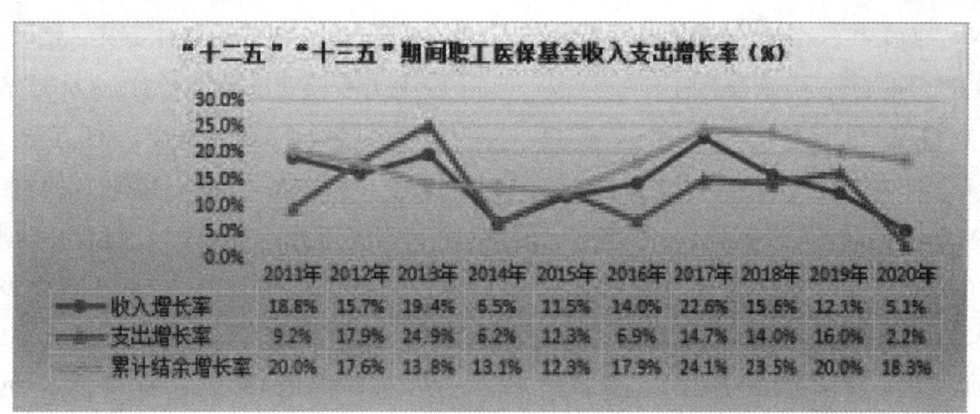

“十三五”期末，人均基金收入从“十二五”期末的3828元上升到的6218元，增加2390元，增长62.4%；人均基金支出从“十二五”期末的3349元上升到4739元，增加1390元，增长41.5%，人均收入的增幅略高于人均支出的增长幅度。

基金结余规模逐年上升，人均统筹基金累计结余规模大幅上升。从“十二五”期末的909279元，上升到2688385元，上涨了1.96倍。

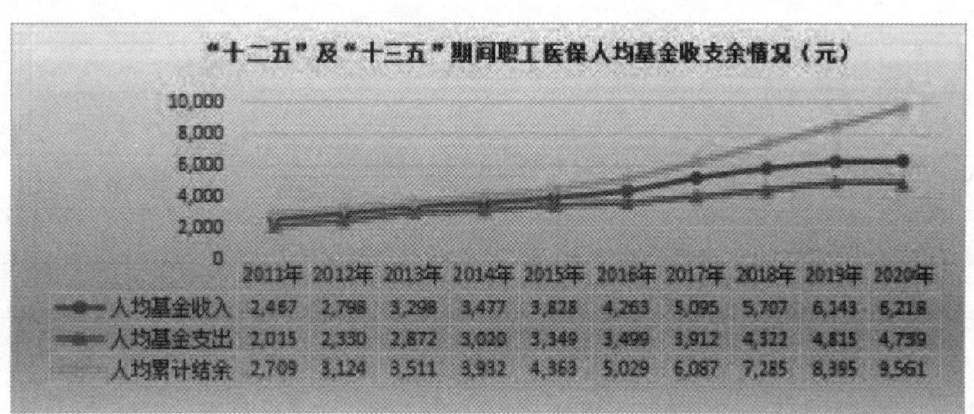

“十三五”期间，人均统筹基金结余增长率分别为15.1%、25.4%、24.2%、21.5%、15.9%。

数据显示，医保局成立后，人均统筹基金结余增长率呈下降趋势，趋于合理。

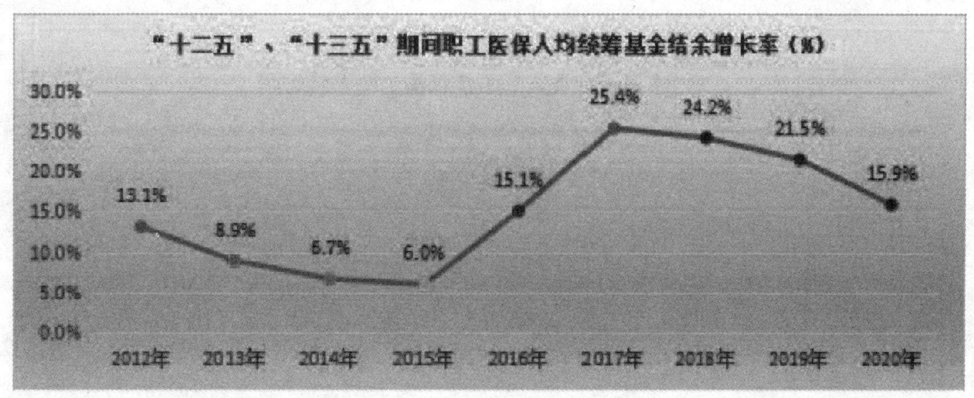

2.“十三五”期末基金收支情况(同2019年比)

“十三五”期末，医保基金总收入3409868万元（统筹基金1808689万元、个人账户1601179万元），基金总支出2598719万元（统筹基金1352716万元、个人账户1246003万元），当期结余811149万元（统筹基金455973万元、个人账户344176万元），当期结余率为23.8%（统筹基金25.2%、个人账户22.2%），累计结余5243477万元（统筹基金2688385万元、个人账户2555092万元），统筹基金累计结余可支付21个月。

1) 收入情况分析

⑴基本医疗保险基金收入构成情况（按收入来源分）

“十三五”期末，医保基金收入3409868万元，同上年比增加166591万元，增长5.1%，其中：医疗保险费征缴收入3122424万元，占基金总收入的91.6%，同比减少7535万元，降0.2%；利息收入170296万元，占总收入的5%，同比增加109711万元，增181%；财政补贴收入93万元，占总收入的0.003%，同比减少289万元，降75.57%；其他收入109261万元，同比增加63764万元，增140.1%，转移收入7794万元，同比增940万元，增13.7%。其他收入主要是对定点医药机构或个人进行处罚的扣款、年终考核不合格扣留服务质量保证金、参保单位迟缴医保费滞纳金。转移收入主要是个人账户在统筹区间的转移。征缴收入较上年减少的主要原因是疫情期间减征企业单位缴费258773万元。

“十三五”期末职工医保基金收入构成情况（按来源分）

单位：万元

收入类别	保费收入	利息收入	财政补贴	其他收入	转移收入	小计
金额	3122424	170296	93	109261	7794	3409868
占比	91.6%	5.0%	0.003%	3.2%	0.2%	100%

⑵基本医疗保险基金收入构成情况（按收入分配分）

“十三五”期末，基金总收入3409868万元中，统筹基金收入1808689万元，同比增加36770万元，增2.1%；个人账户收入1601179万元，同比增加129821万元，增长8.8%。统筹基金收入增幅远低于个人账户增幅，主要原因是新冠肺炎疫情期间减征企业单位缴费258773万元。

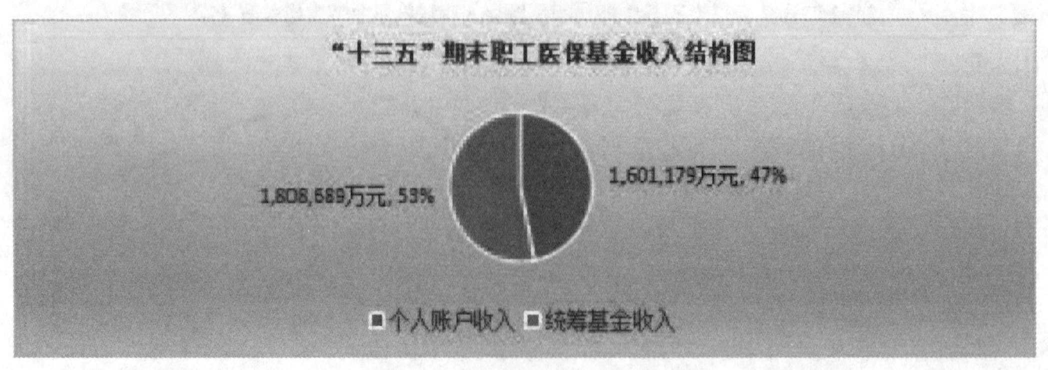

⑶基本医疗保险统筹基金收入增长因素分析（同2019年比）

分析全省“十三五”期末统筹基金增长，主要受以下因素影响：

统筹基金收入主要受缴费人数、单位缴费基数、单位缴费费率、单位缴费征缴率、单位缴费划入个人账户比例、收回欠费、预收医保费、减征医保费等几个因素的影响。

a）参保人数增加。“十三五”期末，参保人员中缴费人数增加173746万人，由此带动统筹基金增收约70716万元；

b）人均缴费基数降低。“十三五”期末，参保职工的年人均缴费基数降低253元，由此使统筹基金收入减少约5356万元；

c）单位缴费费率。“十三五”期末，单位缴费费率降低0.05%，由此使统筹基金减少约7792万元；

d）单位缴费征缴率。“十三五”期末，单位缴费征缴率上涨0.6%，由此使统筹基金增加9280万元；

e）单位缴费划入个人账户的比例。“十三五”期末，单位缴费划入个人账户比例增加0.57%，由此使统筹基金减少13233万元；

f）预缴以后年度收入7301万元，补缴及清理以前年度欠费73925万元；

g）减征医保费。因新冠肺炎疫情，为支持企业复工复产，对88413家企业减征医疗保险费258773元。

h）财政补贴收入减少。“十三五”期末，财政补贴收入较上年减少289万元，对收入的贡献率为–0.17%。部分州市对建国前参加革命工作退休干部医疗补助资金来源渠道进行了调整，由同级财政补助调整为从基本医疗统筹基金中划出。

i）利息收入增加。“十三五”期末，利息收入较上年增长109711万元，对收入增长的贡献率为65.9%。积极推进医保基金保值增值工作，在确保基金安全的前提下，遵循利率优先，结合考虑竞争额、存款结构优化情况等因素，在银行间进行利率竞价，实现基金收益最大化。

j）财务数据是“收付实现制”，统计数据是“权责发生制”，两者之间的存在差异，一部分统筹区对减征的医保费通过降低单位缴费基数或降低费率的方式进行调整，部分减征的医保费已经包含在人均缴费基数降低和缴费费率降低拉动统筹基金减少的因素里。

2）基金支出情况分析

⑴基金支出增长率远高于收入增长率

“十三五”期末，医保基金支出2598719万元（统筹基金1352716万元、个人账户1246003万元），同比增加56766万元（统筹基金10980万元、个人账户45786万元），增长2.2%（统筹基金0.8%、个人账户3.8%）。

数据显示，个人账户基金支出增长率比统筹基金支出增长率高375%，远高于统筹基金增长率。

个人账户支出增加较快的原因之一是随着跨省门诊持卡异地结算，个人在省内及部分省份可持卡就医购药，在一定程度上增加了个人账户支出。

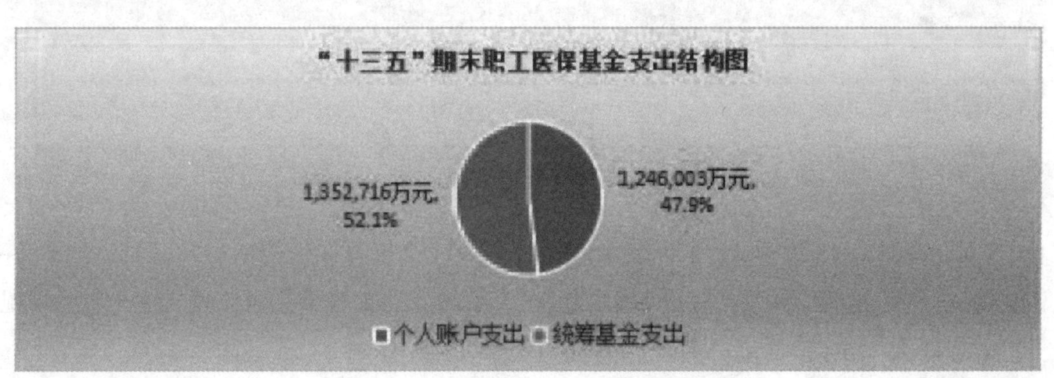

⑵统筹基金支出增长原因分析

a）新冠肺炎疫情增加医保基金支出 987 万元。

b）参保人数增加 204581 人（在职 173746 人、退休 30835 人），在增加收入的同时也带来支出的增加。

c）特殊病、慢性病病种调整以及就诊人次的增加，导致了支出增加。医保局成立后，出台《云南省医疗保障局关于进一步完善基本医保门诊慢性病特殊病管理工作的通知》，调整增加慢性病和特殊病病种。“十三五”期间，门诊大病（慢特病）待遇享受人次同比增长 56.7%，统筹基金支出同比增长 79.5%。

d）定点医院引进新技术、新设备及医疗服务的开展也增加了支出。

e）人口老龄化趋势也是增加支出的主要原因之一。

f）住院率、次均费用、住院人次、平均住院天数的上升导致了支出的增加。

g）提高拨款速度，部分医保局对当年已经发生但尚未结算的费用进行了预拨，财务按照收付实现制记账，导致了支出的增加。

3. 基金结余保持较高水平，各统筹区分布极不均衡

“十三五”期末，职工医保基金当期结余 811149 万元（统筹基金 455973 万元、个人账户 355176 万元），当期结余率为 23.8%（统筹基金 25.2%、个人账户 22.2%），较“十二五”期末增加 11.3%（统筹基金 18.5%、个人账户 3.7%）。

数据显示，统筹基金当期结余保持高水平。

基金结余率 = 当期结余 / 当期收入

“十二五”及“十三五”期间职工医保统筹基金当期结余率
30.0%
25.0%
20.0%
15.0%
10.0%
5.0%
0.0%
2011年 2012年 2013年 2014年 2015年 2016年 2017年 2018年 2019年 2020年
全省结余率 16.3% 14.2% 9.9% 7.4% 6.8% 15.6% 23.4% 25.3% 24.3% 25.2%
全国结余率 16.8% 17.7% 14.4% 15.3% 18.1% 19.3% 24.6% 21.2% 21.4%

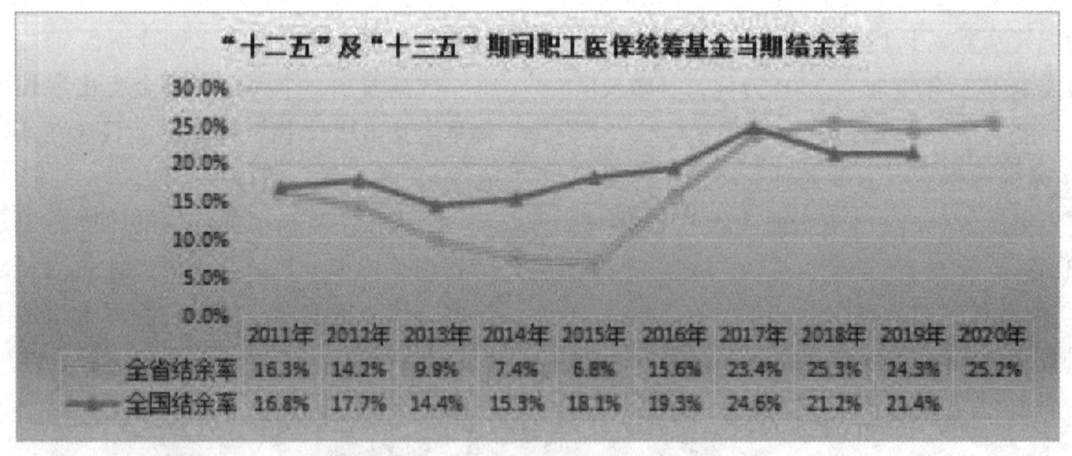

“十三五”期末，统筹基金当期结余为 25.2%，但各统筹区情况不一，临沧最高为 50.6%、玉溪最低为 –25%；临沧、丽江、怒江等 11 个统筹区当期结余大于 15%；玉溪 –25%、版纳 –2.4% 当期结余出现支大于收的情况。

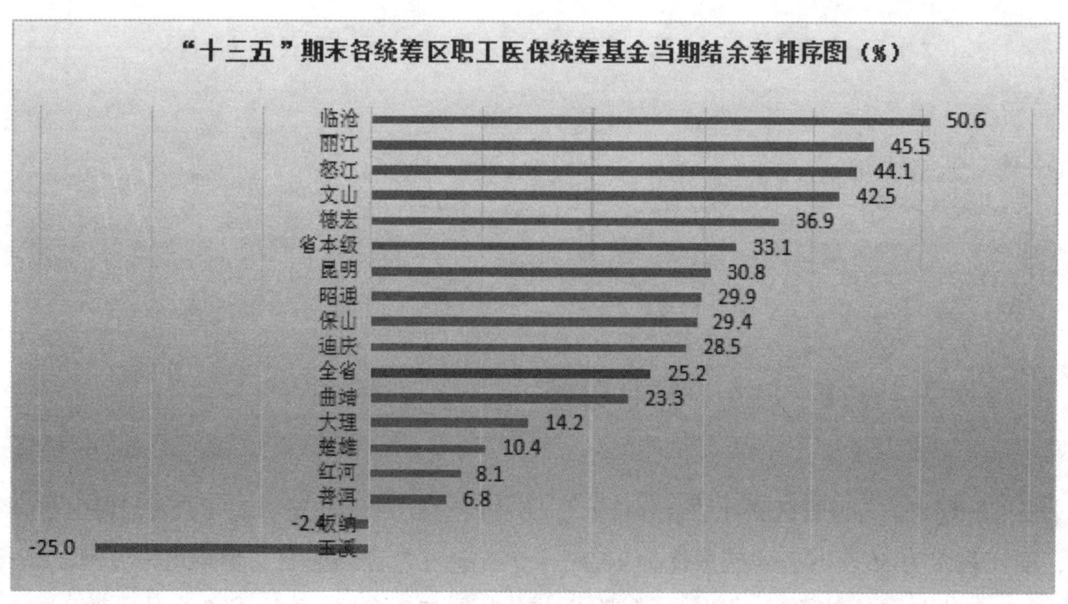

“十三五”期末，职工医保基金累计结余5243477万元，其中统筹基金2688385万元，占累计结余的51.3%，个人账户2555092万元，占累计结余的48.7%。

数据显示，个人账户累计结余过多，个人账户如缺乏合理支出渠道，容易导致基金沉淀，降低基金使用效率。各州市要根据当地实际积极探索门诊统筹机制、切实提高医保基金使用效率。

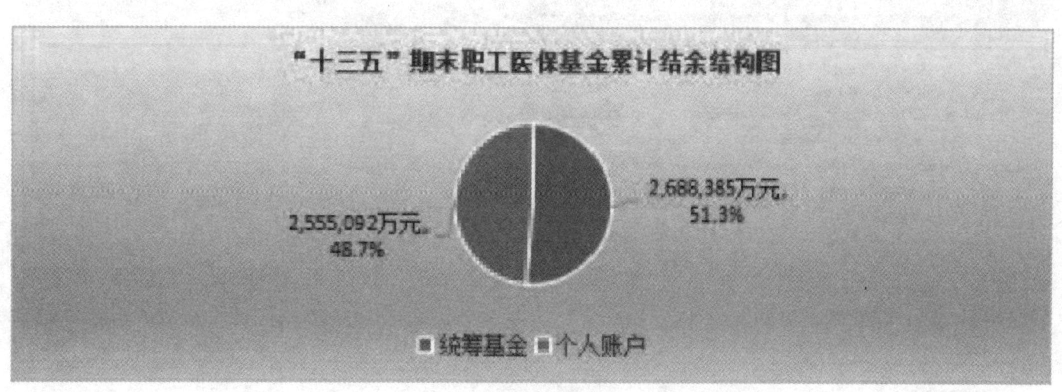

“十三五”期末，统筹基金累计结余可支付月数为21个月，低于全国22.3个月的上年平均水平，但整体处于结余偏高的状态。

累计结余可支付月数根据《国家医保局关于基本医疗保险基金运行试评价方案》中指标计算方法进行计算，统筹基金累计结余可支付月数＝统筹基金累计结余/（统筹基金当期收入×85%/12）。并按其中的标准对结余状态进行分类，低于6个月的为结余过少状态，超过18个月的为结余过多。

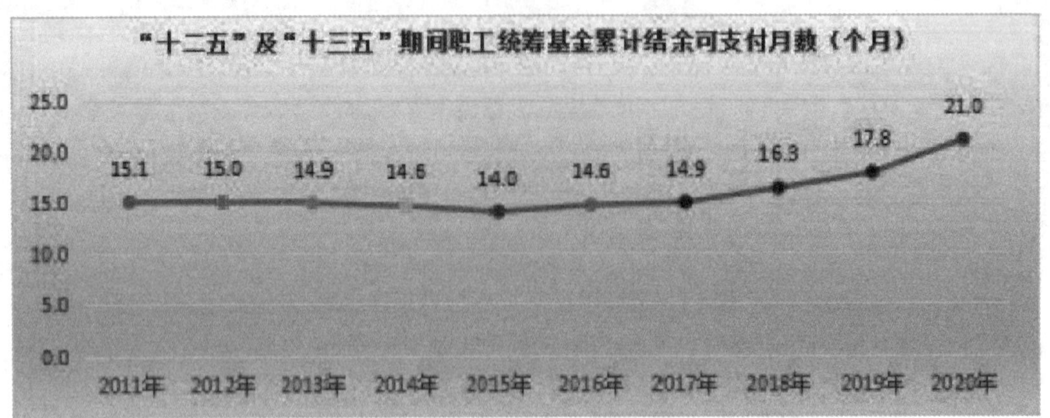

“十三五”期末，各统筹区累计结余分布极不均衡，丽江最多为35个月、迪庆最低为10.7个月。结余过多的有10个统筹区，丽江35个月、怒江34.3个月、昭通25.4个月、文山24.4个月、曲靖24.4个月、省本级22.7个月、大理21.6个月、德宏21.3个月、昆明21.1个月、保山20.4个月；结余较为合理的有7个州市，红河17.6个月、玉溪17.3个月、临沧17.2个月、普洱14.7个月、楚雄14.6个月、版纳12个月、迪庆10.7个月。

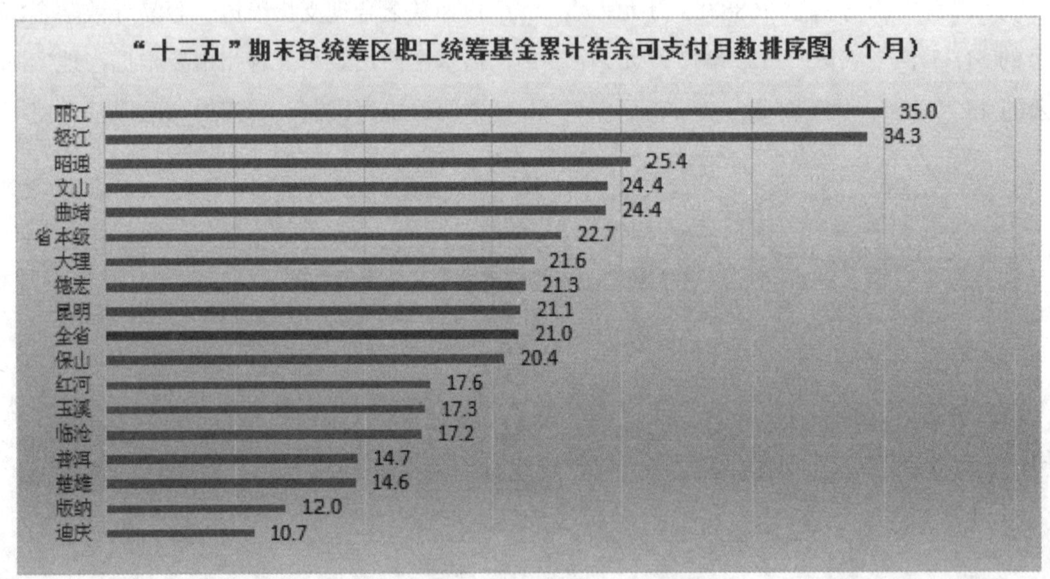

值得注意的是虽然账面有较高的结余，但由于现行财务制度实行收付实现制，我省大部分统筹区实行后付制，部分医疗费用和手工结算医疗费用尚未结算完毕，导致已经发生但尚未支付的医疗费包含在累计结余里，扣除该因素后，统筹基金累计结余相应降低。

数据显示，“十三五”期间，医保基金运行保持平稳，安全风险整体可控。各统筹区实施了提高医保待遇政策、医保扶贫、新冠肺炎疫情减征缓缴医保费等惠民措施，特别是新冠肺炎疫情发生以来，减征缓缴医保费对基金收入产生压力，核酸检测、疫苗预防和治疗费用等对基金支出也产生了较大压力，基金收入降低，基金支出增幅较大，值得注意的是玉溪“十三五”期末基金支出增幅高于基金收入增幅，当期结余率为 –25%，累计结余增长速度降低，提待效果显著，但应深入分析支出增幅过大的综合因素。

三、参保人员医保待遇及医疗资源利用情况

（一）参保职工受益面持续扩大

“十三五”期间，参保人员享受待遇 16076 万人次，较“十二五”期间增加 3675 万人次，增长 29.6%，其中，普通（急）门诊 12285 万人次，较“十二五”期间增加 2402 万人次，增长 24.3%；享受门诊大病（慢特病）待遇 3160 万人次，较“十二五”期间增加 1144 万人次，增长 56.7%，出院人次为 631 万人次，较“十二五”期间增加 129 万人次，增长 25.7%。

数据显示，门诊大病（慢特病）待遇享受人次增幅最大。

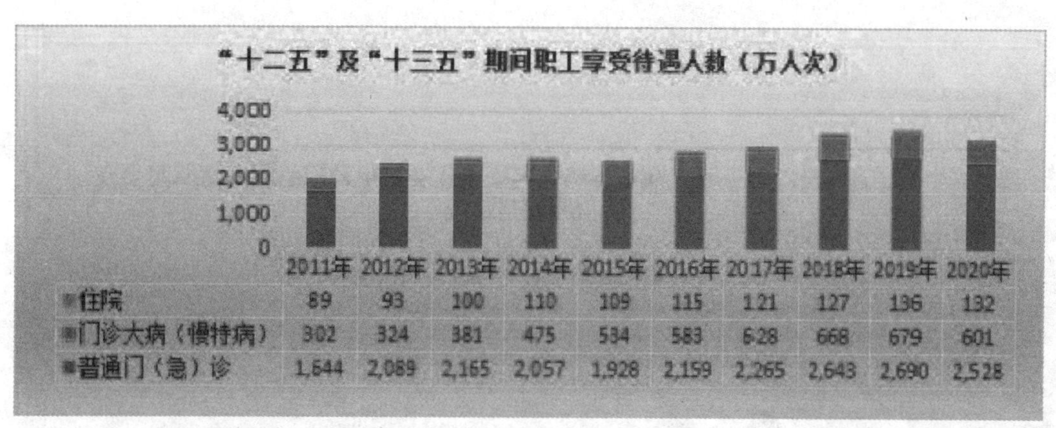

	2011年	2012年	2013年	2014年	2015年	2016年	2017年	2018年	2019年	2020年
住院	89	93	100	110	109	115	121	127	136	132
门诊大病（慢特病）	302	324	381	475	534	583	628	668	679	601
普通门（急）诊	1,644	2,089	2,165	2,057	1,928	2,159	2,265	2,643	2,690	2,528

（二）政策范围内医保基金支付比例保持稳定

“十三五”期间，住院费用政策范围内医保基金支付比例分别为 87.4%、88.5%、88.6%、88.8%、86.9%，除 2020 年外，稳步小幅增长，基本稳定在 88% 左右。我省住院费用政策范围内医保基金支付比例一直远高于全国平均水平。“十三五”期末政策范围内医保基金支付比例为 86.9%，比“十二五”期末略低。从各统筹区情况来看，较“十二五”期末增加的有文山、红河、玉溪、昭通、丽江、普洱、迪庆、保山、曲靖、版纳 10 个州市，其中文山 5.4%、红河 4.0%、玉溪 2.8% 增幅较大，其余 9 个统筹区均有不同程度的减少，降幅最高的是省本级 –8.7%、德宏 –7.4%、临沧 –6.1%。减少的原因之一是 2020 年部分统筹区提高了统筹基金最高支付限额，由于超过医保最高支付限额以上进入大病支付比例高于最高支付限额以下统筹基金支付比例，因此，提高最高支付限额后，住院费用支付比例反而略有下降。提高住院费用报销比例涉及政策较多（如起付线、共付比、最高支付限额，目录使用，不同级别医院就医情况，参保人群结构等），提高待遇水平的政策效果需综合判断。

国家医保局调整“职工住院费用政策范围内医保基金支付比例”的计算公式，将个人账户基金纳入计算，计算公式 =（住院费用 – 自付 – 自费 + 个人账户 – 个人账户目录外）/(住院费用 – 自费）。

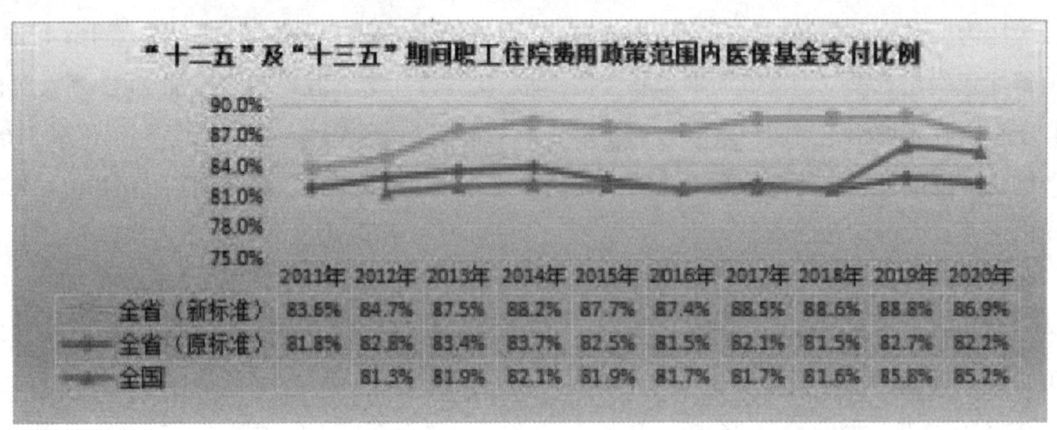

	2011年	2012年	2013年	2014年	2015年	2016年	2017年	2018年	2019年	2020年
全省（新标准）	83.6%	84.7%	87.5%	88.2%	87.7%	87.4%	88.5%	88.6%	88.8%	86.9%
全省（原标准）	81.8%	82.8%	83.4%	83.7%	82.5%	81.5%	82.1%	81.5%	82.7%	82.2%
全国		81.3%	81.9%	82.1%	81.9%	81.7%	81.7%	81.6%	85.8%	85.2%

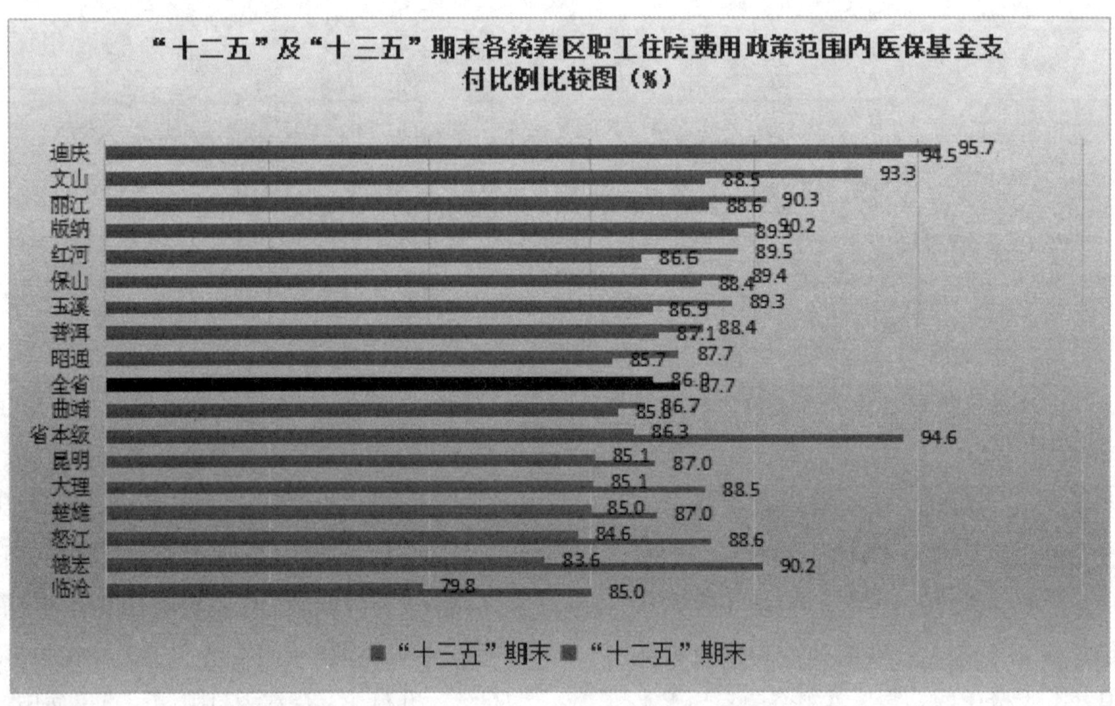

"十三五"期末，三级医疗机构住院费用政策范围内医保基金支付比例从"十二五"期末的87%下降到85.3%、二级医疗机构从89.3%上升到90.9%、一级医疗机构从90%上升到92.2%。

数据显示，医保政策实行不同级别差异化支付，差距较为合理。

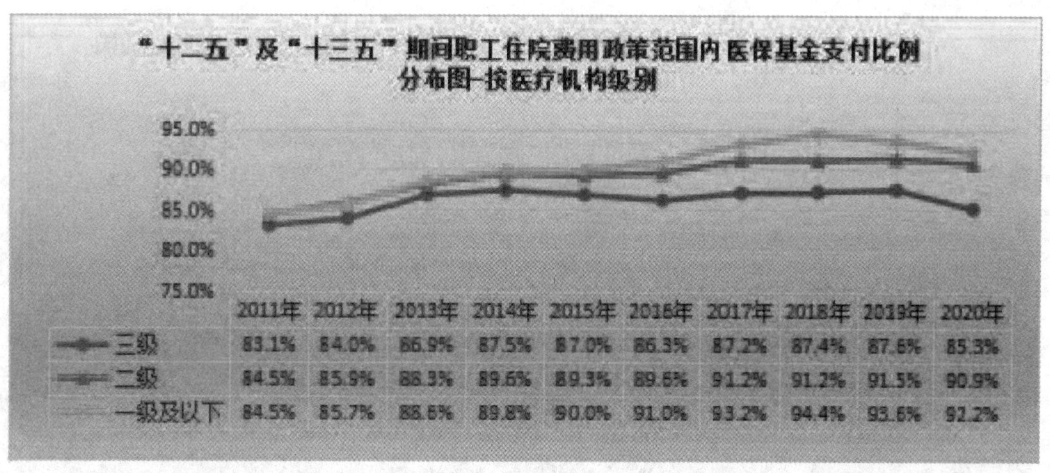

（三）住院费用医保基金实际支付比例有所下降（不含个人账户支付）

"十三五"期间，住院费用统筹基金实际支付比例分别为 78.7%、79%、78.5%、79.1%、78.5%，基本维持在 79% 左右，除 2020 年外，均有不同程度的增长。我省住院费用医保基金实际支付比例一直远高于全国平均水平。"十三五"期末比"十二五"期末 79.81% 略有降低。从各统筹区情况来看，较"十二五"期末增加的有保山、玉溪、曲靖、文山、昭通、楚雄 6 个州市，其中保山 3.8%、玉溪 2.5%、曲靖 2.4% 增幅较大，迪庆和丽江没有变化，其余 9 个统筹区均有不同程度的减少，降幅最高的是德宏 8.1%、省本级 7.5%、临沧 4%。

医保基金实际支付比例的实质是"看病贵"的解决程度，是多项政策实施综合效果的体现，医疗费用的上涨在一定程度上削弱了医保支付比例提高的效果，根据经济发展水平和基金承受能力稳步提高医疗保障水平，实施适度保障，纠正过度保障和保障不足问题。

住院费用医保基金实际支付比例 =（住院费用 – 自付 – 自费）/ 住院费用

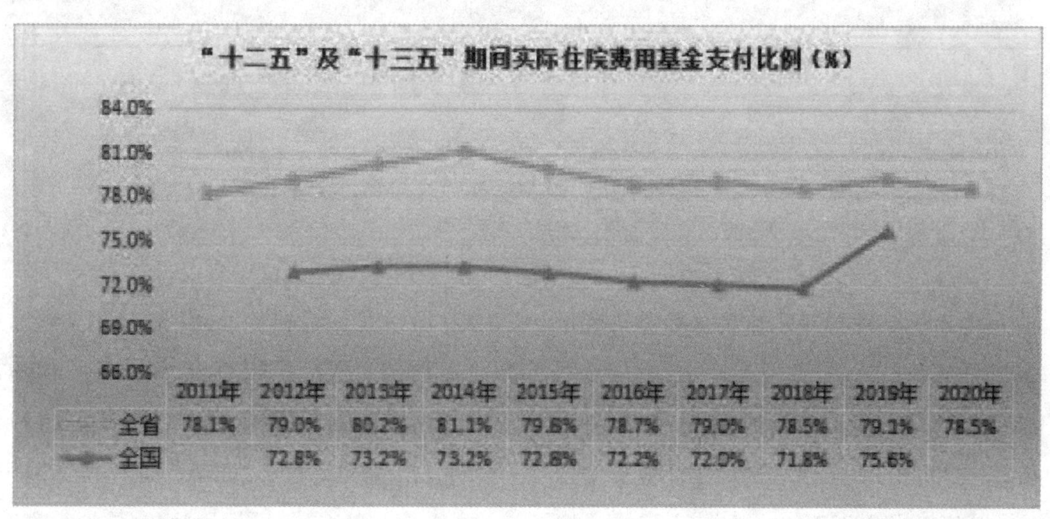

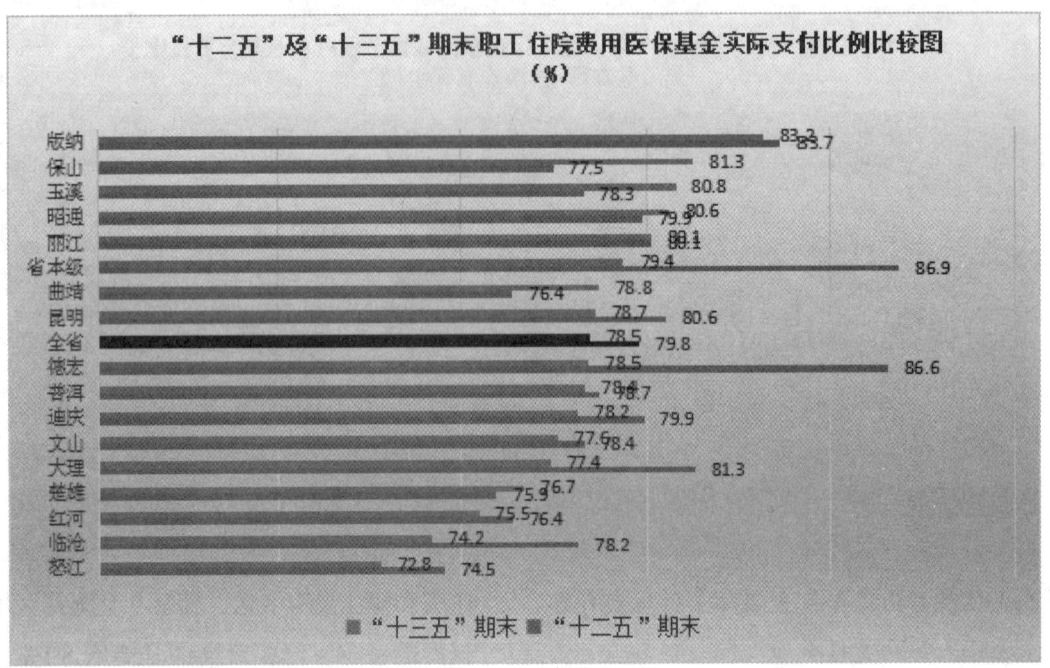

“十三五”期末，三级医疗机构住院费用医保基金实际支付比例从“十二五”期末的79.5%下降到77.7%、二级医疗机构从80.1%上升到80.5%、一级医疗机构从82.5%下降到81.1%。

数据显示，政策范围内不同级别医疗机构支付比例差距较大，较为合理，但实际支付比例差异不大，医保差异化支付效果不明显。

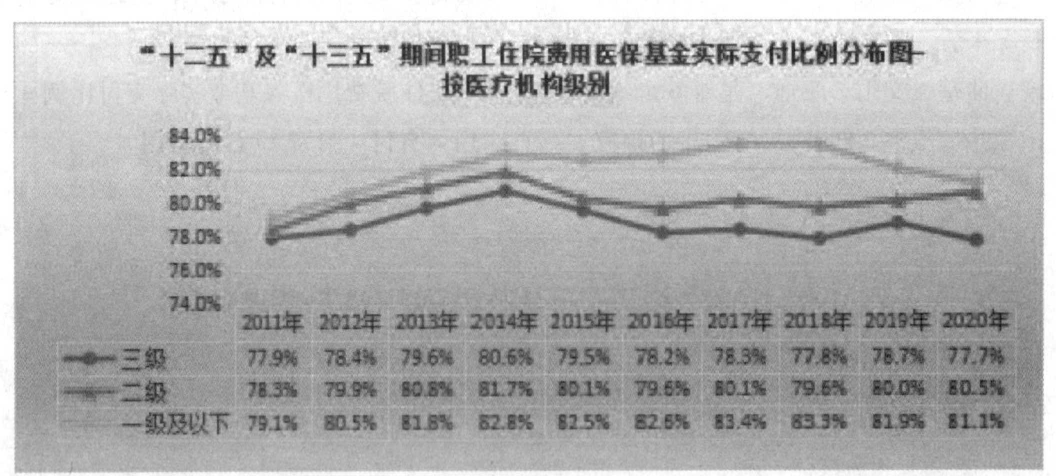

	2011年	2012年	2013年	2014年	2015年	2016年	2017年	2018年	2019年	2020年
三级	77.9%	78.4%	79.6%	80.6%	79.5%	78.2%	78.3%	77.8%	78.7%	77.7%
二级	78.3%	79.9%	80.8%	81.7%	80.1%	79.6%	80.1%	79.6%	80.0%	80.5%
一级及以下	79.1%	80.5%	81.8%	82.8%	82.5%	82.6%	83.4%	83.3%	81.9%	81.1%

（四）定点医疗机构和零售药店数量快速增长，基层医疗机构比例高

“十三五”期间，定点医药机构分别为14037家（医疗机构3637家、药店10400家）、20084家（医疗机构8031家、药店12053家）、22123家（医疗机构8890家、药店13233家）、24943家（医疗机构9956家、药店14987家）、27410家（医疗机构13670家、药店13740家）。“十三五”期末较“十二五”期末增加14596家（医疗机构10048家、药店4548家），增长113.9%

（医疗机构 277.4%、药店 49.5%），定点医疗机构中三级 97 家，增加 23 家，增长 31.1%，占总医疗机构的 0.7%、二级 749 家，增加 152 家，增长 25.5%，占总医疗机构的 5.5%、一级及以下 12824 家，增加 9873 家，增长 334.6%，占总医疗机构的 93.8%。基本能够满足我省参保人员的就医购药需要。

数据显示，一是定点医疗机构增速较快。医疗机构快速发展和鼓励多种形式办医，各统筹区积极参与和配合，审核纳入了一批定点医疗机构。二是定点基层医疗机构和定点零售药店增长数量较多。社区医疗机构发展较快，为方便参保人群就近就医购药和支持社区医疗机构发展，大量基层医疗机构（包括部分社区卫生服务站及乡镇卫生院）和零售药店纳入医保定点范围，同时，加大了医保监管难度。三是定点医疗机构结构趋于合理。（参照国家局口径，一级及以下和未定级医疗机构视同基层医疗机构）

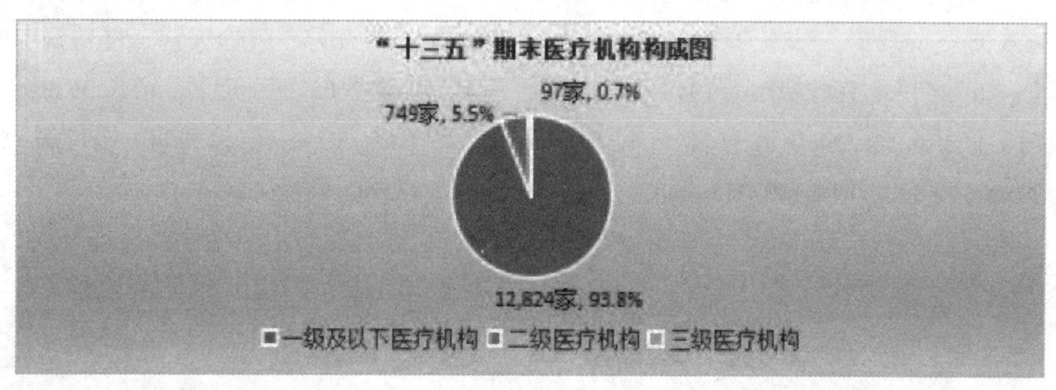

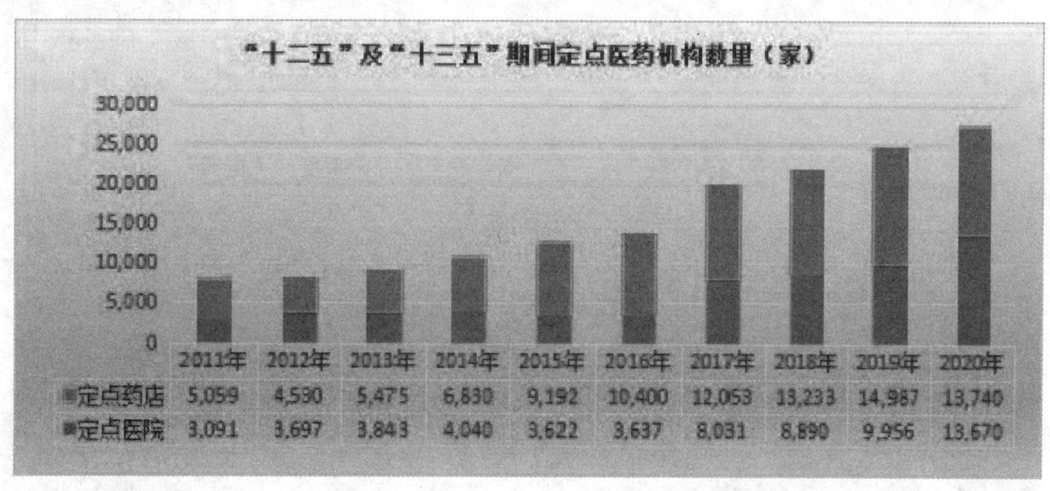

	2011年	2012年	2013年	2014年	2015年	2016年	2017年	2018年	2019年	2020年
定点药店	5,059	4,530	5,475	6,830	9,192	10,400	12,053	13,233	14,987	13,740
定点医院	3,091	3,697	3,843	4,040	3,622	3,637	8,031	8,890	9,956	13,670

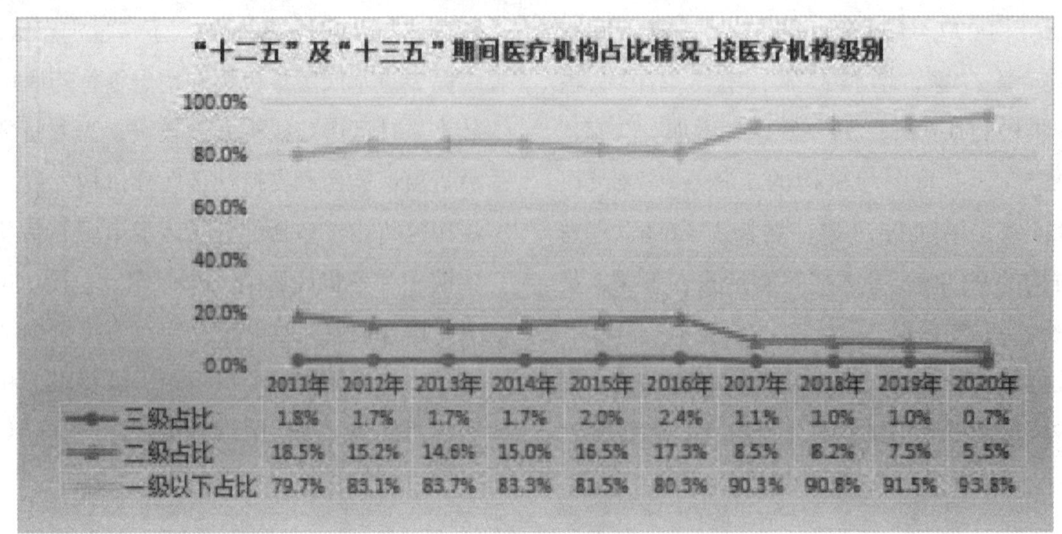

（五）医疗费用快速增长，门诊大病（慢特病）增幅最大

"十三五"期末，医疗费用为 1948544 万元［普通门（急）诊 448224 万元、门诊大病（慢特病）293005 万元、住院 1207315 万元］，较"十二五"期末增加 513866 万元［普通门（急）诊 169730 万元、门诊大病（慢特病）83561 万元、住院 260575 万元］，增长 35.8%［普通门（急）诊 18.5%、门诊大病（慢特病）39.9%、住院 27.5%］。

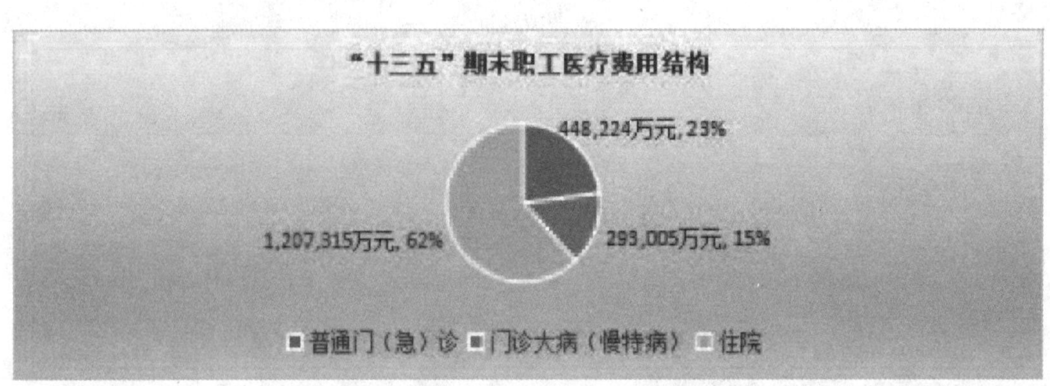

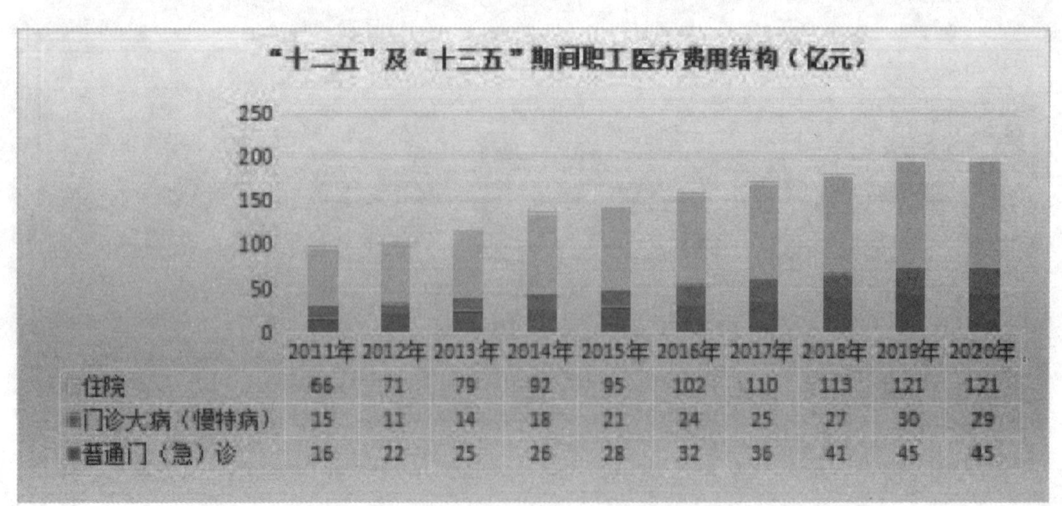

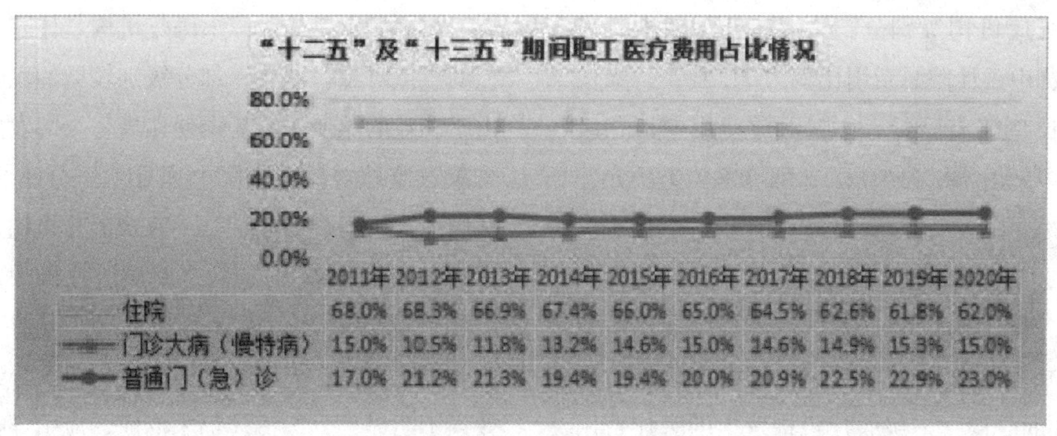

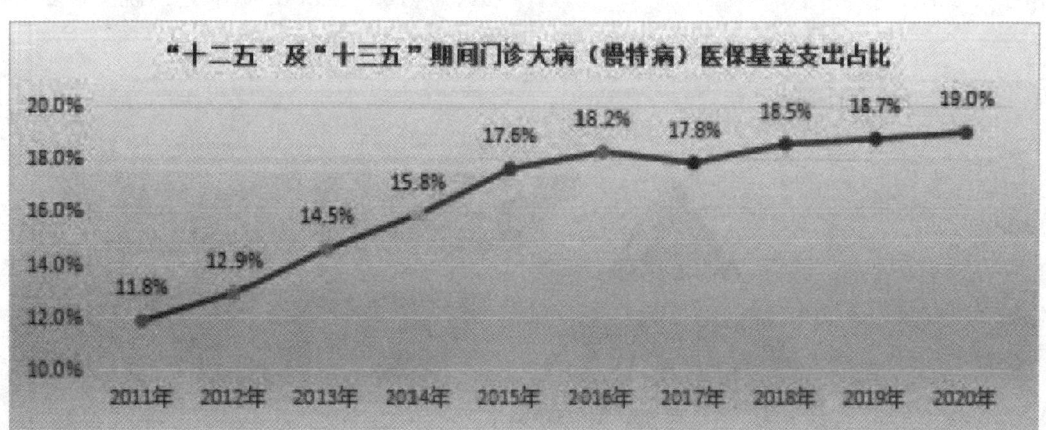

1. 住院费用结构同比略有变化

按人员结构分："十三五"期末，退休人员医疗费用占总费用的 67.4%，费用比例略有下降。退休人员（占参保人数的 28.8%）医疗费用 393290 万元，占医疗总费用的 67.4%，较"十二五"期末减少 0.8 个百分点。在职职工（占参保人数的 71.2%）医疗费用 814025 万元，占医疗总费用的 32.6%，较"十二五"期末增加 0.8 个百分点。

数据显示，参保人员中占比为 28.8% 的退休人员使用了 67.4% 的医疗费用，参保人员老龄化对医保基金带来的风险开始显现。

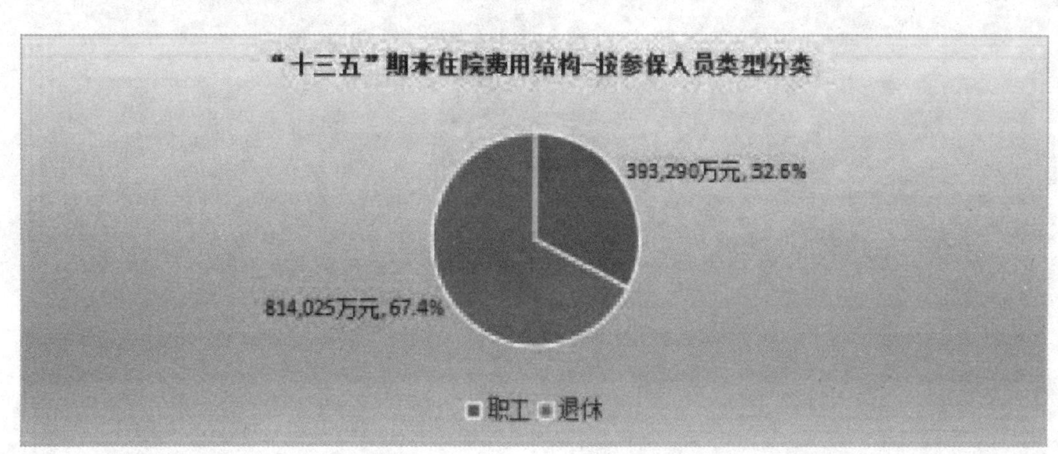

按医疗机构级别分：“十三五”期末，三级住院费用占住院总费用比例为 71.7%，一级住院费用比例略有降低。住院医疗费用中，三级 865,515 万元，占 71.7%；二级 308,949 万元，占 25.6%；一级及以下 32,851 万元，占 2.7%。与“十二五”期末相比，三级住院费用比例增加 3.8%，二级比例减少 1.3%，一级及以下住院费用比例减少 2.5%。住院费用中，机构数量占比为 6.2% 的二级、三级医疗机构发生的医疗费用占总费用的 97.3%。

数据显示，二级以上医疗机构是住院费用监控的重点对象。但是，部分级别较低的民营医院由于利益的驱使，容易诱使违规行为的发生，也是重点监控对象。国际上倡导就医分布 80% 进基层医疗机构，20% 在二、三级医疗机构，我省就医分布仅 7.6% 的人次进基层医疗机构，发生 2.7% 的医疗费用，尽管已实行不同级别医疗机构差异化支付，但医保差异化支付引导分级诊疗效果不明显，分级诊疗仍未形成，应引导扶持社区，“小病在社区、大病进医院、康复回社区”。

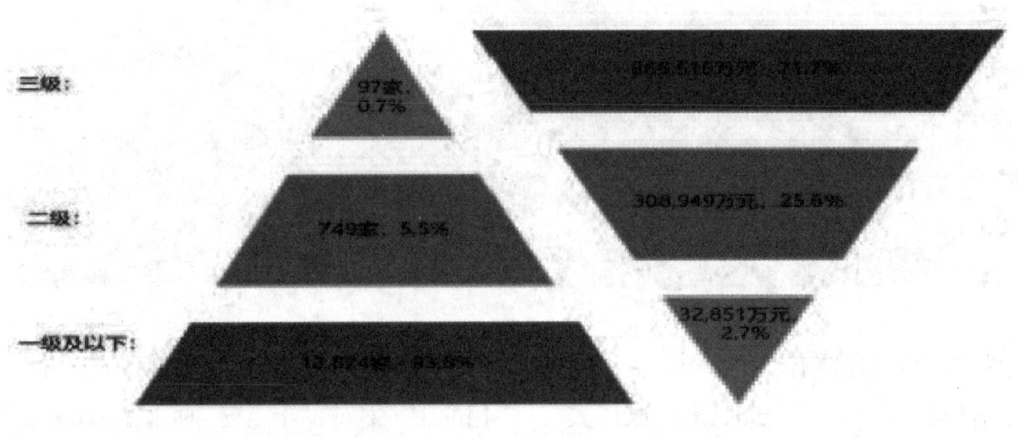

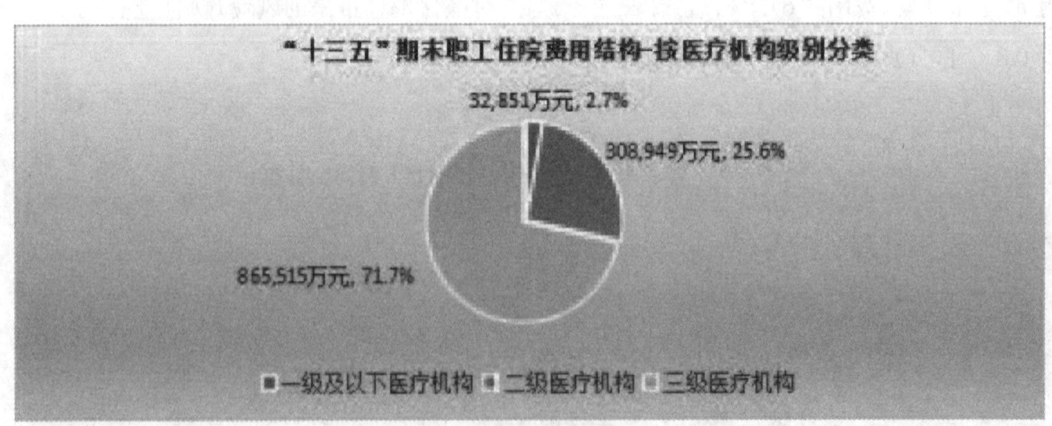

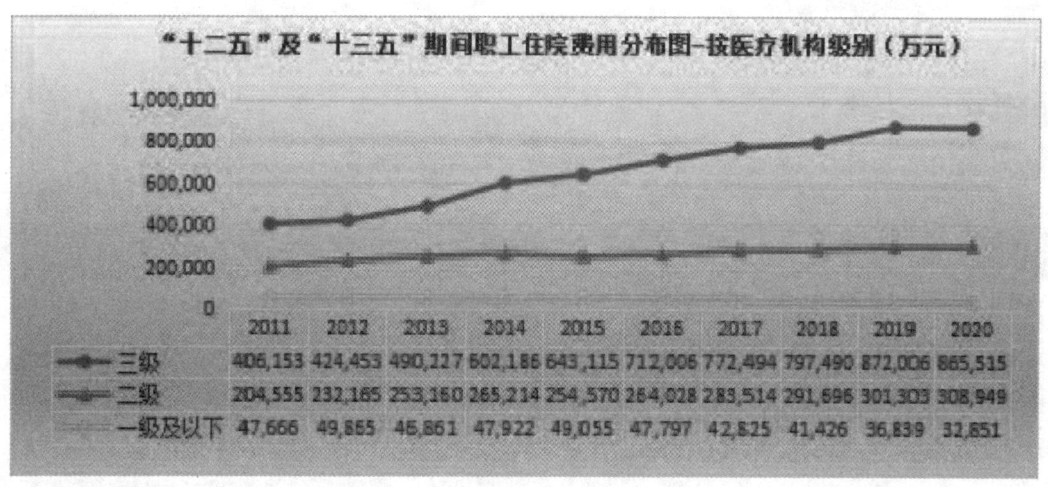

	2011	2012	2013	2014	2015	2016	2017	2018	2019	2020
三级	406,153	424,453	490,227	602,186	643,115	712,006	772,494	797,490	872,006	865,515
二级	204,555	232,165	253,160	265,214	254,570	264,028	283,514	291,696	301,303	308,949
一级及以下	47,666	49,865	46,861	47,922	49,055	47,797	42,825	41,426	36,839	32,651

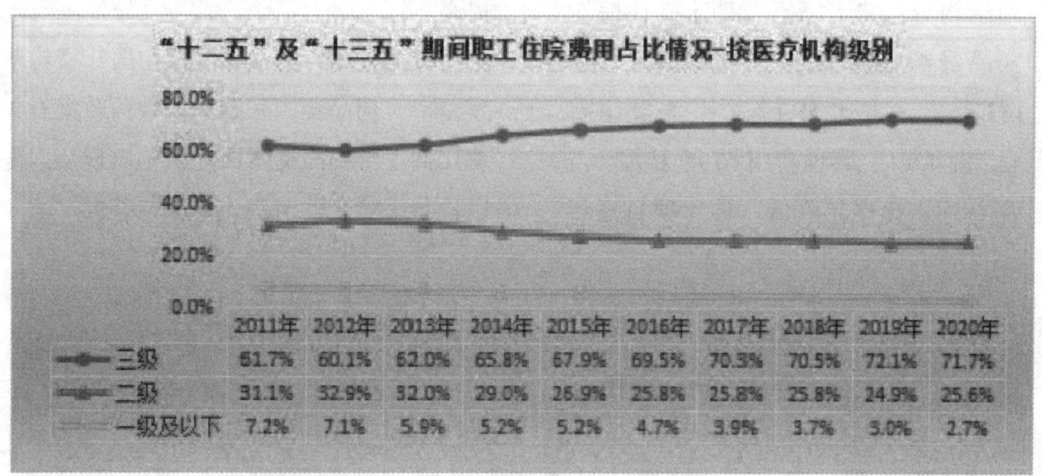

	2011年	2012年	2013年	2014年	2015年	2016年	2017年	2018年	2019年	2020年
三级	61.7%	60.1%	62.0%	65.8%	67.9%	69.5%	70.3%	70.5%	72.1%	71.7%
二级	31.1%	32.9%	32.0%	29.0%	26.9%	25.8%	25.8%	25.8%	24.9%	25.6%
一级及以下	7.2%	7.1%	5.9%	5.2%	5.2%	4.7%	3.9%	3.7%	3.0%	2.7%

"十三五"期末，三级住院人次占住院总人次比例从"十二五"期末的48.6%上升到52.4%、二级从39.5%上升到40%、一级及以下从11.9%下降到7.6%。

数据显示，医保政策差异化支付引导分级诊疗作用有限。

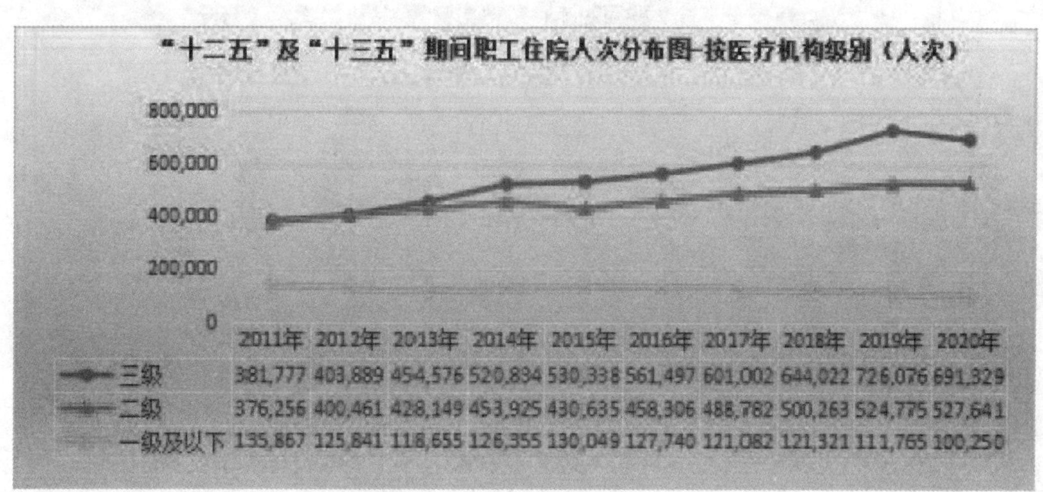

	2011年	2012年	2013年	2014年	2015年	2016年	2017年	2018年	2019年	2020年
三级	381,777	403,889	454,576	520,834	530,338	561,497	601,002	644,022	726,076	691,329
二级	376,256	400,461	428,149	453,925	430,635	458,306	488,782	500,263	524,775	527,641
一级及以下	135,867	125,841	118,655	126,355	130,049	127,740	121,082	121,321	111,765	100,250

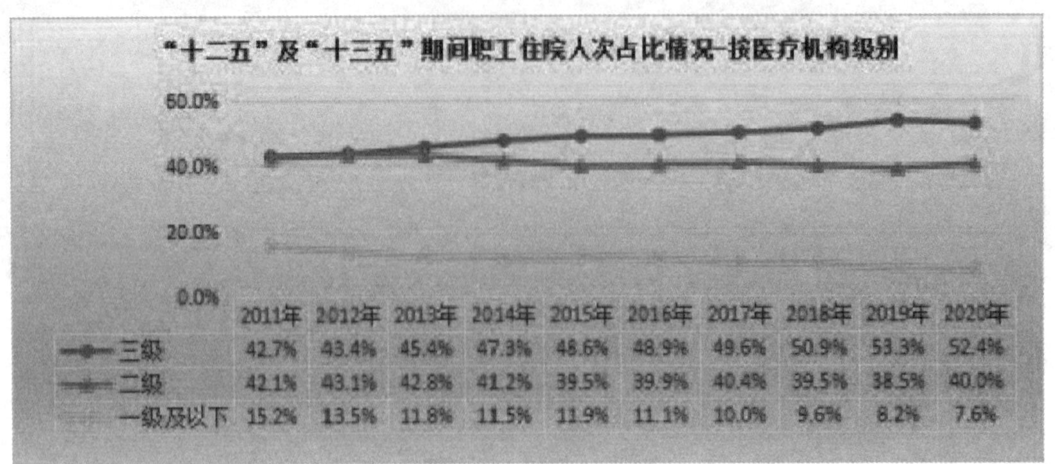

	2011年	2012年	2013年	2014年	2015年	2016年	2017年	2018年	2019年	2020年
三级	42.7%	43.4%	45.4%	47.3%	48.6%	48.9%	49.6%	50.9%	53.3%	52.4%
二级	42.1%	43.1%	42.8%	41.2%	39.5%	39.9%	40.4%	39.5%	38.5%	40.0%
一级及以下	15.2%	13.5%	11.8%	11.5%	11.9%	11.1%	10.0%	9.6%	8.2%	7.6%

按费用结构分："十三五"期末，住院医疗费用中药品费441073万元、占36.5%、诊疗费用701153万元，占比58.1%、服务设施费58292万元，占4.8%、其他费用6798万元，占0.6%，药品费用占比逐年降低，诊疗项目逐年提高。

数据显示，药品费降低与医疗机构落实药品零差率、药品集中采购和谈判药政策有关，诊疗费比例逐年提高提示医疗机构出现从以药养医向以检养医转变的苗头，要保持警惕。

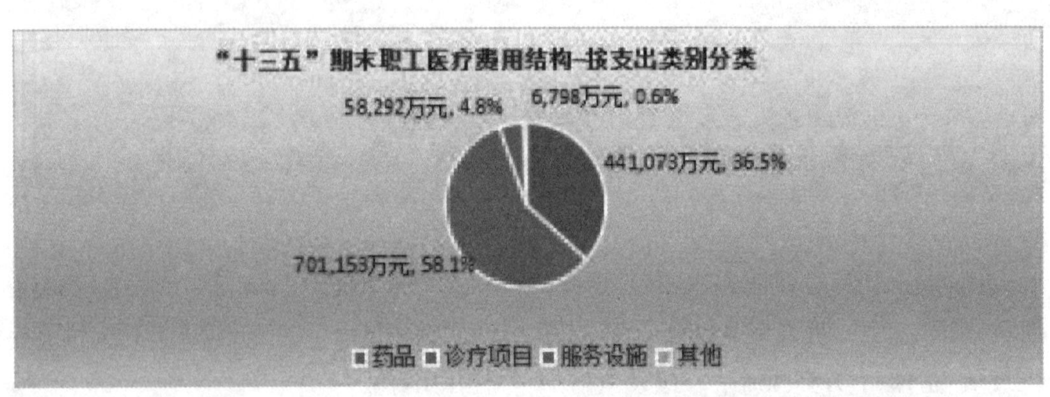

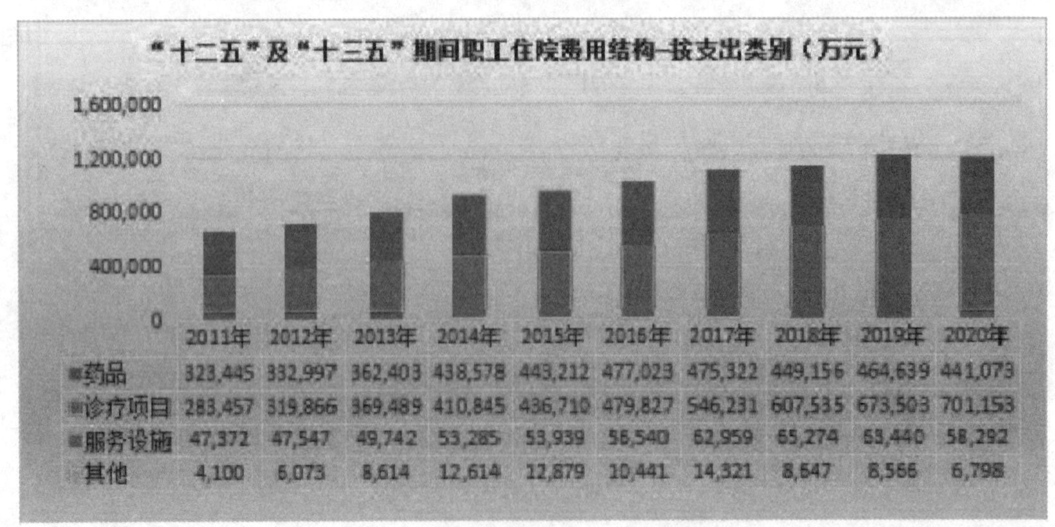

	2011年	2012年	2013年	2014年	2015年	2016年	2017年	2018年	2019年	2020年
药品	323,445	332,997	362,403	438,578	443,212	477,023	475,322	449,156	464,639	441,073
诊疗项目	283,457	319,866	369,489	410,845	436,710	479,827	546,231	607,535	673,503	701,153
服务设施	47,372	47,547	49,742	53,285	53,939	56,540	62,959	65,274	63,440	58,292
其他	4,100	6,073	8,614	12,614	12,879	10,441	14,321	8,647	8,566	6,798

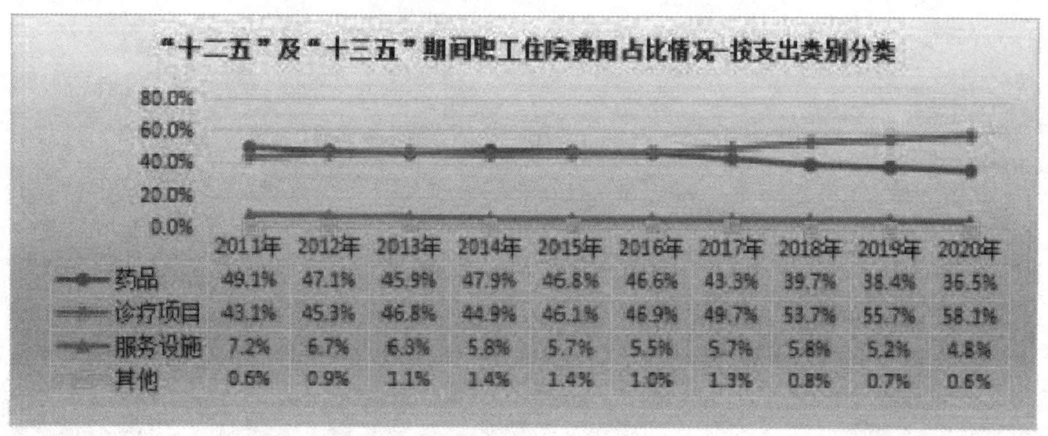

"十三五"期末，三级药品费占比从"十二五"期末的47.2%下降到38.7%，降低18%；二级从44.5%下降到29.9%，降低32.8%；一级及以下从53.6%下降到42.1%，降低21.5%。

数据显示，一级及以下医疗机构药品占比最高，二级医疗机构药品占比最低。

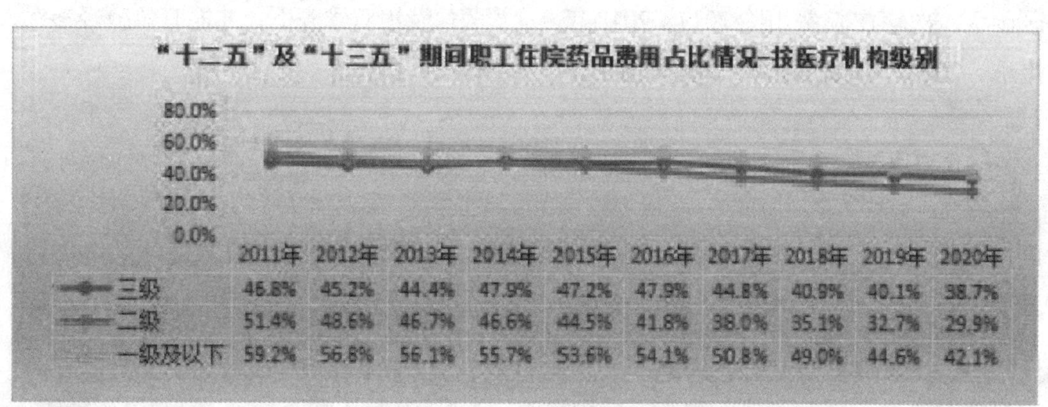

2. 次均费用逐年上涨

"十三五"期间，普通门（急）诊次均费用分别为146元、157元、154元、167元、177元，除2018年外，逐年上涨。门诊大病（慢特病）次均费用分别为404元、396元、402元、442元、487元，除2016年外，逐年上涨。

"十三五"期末普通门（急）诊次均费用177元，较"十二五"期末增加33元，增长22.74%；门诊大病（慢特病）次均费用487元，较"十二五"期末增加95元，增长24.3%。次均住院费用支出9152元，较"十二五"期末增加474元，增长5.5%。

次均费用 = 总费用 / 就诊人次

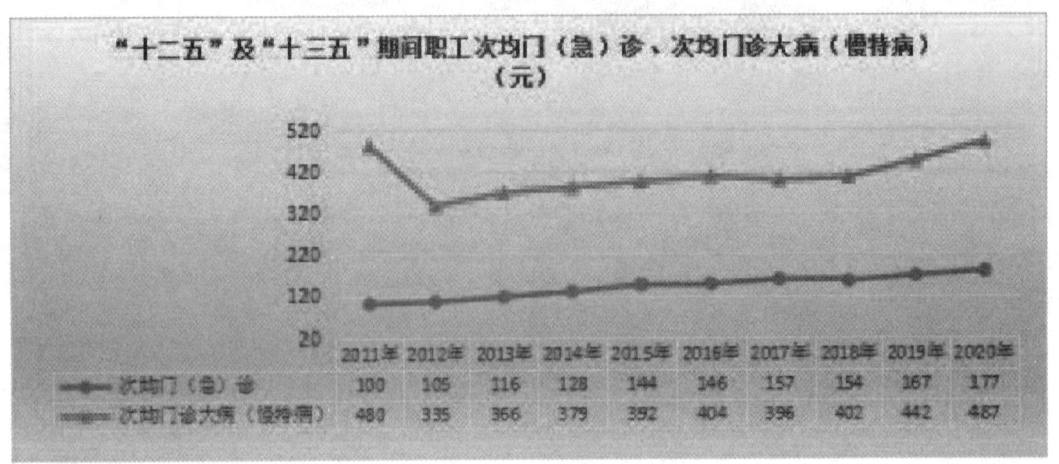

	2011年	2012年	2013年	2014年	2015年	2016年	2017年	2018年	2019年	2020年
次均门（急）诊	100	105	116	128	144	146	157	154	167	177
次均门诊大病（慢特病）	480	335	366	379	392	404	396	402	442	487

"十三五"期间，次均住院费用分别为8922元、9075元、8933元、8881元、9152元。"十三五"期末较"十二五"期末增长474元，低于全国12657元的平均水平。2011年至2020年次均住院费用逐年上涨。

数据显示，次均住院费用除2017、2018年外逐年上涨，2020年增幅最大。影响次均费用的因素有，参保患者的医疗需求、物价、诱导需求、提高参保人待遇、结算方式（定额结算）、医疗技术发展、医院行风整顿、带量采购、药品集中谈判等。提示，医疗费用的上涨消减了医保待遇提高的效果。只有增加医保基金支出和控制医疗费用双管齐下，才能有效减轻参保人员医疗费用的负担。

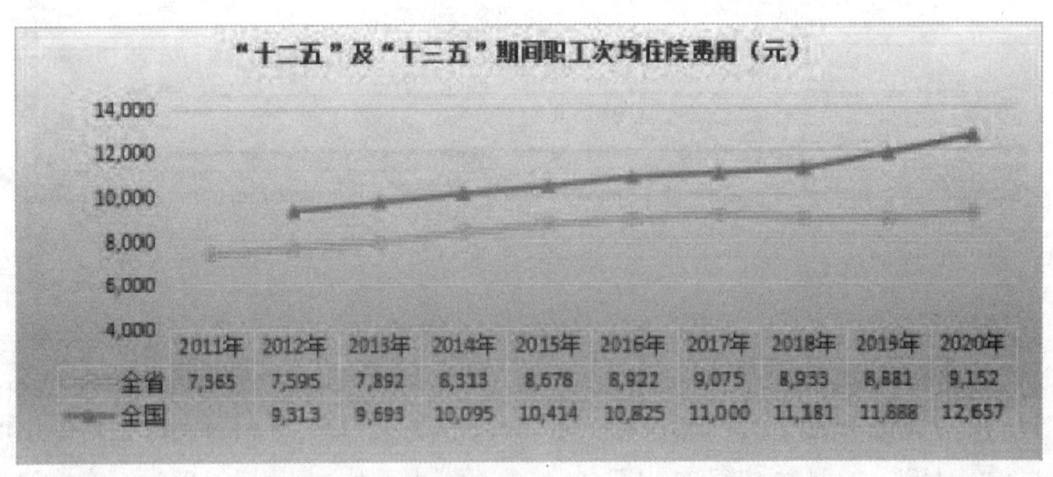

	2011年	2012年	2013年	2014年	2015年	2016年	2017年	2018年	2019年	2020年
全省	7,365	7,595	7,892	6,313	8,678	8,922	9,075	8,933	8,881	9,152
全国		9,313	9,693	10,095	10,414	10,825	11,000	11,181	11,888	12,657

"十三五"期末，从各统筹区情况来看，省本级12610元、迪庆11918元、昆明10747元、丽江9789元高于全省平均水平，其余州市均低于全省平均水平。

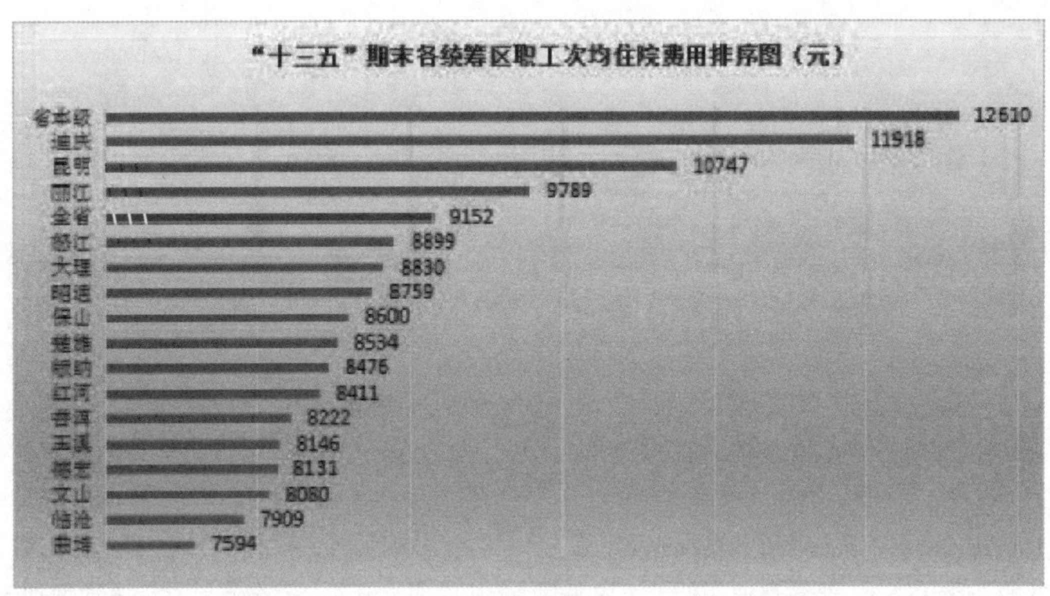

"十三五"期末，次均住院费三级为12520元、二级为5855元、一级及以下为3277元，三级高于二级6665元，二级高于一级及以下2578元。

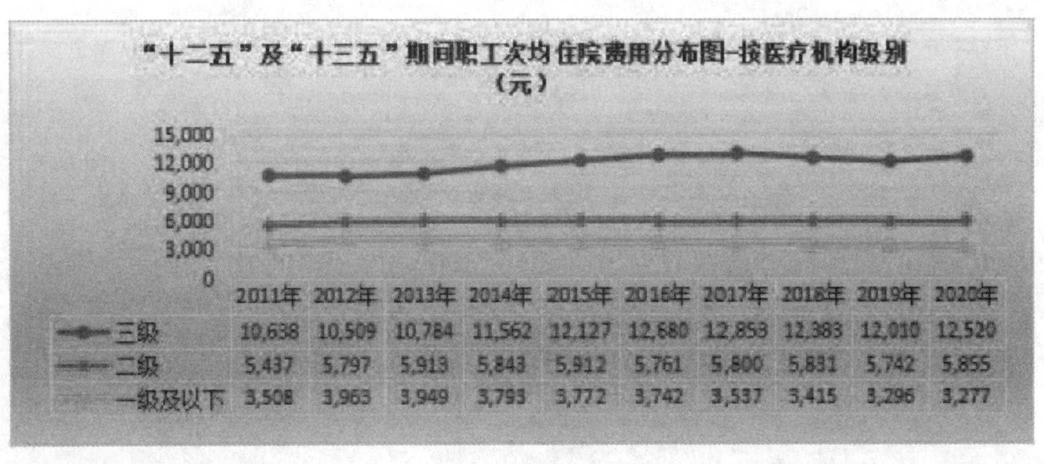

	2011年	2012年	2013年	2014年	2015年	2016年	2017年	2018年	2019年	2020年
三级	10,638	10,509	10,784	11,562	12,127	12,680	12,858	12,383	12,010	12,520
二级	5,437	5,797	5,913	5,843	5,912	5,761	5,800	5,831	5,742	5,855
一级及以下	3,508	3,963	3,949	3,793	3,772	3,742	3,537	3,415	3,296	3,277

3. 住院率增速减缓，但仍处于全国较高水平

"十三五"期间住院率分别为24%、24.6%、25%、25.8%、24.1%。除2020年外，逐年小幅增长，基本保持在25%左右，"十三五"期末住院率为24.1%，较"十二五"期末增加0.8%，增长3.3%，远高于全国15.9%的平均水平。

住院率＝出院人次/期末参保人数

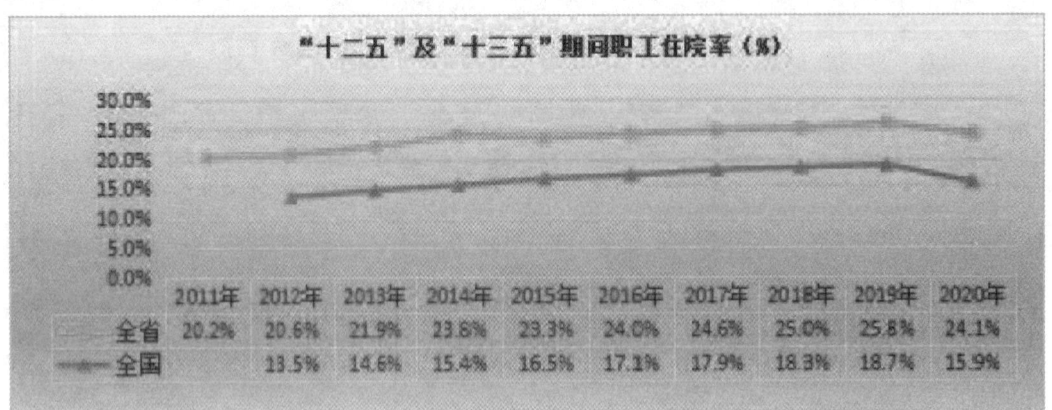

"十三五"期末，从各统筹区情况来看，住院率最低的迪庆 15.6%，全省仅迪庆低于全国平均水平，迪庆、昆明、怒江、丽江、大理低于全省平均水平。各统筹区可深入分析，对住院费用实行定额结算、次均费用控制、DRG 支付是否会导致住院率的上涨。

数据显示，按照"十三五"期间住院数据测算，住院率上升 1 个百分点，住院人次增加 54812 人次，住院费用增加 50189 万元，占当年总住院费的 4.2%。住院率增长对医疗费用增长的影响不可忽视。

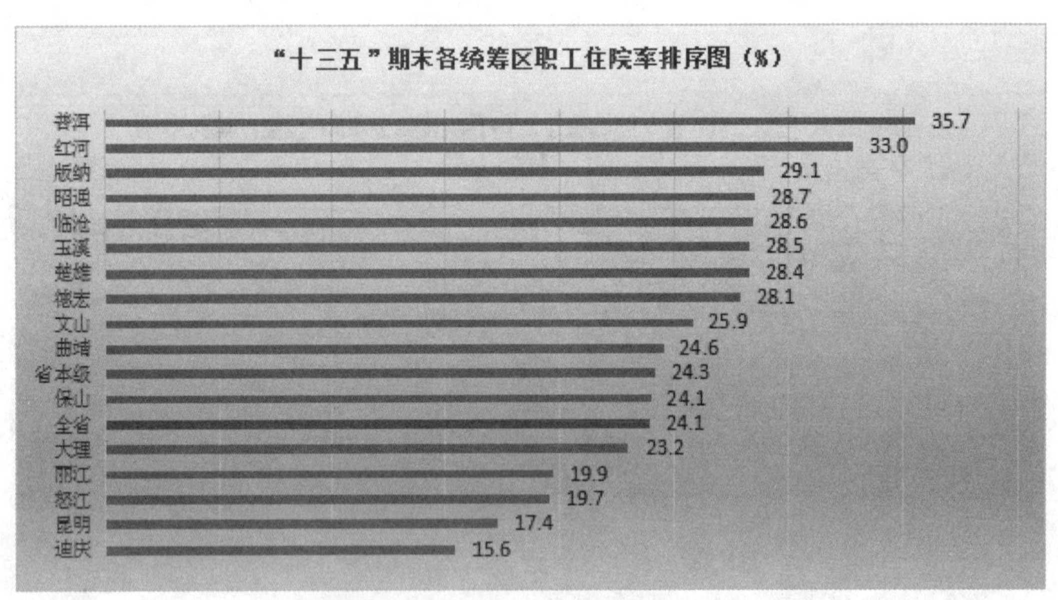

4. 日均住院费小幅提高

"十三五"期间住院日均费用分别为 751 元、775 元、808 元、857 元、925 元，日均费用逐年增长。"十三五"期末住院日均费用为 925 元，较"十二五"期末增加 221 元，增长 31.4%。

日均住院费用 = 住院费用 / 住院床日

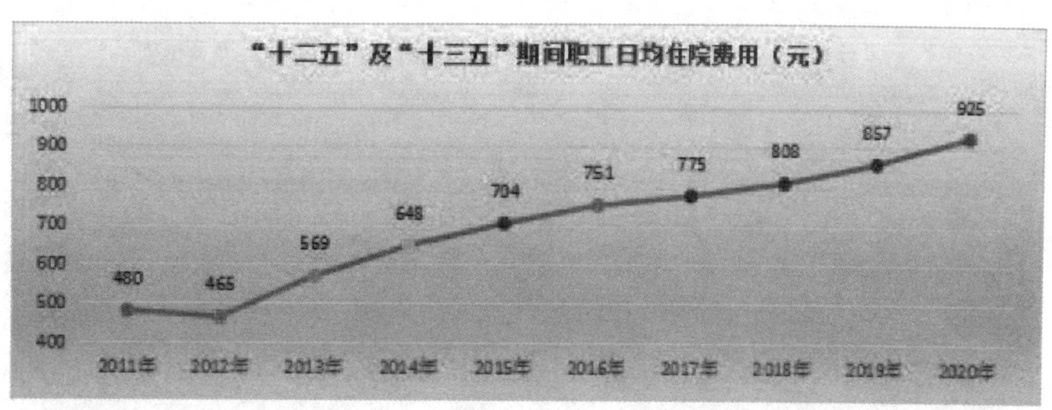

"十三五"期末，从各统筹区情况来看，省本级、迪庆、昆明、丽江、保山、文山6个统筹区高于全省平均水平，省本级最高为1189元，有11个州市低于全省平均水平，曲靖最低为695元。

数据显示，住院日均费用与平均住院天数此起彼伏，历年平均住院天数下降的同时带来了住院日均费用的上涨。曲靖日均费用全省最低，但平均住院天数全省最高；迪庆日均费用全省最高，但平均住院天数全省最低。

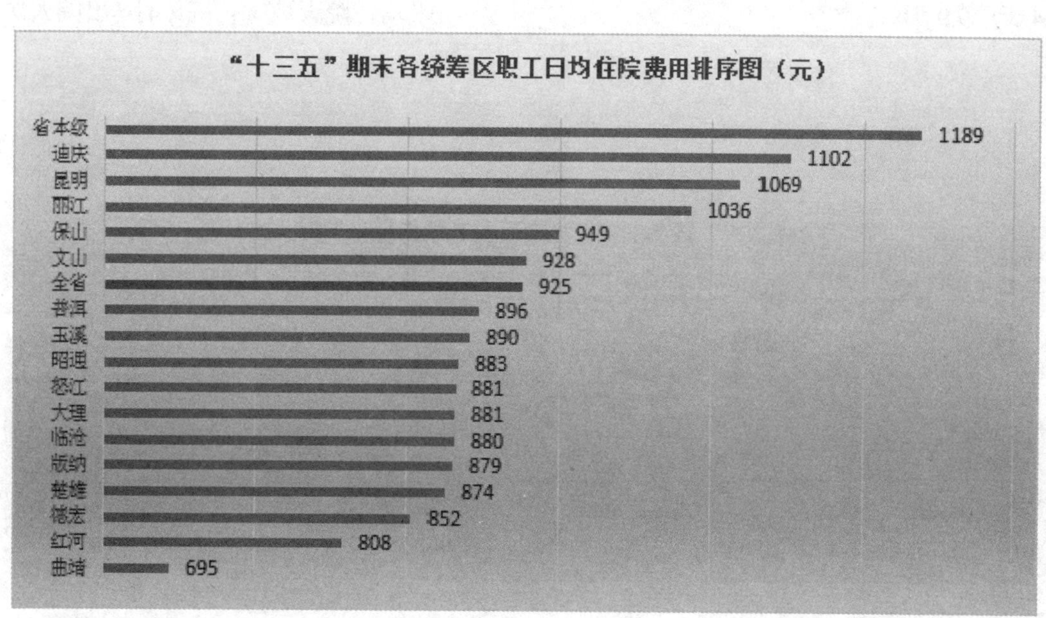

"十三五"期间，三级、二级日均住院费逐年上升，一级及以下日均住院费在350左右。"十三五"期末，次均住院费三级为1238元，二级为605元，一级及以下为347元，三级高于二级633元，二级高于一级及以下258元。

"十二五"及"十三五"期间职工日均住院费用分布图-按医疗机构级别
（元）
1,500
1,200
900
600
300
0
2011年 2012年 2013年 2014年 2015年 2016年 2017年 2018年 2019年 2020年
三级 741 615 825 892 967 1,048 1,066 1,057 1,121 1,238
二级 333 349 388 442 470 483 500 554 570 605
一级及以下 227 301 330 350 358 350 343 351 352 347

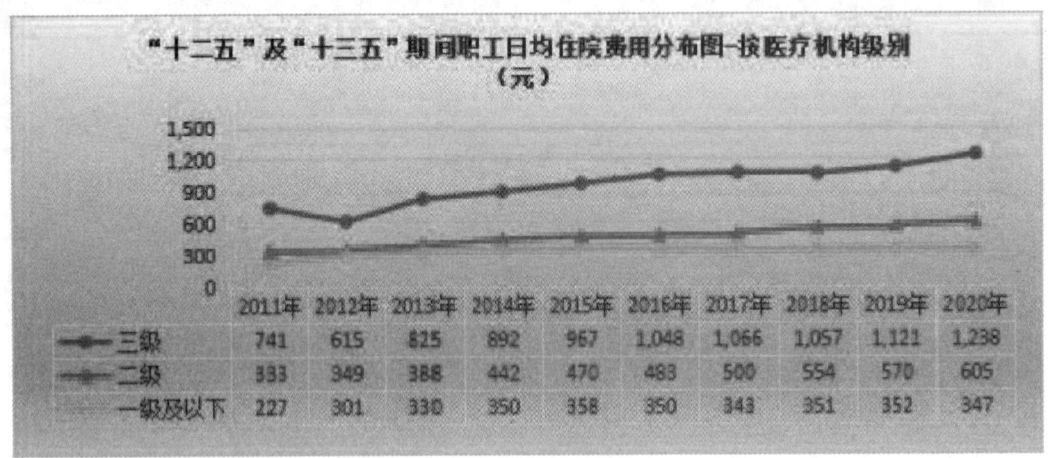

5. 平均住院天数有所下降

"十三五"期末平均住院天数为 9.9 天，较"十二五"期末减少 2.4 天，降低 19.7%。"十三五"期间平均住院天数分别为 11.9 天、11.7 天、11.1 天、10.4 天、9.9 天。

数据显示，2018 年以来，在支付制度改革，医疗技术提高、病床周转率提高等多种因素作用下，平均住院天数除 2012 年外，逐年下降，但应注意出现分解住院的现象。

平均住院天数 = 住院床日 / 出院人次

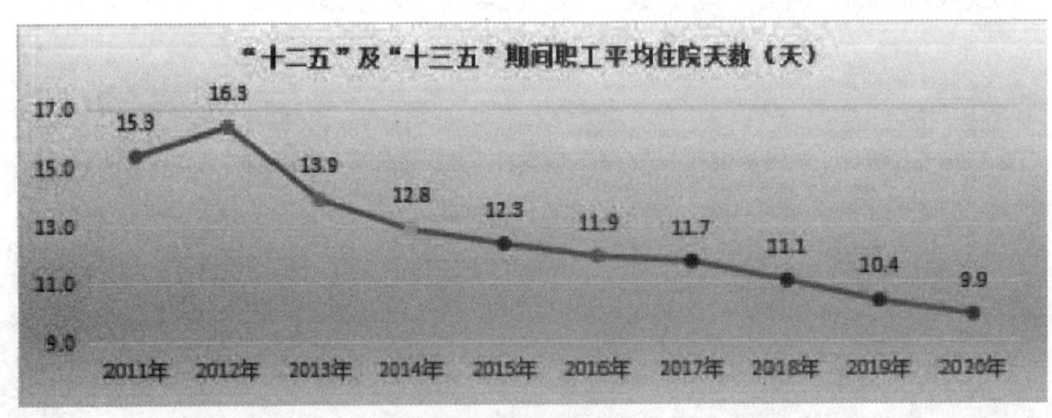

"十三五"期末，从各统筹区情况来看，曲靖、迪庆、省本级、红河、怒江、昆明、大理、昭通 8 个统筹区高于全省平均水平，曲靖最高为 10.9 天，有 9 个州市低于全省平均水平，文山最低为 8.7 天，其次是临沧、保山等。

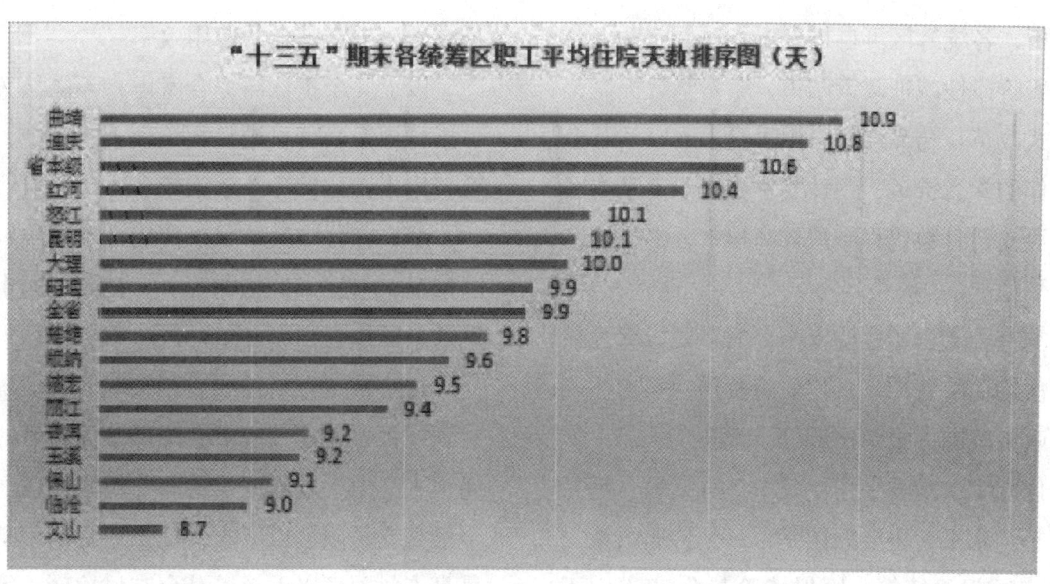

"十三五"期间，三级、二级、一级及以下平均住院天数逐年下降。"十三五"期末，平均住院天数三级为 10.1 天，二级为 9.7 天，一级及以下为 9.4 天，三级高于二级 0.4 天，二级高于一级及以下 0.3 天。

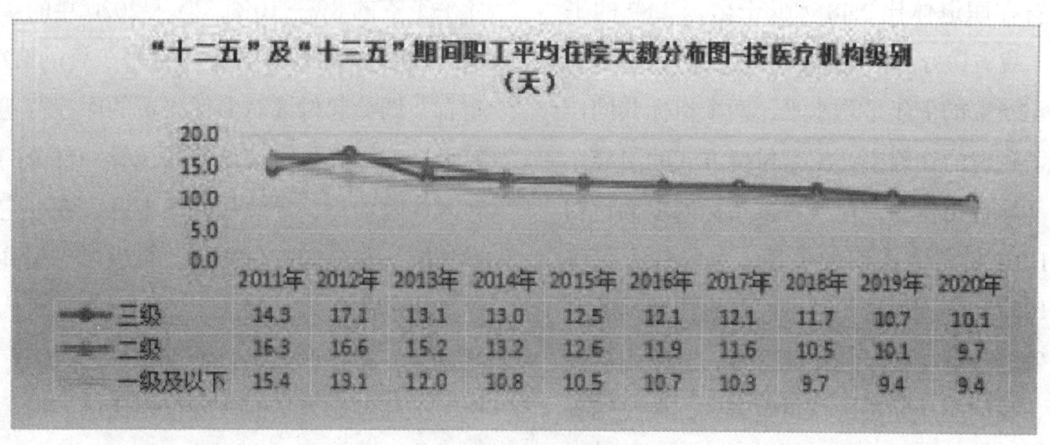

	2011年	2012年	2013年	2014年	2015年	2016年	2017年	2018年	2019年	2020年
三级	14.3	17.1	13.1	13.0	12.5	12.1	12.1	11.7	10.7	10.1
二级	16.3	16.6	15.2	13.2	12.6	11.9	11.6	10.5	10.1	9.7
一级及以下	15.4	13.1	12.0	10.8	10.5	10.7	10.3	9.7	9.4	9.4

数据显示，住院需求持续增加，且主要流向三级医疗机构并呈逐年上升趋势，次均医疗费用上涨、住院率、日均费用上升，促进了医疗机构的发展，满足了参保人员的就医需求，同时，也提示加强医疗服务管理面临诸多方面的挑战，需要我们进一步研究引导合理诊疗的有效措施。日均住院费用和平均住院天数此消彼长，即日均住院费用高的统筹区平均住院天数低，次均住院费用和住院率两项指标也存在此消彼长的关系。探索：单病种付费、DRG 付费可影响平均住院天数；DRG 付费和定额结算办法在一定程度上影响住院率，可重点关注是否存在分解住院、挂床住院等，应保持警惕，不断强化管理。各医疗机构住院人次与人数比是关键指标，因无法取数，在此，

未作分析，各统筹区可自行分析。

随着阶段性减征政策结束，缴费基数提高，支付方式改革、药品耗材集中带量采购以及基金监管工作的深入推进，预计我省城镇职工基本医保基金可支付月数仍将维持较高水平，中长期基金运行平稳。

影响基金支出（住院支出）的主要指标为住院率、次均住院费用、日均住院费用、平均住院天数和政策范围内报销比例等。

1. 住院率，我省平均住院率 24.1% 一直远高于全国平均水平，主要原因是：一是待遇政策。我省未实行门诊统筹，医保统筹基金 78% 用于支付住院费用，部分本应在门诊就医的参保人员为享受医保待遇而选择住院，拉高了我省的住院率。上海、浙江等省份实行门诊住院直通式，一部分住院病人分流到门诊治疗，医保统筹基金仅 30% 左右用于支付住院费用；二是在职退休比较低。我省在职退休比 2.48 远低于全国 2.82 的平均水平，我省医疗保险退休人员住院率 52.5% 高于全国 42.5% 的上年平均水平，两个指标共同作用拉高了我省的住院率；三是付费方式的引导。以住院平均费用作为支付、考核指标的定额付费方式、DRG 付费有密切的关系，多收病人可降低结算风险和管理风险，部分医疗机构容易受利益驱使采取分解住院、挂床住院等，必须引起高度重视。我们应从完善医保付费方式，调整结算办法入手，重点解决定点医疗机构存在分解住院、挂床住院等问题，加强反欺诈能力，控制医保基金的不合理支出，提高基金的使用效率。

2. 次均住院费用、日均费用、平均住院天数几个指标应综合分析，几个指标较高则可能存在基金的不合理支出。如曲靖，日均住院费用为全省最低，但平均住院天数为全省最高；迪庆，次均费用全省最高，但住院率全省最低，此几项指标均很异常，应及时查明原因，减少基金的不合理支出，提高基金的使用效率。

以上几个指标需综合考虑，不能从某一个单一指标异常就盲目调整相关政策。其中，提高住院费用报销比例涉及政策较多（如起付线、共付比、最高支付限额，目录使用，不同级别医院就医情况，参保人群结构等），提高待遇水平的政策效果需综合判断。

1. 统筹基金封顶线。调整职工医保统筹基金封顶线，在一定程度上会降低参保人员的医疗待遇水平。由于基本医疗最高支付限额以上大病基金最高支付限额以下支付比例通常高于基本医保最高支付限额以下统筹基金支付比例，因此，提高基本医保最高支付限额后，住院费用支付比例反而略有下降。

2. 住院起付线。我省住院率居于全国较高水平，降低住院费用起付线要慎重。按照国发 44 号令及云南省 86 号令，起付标准控制在上年度社平工资的 8%—10%，但从 2020 年的实际情况来看，起付标准标仅为上年社平工资的 1.2%—2% 左右，调整起付线对参保人员的医疗待遇水平有较大影响，起付线较低容易诱导一部分门诊病人转入住院治疗，导致住院率上升，在一定程度上增加统筹基金的支付压力。可以考虑提高三级医疗机构的起付线，加大二、三级医疗机构的起付线差额，将参保人员分流到一、二级医疗机构就医，提高参保人员的住院报销比例。

3. 共付比例。调整共付比例，能直接提高参保人员的医疗待遇水平，主要是由于共付比例的调整影响范围广，而待遇又具有刚性，同时，医疗消费对共付比例政策富有弹性，换句话说，报销比例提高后可能会诱导过度医疗。

降低基金承载压力，待遇调整要分步实施。在未来一段时间内职工医保面临着制度内人口老化程度加重，提高医保待遇水平与维持基金收支平衡的矛盾加深等多方面的问题。特别是降低医保费率，提高医保待遇水平、门诊统筹的开展等多项政策因素调整，将使基金运行存在一定的潜在风险。当前统筹基金累计结余较多，医疗保险待遇水平相对较高，如果同时调整多项政策，的确可以迅速提高待遇保障水平，消化过多结余；但从较长时期来看，政策叠加作用显著，基金支出增长幅度过大，基金将承受较大压力。因此，建议调整政策要通盘考虑各项待遇政策因素的综合影响，设置较为合理的调整幅度，考虑到基金的承受能力，要分清轻重缓急，逐步调整，分步实施。

第二部分　居民基本医疗保险

一、参保及筹资情况

（一）居民医保人数稳中小幅上升

“十三五”期间，参保人数逐年增加，但增幅较小，“十三五”期末，居民参保人数为4033万人，较“十二五”期末增加76万人，增长1.9%。同上年比，增加28万人，增长0.7%，各统筹区增幅不均衡，版纳、昭通增幅最高为2.9%，6个统筹区出现负增长，其中省本级最高为-23.5%。省本级降低的主要原因是大学生参保由原按学年参保改变为按自然年度参保所致。

数据显示，参保人数已形成相当规模，参保人数趋向饱和，扩面空间进一步缩小，要以精准参保扩面为目标，实现注重增量向注重存量的转变，建立部门间数据共享，避免重复参保，提升参保质量，稳步做实全民参保计划。

注：新农合数据来源于《云南省新型农村合作医疗纪实》。2017年城镇居民医疗保险和新农合合并实施后，无新农合单独数据，2011—2016年居民数据为城镇居民和新农合数据，2017—2020年为城乡居民数据。

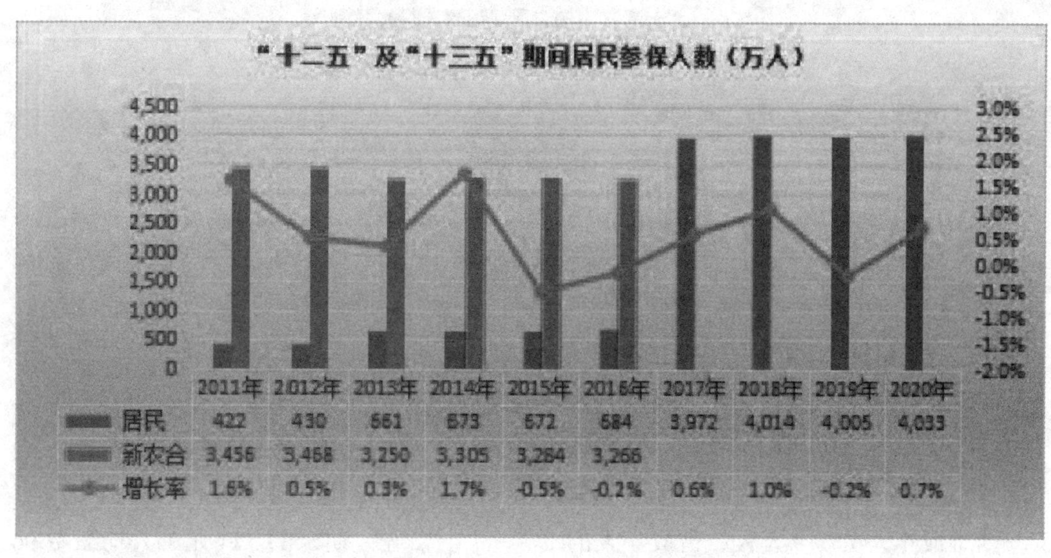

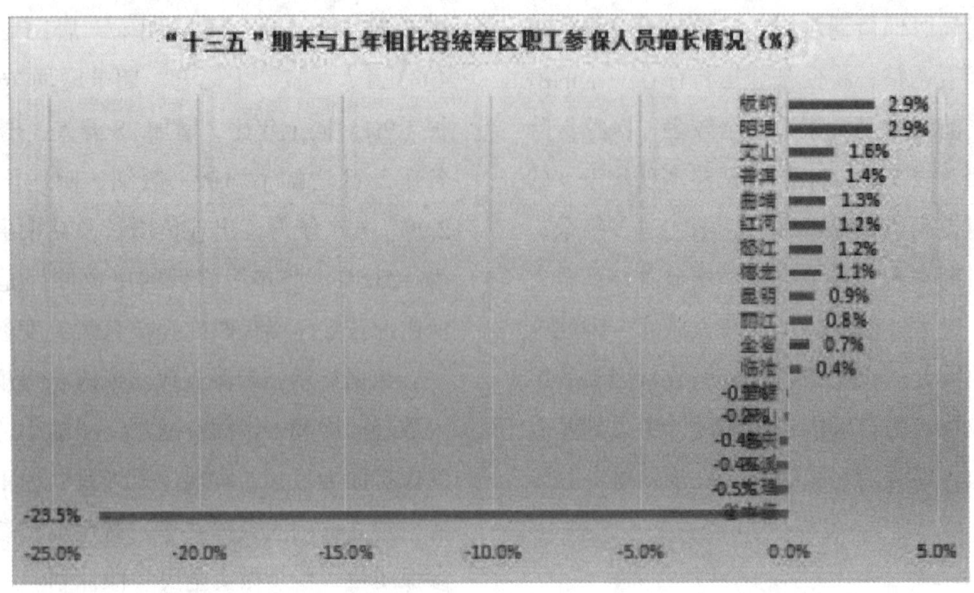

"十三五"期末，居民参保结构趋于合理。中小学生和儿童 1025 万人，占 25.4%；成年人 2961 万人，占 73.4%；大学生 47 万人，占 1.2%。

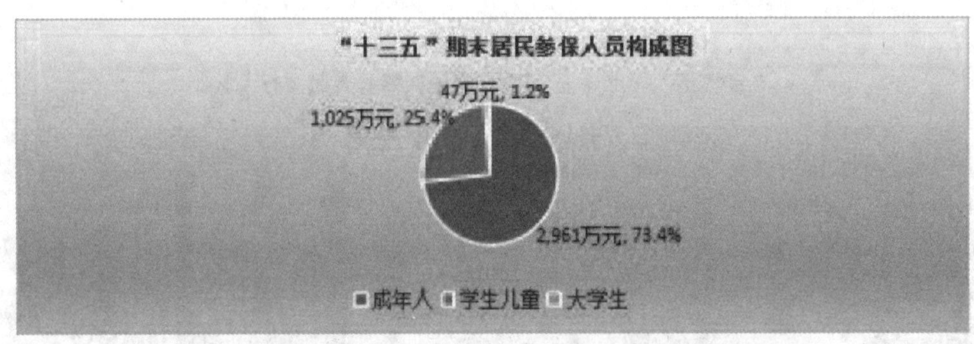

"十三五"期末，在参保居民中，享受优惠政策的困难人员 797 万人，占参保居民总数的 19.8%。困难成年人员 719 万人，占成年人的 24.3%；困难学生儿童人员 73 万人，占参保中小学生儿童 7%；困难大学生 5 万人，占在校大学生 9.6%。（因该部分原新农合数据缺失，因此无法与"十二五"数据进行比较）

（二）人均筹资逐年上升

"十三五"期间，城镇居民人均筹资从"十二五"期末的 524 元（人均缴费 96 元，财政补助 428 元）增至"十三五"期末的 814 元（人均缴费 262 元，财政补助 552 元），增加 290 元（人均缴费 166 元，财政补助 124 元），增长 55.3%（人均缴费 172.9%，财政补助 29%）。原新农合人员人均筹资从“十二五”期末的470元（人均缴费90元，财政补助380元）增至“十三五”期末的814元（人均缴费262元，财政补助552元），增加344元（人均缴费172元，财政补助172元），增长73.2%（人均缴费191.1%，财政补助45.3%）。

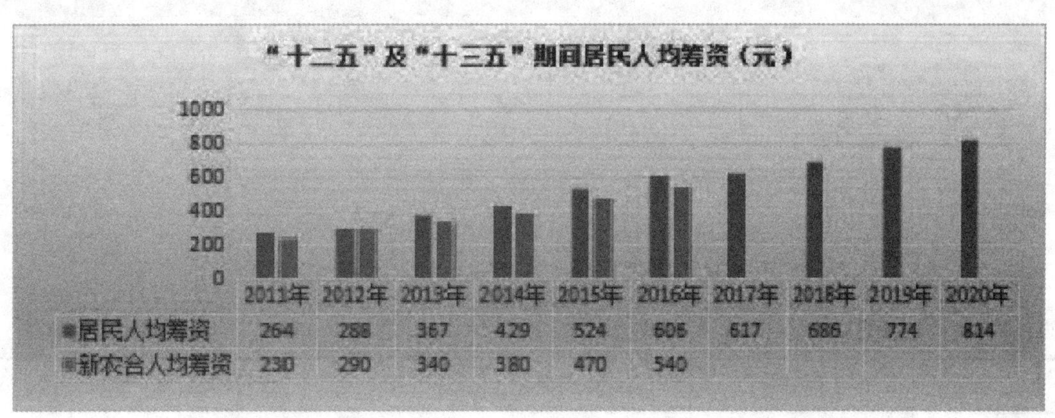

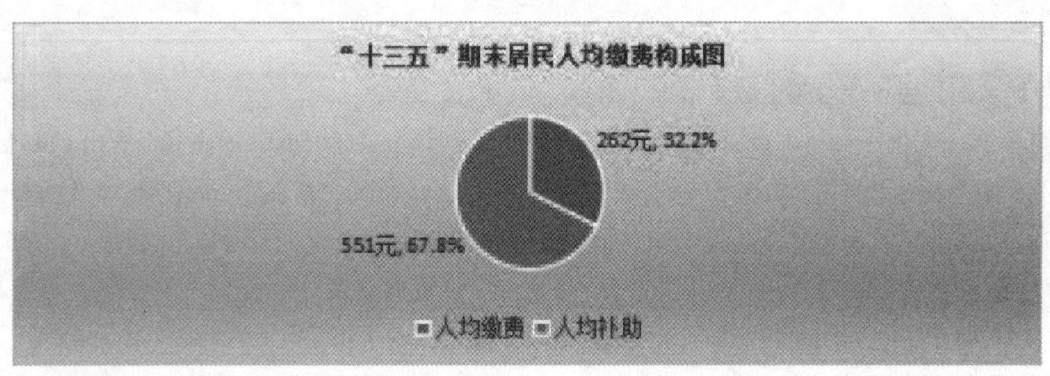

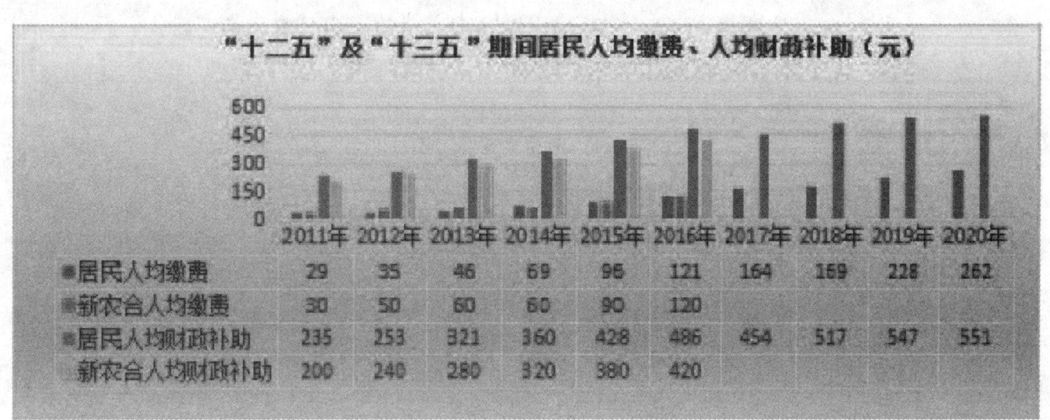

"十二五"及"十三五"期间居民财政补助（亿元）
250
200
150
100
50
0
2011年 2012年 2013年 2014年 2015年 2016年 2017年 2018年 2019年 2020年
新农合 70 84 92 107 125 136
居民 10 11 19 22 26 30 175 201 210 222

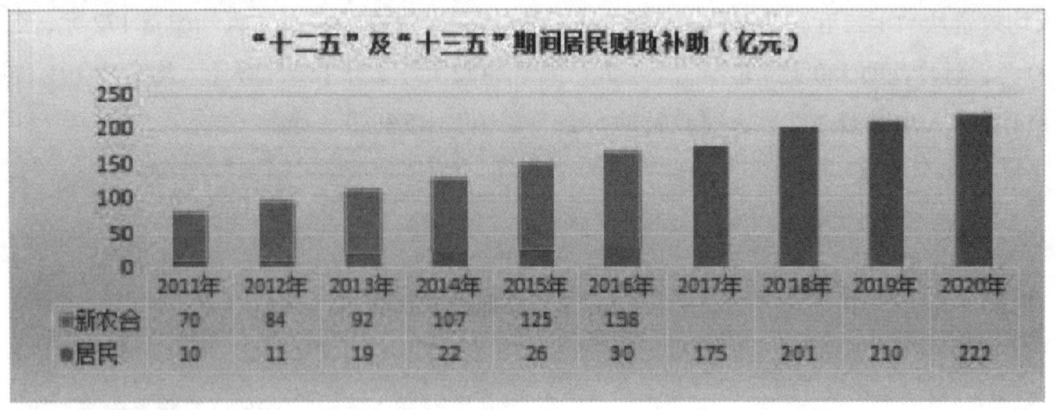

"十三五"期末居民医保财政补助构成情况（按来源分）

单位：万元

补助类别	中央财政补助	省级财政补助	市及市级以下财政补助	小计
金额	2221543	1757238	320528	4299309
占比	51.67%	40.87%	7.46%	100.00%

二、城乡居民医疗保险基金收支情况（财务数据）

（一）基金收支规模增幅较大

"十三五"期间，居民基金收入逐年增加，基金收入1429亿元（居民1250亿元，新农合179亿元），较"十二五"期间增加736亿元，增长106.2%。

"十三五"期间，居民基金支出1293亿元（居民1129亿元，新农合164亿元），较"十二五"期间增加649亿元，增长100.9%。

数据显示，除2014年外，居民基金收入均高于基金支出，基金运行安全可持续。

"十二五"及"十三五"期间居民医保基金收支结余情况（亿元）
400
300
200
100
0
2011年 2012年 2013年 2014年 2015年 2016年 2017年 2018年 2019年 2020年
基金收入 92 113 141 156 191 218 253 286 328 344
基金支出 66 111 137 158 172 197 215 258 312 311
累计结余 51 51 54 58 73 94 132 160 176 209

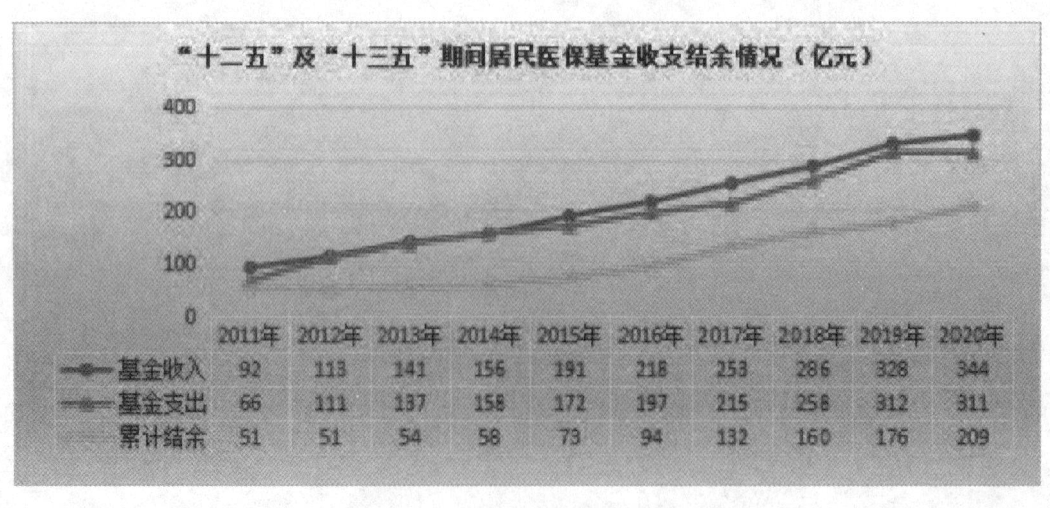

（二）基金结余稳步增加，增幅趋于合理

“十三五”期末，基金当期结余330081万元，基金结余率为9.6%，较“十二五”期末减少0.5%，降低4.9%。从各统筹区情况来看，省本级、版纳、曲靖、德宏4个统筹区当期结余高于15%，省本级最高为67.3%，普洱、保山、怒江3个州市结余率小于零，普洱最低为-9.7%。

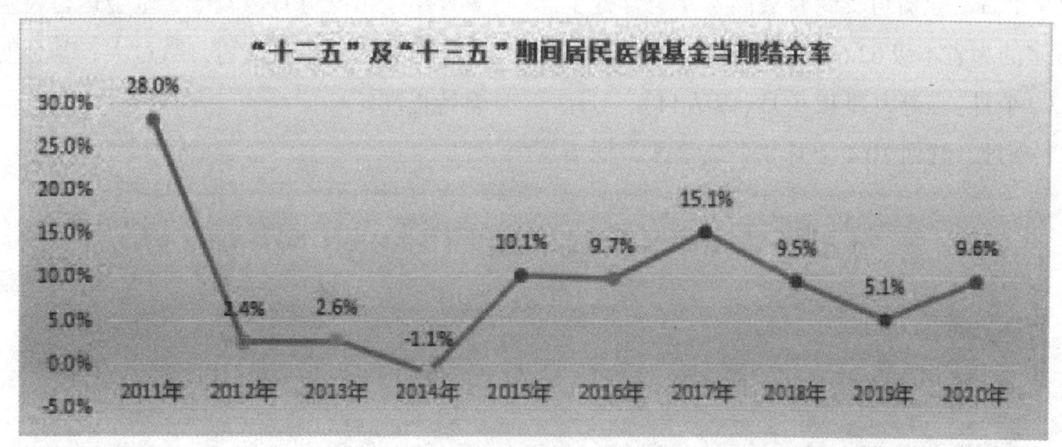

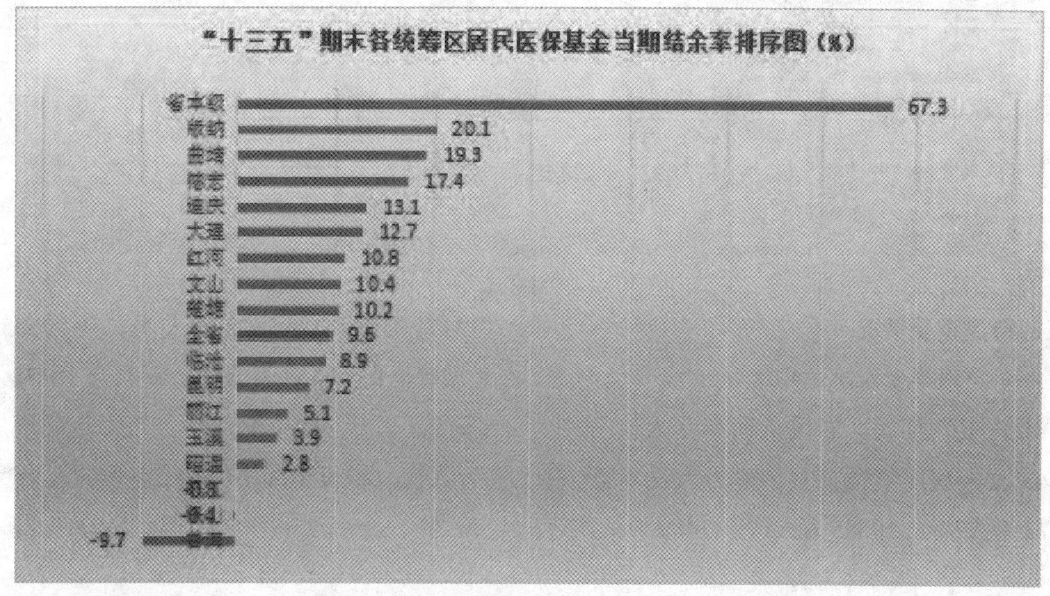

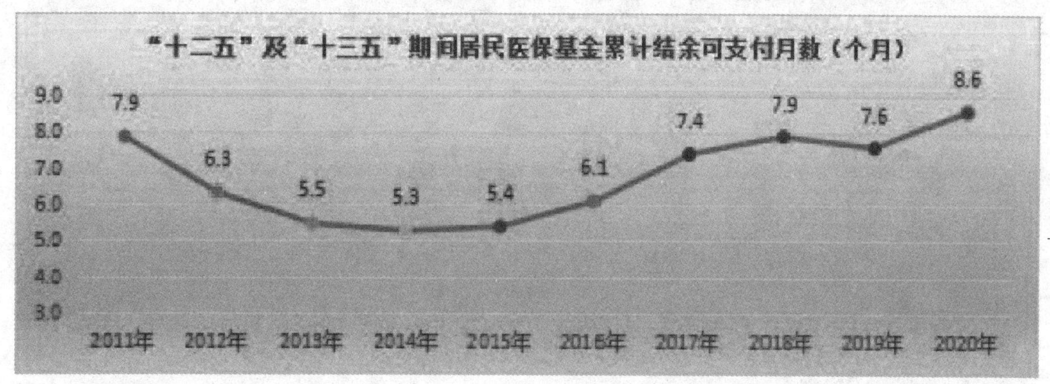

“十三五”期末，基金累计结余 2093530 万元，累计结余可支付 8.6 个月，较“十二五”期末增加 3.2 个月。累计结余可支付月数在统筹区间分布不均衡，省本级高达 62.6 个月，而普洱仅为 2.9 个月。全省可支付月数高于 9 个月处于结余过多的为省本级 62.6 个月、迪庆 15.7 个月、怒江 13.2 个月、临沧大理 12 个月、版纳 11.4 个月、楚雄 11 个月、红河 10.4 个月 8 个统筹区，低于 6 个月处于结余过少的有普洱 2.9 个月、保山 3.2 个月、昆明 4.4 个月、昭通 5.6 个月 4 个州市。

数据显示，医保基金整体结余在合理范围内，但在各统筹区分布极不均衡。昆明、保山、普洱累计结余可支付月数较低，基金运行风险较大。省本级累计结余可支付月数过大，基金使用效率有待提高。

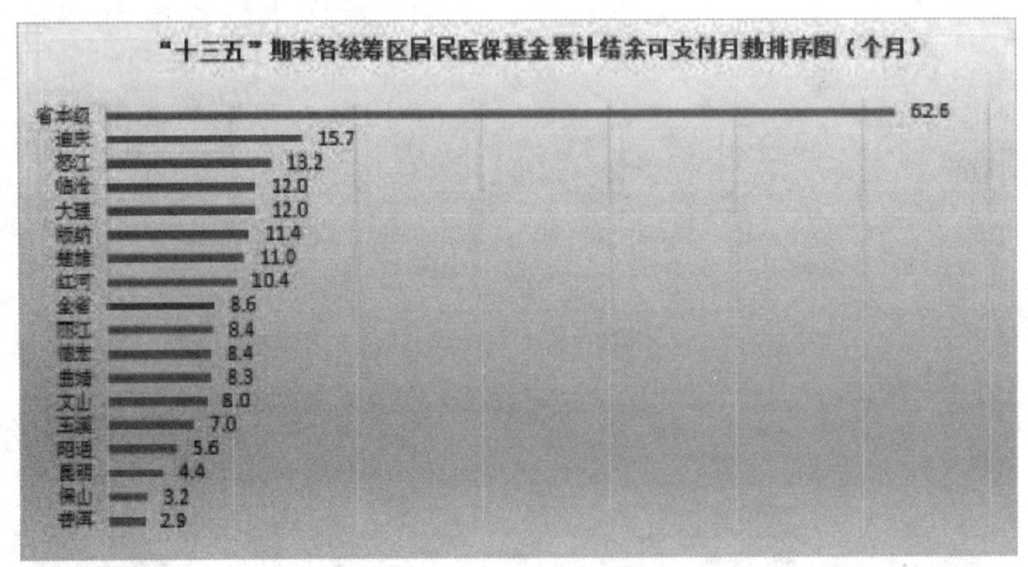

三、待遇享受情况

（一）待遇享受人次逐年增加

“十三五”期间，居民待遇享受人次分别为 11148 万人次（城镇居民 666 万人次、新农合 10172 万人次）、10685 万人次、11489 万人次、13171 万人次、13422 万人次。共 59605 万人次（城镇居民 49433 万人次、新农合 10172 万人次）享受了医疗待遇。较“十二五”期间增加 13666 万人次，增长率为 29.7%，更多的人享受到医疗待遇。

“十二五”及“十三五”期间居民待遇享受人次（万人次）
15,000
12,000
9,000
6,000
3,000
0
2011年 2012年 2013年 2014年 2015年 2016年 2017年 2018年 2019年 2020年
新农合 7,790 9,077 8,885 9,028 9,356 10,172
居民 145 156 363 537 601 666 10,685 11,489 13,171 13,422

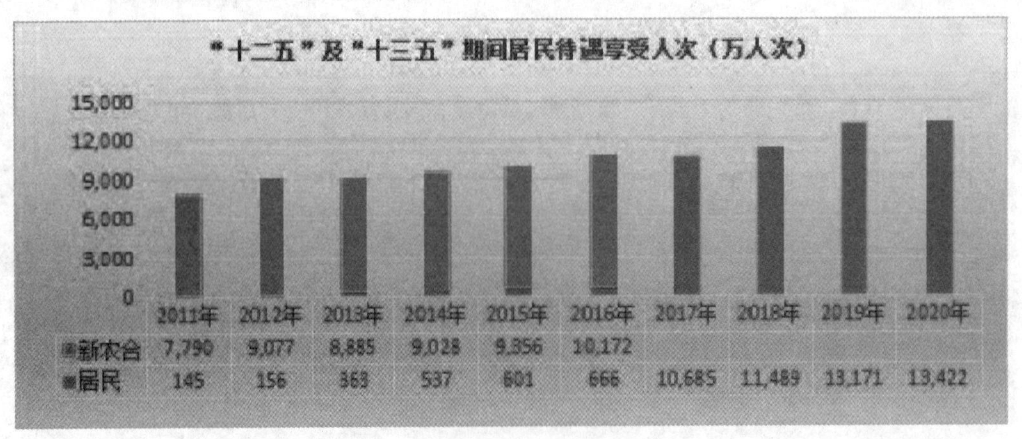

“十三五”期间，居民住院待遇享受人次分别为：626 万人次（城镇居民 101 万人次、新农合 525 万人次）、641 万人次、735 万人次、777 万人次、744 万人次。除 2020 年受新冠肺炎疫情影响外，逐年上升。“十三五”期末，住院待遇享受人次较“十二五”期末增加 196 万人次，增长率为 35.7%。

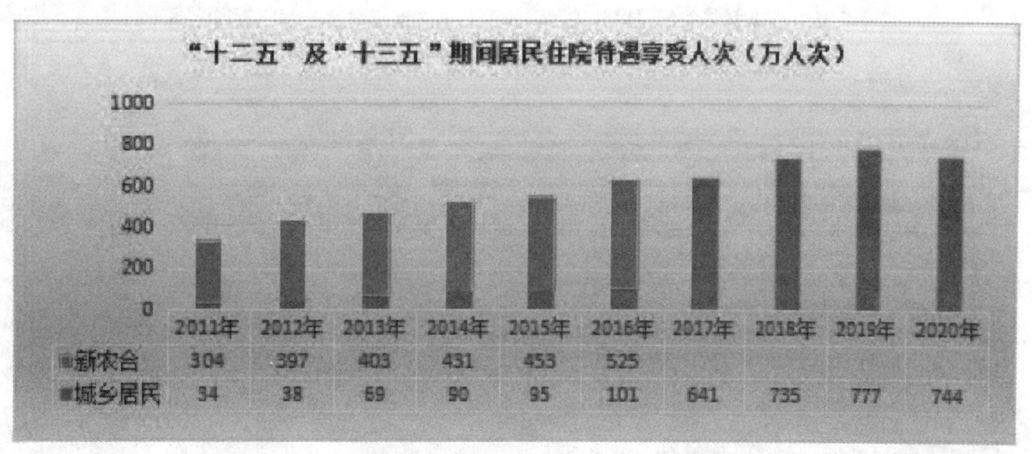

（二）住院费用政策范围内医保基金支付比例增幅较大

“十三五”期间，居民住院费用政策范围内医保基金支付比例分别为 61.7%（城镇居民 68.5%、新农合 61.2%）、70.5%、70.4%、71.3%、73.5%。城镇居民“十三五”期末待遇水平较“十二五”期末增加 4.5%，增长 6.5%；原新农合人员政策范围内医保基金支付比例增加 13.6%，增长 22.7%。“十三五”期末住院费用政策范围内医保基金支付比例高于全国 70% 的平均水平。

数据显示，原新农合和城镇居民制度整合后，原新农合人员待遇水平显著提升，“十三五”期末待遇水平较新农合“十二五”期末增加 13.6%，增长 22.7%。

住院费用政策范围内医保基金支付比例 =（住院费用 - 自付 - 自费）/（住院费用 - 自费）

注：新农合政策范围内报销比例按照医保口径进行调整，与《云南省新型农村合作医疗纪实》数据有差异，2017 年城镇及居民医疗保险和新农合合并实施后，无新农合单独数据。

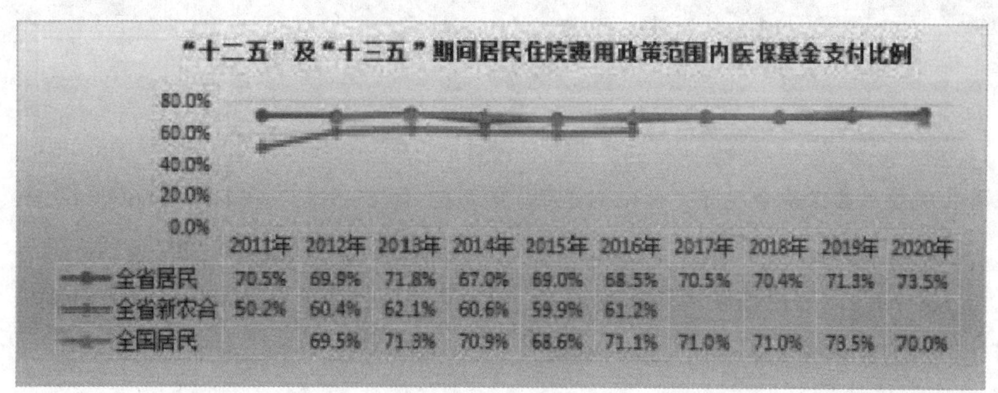

“十三五”期末，居民住院费用政策范围内报销比例低于全省平均水平的有玉溪、昆明、曲靖、楚雄、版纳、德宏 6 个州市，玉溪最低为 67.5%；其余 11 个统筹区高于全省平均水平，省本级最高为 91.4%。

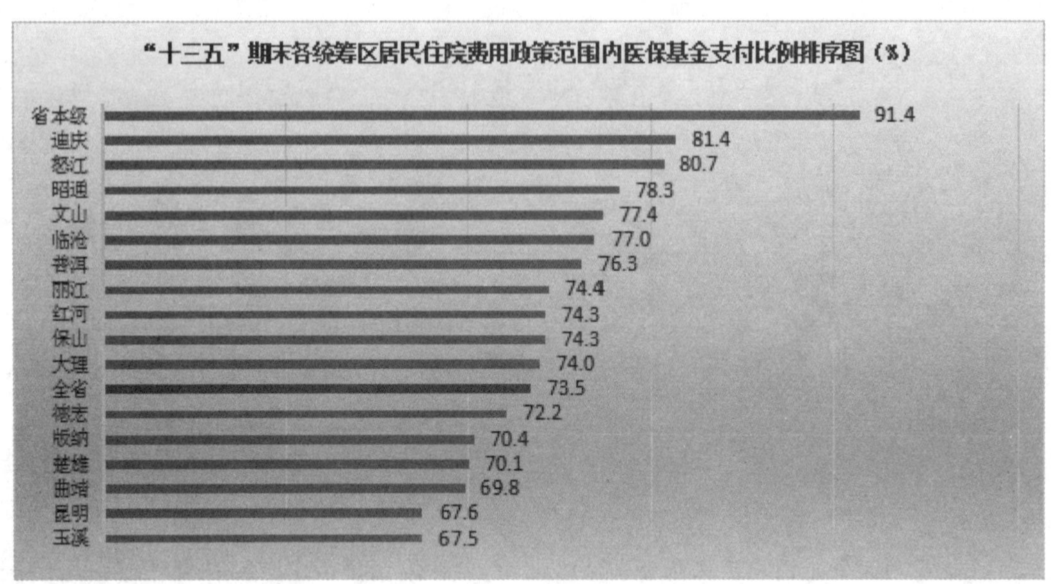

“十三五”期末，住院费用政策范围内医保基金支付比例三级为 67.1%、二级为 76.5%、一级及以下为 67.1%，二级高于三级 9.4%，一级及以下高于二级 6.5%。

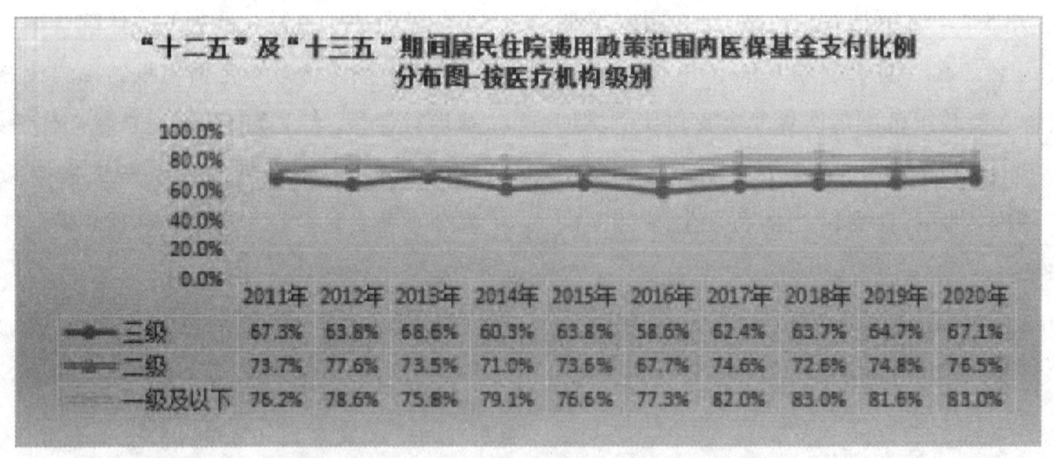

	2011年	2012年	2013年	2014年	2015年	2016年	2017年	2018年	2019年	2020年
三级	67.3%	63.8%	68.6%	60.3%	63.8%	58.6%	62.4%	63.7%	64.7%	67.1%
二级	73.7%	77.6%	73.5%	71.0%	73.6%	67.7%	74.6%	72.6%	74.8%	76.5%
一级及以下	76.2%	78.6%	75.8%	79.1%	76.6%	77.3%	82.0%	83.0%	81.6%	83.0%

（三）住院费用医保基金实际支付比例逐年增加

“十三五”期间，居民住院费用医保基金实际支付比例分别为 59%（城镇居民 61.2%、新农合 58.5%）、64.4%、66%、67.5%、69.8%。实际报销比例逐年增加。“十三五”期末住院费用医保基金实际支付比例为 69.8%，高于全国 65.7% 的上年平均水平。城镇居民“十三五”期末较“十二五”期末增加 7.9%，增长 12.8%；原新农合人员医保基金实际支付比例增加 12.6%，增长 22%。

住院费用医保基金实际支付比例 =（住院费用 – 自付 – 自费）/ 住院费用

注：新农合政策实际报销比例按照医保口径进行调整，与《云南省新型农村合作医疗纪实》数据有差异，2017 年城镇居民医疗保险和新农合合并实施后，无新农合单独数据。

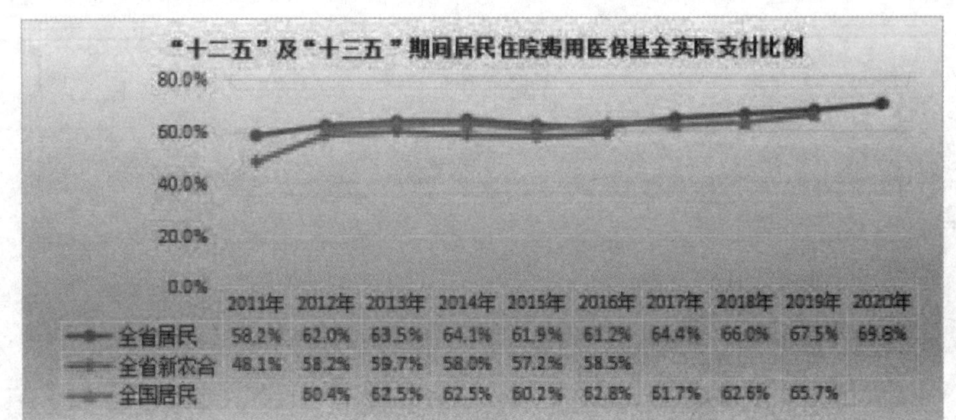

“十三五”期末，玉溪、昆明、版纳、楚雄、曲靖、德宏 6 个州市低于全省平均水平，最低为玉溪 62.3%，其余 11 个统筹区高于全省平均水平，最高为省本级 87.5%。

数据显示，一是支付比例的实质是“看病贵”的解决程度，是多项政策实施综合效果的体现，医疗费用的上涨在一定程度上削弱了医保支付比例提高的效果。二是城乡居民整合后，原新农合人员待遇水平和实际报销水平得到实质性提升，个人负担明显降低。三是健康扶贫效果显著。四是我省住院费用报销比例整体高于全国上年平均水平，实际支付比例最低的玉溪 62.3% 也远高于全国 59.7% 的上年平均水平，主要原因是我省建档立卡贫困人口占城乡居民参保的 19%，占比较高，和建档立卡较高的保障水平共同拉高了全省保障水平。五是根据经济发展水平和基金承受能力稳步提高医疗保障水平，实施适度保障，纠正过度保障和保障不足问题。

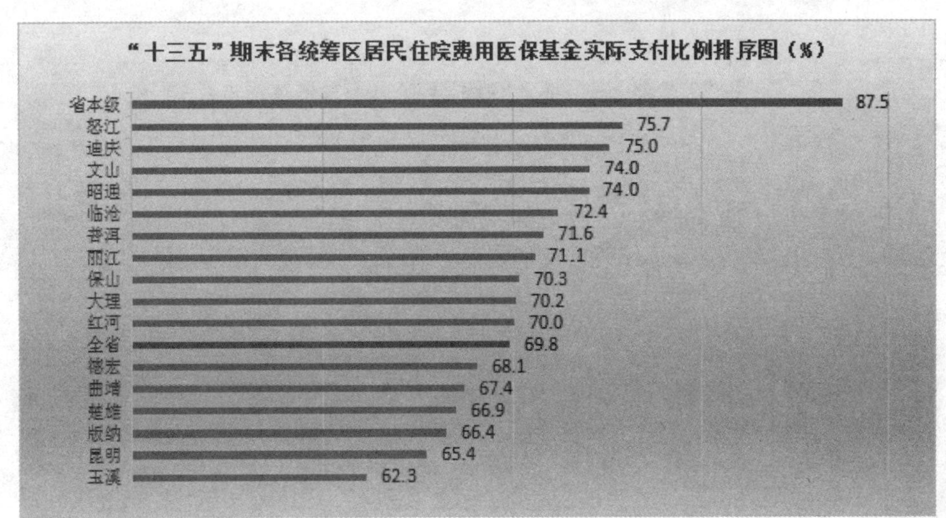

“十三五”期末，住院费用医保基金实际支付比例三级为 62.1%、二级为 73.7%、一级及一下为 80.9%，二级高于三级 11.6%，一级及以下高于二级 7.2%。

数据显示：医保实行差异化支付，差距较为合理。

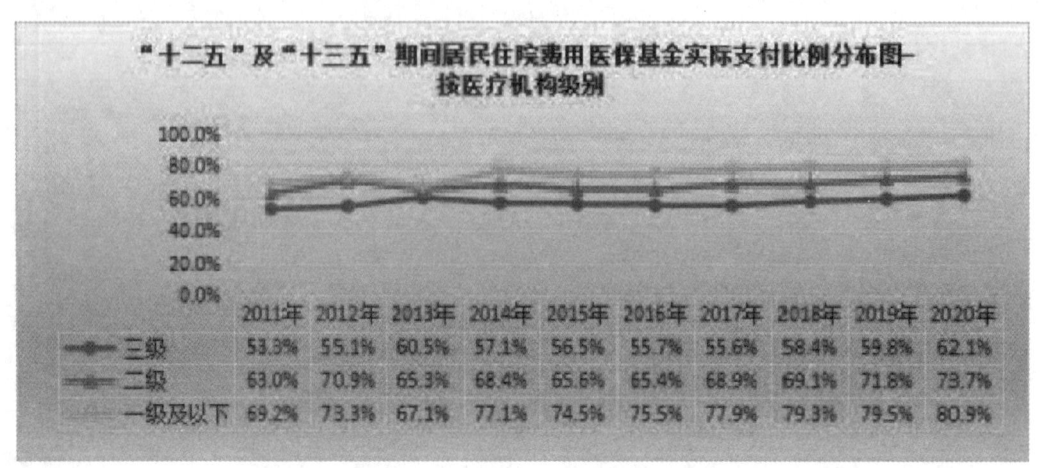

	2011年	2012年	2013年	2014年	2015年	2016年	2017年	2018年	2019年	2020年
三级	53.3%	55.1%	60.5%	57.1%	56.5%	55.7%	55.6%	58.4%	59.8%	62.1%
二级	63.0%	70.9%	65.3%	68.4%	65.6%	65.4%	68.9%	69.1%	71.8%	73.7%
一级及以下	69.2%	73.3%	67.1%	77.1%	74.5%	75.5%	77.9%	79.3%	79.5%	80.9%

（四）次均住院费用小幅提高

“十三五”期间，居民次均住院费用分别为（城镇居民 5495 元、新农合 4299）、5112 元、4741 元、4960 元、5248 元。“十三五”期末较城镇居民“十二五”期末增加 63 元，增长 1.2%，较新农合“十二五”期末增加 1173 元，增长 28.8%。

数据显示，除 2014、2017、2018 年外，次均费用逐年上涨，远低于全国 7546 元的平均水平。

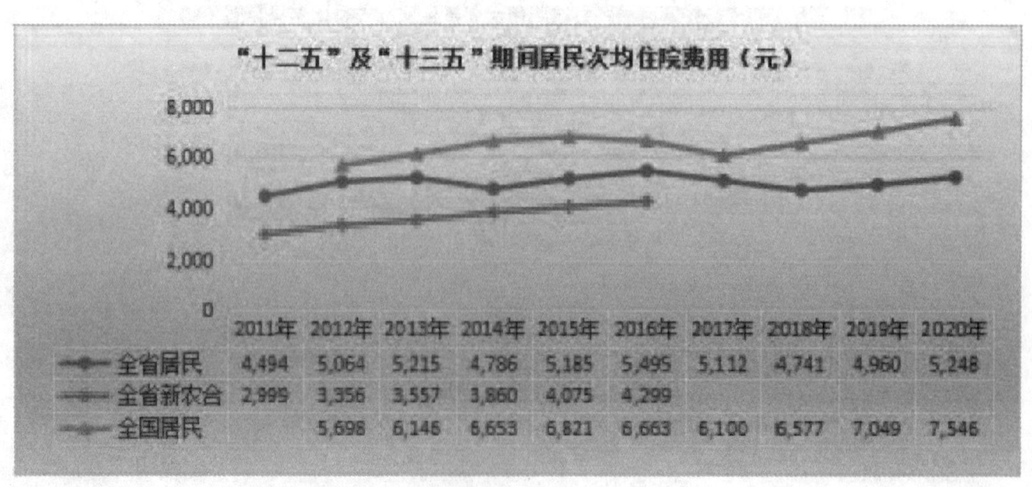

	2011年	2012年	2013年	2014年	2015年	2016年	2017年	2018年	2019年	2020年
全省居民	4,494	5,064	5,215	4,786	5,185	5,495	5,112	4,741	4,960	5,248
全省新农合	2,999	3,356	3,557	3,860	4,075	4,299				
全国居民		5,698	6,146	6,653	6,821	6,663	6,100	6,577	7,049	7,546

“十三五”期末，全省各统筹区中，文山、昭通、曲靖、德宏、红河5个州市低于全省平均水平，文山最低，为3981元，其余12个统筹区高于全省平均水平，省本级最高，为10312元，其次为昆明、丽江、迪庆、怒江、玉溪、大理、临沧、保山、楚雄、版纳、普洱。

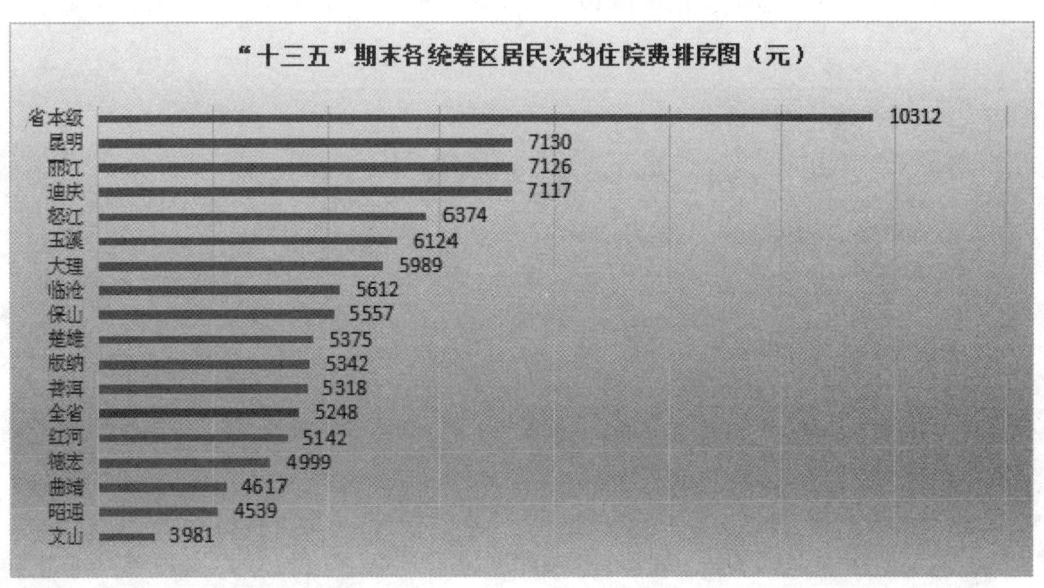

“十三五”期末，次均住院费用三级为11542元，二级为4854元，一级及以下为1905元，三级高于二级6688元，二级高于一级及以下2949元。

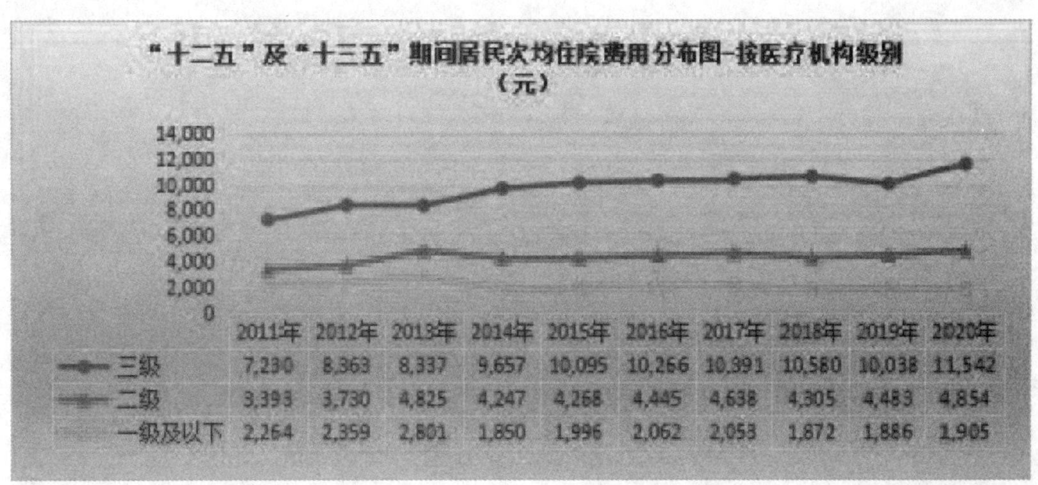

	2011年	2012年	2013年	2014年	2015年	2016年	2017年	2018年	2019年	2020年
三级	7,230	8,363	8,337	9,657	10,095	10,266	10,391	10,580	10,038	11,542
二级	3,393	3,730	4,825	4,247	4,268	4,445	4,638	4,305	4,483	4,854
一级及以下	2,264	2,359	2,801	1,850	1,996	2,062	2,053	1,872	1,886	1,905

（五）居民住院率增速较快，远高于全国平均水平

“十三五”期间，居民住院率分别为（城镇居民 14.7%、新农合 15.2%）、16.1%、18.3%、19.4%、18.4%。除 2020 年外，住院率逐年增加，且增幅较大，“十三五”期末远高于全国 15.1% 的平均水平。

“十三五”期末城镇居民住院率较“十二五”期末增加 4.3%，增长 30.5%，原新农合较“十二五”期末增加 4.6%，增长 33.3%。

注：本报告中新农合住院率按照医保口径进行调整，故与《云南省新型农村合作医疗纪实》数据有差异。

“十二五”及“十三五”期间居民住院率（%）
25.0%
20.0%
15.0%
10.0%
5.0%
0.0%
2011年 2012年 2013年 2014年 2015年 2016年 2017年 2018年 2019年 2020年
全省居民 8.0% 8.9% 10.5% 13.3% 14.1% 14.7% 16.1% 18.3% 19.4% 18.4%
全省新农合 8.8% 11.5% 12.4% 13.0% 13.8% 15.2%
全国居民 6.6% 8.1% 8.9% 10.4% 12.3% 14.1% 15.2% 16.6% 15.1%

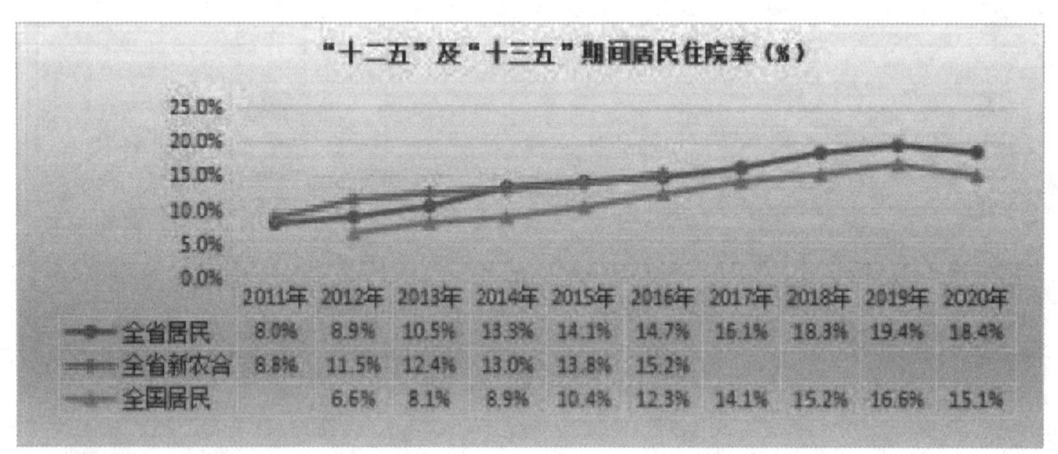

“十三五”期末，文山、保山、昭通、红河、普洱、德宏、楚雄 7 个州市高于全省平均水平，文山最高，为 24.2%，是全国平均水平的 1.6 倍，仅省本级、迪庆、丽江、昆明低于全国平均水平。其中省本级最低，仅为 1.1%，主要原因是省本级居民参保群体是大学生，为优质参保资源。

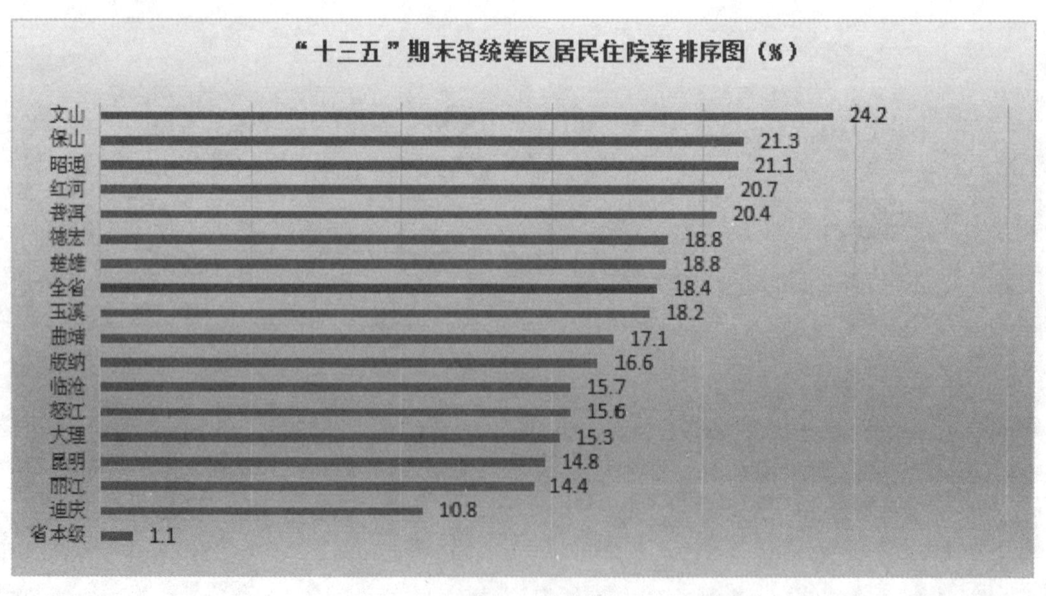

（六）日均住院费用相对稳定

“十三五”期间，居民日均住院费用分别为615元、614元、574元、615元、632元。基本稳定在600元左右。“十三五”期末日均住院费用较“十二五”期末增加70元，增长12.5%。

注：新农合相关数据缺失，故仅分析城乡居民情况。

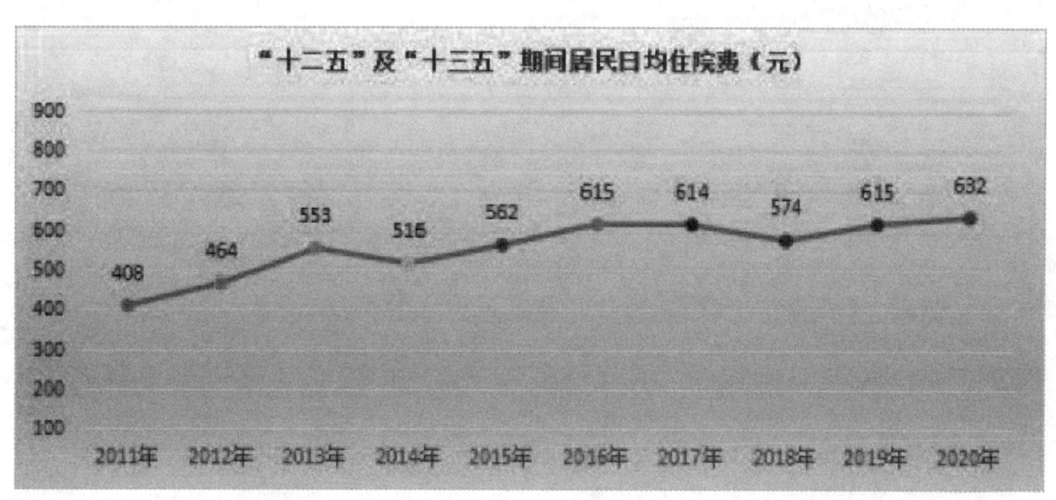

“十三五”期末，从各统筹区情况来看，有9个统筹区高于全省平均水平，省本级最高，为1255元，其次为丽江、玉溪、昆明、迪庆、大理、保山、怒江、临沧；有8个州市低于全省平均水平，曲靖最低，为535元，其次为版纳、德宏、红河、文山、昭通、楚雄、普洱。

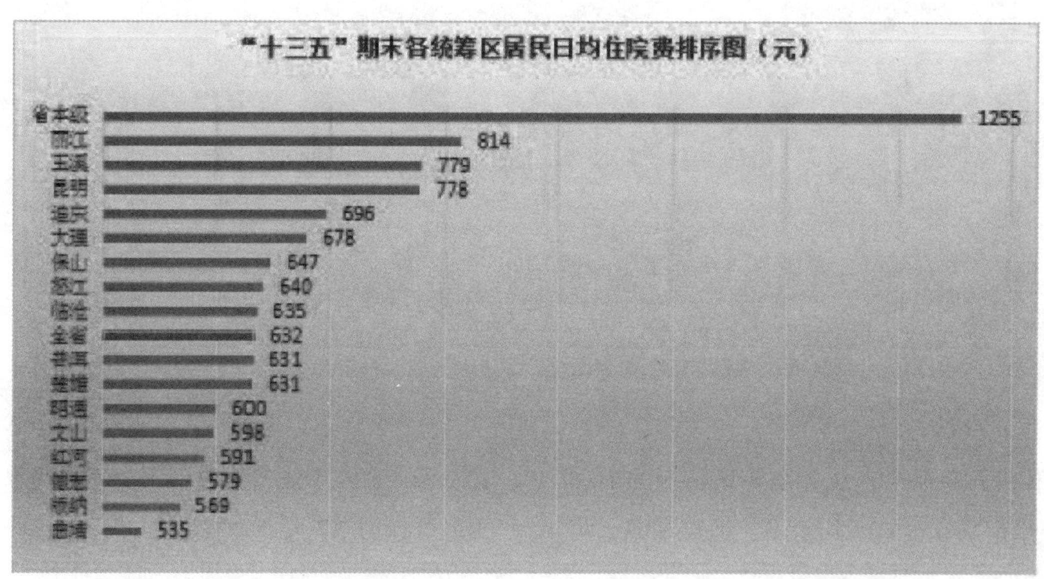

“十三五”期末，日均住院费三级为1170元，二级为575元，一级及以下为272元，三级高于二级595元，二级高于一级及以下303元。

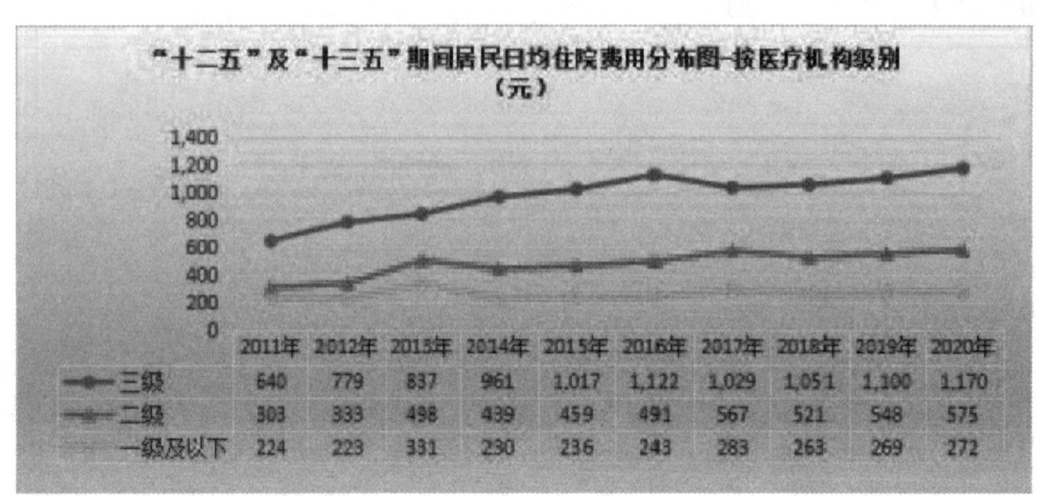

	2011年	2012年	2013年	2014年	2015年	2016年	2017年	2018年	2019年	2020年
三级	640	779	837	961	1,017	1,122	1,029	1,051	1,100	1,170
二级	303	333	498	439	459	491	567	521	548	575
一级及以下	224	223	331	230	236	243	283	263	269	272

（七）平均住院天数有所下降

“十三五”期间，居民平均住院天数分别为8.9天、8.3天、8.3天、8.1天、8.3天，除2020年外，平均住院天数逐年下降。“十三五”期末平均住院天数较“十二五”期末减少0.9天，降低9.8%。

注：新农合相关数据缺失，故仅分析城乡居民情况。

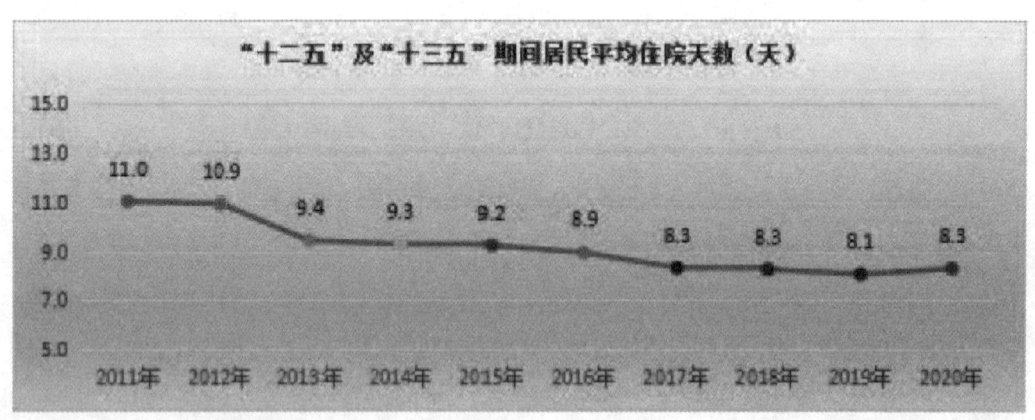

“十三五”期末，从各统筹区情况来看，有13个州市高于全省平均水平，迪庆最高，为10.2天；有4个统筹区略低于全省平均水平，文山最低，为6.7天。

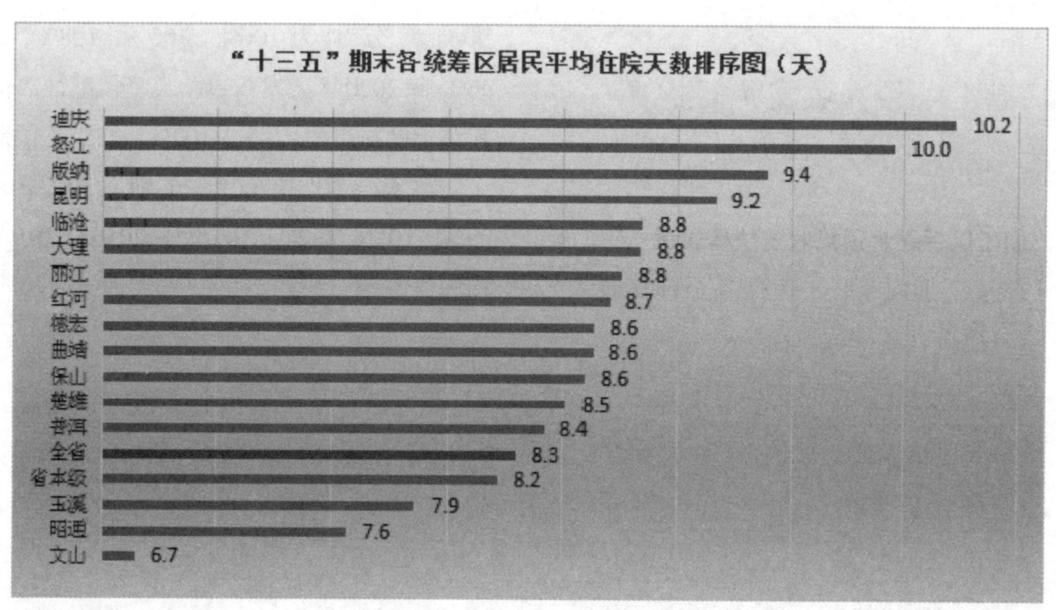

"十三五"期末，平均住院天数三级为9.9天，二级为8.4天，一级及以下为7天，三级高于二级1.5天，二级高于一级及以下1.4天。

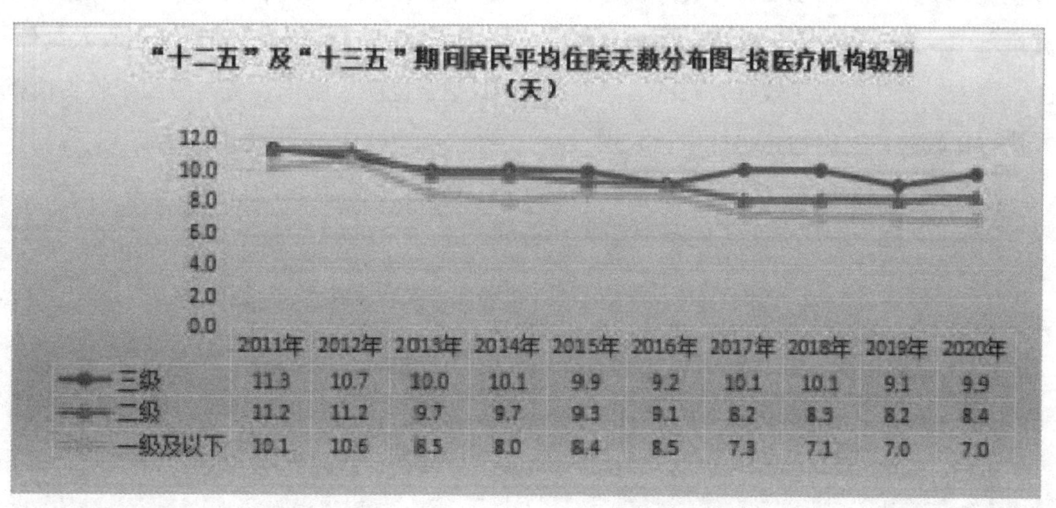

"十三五"期间居民人均收入水平不断提高，健康收入效应日益显著，人民健康需求倍增，特别是原新农合人员保障扩展效应进一步激发了健康需求、收入效应、保障效应叠加，使健康需求呈现出多样化和高质量的特点，医疗健康需求呈持续增长趋势。

综合住院费用政策范围内医保基金支付比例、住院费用医保基金实际支付比例、次均住院费用、日均住院费用、平均住院天数来看，医保政策加大不同级别医疗机构差异化支付，但通过医保政策引导分级诊疗作用有限。

第三部分　预算收支执行情况（财务数据）

一、职工医保基金预算收支执行情况

“十三五”期间，职工医保基金预算收入执行率分别为106%、106%、108%、113%、96%。除2020年突发新冠肺炎疫情减征医保费外，其余年度执行率均超过100%，均为正偏差。

预算支出执行率分别为105%、99%、99%、107%、92%。支出除2016、2019年外，均为负偏差。

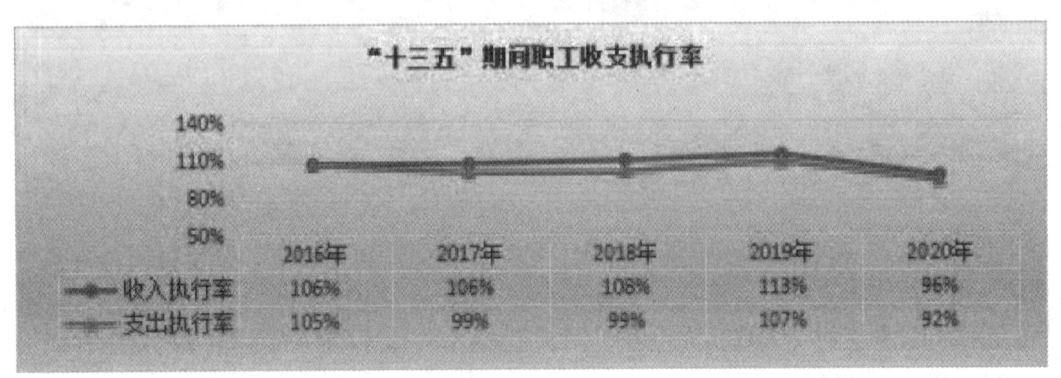

预算执行率处于98%—102%为执行较好，收入预算执行中，丽江、大理、普洱、迪庆、玉溪、文山、德宏、怒江执行比较好，版纳、昆明预算收入执行比较差；支出预算执行中，大理、曲靖、玉溪、红河、保山、楚雄执行比较好，省本级、昆明、临沧、版纳、文山收入执行比较差。版纳、昆明、临沧、省本级属于收支预算较差。

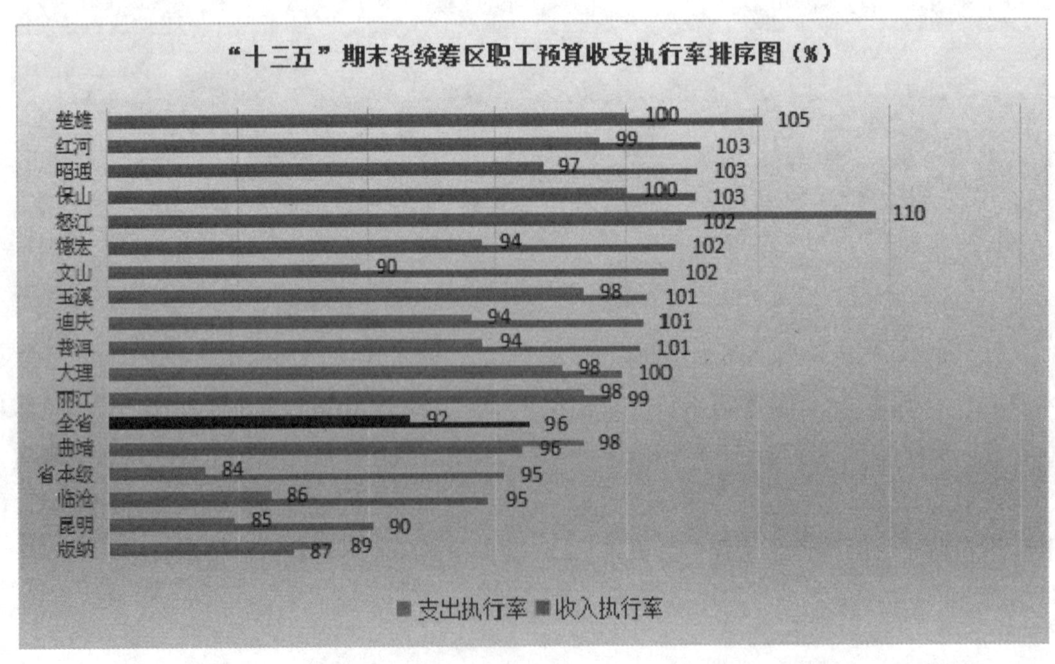

二、居民医保基金预算收支执行情况

“十三五”期间，职工医保基金预算收入执行率分别为100%、102%、102%、108%、100%，各年度执行率均超过100%。预算支出执行率分别为100%、94%、103%、104%、97%，除2017、2020年外，均为正偏差。

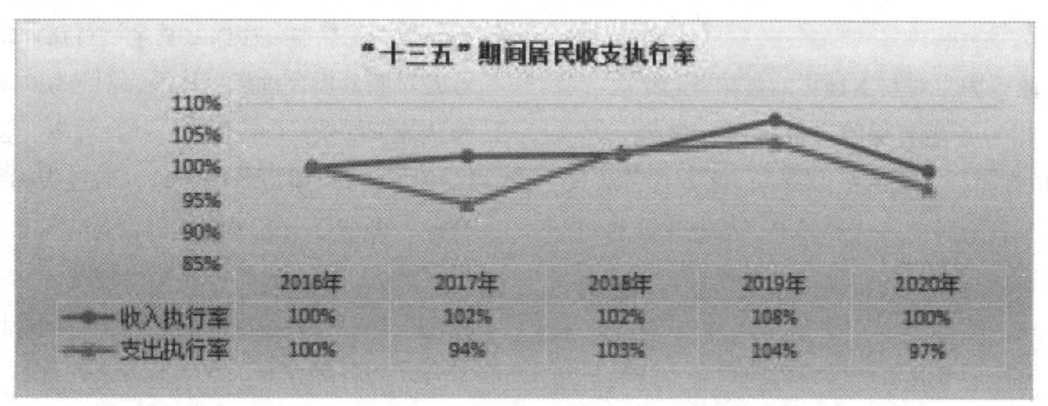

预算执行率处于98%—102%为执行较好，收入预算执行中，迪庆、曲靖、楚雄、丽江、昭通、临沧、玉溪、红河、版纳、普洱执行比较好；保山、省本级执行较差。支出预算执行中，楚雄、红河、玉溪、昭通、丽江、曲靖、大理执行较好；保山、版纳、德宏、省本级、文山、临沧执行较差。保山、省本级、怒江属于收支预算较差。

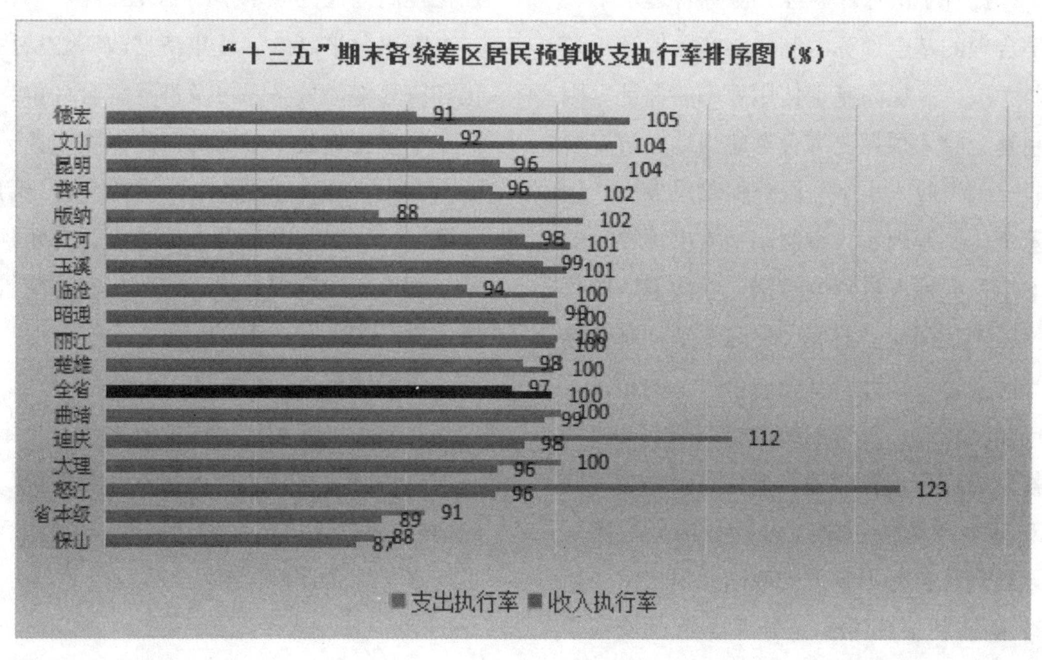

预算支出执行率均低于收入预算执行率，各州市均采取较为保守的方式，导致收入超预算执行，支出执行未达到年初预算。

1. 缴费基数总额是影响收入预算的首要因素。参保人数基本稳定，在缴费费率调整不大的前提下，缴费基数总额成为影响收入预算的决定性因素。

2. 政策因素对收支预算的影响日趋增大。我省先后出台了生育保险和职工医疗保险合并实施、阶段性减征及缓缴医保费等一系列提待政策，以及受到新冠肺炎疫情的影响，部分政策的调整超出了医保经办机构的预计，导致收支预算出现偏差。

3. 基金收支预算与医疗保险付费方式有机结合，预算管理对确保基金平稳运行的作用得到体现。我省于2013年开始探索总量控制下的医疗费用总额预付及DRG付费方式，在收入预算基础上综合考虑医疗费用历史发生水平，经济社会发展及医疗保险政策等因素确定医疗费用付费总额（支出预算），并进行二级细化（细化到各定点医院），实现了预算和医疗保险付费的有机结合，在确保医保基金平稳运行的同时提高了基金使用效率，提升了医疗保险经办服务管理水平。

科学合理的基金预算编制是落实医保各项政策的重要手段，是提高基金使用效率的保证。因此，编制基金收入预算要综合考虑当地经济发展水平、职工工资收入水平、医疗保险覆盖面、医疗保险筹资比例等因素，编制基金支出预算，要充分考虑当地参保人员年龄结构、疾病谱、医疗费用增长、医疗保险受益面、保障水平和基金结余情况等因素。特别针对基金结余过多的地区，在编制年度预算时，可考虑编制当期基金支出大于当期收入的赤字预算，逐步消化多余基金。同时，要对基金预算执行情况进行分析，特别是要查找导致预算执行不到位的原因并提出解决措施。2021年编制预算时要充分考虑新冠疫苗带来的影响。

第四部分　基本医疗保险基金运行评价

基本思路

按照《基本医疗保险基金运行试评价方案》，首先对照分析评价指标体系，对各统筹区医保基金从筹资缴费、待遇保障、基金效率、基金结余、医疗协同5个维度开展评价，通过指标判断是否合理，再结合当地医保基金收支情况和医疗消费水平情况，综合分析基金结余情况，对结余过多或过少都要分析找准原因，根据不同原因提出科学合理的解决方案。基金运行试评价是为医保政策调整和决策提供支持，因此各州市应按照权责发生制自行进行测算。我们由于数据有限，只能通过基金运行分析，在各州市上报的财务数据和统计数据进行加工整理后进行测算。

基本原则

突出目标导向。按照覆盖全民、城乡统筹、权责清晰、保障适度、可持续的目标，推动协同治理，发挥综合评价对管理增效的指挥棒作用，强化提高人民健康水平的制度保障。

突出公平高效。注重待遇改善、费用结构优化和医疗保障公平、可及性等综合评价，让人民群众享受更加公平可及的医疗保障服务。

突出管理责任。坚持管理要效益，聚焦参保、征缴、运行等关键环节，抓重点、补短板、强弱项，努力实现应保尽保、应收尽收，应管尽管，切实提高医保管理水平。

指标体系

对职工医保和居民医保分别从6个维度，职工16个指标，居民14个指标开展评价。按照全国2019年的评价指标平均标准和全省2020年的平均水平综合评价。

"十三五"期末全省基本医疗保险基金主要运行指标情况

维度	职工医保			居民医保		
	指标	全省	全国（2019年）	指标	全省	全国（2019年）
筹资缴费(10分)	缴费基数做实率(3分)	102.9%	79.1%	个人缴费达标率（5分）	93.7%	93.7%
	综合费率（3分）	10.8%	9.6%	财政补助达标率（5分）	100.3%	104.8%
	单位缴费划入个人账户比例（4分）	35.9%	28.1%			
基金结余(15分)	当年统筹基金结余率（10分）	25.2%	20.9%	当年统筹基金结余率（10分）	9.6%	4.5%
	统筹基金累计结余可支付月数（5分）	21.0	20.6	统筹基金累计结余可支付月数（5分）	8.6	8.5
待遇保障(35分)	住院费用政策范围内医保基金支付比例（10分）	86.9%	85.8%	住院费用政策范围内医保基金支付比例（10分）	73.5%	68.8%
	住院费用医保基金实际支付比例（15分）	78.5%	71.9%	住院费用医保基金实际支付比例（15分）	69.8%	59.7%
	普通门（急）诊费用医保基金实际支付比例（5分）	1.9%	16.5%	普通门（急）诊费用医保基金实际支付比例（5分）	44.1%	7.2%
	门诊大病（慢特病）费用医保基金实际支付比例（5分）	76.5%	76.3%	门诊大病（慢特病）费用医保基金实际支付比例（5分）	72.9%	67.4%
基金效率(15分)	每单位（1%）住院报销比花费的人均住院基金支出（10分）	24.2	22.1	每单位（1%）住院报销比花费的人均住院基金支出（10分）	9.7	11.5
	基层医疗机构基金支出占比（5分）	5.0%	14.1%	基层医疗机构基金支出占比（5分）	17.4%	19.8%
医药协同(5分)	医药费用增速（5分）	-5.1%	-	医药费用增速（5分）	-9.1%	-
医疗资源利用(20分)	在职住院率（5分）	12.6%	10.1%	住院率（5分）	18.4%	16.6%
	退休住院率（5分）	52.5%	42.5%			
	次均住院费增速(5分)	-2.0%	6.3%	次均住院费增速（5分）	5.8%	7.2%
	日均住院费增速(5分)	7.8%	-	日均住院费增速（5分）	2.8%	-

“十三五”期末职工医疗保险基金运行评价

一、筹资的可持续性、充足性

（一）筹资缴费。主要是评价合理筹资，应收尽收。建立医保基准费率制度，规范缴费基数政策，合理确定费率，实行动态调整。评价指标包括单位缴费基数做实率、综合费率、单位缴费划入个人账户比例3个指标。

1. 缴费基数做实率 = 单位平均缴费基数 / 当地社平工资 ×100%。

评价标准：指标值≥100%，得100分。每降低1个百分点扣2分（单项指标百分制，最低40分，下同）。

“十三五”期末，缴费基数做实率102.9%，远高于全国79.1%的上年平均水平，得100分。10个统筹区高于100%，其中丽江最高为203.6%；7个统筹区低于100%，其中玉溪最低为77.6%。

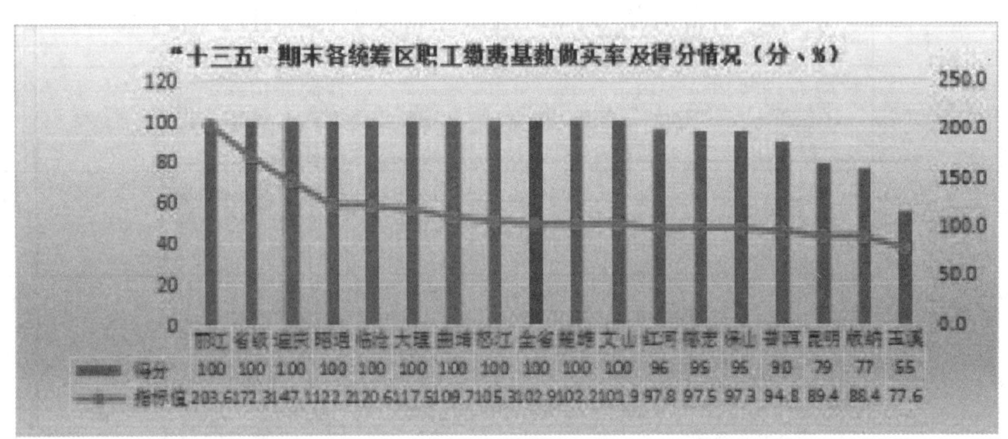

注：图表中省本级简称省级。

2. 综合费率 = 实际缴费总额 / 缴费基数总额 ×100%。

评价标准：9.5%≤指标值≤15%，得100分。每降低0.5个百分点扣10分，＞15%为异常值，得40分。

“十三五”期末，综合费率10.8%，高于全国9.6%的上年平均水平，得100分。丽江5%，文山8.8%、昭通8.9%3个统筹区低于9.5%，其余统筹区均在合理范围内。

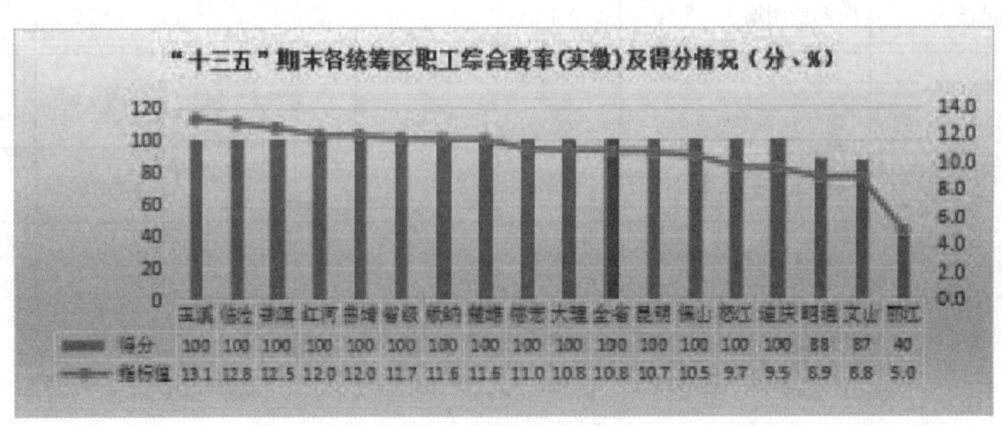

3. 单位缴费划入个人账户比例 = 单位实际缴费划入个人账户金额 / 单位实际缴费总额 ×100%。

评价标准：30% ≤指标值≤ 35%，得 100 分。每增加 1 个百分点扣 10 分，每降低 1 个百分点扣 5 分。

"十三五"期末，单位缴费划入个人账户比例为 35.9%，高于全国 28.1% 的上年平均水平，得 91 分。昆明、普洱、版纳 3 个统筹区的划账比例在合理范围内。临沧 25.9%、昭通 28.7% 划账比例低于 30%，12 个统筹区划账比例偏高，特别是丽江，达到 62.6%，迪庆 56.7%、玉溪 41.9%。

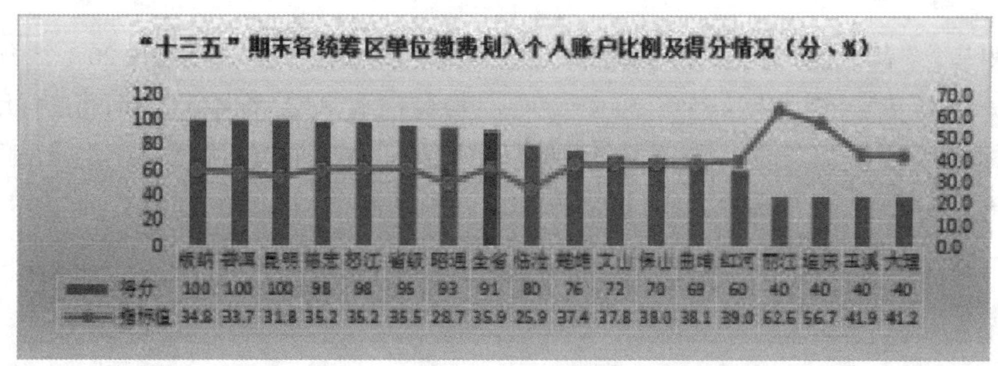

综上，从整体筹资来看，我省筹资缴费基数做实率和综合费率远高于全国上年平均水平，按照评价标准，医保基金来源充足。单位缴费划入个人账户比例高，会减少统筹基金收入，在一定程度上削弱了统筹基金筹资的充足性。

（二）基金结余。主要评价坚持"以收定支、收支平衡、略有结余"的原则，衡量医保基金中长期支撑能力。加强基金中长期精算，构建收支平衡机制，健全基金运行风险评估、预警机制。评价指标包含统筹基金当期结余率、统筹基金累计结余可支付月数 2 个指标。

1. 统筹基金当期结余率 =（统筹基金当期收入 – 统筹基金当期支出）/ 统筹基金当期收入 ×100%。

评价标准：10% ≤指标值≤ 15%，得 100 分。每超过 1 个百分点扣 2 分；每降低 1 个百分点扣 4 分。当年统筹基金结余率超过 15%，但住院费用医保基金实际支付比例、普通门（急）诊费用医保基金实际支付比例和门诊大病（慢特病）费用医保基金实际支付比例得分均≥ 95 分时，不扣分。

"十三五"期末，统筹基金当期结余率为 25.2%，远高于全国 20.9% 的上年平均水平，得 80 分。大理、楚雄在标准范围之内；11 个统筹区当年基金结余率超过 15%，临沧最高为 50.6%，丽江 45.5%、怒江 44.1%；玉溪 –25%、版纳 –2.41%2 个统筹区出现当期收不抵支的情况。

该项指标要综合评价，从基金支出方面要核实是否存在已发生但尚未拨付医疗费用以及拨付上年费用的情况；从基金收入方面考虑是否存在缴费基数或缴费费率过高的情况。

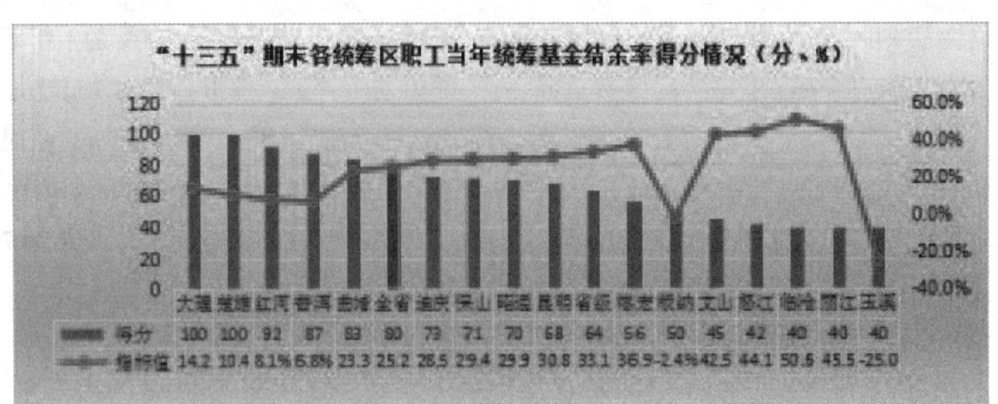

2. 统筹基金累计结余可支付月数 = 统筹基金累计结余 /（统筹基金当期收入 ×85%/12）。

评价标准：6 个月≤指标值≤ 18 个月得 100 分。每超出 1 个月扣 3 分；每减少 1 个月扣 6 分。

“十三五”期末，统筹基金累计结余可支付月数为 21 个月，略高于全国 20.6 个月的上年平均水平，得 91 分。统筹基金累计可支付月数迪庆、版纳、楚雄、普洱、临沧、玉溪、红河 7 个州市在合理范围，其余统筹区均处于结余过多状态，丽江最高 35 个月、怒江 34.3 个月。

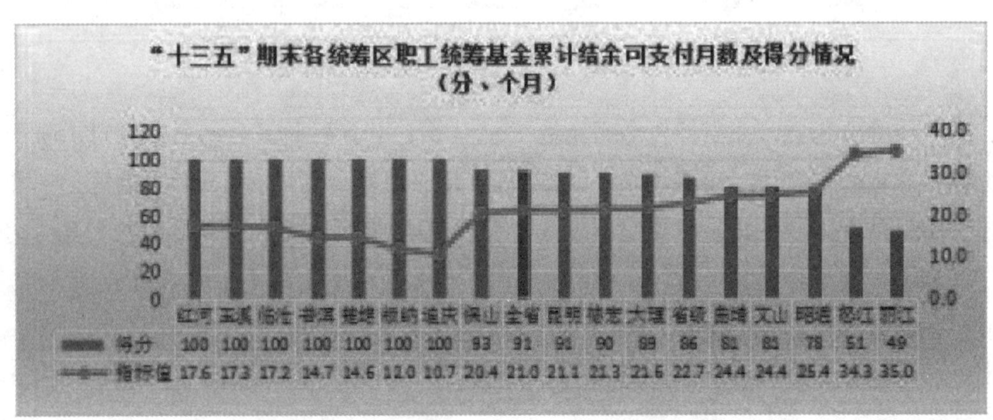

综上，从整体基金结余来看，我省坚持“以收定支、收支平衡、略有结余”原则有待提高；基金中长期支撑能力强，基金运行平稳可持续，但基金使用效率不高。

二、待遇保障的适度性

（一）待遇保障。评价导向：统筹规划各类医疗保障高质量发展，根据经济发展水平和基金承受能力稳步提高医疗保障水平。逐步将门诊医疗费用纳入医保统筹基金支付范围，建立健全门诊共济保障机制。实施适度保障，纠正过度保障和保障不足问题。包含住院费用政策范围内医保基金支付比例、住院费用医保基金实际支付比例、普通门（急）诊费用医保基金实际支付比例、门诊大病（慢特病）费用医保基金实际支付比例 4 个指标。

1. 住院费用政策范围内医保基金支付比例

=医保基金支付金额/政策范围内住院费总额×100%。(医保基金含个人账户支付)

评价标准：80%≤指标值≤85%，得100分。每超出1个百分点扣2分，每降低1个百分点扣5分。

“十三五”期末，住院费用政策范围内医保基金支付比例为86.9%，高于全国85.2%的平均水平，得96分。昆明、大理、德宏、怒江、楚雄在合理范围。保障程度较高的有10个统筹区，迪庆最高为95.7%，仅临沧最低为79.8%。

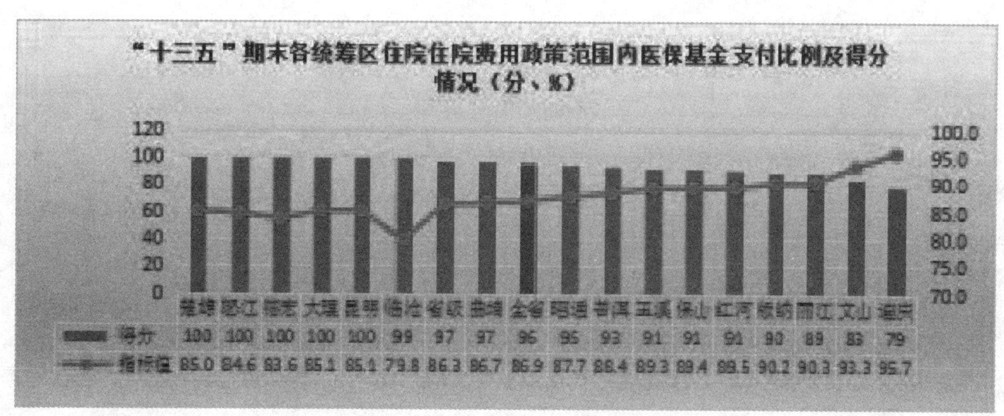

2. 住院费用医保基金实际支付比例=医保基金实际支付金额/住院费用总额×100%。(医保基金实际支付金额不含个人账户支付)

评价标准：70%≤指标值≤75%，得100分。每超出1个百分点扣2分，每降低1个百分点扣5分。

“十三五”期末，住院费用医保基金实际支付比例为78.5%，高于全国71.9%的上年平均水平，得93分。临沧和怒江在合理范围。其余15个统筹区均高于75%，其中，省本级最高，为83.2%。

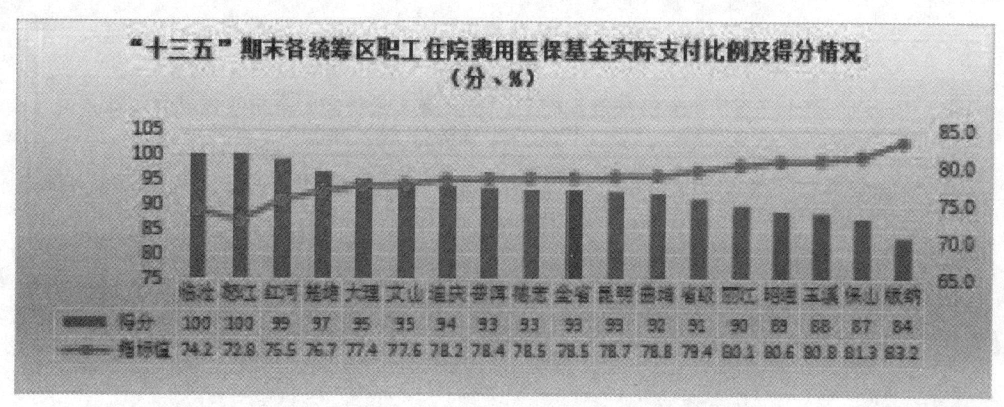

3. 普通门（急）诊费用医保基金实际支付比例 = 医保基金实际支付金额 / 普通门（急）诊费用总额 ×100%。（医保基金实际支付金额不含个人账户支付）

评价标准：30% ≤指标值＜ 60%，得 100 分。每超出 1 个百分点扣 1 分；每降低 1 个百分点扣 2 分。＜ 5% 为异常值，得 40 分。

“十三五”期末，职工普通门（急）诊费用医保基金实际支付比例为 1.9%，远低于评价标准，也低于全国 16.5% 的上年平均水平，得 40 分。玉溪最高为 12%，其余统筹区均低于 5%。

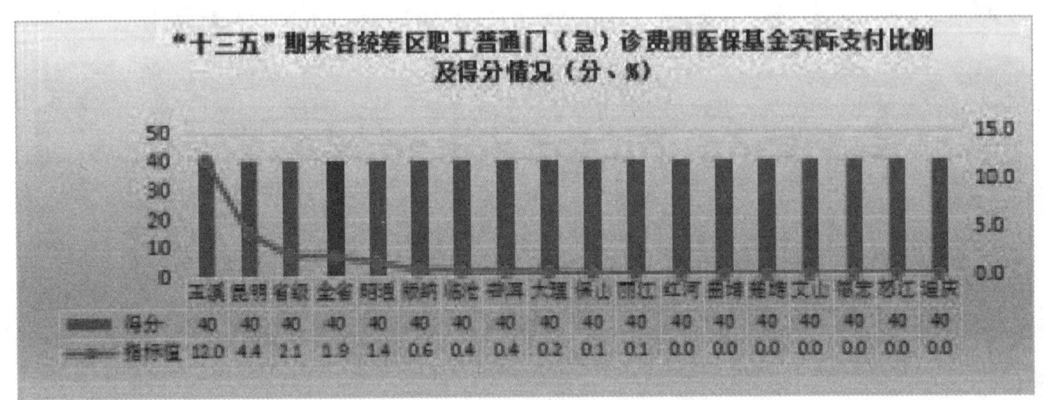

4. 门诊大病（慢特病）费用医保基金实际支付比例 = 医保基金实际支付金额 / 门诊大病（慢特病）费用总额 ×100%。（医保基金实际支付金额不含个人账户支付）

评价标准：80% ≤指标值≤ 85%，得 100 分，＞ 95% 为异常值，得 40 分。每超出 1 个百分点扣 1 分，每降低 1 个百分点扣 2 分。

“十三五”期末，职工门诊大病（慢特病）费用医保基金实际支付比例为 76.5%，与全国 76.3% 的上年平均水平基本持平，得 93 分。仅楚雄、曲靖在合理范围内，普洱 86.2% 高于 85%，其余统筹区均低于 80%。

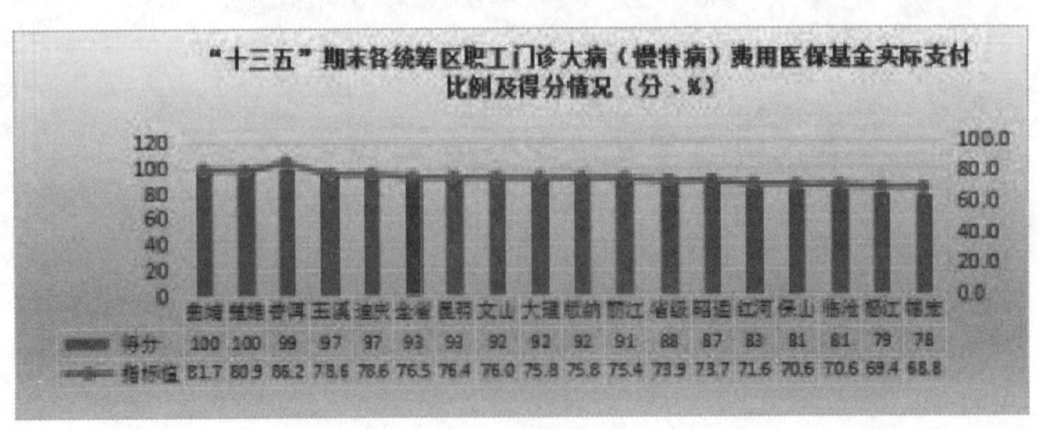

综上，我省住院和门诊大病（慢特病）待遇保障性相对适度，住院保障水平较高，门诊大病（慢特病）保障水平略低，普通门（急）诊保障水平明显不足。2021 年要改革职工个人账户，探索开展门诊统筹，完善医保门诊保障。

（二）基金效率。评价导向：提高对基层医疗机构的支付比例。通过考核医保基金投入保障比，引导提高基金使用和医疗资源利用效率。包含每单位（1%）住院报销比花费的人均住院基金支出、基层医疗机构基金支出占比 2 个指标。按国家局口径，基层医疗机构指一级医疗机构和未定级医疗机构。

1. 每单位（1%）住院报销比花费的人均住院基金支出 = 人均住院基金支出 /（住院实际报销比 ×100）。

评价标准：13 元≤指标值≤ 19 元，得 100 分。每超过 1 元扣 3 分，<13 元为异常值，得 40 分。

“十三五”期末，每单位（1%）住院报销比花费的人均住院基金支出为 24.2 元，高于评价标准及全国 22.1 元的上年平均水平，得 84 分。17 个统筹区每单位（1%）住院报销比花费的人均住院基金支出均高于 19 元，省本级最高为 33.5 元，昆明最低为 20.4 元。

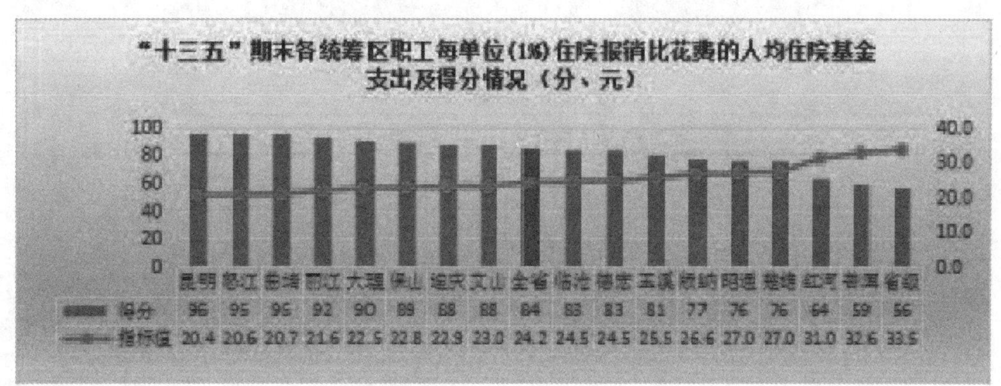

2. 基层医疗机构基金支出占比 = 基层医疗机构统筹基金支出金额 / 医保统筹基金支出总额 ×100%。

评价标准：15% ≤指标值≤ 30%，得 100 分。每降低 1 个百分点扣 5 分，＞ 30% 为异常值，得 40 分。

“十三五”期末，基层医疗机构基金支出占比为 5%，远低于评价标准及全国 14.1% 的上年平均标准，得 50 分。版纳、临沧在合理范围内，其余 15 个统筹区均低于 15%，昭通最低为 1.9%。

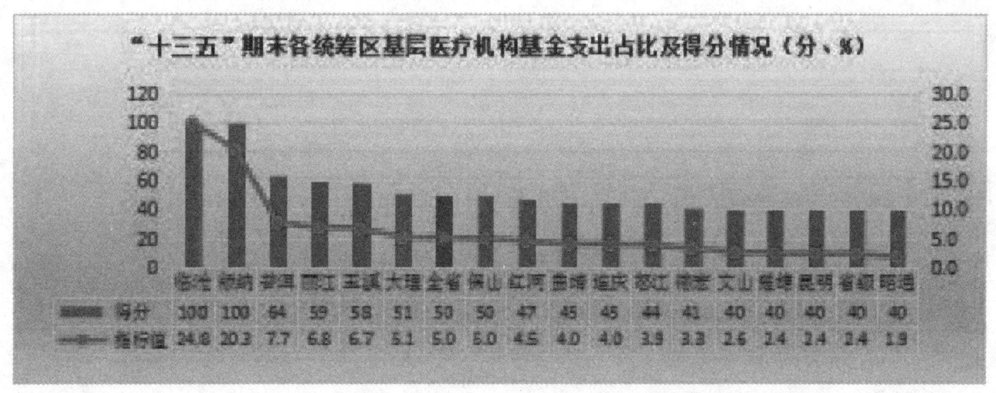

综上，我省职工医保基金使用效率及医疗资源的利用效率相比全国较低。要加大多元化复合式医保支付方式改革力度，制定适合本地的医保费用支付方式，引导医疗机构合理治疗、合理用药，控制医保基金的不合理支出；加大对基层医疗机构基金支出力度，提高医保基金的使用效率。

三、医疗资源利用的有效性、与医药的协同性

（一）医药协同。评价导向：增强医保对医药服务领域的激励约束作用。推进医保、医疗、医药联动改革系统集成，加强政策和管理协同，保障群众获得优质实惠的医药服务。包含医药费用增速1个指标。

1. 医药费用增速 =（本年度医药费用 – 上年度医药费用）/ 上年度医药费用 ×100%。

评价标准：–5% ≤指标值≤ 5%，得 100 分。每超过 1 个百分点扣 5 分，＜ –5% 为异常值，得 40 分。

“十三五”期末，医药费用增速为 –5.1%，增速较为异常，得 40 分。有 5 个统筹区高于 5%，文山最高为 32%，有 7 个统筹区低于 –5%，曲靖最低为 –40.1%，5 个统筹区处于合理范围内。

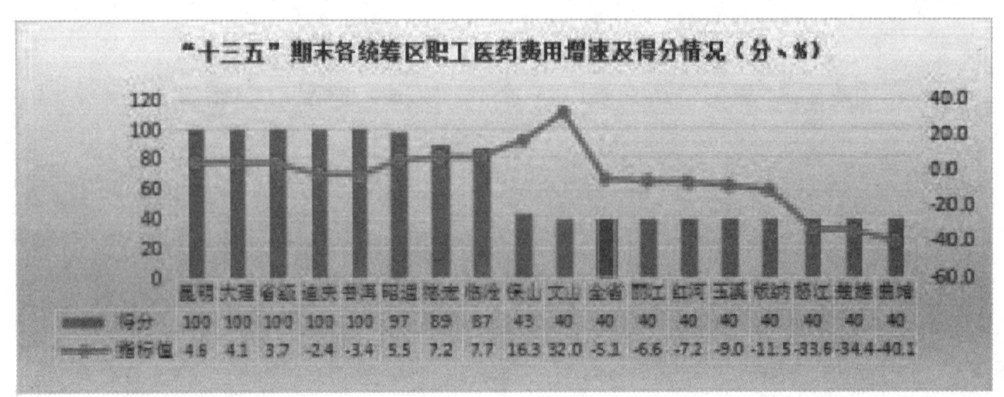

（二）医疗资源利用。评价导向：增强医疗资源使用效率。包含住院率、次均住院费用增速、日均住院费用增速 3 个指标。

1. 住院率 = 出院人次 / 平均参保人数 ×100%。

评价标准：5% ≤指标值≤ 15%，得 100 分。每超过 1 个百分点扣 5 分，＜ 5% 为异常值，得 40 分。

“十三五”期末，住院率为 24.1%，远高于评价标准及全国 15.9% 的平均水平。17 个统筹区均高于 15%，普洱最高为 35.7%，迪庆最低为 15.6%。

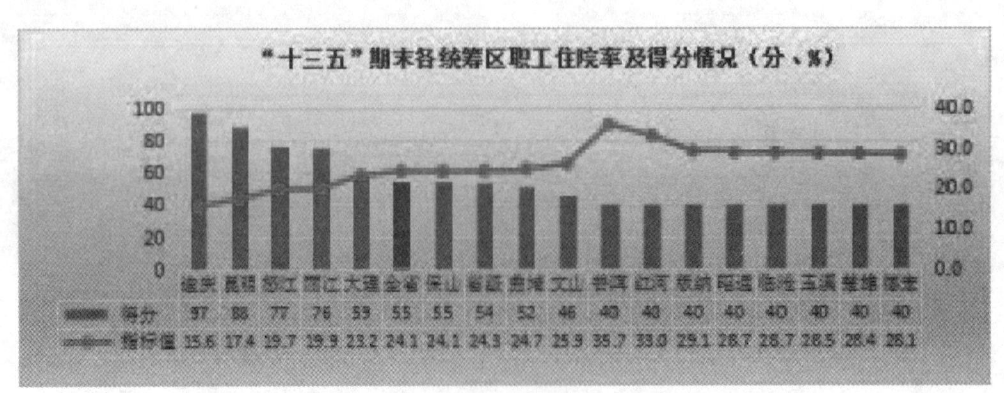

（1）在职职工住院率 = 在职人员出院人次 / 在职职工平均参保人数 ×100%。

评价标准：5% ≤指标值≤ 9%，得 100 分，每超过 1 个百分点扣 5 分，＜ 5% 为异常值，得 82 分。

“十三五”期末，在职职工住院率为 12.6%，高于评价标准及全国 10.1% 的上年平均水平。仅昆明 7.5% 处于合理范围内，其余统筹区均高于 9%，普洱最高为 20.6%。

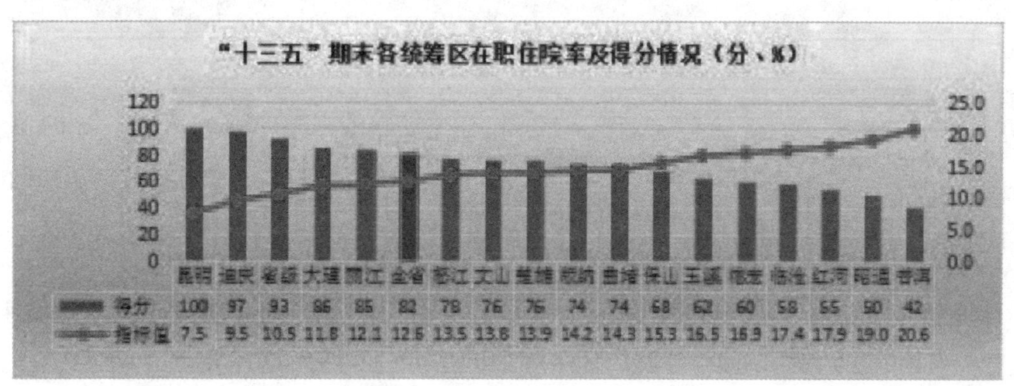

（2）退休人员住院率 = 退休人员出院人次 / 退休人员平均参保人数 100%。

评价标准：5% ≤指标值≤ 36%，得 100 分。每超过 1 个百分点扣 5 分，＜ 5% 为异常值，得 40 分。

“十三五”期末，退休人员住院率为 52.5%，远高于评价标准及全国 42.5% 的上年平均水平。仅迪庆 35.4% 处于合理范围内，其余统筹区均高于 36%，普洱最高为 68.4%。

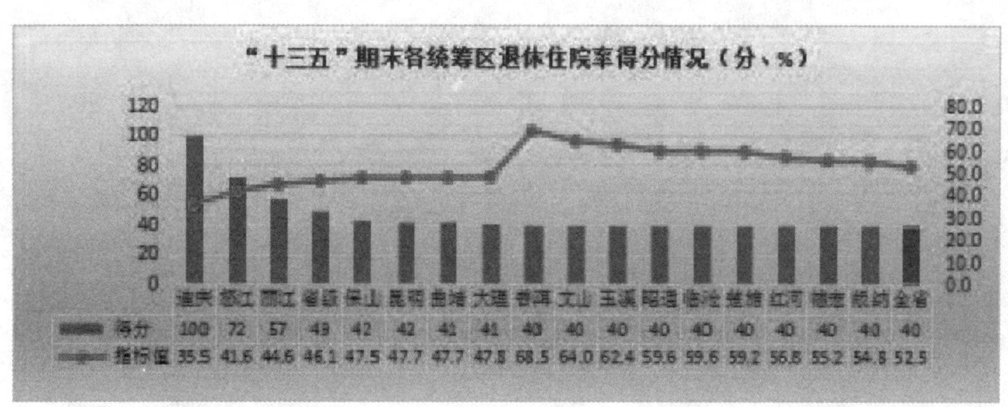

2. 次均住院费用增速 =（本年次均住院费用 – 上年次均住院费用）/ 上年次均住院费用

次均住院费用 = 住院费用总额 / 出院人次

评分标准：–5% ≤指标值≤ 5%，得 100 分。每超过 1 个百分点扣 5 分，＜ –5% 为视异常值，得 40 分。

“十三五”期末，次均住院费用增速为 –2%，低于全国 6.3% 的上年平均水平，得 100 分。迪庆等 4 个统筹区高于 5%，最高为 33.5%，曲靖等 5 个州市增速异常，低于 5%，其余统筹区在合理范围内。

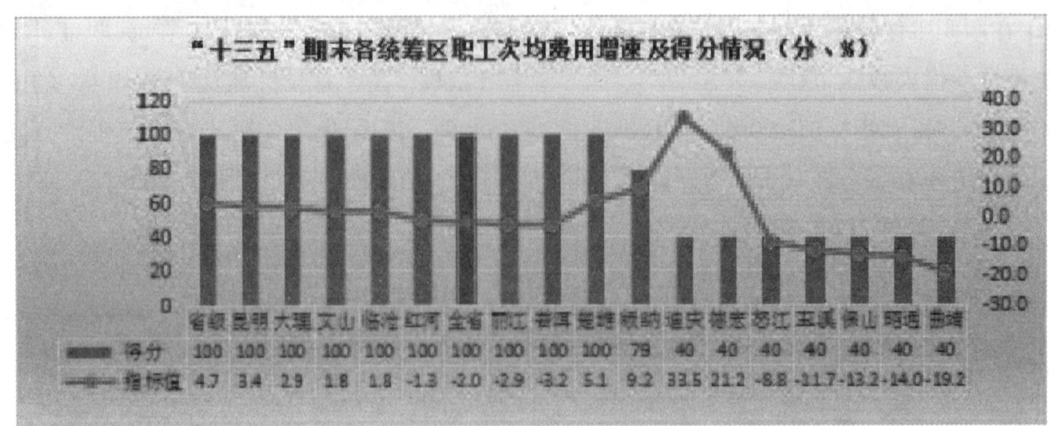

3. 日均住院费用增速 =（本年日均住院费用 − 上年日均住院费用）/ 上年日均住院费用。

日均住院费用 = 住院费用总额 / 住院床日

评分标准：−5% ≤指标值≤ 5%，得 100 分。每超过 1 个百分点扣 5 分，< −5% 视为异常值，得 40 分。

“十三五”期末，日均住院费用增速为 7.8%，得 86 分。曲靖增速异常为 −15%，12 个统筹区超过 5%，迪庆最高为 51.9%。

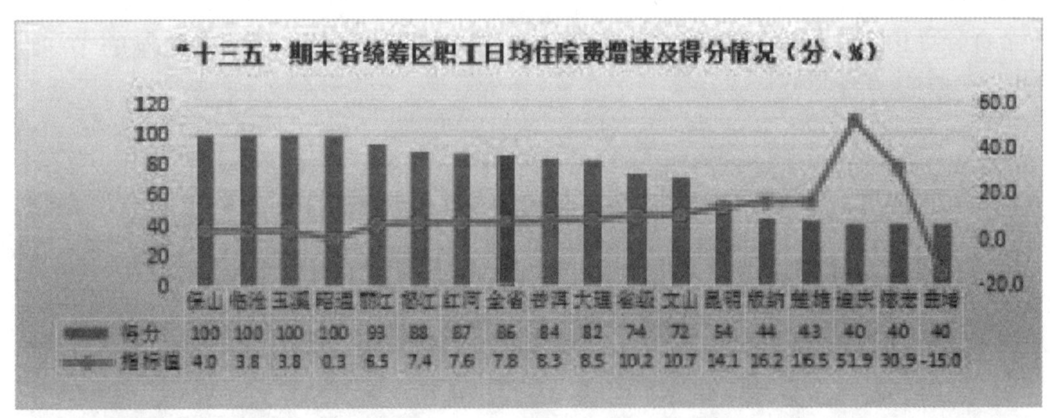

综上，我省医药费用增速异常，在职职工住院率和退休人员住院率远高于全国上年平均水平，日均住院费用增速较快，医疗资源利用的有效性和医疗协同性有待提高。在保证参保人员待遇的基础上，强化监管，完善住院费用的付费方式，把住院率作为重点监控指标，从源头控制分解住院、挂床住院的问题，控制医保基金的不合理支出。

“十三五”期末居民医疗保险基金运行评价

一、筹资的可持续性、充足性

（一）居民筹资缴费。主要评价合理筹资，应收尽收。坚持稳健持续、防范风险，确保基金可持续。包含个人缴费达标率、财政补助达标率 2 个指标。

1. 个人缴费达标率 = 当地人均参保缴费 / 国家规定缴费标准 ×100%。

评价标准：指标值＞100%，得100分。每降低1个百分点扣5分，＞200%为异常。

“十三五”期末，个人缴费达标率为93.7%，与全国93.7%的上年平均水平持平，得68分。版纳、迪庆、临沧、文山、普洱达到标准值，其余统筹区均低于100%，省本级最低，为79.1%。

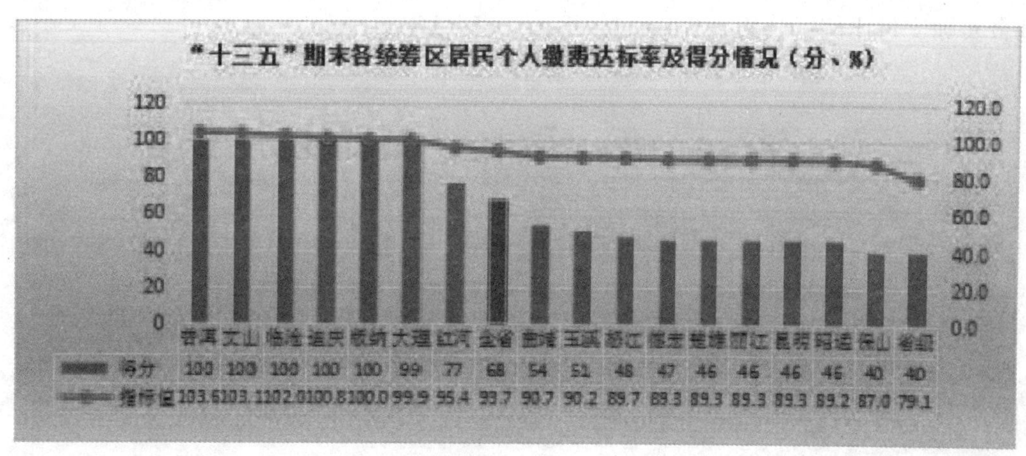

2. 财政补助达标率＝当地人均实际财政补助/国家规定财政补助标准 ×100%。

评价标准：指标值＞100%，得100分。每降低1个百分点扣5分。

“十三五”期末，财政补助达标率为100.3%，低于全国104.8%的上年平均水平，得100分。怒江等6个统筹区低于100%，其余11个统筹区在合理范围内。

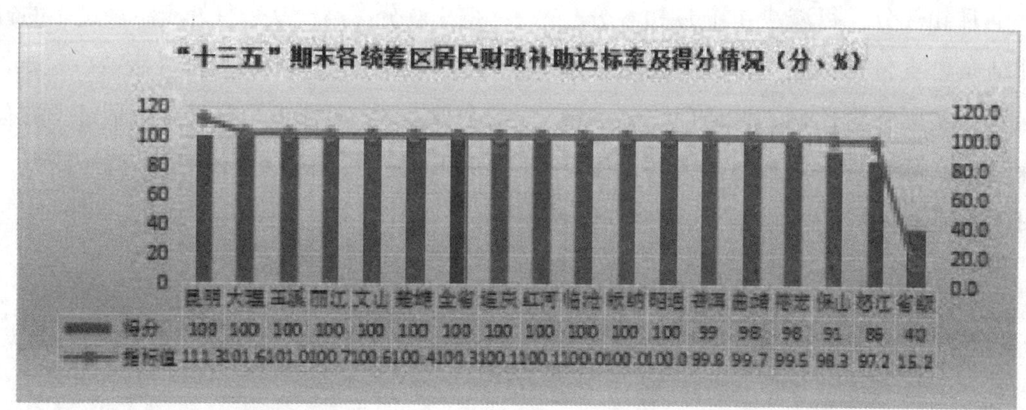

综上，我省居民财政补助资金拨付及时到位，但个人筹资的充足性有待提升。

（二）基金结余。主要评价坚持“以收定支、收支平衡、略有结余”的原则，衡量医保基金中长期支撑能力。加强基金中长期精算，构建收支平衡机制，健全基金运行风险评估、预警机制。居民基金结余包含当年基金结余率、基金累计结余可支付月数2个指标。

基金当期结余率＝（基金当期收入－基金当期支出）/基金当期收入 ×100%。

评价标准：5% ≤指标值≤ 15%，得 100 分。每超出 1 个百分点扣 4 分；每降低 1 个百分点扣 8 分。当年统筹基金结余率超过 15%，但住院费用医保基金实际支付比例、普通门（急）诊费用医保基金实际支付比例和门诊大病（慢特病）费用医保基金实际支付比例得分均≥ 95 分时，不扣分。

“十三五”期末，基金当期结余率为 9.6%，远高于全国 4.5% 的上年平均水平，得 100 分。省本级、版纳、曲靖、德宏 4 个统筹区高于 15%，普洱、保山、怒江、昭通、玉溪 5 个统筹区低于 5%。

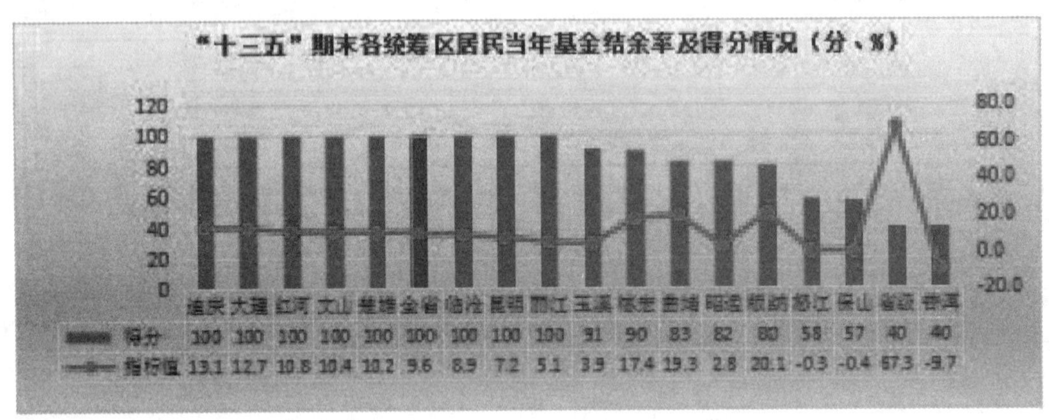

基金累计结余可支付月数 = 基金累计结余 /（基金当期收入 ×85%/12）。

评价标准：6 ≤指标值≤ 9 个月，得 100 分。每超出 1 个月扣 3 分；每减少 1 个月扣 6 分。基金累计结余可支付月数超过 9 个月，但住院费用医保基金实际支付比例、普通门（急）诊费用医保基金实际支付比例和门诊大病（慢特病）费用医保基金实际支付比例得分均≥ 95 分时，不扣分。

“十三五”期末，基金累计结余可支付月数为 8.6 个月，略高于全国 8.5 个月的上年平均水平，得 100 分。高于 9 个月处于结余过多的省本级、迪庆、怒江、临沧、大理、版纳、楚雄、红河 8 个统筹区，低于 6 个月处于结余过少的有普洱、保山、昆明、昭通 4 个州市，普洱最低为 2.9 个月。

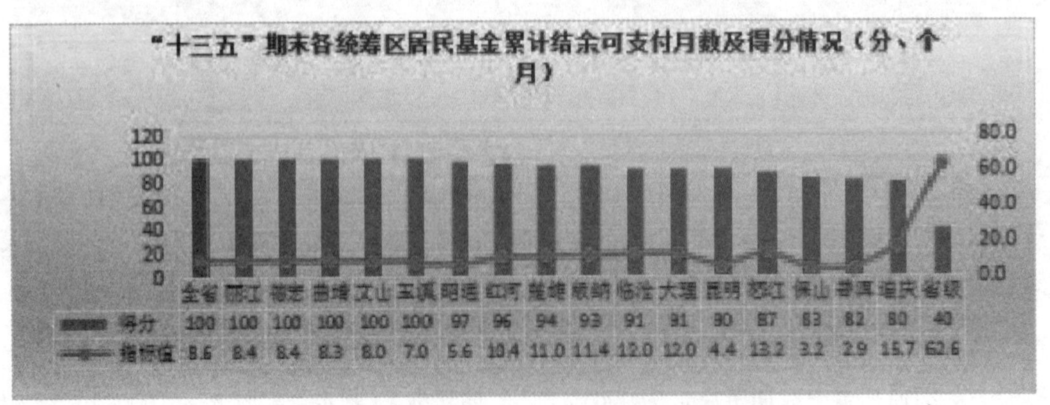

综上，从居民筹资缴费和基金结余综合来评价，居民医保基金充足，运行平稳可持续，个人筹资的充足性有待提升。

二、待遇保障的适度性

（一）待遇保障。评价导向：统筹规划各类医疗保障高质量发展，根据经济发展水平和基金承受能力，稳步提高医疗保障水平。在国家规定范围内，完善住院和门诊支付政策。实施适度保障，纠正过度保障和保障不足问题。包含住院费用政策范围内医保基金支付比例、住院费用医保基金实际支付比例、普通门（急）诊费用医保基金实际支付比例、门诊大病（慢特病）费用医保基金实际支付比例 4 个指标。

1. 住院费用政策范围内医保基金支付比例＝医保基金实际支付金额 / 政策范围内住院费用总额 ×100%。

评价标准：65% ≤指标值≤ 75%，得 100 分。每超出 1 个百分点扣 2 分；每降低 1 个百分点扣 5 分。

“十三五”期末，居民住院费用政策范围内医保基金支付比例为 73.5%，高于全国 68.8% 的平均水平，得 100 分。10 个州市在合理范围，玉溪最低为 67.5%；保障程度较高的有 7 个统筹区，省本级最高为 91.4%。

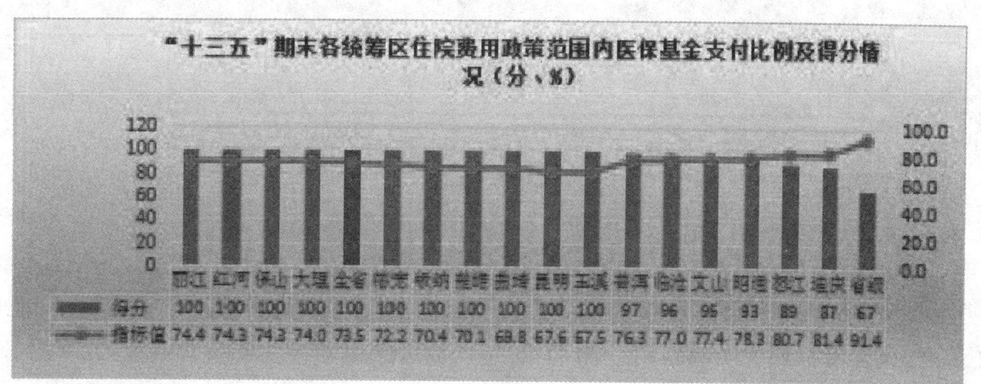

2. 住院费用医保基金实际支付比例 = 医保基金实际支付金额 / 住院费用总额 ×100%。

评价标准：60% ≤指标值≤ 70%，得 100 分。每超出 1 个百分点扣 2 分；每降低 1 个百分点扣 5 分。

“十三五”期末，居民住院费用医保基金实际支付比例为 69.8%，高于 59.7% 的全国上年平均水平，得 100 分。玉溪、昆明、版纳、楚雄、曲靖、德宏处于合理范围内，其余统筹区均高于 70%，其中省本级最高，为 87.5%。

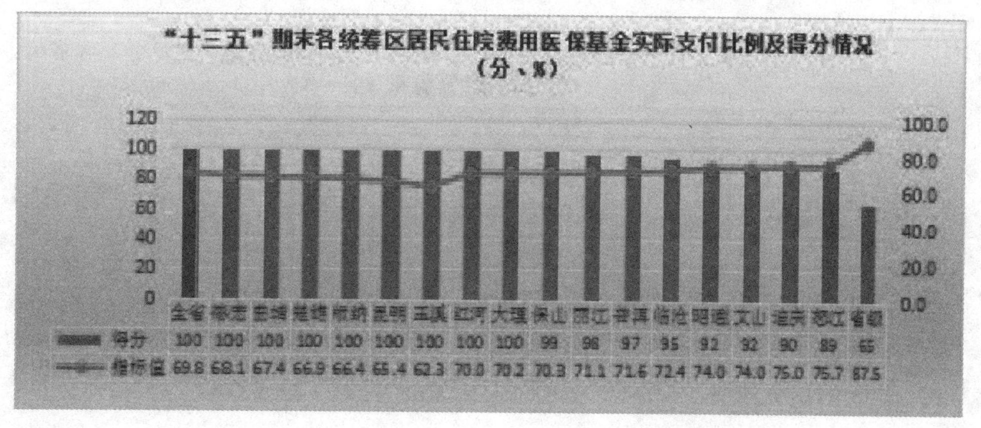

3. 普通门（急）诊费用医保基金实际支付比例 = 普通门（急）诊实际报销金额 / 普通门（急）诊费用总额 ×100%。

评价标准：30% ≤指标值< 60%，得 100 分。每超出 1 个百分点扣 1 分；每降低 1 个百分点扣 2 分。< 5%，得 40 分。

“十三五”期末，居民普通门（急）诊费用医保基金实际支付比例为 44.1%，远高于全国 16.5% 的上年平均水平，得 100 分。全省除省本级 74.7% 外，均处于合理范围内。

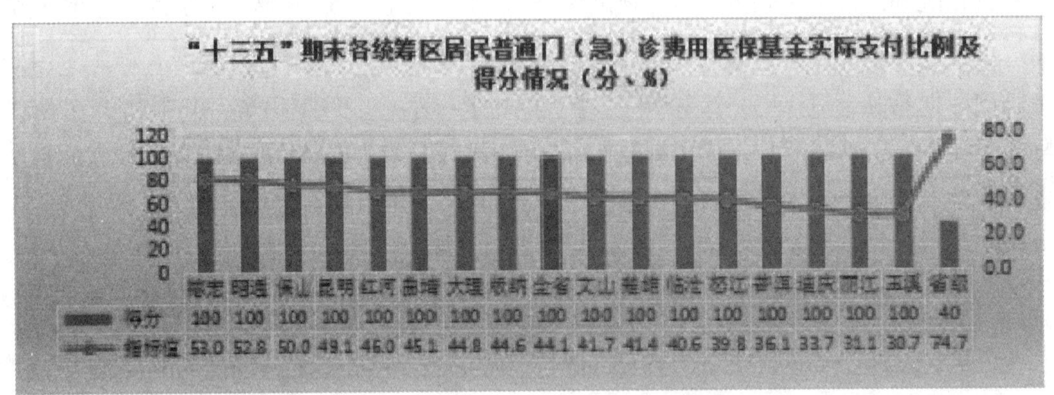

4. 门诊大病（慢特病）费用医保基金实际支付比例 = 门诊大病（慢特病）实际报销金额 / 门诊大病（慢特病）费用总额 ×100%。

评价标准：70% ≤指标值≤ 80%，得 100 分。每超出 1 个百分点扣 1 分；每降低 1 个百分点扣 2 分，> 95% 为异常值，得 40 分。

“十三五”期末，居民门诊大病（慢特病）费用医保基金实际支付比例 72.9%，高于 67.4% 的全国上年平均水平，得 100 分。高于 80% 的有省本级、曲靖、文山 3 个统筹区；低于 70% 的有德宏、大理、玉溪、红河、临沧、丽江 6 个州市，德宏最低为 64.5%。

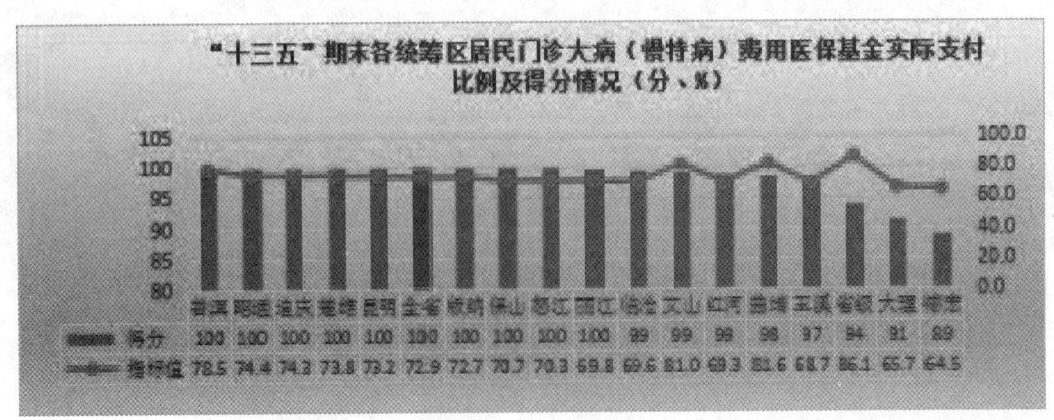

综上，我省待遇保障水平均高于全国平均水平，主要是我省建档立卡贫困户占比较高，《健康扶贫30条》待遇政策落实到位，建档立卡户较高的待遇保障水平拉高了我省的平均水平。

（二）基金效率。评价导向：提高对基层医疗机构的支付比例。通过考核医保基金投入保障比，引导提高基金使用和医疗资源利用效率。包含每单位（1%）住院报销比花费的人均住院基金支出、基层医疗机构基金支出占比2个指标。基层医疗机构指一级医疗机构和未定级医疗机构。

1. 每单位（1%）住院报销比花费的人均住院基金支出 = 人均住院基金支出 /（住院实际报销比 ×100）。

评价标准：7元≤指标值≤12元，得100分。每超过1元扣3分。＜7元视为异常值，得40分。

“十三五”期末，每单位（1%）住院报销比花费的人均住院基金支出为9.7元，低于11.5元的全国上年平均标准，得100分。除省本级1.1元外，其余州市均处于合理范围内。

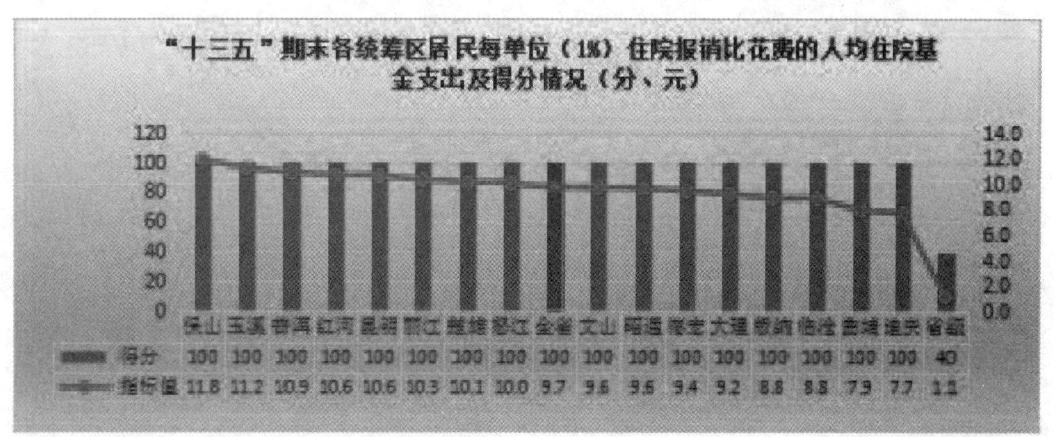

2. 基层医疗机构基金支出占比 = 统筹基金在基层医疗机构支出金额 / 医保统筹基金支出总额 ×100%。

评价标准：20% ≤指标值≤ 30%，得100分。每降低1个百分点扣5分，＞30%视为异常值，得40分。

“十三五”期末，基层医疗机构基金支出占比为17.4%，低于19.8%的全国上年平均标准和评价标准，得87分。各统筹区中，昭通、昆明、迪庆、文山、版纳、保山6个州市处于合理范围内，其余统筹区均低于20%，丽江最低为6%。

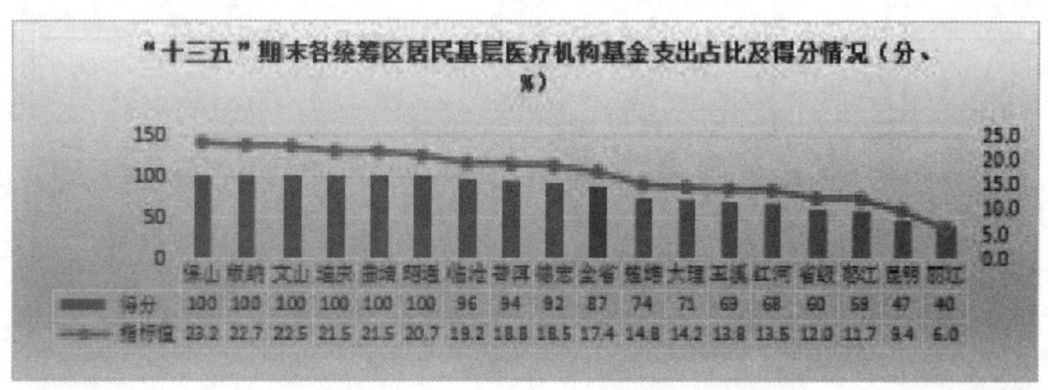

综上，我省居民医保待遇保障适度，基金效率相比全国较高，但基层医疗支出占比相对较低，要加大对基层医疗机构基金支出力度。

三、医疗资源利用的有效性、与医药的协同性

（一）医药协同。评价导向：增强医保对医药服务领域的激励约束作用。推进医保、医疗、医药联动改革系统集成，加强政策和管理协同，保障群众获得优质实惠的医药服务。包含医药费用增速 1 个指标。

1. 医药费用增速 =（本年度医药费用 – 上年度医药费用）/ 上年度医药费用 ×100%。

评价标准：–5% ≤指标值≤ 5%，得 100 分。每超过 1 个百分点扣 5 分，< –5% 视为异常值，得 40 分。

“十三五”期末，居民医药费用增速为 –9.1%，远低于全国 7.2% 的上年平均水平，按照评价标准增幅为异常，得 40 分。全省仅德宏高于 5%，楚雄、曲靖、丽江、版纳、临沧、迪庆 6 个州市低于 –5%，其余统筹区均处于合理范围内。

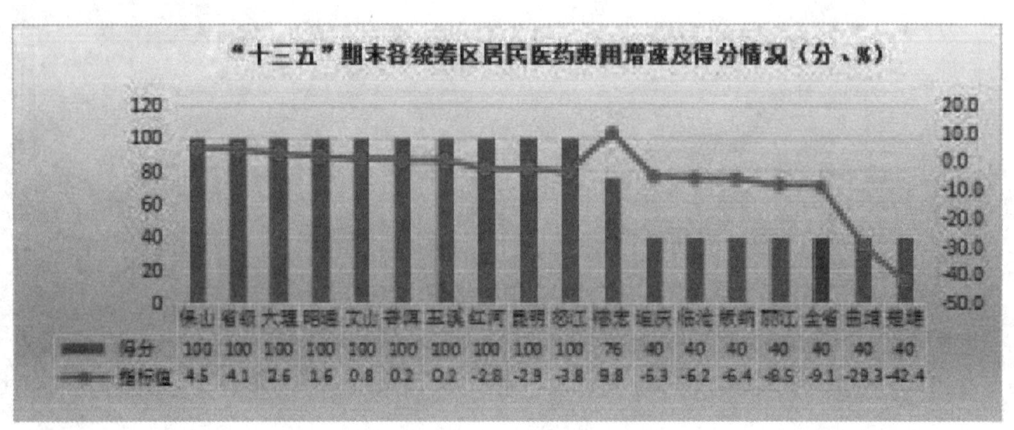

（二）医疗资源利用。评价导向：增强医疗资源使用效率。包含住院率、次均住院费用增速、日均住院费用增速 3 个指标。

1. 住院率 = 出院人次数 / 参保人数 ×100%。

评价标准：5% ≤指标值≤ 15%，得 100 分。每超过 1 个百分点扣 5 分，< 5% 视为异常值，得 40 分。

“十三五”期末，居民住院率为 18.4%，高于全国 15.1% 的平均水平，按照评价标准，住院率偏高，得 83 分。全省仅迪庆、丽江、昆明处于合理范围，省本级低于 5%，其余州市均高于 15%。

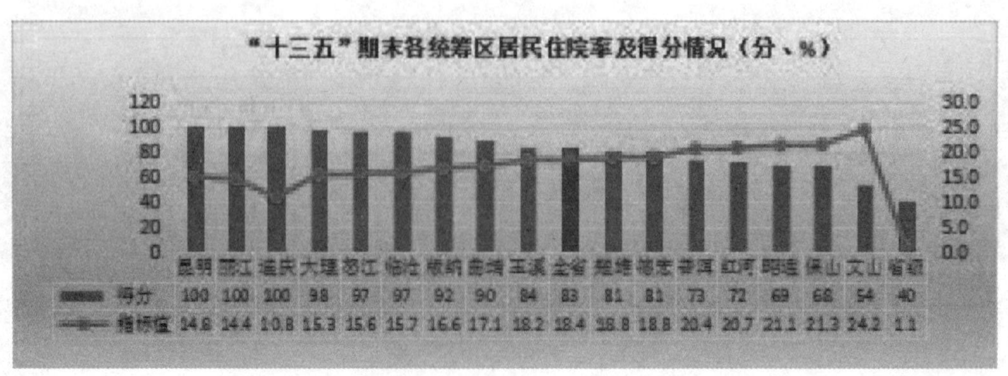

2. 次均住院费用增速 =（本年次均住院费用 - 上年次均住院费用）/ 上年次均住院费用。

次均住院费用 = 住院费用总额 / 出院人次

评分标准：-5% ≤指标值≤ 5%，得 100 分。每超过 1 个百分点扣 5 分，< -5% 视为异常值，得 40 分。

“十三五”期末，居民次均住院费用增速为 5.8%，低于全国 7.2% 的上年平均水平，得 96 分。丽江、文山、保山在合理范围内，曲靖增速异常低于 -5%，其余统筹区高于 5%。

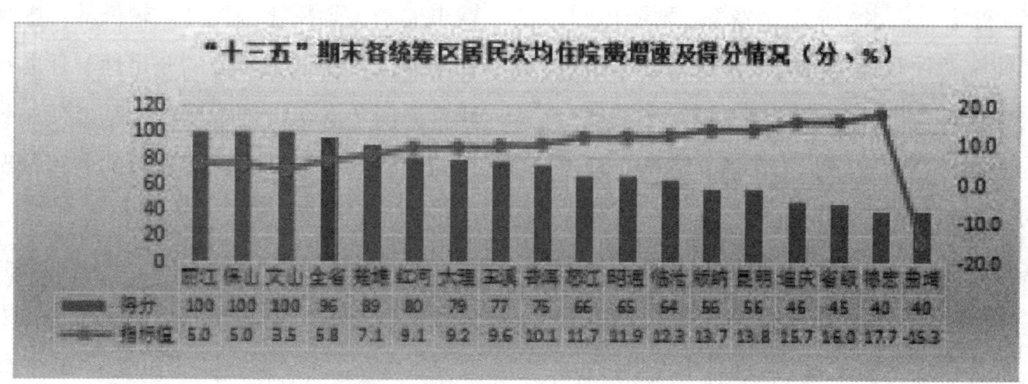

3. 日均住院费用增速 =（本年日均住院费用 - 上年日均住院费用）/ 上年日均住院费用。

日均住院费用 = 住院费用总额 / 住院床日

评分标准：-5% ≤指标值≤ 5%，得 100 分。每超过 1 个百分点扣 5 分，< -5% 视为异常值，得 40 分。

“十三五”期末，居民日均住院费用增速为 2.8%，得 100 分。曲靖增速异常为 -14.1%，9 个统筹区超过 5%，省本级最高为 21.1%，其余统筹区在合理范围内。

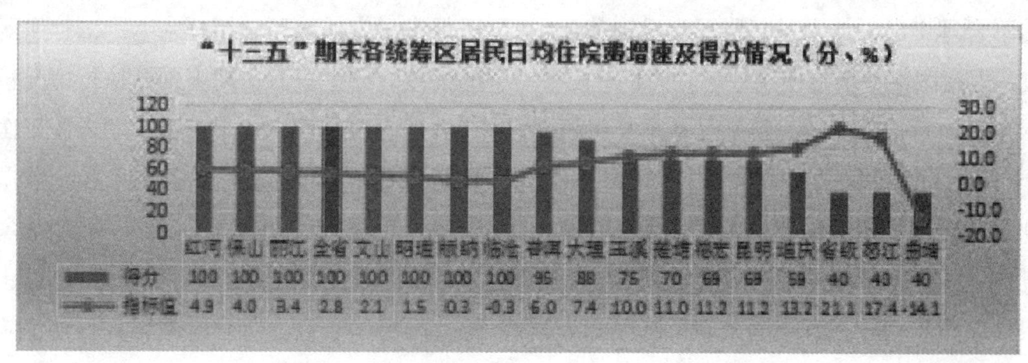

综上，我省居民医药费用增速异常，居民住院率高于全国平均水平，次均住院费用增速较快，医疗资源利用的有效性和医疗协同性有待提高。在保证参保人员待遇的基础上，强化监管，完善住院费用的付费方式，把住院率作为重点监控指标，从源头控制分解住院、挂床住院的问题，控制医保基金的不合理支出。

“十三五”期末各统筹区职工医保基金评价

一、昆明市：“十三五”期末职工医保基金运行试评价 82.7 分，全省第 2 名。数据显示，统筹基金当期结余率为 30.8%，累计结余可支付 21.1 个月，处于结余偏高状态；参保人员结构不断优化，在职退休比从“十二五”末的 2.48 上升到 3.05，处于较高水平；综合费率、划账比例、住院率、住院费用政策范围内报销比率、医药费用增速均在合理范围，住院待遇保障水平适度，与医药的协同性相对较好，医保基金运行平稳可持续。人均缴费基数、缴费基数做实率、普通门急诊的实际报销水平、基层医疗机构基金支出占比较低，每单位（1%）住院报销比花费的人均住院基金支出虽然全省最低，但仍高于评价标准，次均住院费用、日均住院费、期末欠费较高。筹资的充足性、门诊待遇保障的适度性、基金使用效率、医疗资源的利用情况、支付与监管的有效性有待提高。2021 年应加强对参保单位缴费基数核定的管理，做到应收尽收，加大对欠费的追缴力度；探索开展门诊统筹，完善医保门诊保障；制定适合本地的医保费用支付方式，引导医疗机构合理治疗、合理用药，加大监管力度，控制医保基金的不合理支出，加大对基层医疗机构基金支出力度，提高医保基金的使用效率。“十三五”期末收支预算执行偏差较大，特别是基金支出超预算执行 15%，基金收入超预算执行 10%，下一步应加强基金预算的编制质量、提高预算收支执行力度。

二、曲靖市：“十三五”期末职工医保基金运行试评价 75.2 分，全省第 11 名。数据显示，统筹基金当期结余率为 23.3%，累计结余可支付 24.4 个月，处于结余过高状态。缴费基数做实率、综合费率、门诊大病（慢特病）实际报销比均在合理范围，医保基金筹资充足、门诊大病（慢特病）待遇保障水平适度，基金运行安全可持续。在职退休比从“十二五”期末的 2.29 降低到 2.23，住院率高，人口老龄化风险显现；征缴率、普通门（急）诊的实际报销水平、基层医疗机构基金支出占比较低，医药费用、次均住院费用和日均住院费用增速异常，住院待遇水平较高、每单位（1%）住院报销比花费的人均住院基金支出、期末欠费、划账比例较高。较低的征缴率和较高的划账比例拉低了筹资的充足性、住院待遇保障和普通门（急）诊的适度性、基金使用效率、支付与监管的有效性、医疗资源的利用情况、与医药的协同性有待提高。2021 年应加强对参保单位缴费基数核定的管理，加大对欠费的追缴力度，做到应收尽收；要科学测算制定与当地发展水平相适应的缴费费率，实行动态调整；查找划账比例较高的原因，将划账比例控制在 30%—35% 以内，探索开展门诊统筹，完善医保门诊保障。采取有效措施，应对老龄化带来的基金运行风险；加强日常对医疗机构的监管，研究科学合理的费用结算办法，引导医疗机构合理治疗、合理用药，加强审核稽核工作，控制医保基金的不合理支出，把住院率作为重点监控指标，从源头控制分解住院、挂床住院的问题，提高基金使用效率；加强医保支付方式改革、招标采购、医疗医药等方面的衔接。“十三五”期末预算执行情况较好。

三、玉溪市：“十三五”期末职工医保基金运行试评价 68.1 分，全省第 17 名。数据显示，统筹基金当期结余率为 –25%，累计结余可支付 17.3 个月，当期结余较低，累计结余处于合理状态。征缴率较高、综合缴费率、日均住院费用增速在合理范围，基金筹资充足，基金运行可持续。在职退休比从“十二五”期末的 3.22 降低到 2.85，参保人员结构处于下降趋势，退休人员住院率为 62.4%，加大人口老龄化带来的基金运行风险；人均缴费基数、缴费基数做实率较低（全省最低）和较高的划账比例拉低了筹资的充足性；普通门

（急）诊实际报销比虽然全省最高，但远低于标准值、住院待遇水平和门诊大病（慢特病）待遇水平较高，医药费用增速和次均费用增速异常，基层医疗机构基金支出占比较低，每单位（1%）住院报销比花费的人均住院基金支出较高。筹资的充足性、待遇保障的适度性、基金使用效率、支付与监管的有效性、与医药的协同性有待提高。2021年应加强对参保单位缴费基数核定的管理，做到应核尽核，应收尽收；要科学测算制定与当地发展水平相适应的缴费费率，实行动态调整；查找划账比例较高的原因，将划账比例控制在30%—35%；采取有效措施，应对老龄化带来的基金运行风险；探索开展门诊统筹，完善医保门诊保障；加大基层医疗机构基金支出比例；在保障参保人员待遇水平的基础上，把住院率作为重点监控指标，从源头控制分解住院、挂床住院的问题，强化监管，完善住院费用的付费方式，控制医保基金的不合理支出，提高医保基金的使用效率；加强医保支付方式改革、招标采购、医疗医药等方面的衔接。“十三五”期末收支预算执行情况较好。

四、保山市：“十三五”期末职工医保基金运行试评价 74.8 分，全省第 12 名。数据显示，统筹基金当期结余率为 29.4%，累计结余可支付 20.4 个月，结余处于偏高状态。征缴率、综合费率、日均住院费用增速在合理范围，基金筹资充足，基金运行稳定可持续。在职退休比从“十二”期末的 2.57 上升到 2.67，参保人员结构略有优化，但仍然较低，住院率（在职 15.3%、退休 47.5%）高，每单位（1%）住院报销比花费的人均住院基金支出高，加大了人口老龄化带来的基金运行风险。人均缴费基数、缴费基数做实率略微偏低，划账比例稍高降低了基金筹资的充足性；住院待遇报销比例高、普通门（急）诊的实际报销比例和门诊大病（慢特病）报销比例低，基层医疗机构基金支出占比较低，住院日均费用和医药费用增速偏高。待遇保障的适度性、基金使用效率、支付与监管的有效性、医疗资源的利用情况、与医药的协同性有待提高。2021 年应加强对参保单位缴费基数核定的管理，做到应核尽核，应收尽收；要科学测算制定与当地发展水平相适应的缴费费率，实行动态调整；采取有效措施，应对老龄化带来的基金运行风险；查找划账比例和医药增速较高的原因，将划账比例控制在 30%—35%，医药费增速控制在 -5%—5% 的范围内，探索开展门诊统筹，完善医保门诊保障；加大基层医疗机构基金支出比例；在保障参保人员待遇水平的基础上，把住院率作为重点监控指标，从源头控制分解住院、挂床住院的问题，强化监管，完善住院费用的付费方式，控制医保基金的不合理支出，提高医保基金的使用效率；加强医保支付方式改革、招标采购、医疗医药等方面的衔接。“十三五”期末预算执行情况较好。

五、昭通市：“十三五”期末职工医保基金运行试评价 75.4 分，全省第 9 名。数据显示，统筹基金当期结余率为 29.9%，累计结余可支付 25.4 个月，结余处于过高状态。缴费基数做实率、日均住院费用增速在合理范围，基金筹资充足，基金运行平稳可持续。在职退休比从“十二五”期末的 2.89 上升到 3.18，参保人员结构较优。单位征缴率（全省倒数第二）和综合费率低、期末欠费高，影响了基金筹资的充足性；普通门（急）诊实际报销比例和门诊（大病）报销比例低、基层医疗机构基金支出占比较低，住院报销比例高，住院率高（在职 19%、59.6%），每单位（1%）住院报销比花费的人均住院基金支出和医药费用增速偏高，次均住院费率增速异常。待遇保障的适度性、基金使用效率、支付与监管的有效性、医疗资源利用情况、与医药的协同性有待提高。2021 年应加大对欠费的追缴力度；要科学测算制定与当地发展水平相适应的缴费费率，实行动态调整；探索开展门诊统筹，完善医保门诊保障；加大基层医疗机构基金支出比例；在保障参保人员待遇水平的基础上，把住院率作为重点监控指标，从源头控制分解住院、挂床住院的问题，强化监管，完善住院费用的付费方式，控制医保基金的不合理支出，提高医保基金的使用效率；加强医保支付方式改革、招标采购、医疗医药等方面的衔接。"十三五"期末预算收支执行情况较好。

六、丽江市："十三五"期末职工医保基金运行试评价 72.1 分，全省 16 名。数据显示，统筹基金当期结余率为 45.5%，累计结余可支付 35 个月，结余处于过高状态。单位缴费费率过低，仅为 4%，普通门急诊的实际报销水平、基层医疗机构基金支出占比较低，人均缴费基数过高，高达 139078 元，划账比例过高，高达 62.6%，每单位（1%）住院报销比花费的人均住院基金支出、日均住院费用、次均住院费用偏高，指标异常，2021 年应提高统计报表质量，确保数据真实可靠。"十三五"期末预算收支执行情况较好。

七、普洱市："十三五"期末职工医保基金运行试评价 81 分，全省第 4 名。数据显示，统筹基金当期结余为 6.8%，累计结余可支付 14.7 个月，结余处于合理状态。综合费率、划账比例、门诊大病（慢特病）报销比例、医药费用增速、次均费用增速在合理范围。医保基金筹资充足，基金运行稳定可持续。在职退休比较低一直稳定在 2.18，住院率全省最高（在职 20.6%、退休 68.5%），人口老龄化带来的基金运行风险显现；较低的缴费基数做实率拉低了基金筹资的充足性；住院费用报销比例高，普通门急诊的实际报销水平、基层医疗机构基金支出占比较低，每单位（1%）住院报销比花费的人均住院基金支出和住院率全省最高。2021 年要加强对参保单位缴费基数核定的管理，做到应核尽核，应收尽收；采取有效措施，应对老龄化带来的基金运行风险；加大基层医疗机构基金支出比例；要科学测算制定与当地发展水平相适应的缴费费率，实行动态调整；探索开展门诊统筹，完善医保门诊保障；加大基层医疗机构基金支出比例；特别要研究高住院率的不合理现象，把住院率作为重点监控指标，从源头控制分解住院、挂床住院的问题，强化监管，加大稽核力度，控制医保基金的不合理支出，尽量做到当期收支平衡，提高医保基金的使用效率。"十三五"期末预算收入执行较好，预算支出执行偏差较大，下一步应加强基金预算的编制质量、提高预算收支执行力度。

八、临沧市："十三五"期末职工医保基金运行试评价 81.7 分，全省第 3 名。数据显示，统筹基金当期结余率为 50.6%，累计结余可支付 17.2 个月，当期结余较高，累计结余处于合理状态。人均缴费基数、缴费基数做实率、综合费率、划账比例、住院待遇水平、基层医疗机构支出占比、次均费用增速、日均费用增速均在合理范围内，次均住院费用、日均住院费用、平均住院天数较低，医保基金筹资充足，医疗资源利用情况较好，住院待遇保障适度，基金使用效率相对较高，基金运行安全平稳可持续。在职退休比从"十二五"期末的 2.63 上升到 2.75，参保人员结构略有优化，但仍然较低，普通门（急）诊的实际报销比例和门诊大病（慢特病）报销比例较低，当期结余率全省最高，住院率（在职 17.4%、退休 59.6%）较高、每单位（1%）住院报销比花费的人均住院基金支出高，医药费用增速稍高。2021 年，要深入研究当期结余较高的原因，切实采取措施把当期结余控制在合理范围；要探索开展门诊统筹，完善医保门诊保障；通过完善医保付费方式，调整住院费用结算办法，把住院率作为重点监控指标，从源头控制分解住院、挂床住院的问题，强化监管，加强对医疗机构发生费用的审核和稽核，控制医保基金的不合理支出，提高医保基金的使用效率；加强医保支付方式改革、招标采购、医疗医药等方面的衔接。“十三五”期末收支预算执行偏差较大，支出预算执行率偏低，执行偏差为14%，下一步应加强基金预算的编制质量、提高预算收支执行力度。

九、楚雄州：“十三五”期末职工医保基金运行试评价80分，全省第5名。数据显示，统筹基金当期结余率为10.4%，累计结余可支付14.7个月，结余处于合理状态。缴费基数做实率、综合费率、住院待遇报销比例、门诊大病（慢特病）报销比例、次均费用增速在合理范围。基金筹资充足、住院待遇和门诊大病（慢特病）待遇保障适度、医疗资源利用效率和基金使用效率相对较高，基金运行平稳可持续。在职退休比从“十二五”期末的2.04上升到2.11，参保人员结构有所优化，但仍然偏低，住院率（在职13.9%、退休59.2%）较高，每单位（1%）住院报销比花费的人均住院基金支出高，加大了人口老龄化带来的基金运行风险。单位缴费划入个人账户比例偏高，普通门（急）诊的实际报销比例较低和基层医疗机构基金支出占比较低，日均费用增速和医药费增速（-34.4%）比较异常。普通门（急）诊保障待遇的适度性、与医疗的协同性有待提高、基层医疗机构基金支出占比较低和日均费用的增速异常拉低了医疗资源利用效率和基金使用效率。2021年，应考虑采取有效措施，应对老龄化带来的基金运行风险；要科学测算制定与当地发展水平相适应的缴费费率，实行动态调整；要探索开展门诊统筹，完善医保门诊保障；加大基层医疗机构基金支出比例；将单位缴纳医保费划入个人账户比例控制在30%—35%。完善医保付费方式，把住院率作为重点监控指标，从源头控制分解住院、挂床住院的问题，强化监管，加强对医疗机构发生费用的审核和稽核，控制医保基金的不合理支出，提高医保基金的使用效率；加强医保支付方式改革、招标采购、医疗医药等方面的衔接。“十三五”期末预算支出执行较好，收入预算执行率偏高，下一步应加强基金预算的编制质量、提高预算收支执行力度。

十、红河州：“十三五”期末职工医保基金运行试评价77.5分，全省第7名。数据显示，统筹基金当期结余率为8.1%，累计结余可支付17.6个月，结余处于合理状态。综合缴费率、住院实际支付比例、次均费用增速在合理范围。医保基金筹资充足、住院待遇保障适度、基金运行可持续。在职退休比从“十二五”期末的1.71下降到1.58（全省最低），参保人员结构处于下降趋势，住院率（在职17.9%、退休56.8%）高，每单位（1%）住院报销比花费的人均住院基金支出高，加大了人口老龄化带来的基金运行风险；人均缴费基数和缴费基数做实率偏低，划账比例高，拉低了基金筹资的充足性；基层医疗机构基金支出占比低，普通门（急）诊的实际支付比例，日均费用增速高，医药费用增速异常，医疗资源利用效率和基金使用效率、普通门（急）诊待遇保障的适度性、与医疗的协同性有待提高。2021年要加强对参保单位缴费基数核定的管理，做到应核尽核，应收尽收；考虑采取有效措施，应对老龄化带来的基金运行风险；要科学测算制定与当地发展水平相适应的缴费费率，实行动态调整；要探索开展门诊统筹，完善医保门诊保障；加大基层医疗机构基金支出比例；将单位缴纳医保费划入个人账户比例控制在30%—35%。把住院率作为重点监控指标，从源头控制分解住院、挂床住院的问题，强化监管，加强对医疗机构发生费用的审核和稽核，控制医保基金的不合理支出，提高医保基金的使用效率；加强医保支付方式改革、招标采购、医疗医药等方面的衔接。“十三五”期末预算收支执行较好。

十一、文山州："十三五"期末职工医保基金运行试评价 73.3 分，全省第 15 名。数据显示，统筹基金当期结余率为 42.5%，累计结余可支付 24.4 个月，结余处于过高状态。在职退休比从"十二五"期末的 3.44 下降到 3.14，参保人员结构处于下降趋势，但处于合理范围、缴费基数做实率、次均费用增速在合理范围，基金运行可持续。征缴率 83.4% 为全省最低水平，期末欠费较高，若欠费全部收回，则基金可支付月数将增加到 29 个月，实际上还是高积累与高欠费并存的问题，基金筹资充足性和基金使用效率有待提高；住院待遇和门诊大病（慢特病）待遇保障较高、普通门（急）诊的实际报销水平较低，待遇保障适度性有待提高；门诊基层医疗机构基金支出占比、每单位（1%）住院报销比花费的人均住院基金支出、划账比例和住院率（在职 13.8%、退休 64%）高，医药费用增速异常，医疗资源利用效率、基金使用效率、与医药的协同性有待提高。2021 年应加强对参保单位缴费基数核定的管理，做到应核尽核，加大对欠费的追缴力度，做到应收尽收；要科学测算制定与当地发展水平相适应的缴费费率，实行动态调整；探索开展门诊统筹，完善医保门诊保障；加大基层医疗机构基金支出比例；要保持适当的统筹基金结余水平，把单位缴费划入个人账户比例控制在 30%—35%；针对住院率高的问题，完善医保付费方式，研究合理的住院费用结算办法，加强监管，控制医保基金的不合理支出，尽量做到当期收支平衡，进一步提高基金使用效率；加强医保支付方式改革、招标采购、医疗医药等方面的衔接。"十三五"期末预算收入执行较好，预算支出执行偏差为 10%，下一步，要加强基金预算的编制质量、提高预算收支执行力度。

十二、版纳州："十三五"期末职工医保基金运行试评价 74 分，全省第 13 名。数据显示，统筹基金当期结余率为 -2.4%，累计结余可支付 12 个月，当期结余较低，累计结余处于合理状态。综合费率、划账比例在合理范围，医保基金运行可持续；在职退休比从"十二五"期末 1.84 下降到 1.72，参保人员结构处于下降趋势，住院率（在职 14.2%、退休 54.8%）高，人口老龄化带来的基金运行风险显现；人均缴费基数、缴费基数做实率低、征缴率低、期末欠费高，若将欠费全部回收，累计可支付月数将延长至 19.3 个月，基金筹资的充足性有待提高；住院政策范围内支付比例和实际支付比例高、普通门（急）诊和门诊大病（慢特病）实际支付比例较低，医保待遇保障的适度性有待提高；基层医疗机构基金支出占比低、住院率高，平均住院天数全省最高，每单位（1%）住院报销比花费的人均住院基金支出高，医药费用增速较为异常，医疗资源利用效率、资金使用效率、与医药的协同性有待提高。2021 年应加强对参保单位缴费基数核定的管理，加大基金的清欠力度，做到应收尽收；考虑采取有效措施，应对老龄化带来的基金运行风险；要科学测算制定与当地发展水平相适应的缴费费率，实行动态调整；探索开展门诊统筹，完善医保门诊保障；加大基层医疗机构基金支出比例；把住院率作为重点监控指标，从源头控制分解住院、挂床住院的问题，完善医保付费方式，研究科学合理的住院费用结算办法，控制医保基金的不合理支出，加强医保支付方式改革、招标采购、医疗医药等方面的衔接。"十三五"期末预算收支执行偏差较大，且收入低于预算执行 13%，支出低于预算执行 11%，下一步，应加强基金预算的编制质量、提高预算收支执行力度。

十三、大理州："十三五"期末职工医保基金运行试评价 84.9 分，全省第 1 名。数据显示，统筹基金当期结余率为 14.2%，累计结余可支付 21.6 个月，当期结余较为合理，累计结余较高。

缴费基数做实率、综合费率、住院政策范围内支付比例、次均费用增速和医药费用增速在合理范围内，医保基金筹资充足、住院待遇保障适度、与医药的协同性较好；在职退休比从“十二五”期末的1.94上升到2.17，参保人员结构有所优化，但仍然偏低，住院率（在职11.8%、退休47.8%）高，加大了人口老龄化带来的基金运行风险；划账比例偏高，拉低了筹集的充足性；住院实际支付比例稍高、普通门（急）诊和门诊大病（慢特病）的实际支付比例低，医保待遇适度性有待提高；基层医疗机构基金支出占比低、每单位（1%）住院报销比花费的人均住院基金支出高和日均住院费用增速高，医疗资源利用效率和资金使用效率有待提高。2021年，探索开展门诊统筹，完善医保门诊保障；把单位缴费划入个人账户比例控制在30%—35%；考虑采取有效措施，应对老龄化带来的基金运行风险；加大基层医疗机构基金支出比例；把住院率作为重点监控指标；完善医保付费方式，研究合理的住院费用结算办法，加强对定点医药机构监管，控制医保基金的不合理支出，提高基金使用效率和医疗资源利用效率。“十三五”期末预算收支执行较好。

十四、德宏州：“十三五”期末职工医保基金运行试评价73.6分，全省第14名。数据显示，统筹基金当期结余率为36.9%，累计结余可支付21.3个月，结余处于偏高状态。综合费率、住院政策范围内支付比例在合理范围，基金筹资充足、基金运行可持续；在职退休比从“十二五”期末的2.58下降到2.43，参保人员结构处于下降趋势，住院率（在职16.9%、退休55.2%）高，存在人口老龄化带来的基金运行风险；征缴率、人均缴费基数和缴费基数做实率低，拉低了基金筹资的充足性；住院实际支付比例高、普通门（急）诊和门诊大病（慢特病）的实际支付比例低，医保待遇的适度性有待提高；基层医疗机构基金支出占比低、每单位（1%）住院报销比花费的人均住院基金支出高、次均费用增速、日均费用增速异常。2021年应加强对参保单位缴费基数核定的管理，加大基金的清欠力度，做到应收尽收；要科学测算制定与当地发展水平相适应的缴费费率，实行动态调整；考虑采取有效措施，应对老龄化带来的基金运行风险；探索开展门诊统筹，完善医保门诊保障；加大基层医疗机构基金支出比例；把住院率作为重点监控指标；完善医保付费方式，研究合理的住院费用结算办法，加强监管，控制医保基金的不合理支出，提高基金使用效率和医疗资源利用效率。“十三五”期末收入预算执行较好，支出预算偏差较大，下一步，应加强基金预算的编制质量、提高预算收支执行力度。

十五、怒江州：“十三五”期末职工医保基金运行试评价75.2分，全省第10名。数据显示，统筹基金当期结余率为44.1%，累计结余可支付34.3个月，结余处于过高状态。缴费基数做实率、综合费率、划账比例、住院支付比例在合理范围，医保基金筹资充足、住院待遇适度、医保基金平稳运行可持续；在职退休比一直稳定在3.54，参保人员结构较好；期末欠费大，若欠费全部收回，则基金可支付月数将增加到41.8个月，普通门（急）诊和门诊大病（慢特病）的实际报销比例低、基层医疗机构基金支出占比低、每单位（1%）住院报销比花费的人均住院基金支出略高、日均费用增速高、次均费用和医药费用增速异常。2021年，要加大清欠力度，做到应收尽收；采取有效措施切实消化结余；要科学测算制定与当地发展水平相适应的缴费费率，实行动态调整；探索开展门诊统筹，完善医保门诊保障；加大基层医疗机构基金支出比例；完善医保付费方式，加强监管，控制医保基金的不合理支出，提高基金使用效率和医疗资源利用效率，加强医保支付方式改革、招标采购、医疗医药等方面的衔接。“十三五”期末预算收入执行较好，预算支出执行偏差较大，超预算执行，执行偏差为10%，下一步应加强预算编制质量，将支出控制在年初预算的范围内。

十六、迪庆州：“十三五”期末职工医保基金运行试评价77分，全省第8名。数据显示，统筹基金当期结余率为28.5%，累计结余可支付10.7个月，当期结余偏高、累计结余处于合理状态。缴费基数做实率、综合费率、医药费用增速、住院率（全省最低）在合理范围，基金筹资充足、基金运行平稳可持续、医疗资源利用效率高；在职退休比从“十二五”期末的3.58降低到3.26，参保人员结构呈下降趋势，仍处于合理范围；划账比例偏高（居全省第二位为56.7%），住院支付比例高、普通门（急）诊和门诊大病（慢特病）的实际支付比例低，基层医疗机构基金支出占比低，每单位（1%）住院报销比花费的人均住院基金支出略高，次均住院费用和日均住院费用偏高，医疗资源利用效率、基金使用效率、医保待遇保障的适度性有待提高。2021年探索开展门诊统筹，完善医保门诊保障；要科学测算制定与当地发展水平相适应的缴费费率，实行动态调整；加大基层医疗机构基金支出比例；单位缴纳医保费划入个人账户比例控制在30%—35%；完善医保付费方式，加强监管，控制医保基金的不合理支出，提高基金使用效率。“十三五”期末预算收入执行较好，预算支出执行偏差较大，下一步应注意预算编制质量，将支出控制在年初预算的范围内。

十七、省本级：“十三五”期末职工医保基金运行试评价78.7分，全省第6名。数据显示，统筹基金当期结余率为33.1%，累计结余可支付22.7个月，结余处于偏高状态。缴费基数做实率、综合费率、次均费用增速和医药费用增速在合理范围，医保基金筹资充足、基金运行平稳可持续。在职退休比从“十二五”的1.73降低到1.58，参保人员结构呈下降趋势，且全省最低，住院率（在职10.5%、退休46.1%）高，较高的筹资水平缓解了人口老龄化带来的基金运行风险；住院支付比例高、普通门（急）诊和门诊大病（慢特病）实际支付比例低、基层医疗机构基金支出占比低、单位（1%）住院报销比花费的人均住院基金支出、次均住院费用、日均住院费用、平均住院天数全省最高，待遇保障的适度性、基金使用效率和支付与监管的有效性有待提高。2021年要探索开展门诊统筹，完善医保门诊保障；加大基层医疗机构基金支出；采取有效措施，应对老龄化带来的基金运行风险；结合当地实际科学测算，探索实行动态费率；加强日常对医疗机构的监管，研究科学合理的费用结算办法，引导医疗机构合理治疗、合理用药，加强审核稽核工作，控制医保基金的不合理支出，把住院率作为重点监控指标，从源头控制分解住院、挂床住院的问题，提高基金使用效率。“十三五”期末，预算收入执行较好，预算支出执行偏差较大，预算偏差16%，下一步应注意预算编制质量，将支出控制在年初预算的范围内。

“十三五”期末各统筹区居民医保基金评价

一、昆明市：“十三五”期末居民医保基金运行试评价90.5分，全省第8名。数据显示，医保基金当期结余率为7.2%，累计结余可支付4.4个月，当期结余率合理，累计结余处于偏低状态。财政补助达标率、住院支付比例和门诊支付比例、每单位（1%）住院报销比花费的人均住院基金支出、医药费用增速、住院率在合理范围，医保筹资充足、待遇保障适度、医疗资源利用效率和基金使用效率高、基金运行可持续；个人缴费达标率低，影响了筹资的充足性，基层医疗机构基金支出占比低、次均费用增速和日均费用增速较高，拉低了基金使用效率和医疗资源利用效率。2021年要采取有效措施，加大基层医疗机构基金支出，加强日常对医疗机构的监管，研究科学合理的费用结算办法，引导医疗机构合理治疗、合理用药，加强审核稽核工作，控制医保基金的不合理支出。“十三五”期末收支预算执行较好。

二、曲靖市：“十三五”期末居民医保基金运行试评价85.8分，全省第15名。数据显示，医保基金当期结余率为19.3%，累计结余可支付8.3个月，当期结余率偏高，累计结余处于合理状态。财政补助达标率、住院和门诊支付比例、每单位（1%）住院报销比花费的人均住院基金支出、基层医疗机构基金支出占比在合理范围，基金筹资充足、待遇保障适度、基金使用效率和医疗资源利用高，基金运行平稳可持续；个人缴费达标率低，影响了筹资的充足性；住院率稍高，次均费用增速、日均费用增速和医药费用增速异常，居民个人筹资缴费的充足性、与医药的协同性有待加强。2021年要关注住院率指标，加强日常对医疗机构的监管，研究科学合理的费用结算办法，引导医疗机构合理治疗、合理用药，加强审核稽核工作，从源头控制分解住院、挂床住院的问题，加强医保支付方式改革、招标采购、医疗医药等方面的衔接。“十三五”期末收支预算执行较好。

三、玉溪市：“十三五”期末居民医保基金运行试评价91分，全省第6名。数据显示，医保基金当期结余率为3.9%，累计结余可支付7个月，当期结余偏低，累计结余处于合理状态。财政补助达标率、住院和门诊支付比例、每单位（1%）住院报销比花费的人均住院基金支出、医药费用增速在合理范围；个人缴费达标率低，基层医疗机构基金支出占比低，住院率、次均住院费用、日均住院费用偏高。医保基金筹资充足、基金运行可持续；待遇保障适度；与医药的协同性较好；医疗资源利用效率、基金使用效率有待提高。2021年要采取有效措施，加大基层医疗机构基金支出；要重点关注住院率指标，加强日常对医疗机构的监管，完善医保付费方式，引导医疗机构合理治疗、合理用药，加强监管，从源头控制分解住院、挂床住院的问题。“十三五”期末收支预算执行较好。

四、保山市：“十三五”期末居民医保基金运行试评价88.1分，全省第12名。数据显示，医保基金当期结余率为–0.4%，累计结余可支付3.2个月，结余处于偏低状态。住院和门诊实际支付比例、每单位（1%）住院报销比花费的人均住院基金支出、基层医疗机构基金支出占比、医药费用增速、次均住院费用增速、日均费用增速在合理范围，基金结余、个人缴费达标率和财政补助达标率较低，住院率较高。医保基金运行基本可持续性、待遇保障适度、医疗资源利用效率和基金使用效率高、与医药的协同性较好；居民筹资缴费的充足性有待加强。2021年一是加大与财政的衔接，确保财政补助及时到位，采取有效措施，提高个人缴费达标率，以增加收入，提高抵御风险的能力；二是研究科学合理付费方式，把住院率作为重点监控指标，强化监管，从源头控制分解住院、挂床住院的问题，控制医保基金的不合理支出，尽量做到当期收支平衡，提高医保基金的使用效率，增强统筹资金抵御风险的能力。“十三五”期末预算收支执行偏差较大，且收入低于预算执行13%，支出低于预算执行12%，下一步，应加强基金预算的编制质量、提高预算收支执行力度。

五、昭通市：“十三五”期末居民医保基金运行试评价88.7分，全省第10名。数据显示，医保基金当期结余率为2.8%，累计结余可支付5.6个月，结余处于偏低状态。财政补助达标率、门诊支付比例、每单位（1%）住院报销比花费的人均住院基金支出、基层医疗机构基金支出占比、医药费用增速、日均住院费用增速在合理范围，基金结余、个人缴费达标率较低，住院率较高。医保筹资充足、基金运行可持续性、住院待遇保障偏高、门诊待遇保障适度、与医药的协同性较好；筹资缴费的充足性有待加强。2021 年一要切实采取措施，提高个人缴费达标率，以增加收入，提高抵御风险的能力；二是研究科学合理的付费方式，引导医疗机构合理治疗、合理用药，把住院率作为重点监控指标，强化监管，控制医保基金的不合理支出，提高医保基金使用效率，增强统筹资金抵御风险的能力。“十三五”期末预算收支执行较好。

六、丽江市：“十三五”期末居民医保基金运行试评价 91 分，全省第 7 名。数据显示，医保基金当期结余率为 5.1%，累计结余可支付 8.4 个月，结余处于合理状态。财政补助达标率、住院支付比例和门诊支付比例、每单位（1%）住院报销比花费的人均住院基金支出、住院率在合理范围。个人缴费达标率较低、基层医疗机构基金支出占比低、医药费用增速异常；医保基金筹资充足、基金运行可持续、待遇保障适度、基金使用效率高、居民筹资缴费的充足性有待加强。2021 年要切实采取措施，提高个人缴费达标率，加大对基层医疗机构基金支出；强化监管，控制医保基金的不合理支出，加强医保支付方式改革、招标采购、医疗医药等方面的衔接。“十三五”期末预算收支执行较好。

七、普洱市：“十三五”期末居民医保基金运行试评价 87.8 分，全省第 13 名。数据显示，医保基金当期结余为 -9.7%，累计结余可支付 3 个月，结余处于较低状态。个人缴费和财政补助达标率、住院和门诊支付比例、每单位（1%）住院报销比花费的人均住院基金支出、医药费用增速、日均费用增速在合理范围，基金结余低，住院率高、次均费用增速高。医保基金筹资充足、待遇保障的适度性有待加强。2021 年要切实采取有效措施，制定科学合理的付费方式，引导医疗机构合理治疗、合理用药，把住院率作为重点监控指标，强化监管，控制医保基金的不合理支出，提高医保基金使用效率，增强统筹资金抵御风险的能力。“十三五”期末预算收支执行较好。

八、临沧市：“十三五”期末居民医保基金运行试评价 93 分，全省第 4 名。数据显示，医保基金当期结余率为 8.9%，累计结余可支付 12 个月，当期结余合理，累计结余处于偏高状态。个人缴费和财政补助达标率、住院和门诊支付比例、每单位（1%）住院报销比花费的人均住院基金支出、基层医疗机构支出占比、住院率、日均费用增速在合理范围，次均费用增速高、医药费用增速异常。医保基金筹资充足、基金运行可持续性、待遇保障适度、医疗资源利用效率和基金使用效率高、与医药的协同性有待提高。“十三五”期末预算支出执行较好，预算收入执行偏低，应加强基金预算的编制质量、提高预算收支执行力度。

九、楚雄州：“十三五”期末居民医保基金运行试评价 88.8 分，全省第 9 名。数据显示，医保基金当期结余率为 10.2%，累计结余可支付 11 个月，当期结余合理、累计结余处于偏高状态。财政补助达标率、住院支付和门诊支付比例、每单位（1%）住院报销比花费的人均住院基金支出在合理范围，个人缴费达标率和基层医疗机构基金占比低，住院率偏高，医药费用增速异常。医保基金运行可持续性、待遇保障适度、医疗资源利用效率和基金使用效率高、与医药的协同性有待提高、筹资缴费的充足性有待加强。2021 年要切实采取措施，提高个人缴费达标率，加大对基层医疗机构基金支出；强化监管，加大稽核力度，控制医保基金的不合理支出。“十三五”期末预算收支执行较好。

十、红河州：“十三五”期末居民医保基金运行试评价93.1分，全省第3名。数据显示，医保基金当期结余率为10.8%，累计结余可支付10.4个月，当期结余合理、累计结余处于偏高状态。财政补助达标率、住院支付和门诊支付比例、每单位（1%）住院报销比花费的人均住院基金支出、日均住院费用增速、医药费用增速在合理范围，个人缴费达标率和基层医疗机构基金占比低，住院率偏高。医保基金运行可持续性；待遇保障适度；居民筹资缴费的充足性有待加强。2021年要切实采取措施，提高个人缴费达标率，加大对基层医疗机构基金支出；强化监管，加大稽核力度，控制医保基金的不合理支出。“十三五”期末预算收入执行较好。

十一、文山州：“十三五”期末居民医保基金运行试评价93.7分，全省第2名。数据显示，医保基金当期结余率为10.4%，累计结余可支付8个月，结余处于合理状态。个人缴费和财政补助达标率、门诊支付比例、每单位（1%）住院报销比花费的人均住院基金支出、基本医疗机构支出占比、医药费用增速、次均费用增速、日均费用增速在合理范围，住院实际报销比高，住院率全省最高，为24.2%，但次均住院费用、平均住院天数全省最低。医保基金筹资充足、基金运行可持续性；门诊待遇保障适度、住院待遇保障偏高、基金使用效率和医疗资源利用效率较高、与医药的协同性较好。2021年要特别重点关注高住院率的不合理现象，通过调整付费方式，强化监管，控制医保基金的不合理支出。“十三五”期末预算收入执行较好，预算支出执行偏差较大，应注意预算编制质量，将支出控制在年初预算的范围内。

十二、版纳州：“十三五”期末居民医保基金运行试评价91.7分，全省第5名。数据显示，医保基金当期结余率为20.1%，累计结余可支付11.4个月，结余处于偏高状态。个人缴费和财政补助达标率、住院和门诊支付比例、每单位（1%）住院报销比花费的人均住院基金支出、基本医疗机构支出占比、医药费用增速、次均费用增速、日均费用增速在合理范围，住院率稍高。医保基金筹资充足、基金运行可持续性、待遇保障适度、基金使用效率和医疗资源利用效率较高、与医药的协同性较好。“十三五”期末预算收入执行较好，预算支出执行偏差较大，且支出低于预算执行12%，应加强基金预算的编制质量、提高预算收支执行力度。

十三、大理州：“十三五”期末居民医保基金运行试评价95.8分，全省第1名。数据显示，医保基金当期结余率为12.7%，累计结余可支付12个月，当期结余合理，累计结余处于偏高状态。个人缴费和财政补助达标率、住院和门诊支付比例、每单位（1%）住院报销比花费的人均住院基金支出、住院率、医药费用增速在合理范围，基层医疗机构基金占比低。医保基金筹资充足、基金运行可持续性、待遇保障适度、基金使用效率和医疗资源利用效率较高、与医药的协同性较好。2021年要采取有效措施，加大基层医疗机构基金支出。“十三五”期末预算收入执行偏低，预算支出执行较好，要加强基金预算的编制质量、提高预算收支执行力度。

十四、德宏州：“十三五”期末居民医保基金运行试评价87.7分，全省第14名。数据显示，医保基金当期结余率为17.4%，累计结余可支付8.4个月，结余处于合理状态。个人缴费和财政补助达标率、住院和门诊支付比例、每单位（1%）住院报销比花费的人均住院基金支出、基层医疗机构基金占比、医药费用增速在合理范围，个人缴费达标率和基层医疗机构基金占比低，次均费用增幅大、住院率较高。医保基金筹资充足、基金运行可持续性、待遇保障的适度性、居民个人筹资缴费的充足性有待加强。2021 年要切实采取措施，提高个人缴费达标率，加大对基层医疗机构基金支出；强化监管，加大稽核力度，控制医保基金的不合理支出。“十三五”期末预算收支执行偏差较大，特别是支出预算，要提高预算编制质量，将支出控制在年初预算的范围内。

十五、怒江州：“十三五”期末居民医保基金运行试评价 82 分，全省第 16 名。数据显示，医保基金当期结余率为 –0.3%，累计结余可支付 13.2 个月，当期结余偏低、累计结余处于偏高状态。住院和门诊支付比例、每单位（1%）住院报销比花费的人均住院基金支出、医药费用增速在合理范围，个人缴费达标率和财政补助达标率低，基层医疗机构基金占比低，住院实际报销比较高、次均住院费用和日均住院费用增速较高。医保基金运行可持续性、门诊待遇保障适度、住院待遇保障稍高、与医药的协同性较好、筹资缴费的充足性有待加强。2021 年要切实采取措施，提高个人缴费达标率和财政补助达标率，加大对基层医疗机构基金支出；“十三五”期末预算收支执行偏差较大，且支出超预算执行，预算偏差 23%，要提高预算编制质量，将支出控制在年初预算的范围内。

十六、迪庆州：“十三五”期末居民医保基金运行试评价 88.5 分，全省第 11 名。数据显示，医保基金当期结余率为 13.1%，累计结余可支付 15.7 个月，累计结余处于偏高状态。个人缴费和财政补助达标率、门诊支付比例、每单位（1%）住院报销比花费的人均住院基金支出、基层医疗机构基金占比、住院率在合理范围，医药费用增速、次均费用增幅大、住院支付比例较高。医保基金筹资充足、基金运行可持续、门诊待遇保障适度、住院待遇保障高、与医药的协同性有待提高。“十三五”期末预算收入执行较好，预算支出执行超预算执行，预算偏差 12%，要提高预算编制质量，将支出控制在年初预算的范围内。

十七、省本级：“十三五”期末居民医保基金运行试评价 53.4 分，全省第 17 名。数据显示，医保基金当期结余率为 67.3%，累计结余可支付 62.6 个月，结余处于过高状态。医药费用增速在合理状态，其余指标均异常，主要是省本级居民均为大学生，参保资源优，住院率为 1.1%，全省最低，个人缴费达标率和财政补助达标率低（数据有误），住院和门诊实际报销比高，次均住院费用和日均住院费用全省最高。医保基金筹资充足、基金运行可持续性、待遇保障的适度性和基金使用效率均有待加强。“十三五”期末预算收支偏差较大，收入低于预算 11%，支出低于预算 9%，要提高基金预算的编制质量、提高预算收支执行力度。

第五部分　总体判断

现状和成效　“十三五”是我省医疗保障事业发展最快的时期，特别是云南省医疗保障局成立以来，医疗保障管理体制从部门分割走向集中统一，实现城乡居民制度整合，农村人口待遇水平显著提高、财政投入加大力度，医保扶贫较好解决贫困人口“因病致贫返贫”问题，医药集中采购、信息化建设、医保反欺诈、决战决胜脱贫攻坚、打赢新冠肺炎阻击战等各方面取得了显著成效，基本建立了与云南省经济社会发展水平相适应的，具有云南特色的、多层次的医疗保障制度和政策体系，实现了医疗保险制度的全覆盖，进入“全民医保”的历史新阶段，人民群众获得感不断增强。

一是健全完善制度，积极搭建医保制度改革“四梁八柱”。健全全省医保系统运行机制，按时完成机构改革组建各项工作，实现了全省医疗保障工作归口管理。着力统一制度、完善政策，2017年整合了城镇居民医疗保险和新型农村医疗合作两项制度，实施统一的城乡居民基本医疗保险。2019年全面启动基本医疗保险和生育保险合并实施，促进企业减负增效。健全完善医疗救助制度，大力发展商业健康保险、职工互助保险等补充性保险。制定出台《关于深化医疗保障制度改革的实施意见》（云发〔2020〕19号），提出25项改革任务和50余条改革举措，搭建了全省医疗保障制度改革的“四梁八柱”，全省初步建立了以基本医疗保险制度为主体、多种形式医疗保险为补充，医疗救助为托底的多层次医疗保障体系。

二是筑牢民生底线，稳步提升医疗保障待遇水平。完善城乡居民高血压、糖尿病门诊用药保障机制，惠及近1000万城乡居民。统一全省基本医疗保险门诊慢性病、特殊病病种管理服务和用药保障范围，城乡居民和城镇职工享受同样的病种和药品。调整城乡居民住院分娩医疗保障待遇。全面落实抗癌药医保支付政策。提高10种发病率高的儿童血液病、儿童恶性肿瘤基本医疗保险待遇水平。职工医保和居民医保住院费用政策范围内医保基金支付比例分别达85.8%、68.8%，高于全国平均水平。

三是聚焦脱贫攻坚，精准推进医疗保障扶贫政策落实落地。认真贯彻落实习近平总书记在全国解决“两不愁三保障”突出问题座谈会上的重要讲话精神，全面落实健康扶贫30条措施，织密织牢医疗保障扶贫网，保持我省健康扶贫医疗保障政策连续性和稳定性。切实解决动态调整贫困人口系统标识不精准、县域外“一站式”直接结算不通畅、慢病卡办理时间长、转诊转院“一刀切”等突出问题，医保扶贫取得决定性成效。全省建档立卡贫困人口实现基本医疗保险、大病保险和医疗救助全覆盖。2019年1月10日，在国家医疗保障工作座谈会上，我省作为全国6个交流发言省份之一，就医疗保障扶贫工作作了交流发言，中央政治局常委、国务院副总理韩正同志给予了充分肯定。国务院扶贫办通报我省2019年建档立卡贫困人口实现100%参保，我省医保扶贫第三方评价成绩为100分，得到国家医保局的肯定。在2019年度省级行业（部门）扶贫成效考核中被评为“好”。在2020年全国健康扶贫电视电话会议上，省医保局作了唯一医保扶贫经验交流。省医保局待遇保障处被评为2020年全省扶贫先进集体。

四是发挥职能优势，全力支持全省疫情防控大局。面对突如其来的新冠肺炎疫情，在全国率先出台10条特殊报销政策，临时调整5项政策规定，对新冠肺炎确诊和疑似患者一律免费救治，医保支付90%。按照做好常态化防控救治医疗保障的要求，对救治资金清算、新冠病毒抗体测定医疗服务价格、境外回国人员和外籍人员医保支付、对减征工作作出明确规定。截至目前，全省医保系统累计向定点救治医院预拨医保基金3.6亿元，结算确诊和疑似病例2404人次，结算医疗费用1096.47万元，医保支付986.61万元，发挥医保“定心丸”作用。全力服务“六稳”“六保”工作大局，对88413家企业进行减征，减收医保费25.27亿元，并对经营有困难的1700家申请缓缴的企业办理了医保费缓缴，共缓缴医保费3.36亿元。

五是主动服务大局，大力支持生物医药产业发展。围绕省委、省政府关于健康云南建设、支持生物医药与大健康产业、打造世界一流健康生活目的地的战略部署，积极发挥医保服务大局、服务民生的重要职能作用。以省政府名义向国家推荐84个我省重点名优药品，其中15个药品纳入国家2019版药品目录。在全国率先将中药配方颗粒纳入医保支付，并纳入门诊特慢病用药范围；将医疗机构中医服务项目的针灸、拔罐、治疗性推拿等中医非药物诊疗项目，以及通过疗效和安全性评价的中医适宜技术纳入我省医保支付范围；出台中药饮片和配方颗粒加成政策，提高医疗机构加成比例。对涉及生物医药、健康产业、医养结合的医疗机构，在旅游景区内的医疗机构及药店，实行“零门槛”即时办理，优先纳入医保定点。

六是坚持改革创新，扎实推进医保领域改革攻坚。深入推进目录管理改革，稳步推进全省 837 个超范围药品消化调整工作，3 年内全部消化完毕。积极推进多元复合型付费方式改革，省本级、玉溪市等 8 个统筹区开展了按疾病诊断分组（DRG）付费改革，昆明市列为 DRG 付费改革试点，昭通市、文山州列为全国按病种分值（DIP）付费改革试点。积极支持紧密型医共体建设，在全国率先出台县域内城乡居民医疗保障资金按人头打包付费试点工作的指导意见和考核实施方案，全省 42 个国家紧密型医共体建设试点县中，41 个县（市、区）全面启动打包付费改革。积极推进药品耗材集中采购和医疗服务价格调整，2020 年以来，先后参加 4 个批次的国家组织药品和高值医用耗材集中带量采购，5 个批次的跨省联盟带量采购，组织 1 个批次的省高值医用耗材集中带量采购，药品和医用耗材平均降幅 60% 左右，每年可节约采购资金约 23 亿元；出台药品集中采购医保资金结余留用政策，鼓励医疗机构优先使用中选药品。全面取消医用耗材加成，实现了“零差率”销售。完善“互联网 +”医疗服务价格和医保支付政策，制定出台“互联网复诊费”等 7 个医疗服务项目试行价格。

七是强化风险防控，深入开展打击欺诈骗保。严格履行医保基金管理唯一主体责任，深入开展以定点医疗机构自查自纠为重点的专项治理，健全完善欺诈骗保案件举报制度和飞行检查制度，积极配合国家医保局飞行检查，开展多批次省内飞行检查和交叉检查，定期开展打击欺诈骗保专项行动和集中宣传，严查部分定点医疗机构让建档立卡贫困人口院外购药、转嫁医疗费用等漠视群众利益的违规行为。积极创新基金监管方式，昆明市被确定为“国家医保基金监管方式创新试点”地区之一；扎实推进医保基金监管信用体系建设，开展定点医疗机构基金监管信用评价。自 2018 年省医保局成立以来，全省共检查定点医药机构 76340 家次（含村卫生室），追回医保基金 11.39 亿元，查处违规参保人 7996 例，曝光典型案例 584 件。2018 年打击欺诈骗保专项治理综合排名全国第 5 位，2019 年排名第 10 位。

八是优化服务环境，着力打通医保公共服务堵点。加快推进全省智慧医保建设，启动医保电子凭证应用，率先在全国实现同时支持刷脸、扫二维码、医院诊间结算、建档立卡人员“一站式”结算就医购药服务等新体验，截至 2020 年 12 月 31 日，全省 1646.49 万人激活使用医保电子凭证，激活人数排名全国第五位。深入推进医保领域“放管服”改革，取消定点医药机构资格审查和新开业民营医疗机构申请医保定点 1 年等待期；统一并明确全省医疗保障经办政务服务事项清单 31 项，梳理医保政务服务“一网通办”事项 29 项；将特殊病慢性病门诊待遇审核下沉至定点医疗机构直接办，放开门诊就医选点和开药量限制，实施“长处方”政策。积极完善异地就医直接结算服务，在全国率先接入国家跨省异地就医直接结算平台、率先启动跨省异地就医门诊直接结算试点、率先实现建档立卡贫困人口四重保障“一站式”结算。目前，省内异地结算已实现参保人群全覆盖，全省城镇职工、城乡居民参保人全部纳入跨省异地就医直接结算；全省 17 个统筹区，实现与西南片区四川、重庆、贵州、西藏的跨省异地就医门诊直接结算和门诊慢特病异地就医直接结算。

分析中发现的问题 一是人口老龄化持续，医疗费用支出持续增长。“十三五”期间，人口持续老龄化，在职退休比2019年在全国处于18位，低于全国平均水平。参保人员中占比为29%的退休人员使用了68%的医保费用，保持较高水平，参保人员老龄化对医保基金带来的风险已开始显现。同时，慢性疾病患者人数不断增长，住院率持续攀升，增速放缓，但仍处于全国高位，特别是退休人员住院率，高达52.5%，医疗费用不断增长。

二是医药费用结构仍需调整。“十三五”期末职工住院费用中，药品费、检查治疗费、服务设施费占比分别为34.5%、52.1%、5.3%。药品占比较“十二五”期末的45.4%下降10.9%，检查费用占比提高7.4%，药品费占比仍然较高，检查费用有所提升。需警惕过度检查，过度治疗等问题，避免形成新的“以检养医”问题。

三是高等级医疗机构资源集中，分级诊疗成效尚未完全显现。“十三五”期间，职工住院医疗费中，机构数量占比为6.2%的二级、三级医疗机构发生的医疗费占总费用的96.5%。就医仍集中在高等级医疗机构，分级诊疗成效尚未完全显现。

四是医保基金监管仍需加强。医保基金收支规模逐年增大，但欺诈骗保问题屡禁不止，“十三五”期间（2018—2020年），共追回医保基金11.39亿元。

五是基金收支结余极不均衡，部分统筹区抗风险能力弱，基金使用效率有待提高。“十三五”期末，各统筹区发展不平衡，差异较大，全省居民医保平均可支付月数为8.6个月，普洱仅为2.9个月，保山3.2个月、昆明4.4个月，抵御风险能力弱，省本级高达62.3个月，基金收的多，医保待遇较好（住院费用政策范围内医保基金支付比例已达91.4%，远高于居民平均待遇报销水平），基金使用效率有待提高。

六是技术进步、经济放缓、医保待遇水平提高等因素加大基金收支平衡的压力。随着经济社会的发展，医保待遇水平的提高，带来了医保基金的支付压力。同时新技术新项目不断推出，医疗技术、设施的进步，给参保人员带来福利的同时也大幅提高支出。

七是现有筹资结构（收入分配）不合理，影响基金总体收入。“十三五”期末，职工医保个人账户累计结余255.5亿元比“十二五”期末的113.4亿元增加142.1亿元，占总结余的49%，个人账户当期结余率22.2%比“十二五”期末18.5%提高3.7%，且全省单位缴费划入个人账户比例为35.9%，远高于全国28.1%的上年平均水平，超过了云南省人民政府〔1999〕86号令，划入个人账户的比例为单位缴费的30%—35%的范围。特别是丽江高达62.6%，迪庆56.7%，个人账户沉淀基金较高，基金使用效率有待提高。居民筹资主要来源于财政补助，“十三五”期末财政补助218.8亿元，较“十二五”期末增加67.1亿元，占基金总收入的63.6%，虽然低于全国66.9%的上年平均水平，但个人缴费比例偏低，财政支出压力逐年加大。

八是信息系统建设未能跟上医疗保险跨越式发展的需要，数据质量与数据应用分析能力需进一步提高。部分州市数据明显有误，特别是丽江、保山、曲靖、楚雄、昆明数据质量有待提高。

九是基金年报和统计年报时效和指标数量有局限性。

对策与建议 一是加强基金预算管理和预警，提升基金使用效率和抗风险能力，建立基金合理结存机制。科学编制医保基金收支预算，加强预算执行监督，全面做实州市级统筹。开展医保基金运行风险评估和预警工作。探索建立医保基金运行风险评估和预警长效机制，及时发现基金运行中的异常情况。开展预算绩效管理制度，实现效率提高和质量提升，提高医保基金使用效率。加强基金中长期精算，构建收支平衡机制，进一步规范和完善医保基金政策制度体系。

二是健全稳健可持续的筹资运行机制，保障基金可持续运行。合理筹资、稳健运行是医疗保障制度可持续的基本保证。要在国家规定的范围内科学测算制定与当地发展水平相适应的缴费标准，实行动态调整，实施缴费与经济社会发展水平和居民人均可支配收入，优化个人缴费和政府补助结构，研究应对老龄化医疗负担的多渠道筹资政策。建立健全职工医保门诊共济机制，改革职工个人账户，完善医保门诊保障，提高基金使用效率。

三是实施医疗保障待遇清单制度，保持合理保障水平。我省职工医保收支水平均高，在国家待遇清单授权范围内，制定与本地发展水平相适应的医疗保障待遇，提高基金使用效率，严格执行基本支付范围和标准，实施适度保障，纠正过度保障和保障不足问题，保障参保人员的基本医疗需求。

四是完善分级诊疗体系。积极将符合条件的社区卫生服务机构纳入医保定点范围，加大医保差别化报销政策，适当提高基层医疗机构医保报销比例，合理引导就医流向。

五是推动多元化复合式医保支付方式改革，提升医保基金支付效率。推行按病种付费为主的多元复合式医保支付方式，推广按疾病诊断相关分组付费或基于大数据的按病种分值付费。稳步推进紧密型县域医共体建设和城乡居民医保资金打包付费改革，促进优质医疗卫生资源下沉和有序就医格局形成，提高医保资金使用效率和县域医疗卫生服务整体效率。强化医保基金总额预算管理，适当提高总额预算向基层医疗机构倾斜比例，适应医疗服务模式发展创新，完善医保基金支付方式和结算管理。

六是强化信息系统建设，提高数据质量。提高数据质量是提高医保经办能力的内在要求，是对制度运行进行科学评估、为调整和完善政策提供科学支撑的重要手段，同时也是实现精确化管理，促进医疗保险事业科学、可持续发展的必然要求。

七是在常规报表统计基础上，增加专项调查、抽样调查等方式，加强数据的整理和分析利用。

政策汇编

云南省人民政府关于印发云南省职工生育保险办法的通知

云政办发〔2011〕121号

州、市人民政府，省直各委、办、厅、局：

《云南省职工生育保险办法》已经省人民政府同意，现印发给你们，请认真贯彻执行。

云南省职工生育保险办法

第一条 为了规范职工生育保险关系，维护职工参加生育保险和享受生育保险待遇的合法权益，保障妇女生育期间的基本生活和医疗需求，促进就业，根据《中华人民共和国社会保险法》、国务院《女职工劳动保护规定》，结合本省实际，制定本办法。

第二条 本办法适用于本省行政区域内的机关、团体、企业、民办非企业等单位和有雇工的个体工商户（以下称用人单位）及其职工。公务员和参照公务员法管理的人员参照本办法执行，具体办法由各统筹地区自行制定。

第三条 省级社会保险行政部门负责全省的职工生育保险管理工作。州（市）、县（区、市）级社会保险行政部门负责本行政区域内的职工生育保险管理工作。

各级生育保险经办机构（以下简称经办机构）负责职工生育保险业务的具体经办工作。

卫生、财政、人口计生等部门按照各自职责，协同做好职工生育保险工作。

第四条 职工生育保险基金实行州（市）级统筹、省级调剂金制度，逐步实行省级统筹。

第五条 职工生育保险基金按照“以支定收，收支基本平衡”的原则筹集。职工生育保险费由用人单位缴纳，职工个人不缴费。

职工生育保险的缴费基数为本单位上年度职工工资总额，缴费比例为0.8%—1.0%，具体由各统筹地区自行确定。

职工生育保险费缴费比例的调整，由统筹地区社会保险行政部门提出，报同级政府批准后执行。

第六条 用人单位应当依法向统筹地区社会保险行政部门指定的或者所在县（市、区）经办机构办理职工生育保险登记手续。其中，新设立的用人单位应当自设立之日起30日内，办理有关登记手续。

用人单位依法终止或者职工生育保险登记事项发生变更的，应当自终止变更之日起30日内，同原办理登记机构办理注销或者变更登记手续。

第七条 职工生育保险基金的来源：

（一）用人单位缴纳的职工生育保险费；

（二）职工生育保险基金的利息收入；

（三）职工生育保险基金的增值运营收入；

（四）按照规定收取的滞纳金；

（五）财政在基金出现不足时给予的补贴资金；

（六）其他依法应当纳入职工生育保险基金的资金。

第八条 职工生育保险基金纳入财政专户，实行收支两条线管理。职工生育保险基金专款专用，任何单位和个人不得擅自挪用，不得违规投资运营，不得用于平衡政府其他预算，不得违反法律、法规挪作其他用途。

财政部门、社会保险行政部门、审计部门对职工生育保险基金的收支、管理和运营情况实施监督。

第九条 生育保险基金通过预算实现收支平衡。统筹地区经办机构应当编制职工生育保险基金预决算草案，经同级人力资源社会保障行政部门、财政部门复核、审核，报同级政府同意后执行。

第十条 职工生育保险基金建立省级调剂金制度。调剂金用于各统筹地区出现收不抵支情况时的统一调剂使用。具体办法由省级社会保险行政部门与财政部门另行制定。

第十一条 职工生育保险待遇项目包括：

（一）生育或者计划生育假期的生活津贴；

（二）生育或者计划生育的医疗费；

（三）生育营养补助费；

（四）法律、法规规定的其他项目。

第十二条 职工领取生育或者计划生育假期的生活津贴的标准，以所在用人单位上年度职工月平均工资和本办法第十三条规定的假期天数为实际计发数，计算公式为：

实际计发数 = 月平均工资（元）÷30（天）×假期天数

第十三条 根据《女职工劳动保护规定》和《云南省人口与计划生育条例》的规定，女职工符合计划生育政策规定生育、怀孕流产、施行计划生育手术的，享受以下产假待遇：

（一）女职工生育正常产假为90天（其中产前休假15天）。

（二）女职工生育为难产、剖宫产的，增加产假15天。

（三）女职工多胞胎生育的，每多生育1个婴儿，增加产假15天。

（四）女职工晚育的，增加产假30天；男职工晚育的享受7天护理假。

（五）女职工在产假期间办理《独生子女父母光荣证》的，增加产15天。

（六）怀孕满7个月以上流产时按正常产

假休假。

（七）放置宫内节育器的，休假7天，产假期间放置的产假顺延。

（八）经计划生育行政部门批准摘取宫内节育器的，休假3天。

（九）施行输卵管结扎的，休假30天，产假期间结扎的产假顺延。

（十）施行输精管结扎的，休假15天。

（十一）经县级计划生育行政部门批准，施行输卵管复通术的，休假30天；施行输精管复通术的，休假15天。

（十二）因避孕措施失效而施行补救手术的，休假40天。

国家和省对产假进行调整的，执行调整后的产假。

第十四条 生育医疗费用包括女职工因怀孕、生育发生的检查费、接生费、手术费、住院床位费、药品费、护理费和治疗费。计划生育手术医疗费用包括职工因计划生育实施放置（取出）宫内节育器、流产术、引产术、皮埋术、绝育及复通手术所发生的医疗费用。符合规定的医疗费由职工生育保险基金支付。

生育或计划生育医疗费实行经办机构与医疗机构协议结算，具体结算办法由经办机构自行约定。暂不具备协议结算条件的统筹地区执行个人包干结算办法。协议结算或包干结算执行“结余归已，超支自担”原则。与医疗机构协议结算超支的医疗费用，协议医疗机构不得向职工收取。

生育或计划生育医疗费用协议结算或包干结算的参考标准为：

（一）顺产2500元。

（二）难产（产钳助产和胎头吸引）3000元。

（三）剖宫产5000元。

（四）产前检查费1000元。

（五）妊4个月（含4个月）以上、7个月以下流产（含人工流产）的：2000元。

（六）妊娠4个月以下流产（含人工流产）600元。

（七）放置宫内节育器（含宫内节育器）450元。

（八）摘取宫内节育器150元。

（九）皮埋术200元。

（十）皮埋取除术150元。

（十一）输卵管结扎2000元。

（十二）输精管结扎1000元。

（十三）输卵管复通术2500元。

（十四）输精管复通术2000元。

各统筹地区可根据自身基金使用情况对各项参考标准进行适当调整。

第十五条 职工因异地居住、急诊等原因，需要在统筹地以外地区或非协议定点医疗机构生育的，应向经办机构申报备案后就医，实行个人包干结算。

第十六条 在怀孕开始到产假结束期间因生育引起的规定并发症的住院费用，按城镇职工医疗保险规定支付，个人负担部分（不含城镇职工医疗保险规定的全自费部分）再由生育保险基金补助70%。

规定并发症有：异位妊娠（宫外孕），妊娠高血压综合征，各种原因引起的产前、产中或产后大出血、子宫破裂、羊水栓塞、重度产褥感染。

未在本条范围内的其他并发症，由城镇职工基本医疗保险基金按规定报销。

第十七条 职工生育给予1000元生育营养补助。多胞胎的，每多一胎增加1000元。

第十八条 参加职工生育保险的职工，被确诊为不孕不育症，在具备卫生部批准辅助生殖技术资质的医疗机构施行人工授精或试管婴儿技术的，产生的医疗费给予最高3000元的补助，在生育保险基金中列支。

第十九条 职工因生育或者计划生育死亡的，给予一次性补助，标准为全省上年度职工月平均工资的6倍，在生育保险基金中列支。

第二十条 本办法规定的生育医疗费用、营养费用、死亡补助等参考标准，在执行过程中根据经济发展水平及基金收支情况由省级社会保险行政部门适时予以调整。

第二十一条 参加职工生育保险的用人单位，其退休人员发生生育或者计划生育的，按本办法规定的医疗费和生育营养贵的补助标准在职工生育保险基金列支。

第二十三条 妊娠7个月以上（含7个月）计划内生产的，不论胎儿否存活，均享受生活津贴、生育医疗费补助和营养补助费。

第二十四条 连续参保缴费的用人单位因依法关闭。破产、撤销等与职工解除劳动关系或劳动合同终止的，其职工在劳动关系解除或合同后10个月内发生生育的，享受本办法规定的在职人员的生育保险待遇。

第二十五条 生育时连续缴费满6个月以上的职工享受生育保险待遇。生保险待遇由用人单位到经办机构申请。领取生育保险待遇时需提供下列材料：

（一）人口计生部门出具的属于计划内生育的证明；

（二）职工的身份证；

（三）医疗机构出具的相关医学证明；

（四）参保男职工申领待遇的，同时提供结婚证和配偶未就业证明。

第二十六条 经办机构应当自受理申请之日起15个工作日内，对申请生育保险待遇的条件进行审核。对符合条件的，按照规定核定待遇予以一次性计发；对不符合条件的，应当书面告知提出申请的用人单位。

第二十七条 未依法办理参保缴费的用人单位，职工发生本办法所规定的生育保险待遇的，由用人单位按照本办法规定的标准向职工支付。

第二十八条 各统筹地区经办机构根据管理服务的需要，可以与医疗机构签订服务协议，规范医疗行为。协议医疗机构应当是具有母婴保健技术服务、计划生育手术资质的医疗机构。

经办机构审核生育或计划生育医疗费用，需要协议医疗机构出具有关记录和病情证明的，协议医疗机构应当配合。

第二十九条 用人单位及其职工、经办机构、协议医疗机构违反本办法规定的，由社会保险行政部门按照相关法律、法规进行处理。构成犯罪的，移交司法机关追究刑事责任。

第三十条 本办法自2011年7月1日起施行。1997年9月16日印发的《云南省企业职工生育保险暂行办法》同时废止。

云南省人力资源和社会保障厅　云南省财政厅关于全省统一提高城镇居民基本医疗保险待遇的通知

云人社发〔2011〕167号

各州、市人力资源和社会保障局、财政局：

根据人力资源和社会保障部、财政部《关于做好2011年城镇居民基本医疗保险工作的通知》(人社部发〔2011〕26号）文件要求，今年要进一步提高城镇居民基本医疗保险待遇，各地要确保完成城镇居民医保政策范围内的实际住院平均报销比例达到70%左右的目标任务。现就提高城镇居民基本医疗保险待遇的有关问题通知如下：

一、各州（市）要统一提高城镇居民基本医疗保险住院报销比例：将城镇居民基本医疗保险一、二、三级定点医疗机构住院医疗费用的报销比例分别提高到85%、75%和60%。住院起付线标准和最高支付限额按（云政办发〔2010〕181号）文件规定执行。

二、本通知从2011年8月1日起执行，各州（市）将城镇居民基本医疗保险提高待遇情况及时报省人力资源和社会保障厅备案。

三、各州（市）要切实加强基金管理，保证基金安全、高效、平稳运行。如有问题，要及时反馈省人力资源和社会保障厅。

2011年7月21日

云南省人力资源和社会保障厅关于调整省属在昆高校大学生医疗保险筹资标准和待遇水平的通知

云人社发〔2012〕105号

各省属在昆高校：

根据《云南省人力资源和社会保障厅　云南省财政厅关于全省统一提高城镇居民基本医疗保险待遇的通知》和《云南省人力资源和社会保障厅关于提高城镇居民学生儿童个人缴费标准的通知》文件精神，结合我省省属在昆高校大学生医疗保险工作实际，对省属在昆高校大学生个人筹资标准和基本医疗待遇水平进行调整，现将有关事项通知如下：

一、个人缴费标准

省属在昆高校大学生基本医疗保险个人缴费标准由目前的每人每学年10元提高到每人每学年30元。

二、基本医疗待遇水平

（一）起付标准

学年内第一次住院：一级医疗机构100元，二级医疗机构300元，三级医疗机构600元；第二次住院起付标准减半；第三次（含）以上住院的不再交纳起付标准。

（二）住院待遇

大学生基本医疗保险住院报销比例由60%调整为一级医院报销85%，二级医院报销75%，三级医院报销60%，基本医疗最高支付限额由2.5万元调整为3万元。

（三）门诊统筹费

大学生门诊医疗统筹费由目前的每人每学年40元调整为每人每学年50元。由省医保中心按大学生参保人数划入校医院（医务室）包干使用。

三、未涉及调整的标准按原来的要求执行。

四、此通知从2012年9月1日执行。

2012年5月24日

云南省人力资源和社会保障厅关于调整省属在昆高校大学生医疗保险个人缴费标准的补充通知

云人社发〔2012〕140号

省属在昆各高校：

为了完善我省城镇居民医疗保险相关政策，保障省属在昆高校大学生的就医需求，根据《云南省人力资源和社会保障厅关于调整省属在昆高校大学生医疗保险筹资标准和待遇水平的通知》精神，结合我省省属在昆高校大学生医疗保险工作实际，对调整省属在昆高校大学生个人缴费标准补充通知如下：

一、2012学年以前入学并已参保的大学生，参保时已一次性趸缴在校期间基本医疗保险费用的，仍按每人每学年10元执行；

二、2012学年以前入学并已参保的大学生，今年续保时一次性趸缴以后在校期间基本医疗保险费用的，个人缴费仍按每人每学年10元执行；

三、2012学年以前入学并已参保的大学生，今年续保时未一次性趸缴以后在校期间基本医疗保险费用的，个人缴费按每人每学年30元执行；

四、2012学年新入学的大学生，个人缴费按每人每学年30元执行；参保时一次性趸缴在校期间基本医疗保险费用的，其间若遇政策调整，个人缴费不再补缴差额部分；

五、2012学年及以后入学的大学生，个人缴费按每人每学年30元执行；参保时未一次性趸缴在校期间基本医疗保险费用的，其间若遇政策调整，个人缴费则按新政策规定执行；

六、2012学年以前入学并已参保的大学生，已一次性趸缴大学期间基本医疗保险费的，如遇休学、留级等原因延长在校时间的，延长在校时间的基本医疗保险个人缴费按每人每年30元标准执行。

2012年6月27日

云南省人民政府关于印发云南省“十二五”期间深化医药卫生体制改革规划暨实施方案的通知

云政发〔2012〕154号

各州、市人民政府，省直各委、办、厅、局：

现将《云南省“十二五”期间深化医药卫生体制改革规划暨实施方案》印发给你们，请认真贯彻执行。

云南省人民政府

2012年11月27日

云南省“十二五”期间深化医药卫生体制改革规划暨实施方案

深化医药卫生体制改革是贯彻落实科学发展观，促进经济社会全面协调发展的重大实践；是建设开放富裕文明幸福新云南，保障和改善民生，维护社会公平正义，提高人民群众生活质量的重要举措。“十二五”时期，是深化医药卫生体制改革的攻坚阶段，也是建立基本医疗卫生制度的关键时期。为巩固扩大前3年的改革成果，实现2020年人人享有基本医疗卫生服务的既定目标，根据《国务院关于印发“十二五”期间深化医药卫生体制改革规划暨实施方案的通知》和《中共云南省委 云南省人民政府关于深化医药卫生体制改革的意见》《云南省国民经济和社会发展第十二个五年规划纲要》，结合云南省经济社会发展水平和人民群众健康需求，编制本规划。规划明确了2012—2015年全省医药卫生体制改革的阶段目标、改革重点和主要任务，是今后4年云南省深化医药卫生体制改革的指导性文件。

一、医药卫生体制改革成效和规划背景

自2009年以来，云南省认真贯彻落实党中央、国务院的医药卫生体制改革精神，在省委、省政府的正确领导下，全省上下紧紧围绕“保基本、强基层、建机制”这一中心任务，结合云南实际，加强组织领导，积极探索创新，完善配套政策，健全体制机制，加大财政投入，按照云发〔2009〕17号文件要求，全面落实《云南省医药卫生体制改革三年实施方案（2009—2011年）》，统筹推进5项重点改革，取得了明显成效，实现了阶段性目标。覆盖城乡的全民基本医疗保障体系基本建立，职

工基本医疗保险（以下简称职工医保）、城镇居民基本医疗保险（以下简称城镇居民医保）和新型农村合作医疗（以下简称新农合）参保（合）人数达到4322万人，基本实现全民参保。城乡居民基本医保筹资和保障水平不断提升，政策范围内住院费用平均报销比例达到70%以上，普遍建立了门诊统筹，保障范围从大病延伸到门诊小病。城乡医疗救助力度不断加大，医疗救助范围基本覆盖城乡困难群体。国家基本药物制度在政府办基层医疗卫生机构实现全覆盖，并在全国率先将村卫生室纳入基本药物制度实施范围。基本药物集中采购实现“管采分离”，2011年药品采购价格比历史价平均降低25.1%；以破除“以药补医”机制为核心的基层医疗卫生机构综合改革全面推进，维护公益性、调动积极性、保障可持续的新机制初步建立。基层医疗卫生服务体系不断完善，实施了1794个基层医疗卫生机构建设项目，新增卫生业务用房201万平方米，新增住院病床近8000张，基层医疗卫生机构办医条件明显改善，中医药服务能力逐步增强；推进以全科医生为重点的基层医疗卫生队伍建设，基层医疗卫生机构人才队伍结构得到改善。基本公共卫生服务均等化水平逐步提升，10类基本公共卫生服务项目和7项重大公共卫生服务项目全面实施，城乡居民健康档案规范化电子建档率达到58.47%，老年人保健、妇女儿童保健、慢性病管理和农村妇女“两癌”检查等项目实施，受益人群范围不断扩大，群众健康素质得到提高。公立医院改革有序推进，围绕政事分开、管办分开、医药分开、营利性和非营利性分开（以下简称“四个分开”）进行体制机制创新，在医管分离改革、股份制合作办医、执业医师多点执业、县乡村一体化管理等方面取得了突破，便民惠民措施普遍开展，群众就医感受有所改善。3年改革实践证明，我省医药卫生体制改革方向正确、路径清晰、措施有力、步伐稳健，探索形成了一些改革创新思路和经验，人民群众看病就医的公平性、可及性、便利性得到改善，看病难、看病贵问题有所缓解。医药卫生体制改革推动了医药卫生事业持续健康发展，在促进经济社会全面发展中发挥了重要作用，实现了党和政府赢民心，人民群众得实惠，医务人员受鼓舞，卫生事业获发展的多赢局面。

深化医药卫生体制改革是一项长期艰巨复杂的系统工程。在肯定成绩的同时，更要清醒地认识到，当前我省医药卫生体制改革中还存在一些较为突出的矛盾和问题，特别是随着改革向纵深发展，一些体制性和机制性矛盾凸显，改革的难度加大。医疗卫生城乡、地区之间发展不平衡，卫生资源配置不合理，城市社区和农村特别是边远山区卫生资源还比较缺乏；人才队伍总量不足和结构不合理的问题还比较突出，服务能力和水平有待提高；基本医疗保障管理体制分割，经办管理资源分散，管理能力须进一步增强；基层综合改革推进难度较大，“以药补医”局面尚未根本改变；公共卫生服务不到位、服务质量不高，监管和考核工作亟须加强；公立医院改革还未取得实质性突破；各地改革进展不均衡，巩固改革成果的任务艰巨；我省集边疆、贫困、民族、山区为一体，经济欠发达，地方财力薄弱，财政支出压力较大，加剧了改革的难度。解决这些问题和困难，必须持续不断地推进和深化改革。

“十二五”时期，是全面建设小康社会、加快推进社会主义现代化建设、构建和谐社会的重要时期，也是深化医药卫生体制改革进程中承前启后、攻坚克难的关键时期，各地要认真贯彻党中央、国务院和省委、省政府的决策部署，统一思想认识，加强组织领导，认真总结经验，发挥制度优势，抓住基层综合改革取得重大进展和我省推进经济社会跨越发展的有利时机，不断凝聚和扩大社会共识，坚定信心，倍加努力，把医药卫生体制改革不断推向深入，加快建立适应社会主义市场经济要求的医药卫生服务体系，不断满足人民群众日益增长的卫生需求。

二、总体要求和主要目标

（一）总体要求。以邓小平理论、“三个代表”重要思想、科学发展观为指导，深入贯彻落实党的十八大精神，抓住国家建设面向西南开放重要桥头堡和实施新一轮西部大开发的重大机遇，紧紧围绕实现“全省基本医疗保障全覆盖、医疗卫生事业大发展、医疗服务水平新提高”的总体目标，坚持把基本医疗卫生制度作为公共产品向全民提供的核心理念，坚持预防为主、以农村为重点、中西医并重的方针，按照“保基本、强基层、建机制”的基本要求，以维护和增进全体人民健康为宗旨，以基本医疗卫生制度建设为核心，统筹安排、突出重点、循序推进，突出基本医疗保障、基本药物制度和公立医院改革重点；夯实基层能力建设、基本公共服务和医药卫生管理的基础；力争对外交流合作、生物医药发展和多元化办医取得突破；完善资金投入、人才培养和信息化建设的制度保障，进一步增强各项改革的协同性，提高医药卫生体制的运行效率，加快形成人民群众“病有所医”的制度保障，不断提高全体人民健康水平，使人民群众共享改革发展成果。

（二）基本原则。科学发展，以人为本。坚持以改革促发展，以发展惠民生的理念，把维护人民健康权益放在第一位，以人人享有基本医疗卫生服务为根本出发点和落脚点，着力推进医药卫生体制改革，实现医药卫生事业大发展，不断提高全民健康水平。

政府主导，社会参与。统筹各方利益关系，强化政府责任，加大政府投入，确立政府在保障基本医疗卫生服务中的主导地位；充分发挥市场机制作用，调动全社会力量参与，满足不同层次的医疗卫生需求，实现公平和效率统一。

立足省情，突出特色。以建设中国面向西南开放重要桥头堡为契机，结合云南发展实际，突出云南特色，因地制宜，大胆探索和创新，逐步建立符合省情的基本医疗卫生制度，实现医疗服务上质量、上水平。

统筹兼顾，循序推进。增强改革的协同性，兼顾局部利益与整体利益、当前利益与长远利益，统筹推进各项改革，实现医药卫生事业发展与经济社会发展相协调；遵循医药卫生事业发展的客观规律，把握改革的阶段性特征，系统谋划安排，强基固本，破解主要矛盾，积极、稳妥、有序地把改革推向深入。

突出重点，强化机制。突出基本医疗保障、基本药物制度和公立医院改革重点，深化人才是医药卫生事业发展第一资源的理念，重视农村、基层卫生等薄弱环节建设，健全体制机制，着力解决深层次矛盾，逐步建立起比较完善的基本医疗卫生制度。

（三）主要目标。加快推进基本医疗卫生制度建设，以基本医疗保障为主体的多层次医疗保障体系更加健全，通过支付制度、大病医疗保险等方面的改革，进一步提高医疗保障能力和管理水平；巩固完善基本药物制度，规范基本药物采购机制，深化基层综合改革，基层医疗卫生机构运行新机制有效运转，基本医疗和公共卫生服务能力同步增强；县级公立医院改革取得阶段性进展，维护公益性、调动积极性、保障可持续的县级医院运行新机制基本建立；城市公立医院改革稳步推进，现代医院管理制度初步建立；卫生资源配置不断优化，社会力量办医取得积极进展；生物医药产业和民族医药事业得到大力发展，中医药服务能力进一步增强；以全科医生为重点的人才队伍建设得到加强，基层人才不足状况得到有效改善；药品质量监管得到加强，药品安全水平不断提升，药品生产流通秩序不断规范，医药价格体系逐步理顺；医药卫生信息化水平明显提高，监管制度不断完善，对医药卫生的监管得到加强。

到2015年，基本医疗卫生服务更加公平可及，服务能力、水平和效率明显提高。卫生总费用增长得到合理控制，政府卫生投入增长幅度高于经常性财政支出增长幅度，政府卫生投入占经常性财政支出的比重逐步提高，群众就医负担明显减轻，个人卫生支出占卫生总费用的比例降低到30%以下；职工医保、城镇居民医保和新农合三项基本医疗保险参保率稳定在95%以上，城镇居民医保和新农合政府补助标准提高到每人每年360元以上，职工医保政策范围内住院报销比例提高到80%左右，城镇居民医保和新农合政策范围内住院报销比例提高到75%左右；基本公共卫生服务人均经费标准提高到40元以上。力争30万以上人口的县、市、区至少有1所县级公立医院达到二级甲等水平，村卫生室、乡镇卫生院、社区卫生服务机构达标率达到95%以上。力争每万名城市居民拥有2名以上全科医生，每个乡镇卫生院拥有1名全科医生；看病难、看病贵问题得到有效缓解。人均期望寿命达到72岁，婴儿死亡率降低到12‰以下，孕产妇死亡率降低到32/10万以下。

三、健全完善全民医疗保障体系

巩固完善覆盖城乡的多层次医疗保障体系，增强全民基本医保的基础性作用，重点由扩大范围转向提升质量。通过支付制度改革，加大医保经办机构和医疗机构控制医药费用过快增长的责任；在继续提高基本医保参保率基础上，稳步提高基本医疗保障水平，切实解决重特大疾病患者医疗费用保障问题；健全医疗保障政策体系，着力加强管理能力和服务能力建设。

（一）巩固扩大基本医疗保障覆盖面。到2015年，职工医保、城镇居民医保和新农合3项基本医疗保险参保率在2010年的基础上提高3个百分点，稳定在95%以上。重点做好农民工、非公有制经济组织从业人员和灵活就业人员参保工作，继续做好关闭破产企业退休人员和困难企业职工参保工作。

（二）提高基本医疗保障水平。到2015年，城镇居民医保和新农合政府补助标准提高到每人每年360元以上，个人缴费水平相应提高，探索建立与经济发展水平相适应的筹资机制。提高基本医疗保险最高支付限额和住院费用支付比例，职工医保政策范围内住院费用支付比例稳定在80%左右，城镇居民医保和新农合政策范围内住院费用支付比例均达到75%左右，明显缩小与实际住院费用支付比例之间的差距；进一步提高最高支付限额。逐步缩小职工医保、城镇居民医保和新农合之间的待遇差距。在整体提高医疗保障待遇水平的同时，重点向困难人群、大病患者倾斜，切实减轻其医疗费用负担。城镇居民医保和新农合门诊统筹覆盖所有统筹地区，支付比例提高到50%以上；探索改革职工医保个人账户，稳步推进职工医保门诊统筹。

（三）完善基本医疗保障管理体制。按照“责权统一、精简效能”的原则，加快建立统筹城乡的基本医保管理体制，探索整合职工医保、城镇居民医保、新农合制度管理职能和经办资源。有条件的地区探索建立城乡统筹的居民基本医疗保险制度。按照管办分开的原则，完善基本医保管理和经办运行机制，明确界定职责，进一步落实医保经办机构的法人自主权，提高经办能力和效率。在确保基金安全和有效监管的前提下，鼓励以政府购买服务的方式，委托具有资质的商业保险机构经办各类医疗保障管理服务。

（四）提高基本医保管理服务水平。到2015年，全面实现统筹区内所有基本医疗保险定点医疗机构医疗费用即时结算，省内异地定点医疗机构医疗费用异地即时结算；积极参与泛珠三角区域医疗保险异地就医结算管理合作，探索建立参保地委托就医地进行管理的医疗费用异地即时结算协作机制；做好基本医保和医疗救助结算衔接。完善医保关系转移接续政策，实现医疗保险缴费年限在各地互认，累计合并计算，推进各项基本医疗保险制度之间衔接，增强便捷服务可及性。积极推广医保就医“一卡通”，建设覆盖职工医保、城镇居民医保和新农合的医疗保险信息系统，将医疗救助体系纳入医保支付体系，统一结算管理，实现网络互通、资源共享。到2015年，在全省范围内全面普及医保“一卡通”，实现实时联网结算及参保（参合）人员持卡就医。增强基本医保基金共济和抗风险能力，巩固完善职工和城镇居民医保州、市级统筹，逐步建立省级风险调剂金制度，积极推进省级统筹；提高新农合统筹层次，积极探索开展州、市级统筹试点工作，并逐步在全省推广实施。

加强医疗保险基金收支预算管理，增强医疗保险基金管理的科学性。加强医保基金精算工作，建立基金运行情况分析和风险预警制度。逐步建立医疗保险基金使用评价指标体系，着力提高基金使用效率。职工医保基金结余过多的地区要把结余降到合理水平，当期结余额要控制在统筹基金收入的15%左右，历年累计结余额应控制在当年统筹基金月平均支出的9个月左右。居民医保统筹基金当期结余应控制在统筹基金收入的15%左右，累计结余要控制在当年筹资总额的30%以内。新农合基金当期结余要控制在当年统筹基金收入的15%以内，累计结余要控制在当年筹资总额的25%以内。完善基本医保基金管理监督和风险防范机制，防止基本医保基金透支，严肃查处骗取、套取基金行为，保障基金安全。

（五）改革完善医保支付制度。加大医保支付方式改革力度，结合疾病临床路径实施，健全完善医疗保险支付政策和措施，推行按病种付费、按人头付费、总额预付等支付方式改革，增强医保对医疗行为的激励约束作用。建立医保对统筹区域内医疗费用增长的制约机制，制定医保基金支出总体控制目标并分解到定点医疗机构，将医疗机构次均（病种）医疗费用增长控制和个人负担定额控制情况列入医保分级评价体系。科学合理测算和确定付费标准，建立完善医保经办机构与医疗机构、药品供应商的谈判协商机制和购买服务的付费机制。完善差别支付机制，科学合理地调整各级各类医疗卫生机构基本医疗保险支付比例，医保支付政策进一步向基层医疗机构倾斜，鼓励使用中医药服务，扩大和提高中医诊疗的医保支付范围和比例，引导群众小病到基层就医，促进分级诊疗制度形成。将符合资质条件的非公立医疗机构和零售药店纳入医保定点范围，逐步将医保对医疗机构医疗服务的监管延伸到对医务人员医疗服务行为的监管。加强对定点医疗机构和零售药店的监管，建立完善更为严格的联动监管惩处制度，加大对骗保欺诈行为的处罚力度。

（六）积极探索建立覆盖城乡居民的大病保险制度。进一步拓展和延伸基本医疗保障制度，从城镇居民基本医保基金、新农合基金中划出一定比例和额度作为大病保险资金，采取向商业保险机构购买大病保险的方式，对参保（合）人患大病发生的高额医疗费用，在基本医疗保障补偿后仍需个人负担的合规医疗费用再次给予补助。大病保险的实际支付比例不低于50%，原则上医疗费用越高支付比例越高。随着筹资、管理和保障水平的不断提高，逐步提高大病报销比例，最大限度减轻个人医疗费用负担，切实避免城乡居民发生家庭灾难性医疗支出而产生的“因病致贫、因病返贫”问题。

（七）巩固完善城乡医疗救助制度。加大救助资金投入，筑牢医疗保障底线。资助城市低保对象、丧失劳动能力的一、二级重度残疾人、60周岁以上低收入老年人等困难群体参加城镇居民医保，资助农村低保对象、五保供养对象和25个边境县、市边境一线以村委会为单位的农村居民等困难群体参加新农合。取消医疗救助起付线，对救助对象政策范围内住院自负医疗费用救助比例提高到70%以上，稳步提高救助封顶线。在全省范围内建立起覆盖所有县、市、区的城乡医疗救助“一站式”即时结算服务管理制度，探索医疗救助异地“一站式”即时结算，与职工医保、城镇居民医保、新农合信息系统有效衔接。加强医疗救助资金管理，资金结余率控制在当年筹集资金总额的15%以内。

（八）发展商业健康保险。鼓励商业保险机构发展基本医保之外的健康保险产品，积极引导商业保险机构开发长期护理保险、特殊大病保险等险种，满足多样化的健康需求。鼓励企业、个人参加商业健康保险及多种形式的补充保险，落实税收等优惠政策。探索城镇职工用个人账户结余购买商业健康保险，充分发挥职工个人医保卡余额的放大效应，提高医保资金的使用效率。简化理赔手续，方便群众结算。加强对商业保险机构的监督管理，不断提高商业保险机构的服务能力和服务质量，促进其持续、健康、规范发展。

（九）逐步健全多层次医疗保障体系。充分发挥基本医保、大病保险、医疗救助、商业健康保险、多种形式补充医疗保险和公益慈善的协同互补作用，促进政府主导与市场机制相结合。在提高基本医保最高支付限额和高额医疗费用支付比例的基础上，统筹协调基本医保和商业健康保险政策，放大基本医保基金保障效用。加强与医疗救助制度的衔接，加大对低收入大病患者的救助力度。在试点基础上，推进重特大疾病救助工作，加大对重特大疾病的救助力度。通过政府出资、社会捐赠等多渠道筹资建立疾病应急救助基金。无负担能力病人发生的急救医疗费用，通过医疗救助基金、政府补助等渠道解决。鼓励和引导社会力量发展慈善医疗救助。鼓励工会等社会团体开展多种形式的医疗互助活动。

四、巩固完善基本药物制度和基层医疗卫生机构运行新机制

深化基层医疗卫生机构管理体制、补偿机制、药品供应和人事分配等方面的综合改革，巩固完善国家基本药物制度，持续扩大基层医药卫生体制改革成效。

（一）深化基层医疗卫生机构综合改革。按照“总量控制、动态管理”的原则，完善政策措施，强化组织落实，建立与基层医疗机构工作任务和编制使用相适应的编制管理制度，确保基层医疗卫生机构编制核定到位。健全绩效考核、优胜劣汰、能上能下、能进能出的用人机制，落实基层医疗卫生机构法人自主权，全面实行按需设岗、竞聘上岗、按岗聘用、合同管理制度，重点选聘好医疗卫生机构主要负责人并建立任期目标责任制。完善以服务数量、质量、效果和居民满意度为核心，以基本公共卫生服务和基本医疗服务为考核重点的绩效评价和考核机制，考核结果与基层医疗卫生机构的财政补助挂钩，与奖励性绩效工资分配挂钩，并作为工作人员岗位聘任、奖惩的重要依据。坚持多劳多得、优绩优酬，重点向关键岗位、业务骨干和做出突出贡献的人员倾斜。在平稳实施绩效工资的基础上，鼓励有条件的地方积极探索适当提高奖励性绩效工资比例，合理拉开收入差距，调动医务人员积极性。健全基层医疗卫生机构稳定长效的多渠道补偿机制，切实加大投入。合理划分各级政府投入责任，中央和省财政重点加大基本公共卫生和重大公共卫生项目投入并对村医进行补助，州、市、县、区财政承担基层医疗卫生机构投入的主要责任。坚持以投入换机制，按照“核定任务、核定收支、绩效考核补助”的原则，各级政府要将基层医疗卫生机构专项补助以及经常性收支差额补助纳入财政预算，并及时足额落实到位，实行先预拨后结算；省财政在统筹中央补助资金的基础上，建立基本药物制度全面实施后对地方的经常性补助机制并纳入预算。全面落实一般诊疗费及医保支付政策，确保基层医疗卫生机构正常运转。对非政府举办的基层医疗卫生机构，各地要通过政府购买服务等方式对其承担公共卫生服务给予合理补助，并将符合条件的机构纳入医保定点范围，比照政府办基层医疗卫生机构的医保支付和报销政策执行。

（二）巩固和扩大国家基本药物制度实施成果。落实基本药物在政府办基层医疗卫生机构和村卫生室全部配备使用和医保支付政策，严格实行零差率销售，并同步落实对乡村医生的各项补助和支持政策。在已开展试点的基础上，对非政府办基层医疗卫生机构，各级政府可结合实际，采取购买服务方式将其纳入基本药物制度实施范围。公立医院和其他医疗机构要按照规定比例优先配备使用基本药物。所有零售药店均应配备销售基本药物目录的药品，患者可凭处方或自行到药店购买基本药物。

根据国家基本药物目录，结合我省疾病谱特点、各地用药需求和生物医药发展特色，合理调整、优化省补充药物品种、类别，规范基本药物剂型、规格和包装，满足群众基本用药需求。基本药物由省人民政府统一增补，州、市、县、区或基层医疗卫生机构不得自行增补。合理控制增补药品数量。

（三）进一步规范完善基本药物招标采购制度。坚持基本药物以省为单位网上集中采购，全面落实招采合一、量价挂钩、双信封制、集中支付、全程监控等采购政策。完善基本药物招标采购方式。坚持质量优先、价格合

理，进一步完善基本药物质量评价标准和评标办法，针对药品质量、药品价格、企业信誉等要素设计科学合理的综合评价体系，既要降低虚高的药价又要避免低价恶性竞争；探索根据采购量决定采购价格的方式，发挥批量采购的优势；对独家品种和经多次集中采购价格已基本稳定且市场供应充足的基本药物试行统一定价；对用量小、临床必需的基本药物可通过招标采取定点生产等方式确保供应；对已达到国际水平的仿制药，在定价、招标采购方面给予支持，激励企业提高基本药物质量；建立完善企业诚信系统和违约处罚制度，防范中标企业违约行为。建设省级基本药物集中采购配送使用管理信息系统，完善省药品集中采购平台功能，提高基本药物使用监管能力。健全基本药物配送机制，强化基层医疗卫生机构基本药物采购计划的科学管理，引导药品生产企业合理选择配送企业，规范中标药品生产企业和配送企业的履约行为，建立公开、透明并易于监管的基本药物供应保障体系。全面落实基本药物采购集中支付政策，优化支付、结算工作程序，确保采购药款安全。提高基本药物生产技术水平和供应保障能力，建立基本药物储备制度。完善基本药物价格监测体系，健全基本药物指导价格动态调整机制，密切跟踪监测基本药物市场价格和供应变化情况，适时提出零售指导价格调整意见。

（四）*强化基本药物质量监管*。继续提高基本药物质量标准，健全基本药物质量监管体系，完善基本药物生产、流通、使用监管数据库和基本药物样品备案制度；全面开展国家基本药物和省补充药品品种生产工艺、处方核查；加强对各级各类医疗卫生机构和零售药店基本药物质量的监管，建立经营、配送企业监管档案；对基本药物进行全品种覆盖抽验，所有基本药物生产、经营企业必须纳入电子监管，进一步提升对基本药物从生产到流通和使用全过程监管的能力，提高监管效能；健全完善省、州、市、县、区三级药品不良反应报告评价体系，加强基本药物不良反应监测与评价，不断完善药品安全预警和应急处置机制，确保基本药物质量安全。

五、积极推进公立医院改革

坚持公立医院公益性，坚持政府主导，围绕“四个分开”的要求，以破除“以药补医”机制为关键环节，以县级医院为重点，统筹推进管理体制、补偿机制、人事分配、采购机制、价格机制、医保支付制度、监管机制等方面的综合改革，由局部试点转向全面推进，大力推行便民惠民措施，逐步建立维护公益性、调动积极性、保障可持续的公立医院运行新机制。

（一）*落实政府办医责任*。坚持公立医院面向城乡居民提供基本医疗卫生服务的主导地位，进一步明确政府举办公立医院的目的和应履行的职责，扭转公立医院逐利行为。落实政府对符合区域卫生规划的公立医院的基本建设和设备购置、重点学科发展以及符合国家规定的离退休人员费用和政策性亏损补贴等投入政策，对公立医院承担的公共卫生任务给予专项补助，保障政府指定的紧急救治、救灾、援外、支农、支边和支援社区等公共服务经费，对中医医院（民族医院、中西医结合医院）、传染病医院、精神病医院、妇产医院和儿童医院等在投入政策上予以倾斜。合理确定公立医院（含国有企业所办医院）数量和布局，严格控制建设标准、规模和设备配备。禁止公立医院举债建设。

（二）推进补偿机制改革。推进医药分开，改革“以药补医”机制，逐步取消药品加成政策，将公立医院补偿由服务收费、药品加成收入和政府补助3个渠道改为服务收费和政府补助2个渠道。加强药品和医用耗材管理，医院的药品和高值医用耗材实行集中采购；降低大型医用设备检查治疗价格，政府投资购置的公立医院大型设备按照扣除折旧后的成本制定检查价格，贷款或集资购买的大型设备原则上由政府回购，回购有困难的限期降低检查价格。医疗机构检验对社会开放，检查设备和技术人员应当符合法定要求或具备法定资格，实现检查结果互认。公立医院要加强医院内部管理，降低营运成本，在此基础上，由于改革减少的合理收入或形成的亏损，通过调整医疗技术服务价格、联动医保报销政策、增加政府投入等途径补偿。提高体现医务人员技术劳务价值的诊疗费、手术费、护理费收费标准，促进医疗机构提供优质服务。调整后的医疗技术服务收费按照规定纳入医保支付范围。增加的政府投入，省财政结合中央支持进行适当补助，对边疆、贫困、民族地区予以倾斜，州、市、县、区财政要按照实际情况调整支出结构，切实加大投入。

（三）健全医疗费用增长约束控制机制。卫生监管部门和医保经办机构要加强对医疗服务行为的监管，制止开大处方、重复检查、滥用药品等行为。加强卫生部门对医疗费用的监管控制，将次均费用和总费用增长率、住院床日以及药占比等控制管理目标纳入公立医院目标管理责任制并作为绩效考核的重要指标，防范减少服务内容、降低服务标准、服务提供不足、转移医疗费用损害参保人合法利益、推诿重症患者等行为，及时查处为追求经济利益的不合理用药、用材和检查及重复检查等行为。加强对费用增长速度较快疾病诊疗行为的重点监控，控制公立医院提供非基本医疗服务。价格主管部门要加强医疗服务收费和药品价格监督检查；研究制定高值医用耗材价格管理办法，加强高值医用耗材的价格管理。

强化医保对医疗服务的监控作用，采取总额预付、按人头、按病种付费等复合支付方式，引导医疗机构主动控制成本，同时加强监管，规范诊疗行为、提高服务质量；逐步实现由医保经办机构与公立医院通过谈判方式确定服务范围、支付方式、支付标准和服务质量要求；提供与基本医疗保障相适应的适宜技术服务，严格基本医保药品目录使用率及自费药品控制率等指标考核；完善基本医疗保险定点医疗机构和定点零售药店协议管理制度，建立实施分级管理标准，降低群众负担。

（四）改革管理运行体制机制。推进政事分开、管办分开，合理区分医疗服务监管职能与医疗机构举办职能，理顺公立医院所有者和管理者责权。强化卫生行政部门规划、准入、监管等全行业管理职能，减少卫生行政部门对公立医院具体事务的管理。积极探索采取设立专门管理机构等多种形式确定政府办医机构，由其履行政府举办公立医院的职能，负责公立医院的资产管理、财务监管、绩效考核和医院主要负责人的任用。各级卫生行政部门负责人不得兼任公立医院领导职务，逐步取消公立医院行政级别。

建立现代医院管理制度。探索建立理事会等多种形式的公立医院法人治理结构，明确理事会与院长职责，构建决策、执行、监督相互分工、相互制衡的权力运行机制，公立医院功能定位、发展规划、重大投资、重大业务、财务预决算等权力由政府办医机构或理事会行使。推进院长专业化、职业化建设，建立院长负责制和任期目标责任考核制度，落实公立医院用人自主权，实行按需设岗、竞聘上岗、按岗聘用、合同管理，新进人员实行公开招聘、择优聘用，推进公立医院医务人员养老等社会保障服务社会化。建立以公益性质和运行效率为核心的公立医院绩效考核体系，健全以服务质量、数量和患者满意度为核心的内部分配机制，提高人员经费支出占业务支出的比例，提高医务人员待遇，完善院长收入分配激励和约束机制，院长及医院管理层薪酬由政府办医机构或授权理事会确定。严禁把医务人员个人收入与医院的药品和检查收入挂钩；严格执行医院财务会计制度，探索实行总会计师制，建立健全费用核算和控制制度，实施内部审计和外部审计相结合的监督模式。

（五）大力推行便民惠民措施。深化以病人为中心、以服务为导向的理念，建立完善医疗质量管理与评价控制体系，持续提高医院管理水平和医疗服务质量。简化挂号、就诊、检查、收费、取药等流程，实行门（急）诊病历“一本通”，设置门诊“一站式”便民服务中心，推行晚间门诊和节假日门诊，方便群众就医。开展错峰服务、分时段诊疗以及“先诊疗、后结算”和志愿者服务，积极推进区域统一预约挂号平台建设，普遍实行预约诊疗，改善就医环境，明显缩短病人等候时间。扩大优质护理实施范围，二级以上医院实现全覆盖。大力推行临床路径，开展单病种质量控制，规范医疗行为，所有三级医院和有条件的二级医院均要开展临床路径管理，病种数不少于50个（县级中医医院不少于20个）。在全省范围内全面实现同等级医疗卫生机构检验影像检查结果互认，并实现不同等级医疗机构互认工作的衔接。推广应用基本药物和适宜技术，规范抗菌药物等药品的临床使用。充分发挥远程可视医疗县县通工程优势，发展面向农村基层及边远地区的远程诊疗系统。

（六）全面推进县级公立医院改革。县级公立医院是县域医疗中心和农村三级医疗卫生服务网络的龙头。“十二五”期间要把县级公立医院改革放在突出位置，以破除“以药补医”机制为关键环节，以改革补偿机制和落实医院自主经营管理权为切入点，明确功能定位，统筹推进管理体制、补偿机制、人事分配、价格机制、医保支付制度、采购机制、监管机制等方面的综合改革；加强以人才、技术、重点专科为核心的能力建设，在每个县、市、区重点办好1—2所县级公立医院（含中医医院），力争30万以上人口的县、市、区至少有1所县级公立医院达到二级甲等水平；推广应用适宜医疗技术，适当放宽二类相对成熟技术的机构准入条件；采取托管、帮扶、支援等多种形式，巩固深化城市医院对口支援县级医院的长期合作帮扶机制，经批准可在县级医院设立特设岗位引进急需高层次人才；积极推进县乡村医疗服务一体化管理，通过纵向合作和管理支持，探索建立县级公立医院与基层医疗卫生机构分工协作机制；统筹县域医疗卫生体系发展，力争县域内就诊率提高到90%左右，实现“大病不出县城，小病不出乡镇，预防保健在基层”，2015年实现县级公立医院阶段性改革目标。

（七）拓展深化城市公立医院改革。按照上下联动、内增活力、外加推力的原则，加快推进昆明市、曲靖市公立医院改革试点及省第三人民医院的综合改革试点工作，逐步推开省级、州（市）级综合性医院改革；拓展深化试点内容，创新体制机制，加强医院内涵建设，由规模扩张转向质量效益提升，由粗放行政化管理转向精细信息化管理，由重硬件建设转向软件建设，切实调动医务人员积极性，提高服务质量和运行效率，尽快探索形成具有云南特色和亮点的改革路子，并逐步在全省范围内推广。充分利用和盘活优质医疗资源，公立医院资源丰富的城市，可引导社会资本以多种方式参与包括国有企业所办医院在内的部分公立医院改制重组。鼓励社会资本对部分公立医院进行多种形式的公益性投入，以合资合作方式参与改制的不得改变非营利性质。改制过程中要加强国有资产管理，确保国有资产保值增值，维护好职工合法权益。

六、统筹推进有关领域改革

进一步增强医药卫生体制改革各项政策的协同性，优化卫生资源配置，提升医疗卫生服务体系整体效率，积极推进多元化办医，继续提升基本公共卫生服务均等化水平，加强人才培养和信息化建设，大力发展民族医药和生物医药产业，推进卫生领域对外开放，加强药品生产流通和医药卫生监管体制改革，充分发挥政策叠加效应。

（一）调整优化区域卫生资源配置。科学制定区域卫生规划，明确各级卫生资源配置标准，合理确定种类、数量、规模，优化结构和布局，完善服务体系，新增卫生资源优先考虑社会资本。加强区域卫生规划、医院设置规划等规划的刚性约束，控制中心城区医疗资源增长，控制大型医疗机构单体规模扩张，严格控制建设标准、规模和设备配备。每千常住人口医疗卫生机构床位数达到4张的，原则上不再扩大公立医院规模。省级可以设置少量承担医学科研、教学功能的医学中心或区域医疗中心。鼓励各地整合行政区域内检查检验资源，促进大型设备资源共建共享。加强医疗服务体系薄弱环节建设。优先支持边疆民族贫困地区、人口大县和医疗资源缺乏地区发展；每个县、市、区重点办好1—2所县级医院（含中医医院）；支持医疗机构临床重点专科建设；加强省级妇儿专科医院建设，支持省、州、市级医院儿科（专科医院）以及县级医院妇儿科建设；完善新区、郊区、卫星城区等区域医疗服务条件；加强边远民族贫困地区州、市级综合医院建设；加强精神卫生、传染病、长期护理、康复医疗等领域的医疗服务能力建设。

充分发挥中医药在疾病预防控制和医疗服务中的作用。以城乡基层为重点加强中医医疗服务能力建设，按照国家总体要求，到2015年，力争95%的社区卫生服务中心和90%的乡镇卫生院、70%的社区卫生服务站和65%的村卫生室能够提供中医药服务。鼓励零售药店提供中医坐堂诊疗服务。加大中医药适宜技术推广和应用，到2015年，力争建立覆盖省、州、市、县、区三级中医医疗机构的中医药适宜技术推广网络平台，每年筛选10—20项中医药适宜技术向基层医疗机构推广和应用。全面开展中医药资源普查工作。加强中药资源保护、研究开发和合理利用。

（二）提升基层基本医疗服务能力。以规划为指导，按照填平补齐的原则，继续加强村卫生室、乡镇卫生院、社区卫生服务机构标准化建设，使每个村委会有1所村卫生室，每个乡、镇有1所政府举办的卫生院，原则上每个街道办事处或3万—10万居民设置1所社区卫生服务中心，到2015年基层医疗卫生机构达标率达到95%以上。加强基层医疗卫生机构在岗人员培训，提高培训质量，完善培训考核办法，重点实施具有全科医学特点、促进基本药物合理使用等针对性和实用性强的培训项目。规范基层医疗卫生机构和医务人员诊疗行为和用药行为，全面加强药事管理内涵建设和制度建设，健全药物合理使用的评测制度；重点加强抗菌药物、激素的临床应用管理，严格控制使用量和使用率；加强医务人员和临床药师培训以及面向患者和社会的合理用药知识宣传，提高医务人员、社会人群合理用药意识和水平；强化合理用药监督检查力度，建立监督检查长效机制。建立健全分级诊疗、双向转诊制度，积极推进基层首诊负责制试点，卫生部门要将医保定点医疗机构执行双向转诊和分级医疗情况列为考核指标，并将考核结果与医保支付挂钩；继续推进基层医疗卫生机构采取主动服务、上门服务等方式，开展巡回医疗，推动服务重心下沉，服务内容向基本医疗和基本公共卫生服务转变。明显提高基层医疗卫生机构门急诊量占门急诊总量的比例，提高基层医疗机构资源利用效率，使病人流向趋于合理。

筑牢农村医疗卫生服务网底。落实村卫生室的扶持政策和乡村医生待遇，采取公建民营、民办民营、政府补助等多种方式，对村卫生室的房屋建设、设备购置、信息化建设给予扶持；完善乡村医生的补偿、养老保障政策，逐步提高乡村医生补偿水平，保持乡村医生队伍的稳定发展。合理制定乡村医生培养培训规划，加强乡村医生后备力量建设，采取本地人员定向培养等多种方式充实乡村医生队伍，确保每个村卫生室都有乡村医生；逐步推进乡村医生向执业（助理）医师转变；采取临床进修、跟班学习、集中培训、城乡对口支援等多种方式加强乡村医生在岗培训。合理划分乡镇卫生院和村卫生室的职责，加强乡镇卫生院对乡村医生的技术指导、培训和日常监管，积极推进乡镇卫生院和村卫生室一体化管理。加强县级卫生行政部门对乡村医生和村卫生室的行业管理，重点强化服务行为、服务数量和质量的考核监管。

（三）促进形成多元化办医格局。坚持多种形式、多种渠道投资发展医药卫生事业，引入竞争机制，逐步建立以公有制为主体，多种所有制医疗机构共同发展的医疗服务体系。落实《云南省人民政府关于鼓励社会资本进入医疗服务市场加快民营医院发展的意见》和有关政策法规，放宽社会资本办医的准入范围，加快非公立医疗机构发展。探索社会资本参与部分公立医院改革，完善规范运作制度措施，建立现代医院管理制度，充分利用和盘活优质医疗资源。积极引进有实力的企业、境外优质医疗资源、社会慈善力量、基金会、商业保险机构等开办医疗机构，对举办发展非营利性医疗机构给予优先支持。鼓励具有资质的人员（包括港、澳、台地区）依法开办诊所。进一步改善执业环境，落实价格、税收、医保定点、土地、重点学科建设、职称评定等方面的政策，对各类社会资本举办非营利性医疗机构给予优先支持。积极发展医疗服务业，鼓励非公立医疗机构向高水平、规模化的大型医疗集团发展。加强对民营医疗机构的监管，建立健全不同经营性质医疗机构的管理制度，促进民营医疗机构健康持续发展。积极发展医疗服务业，扩大和丰富全社会医疗资源。到 2015 年，非公立医疗机构床位数和服务量达到总量的 20% 左右。

（四）提高基本公共卫生服务均等化水平。落实预防为主的方针，进一步推进基本公共卫生服务均等化。逐步提高人均基本公共卫生服务经费标准，2015 年达到 40 元。组织实施好为城乡居民免费提供健康档案、健康教育、预防接种、传染病防治、儿童保健、孕产妇保健、老年人保健、高血压等慢性病管理、重性精神疾病管理、卫生监督协管等国家基本公共卫生服务项目。扩大服务人群，提高服务质量和效率。加强健康促进与教育，实施国民健康行动计划，将健康教育纳入国民教育体系。发挥健康教育体系和教育基地的作用，开展群众喜闻乐见的健康教育活动。主要媒体要加强健康知识宣传。倡导健康的生活方式，引导科学就医和安全合理用药。到 2015 年，城乡居民健康档案规范化电子建档率达到75%以上；高血压、糖尿病患者规范化管理率达到 40%以上；65 岁及以上老年人健康管理率达到 50%。

按照国家实施重大公共卫生项目的总体部署，逐步增加重大公共卫生项目，突出重点地区和重点人群，开展国家免疫规划，艾滋病、结核病、血吸虫病等重大传染病防治，农村孕产妇住院分娩补助、农村孕前和孕早期妇女补服叶酸、适龄妇女“两癌”（宫颈癌、乳腺癌）检查和预防艾滋病、梅毒、乙肝母婴传播等重大公共卫生服务专项。农村孕产妇住院分娩率稳定在 96%以上。重点做好食品安全(包括餐饮、饮用水卫生)、职业卫生、精神卫生、慢性病防控、重大地方病防控、卫生应急、健康教育促进等对居民健康有重要影响的公共卫生服务。完善重大疾病防控、计划生育、妇幼保健等专业公共卫生服务网络，加强卫生监督、农村应急救治、精神疾病防治、健康教育促进、食品安全风险监测等能力建设。提高疾病监测、预防、控制能力和突发公共卫生事件应急处置能力。深入开展爱国卫生运动。加强流动人口以及农村留守儿童和老人的公共卫生服务和重大传染病防控工作，提高公共卫生服务的可及性。建立公共卫生和医疗卫生服务体系分工协作机制。专业公共卫生机构经费纳入财政预算并全额安排。

进一步完善基本公共卫生服务规范，健全管理制度和工作流程，完善重大公共卫生服务项目管理制度，提高服务质量和管理水平。强化绩效考核工作，建立健全公共卫生服务绩效考核制度，完善考核评价体系和方法，强化日常监督检查和考核工作，保证公共卫生服务任务的落实和群众受益。规范项目资金使用管理，提高公共卫生服务效益。引入外部考评机制，引导社会中介机构和公共卫生服务受益人群对基本公共卫生服务供给的绩效进行考评，保障公众参与的权利，形成多元化考评主体。探索实施基本公共卫生服务项目的公示制度，引导社区居民主动获取服务的意识，发挥群众的监督作用。

（五）积极推进医疗卫生对外交流合作。抓住桥头堡建设机遇，按照“设窗口、筑前沿、建基地、搭平台”发展思路，大力推进医药卫生行业对外交流合作。建设面向西南开放的服务窗口，加强省、州、市国门医院、陆路口岸医院、国际大通道医院建设；构筑云南面向西南开放的疾病预防控制前沿，加强省、州、市、县、区各级疾病预防控制体系能力建设，建立与周边国家疾病信息沟通、防治技术交流的联防联控机制，建设云南疾病预防控制综合示范区，全面提升疾病预防控制能力；建立云南面向东南亚、南亚开放的中医（民族医）药研发基地、妇女儿童临床基地，提高中医（民族医）药研发能力和妇女儿童医疗保健水平；搭建云南面向西南开放的医疗合作与人员交流平台，着力建设一批条件好、水平高、服务能力强的临床医疗、教学、科研基地，以优质医疗资源为统领，全面提升对外合作交流水平。支持有条件的药品生产、流通企业以各种方式积极开拓东南亚、南亚等国际市场，推动云药乃至中药标准体系的国外认证，促进药品对外贸易，推进云南医药卫生国际化进程。

（六）推进药品生产流通领域改革发展。改革药品价格形成机制，完善药品价格管理办法，改进药品定价方法。选取临床使用量较大的药品，依据主导企业成本，参考药品集中采购价格和零售药店销售价等市场交易价格，制定最高零售指导价格，并根据市场交易价格变化等因素适时调整。对可替代药品和创新药品定价逐步引入药物经济性评价等新方法，促进不同种类的药品形成合理的比价关系。加强药品价格信息采集、分析和披露，加强医疗服务收费和药品价格监督检查。

培育壮大生物医药产业。抓住建设“两强一堡”机遇，优化产业布局和调整产业结构，加大投入和强化自主创新，建立健全政策保障体系和服务，做大做强生物医药产业。坚持继承和创新并重，优先发展具有特色优势的中药、民族药、天然药，引导和推进中药材规范化种植，充分利用当地药物资源优势和傣、彝、藏等民族医药优势开发新药，对现有创新药、民族药产品进行“二次开发”以及新药用资源和食用资源的开发研究。支持制药企业和商业流通企业进行行业整合，实现优势互补。

推进药品流通领域创新发展。加快药品经营连锁化发展，提高农村和边远地区药品配送能力。大力发展现代医药第三方物流和积极探索医药电子商务。促进药品生产、流通企业跨地区、跨所有制的收购兼并和联合重组。完善执业药师制度，加大执业药师配备使用力度，到“十二五”末，所有零售药店法人或主要管理者必须具备执业药师资格，所有零售药店和医院药房营业时有执业药师指导合理用药。在执业药师数量不足的地区，经省食品药品监督管理部门批准，可配备从业药师或药师协理或执业药师在线远程咨询后台服务。

提高药品标准和药品生产质量。全面实施新修订的药品生产质量管理规范、药品经营质量管理规范和医疗器械生产质量管理规范，力争2015年底前，全省在产药品生产企业和无菌、植入性医疗器械生产企业全部通过认证，全省药品经营企业100%符合管理规范要求。加强药品质量安全监管，实行药品全品种电子监管，对基本药物和高风险品种实施全品种覆盖抽验，定期进行药品质量公示。

（七）加强医疗卫生人才队伍建设。推进全科医生制度建设，把建立全科医生制度作为强基层的关键举措，加快推进全科医生培训基地建设，在充分利用现有资源的基础上，按照“填平补齐”原则，在具备三级综合医院条件的州、市建设1所全科医生临床培养基地；在具备条件的三级中医医院建设中医类别全科医生培训基地。规范全科医生培养模式，采取“53”模式，培养950名五年制农村订单定向医学生，采取“32”模式，每年招录500名三年制农村订单定向医学生，为每个乡镇卫生院培养不少于1名三年制临床医学生（全科方向，含中医临床医学生）；实行“毕业生规范化培训”，每年招收200名医学毕业生进行全科医生规范化培训；开展全科医生转岗培训，每年安排750名左右基层医疗卫生机构在岗人员进行转岗培训；继续开展中医类别全科医生转岗培训。到2015年，力争每万名城市居民拥有2名以上全科医生，每个乡镇卫生院拥有1名全科医生。积极开展全科医生执业方式和服务模式改革试点工作，逐步建立全科医生与居民契约服务关系，为居民提供连续的健康管理服务。

促进人才向基层流动。进一步完善有关政策措施，鼓励引导医务人员到基层服务。建立上级医院与基层医疗卫生机构之间的人才合作交流机制。探索县、市、区域人才柔性流动方式，促进县乡人才联动。开展免费医学生定向培养，实施全科医生特岗计划，实施乡镇卫生院执业医师招聘项目，充实基层人才队伍。严格落实城市医院和疾病预防控制机构医生晋升中高级职称前到基层的重点是农村服务累计1年以上的政策。鼓励县级以上医院医生及退休医生到基层和农村执业。对到艰苦边远地区基层医疗卫生机构服务的医务人员，落实津补贴政策或给予必要补助，省财政在安排转移支付时要予以适当倾斜。创新卫生人才培养使用制度。深化医学教育改革，优化学科专业设置和人才培养结构，本专科医学类专业教育开设全科医学必修课程，重视人文素养培养和职业素质教育。逐步建立住院医师规范化培训制度，在全省三级医院建立住院医师规范化培训基地，每年招收200—300名医学毕业生进行住院医师规范化培训。完善继续医学教育制度，扩大继续医学教育覆盖面，创新继续医学教育形式和管理方式，加强考核评估，提高继续医学教育质量，县级及以上医疗卫生机构卫技人员继续医学教育覆盖率达到95%以上，城乡基层医疗卫生机构达到80%以上。在全省范围内开展医师多点执业工作，制定完善执业医师注册、备案、考核、评价、监管政策，建立医师管理档案，推进医师多点执业，鼓励具备行医资格的人员申请多个地点执业。在职称晋升和岗位聘用等方面，对长期在县级及以下基层医疗卫生机构工作的卫生技术人员给予政策倾斜。

加强紧缺和高层次人才培养。根据我省医药卫生体制改革和医疗卫生事业发展的迫切需求，有重点地培养医药卫生急需紧缺专门人才，加大护士、养老护理员、药师、儿科医师，以及精神卫生、院前急救、卫生应急、卫生监督、卫生统计、医院和医保管理人员等急需紧缺专门人才的培养，合理扩大急需紧缺专门人才的医学教育规模，加强对相关领域在岗人员的专业培训。组织实施高素质卫生人才培养计划，培养和引进一批国际化、高水平医药卫生人才。“十二五”期间，要加大力度培养有重大项目组织协调能力、有专业领域发展开拓引导能力的领军人才和中青年学术技术带头人。

（八）加快构建医疗卫生信息支撑平台。发挥信息辅助决策和技术支撑的作用，促进信息技术与管理、诊疗规范和日常监管有效融合。推进符合我省实际的卫生信息标准和信息安全保障体系建设。加强以电子病历建设和医院管理为重点的公立医院信息化建设，探索将公立医院信息系统与基本医疗保障经办机构和医疗服务监管信息系统相连接。完成省级基本药物集中采购配送使用管理信息系统和基层医疗卫生机构综合信息系统项目建设，建立涵盖基本药物、公共卫生、医疗服务、新型农村合作医疗和综合管理应用等功能的基层医疗卫生信息系统，提高基层医疗卫生服务水平。建立完善具有基金管理、费用结算与控制、医疗行为管理与监督等复合功能的医保信息系统，实现与定点医疗机构信息系统的对接。鼓励利用先进技术，发展专业的信息运营机构。建设省、州、市和部分人口大县、市、区的三级区域卫生信息平台（部分为虚拟信息平台）以及覆盖全省的卫生信息网络终端，同步建设健康档案、电子病历、综合业务资源基础数据库，推动医疗卫生信息资源共享，逐步实现医疗服务、公共卫生、医疗保障、药品监管和综合管理等应用系统信息的互联互通，方便群众就医。结合新农合“一卡通”和居民电子健康档案建设工作，加快推进居民健康卡建设和应用工作，用居民健康卡有效共享居民电子健康档案、电子病历，以及省、州、市、县、区三级卫生信息平台的信息。到2015年，建立省级和16个州、市区域卫生信息平台和卫生电子信息数据中心。基层医疗卫生机构管理信息系统基本覆盖乡镇卫生院、社区卫生服务机构和有条件的村卫生室，并在非政府办基层医疗卫生机构推广应用。

（九）强化医药卫生监管。加强医药卫生法治建设，积极推动制订基本医保、基本药物制度、全科医生制度、公立医院管理等方面的地方性法规、政府规章和规范性文件，逐步建立健全与基本医疗卫生制度相适应、比较完整的地方卫生法规体系。加强卫生全行业监管，完善机构、人员、技术、设备的准入和退出机制，健全医药卫生监督网络，实现卫生监督的城乡全覆盖，提高卫生监管能力。建立我省科学规范的医疗机构分类评价体系。强化医疗卫生服务行为和质量监管。加强医师定期考核管理，规范医疗执业行为。依法严厉打击非法行医，严肃查处药品招标采购、医保报销等关键环节和医疗服务过程中的违法违规行为。严厉打击挂靠经营、过票经营、买卖税票、行贿受贿、生产经营假劣药品、发布虚假药品广告等违法违规行为。加大对医药广告的审批和监管。建立信息公开、社会多方参与的监管制度，鼓励行业协会等社会组织和个人对医疗机构进行独立评价和监督。强化医务人员法制和纪律宣传教育，加强医德医风建设，弘扬救死扶伤的职业精神，加强行业自律，建立医务人员诚信档案。按属地管理原则，以县、市、区为单位普遍建立医患纠纷第三方调解机制，鼓励开展医疗责任保险和医疗意外保险。

七、规划实施保障

（一）加强组织领导，强化目标责任。各级政府要高度重视，把深化医药卫生体制改革作为一项全局性工作，加强对规划实施的组织领导，建立健全责任制和问责制，政府主要领导负总责，分管常务工作和卫生工作的领导具体抓，层层抓落实，任务到人，责任到人。有关部门要密切配合、齐心协力，形成分工协作、合力推进的工作机制，确保规划顺利实施。各地、有关部门要围绕规划的总体目标和重点任务细化年度任务，制定工作方案，落实责任制，把规划的重点任务落到实处。加强规划实施动态监测，建立定期通报制度，开展规划实施评估，把医药卫生体制改革实施情况作为政府绩效考核的重要内容。

（二）调动积极性，增强执行能力。医药卫生系统是医药卫生体制改革的主战场，要发挥医务人员改革主力军作用，调动医疗机构和医务人员积极性，维护医务人员合法权益。充分发挥好政治优势、组织优势，充分发挥基层党组织在医药卫生体制改革中的核心作用，加强思想政治工作，统一思想认识，形成改革攻坚合力。各级政府要加强医药卫生体制改革工作队伍建设，提高推进改革的领导力和执行力，确保医药卫生体制改革的各项规划措施落到实处。

（三）调整支出结构，加大政府投入。各级政府要积极调整财政支出结构，加大投入力度，转变投入机制，完善补偿办法，落实规划提出的各项卫生投入政策，切实保障规划实施所需资金。要加大对困难地区的专项转移支付力度。在安排年度卫生投入预算时，要切实做到“政府卫生投入增长幅度高于经常性财政支出增长幅度，政府卫生投入占经常性财政支出的比重逐步提高”。各级财政部门在向政府汇报预决算草案时要就卫生投入情况进行专门说明。“十二五”期间政府医药卫生体制改革投入力度和强度要高于2009—2011年医药卫生体制改革投入。基本医保政府补助标准和人均基本公共卫生服务经费标准要随着经济社会发展水平的提高相应提高。强化财政、审计等部门对资金的监督管理，提高资金使用效益，切实防止各种违法违规使用资金的行为。

（四）实行分类指导，鼓励探索创新。医药卫生体制改革政策性强、情况复杂、涉及面广，各地要围绕规划确定的目标任务，根据实际情况，因地制宜地制定具体实施方案，创造性地开展工作。鼓励大胆探索、先行先试，不断完善政策，积累改革经验。有关部门要加强对地方医药卫生体制改革工作的指导，及时总结推广成功经验。注重改革措施的综合性和可持续性，推进改革持续取得实效。

（五）加强宣传培训，营造良好氛围。坚持正确的舆论导向，制定完善医药卫生体制改革宣传方案和措施，有计划、有重点地开展医药卫生体制改革宣传工作，做好医药卫生体制改革政策的宣传解读，及时解答和回应社会各界关注的热点问题，大力宣传医药卫生体制改革典型经验和进展成效，合理引导社会预期，积极争取社会各界的理解、支持和参与，调动各方参与医药卫生体制改革的积极性，在全社会形成尊医重卫、关爱患者的风气，营造改革的良好氛围。广泛开展培训，不断提高各级干部医药卫生体制改革政策水平，确保改革顺利推进。

附件：云南省“十二五”期间深化医药卫生体制改革主要指标

附件

云南省“十二五”期间
深化医药卫生体制改革主要指标

类别	序号	指标名称	2015 年（云南省）	2015 年（国家）
主要健康指标	1	人均散记寿命（岁）	72	74.5 指标
	2	婴儿死亡率（%）	<12	<12
	3	孕产妇死亡率（/10 万）	<32	<22
医疗保障体系指标	4	城乡基本医保参保率（%）	95	95
	5	城乡居民医保政府补助标准（元）	360	360
	6	城镇职工政策范围内住院报销比例（%）	80 左右	75 左右
	7	城镇居民、新农合政策范围内住院报销比例（%）	75 左右	75 左右
	8	城镇居民医保和新农合门诊统筹区域覆盖率（%）	100	100
	9	城镇居民医保和新农合门诊统筹支付比例（%）	50	50
	10	城乡医疗救助对象政策范围内住院自负医疗费用救助比例（%）	70	70
公立医院改革指标	11	力争县域内就诊率（%）	90 左右	90 左右
	12	非公立医疗机构床位数和服务量占比（%）	20 左右	20 左右
公共卫生服务指标	13	基本公共卫生服务人均经费标准（元）	40	40
	14	城乡居民规范化电子建档率（%）	75	75
	15	高血压、糖尿病患者规范化管理率（%）	40	40
	16	65 岁及以上老年人健康管理率（%）	50	
	17	农村孕产妇住院分娩率（%）	96	96
基层医疗卫生机构标准化建设	18	村卫生室、乡镇卫生院、社区卫生服务机构达标率（%）	95	95
基层机构中医药服务	19	力争社区卫生服务中心提供中医药服务比例（%）	95	95
	20	力争乡镇卫生院提供中医药服务比例（%）	90	90
	21	力争社区卫生服务站提供中医药服务比例（%）	70	70
	22	力争村卫生室提供中医药服务比例（%）	65	65
人才队伍建设	23	力争城市居民万人口全科医师数（人）	2	2
	24	力争每个乡镇卫生院全科医师数（人）	1	1
	25	县级及以上医疗卫生机构继续医学教育覆盖率（%）	95	
	26	城乡基层医疗卫生机构继续医学教育覆盖率（%）	80	
个人卫生支出	27	个人卫生支出占卫生总费用的比重（%）	<30	<30

云南省人力资源和社会保障厅　云南省财政厅关于全省统一提高城镇居民基本医疗保险待遇的通知

云人社发〔2012〕156 号

各州（市）人力资源和社会保障局、财政局：

根据《国务院办公厅关于印发深化医药卫生体制改革2012年主要工作安排的通知》(国办发〔2012〕20号）要求，为了更好地完成2012年国家确定的医改目标任务，经研究并报请省人民政府同意，现就提高我省城镇居民基本医疗保险待遇有关事项通知如下：

一、全省统一提高城镇居民基本医疗保险住院报销比例。从2012年8月1日起，城镇居民基本医疗保险一、二、三级医院住院报销比例分别执行90%、80%、60%。

二、各州（市）人力资源和社会保障局要将此通知及时转发医保经办机构，并督促医保经办机构按通知要求及时做好系统调整，确保兑现参保城镇居民住院医疗待遇。

三、各州（市）要加强基金的监督管理，保证基金安全。在执行过程中，如有问题或建议请及时反馈省人力资源和社会保障厅、省财政厅。

2012年7月24日

云南省人力资源和社会保障厅关于完善城镇居民医疗保险门诊统筹的通知

云人社发〔2012〕182号

各州、市人力资源和社会保障局：

为进一步完善城镇居民医疗保险门诊统筹政策，加强管理，提高门诊统筹的保障水平，减轻参保患者的门诊医疗费负担，根据国务院《关于印发“十二五”期间深化医药卫生体制改革规划暨实施方案的通知》《人力资源和社会保障部 财政部 卫生部关于开展城镇居民基本医疗保险门诊统筹的指导意见》《云南省劳动和社会保障厅关于城镇居民基本医疗保险门诊费用统筹的指导意见》和《关于城镇居民医疗保险特殊病门诊医疗费纳入基金支付范围的通知》，结合我省实际，现就有关问题通知如下：

一、普通门诊

（一）报销比例和最高支付限额。通过对不同级别医疗机构实行差别报销比例，引导参保人在基层医疗机构就医。参保人在政府举办的乡（镇）卫生院、村卫生室、社区卫生服务中心、社区卫生服务站（所）（以下简称：政府举办的基层医疗机构）普通门诊（含急诊）医疗费的报销比例统一为50%（其中：一般诊疗费报销6.5元，个人支付2.5元）；省、州（市）、县（市、区）（以下简称省、州、县医院）医疗机构门（急）诊医疗费报销比例统一为25%。每年个人门诊医疗费医保统筹基金累计最高报销限额为400元。

（二）报销范围。普通门诊报销范围统一为：一般诊疗费、《国家基本药物目录》《国家基本药物目录云南省补充药品目录》(2009年基层部分·第一版、第二版）和《云南省基本医疗保险、工伤保险和生育保险药品目录》(2010版）规定的中药饮片。

（三）定点就医范围。根据目前医保经办机构的监管能力，参保城镇居民普通门诊定点就医范围为实施基本药物零差率销售的政府举办的基层医疗机构。急诊、婴幼儿、新生儿和60岁以上老年人普通门诊可在政府举办的基层医疗机构及省、州、县公立医院选择就医，在一个自然年度内可选择一个医疗机构。

二、慢性病门诊

（一）慢性病病种及报销项目。

1. 儿童原发性生长激素缺乏症，报销项目：药物治疗；

2. 儿童支气管哮喘，报销项目：检查费及药物治疗；

3. 儿童注意力综合缺陷症，报销项目：药物治疗；

4. 冠心病心肌梗死型，报销项目：药物

治疗；

5. 糖尿病，报销项目：化验费及药物治疗；

6. 高血压病极高危组以上，报销项目：药物治疗；

7. 甲状腺功能亢进和甲状腺机能减退，报销项目：化验费及药物治疗；

8. 原发性青光眼，报销项目：检查费及药物治疗。

（二）医保药品目录规定的中药饮片纳入慢性病报销不受病种限制。

（三）慢性病报销比例和最高支付限额。

1. 报销比例。参保人员患符合规定病种的慢性病，在省、州、县级定点医疗机构门诊就医的医药费报销比例为50%（一般诊疗费报销6.5元，个人支付2.5元），乙类药品不设先自付比例。

2. 最高支付限额。一个自然年度内个人门诊慢性病医疗费医保统筹基金累计最高报销限额为1000元，每月支付限额为84元。

（四）慢性病门诊定点就医范围。参保人可在政府举办的省、州、县医院选择一个医疗机构定点就医。

（五）慢性病门诊报销准入条件。

1. 省、州、县公立医院出具的临床诊断证明；

2. 符合慢性病病种和门诊报销准入标准（见附件）；

3. 参加城镇居民医疗保险连续三年。

三、特殊病门诊

（一）特殊病病种和门诊报销项目。

1. 恶性肿瘤（包括各种癌症、肉瘤、淋巴瘤、多发性骨髓瘤、黑色素瘤、生殖细胞瘤、白血病及其他需要放、化疗的颅内肿瘤），报销项目：门诊放、化疗及相关药物治疗；2. 肾功能衰竭，报销项目：门诊血液及腹膜透析治疗；

3. 器官移植，报销项目：术后门诊抗排异治疗；

4. 系统性红斑狼疮，报销项目：门诊用药治疗；

5. 再生障碍性贫血，报销项目：门诊用药治疗；

6. 血友病，报销项目：门诊用药治疗；

7. 精神分裂症及双相情感障碍症，报销项目：门诊用药治疗；

8. 癫痫症，报销项目：门诊用药治疗。

（二）医保药品目录规定的中药饮片纳入特殊病门诊报销不受病种限制。

（三）特殊病门诊报销起付标准、报销比例和最高支付限额。在一个自然年度内特殊病门诊统筹基金的起付线单独计算、一年计算一次，特殊病门诊的最高支付限额与住院合并计算。起付标准：省、州（市）医院为600元、县（区）医院为300元。基本医疗保险报销比例不低于70%，大病补充医疗保险报销比例不低于80%。特殊病门诊乙类药品不设先自付比例。超过基本医疗保险封顶线（与住院合并计算）后进入大病补充保险报销。

（四）特殊病门诊定点就医范围。参保人可在政府举办的省、州、县级公立医院或符合特殊病诊疗范围的民营专科医院选择一个医疗机构定点就医。

（五）特殊病门诊报销准入条件。

1. 省、州（市）级医院公立医院出具的临床诊断证明书或病理诊断报告单；

2. 符合特殊病病种和门诊报销准入标准（见附件）；

3. 参加城镇居民医疗保险连续两年。

四、慢性病和特殊病门诊报销的办理程序

（一）患慢性病和特殊病的参保居民须经县以上公立医院专科严格按照慢性病和特殊病诊断标准病种提出明确诊断、病情属实，由2名临床专家提供疾病诊断证明并经科主任签字，医院门诊部建档、医保办汇总后报各地医疗保险经办机构审核确认，由医保经办机构办理慢性病、特殊病就诊证。

（二）医疗机构负责对慢性病和特殊病作出明确诊断并建立档案，医院医保办汇总。医保经办机构负责对参保人员的参保年限、享受待遇进行确认，对医疗机构慢性病和特殊病管理实施监督。

（三）门诊慢性病和特殊病若非病情需要，一股不再进行年度复审。

五、城镇居民医疗保险门诊统筹就医管理

（一）门诊统筹实行定点就医管理。医保经办机构在办理参保手续时，按照普通门诊、慢性病或特殊疾病门诊定点就医范围将具备定点资格的医疗机构名单提供参保人员，由参保人员按照就近就便的原则，选择一个医疗机构定点就医，原则上一年选一次，年内不得变更。

（二）参保人员须在选定的医疗机构就医并符合有关政策规定的医疗费方可报销。

（三）慢性病和特殊病管理实行定医疗机构、定医师，由医保经办机构和医疗机构共同管理，各负其责。医保经办机构要通过建立诚信档案、抽查慢性病、特殊病诊断是否符合标准、情况是否属实，对医疗机构的医疗行为实施监督。定点医疗机构的医师负责提供真实的疾病诊断，合理治疗、合理用药，医院门诊部负责建立慢性病、特殊病病历档案，慢性病、特殊病治愈后，定点医院要及时通知医保经办机构停止相关待遇。医保经办机构负责对门诊统筹待遇（参保年限）的审核确认并发放就诊证。

（四）特殊病门诊医疗费不纳入住院医疗费定额标准结算，特殊病门诊药品费不纳入医院的药品费比例考核。

（五）参保居民同时患慢性病和特殊病的，只能选择一种享受医疗待遇。住院期间不能同时享受门诊待遇。享受慢性病或特殊病待遇的可同时享受普通门诊待遇。

六、违规处理

参保人员、经办机构及定点医疗机构人员有下列违规情形的，按《社会保险法》处理。

（一）参保人员冒名顶替就医；

（二）医疗机构降低慢性病、特殊病诊断标准；

（三）参保人员病情不属实；

（四）医疗机构分解就诊人次；

（五）参保人员倒卖医保药品；

（六）医疗机构虚列医疗费；

（七）以其它形式骗取医疗保险基金。

七、全省统一城镇居民门诊统筹政策，各州、市调整门诊统筹有关政策需征得省厅同意。

八、此前与本通知不符的，按本通知规定执行。

九、本通知自2012年10月1日起执行。

附件：城镇居民医疗保险慢性病、特殊病门诊报销准入标准（略）

2012年8月17日

云南省人力资源和社会保障厅关于提高城镇职工基本医疗保险 70 岁以上老年人医疗保险待遇的通知

云人社发〔2012〕197 号

各州、市人民政府，省直各委、办、厅、局：

为进一步提高老年人医疗保险待遇，减轻老年人医疗费用负担，经研究，决定从 2013 年 1 月 1 日起在全省范围内对参加城镇职工基本医疗保险 70 周岁以上（含 70 周岁）老年人医疗保险待遇调整如下：

一、住院及门诊慢性病、特殊病起付线按现行政策减半收取。

二、取消乙类药品和特殊检查、特殊诊疗的个人先自付比例。

三、政策范围内住院费用报销比例达 80%，达不到 80% 的，由医疗保险统筹基金补足差额部分。

2012 年 8 月 29 日

云南省人力资源和社会保障厅关于调整省本级城镇职工基本医疗保险支付限额的通知

云人社发〔2012〕276 号

省级各参保单位及定点医疗机构：

根据《云南省人民政府办公厅关于印发深化医药卫生体制改革2012年主要工作任务安排的通知》精神、结合省本级城镇职工基本医疗保险基金的使用情况，为进一步提高省本级城镇职工基本医疗保险的待遇水平，提升基金的使用效率，经研究，对省本级城镇职工基本医疗保险的支付限额进行调整，具体如下：

一、在自然年度内，城镇职工基本医疗保险参保人员发生的符合统筹基金支付范围内的医疗费用，最高支付限额由7万元调整为8万元。

二、本通知自2013年1月1日起执行。

云南省人力资源和社会保障厅

2012年12月20日

关于调整提高我省建国初期参加革命工作的部分退休干部生活和医疗补贴标准的通知

云组通〔2013〕47号

各州市党委组织部、老干部局，各州市财政局、人力资源和社会保障局，省委和省级国家机关各部委办厅局，各人民团体，各大专院校，省属各企事业单位：

为进一步体现省委、省政府对我省建国初期参加革命工作的部分退休干部的关心和照顾，经省委、省政府领导同意，决定调整提高我省建国初期参加革命工作的部分退休干部生活和医疗补贴标准。现将有关事宜通知如下。

一、调整内容

（一）符合中组发〔2002〕13号文件和我省“8·13”意见规定享受生活补贴的建国初期参加革命工作的退休干部，在现行标准上每人每月增加200元，调整后生活补贴标准分别为每人每月600元、570元。

（二）符合中组发〔2002〕13号文件和我省“8·13”意见规定享受生活补贴的建国初期参加革命工作的退休干部，参加城镇职工基本医疗保险的，在原医疗补助的基础上，每人每年再补助医疗保险个人账户2000元。已按规定享受当地医疗照顾政策的，按就高不就低的原则掌握，但不得重复享受医疗照顾政策。未参加城镇职工基本医疗保险的，由补贴对象所在单位按照不高于已参加医疗保险人员的照顾水平给予补助。

二、经费来源和发放办法

调整生活补贴所需经费，由同级财政负责解决，按原渠道发放。调整医疗保险个人账户补贴所需经费，参加城镇职工基本医疗保险的，按现行医疗费渠道划拨：未参加城镇职工基本医疗保险的，由补贴对象所在单位解决。

三、执行时间

从2014年1月1日起执行。

中共云南省委组织部
中共云南省委老干部局
云南省财政厅
云南省人力资源和社会保障厅
2013年11月18日

云南省人力资源和社会保障厅　云南省财政厅 云南省民政厅关于调整城镇居民基本医疗保险个人缴费的通知

云人社发〔2013〕93号

各州（市）人力资源和社会保障局、财政局、民政局：

为统筹城乡协调发展，根据人社部、财政部联合下发的《关于做好2011年城镇居民基本医疗保险工作的通知》（人社部发〔2011〕26号）精神，经省人民政府同意，现就我省城镇居民基本医疗保险（含城乡统筹地区的城乡居民基本医疗保险，下同）个人缴费有关问题通知如下：

一、从2013年7月1日起，全省城镇居民基本医疗保险学生儿童（含大学生）和成年人个人缴费标准统一为每人每年70元。

二、在学生儿童（含大学生）个人缴费标准提高后，特殊困难学生儿童（含大学生）个人缴费仍按原渠道由民政医疗救助解决。

三、今后，根据国家的要求和我省社会经济发展情况，将适时调整全省城镇居民基本医疗保险的个人缴费标准。

云南省人力资源和社会保障厅

云南省财政厅

云南省民政厅

2013年5月15日

云南省人力资源和社会保障厅关于开展城镇职工基本医疗保险20种重大疾病保障工作的通知

云人社发〔2013〕154号

各州、市人力资源和社会保障局：

为进一步深入推进医药卫生体制改革，充分发挥城镇职工基本医疗保险基金使用效益，逐渐提高重大疾病保障水平，降低参保人员重大疾病的医疗费用负担水平，避免因病致贫、因病返贫的情况，现决定在我省开展城镇职工基本医疗保险20种重大疾病保障工作，相关事项通知如下：

一、重大疾病病种范围

按照发病率高、住院治疗费用负担重、疗效确切、社会关注度高的原则，通过广泛征求意见，现确定肺癌、食道癌、胃癌、结肠癌、直肠癌、乳腺癌、宫颈癌、子宫癌、肝癌、胰腺癌、慢性粒细胞白血病、非霍奇金淋巴瘤、终末期肾病（尿毒症）、重性精神病、血友病、急性肌梗死、脑梗死、再生障碍性贫血、系统性红斑狼疮、脑出血20种疾病列入重大疾病保障病种范围。

二、享受重大疾病保障待遇的条件

同时符合以下条件的患者，列入重大疾病保障范围：

（一）患者为城镇职工基本医疗保险的参保人员；

（二）患者住院治疗的疾病诊断必须符合规定的重大疾病病种范围：

（三）患者须在二级及以上定点医疗机构住院救治。

三、提高重大疾病基本医疗保险待遇水平

除终末期肾病（尿毒症）和重性精神病外的其他18种重大疾病实行以下待遇标准。

（一）提高住院治疗医疗费用的报销比例，政策范围内（包含大病补充医疗保险、公务员补助等）住院报销比例达不到90%的由基本医疗保险统筹基金补助到90%。

（二）取消住院治疗医疗费用的医保基金最高支付限额。

（三）门诊治疗按各统筹地区现行门诊待遇政策执行，符合门诊特殊病范围的病种按照门诊特殊病待遇政策执行。

四、终末期肾病（尿毒症）、重性精神病实行大病保障与医疗救助相结合

终末期肾病（尿毒症）、重性精神病的医疗保障待遇按照《云南省卫生厅　云南人力资源和社会保障厅　云南省民政厅关于做好云南省城乡居民尿毒症与重性精神病医疗费用报销和医疗救助工作的通知》文件规定执行。

五、慢性粒细胞性白血病实行门诊特殊药品补助

（一）补助对象条件

参保职工经定点医疗机构注册医生诊断患慢性粒细胞性白血病，并出具《中华慈善总会格列卫/达希纳患者援助项目申请人医学评估确认表》，采取伊马替尼（商品名：格列卫）或尼洛替尼（商品名：达希纳）门诊治疗的患者，符合中华慈善总会“格列卫/达希纳患者援助项目”的援助标准。

（二）补助药品及批准适用症

仅限于上海诺华贸易有限公司生产的口服伊马替尼（商品名：格列卫）或尼洛替尼（商品名：达希纳）。

格列卫片剂：用于治疗费城染色体阳性的慢性髓性白血病（PH + CML）的慢性期，加速期或急变期。

达希纳：用于对既往治疗（包括伊马替尼）耐药或不耐受的费城染色体阳性的慢性髓性白血病（PH + CML）慢性期或加速期成人患者。

（三）城镇职工基本医疗保险补助标准

在每一个治疗年度内，患者和城镇职工基本医疗保险统筹基金共同负担前3个月药品，患者自付30%，基本医疗保险统筹基金补助70%。后9个月药品由中华慈善总会进行援助，免费提供。

（四）具体补助流程由统筹地医疗保险经办机构另行制定。

六、肝移植手术纳入城镇职工基本医疗保险报销范围

肝移植手术包括云南省诊疗项目中的异体供肝切除术（项目编码331005017），肝移植术（项目编码331005018）、移植肝切除术 + 再移植术（项目编码331005019）、器官联合移植术（项目编码331005020）。肝移植手术项目全部纳入城镇职工基本医疗保险支付范围。

参保职工因患肝癌进行肝移植手术的按照上述第三条中重大疾病住院保障待遇执行；其他原因进行肝移植手术的按照统筹地区规定的住院报销比例执行。

七、本通知从2013年10月1日起执行。各地要高度重视，切实将其作为我省深化医药卫生体制改革、为人民群众谋福祉的一项重大民生工程认真组织实施，及时、准确落实重大疾病保障待遇。在执行过程中如有问题，及时反馈省人力资源和社会保障厅。

云南省人力资源和社会保障厅
2013年7月5日

云南省人力资源和社会保障厅关于印发《云南省省属在昆高等学校大学生普通门诊统筹暂行管理办法》的通知

云人社发〔2013〕232号

各省属在昆高等学校：

根据云南省人民政府《云南省城镇居民基本医疗保险试点实施办法》、云南省劳动和社会保障厅《云南省高等学校大学生基本医疗保险实施细则（试行）》精神，为切实提高省属在昆高校大学生基本医疗保障水平，科学、合理使用医疗资源，确保参保学生门诊待遇，特制定《云南省高等学校大学生普通门诊统筹暂行管理办法》，请认真贯彻执行。

云南省人力资源和社会保障厅

2013年10月9日

云南省省属在昆高等学校大学生普通门诊统筹暂行管理办法

一、适用范围

本办法适用于在省医保中心参保的省属在昆高等学校（以下简称学校）大学生在校医院以及学校指定的社区卫生服务中心发生的普通门诊费。

二、门诊统筹费的管理

（一）门诊统筹费实行单独建账，单独核算。

（二）大学生门诊统筹费由省医保中心从大学生基本医疗保险基金中按一定标准分学年划拨给学校，由学校校医院或学校指定的社区卫生服务中心集中统筹使用。

学年学校门诊统筹费=学校人均划拨标准×学年学校参保缴费人数。

（三）当年大学生门诊统筹费审核结算后，超支部分费用由大学生基本医疗保险基金承担40%，学校承担60%（参保人数低于500人的学校，超支部分费用由大学生基本医疗保险基金承担60%，学校承担40%）；结余费用超过拨付费用总额15%的部分收回大学生医疗保险基金，低于拨付费用总额15%的部分留归学校校医院自主使用。

（四）大学生门诊统筹费在学年结束的当年度12月底前，学校应该到省医保中心进行清算，未清算的不予拨付下学年门诊统筹费。

三、待遇标准

（一）大学生基本医疗保险门诊的药品目录、治疗项目及服务设施标准按照云南省城镇居民基本医疗保险有关规定执行，超出规定的费用由个人承担。

（二）大学生在校医院或学校指定社区卫生服务中心发生的普通门诊费用，门诊统筹报销比例为80%。

（三）大学生转诊到校外定点医院，以及假期、实习、休学期间在非定点医院发生的普通门诊费用，门诊统筹报销比例为50%。

四、就医管理

（一）学校应使用统一的大学生门诊统筹医保信息系统。

（二）大学生凭社会保障卡和学生证到校医院、学校指定的社区卫生服务中心就诊。

（三）大学生在校外非指定医院，或假期、实习、休学期间在非定点医院发生的普通门诊费用，由个人全额垫付，医疗终结后持医疗发票回校医院或学校指定的社区卫生服务中心按规定报销。

五、监督和管理

（一）学校每学年主动向大学生公开门诊统筹费支出情况，接受监督和审计。

（二）省医保中心对各高校的大学生门诊统筹管理情况进行定期检查、审核。

（三）高校校医院、指定的社区卫生服务中心应合理、规范管理门诊统筹费，对检查发现的违规情况，严格按照当年度（云南省省本级定点医疗机构服务协议）（门诊）进行处理。

（四）委托校外社区卫生服务中心承担大学生门诊统筹管理的高校，应将委托管理协议或合同报省医保中心备案认可。

六、根据国民经济和社会发展及省属在昆高校大学生医疗保险运行情况，省人力资源和社会保障厅适时调整大学生门诊统筹相关政策。

七、本办法自2013学年开始执行。

云南省人力资源和社会保障厅关于进一步完善城镇职工基本医疗保险门诊特殊病慢性病管理工作的通知

云人社发〔2013〕264号

各州、市人力资源和社会保障局：

为进一步统一和规范全省城镇职工基本医疗保险门诊特殊病慢性病的管理服务，更好地保障特殊病慢性病患者的基本医疗需求，减轻参保人员的门诊医疗负担。结合各统筹地实际，现就进一步完善城镇职工基本医疗保险门诊特殊病慢性病管理通知如下：

一、统一全省门诊特殊病慢性病病种、准入条件、用药范围及复审时间

（一）城镇职工基本医疗保险门诊特殊病包括以下病种：恶性肿瘤、慢性肾功能衰竭、器官移植术后抗排异治疗、系统性红斑狼疮、再生障碍性贫血、血友病。

城镇职工基本医疗保险门诊慢性病包括以下病种：精神病（精神分裂症、情感性精神障碍）、癫痫、帕金森病（震颤麻痹）、冠心病、支气管扩张、支气管哮喘、慢性阻塞性肺疾病、慢性心力衰竭、脑血管意外（脑出血、脑梗死）、糖尿病、肝硬化、老年性前列腺增生Ⅱ°、Ⅲ°、慢性肾小球肾炎、肾病综合征、活动性肺结核病、慢性活动性肝炎、原发或继发性高血压、类风湿关节炎、甲状腺功能亢进（减退）、阿尔茨海默病、系统性硬化症、干燥综合征、重症肌无力、强直性脊柱炎、原发性青光眼、运动神经元病。

（二）各地可根据统筹基金的支付能力，结合当地特殊病慢性病发病情况，在不减少上述病种的基础上，确定本统筹区的特殊病慢性病病种范围。

（三）各地要严格执行全省基本医疗保险门诊特殊病慢性病用药范围统一使用云南省基本医疗保险、工伤保险和生育保险药品目录对应维护数据库。在国家和省调整药品目录后，由省人社厅对特殊病慢性病用药范围做相应调整。在上述特殊病慢性病病种范围以外，各地增加病种的准入标准、用药范围（在药品目录范围内选择）由各统筹地自行制定，报省人社厅备案。

（四）城镇职工基本医疗保险门诊特殊病慢性病病种准入条件、用药范围、复审时限见附件。

二、合理确定门诊特殊病慢性病待遇水平

门诊慢性病统筹基金起付标准原则上在300元左右，报销比例在80%，单一慢性病病种统筹基金年度报销限额在2000元左右，每增加一个病种，报销增加1000元左右，统筹基金每年最高报销限额为5000元。

门诊特殊病原则上执行统筹地住院待遇标准，门诊特殊病的起付线与住院起付线分别计算。

各州（市）要根据上述原则要求，结合本地实际，制定具体待遇标准（起付标准、最高支付限额、报销比例）。

三、加强对门诊特殊病慢性病管理

（一）实行参保人定点就医管理。门诊慢性病参保患者应选择1—2家医疗机构（含社区卫生服务机构）作为本人门诊慢性病定点医疗机构。要支持社区卫生服务机构开展门诊慢性病管理工作，积极引导参保患者，到社区卫生服务机构就诊。门诊特殊病参保患者应选择1—2家二级及以上综合或专科医疗机构，作为本人门诊特殊病定点医疗机构。

（二）医疗保险经办机构要提高服务效率。简化申报流程、缩短申报周期，对门诊特殊病慢性病资格待遇的审核原则上要按月受理申报，一个月内办结。实现医疗保险经办机构与定点医疗机构直接结算。门诊特殊病慢性病用药纳入医保信息系统全省统一使用。省内异地安置参保人员特殊病慢性病应实现异地持卡结算。各统筹地要进一步制定门诊特殊病慢性病待遇资格复审的具体办法。

（三）医疗保险经办机构要制定门诊特殊病慢性病医疗服务考核内容，并严格执行医疗保险经办机构与定点医疗机构服务协议，违反医疗保险政策和协议的，按照《社会保险法》等相关法律法规处理。定点医疗机构要建立门诊慢特病医疗管理制度，主动为参保人员提供优质服务坚持因病施治。经办机构要加强对门诊特殊病慢性病医疗服务管理，合理筛查、合理用药，每次门诊开量原则上不超过一个月的用量。

（四）各地要积极探索门诊特殊病慢性病支付管理办法。应建立科学高效的门诊特殊病慢性病费用结算机制，在项目付费的基础上，积极探索实行按人头付费、按病种付费和按服务单元付费等结算方式。按病种付费应优选并发症与合并症少、诊疗技术成熟且质量可控、费用稳定的常见病、多发病。按人头付费、按服务单元付费必须明确基本医疗服务包，通过签订定点服务协议，将基本医疗服务包列入定点服务协议内容，以落实医疗机构和医生的权利、义务和责任。

四、本通知自2014年1月1日起实施。由云南省人力资源和社会保障厅负责解释。

附件：云南省城镇职工基本医疗保险特殊病慢性病准入标准、用药范围及复审时间。（略）

云南省人力资源和社会保障厅

2013年11月21日

关于随军未就业的军人配偶医疗保险关系转移接续有关问题的通知

后财〔2013〕309号

各省、自治区、直辖市人民政府人力资源社会保障、财政厅（局），各军区政治部、联勤部，各军兵种政治部、后勤部，总参政治部、管理保障部，总装政治部、后勤部，军事科学院、国防大学、国防科学技术大学政治部、院（校）务部，武警部队政治部、后勤部，总后所属直供单位：

为了贯彻落实《中华人民共和国军人保险法》，做好随军未就业的军人配偶医疗保险关系军地衔接工作，确保随军未就业的军人配偶在就业和军人退役随迁时能够享受国家规定的医疗保险待遇，根据国家和军队有关政策规定，现就有关问题通知如下；

一、军队后勤（联勤、保障）机关财务部门按规定为随军未就业的军人配偶建立医疗保险关系。个人按规定标准缴纳医疗保险费，国家按个人缴纳的同等数额给予补助。

军人配偶在随军未就业期间的医疗保险缴费年限，与其在地方参加职工基本医疗保险的缴费年限合并计算。

二、随军未就业的军人配偶随军前已经参加职工基本医疗保险的，按照《关于军人配偶随军未就业期间社会保险关系军地衔接有关问题的通知》第八条规定，其基本医疗保险关系和个人账户余额可以转入军队；也可按灵活就业人员参保规定，继续参加随军所在地基本医疗保险，其基本医疗保险关系和个人账户余额不转入军队。医疗保险关系和个人账户余额转入军队时，按以下流程办理：

（一）随军未就业的军人配偶到军队后勤（联勤、保障）机关财务部门提出申请，由本人填写《基本医疗保险关系转移接续申请表》（附件以下简称《申请表》），并按规定提供居民身份证等相关证明材料。

（二）军队后勤（联勤、保障）机关财务部门受理申请后，对符合转移接续条件的，应在受理之日起15个工作日内与原参保地社会（医疗）保险经办机构（以下简称经办机构）联系，通过信函邮寄《基本医疗保险关系转移接续联系函》(附件2，以下简称《联系函》)。

（三）原参保地经办机构在收到《联系函》之日起的15个工作日内完成以下手续：

1. 核对有关信息并打印《参保凭证》(附件3)，凭证一式三联；

2. 将《参保凭证》第二联按社保档案管理规定存档备案；

3. 填写《参保人员医疗保险类型变更信息表》(附件4，下简称《信息表》)，连同

《参保凭证》第一联和第三联一并通过信函邮寄至军队后勤（联勤、保障）机关财务部门；

4. 有个人账户的，办理个人账户余额划转手续，划转时需标明转移人员姓名和医疗保障编号；

5. 终止参保人员在本地的基本医疗保险关系。

（四）军队后勤（联勤、保障）机关财务部门在收到《参保凭证》《信息表》和个人账户余额的15个工作日内办结以下接续手续：

1. 核对《参保凭证》有关信息及转移的个人账户金额；

2. 将转移的个人账户金额计入本人医疗保险个人账户；

3. 根据《参保凭证》《信息表》及随军未就业的军人配偶提供的材料，补充完善相关信息；

4. 将《参保凭证》第三联交给本人。

三、随军来就业的军人配偶实现就业并参加职工基本医疗保险，由军队后勤（联勤、保障）机关财务部门将其医疗保险关系和个人账户余额，转移到就业地经办机构。医疗保险关系和个人账户余额转出军队时，按以下流程办理：

（一）由本人或用人单位到就业地经办机构提出申请，填写《申请表》，并按规定提供居民身份证等相关证明材料。

（二）就业地经办机构受理申请后，对符合当地转移接续条件的，应在受理之日起15个工作日内与军队后勤（联勤、保障）机关财务部门联系，打印并通过信函邮寄《联系函》。

（三）军队后勤（联勤、保障）机关财务部门在收到《联系函》之日起的15个工作日内完成以下手续：

1. 核对有关信息并打印《参保凭证》、凭证一式三联；

2. 将《参保凭证》第二联按规定存档备案；

3. 填写《信息表》，连同《参保凭证》第一联和第三联一并通过信函邮寄至就业地经办机构；

4. 办理个人账户余额划转手续，终止随军未就业的军人配偶在军队的医疗保险关系。

（四）就业地经办机构在收到《参保凭证》和个人账户余额的15个工作日内办结以下接续手续：

1. 核对《参保凭证》有关信息及转移的个人账户金额；

2. 将转移的个人账户金额计人参保人员个人账户；

3. 根据《参保凭证》《信息表》及用人单位或参保人员提供的材料，补充完善相关信息；

4. 将办结情况通知用人单位或参保人员；

5. 将《参保凭证》第三联交给参保人员。

四、随军未就业的军人配偶在军人退役随迁安置时暂未就业的，由军队后勤（联勤、保障）机关财务部门将其医疗保险关系和个人账户余额，转移到户籍地经办机构。医疗保险关系和个人账户余额转出军队时，按以下流程办理：

（一）随军未就业的军人配偶在军人退役随迁安置前，由本人到军队后勤（联勤、保障）机关财务部门提出申请，填写《申请表》，并按规定提供居民身份证等相关材料。材料齐全的，军队后勤（联勤、保障）机关财务部门完成以下手续：

1. 核对有关信息并打印《参保凭证》一式三联；

2. 妥善保管《参保凭证》第一联；

3. 将《参保凭证》第二联按规定存档备案；

4. 将《参保凭证》第三联交给本人；

5. 终止其在军队期间的医疗保险关系。

（二）本人终止原在军队期间的医疗保险关系后的3个月内、到户籍地经办机构申请办理参限手续、并出示《参保凭证》第三联。户籍地经办机构受理申请后、对符合当地参限规定的、应按规定为其办理参保手续、同时与军队后勤（联勤、保障）机关财务部门联系、打印并通过信函邮寄《联系函》。

（三）军队后勤（联勤、保障）机关财务部门在收到《联系函》之日起的15个工作日内完成以下手续：

1. 填写《信息表》，连同《参保凭证》第一联通过信函邮寄至户籍地经办机构；

2. 办理个人账户余额划转手续。

（四）户籍地经办机构在收到《参保凭证》《信息表》和个人账户余额的15个工作日内办结以下接续手续：

1. 核对《参保凭证》有关信息及转移的个人账户金额；

2. 将转移的个人账户金额计入参保人员个人账户；

3. 根据《参保凭证》《信息表》及参保人员提供的材料，补充完善相关信息；

4. 将办结情况通知参保人员。

五、随军未就业的军人配偶属于《军人配偶随军未就业期间社会保险暂行办法》第十七条规定无正当理由拒不接受当地人民政府有关部门或者机构安排工作、与军人解除婚姻关系、被判刑收监执行或者被劳动教养、军人被取消军籍、军人死亡等情形的，由军队后勤（联勤、保障）机关财务部门将其医疗保险关系和个人账户余额转移到就业地或户籍地经办机构，经办手续和资金转移按本通知第三条或第四条有关流程办理。

六、全国县级以上经办机构的邮寄地址、联系电话和各地行政区划代码，可以登录人力资源社会保障部网址 http：//www. mohrss. gov. en查询和下载。

七、军队后勤（联勤、保障）机关财务部门和地方经办机构要加强沟通协作、简化手续、规范流程，方便随军未就业的军人配偶转移接续医疗保险关系和享受相关待遇。

八、本通知自下发之日起执行。

九、本通知由人力资源社会保障部、总后勤部负责解释。

附件：

1. 基本医疗保险关系转移接续申请表（略）

2. 基本医疗保险关系转移接续联系函（略）

3. 参保凭证（略）

4. 参保人员医疗保险类型变更信息表（略）

2013年8月30日

云南省人民政府办公厅关于积极推进基本医疗保险支付制度改革的通知

云政办函〔2014〕25号

各州、市人民政府，省直各委、办、厅、局：

为贯彻落实党的十八届三中全会关于深化医药卫生体制改革的有关精神，改革医保支付方式，健全全民医保体系，让人民群众切实享受改革成果，结合我省实际，经省人民政府同意，现将推进基本医疗保险支付制度改革有关事项通知如下：

一、总体目标和任务我省基本医疗保险支付制度改革的总体目标是：建立以基金收支预算管理为基础，以总额控制为核心，实行总额预付、病种付费、疾病诊断分组付费、服务单元付费、人头付费等多种支付方式有机结合的支付制度；完善医疗服务评价和监管体系，控制医疗费用不合理增长，提升基本医疗保险的保障绩效，充分发挥基本医疗保险对公立医院改革等工作的支持和促进作用。2014年，在基金预算管理的基础上，城镇基本医疗保险全面实现医疗保险付费总额控制，建立年初预算、按月（季度）预付、过程监控、动态调整、年末清算的支付管理制度，逐步推行多种支付方式；新型农村合作医疗保险支付方式改革覆盖所有统筹地区。2015年，全面实现基本医疗保险支付制度改革总体目标。

二、基本原则

（一）兼顾多方，持续发展

坚持以收定支，根据基金承受能力科学确定基金支付方式和标准，确保基金平稳运行，有效控制医药费用不合理增长。合理确定参保（合）人员的保障水平。保证医疗机构获得合理补偿，使其正常运转和持续发展。

（二）因地制宜，分类指导

我省各地经济发展水平、医疗资源分布差异较大，支付制度改革要结合不同医疗保险制度模式、不同统筹地区基金结余情况和医疗技术发展水平，分类指导，稳步推进。

（三）紧密衔接，同步推进

基本医疗保险支付制度改革要与基本药物制度、基本医疗服务、基层医疗卫生机构和公立医院等各项改革工作紧密衔接。

三、改革措施

（一）完善医疗保险基金预算管理制度，全面实行医疗保险付费总额控制

按照社会保险基金预算管理要求，健全“年初预算、年中执行、年终结算”的基金预算管理制度。要将基金预算管理和费用支付管理相结合，根据医疗保险基金实际支付情况，结合参保人数、年龄结构、政策调整和待遇水平变动等因素，科学编制年度基金支出预算，

扣除一次性预缴和必要的风险调剂金后，合理确定医疗保险基金年度总额控制目标。

要对基金预算进行细化和分解，逐步建立到定点医疗机构的二级预算，结合定点医疗机构级别、类别及承担服务量等因素，以历史年度定点医疗机构有效服务产生的医疗费为基础确定本年医疗费预算基数，将总额控制预算费用进一步细化落实到定点医疗机构。

年度预算报同级政府审批后要严格执行，执行中可根据新政策和特殊因素对年初预算进行合理调整。年终，根据各医疗机构年初预算额、实际发生医疗费、日常管理服务情况以及绩效考核情况等确定决算指标，进行决算和清算。

（二）大力推行医疗保险复合支付方式

各统筹地区要因地制宜地选择与当地医疗机构技术水平和卫生管理现状相适宜的支付方式，推行医疗保险支付方式改革，由单一的按项目付费转变为复合支付方式。城镇基本医疗保险推行住院总额预付、按病种付费、按服务单元付费，门诊统筹探索按人头付费为主的复合支付方式。新型农村合作医疗推行以门诊总额预付和住院床日付费为主，住院总额预付、单病种付费、按疾病诊断分组付费相结合的复合支付方式。

（三）提高医疗保险费用拨付效率

各级医疗保险经办机构要进一步提高管理服务能力，依托信息化手段提高工作效率，缩短医疗保险经办机构结算拨款周期，各类付费方式原则上实行按月结算。符合医疗保险政策规定的医疗费用，要严格按照规定时间及时拨付。结合总额控制、分级管理，可对定点医疗机构按照历史年度月平均费用的不同比例预付费用，年终结算。

（四）建立谈判协商机制

各统筹地区医疗保险经办机构在确定年度基金预算分配、支付标准、支付方式和考核办法时，要与定点医疗机构平等谈判协商。基金年度预算分配谈判的重点放在预算总量的分配方式和比例上。在谈判协商时，要根据不同医疗机构级别、规模和历年就诊人次、费用水平等，进行分类、分组协商，医疗机构全部或推荐部分代表协商。

（五）健全激励约束机制

坚持“超支共担、结余奖励”的原则。各统筹地区要合理确定基本医疗保险基金和定点医疗机构对结余资金留用和超支费用分担办法，充分调动定点医疗机构主动控制医疗费用的积极性。在保证医疗数量、质量、安全和加强考核的基础上，逐步形成费用超支由定点医疗机构合理分担，结余资金由定点医疗机构合理留用的机制。要逐步将次均费用、复诊率、住院率、人头人次比、个人负担水平、转诊转院率、重症病人比例等纳入定点服务协议考核指标，加强管理。同时，要根据经济社会发展、支付方式、医疗服务成本、高新医疗技术应用和医疗服务需求等因素的变化，对支付标准进行动态调整。

（六）强化医疗服务行为监管

各统筹地区要针对推行医疗保险支付制度改革后可能出现的推诿拒收病人、降低服务标准、虚报服务量等行为，加强对定点医疗机构医疗行为的监管。各统筹地区要明确监管主体职责和违规罚则，使经济处罚、打击欺诈等有据可依，加强对违约、违规医疗行为的查处力度。建立举报奖励制度，对有效举报给予奖励，充分发挥社会监督作用。建立和完善全省医疗保险管理信息系统，实现实时监管。

有条件的地区，可探索采取政府购买服务的方式，聘请具有相关资质的会计师事务所、医学社团等社会组织，利用专业人员对医疗服务行为、参保（合）人员就医行为等进行独立评估，提供建议作为人力资源社会保障或卫生部门对定点医疗机构实施处理的重要依据。

四、组织实施

（一）加强组织领导

各统筹地区要高度重视、加强领导，将基本医疗保险支付制度改革作为深化医药卫生体制改革的一项重要工作抓紧、抓实、抓好。各统筹地区人民政府要研究制定具体工作方案，认真抓好组织实施。建立部门联席会议制度，由各级人力资源社会保障、卫生部门分别牵头，各级发展改革、财政、审计等部门共同组成，研究协调医疗保险支付管理过程中的重大问题。牵头部门将城镇职工医疗保险、城镇居民医疗保险和新型农村合作医疗保险基金的年度预算指标、预算分配方案、考核指标、决算指标、实施方案等事项提交联席会议集体审议。

（二）明确部门职责

建立多部门共同参与基本医疗保险支付制度改革的协调工作机制，明确职责，形成工作合力。人力资源社会保障、卫生部门分别负责实施具体的医疗保险支付管理工作；财政部门要会同人力资源社会保障、卫生部门做好医疗保险基金预算管理有关工作，共同完善医疗保险基金预算管理制度和办法，加强对医疗保险经办机构执行预算、费用结算的监督。卫生部门要加强对医疗机构和医务人员行为的监管，推进医院全成本核算和规范化诊疗工作。

（三）注重廉政风险防范

各统筹地区在推行基本医疗保险支付制度改革过程中，要坚持公开、公平、公正的原则，加强部门间、医疗保险经办机构与定点医疗机构的协商，实现程序的公开透明。预算分配、费用支付管理全过程，要主动接受纪检、监察、审计等部门以及社会各方的监督。

（四）做好政策宣传

各统筹地区要高度重视宣传工作，切实做好政策宣传和解读，使广大医务人员和参保（合）人员了解基本医疗保险支付制度改革的重要意义，理解配合支持改革。基本医疗保险支付制度改革工作中的重大事项或问题，要及时报告，妥善处理。

云南省人民政府办公厅
2014 年 2 月 13 日

云南省财政厅　云南省卫生厅　云南省人力资源和社会保障厅关于提高新型农村合作医疗和城镇居民基本医疗保险财政补助标准的通知

云财社〔2014〕93号

各州（市）财政局、卫生局、人力资源和社会保障局，镇雄县、宣威市、腾冲县财政局、卫生局、人力资源和社会保障局：

根据《国务院办公厅关于印发深化医药卫生体制改革2014年重点工作任务的通知》以及财政部、国家卫生计生委、人力资源社会保障部《关于提高2014年新型农村合作医疗和城镇居民基本医疗保险筹资标准的通知》的规定，结合我省实际，现对新型农村合作医疗（以下简称“新农合”）和城镇居民基本医疗保险（以下简称“居民医保”）提高财政补助标准问题通知如下：

一、中央财政补助标准。2014年中央财政对新农合和居民医保人均补助标准从每人每年188元提高到220元。

二、省级财政补助标准。

（一）2014年省级财政对新农合的补助仍按照《云南省人民政府办公厅转发云南省新型农村合作医疗筹资工作方案的通知》确定的地方分类补助比例执行，按照分类划分为100元、50元、25元、0元四个标准进行补助，其中；对一类地区不予补助；对二类地区按地方配套25%的比例，人均补助25元；对三类地区按地方配套50%的比例，人均补助50元；对四类地区按地方配套100%的比例，人均补助100元。

（二）2014年省级财政对居民医保的补助标准从每人每年54元提高到58元。

三、州（市）、县级财政补助标准。根据中央统一部署，2014年，各级财政对新农合和居民医保的人均补助标准之和需达到320元，即：除中央财政和省级财政补助外，未达到每人每年320元补助标准的差额部分，由各州（市）、县级财政负责补齐。各州（市）、县级财政部门若未按规定补齐财补助资金，省级将按照省财政厅、省人力资源和社会保障厅、省卫生厅《转发财政部　人力资源社会保障部　卫生部关于调整城镇居民基本医疗保险和新型农村合作医疗地方财政补助资金考核办法文件的通知》规定，相应扣减中央和省级财政补助资金。

四、各州（市）要尽快研究制定州（市）、县级财政对新农合和居民医保的补助方案，确保2014年各级财政补助标准达到每人每年320元。同时，各州（市）要尽快统一对成年人和学生儿童的居民医保财政补助标准。

云南省财政厅
云南省卫生厅
云南省人力资源和社会保障厅
2014年6月6日

云南省人力资源和社会保障厅关于全面推进和完善城镇居民大病保险制度的通知

云人社发〔2014〕302号

各州（市）人力资源和社会保障局、滇中新区社会事务管理局：

根据《云南省人民政府办公厅关于建立城镇居民大病补充医疗保险的实施意见》和《云南省人力资源和社会保障厅关于加强城镇居民大病补充医疗保险委托管理工作的指导意见》要求，各地认真组织实施，全省15个州（市）实施了城镇居民大病保险制度，14个州（市）委托保险公司管理，昆明、曲靖还实施了城乡居民大病保险试点，但还存在大病保险委托管理不够规范、基金结余率高等问题。为保障参保居民大病医疗需求，落实2014年国家和省医改目标任务，根据《国务院办公厅关于印发深化医药卫生体制改革2014年重点工作任务的通知》和省政府办公厅《关于印发云南省深化医药卫生体制改革2014年重点工作任务的通知》文件精神，结合我省实际，现对全面推进和完善我省城镇居民大病保险制度有关问题通知如下：

一、全面推进城镇居民大病保险。2015年全省所有州（市）要全面实施城镇居民大病保险制度，实现参加城镇居民基本医疗保险人员全部参加城镇居民大病保险的目标任务。已经实施城镇居民大病保险的州（市）要统一政策、规范管理。尚未实施城镇居民大病保险的州（市）要在年内启动实施，确保城镇居民大病保险全覆盖。各地要在当地政府的领导下，积极探索城乡居民大病保险试点工作。

二、建立健全城镇居民大病保险筹资机制。城镇居民大病保险是基本医疗保险制度的延伸，所需资金从基本医疗保险基金中预算安排。城镇居民大病保险按每人每年20—40元标准筹集，原则上每人每年25元左右。各地要在确保基本医疗保险基金收支平衡的前提下，确定从基本医保基金中划出用于城镇居民大病保险的数额。

三、完善城镇居民大病保险待遇政策。城镇居民大病保险基金用于支付基本医疗保险封顶线以上医疗费、起付线以下医疗费和基本医疗保险政策规定按比例自付部分医疗费（含先自付部分），包括住院和门诊特殊疾病。参保居民先按基本医疗保险政策规定报销，个人自付医疗费累计超过城镇居民大病保险起付线后进入城镇居民大病保险支付。

城镇居民大病保险支付范围参照城镇居民基本医疗保险支付范围执行，各地不得擅自扩大支付范围，不得擅自调整城镇居民基本医疗保险和城镇居民大病保险待遇标准。城镇居民大病保险年度起付线为1万—1.5万元，具体由各州（市）确定。全省统一城镇居民大病保险支付比例和最高支付限额：城镇居民大病保险起付线以上、4万元以下（含4万元）医疗费由城镇居民大病保险支付50%；4万元以上、6万元以下（含6万元）医疗费由城镇居民大病保险支付60%；6万元以上、8万元以下（含8万元）医疗费由城镇居民大病保险支付70%；8万元以上医疗费由城镇居民大病保险支付80%；城镇居民大病保险年度最高支付限额为15万元。

四、全面推行并规范城镇居民大病保险委托商业保险机构承办。原则上，按照国家有关政策规定将城镇居民大病保险业务委托商业保险机构承办，对确实没有商业保险机构承办的，医保经办机构要主动承担责任，继续做好城镇居民大病保险。要通过州（市）及以上政府公开招标选定商业保险机构，原则上一个州（市）范围内由一个商业保险机构具体承办城镇居民大病保险业务。各级社会保险经办机构是医疗保险基金的管理部门，各地要按照城镇居民大病保险政策要求，坚持公平公正、公开的原则，做好招标及监督工作。

五、加强对城镇居民大病保险监督管理。按照社会保险基金管理办法，加强基金监管、专款专用，确保医疗保险基金的安全完整，采取有效措施控制城镇居民大病保险的收支结余，当年城镇居民大病保险结余资金应结转下一年度统筹使用，保障参保居民大病医疗需求。明确医保经办机构和商业保险机构责任划分，建立不合理医疗费防控机制：医保经办机构负责基金征收和管理，商业保险机构负责城镇居民大病保险费用审核、现场医疗行为监管、待遇支付和城镇居民大病保险医疗费支出。各地要根据城镇居民大病保险实际发生率、赔付人次、病历审核数量、现场医疗行为监管人数明确委托承办内容，加强对相关医疗服务和医疗费用的监控，按照有关政策要求落实好参保居民医疗待遇。

六、城镇居民大病保险实行一年一清算，各地要在每年三月份以前将上年城镇居民大病保险收支情况、结余情况、享受待遇人数、筹资标准、待遇水平、支付流程、结算效率及医保经办机构与商业保险机构签订协议主动向社会公开，接受社会监督和审计部门审计。各州（市）要对城镇居民大病保险情况进行认真检查，并于次年8月和3月将城镇居民大病保险开展情况报省厅（具体按附件要求）。

七、各级人力资源和社会保障部门、医疗保险经办机构要高度重视城镇居民大病保险工作，切实担负党风廉政建设主体责任，全体工作人员要廉洁自律，杜绝一切违纪违法行为。

附件：1. 州（市）城镇居民大病保险招标及经办情况（略）

2. 州（市）城镇居民大病医疗保险主要政策及运行情况（略）

云南省人力资源和社会保障厅

2014年12月29日

关于印发推进药品价格改革意见的通知

发改价格〔2015〕904号

各省、自治区、直辖市发展改革委、物价局、卫生计生委（局）、人力资源社会保障厅（局）、工业和信息化厅（局）、财政厅（局）、商务厅（局）、食品药品监管局：

根据党的十八届三中全会精神和医药卫生体制改革的总体要求，国家发展改革委、国家卫生计生委、人力资源社会保障部、工业和信息化部、财政部、商务部、食品药品监管总局制定了《推进药品价格改革的意见》，经国务院同意，现印发你们，请遵照执行，并就有关事项通知如下：

一、自2015年6月1日起，除麻醉药品和第一类精神药品外，取消原政府制定的药品价格。麻醉、第一类精神药品仍暂时由国家发展改革委实行最高出厂价格和最高零售价格管理。

二、此前有关药品价格管理政策规定，凡与本通知规定不符的一律废止，以本通知规定为准。

三、各地价格、卫生计生、人力资源社会保障等部门要按照《推进药品价格改革的意见》，研究制定具体政策措施，强化医药费用和价格行为综合监管，做好政策解读和舆论引导工作，确保改革顺利推进。

附件：推进药品价格改革的意见

国家发展改革委　国家卫生计生委
人力资源社会保障部　工业和信息化部
财政部　商务部
食品药品监管总局
2015年5月4日

附件

推进药品价格改革的意见

推进药品价格改革、建立科学合理的药品价格形成机制是推进价格改革的重要内容，也是深化医药卫生体制改革的重要任务，对于加快完善现代市场体系和转变政府职能，促进医疗卫生事业和医药产业健康发展，满足人民群众不断增长的医疗卫生需求，减轻患者不合理的医药费用负担，具有重要意义。为加快推进药品价格改革，经国务院同意，现提出以下意见：

一、总体要求

深入贯彻落实党的十八大和十八届二中、三中、四中全会精神，认真落实党中央、国务院决策部署，按照使市场在资源配置中起决定性作用和更好发挥政府作用的要求，逐步建立以市场为主导的药品价格形成机制，最大限度减少政府对药品价格的直接干预。坚持放管结合，强化价格、医保、招标采购等政策的衔接，充分发挥市场机制作用，同步强化医药费用和价格行为综合监管，有效规范药品市场价格行为，促进药品市场价格保持合理水平。

二、改革药品价格形成机制

除麻醉药品和第一类精神药品外，取消药品政府定价，完善药品采购机制，发挥医保控费作用，药品实际交易价格主要由市场竞争形成。其中：

（一）医保基金支付的药品，由医保部门会同有关部门拟定医保药品支付标准制定的程序、依据、方法等规则，探索建立引导药品价格合理形成的机制。

（二）专利药品、独家生产药品，建立公开透明、多方参与的谈判机制形成价格。

（三）医保目录外的血液制品、国家统一采购的预防免疫药品、国家免费艾滋病抗病毒治疗药品和避孕药具，通过招标采购或谈判形成价格。

（四）麻醉药品和第一类精神药品，仍暂时实行最高出厂价格和最高零售价格管理。

（五）其他药品，由生产经营者依据生产经营成本和市场供求情况，自主制定价格。

三、强化医药费用和价格行为综合监管

推进药品价格改革必须发挥政府、市场“两只手”作用，建立科学合理的价格形成机制。取消药品政府定价后，要充分借鉴国际经验，做好与药品采购、医保支付等改革政策的衔接，强化医药费用和价格行为综合监管。按照“统筹考虑、稳步推进”的要求，重点从以下四个方面加强监管，促进建立正常的市场竞争机制，引导药品价格合理形成。

（一）完善药品采购机制。卫生计生部门要按照规范公立医院和基层医疗卫生机构药品采购的相关要求和措施，坚持药品集中采购方向，根据药品特性和市场竞争情况，实行分类采购，促进市场竞争，合理确定药品采购价格。要调动医疗机构、药品生产经营企业、医保经办机构等多方参与积极性，引导各类市场主体有序竞争。

（二）强化医保控费作用。医保部门要会同有关部门，在调查药品实际市场交易价格基础上，综合考虑医保基金和患者承受能力等因素制定医保药品支付标准。在新的医保药品支付标准制定公布前，医保基金暂按现行政策支付。做好医保、招标采购政策的衔接配合，促进医疗机构和零售药店主动降低采购价格。定点医疗机构和药店应向医保、价格等部门提交药品实际采购价格、零售价格以及采购数量等信息。同步推进医保支付方式改革，建立医疗机构合理用药、合理诊疗的内在激励机制，减轻患者费用负担。人力资源和社会保障部、卫生计生委要会同有关部门在2015年9月底前出台医保药品支付标准制定规则。

（三）强化医疗行为监管。卫生计生部门要建立科学合理的考核奖惩制度，加强医疗机构诊疗行为管理，控制不合理使用药品医疗器械以及过度检查和诊疗，强化医药费用控制。要逐步公开医疗机构诊疗门（急）诊次均费用、住院床日费用、检查检验收入占比等指标，并纳入医疗机构目标管理责任制和绩效考核目标。加快药品供应保障信息平台建设，促进价格信息公开。

（四）强化价格行为监管。价格主管部门要通过制定药品价格行为规则，指导生产经营者遵循公平、合法和诚实信用的原则合理制定价格，规范药品市场价格行为，保护患者合法权益。要健全药品价格监测体系，探索建立跨部门统一的信息平台，掌握真实交易价格数据，重点做好竞争不充分药品出厂（口岸）价格、实际购销价格的监测和信息发布工作，对价格变动频繁、变动幅度较大，或者与国际价格、同类品种价格以及不同地区间价格存在较大差异的，要及时研究分析，必要时开展成本价格专项调查。要充分发挥12358全国价格举报管理信息系统的作用，建立全方位、多层次的价格监督机制，正面引导市场价格秩序。对价格欺诈、价格串通和垄断行为，依法严肃查处。

此外，有关部门要认真履行监管职责，加强对药品生产、流通、使用的全过程监管，切实保障药品质量和用药安全。

四、加强组织实施

（一）强化组织领导。各地区、各有关部门要充分认识推进药品价格改革的重要性和紧迫性，进一步统一思想，加强领导，周密部署。各地要制定具体实施细则，细化政策措施，确保改革取得实效。各有关部门要强化协作配合，加强对地方改革工作的督促指导，确保改革扎实有序推进。

（二）建立评估机制。药品价格改革与群众切身利益密切相关，政策性强、涉及面广。各地要建立药品价格改革评估机制，加强对改革的跟踪评估，及时总结经验、完善政策。要密切关注改革后药品价格和医药费用变化情况，对改革中出现的新问题要及时研究提出解决的政策措施。

（三）加强宣传引导。各地要通过多种方式，做好宣传解释工作，向广大群众解释清楚药品价格改革的意义、内容和预期目标，及时回应社会关注的热点问题，争取社会各界的理解支持，凝聚各方共识，形成改革合力，确保改革顺利推进。

云南省人民政府办公厅关于完善公立医院药品集中采购工作的实施意见

云政办发〔2015〕55号

各州、市人民政府，滇中产业新区管委会，省直各委、办、厅、局：

为贯彻落实《国务院办公厅关于完善公立医院药品集中采购工作的指导意见》精神，进一步规范和完善我省公立医院药品集中采购工作，经省人民政府同意，现提出以下意见：

一、总体思路

完善公立医院药品集中采购工作，有利于建立健全以基本药物制度为基础的药品供应保障体系，破除以药养医机制；有利于降低药品虚高价格，减轻人民群众用药负担；有利于预防和遏制药品购销领域腐败行为，抵制商业贿赂；有利于推动药品生产流通企业整合重组、公平竞争，促进医药产业健康发展。坚持以省为单位网上集中采购，上下联动、公开透明、分类采购，采取招生产企业、招采合一、量价挂钩、双信封制、全程监控等措施，加强药品采购全过程综合监管，切实保障药品供应。结合实际探索创新，进一步提高医院在药品采购中的参与度。

二、主要内容

（一）科学编制采购目录

科学编制药品采购目录是公立医院药品集中采购的基础。结合我省医保和新农合药品报销目录、国家基本药物和省补充药品目录、基本药物临床应用指南和处方集，按照药品分类采购的原则，科学合理编制药品采购目录，并向社会公布。（省卫生计生委牵头）

（二）实行药品分类采购

1. 对临床用量大、采购金额高、多户企业生产的基本药物和非专利药品，采取带量采购、双信封制公开招标采购，医院作为采购主体，按照中标价格采购药品。进一步完善双信封招标制度。投标的药品生产企业在编制标书时分别编制经济技术标书和商务标书，同时投2份标书。对于通过经济技术标书评审的企业，要同时打开商务标书，并按报价由低到高选择中标企业和候选中标企业。要结合公立医院用药特点和质量要求，科学设定竞价分组和中标企业数量，落实带量采购、量价挂钩。对竞标价格明显偏低、可能存在质量和供应风险的药品进行综合评估，避免恶性竞争。

落实带量采购。公立医院要按照不低于上年度药品实际使用量的80%制定采购计划和预算，并具体到品种、剂型和规格。每种药品采购的剂型原则上不超过3种，每种剂型对应的规格原则上不超过2种，兼顾成人和儿童用药需要。省药品集中采购平台要严格组织审核投标企业资质，采集、分析药品历史价格和其他省份的采购价格，保持合理差比价关系，防止价格倒挂，并做好网上交易数据汇总和监测分析工作。（省公共资源交易管理局牵头）

2. 对部分专利药品、独家生产药品，建立公开透明、多方参与的价格谈判机制。谈判结果在省药品集中采购平台公示，并报国家药品供应保障综合管理信息平台公布，医院按照谈判结果采购药品。

谈判采购要坚持“政府主导、多方参与、公开透明、试点起步”的原则。国家已实行谈判采购的药品，按照国家政策要求执行。积极探索跨省区域联合谈判协作，形成区域采购价格，并与医保支付政策做好衔接。（省公共资源交易管理局牵头）

3. 对妇儿专科非专利药品、急（抢）救药品、基础输液、临床用量小的药品和常用低价药品实行集中挂网，医院直接采购。（省公共资源交易管理局牵头）

4. 根据临床用药需求和药品供应保障情况，试行省内部分药品定点生产，医疗机构按照议定价格采购。国家实行统一定点生产的药品，按照国家规定采购。（省卫生计生委、工业和信息化委牵头）

5. 对麻醉药品、精神药品、防治传染病和寄生虫病的免费用药、国家免疫规划疫苗、计划生育药品及中药饮片，按照国家现行规定采购，确保公开透明。（省卫生计生委牵头）

在公立医院改革试点城市，允许以州、市为单位在省药品集中采购平台上自行采购。试点城市成交价格不得高于省药品集中采购平台中标价格。试点城市成交价格明显低于平台中标价格的，省药品集中采购平台中标价格应按试点城市成交价格进行调整。（省卫生计生委牵头）

（三）改进药款结算方式

1. 公立医院与药品供货企业直接结算药款。鼓励医院与药品生产企业直接结算药品货款、药品生产企业与配送企业结算配送费用。（各州、市人民政府，滇中产业新区管委会，省卫生计生委、公共资源交易管理局负责，列第一位的为牵头单位，下同）

2. 公立医院与药品生产企业签订药品采购合同时，应同时根据《云南省医药购销领域商业贿赂不良行为记录实施办法》签订医药产品廉洁购销合同。采购合同应明确药品采购的品种、剂型、规格、价格、数量、配送批量和时限、结算方式和结算时间等内容。合同约定的采购数量应是采购计划申报的一个采购周期的全部采购量。医院应严格按照合同约定的时间支付货款，从交货验收合格到付款不得超过30天。（各州、市人民政府，滇中产业新区管委会，省卫生计生委、公共资源交易管理局负责）

3. 对医疗机构议价采购符合医保政策规定范围内的挂网药品，医保部门按实际成交价支付。（各州、市人民政府，滇中产业新区管委会，省人力资源社会保障厅、财政厅、审计厅、卫生计生委、物价局、公共资源交易管理局负责）

（四）加强药品配送管理

1. 生产企业是药品供应配送的责任主体。药品可由中标生产企业直接配送或委托药品经营企业配送到指定医院。药品生产企业、药品配送企业与医疗机构在省药品集中采购平台自行建立配送关系并备案，省药品集中采购平台应及时公布每家医院的配送企业名单，接受社会监督。（省公共资源交易管理局牵头）

2. 药品生产企业、配送企业必须取得 GSP 认证证书。鼓励大中型物流、邮政等企业在取得药品经营、配送资质后参与药品集中采购配送。(省公共资源交易管理局、商务厅、食品药品监管局负责)

3. 对因配送不及时影响临床用药或拒绝提供偏远地区配送服务的企业，省药品集中采购平台应及时纠正，并督促其限期整改。对逾期不改的供货企业取消其中标资格，医院因此被迫使用其他企业药品替代的，超支费用由原中标企业承担。(省公共资源交易管理局、卫生计生委负责)

4. 坚持保基本、强基层、建机制，兼顾医院与基层药品供应，鼓励各地结合实际，探索县市区、乡镇、村一体化配送，重点保障偏远、交通不便地区药品供应。(各州、市人民政府，滇中产业新区管委会，省卫生计生委、公共资源交易管理局负责)

(五) 完善药品采购机制

1. 实行药品中标价格动态管理。加强对中标药品运行情况和交易价格监测，在采购周期内，参照各省(区、市)及我省各州、市议价情况实行价格联动，对不合理价格进行动态调整。(省公共资源交易管理局、物价局、卫生计生委负责)

2. 建立替补和补充采购机制。建立集中采购拟中标药品备选库。中标后对因质量问题、供货率等达不到要求的企业，取消中标资格，并从备选库替补备选企业为中标企业。无符合替补规定的，应及时通过多种方式采购，保障药品供应。(省公共资源交易管理局、卫生计生委、物价局负责)

3. 建立短缺药品供应保障机制。医疗卫生机构确因诊疗需要，在省药品集中采购平台上无法采购的药品，经县级以上卫生计生部门审核批准，可按照程序备案采购。建立完善短缺药品监测上报制度，对市场供应紧张、临床必需的短缺药品，要及时采取多种采购方式保障供应。(各州、市人民政府，滇中产业新区管委会，省卫生计生委、物价局、公共资源交易管理局负责)

4. 省工业和信息化委会同省卫生计生委、财政厅逐步建立短缺药品专项储备制度。(省工业和信息化委、财政厅、卫生计生委负责)

三、工作要求

1. 省卫生计生委要按照国办发〔2015〕7 号文件要求，抓紧研究制定完善公立医院药品集中采购具体工作方案，牵头组织在 2015 年全面启动新一轮药品集中采购工作。(省卫生计生委牵头)

2. 省公共资源交易管理局要按照药品集中采购方案制定采购文件并组织实施。要按照国家标准全面推进药品集中采购平台规范化建设，建立药品采购数据共享机制，实现与国家药品供应保障综合管理信息平台、省基本药物采购使用管理系统、医院、医保经办机构、价格主管部门等信息数据互联互通、资源共享。建立包含全国各省(区、市)药品集中采购价格、零售药店销售价格等内容并实行动态更新的药品价格信息库，为集中采购工作提供数据支撑。提高药品招标采购、配送管理、评价、统计分析等能力，提高工作效率。要建立预警机制，对于采购价格、用量异常的药品及时跟踪、分析、预警，做好短缺药品信息的收集工作。(省公共资源交易管理局、人力资源社会保障厅、卫生计生委、商务厅、食品药品监管局、物价局负责)

3. 价格管理部门要加强对药品价格执行

情况的监督检查，强化药品成本调查和市场购销价格监测，规范价格行为，保护患者合法权益。（省物价局，各州、市人民政府，滇中产业新区管委会负责）

4. 工商部门要依法严肃查处药品集中采购中的垄断及不正当竞争行为。（省工商局，各州、市人民政府，滇中产业新区管委会负责）

5. 食品药品监管部门要强化重点药品质量追踪和全程质量监管，严厉打击制售假冒伪劣药品、伪造或虚开发票、挂靠经营、“走票”等违法行为。（省食品药品监管局，各州、市人民政府，滇中产业新区管委会负责）

6. 人力资源社会保障、卫生计生部门要按照规定与医疗机构及时结算医疗费用。（省人力资源社会保障厅、卫生计生委，各州、市人民政府，滇中产业新区管委会负责）

7. 各级卫生计生部门要将药品集中采购情况作为医院及其负责人的重要考核内容，纳入目标管理工作中。要加强医务人员合理用药培训和考核，发挥药师的用药指导作用，规范医生处方行为，切实减少不合理用药。建立处方点评和医师约谈制度，重点跟踪监控辅助用药和医院超常使用的药品。建立健全以基本药物为重点的临床用药综合评价体系。（省卫生计生委，各州、市人民政府，滇中产业新区管委会负责）

8. 全省公立医院使用的所有药品（不含中药饮片及另有规定采购方式的药品）均应通过省药品集中采购平台采购。对不参加或规避集中采购活动的医疗机构，要严肃追究当事人和主管领导责任。鼓励非政府举办的医疗机构参加药品集中采购活动。医疗机构按照“质量优先，价格合理”的原则，经专家遴选、药事管理委员会集体审定，确定采购计划并实施采购。（省卫生计生委，各州、市人民政府，滇中产业新区管委会负责）

9. 省卫生计生委、公共资源交易管理局要建立药品集中采购不良行为动态管理以及检查督导制度，对在招标采购、挂网、供货和配送中违规违约的企业，按照规定查处和记入诚信记录并及时向社会公布。对列入不良记录名单的企业，医院 2 年内不得购入其药品。加强对医院和药品生产经营企业履行《医疗机构医药产品廉洁购销合同》情况的监督。药品集中采购坚持公开、公平、公正的原则，采购方案、采购计划、采购结果应全过程在省药品集中采购平台上公布，接受社会监督。建立有奖举报制度，自觉接受各级人大、政协和社会各界监督。（省卫生计生委、公共资源交易管理局牵头）

四、组织保障

1. 加强组织领导。各地、有关部门要进一步提高思想认识，认真贯彻落实国家药品集中采购的规定要求，切实发挥职能作用，共同推动药品集中采购工作有力、有序、有效开展。省药品集中采购联席会议制度应充分发挥作用，协调督促各部门按照各自职责做好集中采购有关工作。联席会议各成员单位要按照《云南省药品集中采购联席会议制度》职责分工，各司其职，密切协作，增强推进药品集中采购工作合力。各州、市人民政府和滇中产业新区管委会要加强药品集中采购工作的组织领导和督导评估，及时解决药品集中采购工作中的重大问题。

2. 严格监督管理。省审计厅要适时对药品集中采购实行审计监督。省卫生计生委、公共资源交易管理局等部门要按照隶属和权责关系对药品集中采购工作实行分段监督，及时受理并认真调查处理有关投诉；对药品集中采购中违反政策和规定的机构和有关人员，一经发现，严肃追究责任。各地、有关部门要进一步健全集中采购内部制约和外部监督机制，加强集中采购关键环节的风险防控，坚持用制度管权管事管人，加强廉洁从业教育，不断提高业务能力和廉洁意识。建立权力运行监控机制，实现权力的相互制约与协调，实行重要岗位人员定期轮岗制度。

3. 做好舆论宣传引导。药品集中采购工作涉及多方利益调整，各地、有关部门要坚持正确导向，加强政策解读和舆论引导，充分宣传药品集中采购工作的政策方向、意义、措施和成效，妥善回应社会关切，营造良好社会氛围。

云南省人民政府办公厅

2015 年 7 月 22 日

云南省人民政府办公厅转发省民政厅等部门关于进一步完善医疗救助制度加快推进重特大疾病医疗救助工作实施意见的通知

云政办发〔2015〕65号

各州、市人民政府，滇中产业新区管委会，省直各委、办、厅、局：

省民政厅、财政厅、人力资源社会保障厅、卫生计生委和云南保监局《关于进一步完善医疗救助制度加快推进重特大疾病医疗救助工作的实施意见》已经省人民政府同意，现转发给你们，请认真贯彻执行。

云南省人民政府办公厅

2015年8月30日

关于进一步完善医疗救助制度加快推进重特大疾病医疗救助工作的实施意见

省民政厅、省财政厅、省人力资源社会保障厅、省卫生计生委、云南保监局：

为进一步完善医疗救助制度，健全社会救助体系，保障困难群众基本医疗权益，按照《社会救助暂行办法》《国务院办公厅转发民政部等部门关于进一步完善医疗救助制度全面开展重特大疾病医疗救助工作意见的通知》等规定，结合我省实际，现提出以下意见：

一、完善医疗救助制度

（一）整合城乡医疗救助制度

各地要在2015年底前，将城市医疗救助制度和农村医疗救助制度整合为城乡医疗救助制度，按照《云南省财政厅　云南省民政厅关于转发财政部　民政部关于印发城乡医疗救助基金管理办法文件的通知》要求，合并原来在社会保障基金财政专户中分设的“城市医疗救助基金专账”和“农村医疗救助基金专账”，切实在资金筹集上加大城乡统筹力度。科学制定、合理设置封顶线，合理确定救助对象经有关基本医疗保险、城乡居民大病保险及各类补充医疗保险、商业保险报销后的个人负担费用需自负的基本医疗费用的救助比例。救助对象1年内可1次或多次享受救助，但个人累计年救助总额不得超过当地规定的年救助封顶线。

救助方案原则上由州、市和滇中产业新区制定或修订，并明确统一的救助比例，所属县、市、区间的封顶线差距不能太大；各州、市、县、区和滇中产业新区的实施办法在报同级政府（管委会）批准前，须报上一级民政部门审核。

（二）明确医疗救助对象

医疗救助对象为：最低生活保障家庭成员和特困供养人员，低收入家庭中的老年人、未成年人、重度残疾人和重病患者等困难群众，以及符合县级以上政府有关规定的其他特殊困难人员。

（三）资助参保参合

各地要全额资助城市三无员、农村“五保”对象。对城乡低保对象，丧失劳动能力的一、二级重度残疾人，低收入家庭60周岁以上的贫困老年人，25个边境县、市边境一线行政村的农村居民，以及迪庆州除农村低保对象和“五保”对象外的经批准的农村居民，按70元标准定额资助参保、参合，其余部分由个人承担。对纳入农村低保、农村“五保”供养范围内，以及居住在边境一线行政村的农村重点优抚对象，按照个人缴费标准实行全额资助参合。其中，在民政医疗救助资金中定额资助70元，不足部分从优抚对象医疗补助资金中资助，对低收入医疗救助对象可依本人申请给予适当支持。各级民政、财政、人力资源社会保障、卫生计生、保监等部门要密切协作，共同做好资助参保参合人员名单的会审和资助资金的划拨等工作，形成工作合力，促进参保参合工作健康发展。

二、加快推进重特大疾病医疗救助

（一）救助对象

重特大疾病医疗救助对象为：最低生活保障家庭成员和特困供养人员，低收入救助对象，因病致贫家庭重病患者。

（二）救助内容

对符合救助条件的重特大疾病贫困患者，在政策范围内经基本医疗和大病医疗保险或补充医疗保险补偿后仍难以负担的住院医疗费用和门诊医疗费用，由民政部门按照规定给予补助。

（三）救助范围

将儿童白血病、儿童先心病、妇女乳腺癌、宫颈癌、重性精神病、终末期肾病、耐多药肺结核、艾滋病机会性感染、肺癌、食道癌、胃癌、结肠癌、直肠癌、慢性粒细胞性白血病、急性心肌梗死、脑梗死、血友病、I型糖尿病、甲亢、唇腭裂、儿童尿道下裂、儿童苯丙酮尿症等22个病种列入重特大疾病医疗救助保障范围。各地也可因地制宜，加1—2个本地特殊病种进行救助。具体救助病种由各县、市、区根据当地医疗救助基金的筹集情况确定，并随着医疗救助资金筹集水平的不断提高扩大病种范围。

（四）合理确定救助标准

各级民政部门要综合考虑本地财政承受能力、贫困程度、个人消费水平等素，合理制定重特大疾病医疗救助比例和救助封顶线。对重点救助对象，应当全面取消起付线，并减免住院押金；对因病致贫家庭重病患者，可设置起付线，对起付线以上的自负费用给予救助。

（五）加强与有关医疗保障制度的衔接

有关部门要加强协作配合，共同做好重特大疾病医疗救助与基本医疗保险、城乡居民大病保险、疾病应救助和商业保险的有效衔接，确保城乡居民大病保险覆盖所有贫困重特大疾病患者，帮助所有符合救助条件的困难群众获得保险补偿和医疗救助。民政部门要会同有关部门及城乡居民大病保险承办服务机构，进一步完善信息共享和业务协作机制，共同做好重特大疾病医疗救助有关基础工作。

三、进一步健全医疗救助工作机制

（一）健全筹资机制

要加大对医疗救助资金的筹集力度，专项安排重大疾病医疗救助补助资金。省财政视每年福彩公益金的筹集情况，从省级留存的福彩公益金中安排适当资金用于全省重特大疾病医疗救助补助，由省财政厅、民政厅共同下达。州、市和滇中产业新区财政应从本级福彩公益金中按照一定比例安排重特大疾病医疗救助资金。各地要鼓励和引导社会力量通过慈善、社会捐助等渠道筹集资金；提倡和鼓励由政府建立重特大疾病医助基金，有条件的地方，可在州市级统一建立重特大疾病医疗救助基金，为全面开展重特大疾病医疗救助提供资金保障。

（二）健全“一站式”即时结算机制

各州、市和滇中产业新区要加快“一站式”即时结算信息平台建设，并及时完善和更新救助对象基本信息，充分利用系统的数据统计、信息比对、资金监管等功能，做到医疗救助与城镇职工基本医疗保险、城乡居民基本医疗保险、新农合、大病保险、疾病应急救助、商业保险等信息管理平台互联互享、公开透明，实现“一站式”信息交换和即时结算。救助对象所发生的医疗费用可先由定点医疗机构垫付医疗救助基金支付的部分，救助对象只支付自负部分。各地要在2015年底前全面实现“一站式”即时结算信息平台与省级医疗救助平台的对接。

（三）建立绩效考核制度

把各级政府、滇中产业新区管委会的资金投入、资金拨付、资金结余率、住院救助比例、大病开展情况、“一站式”即时结算信息平台建设等因素列入年度绩效考核指标，并作为下年度中央和省级资金安排预算的依据。

四、加强组织领导

医疗救助工作事关困难群众切身利益，是托底线、救急难的重要制度安排。各地、有关部门要坚持“托住底线、统筹衔接、公开公正、高效便捷”的原则，进一步加强组织领导，强化责任落实，强化规范管理，不断提高救助管理服务水平。要切实加强基层经办机构和能力建设，做到事有人管、责有人负。各级民政、财政、人力资源社会保障、卫生计生、保监等部门要加强协调配合，做好医疗救助方案设计、政策调整、政策宣传和政策执行工作，最大限度减轻困难群众医疗支出负担。

云南省人力资源和社会保障厅　云南省卫生和计划生育委员会　中共云南省委老干部局关于优化改善我省离休干部医疗保障服务有关问题的通知

云人社发〔2015〕153号

各州市人社局、卫计委，各州（市）委老干部局：

为进一步体现省委、省政府对离休干部的关心和照顾，落实我省离休干部各项医疗待遇，保证离休干部方便快捷就医结算，现就优化改善我省离休干部医疗保障服务有关问题通知如下：

一、离休干部就医纳入医保信息系统管理，实行持卡就医、实时结算。全省统一制作和发放离休干部《中华人民共和国社会保障卡》，保证离休干部在全省范围内持卡就医、实时结算，切实解决离休干部住院和门诊就医自行垫付费用再报销的问题。离休干部医疗费用由各级医保经办机构与定点医疗机构进行结算。各统筹区人社局要完善离休干部医疗费用结算办法。离休干部所属单位要按照有关离休干部医疗待遇政策做好配合，切实保证各类离休干部待遇落实到位。

二、本着减少离休干部往返医院的原则，在符合患者病情需要的前提下出院带药量和每次门诊处方药量可增加到一个月的用量。各级卫计委要督促医疗机构坚持因病施治，合理检查、合理用药、合理收费。

三、离休干部就医实行专项服务。在目前就诊条件基础上，医疗机构应对离休干部就诊提供专项服务，安排人员陪同患者做检查，帮助患者缴费、取药、办理入院手续等，进一步改善离休干部就医体验。

四、离休干部实行定点就医管理。对于住院就医，各统筹区应根据离休干部住院需要，原则上确定部分二级及以上医疗机构作为离休干部定点住院医疗机构，开展实时结算。对于门诊就医，离休干部可根据就近方便的原则，自愿选择服务质量较好管理规范、收费合理的医疗保险定点医疗机构作为定点就医机构。具体管理办法由各统筹区自行制定。

五、本通知自2015年10月1日起执行。

云南省人力资源和社会保障厅

云南省卫生和计划生育委员会

中共云南省委老干部局

2015年7月13日

云南省人民政府办公厅关于印发云南省全面推进城乡居民大病保险实施方案的通知

云政办函〔2015〕263号

各州、市人民政府，省直各委、办、厅、局：

《云南省全面推进城乡居民大病保险实施方案》已经省人民政府同意现印发给你们，请认真贯彻执行。

云南省人民政府办公厅

2015年12月11日

云南省全面推进城乡居民大病保险实施方案

城乡居民大病保险（以下简称大病保险）是基本医疗保障制度的拓展和延伸，是对大病患者发生的高额医疗费用给予进一步保障的一项新的制度性安排。我省自2012年启动大病保险试点以来，推动了医保、医疗、医药联动改革，促进了政府主导与发挥市场机相结合，建立了多层次医疗保障体系，提高了基本医疗保障管理水平和运行效率，有力缓解了因大病致贫、返贫问题。但是在试点过程中，各地存在筹资标准缺乏统一，统筹层次不高，保障水平和经办模式差异较大等问题。为贯彻落实《国务院办公厅关于全面实施城乡居民大病保险的意见》(国办发〔2015〕57号）和《云南省人民政府办公厅关于全面实施城乡居民大病保险的意见》(云政办发〔2015〕81号）精神，加快实施州市级统筹、城乡统筹，并由商业保险机构承办的大病保险，制定本方案。

一、目标任务

2015年底前，在全省范围内全面实现大病保险州市级统筹，覆盖所有城乡居民基本医保参保人群，合理界定合规医疗费用范围，对大病患者在经基本医保报销后的自付合规医疗费用实际支付比例达到50%以上，费用越高报销比例越高，大病患者看病就医负担有效减轻。

2016年起，州市级大病保险全面实施，统一筹资标准，实现城乡统筹，并由商业保险机构承办，大数法则得到有效体现，基金抗风险能力进一步增强，医疗保障作用更好发挥。

2017年，全省建立起比较完善的大病保险制度，与基本医保、疾病应急救助、贫困医疗救助、商业保险、慈善救助等医疗保障制度紧密衔接，共同发挥托底保障功能，有效防止发生家庭灾难性医疗支出，城乡居民医疗保障的公平性得到显著提升。

二、主要措施

（一）完善筹资机制

1. 逐步提高筹资标准。各地应结合经济社会发展水平、患大病发生的高额医疗费用情况、基本医保筹资能力和支付水平，以及大病保险保障水平等因素，在确保基本医保制度正常运行，保障水平不降低的基础上，科学细致做好资金测算，合理确定大病保险的筹资标准，并随着城乡居民基本医保筹资水平的提高，逐步提高大病保险筹资标准，提升大病保险保障能力和保降水平。具体筹资标准由各地确定，每人每年筹资控制在20—40元。

2. 稳定资金来源。大病保险资金从城乡居民基本医保基金中筹集。各在当年基本医保筹资截止后，以基本医保年度参保人员总数为基数，按照有关财务、会计管理规定，从城乡居民基本医保基金中划出一定比例或额度作为大病保险基金，纳入社会保障基金财政专户，分账核算，实行收支两条线管理。购买大病保险时，根据城乡居民基本医保经办机构的用款计划将支出金额汇划至承办州市大病保险的机构所设大病保险支出户，实际支付时，根据大病保险合同约定，由经办机构将大病保险基金拨付至承办机构统筹基金专户。城乡居民基本医保基金有结余的地区，利用结余筹集大病保险资金；结余不足或没有结余的地区，在年度筹集的基金中予以安排。大病保险资金实行单独管理核算，确保资金安全和偿付能力。

（二）提高大病保险保障水平

1. 全面覆盖城乡居民。大病保险的保障对象为全体城乡居民基本医保参保人，保障范围与城乡居民基本医保相衔接。参保人患大病发生的高额医疗费用，由大病保险对经城乡居民基本医保按照规定支付后个人负担的合规医疗费用给予保障。

2. 提高统筹层次。2015年底前，大病保险统筹层次提高到州市级，在此基础上，2016年1月1日起，全面实现州市级统筹、城乡统筹，并随着制度的发展，探索向省级统筹过渡，不断增加基金的抗风险能力。

3. 合理确定补偿范围。高额医疗费用以个人年度累计负担的合规医疗费用超过统筹地区统计部门公布的上一年度城镇居民、农村居民年人均可支配收入作为主要测算依据，并根据城乡居民收入变化情况，建立动态调整机制。

4. 合理界定合规医疗费用。合规医疗费用是指实际发生的、符合临床需要和诊疗规范的合理医疗费用。为进一步提高大病患者的保障水平，合规医疗费用原则上应在基本医保诊疗目录、药品目录以及服务设施支付标准范围基础上适当扩大范围，将部分大病治疗确需而未列入基本医保支付范围内的药品、诊疗项目纳入保障范围。基本医保按照病种、病组付费的政策范围内个人自付部分全部纳入合规医疗费用范围，合规医疗费用范围由各统筹地区确定，并逐步实现全省统一。

5. 逐步提高支付比例。各地应综合考虑筹资标准、保障范围、保障水平、当地城乡居民收入等因素以避免家庭发生灾难性医疗支出为目标，合理确定起付线和封顶线原居民医保和新农合单病种结算后个人自付部分按照大病保险分段报销比例执行。2015年大病保险支付比例应达到50%以上，费用越高支付比例越高，并随着大病保险筹资能力、管理水平不断提高进行动态调整，进一步提高支付比例、更有效地减轻个人医疗费用负担。鼓励探索向困难群体适当倾斜的具体办法，努力提高大病保险制度保障的精准性。对城乡收入差距明显，医疗服务可及性和医疗费用差异较大的地区，应在大病保险起付线等方面，针对城镇居民和农村居民制定差异化标准，兼顾双方公平可及。

（三）规范大病保险承办服务

1. 支持商业保险机构承办大病保险。各地卫生计生、人力资源社会保障、财政、保险监管部门共同制定统筹区域内大病保险的筹资、支付范围、最低支付比例以及就医、结算管理等基本政策，并通过适当方式广泛征求包括参保群众代表在内的各方意见。通过政府招标确定1个商业保险机构承办本统筹区域内大病保险业务，在正常招投标不能确定承办机构的情况下，由统筹地区政府明确承办机构的产生办法。对商业保险机构承办大病保险的保费收入，按照现行规定免征营业税，免征保险业务监管费；2015—2018年，试行免征保险保障金。各地要以全面推进大病保险制度为契机，积极探索统一城乡居民基本医保政策，有条件的地区在委托商业保险机构承办大病保险业务的基础上，可探索通过政府购买公共服务方式，将基本医保经办服务交由商业保险机构负责，推动提升基本医保的管理能力和统筹层次。

2. 规范大病保险招标投标与合同管理。各地要坚持公开、公平、公正和诚实信用的原则，建立健全招投标机制，规范招投标程序。招标主要包括具体支付比例、盈亏率、配备的承办和管理力量等内容。符合保险监管部门基本准入条件的商业保险机构自愿参加投标。招标人应当与中标的商业保险机构签署保险合同，明确双方责任、权利和义务，合同期限原则上不低于3年。因违反合同约定，或发生其他严重损害参保人权益的情况，可按照约定提前终止或解除合同，并依法追究责任。通过不断完善合同内容，探索制定全省统一的合同范本。各地要根据州市级统筹、城乡统筹要求，做好大病保险转移接续工作。

3. 建立大病保险收支结余和政策性亏损的动态调整机制。遵循收支平衡、保本微利的原则，合理控制商业保险机构盈利率。可结合各地经济发展水平，以及大病保险承办机构完成任务所需运行成本、日常管理支出等因素，按照服务人口定额或占大病保险资金的一定比例核定商业保险机构运行服务费，具体标准由各州、市依据实际招投标定。商业保险机构因承办大病保险出现超过合同约定的结余，需向居民基本医保基金返还资金；因城乡居民基本医保政策调整等政策性原因给商业保险机构带来亏损时，由城乡居民基本医保基金和商业保险机构分摊，具体分摊比例应在保险合同中载明。

（四）加强医疗保障各项制度的衔接

1. 建立协调联动机制。强化基本医保、大病保险、医疗救助、疾病应急救助、商业健康保险及慈善救助等制度间的互补联动，明确分工、细化措施，在政策制定、待遇支付、管理服务等方面做好衔接，建立高效有序的多层次医疗保障体系，努力解决大病患者因病致贫、返贫问题。鼓励有条件的地区探索建立覆盖职工、城镇居民和农村居民的有机衔接、政策统一的大病保险制度。推动实现新型农村合作医疗重大疾病保障向大病保险平稳过渡。

2. 建立大病信息通报制度。支持商业健

康保险信息系统与基本医保、医疗机构信息系统进行必要的信息共享。大病保险承办机构要及时掌握大病患者医疗费用和基本医保支付情况，加强与城乡居民基本医保经办服务的衔接，提供“一站式”即时结算服务，确保群众方便、及时享受大病保险待遇。州、市财政部门要按季度或按月掌握大病保险资金的收支情况。对经大病保险支付后自付费用仍有困难的患者，民政等部门要及时落实有关救助政策，切实发挥托底作用。

三、组织实施

（一）强化组织领导

各地要充分认识大病保险工作的必要性、重要性和紧迫性，切实加强组织领导，将全面实施大病保险工作列入重要议事日程，进一步健全政府领导、部门协调、社会参与的工作机制，抓紧制定实施细则，细化工作任务，按照具体任务和时限要求，精心组织、周密部署，确保2016年全面实施州市级统筹、城乡统筹的大病保险。

（二）落实部门责任

有关部门要各负其责、协同配合，强化服务意识，切实保障参保人权益。

卫生计生部门要牵头研究提出实行大病保险州市级统筹、城乡统筹、商业保险机构承办的具体工作方案，并牵头组织实施，督促各地贯彻落实。加强对医疗机构、医疗服务行为和质量的监管。

人力资源社会保障部门要配合卫生计生部门研究提出统筹大病保险的具体工作方案，实行城乡统筹，做好大病保险的制度衔接，逐步统一标准。

保险监管部门要配合卫生计生部门制定完善商业保险机构承办大病保险的政策措施，做好商业保险机构的行业监管和业务指导工作，指导和鼓励具有资质的商业保险机构积极承办大病保险和各类医疗保险管理服务。加强商业保险机构承办资格审查以及偿付能力、服务质量和市场行为监管。依法查处违法违规行为。

财政部门要完善利用基本医保基金向商业保险机构购买大病保险的有关政策措施，强化大病保险资金的管理，保障资金运行安全。会同有关部门落实利用城乡居民基本医保基金向商业保险机构购买大病保险的财务列支和会计核算办法，强化基金管理。

民政部门要负责城乡医疗救助与大病保险制度逐步相衔接。负责资助对象基本医疗保险参保费用及时落实和划拨资金，并制定救助方案，明确救助标准、对象和程序，做好医疗救助托底工作。

审计部门要按照国家法律法规的规定，依法履行职责，切实加强基金筹集、管理和使用情况的审计监督。

商业保险机构要切实加强参保人员个人信息安全保障，防止信息外泄和滥用。要与卫生计生、人力资源社会保障部门密切配合，协同推进按照病种、病组付费等支付方式改革，抓紧制定有关临床路径，强化诊疗规范，规范医疗行为，合理控制医疗费用。

（三）提升服务能力

商业保险机构要建立专业队伍，加强专业能力建设，可采取合署办公等方式，高效利用现有管理资源，提高管理服务效率，优化服务流程，为参保人提供更加高效便捷的服务。发挥商业保险机构全国网络优势，简化报销手续，推动城乡居民基本医保异地核查和即时结算。鼓励商业保险机构在承办好大病保险业务的基础上，提供多样化的健康保险产品。

（四）加强考核监管

卫生计生、人力资源社会保障等部门要建立以保障水平和参保人满意度为核心的考核评价指标体系，加强监督检查和考核评估，督促商业保险机构按照合同要求提高服务质量和水平。通过聘请社会中介机构等方式，定期对大病保险承办机构服务质量和效率、费用控制、资产运营效果和社会满意度等情况进行考核评价，考核结果与大病保险承办资格和承办费用等挂钩。商业保险机构要将签订合同情况以及筹资标准、待遇水平、支付流程、结算效率和大病保险年度收支等情况向社会公开。城乡居民基本医保经办机构承办大病保险的，在基金管理、经办服务、信息披露、社会监督等方面执行城乡居民基本医保现行规定。卫生计生、人力资源社会保障部门要加强对各地实施大病保险的指导，密切跟踪工作进展，及时研究解决新情况新问题，总结推广经验做法，不断完善大病保险制度。

（五）加强宣传引导

各地要加大大病保险政策的宣传力度，创新宣传载体，丰富宣传形式，采取群众喜闻乐见、易于接受的多种方式，加强政策解读宣传，大力宣传大病保险进展成效和典型案例，开展舆情监测，及时解答和回应社会各界关注的热点问题，合理引导社会预期，使群众广泛了解大病保险政策、科学理性对待疾病，增强全社会的保险责任意识，为大病保险实施营造良好社会氛围。

云南省人民政府关于整合城乡居民基本医疗保险制度的实施意见

云政发〔2016〕72号

各州、市人民政府，省直各委、办、厅、局：

为贯彻落实《国务院关于整合城乡居民基本医疗保险制度的意见》精神、完善城乡居民基本医疗保障制度、加快推进城镇居民基本医疗保险和新型农村合作医疗（以下分别简称城镇居民医保和新农合）制度整合、进一步提高保障水平、实现城乡居民公平享有基本医疗保障权益、促进社会公平正义、增进人民福祉、结合我省实际、现提出以下意见：

一、总体要求

认真贯彻落实党中央、国务院关于深化医药卫生体制改革精神、坚持“没有全民的健康、就没有全面的小康”理念、按照全覆盖、保基本、多层次、可持续的方针、突出医保、医疗、医药三医联动、遵循城乡统筹、平稳过渡、先易后难、循序渐进的路径、统一政策、完善制度、理顺体制、整合资源、强化管理、提升服务、逐步建立全省统一的城乡居民基本医保制度、推动保障更加公平、管理服务更加规范、医疗资源利用更加有效、促进全民医保体系持续健康发展。

二、主要目标

在全省范围内整合城镇居民医保和新农合制度，到2016年1月底、各州、市结合本地实际、制定出合本统筹区整合城乡居民基本医疗保险（以下简称城乡居民基本医保）的具体实施的方案和操作运行办法：从2017年1月1日起、全省各地统一执行城乡居民基本医保政策、统一覆盖范围、统一筹资政策、统一保障待遇、统一医保目录、统一定点管理、统一基金管理、逐步理顺管理体制、建立统一经办服务、统一统筹层次的制度、确保服务和待遇持续提升、公平可及、满足群众基本医疗保障需求。

三、基本原则

（一）*统筹城乡、协调发展*。统一城乡居民基本区保制度框架、政策标准、支付结算，逐步缩小城乡差距、地区差异，促进城乡居民在基本医疗保险领域权利公平和机会公平。加强基本医保、大病保险、医疗救助、疾病应急救助、商业健康保险等制度的衔接，强化制度的系统性、整体性、协同性。

（二）*积极稳妥，有序过渡*。立足经济社会发展水平及城乡居民负担和基金承受能力，周密制定实施方案，统一城乡居民基本医保政策，逐步整合管理职能和经办机构，采取有力措施确保制度顺畅接续、有序平稳过渡，确保群众基本医保待遇不受影响、基金安全和制度运行平稳。

（三）上下联动，协同推进。注重制度整合的系统性、整体性、协同性，强组织领导，明确各级各部门的职责分工，强化政策衔接和引导，做好分类指导和服务监管，统筹协调、相互配合、密切协作、系统推动。

（四）创新机制，提升效能。不断探索创新，完善筹资、管理、运行机制、改革支付方式，提高基本医保的运行效率、服务水平和质量，形成城乡居民基本医保长效运行机制。创新经办服务模式，促进管办分开，支持和鼓励社会力量参与基本医保经办服务，激发经办活力。

（五）强化监管，规范运行。坚持以收定支，健全完善基本医保基金管理监督和风险防范机制，加强基金收支预决算管理、会计核算、统计分析、风险研判和预警等工作，严格基金使用的审计和监督，落实工作责任，严肃工作纪律，确保基金安全平稳运行，抗风险能力不断增强。

四、主要任务

（一）统一覆盖范围。到 2016 年 8 月底，制定出台统一覆盖城乡居民范围的政策措施。城乡居民基本医保的参保范围覆盖统筹区域内除职工基本医疗保险应参保人员以外的其他所有城乡居民，包括农村居民、城镇非从业居民、大中专院校就读的在校学生、长期投资经商和务工的外来人员的未成年子女，以及国家和我省规定的其他人员。农民工和灵活就业人员依法参加职工基本医疗保险，有困难的可按照当地规定参加城乡居民基本医保。参保居民不再区分农村和城镇居民，不受城乡户籍限制。各地要完善参保方式，实施全民参保登记，在乡镇（街道）、行政村、社区服务中心和学校提供便民参保服务，既做到应保尽保又要避免重复参保。（省人力资源社会保障厅、卫生计生委、财政厅、教育厅，各州、市人民政府负责；列在第一位的为牵头部门，下同）

（二）统一筹资政策。到 2016 年 8 月底，制定出台城乡居民基本医保统一的财政补助办法。城乡居民基本医保实行个人缴费和政府补助相结合的筹资方式，鼓励集体、单位或其他社会经济组织给予扶持或资助。筹资标准的确定要统筹考虑城乡居民基本医保与大病保险保险需求，并按照基金收支平衡的原则，整合后的实际人均筹资和个人缴费不得低于现有水平，全省执行相对统一的城乡居民基本医保筹资标准。2016 年城乡居民基本医保政府补助标准人均提高到 420 元。完善筹资动态调整机制，逐步建立与经济社会发展水平、各方承受能力相适应的稳定筹资机制，个人缴费标准与城乡居民人均可支配收入相衔接。合理划分政府与个人的筹资责任，在提高政府补助标准的同时，适当提高个人缴费比重。调整城乡居民基本医保财政补助政策，实行有差别的财政分级负担机制，省财政补助资金重点向困难地区倾斜。对符合条件的城乡居民困难群众参加城乡居民基本医保，政府给予补助，补助标准随个人缴费标准、城乡医疗救助资金总量等因素动态调整。（省财政厅、人力资源社会保障厅、卫生计生委、民政厅，各州、市人民政府负责）

（三）统一保障待遇。到 2016 年 9 月底，制定出台统一城乡居民保障待遇的政策措施，按照保障适度、收支平衡的原则，综合考虑经济发展水平、医疗资源分布状况、医疗消费水平、筹资标准、物价指数等因素，均衡城乡保障待遇，逐步统一保障范围和支付标准，在确保整合后居民基本医疗保险总体待遇不降低的前提下，合理确定门诊和住院起付标准、最高支付限额和支付比例。调整完善不同级别医疗机构的差异化政策，适当提高基层医疗卫生机构和中医药服务医保支付比例。稳定住院保障水平，政策范围内住院费用支付比例保持在75%左右，逐步缩小政策范围内支付比例与实际支付比例间的差距。进一步完善门诊统筹，城乡居民实行统一的门诊政策待遇，逐步提高门诊保障水平。妥善处理整合前的特殊保障政策，做好平稳过渡与紧密衔接。城乡居民大病保险政策按照国家和省统一政策规定执行。（省人力资源社会保障厅、卫生计生委、财政厅，各州、市人民政府负责）

（四）统一医保目录。到2016年10月底，调整制定全省统一的城乡居民基本医保药品目录、诊疗项目目录、医用耗材目录和医疗服务设施范围。遵循临床必需、安全有效、价格合理、技术适宜、基金可承受和就宽不就窄的原则，在现有城镇居民医保和新农合目录的基础上，适当考虑参保人员需求变化，调整制定统一的医保目录，明确药品、耗材和医疗服务支付范围，做到有增有减、有控有扩，科学归并、合理调整，种类基本齐全、结构总体合理。完善医保目录管理办法，结合临床用药和诊疗实际需求，实行城乡居民基本医保药品分级管理、动态调整。（省人力资源社会保障厅、卫生计生委、财政厅负责）

（五）统一定点管理。到2016年9月底，制定定点医疗机构的准入原则和管理办法。按照先纳入、后规范的原则，将现有城镇居民医和新农合定点医疗机构整体纳入城乡居民基本医保定点范围。统一定点机构管理办法，强化定点服务协议管理，建立健全考核评价机制和动态准入退出机制，经考核不符合定点条件且未按照规定整改的，取消定点资格。适应普通门诊统筹的需要，优先将实施国家基本药物制度的基层医疗机构纳入定点范围。对非公立医疗机构与公立医疗机构实行同等的定点管理政策，同等准入退出、同等监管处罚。原则上由统筹地区管理机构负责定点机构的准入、退出和监管，统筹区域外的省、州市级定点医疗机构由省级管理机构进行重点指导与监督。（省人力资源社会保障厅、卫生计生委、财政厅，各州、市人民政府负责）

（六）统一基金管理。到2016年10月底，制定出台有关管理办法，明确城乡居民基本医保执行国家统一的基金预决算管理制度、基金财务制度和会计制度。城乡居民基本医保基金纳入财政专户，实行“收支两条线”管理。基金独立核算、专户管理，任何单位和个人不得挤占或挪用。基金使用坚持“以收定支、收支平衡、略有结余”的原则，确保基金应支付费用及时足额拨付给定点机构，合理控制基金当年结余率和累计结余率。制度整合期间，城镇居民医保基金和新农合基金当期出现缺口的，由原统筹地人民政府负责解决，不得在城镇居民医保基金和新农合基金之间进行调剂。建立健全基金运行风险预警机制，防范基金风险，提高使用效率。强化基金内部审计和外部监督，主动接受社会监督、民主监督和舆论监督，定期向社会公布城乡居民基本医保基金收支和医保待遇享受情况。（省财政厅、人力资源社会保障厅、卫生计生委，各州、市人民政府负责）

（七）统一统筹层次。到2016年10月底，各地全面推行城乡居民基本医保州市级统筹。各州、市要根据统筹区域内各县、市、区的经济发展和医疗服务水平，围绕统一保障待遇政策、基金管理、信息系统、就医结算和管理流程等重点，稳步推进州市级统筹。实行州市级统筹过程中，要明确州市级和县级有关机构的职责，加强基金的分级管理，建立相应的考核激励办法，充分发挥县级政府及有关机构在基本医疗保险筹资和管理中的作用。各州、市要按照建立分级诊疗制度的要求，做好医保关系转移接续和异地就医结算服务，制定相应的就医管理办法，强化县级医保经办机构对县、乡、村医疗行为监管，处理好扩大就医范围与合理控制医疗费用的关系。（省人力资源社会保障厅、卫生计生委、财政厅，各州、市人民政府负责）

（八）统一归口管理。鼓励有条件的州、市理顺基本医保管理体制、统一行政管理职能、整合经办机构、实行归口管理。充分利用城镇居民医保和新农合的现有资源，在不突破编制总量前提下，将城乡居民基本医保管理职能、机构、编制、人员、基金、资产、文书档案、数据资料、信息系统等，整体移交一个部门或机构统一负责管理经办。整合过渡期原经办机构要做好农村和城镇居民的参保、费用征收、报销、结算和支付等工作，参保（合）人员医疗费用结算按照原渠道、原标准执行。进一步改进管理办法和服务手段，加强培训和绩效考核，优化经办流程和服务，完善经办机构内外部监督制约机制，为城乡居民提供一体化的经办服务。条件成熟的州、市，在确保基金安全和有效临管的前提下，要积极探索采取以购买服务的方式委托具有资质的商业保险机构等社会力量参与基本医保的经办服务。（省编办、人力资源社会保障厅、卫生计生委、财政厅、审计厅，云南保监局，各州、市人民政府负责）

（九）统一信息系统。按照标准统一、资源共享、服务延伸的要求，合现有信息系统并升级改造，逐步建立覆盖城乡基本医疗保险的管理信息统，为城乡居民基本医保制度运行和功能拓展提供支撑。城乡居民基本医保制度整合期间，原城镇居民医保信息系统和新农合信息系统同时运行，同时补充、核实和规范基础数据，并健全医保信息系统数据标准和运行规范，为信息系统的整合作好准备。推动实现城乡居民基本医保信息系统与定点医疗机构、医疗救助信息系统的业务协同和信息共享，支持业务统一经办、数据统一管理。在安全可控的前提下，做好城乡居民基本医保信息系统与参与经办服务的商业保险机构信息系统必要的信息交换和数据共享。推进医保智能审核和实时监控，促进合理诊疗、合理用药。强化信息安全和患者信息隐私保护。实行城乡居民持卡就医，推行“互联网+医保”益民服务，方便群众参保登记、缴费和就医结算，提高参保人就医便利化程度。（省人力资源社会保障厅、卫生计生委、财政厅，各州、市人民政府负责）

（十）完善付费方式。结合基金预算管理全面推进付费总额控制，系统推进按照人头付费、病种付费、床日付费、总额预付、疾病诊断相关组付费（DRGs）、服务单元付费等多种付费方式相结合的复合支付方式改革。发挥医疗保险对医疗服务供需双方的引导和医疗费用的控制作用，建立健全医保经办机构与医疗机构及药品供应商的谈判协商机制和风险分担机制，推动形成合理的医保支付标准，引导定点医疗机构规范服务行为，控制医疗费用不合理增长。通过支持参保居民与基层医疗机构及全科医师开展签约服务、制定差别化的支付政策

等措施，推进分级诊疗制度建设，形成合理就医新秩序。（省卫生计生委、人力资源社会保障厅，各州、市人民政府负责）

五、组织保障

（一）强化组织领导。省人民政府成立由有关领导任组长的云南省城乡居民基本医保整合工作协调推进领导小组，负责研究解决整合工作中的重大问题、制定完善重大政策措施，推动组织实施；领导小组下设办公室在省人力资源社会保障厅。各州、市要相应成立组织机构，加强组织领导，周密安排部署，狠抓工作落实，按照时间节点要求完成整合任务。各地、有关部门要强化系统业务指导，确保整合有序、队伍稳定、基金安全、政策平稳、工作连续，保障参保群众的待遇和服务不受影响。

（二）明确责任分工。机构编制部门要在理顺管理体制和整合经办资源工作中发挥职能作用；人力资源社会保障、卫生计生部门要完善有关政策措施，加强城乡居民基本医保制度整合前后的衔接；财政部门要完善基金财务会计制度，会同有关部门做好基金监管工作；民政部门负责做好城乡困难居民的资助参保和医疗救助工作；教育部门负责做好城乡学生儿童的组织参保工作；审计部门负责做好城乡居民基本医保基金移交审计工作；保险监管部门要加强对参与经办服务的商业保险机构的从业资格审查、服务质量和市场行为监管；发展改革部门要将城乡居民基本医保制度整合纳入国民经济和社会发展规划；医改部门要协调有关部门做好跟踪评价、经验总结和推广；监察部门要监督检查各部门及其工作人员执行政策的情况，对违反政策的部门及其工作人员进行查处；其他部门要按照职责分工抓好工作落实。

（三）严肃工作纪律。制度整合期间，除国家另有要求外，暂停出台新的调整基金用途的政策和措施；严格医保基金管理，严防基金“跑、冒、滴、漏”；严明财经纪律，严禁突击花钱，严防国有资产流失；严明组织人事纪律，不得擅自增减编制、新增人员、突击调整提拔干部。监察、审计等部门要对制度整合工作全程监督，定期开展专项督查，对工作不力、进度较慢的州、市和单位要加强考核问责。

（四）加强舆论宣传。各地要采取多种形式和途径，大力宣传整合城乡基本医疗保险制度的重要意义，做好整合后医保政策的宣传解读，妥善解决可能出现的问题和矛盾，营造良好的社会氛围，让广大城乡群众理解支持整合工作，确保整合工作顺利推进。

云南省财政厅　云南省人力资源和社会保障厅 云南省卫生和计划生育委员会关于明确统一城乡居民基本医疗保险制度省级财政补助标准的通知

云财社〔2016〕170号

各州（市）财政局、人力资源和社会保障局、卫生和计划生育委员会（卫生局）：

根据国务院《关于整合城乡居民基本医疗保险制度的意见》(国发〔2016〕3号）精神，为加快建立统一的城乡居民基本医疗保险制度，经省人民政府同意，现就统一城乡居民基本医疗保险制度省级财政补助标准明确如下：

省级财政对城镇居民基本医疗保险和新型农村合作医疗的补助资金整合为城乡居民基本医疗保险省级补助资金，整合后地方财政对城乡居民基本医疗保险参保缴费补助资金的省级财政承担比例调整为：昆明市、玉溪市为第一类，省级承担50%；曲靖市、红河州、楚雄州为第二类，省级承担75%；普洱市、大理州、保山市、丽江市为第三类，省级承担85%；西双版纳州、德宏州为第四类，省级承担95%；昭通市、文山州、临沧市、怒江州、迪庆州为第五类，省级承担98%。

新补助标准从2017年1月1日起执行。

云南省财政厅

云南人力资源和社会保障厅

云南省卫生和计划生育委员会

2016年7月22日

关于统一城乡居民基本医疗保险覆盖范围和筹资标准有关问题的通知

云人社发〔2016〕248号

各州（市）人力资源和社会保障局、卫生和计划生育委员会、财政局、民政局：

为贯彻落实《国务院关于整合城乡居民基本医疗保险制度的意见》精神，结合我省实际，现就统一城乡居民基本医疗保险覆盖范围和筹资标准（包括各级财政补助和个人缴费）有关问题通知如下：

一、覆盖范围

城乡居民基本医疗保险的覆盖范围包括统筹区域内除城镇职工基本医疗保险应参保人员以外的其他所有城乡居民，包括农村居民、城镇非从业居民、在校就读学生、在园儿童、婴幼儿、新生儿、宗教教职人员、长期投资经商和务工的外来人员的未成年子女，以及国家和我省规定的其他人员。农民工和灵活就业人员依法参加职工基本医疗保险，有困难的可按照当地规定参加城乡居民基本医疗保险，参保居民不再区分农村和城镇居民，不受城乡户籍限制。

二、筹资标准

（一）各级财政补助标准。2016年各级财政对城乡居民（包括原城镇居民医保和新农合）的补助标准之和在2015年的基础上提高40元，达到每人每年420元。其中，城镇居民中央财政人均补助300元、省级财政人均补助68元、州（市）、县财政人均补助不低于52元。省属大学生中央财政人均补助300元、省级财政人均补助120元。新农合中央财政人均补助300元，地方财政人均配套120元。各地要足额安排州（市）、县财政配套补助资金，确保在2016年9月30日前拨付到位。

（二）个人缴费标准。按照整合城乡居民基本医疗保险制度的要求，统一城镇居民和农村居民个人缴费标准。省人民政府要求："按照《人力资源社会保障部　财政部关于做好2016年城镇居民基本医疗保险工作的通知》《关于做好2016年新型农村合作医疗工作的通知》文件精神抓好落实。"从2016年7月1日起城乡居民基本医疗保险个人缴费标准统一按每人每年150元执行。今后，根据经济社会发展水平和城乡居民承受能力，按照国家有关要求调整城乡居民医保个人缴费标准。

参加城乡居民基本医疗保险的参保人员，同时享受城乡居民大病保险待遇。

三、特殊群体缴费

民政部门全额资助城市三无人员、农村五保对象。对城乡低保对象，丧失劳动能力的一、二级重度残疾人，低收入家庭60周岁以上的贫困老年人，25 个边境县、市边境一线以行政村为单位的农村居民，以及迪庆州除农村低保对象和五保对象外的经批准的农村居民，按照每年 70 元标准定额资助参保，其余部分由个人承担。对纳入农村低保、农村五保供养范围内，以及居住在边境一线行政村的农村重点优抚对象，按照个人缴费标准实行全额资助参保。其中，在民政医疗救助资金中定额资助 70 元，不足部分由优抚对象医疗补助资金中资助。救助人员范围由民政部门确定，各级城乡居民医疗保险经办机构要主动与民政部门沟通协调，做好困难人员的参保工作。

卫生计生部门对农村独生子女的父母及年龄不满 18 岁的独生子女、只生育了两个女孩且采取了绝育措施的农村夫妻的个人缴纳参保费用给予助缴。

鼓励有条件的州（市）、县级财政给予少数民族或其他贫困城乡居民个人缴费补助，同时，鼓励集体、单位或其他社会经济组织对困难城乡居民个人缴费给予资助、帮助参保；鼓励用人单位对其职工家属给予缴费补助。

四、新生儿参保缴费

新生儿出生三个月内应当按规定参加城乡居民基本医疗保险，且父母双方均已参加城乡居民基本医疗保险，并符合国家卫生计生政策规定，出生当年个人不缴费，随父母享受当年城乡居民基本医疗保险待遇。

五、缴费方式

城乡居民可以按单位（村、组、学校、幼儿园）、家庭或个人的方式参保缴费：参保家庭成员均为城乡居民的必须以家庭方式全员参保，在校学生或幼儿园儿童可以以学校或幼儿园为单位整体参保；其他人员可按个人参保。

六、缴费时间

城乡居民基本医疗保险实行年缴费制度，每年的 7 月 1 日至次年 2 月底为下一年的集中参保缴费期，新生儿可以在规定的缴费期之外办理参保缴费。

七、各州（市）要积极实施城乡居民参保登记办法，建立参保缴费长效机制，努力做到应保尽保、避免重复参保。

云南省人力资源和社会保障厅

云南省卫生和计划生育委员会

云南省财政厅

云南省民政厅

2016 年 8 月 23 日

云南省人力资源和社会保障厅　云南省卫生和计划生育委员会关于统一城乡居民基本医疗保险定点医疗机构管理的通知

云人社发〔2016〕308号

各州（市）人力资源和社会保障局、卫生和计划生育委员会：

根据《云南省人民政府关于整合城乡居民基本医疗保险制度的实施意见》《云南省人力资源和社会保障厅关于完善基本医疗保险定点医药机构协议管理的实施意见》和《云南省卫生和计划生育委员会关于印发云南省新型农村合作医疗定点医疗机构管理办法（2015年修订版）》，现就统一城乡居民基本医疗保险（以下简称城乡居民医保）定点医疗机构管理的若干问题通知如下：

一、统一城乡居民医保定点医疗机构范围

（一）按照先纳入、后规范的原则，整合城镇居民医疗保险（以下简称城镇居民医保）和新型农村合作医疗（以下简称新农合）定点医疗机构范围，实行统一的城乡居民医保定点医疗机构，加强管理、控制不合理医疗费上涨，确保城乡居民医保基金安全。

（二）各地要将统筹区内原城镇居民医保或新农合定点医疗机构（在本通知下发之前已经定点或符合条件接受申请的医疗机构）统一纳入城乡居民医保定点医疗机构范围，违反协议管理规定以及欺诈骗取医保基金或新农合基金被取消定点的医疗机构不得纳入定点。

（三）定点医疗机构应当为参保人员提供合法、合规、合理、安全有效的医疗服务，鼓励将优质医疗服务延伸偏远地区，为城乡居民医保参保人员提供便捷医疗服务。

（四）医疗机构可向城乡居民医保管理经办机构申请定点，各统筹地按照统一程序办理并将相关信息及时报省级管理经办机构，同时主动向社会公开定点医疗机构情况。

二、统一定点协议管理

（一）强化定点协议管理。城乡居民医保定点医疗机构实行定点协议管理，简化办理程序；公立医疗机构、民营医疗机构相同准入条件、相同退出机制、相同监督管理、相同审核标准。管理经办机构应按照法律法规、国家和省有关城乡居民医保政策、医疗卫生政策规定与定点医疗机构签订协议。

（二）规范定点准入条件。定点医疗机构应是依法设立的各级各类医疗机构（包括公立医疗机构、非公立医疗机构及其他性质医疗机构），具备为参保人员提供基本医疗服务条件，

自愿申请并承诺为城乡居民提供合法合理、安全有效的基本医疗服务，鼓励医养结合机构提供基本医疗服务。对存在医托、发布虚假医疗广告，内部管理混乱被卫生计生行政部门认定存在严重医疗安全隐患或出租、承包科室，以及造成其它不良社会影响的医疗机构不接受定点申报。

（三）建立定点退出机制。经查实存在违反协议管理、欺诈骗取医疗保险基金或其他违法违规行为的定点医疗机构，暂停或取消其定点。

（四）优化医疗资源配置。各统筹地区定点医疗机构数量要兼顾区域卫生规划，合理配置医疗资源。原则上，统筹地每千参保人占住院床位比低于规划指标的可适当扩大定点范围；高于规划指标的，通过建立退出机制均衡参保规模和定点医疗机构数量。省级管理经办机构根据各统筹地定点医疗机构数量（住院床位数）及各地统筹规模（参保人数），向社会公开各统筹地每千参保人占有定点医疗机构住院床位数。

三、明确定点监管责任

城乡居民医保定点医疗机构实行分级定点和分级管理，原则上，各县区经办机构负责本县区的县区级医疗机构、乡镇卫生院、村卫生室、社区卫生服务中心和卫生服务站定点确定、退出和监管；各统筹地区经办机构负责本统筹区内州市级及其他医疗机构定点的确定、退出和监管，指导统筹区内定点管理工作；省级管理经办机构负责省级定点医疗机构的确定、退出和监管，负责省外异地就医定点医疗机构的确定及对全省定点医疗机构的指导和监管。

明确各级、各部门监管责任，医疗行为监管主要由卫生计生部门负责，医保基金监管主要由城乡居民医保经办机构负责。

四、强化就医管理

（一）参保城乡居民按有关政策规定在定点医疗机构范围内选择就医，符合规定的医疗费纳入医保支付；病情危急或其他特殊情况可以在非定点范围就医并及时向医保经办机构备案，医疗费按规定纳入医保支付。

（二）通过实施分级诊疗和双向转诊，构建合理就医秩序。卫生计生部门制定分级诊疗实施办法，实行基层首诊、双向转诊、急慢分治、上下联动，参保人员应当遵守就医秩序、配合分级诊疗双向转诊，城乡居民医保经办机构从基金支付、预算确定等方面同步跟进、配合分级诊疗。

（三）加强就医管理，引导合理医疗。按照不同级别医疗机构提供合理医疗服务，统筹门诊和住院，引导合理医疗。鼓励需要长期治疗的慢性病、特殊疾病在门诊治疗，控制慢性病住院，鼓励符合条件的医疗机构开设日间病房，提供日间治疗和手术，支持开展家庭医生签约服务。

（四）加强药品耗材及诊疗项目管理。全省统一城乡居民医保药品、耗材及诊疗项目范围，各州市县级经办管理机构及定点医疗机构统一执行、不得调整，参保人员在规定范围内的医疗费用纳入医保支付。省级管理机构根据管理需要和基金风险适时调整药品、耗材及诊疗项目范围，国家医保目录调整随之调整。

突出保基本功能，医保基金支付重点保证主要治疗性用药、控制辅助用药、保证国产医用耗材、控制进口高值耗材、保证慢性病门诊治疗用药、控制慢性病住院用药，按照整治抗生素滥用、辅助用药、临床诊疗规范、用药指南和临床路径的规定提供医疗服务并加强管理。

五、完善费用审核及支付结算

（一）定点医疗机构通过信息系统为参保人员提供费用即时结报服务。参保人员在定点医疗机构就医，按政策规定支付应由个人承担的费用，其余部分由医保经办机构与定点医院结算，医保经办机构确保合规资金及时拨付。

（二）定点医疗机构要按照国家和省城乡居民医保相关政策、临床路径、临床诊疗技术规范、用药指南和辅助用药等规定切实控制医疗费用不合理上涨，医保经办机构要按照以上原则加强医疗费审核。

（三）管理经办机构通过完善医保支付方式经充分协商，合理确定医保支付标准，切实降低参保人员医疗负担。定点医疗机构无论是营利性或非营利性，医保支付统一按照物价部门公布的非营利性价格或医保支付标准执行。

六、本通知自2017年1月1日起执行

各地各部门要按照本通知要求抓好贯彻落实，加强定点医疗机构管理，确保参保人员按政策规定享受医疗待遇，有效控制医保基金风险。在执行过程中有什么问题，请及时向省人力资源社会保障厅和省卫生计生委报告。

云南省人力资源和社会保障厅
云南省卫生和计划生育委员会
2016年9月29日

云南省人力资源和社会保障厅　云南省卫生和计划生育委员会关于统一城乡居民基本医疗保险待遇有关问题的通知

云人社发〔2016〕310号

各州（市）人力资源和社会保障局、卫生和计划生育委员会：

为完善城乡居民基本医疗保险制度，维护城乡居民公平享受医疗保险权益，促进社会和谐发展，根据《国务院关于整合城乡居民基本医疗保险制度的意见》和《云南省人民政府关于整合城乡居民基本医疗保险制度的实施意见》精神，建立统一的城乡居民医疗保险制度，现就我省城乡居民基本医疗保险待遇有关问题通知如下：

一、城乡居民基本医疗保险待遇项目

参加城乡居民基本医疗保险的参保人员，在定点医疗机构就医，确因病情需要的以下医疗待遇项目纳入城乡居民基本医疗保险支付范围：

（一）门诊医疗待遇，包括：普通门急诊、慢性病门诊、特殊病门诊；

（二）住院医疗待遇；

（三）生育分娩医疗待遇；

（四）大病保险医疗待遇。

二、城乡居民基本医疗保险待遇标准

（一）门诊医疗待遇

1. 普通门急诊。参保人员在实施基本药物零差率销售的基层医疗卫生机构（包括村卫生室、社区卫生服务站、社区卫生服务中心和乡镇卫生院）的乡、村两级定点医疗机构普通门诊（含门急诊）就医的医药费由医保基金支付50%，县（市、区）级定点医疗机构普通门诊就医的医保基金支付25%。一般诊疗费按原文件执行。年度个人普通门诊医疗费用医保基金支付限额由各统筹地区确定。

2. 慢性病门诊。城乡居民基本医疗保险参保人员患规定的门诊慢性病病种发生的医疗费用可以纳入医保基金支付，各统筹地区要加强慢性病病种门诊和住院管理，有效控制基金风险。纳入医保基金支付的门诊慢性病病种、支付项目、支付比例和支付限额由各统筹地区根据基金收支情况参照《城乡居民基本医疗保险门诊慢性病病种、支付项目、支付比例及支付限额参考表》确定。慢性病门诊医疗费不纳入年度最高支付限额累计。

3. 特殊病门诊。全省各统筹地区执行统一的门诊特殊病病种及待遇标准，将恶性肿瘤（包括各种癌症、肉瘤、淋巴瘤、多发性骨髓瘤、黑色素瘤、生殖细胞瘤、白血病，及其他需要放、化疗的颅内肿瘤）；慢性肾功能衰竭（尿毒症）（包括血透、腹透、CRRT 治疗）；器官移植（包括肾移植、肝移植、血液系统疾病的骨髓移植和干细胞移植、心肺移植）；系统性红斑狼疮；再生障碍性贫血（包括遗传性球形红细胞增多症、自身免疫性溶血性贫血、地中海贫血）；精神分裂症及双相情感障碍症；帕金森病；血友病；儿童生长发育障碍（生长激素缺乏症）；小儿脑瘫；重症肌无力（包括肌营养不良症、运动神经元疾病）；儿童免疫缺陷病等 12 种特殊病的门诊医疗费纳入城乡居民医保基金支付范围，支付比例统一为 70%，具体见《城乡居民基本医疗保险门诊特殊病病种、支付项目、支付比例表》。门诊特殊病年度支付限额按各统筹地区基本医疗保险和大病保险住院最高支付限额执行。

在一个自然年度内门诊特殊病医保基金支付的起付标准单独计算，门诊特殊病的医疗费用与住院医疗费用合并计算封顶线。

（二）住院医疗待遇

1. 参保城乡居民在定点医疗机构发生的符合城乡居民基本医疗保险基金支付范围的住院医疗费用，分别设起付标准、支付比例和年度支付限额。同一个统筹地区城乡居民基本医疗保险住院起付标准、支付比例和支付限额必须统一。

2. 参保城乡居民在州（市）、县（区）、乡级定点医疗机构住院的起付标准、支付比例由各统筹地区根据基金收支情况参照《城乡居民基本医疗保险住院起付标准及支付比例参考表》确定；在省级和省外定点医疗机构住院发生的医疗费，符合转诊转院的由医保基金支付 60%，不符合转诊转院的由医保基金支付 40%，住院起付标准统一为 1200 元。一个自然年度内多次住院的，每次住院均按起付标准执行，不累计计算。

3. 参保居民患尿毒症和重性精神病的待遇标准仍按原办法执行。国家和省原有关政策规定的 22 种重大疾病的门诊和住院医疗待遇继续执行。

4. 城乡居民基本医疗保险住院费用补偿支付限额由各统筹地区根据实际情况确定，原则上不低于 15 万元。一个自然年度内住院最高支付限额按门诊特殊病报销医疗费和住院报销医疗费合并累计计算。

5. 城乡居民医疗保险医疗待遇按照城乡居民基本医疗保险用药范围、诊疗项目范围、服务设施标准和医用耗材的规定执行。

6. 城乡居民医保住院医疗待遇与分级诊疗挂钩。下级医院转上级医院的住院起付标准应补差；上级医院转下级医院的不再收取住院起付标准费用。符合按分级诊疗转诊转院的患者，医疗费用报销待遇按以上标准执行；不符合分级诊疗的，适当降低住院报销比例。

7. 城乡居民基本医疗保险超过最高支付限额以上部分的住院医疗费用由城乡居民大病保险按规定支付。

（三）生育分娩医疗待遇

积极支持妇女儿童健康行动计划，各统筹地区城乡居民基本医疗保险参保人员在县、乡定点医疗机构住院分娩发生的医疗费用实行定额包干和定额支付，定点医疗机构不得变相分解将费用转嫁给患者承担。在统筹区内顺产费用包干支付：县、乡 1500 元；剖宫产费用包干支付：县级 2400 元、乡级 1800 元；州市级及以上定额支付：顺产 2000 元、剖宫产 3000 元。医保基金对非定点医疗机构住院分娩的不予支付。

（四）特殊困难人员医疗待遇

各统筹地区根据本地实际确定特殊困难人员的医疗待遇。原则上对建档立卡的贫困人员个人实行县域内先诊疗后付费办法，门诊统筹中一般诊疗费由基本医疗保险基金全额支付；乡镇卫生院住院不设起付标准、合规医疗费全额纳入报销；符合分级诊疗、按照转诊转院规范住院的在现有报销比例的基础上提高5个百分点；适当降低建档立卡贫困人员大病保险的起付线，大病保险年度支付限额提高50%。

（五）大病保险待遇

参加城乡居民基本医疗保险的参保人员，同时享受城乡居民大病保险规定的相关待遇。

城乡居民大病保险起付线以个人年度累计负担的合规医疗费用从超过当地统计部门公布的上一年度城乡居民人均可支配收入为参照并可实行差异化标准，具体由各州市根据实际情况确定。大病保险的实际支付比例应达到50%以上，合规医疗费用实行分段报销，费用越高报销比例越高。具体起付线、支付标准和年度支付限额由各统筹地区根据实际情况确定，同一个统筹地区内城乡居民大病保险的支付比例和年度支付限额应当统一。

三、本《通知》自2017年1月1日起执行

各地各部门要认真按照本《通知》要求执行，确保参保人员按政策规定享受医疗待遇。在执行过程中如有问题，请及时向省人力资源社会保障厅和省卫生计生委报告。

附件：（略）

云南省人力资源和社会保障厅
云南省卫生和计划生育委员会
2016年9月29日

云南省人力资源和社会保障厅　云南省卫生和计划生育委员会　云南省财政厅关于实行城乡居民基本医疗保险州市级统筹的通知

云人社发〔2016〕344号

各州（市）人力资源和社会保障局、卫生和计划生育委员会、财政局：

为贯彻落实《云南省人民政府关于整合城乡居民基本医疗保险制度的实施意见》精神，提高医疗保险统筹层次和保障水平，促进城乡居民基本医疗保险制度（以下简称城乡居民医疗保险）可持续发展，现就我省实行城乡居民医疗保险州市级统筹工作有关事项通知如下：

一、全面实行城乡居民医疗保险州市级统筹

各州、市要按照统筹安排、协调发展、完善措施、规范管理、稳步推进的工作思路，坚持政府主导、政策统一、分级管理、基金共济、统一考核和分级负责的工作模式，实行城乡居民医疗保险州市级统筹，不断增强基金的统筹调剂和抗风险能力，确保全省城乡居民医疗保险制度持续健康发展，促进社会和谐稳定。

二、实现统筹区域内城乡居民医疗保险政策措施统一

（一）统一参保覆盖范围和筹资标准。各州、市城乡居民医疗保险参保覆盖范围、筹资标准、缴费方式、缴费时间按照《关于统一城乡居民基本医疗保险覆盖范围和筹资标准有关问题的通知》要求，执行统一的政策和标准。筹资标准根据国家要求由省级相关部门统一制定，各统筹地区不再进行调整。

（二）统一医疗保险待遇水平。1. 执行全省统一的城乡居民医疗保险药品支付范围、诊疗项目、医用耗材和医疗服务设施范围。

2. 各州、市应按照《云南省人力资源和社会保障厅　云南省卫生和计划生育委员会关于统一城乡居民基本医疗保险待遇有关问题的通知》要求，结合当地实际情况，制定科学合理的城乡居民医疗保险待遇标准，并在统筹区域内统一执行，各县（市、区）不得调整。

（三）统一基金管理。1. 城乡居民医疗保险基金纳入社会保障基金财政专户（以下简称社保基金财政专户），实行收支两条线管理，单独记账、分账核算、专款专用，任何地区、部门、单位和个人均不得挤占、挪用基金，基金不得用于平衡一般公共预算，不得用于经办人员和工作经费。

2. 鼓励有条件的州、市基金实行州市级统一管理，在统筹区域内统一调剂使用；暂时不具备条件的州、市可采取区县经办机构上缴调剂金的办法逐步过渡，调剂金应按照年度筹资总额的一定比例合理确定。各统筹地区可根据实际需要建立风险金。

实行基金统一管理的州市，其所辖县（市、区）经办机构每年筹集的城乡居民医疗保险个人缴费和同级财政配套补助资金要按时足额缴入州、市社保基金财政专户，中央、省、州（市）财政的补助资金直接划入社保基金财政专户。

3. 基金实行国家统一的社保基金预算管理，各州、市要按照以收定支、收支平衡、略有结余的要求，结合统筹区域内参保人数、当年筹资标准、医保待遇标准以及医疗费用自然增幅等实际情况，统一编制城乡居民医保基金收支预算。

4. 对纳入州市级统筹前各县（市、区）的基金收、支、结余等情况，应经审计部门专项审计确认，州市级统筹前形成的基金缺口，由各县（市、区）政府负责弥补，之前形成的历年结余，按审计部门确认金额统一归缴州市社保基金财政专户。

（四）统一定点医疗机构管理。各州、市要按照《云南省人力资源和社会保障厅　云南省卫生和计划生育委员会关于统一城乡居民基本医疗保险定点医疗机构管理的通知》的要求，结合州市级统筹制度的建立，合理划分州市和县（市、区）的管理职责，统一定点医疗机构的协议签订管理，规范定点医疗机构的准入和退出机制。

（五）统一费用支付方式。结合州市级统筹工作的推进，调整完善城乡居民医疗保险付费方式，统一实施付费总额控制，建立以总额预付、病种付费、人头付费、床日付费、服务单元付费和疾病诊断相关组付费（DRGs）等多种付费方式相结合的复合型支付方式，规范定点医疗机构服务行为，控制医疗费用不合理增长。

（六）统一信息系统。1. 按照系统建设标准统一、资源共享、服务延伸的总体思路，整合现有信息系统并升级改造，逐步建立覆盖城乡医疗保险的管理信息系统，为城乡居民医疗保险制度运行和功能拓展提供支撑。

2. 加强基础数据的采集、补充和核实，健全医保信息系统数据统一标准和运行规范，满足居民医保经办服务和动态管理的需要，杜绝重复参保现象，实现统筹区域内参保居民就医实时结算。

（七）统一业务经办流程。1. 按照“数据向上集中，服务向下延伸”的原则，合理划分州市和县（市、区）两级经办机构的职责，加强县（市、区）经办机构和街道社区、乡镇工作的指导和监督，充分调动基层经办机构的工作积极性，不断提升城乡居民医保经办机构的服务能力和水平。

2. 各州、市应根据城乡居民医疗保险的业务特点，从参保登记、个人缴费、费用审核、住院结算、关系转移接续、门诊慢性病特殊病办理、普通门诊人头付费等多方面入手，制定统一规范的城乡居民医疗保险业务操作流程，方便广大参保居民办理各项医保业务。

三、建立目标考核制度与责任分担机制

（一）各州、市要建立对县（市、区）城乡居民医疗保险工作目标考核制度。对各县（市、区）参保率、医保政策执行、基金收支管理、费用审核稽核、定点服务机构管理等有关工作实行量化目标考核，努力强化县（市、区）城乡居民医疗保险管理责任。

（二）建立预算管理责任分担机制。将基

金预算管理纳入县（市、区）年度综合考核重要内容，对完成预算管理任务的县（市、区）应给予表彰，其当年结余的基金额度可用于今后年度出现的基金收支缺口；对未完成预算管理任务造成基金收支缺口较大的县（市、区），在由州市按照一定比例给予调剂后，县（市、区）应承担“兜底”责任，促使其增强责任意识，提高基金预算管理的执行力和约束力。

云南省人力资源和社会保障厅
云南省卫生和计划生育委员会
云南省财政厅
2016 年 10 月 31 日

云南省人力资源和社会保障厅办公室关于公布城镇职工基本医疗保险个人账户购买商业补充保险产品的通知

云人社办〔2017〕42号

各州、市人力资源和社会保障局：

根据《关于进一步完善城镇职工基本医疗保险个人账户购买重大疾病商业补充保险工作的通知》的精神，经过三年的试运行，为了进一步提高个人账户资金的使用效率，给参保人员更多的补充保障产品选择，根据商业保险公司提交产品情况，经研究现将八类商业医疗保险产品组合纳入城镇职工基本医疗保险个人账户支付范围（详见附表），相关要求一并通知如下，请遵照执行。

一、坚持个人自愿原则。职工医保个人账户累计结余超过1000元以上部分，由参保人员自主决定是否为本人或直系亲属购买商业补充保险产品，购买产品种类也由个人自愿从省人社厅公布产品名单中选择。

二、坚持便捷高效原则。职工医保个人账户基金购买商业补充保险的保费原则上由医保经办机构与商业保险公司直接结算，也可通过现有定点服务机构，具体结算流程由各统筹区自行确定。个人账户购买商业补充医疗保险可通过手机APP、互联网、医保定点服务机构等便捷方式。

三、坚持基金安全原则。各级医保经办机构要规范流程、按期结算，加强基金监管，防止利用个人账户购买商业补充保险产品套现医保基金，确保基金安全。在参保人员自愿投保的前提下，各级医保部门和商业保险机构可采取多种措施广泛宣传，加强社会的理解和认可，杜绝销售误导行为，维护参保人员合法权益。

四、本通知公布商业保险产品内容（包括保险费及保险责任）以保险条款为准，由报备商业保险机构负责解释。商业保险机构要主动服务参保人员，做到产品宣传到位、销售渠道便捷、理赔服务及时。

五、本通知公布商业保险产品自发文之日起可用个人账户基金购买，各州市要结合本地实际，制定实施工作方案；相关商业保险机构要主动与各级医保经办机构进行系统对接，争取在2017年5月30日前实施。

附件：2017年云南省城镇职工基本医疗保险个人账户购买商业补充医疗保险产品目录（略）

云南省人力资源和社会保障厅办公室

2017年5月15日

云南省人力资源和社会保障厅办公室关于做好家庭医生签约服务医保支付有关问题的通知

云人社办〔2017〕64号

各州、市人力资源和社会保障局：

根据《云南省人民政府办公厅转发省医改办等部门关于推进家庭医生签约服务实施方案的通知》精神（以下简称《通知》）为切实加快建立以全科医生为主的家庭医生签约服务制度，推进医疗卫生资源的合理利用，现就人社部门做好家庭医生签约服务工作通知如下：

一、家庭医生签约服务目标

家庭医生签约服务优先覆盖老年人、慢性病患者、结核病等慢性传染病患者、严重精神障碍患者、孕产妇、儿童、残疾人和计划生育特殊家庭、建档立卡的贫困人口等重点人群。2017年，家庭医生签约服务覆盖率达到30%以上，重点人群的签约服务覆盖率达到60%以上。到2020年，力争将签约服务扩大到全体参保人群。

二、家庭医生签约服务要求

各级医疗保险经办机构，务必积极配合卫生计生部门，2017年年内启动并开展家庭医生签约服务工作。要将家庭医生签约服务工作纳入医疗保险服务协议管理范畴，明确服务对象、服务方式、服务内容、费用结算、费用支付等内付鼓励符合条件的非政府办医疗机构（含个体诊所）提供签约服务，并享受同样的收付费政策。

三、家庭医生签约服务内容

家庭医生签约服务内容分为基本医疗服务、基本公共卫生服务、个性化健康管理服务等三类。其中个性化健康管理服务的原则是患者知情、自愿和自费，同时，应在物价部门确定收费标准的前提下实施。

四、家庭医生签约服务管理

（一）家庭医生签约服务要实现信息化管理，各州市经办机构在现有的医疗信息系统基础上增加相应的功能模块，定点医疗机构可通过信息系统，进行参保人员与医疗机构签约、登记、缴费等信息的记录、结算和上传。系统内应做识别，一名参保人员只能在一家医疗保险定点医疗机构进行签约，如重复签约，信息系统应做提示并拒绝签约。

（二）家庭医生签约服务实行一年一签，按自然年度进行管理，年度内不予变更。

（三）省内异地居住的参保人员发生的家庭医生签约服务费，通过异地支付系统进行结算支付。

五、家庭医生签约服务费用支付

（一）家庭医生签约服务费，医保统筹基金的支付标准为每人每年 12 元。个人承担的 12 元，城镇职工医疗保险参保人员可由医保个人账户支付。涉及医保统筹基金支付的费用，按签约人头数进行费用结算划拨。可采取年中预付上半年已签约人头数的 80% 左右的费用，次年对上年度签约服务费用进行考核清算后再拨付的方式进行。费用的结算拨付应与考核结果挂钩，各地在考核参考指标（详见附件）的基础上，可根据本统筹区实际情况进行细化分解后实施。

（二）考核采取问卷调查、实地检查等方式进行，对于考核达不到相应分值或标准的，群众反映意见突出的医疗机构，要建立相应的惩处机制，采取扣减一定比例的签约服务费、通报批评等方式进行处理。

（三）对于签约服务工作反响好、参保人员满意度高、基础工作扎实的签约医疗机构，各级医疗保险经办机构应及时、准确、足额支付涉及医保基金支付的签约费用。

六、家庭医生签约服务的医保政策支持

（一）设立差异化支付的医保报销政策。科学设置门诊、住院报销政策，差别化设置不同等级医疗机构和跨统筹区域医疗机构就诊的报销比例，引导签约服务对象到基层医疗机构首诊。选择家庭医生签约服务的参保人员，对符合规定的转诊住院连续计算起付线，由低级别医疗机构转向高级别医疗机构的，执行起付线补差；由高级别医疗机构转诊到低级别医疗机构的，不再支付起付线。对不按照转诊规定自行转院的患者，在原报销比例上适当降低其医保待遇。

（二）转诊转院实行信息化管理。由云南省医疗保险基金管理中心就转诊转院中涉及起付线计算、报销比例调整、医疗机构名称、医疗机构级别、转入转出标识、分级诊疗信息查询等内容提出系统需求，通过信息系统实现记录级诊疗、转诊转院中的待遇计算、转入转出痕迹、数据统计分析等功能。各州市医保经办机构在此基础上再根据实际需求进行本地化调整和修改，以满足目前家庭医生签约服务和分级诊疗工作的要求，为医改提供大数据支持和分析。

（三）支持基层医疗机构的长处方政策。对于病情稳定、依从性较好、需要长期服药的慢性病签约患者，签约医疗机构可一次性开具治疗性药物不超过 2 个月的药量，各级医疗保险经办机构不得将多开药品费用按不合理费用处理应对上述情况予以认可，并按政策结算支付应由医保基金支付的费用。

七、完善家庭医生的综合激励机制

在编制、人员聘用、职称晋升、在职培训、评奖推优等方面重点向全科医生倾斜，将优秀人员纳入政府人才引进优惠政策范围，增强全科医生的执业吸引力，改善全科医生的职业前景，加快全科医生队伍建设。

继续开展全科医生特岗计划，贯彻落实基层卫生专业技术人员职称评审政策，合理设置基层医疗卫生机构全科医生高、中级岗位的比例，扩大职称晋升空间，重点向签约服务考核优秀人员倾斜。

将签约服务评价考核结果作为有关人员职称晋升的重要因素。对成绩突出的家庭医生及其团队，按照国家规定给予表彰表扬，大力宣传先进典型，从人社部门的职责职能努力拴心留人，切实使基层医疗机构的医生工作积极性高、成绩获得感、人员流动性小，切实从机制上加强基层医疗机构的能力建设，使其技术水平、参保人员的满意度、支持率、服务效能逐步提高，真正发挥居民健康的“守门人”作用。

八、其他事项

（一）高度重视。家庭医生签约是党中央、国务院、省委、省政府关于深化医药卫生体制改革的重大决策部署，各级人力资源和社会保障部门要真正确理解其重要意义，高度重视，履行好自身职责职能，使此项工作得到有序、有效开展。要从长远的角度考虑到此项制度对医保事业影响。

（二）加强宣传。各级人力资源和社会保障部门要积极配合卫生计生部门，通过便捷、有效的途径和方式，让广大参保人员和定点医疗机构知晓、熟悉、主动参与此项工作。对于定点医疗机构，人社部门要做到培训到位、考核到位、合理资金拨付到位。

（三）协调推进。家庭医生签约服务与分级诊疗工作相辅相成，密不可分，要从医保政策上促进、支持其同步推进、同步实施，加强与卫生计生、物价等部门的协同配合，切实落实好国家的医改政策。

附件：家庭医生签约服务考核参考指标（略）

云南省人力资源和社会保障厅办公室
2017 年 8 月 17 日

云南省人力资源和社会保障厅关于推进三医联动改革促进人民健康优先发展的实施意见

云人社发〔2017〕89号

各州、市人力资源和社会保障局：

为贯彻全国及全省卫生与健康大会精神，切实抓好全民医保制度建设，积极推进医疗、医保、医药改革联动，促进人民健康优先发展，根据《人力资源和社会保障部关于积极推动医疗、医保、医药联动改革的指导意见》《人力资源和社会保障部关于深入学习贯彻全国卫生与健康大会精神的通知》《中共云南省委 云南省人民政府关于进一步加快卫生与健康事业改革发展的决定》的要求，现就我省人力资源和社会保障部门进一步推动三医联动改革、促进人民健康优先发展有关工作提出以下实施意见：

一、总体要求

“没有全民健康，就没有全面小康”，健康是促进人的全面发展的必然要求，是经济社会发展的基础条件，是民族昌盛和国家富强的重要表现，也是广大人民群众的共同追求。各州市人社部门要深刻领会把握“把人民健康放在优先发展的战略地位”的重大思想；深刻领会把握“坚持中国特色卫生与健康发展道路”的重大部署；深刻领会把握“加快推进健康中国建设”的重大要求。要从落实人民健康优先发展战略高度，以公平可及和群众受益为目标，以医保促进健康为主线，扎实推进全民医保制度改革，发挥医保基础性作用，推进医疗、医保、医药联动改革，促进健康云南建设。

二、着力深化全民医保制度重点改革

（一）全面实施统一的城乡居民基本医疗保险制度。2017年1月1日起，各级人力资源和社会保障部门全面负责城乡居民基本医疗保险的管理和经办工作，为城乡居民提供一体化的经办服务，全省各地统一执行城乡居民医疗保险政策，统一覆盖范围、统一筹资政策、统一保障待遇、统一医保目录、统一定点管理、统一基金管理、统一统筹层次、统一信息系统、完善支付方式。继续强化城乡居民基本医疗保险基金征缴，坚持家庭、个人、集体等多种形式的参保方式，全省参保率稳定在95%以上，确保各项待遇落实到位，实现制度平稳过渡。加快系统建设步伐，尽快实现城乡居民基本医疗保险信息系统一体化。（牵头单位：城镇居民医保处，各州市人力资源和社会保障局）

（二）深化医保支付制度改革。充分发挥支付方式在规范医疗服务行为、控制医疗费用不合理增长方面的积极作用。各地要结合本地实际，全面实施以总额预算为基础，实行总额预付、按病种付费、按疾病诊断相关分组（DRGs）付费、按床日付费、按人头付费相结合的复合型支付方式。2017 年所有公立医院综合改革试点城市都要实施按病种付费，覆盖病种不少于 100 个。鼓励有条件的州市开展按疾病诊断相关分组（DRGs）付费试点。探索符合中医药服务特点的支付方式，鼓励提供和使用中医药服务。到 2020 年医保支付方式改革覆盖所有医疗机构及医疗服务，普遍实施适应不同人群、不同疾病、不同服务特点的多元复合式医保支付方式，按项目付费占比明显下降。（牵头单位：省医保中心，各州市人力资源和社会保障局）

（三）健全医保筹资和待遇调整机制。逐步建立与经济社会发展水平、各方承受能力相适应的基本医保稳定可持续筹资机制。稳步提高医疗保障待遇，待遇调整与筹资水平相适应。统筹区内城镇职工和城乡居民医保政策范围内住院费用报销比例分别达到 80% 以上和 75% 左右，进一步缩小政策范围内报销比例和实际报销比例差距，缩小各统筹区待遇差距。继续推行医保个人账户购买商业补充医疗保险，完善多层次医疗保障体系。探索医保省级统筹路径，争取“十三五”末建立医保基金调剂平衡机制，逐步实现医保省级统筹。（牵头单位：医疗生育保险处、城镇居民医保处，各州市人力资源和社会保障局）

（四）积极推进医保精准扶贫。实现建档立卡贫困人员 100% 参加基本医疗保险和大病保险。对建档立卡贫困人员，实行在县域内先诊疗后付费办法，门诊一般诊疗费由基本医疗保险基金全额支付，在乡镇卫生院住院减免起付线，合规医疗费全额纳入报销，符合转诊转院的县以上定点医疗机构住院报销比例提高 5 个百分点，大病保险支付限额提高 50% 等政策。建立重特大疾病特殊药品谈判机制，将经过谈判的重特大疾病特殊药品纳入大病保险报销范围。（牵头单位：城乡居民医保处、医疗生育保险处、省医保中心，各州市人力资源和社会保障局）

（五）实现医保全国联网异地费用直接结算。按跨省异地就医国家平台建设规范，做好与国家异地就医结算平台对接测试和本地系统的整改完善。2017 年完善省内异地就医资金管理，制定《云南省基本医疗保险异地就医管理经办规程》《云南省医疗保险异地就医联网结算资金管理及会计核算暂行办法》，完成跨省异地就医人员信息备案，定点医疗机构新增、变更，预付金测算、清算，实现跨省异地就医费用的智能监控等工作，全面推进跨省异地就医直接结算。到 2020 年，畅通参保人员的异地就医诉求，实现跨省异地就医在地域和人群的全覆盖，满足跨省异地退休安置、居住人员和符合转诊规定的异地就医住院费用联网直接结算。（牵头单位：省医保中心，各州市人力资源和社会保障局）

（六）健全医保经办机制。各级医保经办机构要切实履行法定的社会保险经办服务职责，在充分利用现有经办资源的基础上，积极探索政府购买服务的内容、方式和管理规范，探索引入社会力量参与医保经办，全面落实商业保险机构承办大病保险，提高基本医保经办服务效率和质量。继续优化和简化经办服务流程，借助信息技术、强化电子医保的应用，做好基本医保、大病保险、医疗救助等保障制度的衔接，建立“一站式”结算机制，为群众提供更加方便快捷的服务。（牵头单位：省医保

中心，各州市人力资源和社会保障局）

（七）启动生育保险与医疗保险合并实施试点。按照国家统一部署，2017 年在昆明市启动生育保险与医疗保险合并实施试点，统一参保登记，统一基金征缴和管理，统一医疗服务管理、统一经办和信息服务，进一步扩大生育保险覆盖人群，确保经办服务不中断，确保参保职工生育期间的生育保险待遇不变。（牵头单位：医疗生育保险处，各州市资源社会保障局）

（八）探索开展长期护理保险推动医养结合。争取国家支持，稳妥推进长期护理保险改革试点，2017 年争取在 1—2 个统筹区先行试点，通过试点探索长期护理保险的保障范围、参保缴费、待遇支付等政策体系，护理需求认定和等级评定等标准体系和管理办法，护理服务机构和服务人员服务质量评价和协议管理、费用支付等办法，委托商业保险机构经办服务模式等。通过长期护理保险试点，引导由上而下的逆向分级诊疗，推进医养结合，促进大健康和养老产业发展。（牵头单位：医疗生育保险处，各州市人力资源和社会保障局）

三、充分发挥医保在深化医改中的基础性作用

（九）支持医疗、医药体制机制改革。支持分级诊疗制度建设，完善医保差异化支付政策，合理拉开县级以下基层医疗机构和省、州市医疗机构的起付线和报销比例差距。促进基层首诊、引导双向转诊，对符合规定的转诊，可连续计算起付线：不按规定自行选择上转的适当降低其医保待遇。促进家庭医生签约服务。积极参与合理确定家庭医生签约服务内容，签约服务费用由医保基金、基本公共卫生服务经费和签约居民个人分担，建立签约服务评价考核指标体系。有条件的统筹区，可探索结合门诊统筹建立基层首诊、按人头付费的改革。支持公立医院改革，研究制定医疗服务项目医保支付标准，推动医疗服务价格结构性调整。支持药品供应保障制度改革，通过谈判机制调控医药价格，制定与价格改革相适应的药品医保支付标准。（牵头单位：医疗生育保险处，各州市人力资源和社会保障局）

（十）健全医保对医疗服务的外部制约机制。完善和健全医保服务协议管理，对社会办医疗机构按照“宽进严管”的要求纳入医保协议管理，鼓励各种所有制医药机构公平竞争，引入参保单位和社会多方参与的评估制度，进一步完善定点医药机构准入和退出机制。探索服务协议动态管理模式，严肃履行服务协议内容，加大医药机构违规违约处理力度。建立医保医师制度，通过协议管理将医保监管从医疗机构延伸到对医务人员医疗服务行为的监管，对定点医疗机构医务人员建立医保诚信档案。加快智慧医保建设，推行医保智能监控，2017 年全省各统筹区全面实现智能审核监控；到 2020 年实现事后审核、实时监控、事前提醒、信用评价和大数据分析五大功能。（牵头单位：省医保中心，各州市人力资源和社会保障局）

（十一）支持生物医药和大健康产业发展。积极推进云南名优、民族药品纳入国家医保目录。增补省内医保药品目录时，优先将省内生产、具有自主知识产权、能显著提升我省医药事业发展、临床疗效显著的药品品种纳入我省医保药品目录。探索运用医保集团购买和谈判等机制，对专利药品、重大疾病特殊药品等开展谈判，纳入保障范围。（牵头单位：医疗生育保险处，各州市人力

资源和社会保障局）

四、深化医疗行业人事制度改革，充分调动医务人员积极性

（十二）全面建立聘用制度和岗位管理制度。建立健全事业单位岗位动态管理机制，优化设置管理岗位、专业技术岗位、工勤技能岗位结构比例。坚持按需设岗、竞聘上岗、按岗聘用、合同管理，变固定用人为合同用人，变身份管理为岗位管理。进一步创新医疗卫生事业单位人事管理制度，支持执业医师多点执业。按照国家统一部署，探索实施具备条件的公立医院不纳入编制管理后的人事管理办法。（牵头单位：事业单位管理处，各州市人力资源和社会保障局）

（十三）继续完善公开招聘制度。积极探索体现行业特点的公开招聘方式。少数民族地区、艰苦边远地区基层医疗卫生事业单位公开招聘人员，具备中专及其以上文化程度可应聘管理和专业技术岗位。急需、紧缺岗位，可适当放宽开考比例和招聘条件。对公立医院引进的紧缺高层次人才，可特设岗位，不受事业单位岗位总量、最高等级和结构比例限制。对符合条件的高层次人才可采取直聘。（牵头单位：事业单位管理处，各州市人力资源和社会保障局）

（十四）建立符合医疗卫生行业特点的薪酬制度。按照国家统一部署，建立激励相容、灵活高效、符合医疗卫生行业特点的薪酬制度。允许医疗机构突破现行事业单位工资调控水平，对医疗卫生机构单独制定绩效工资总量核定办法。允许医疗服务收入扣除成本并按规定提取各项基金后主要用于人员奖励，在核定的绩效工资总量内合理提高人员奖励水平，激发广大医务人员活力。各级人社部门要指导行业主管部门建立健全医疗卫生事业单位公益目标任务考核机制，合理提高医务人员薪酬水平，根据考核结果动态调整其绩效工资总量。2017 年，在玉溪市启动公立医院薪酬制度改革试点工作。（牵头单位：工资福利处，各州市人力资源和社会保障局）

（十五）完善绩效考核制度和内部分配制度。充分发挥绩效工资的激励功能，按照多劳多得、优绩优酬的原则，医疗卫生事业单位要完善绩效考核办法和奖励性绩效工资分配办法，切实搞活分配。医疗卫生事业单位可在核定的绩效工资总量内自主分配，着重向临床一线、关键技术岗位、高层次人才、业务骨干和做出突出贡献的人员倾斜，单位主要领导和本单位职工的奖励性绩效工资水平差距不得突破 2.5∶1。（牵头单位：工资福利处，各州市人力资源和社会保障局）

（十六）健全基层医疗卫生事业单位激励机制。提高基层医疗卫生事业单位奖励性绩效工资在绩效工资总量中的占比，奖励性绩效工资占比可以从原来的 30% 提高到不超过 50%。基层医疗卫生事业单位在收支结余中可按规定的提取标准提取奖励基金，作为奖励性绩效工资增量纳入绩效工资总量，由各县（市、区）进行统筹管理，并实行动态调整。（牵头单位：工资福利处，各州市人力资源和社会保障局）

（十七）完善激励措施引导卫生人才服务基层。对到基层服务的卫生人才给予特殊政策。县及县以上具有中级以上（含中级）职称的专业技术人员或具有执业医师资格的卫生技术人员，到乡（镇）连续工作满 2 年以上（含 2 年）的，从到乡（镇）服务之日起，按规定给予每人每年 1 万元工作岗位补贴。（牵头单位：专业技术人员管理处，各州市人力资

源和社会保障局）

（十八）完善职称晋升体系和晋升办法。遵循卫生人才成长规律，分类分层组织开展卫生高级职称评价工作。对省级医疗单位的卫生计生人才，在学术研究上从重数量到重质量转变；对州（市）的卫生计生人才在学术科研上适当放宽条件；对县以下基层卫生计生人才，科研和论文不作硬性要求，只需提供病案分析报告和专题技术报告；针对护理人才的职业特点，放宽学历和论文要求。（牵头单位：专业技术管理处，各州市人力资源和社会保障局）

（十九）建立乡镇基层卫生计生人才高级职称评价制度。实施乡镇有效的基层卫生高级职称制度，将申报人员的学历条件放宽至中专，对论文不作硬性要求，主要考察其对基层常见病与多发病的诊疗、急危重症抢救和疑难病转诊等方面的能力水平和工作业绩，拓宽乡镇基层卫生人才职业发展空间。（牵头单位：专业技术管理处，各州市人力资源和社会保障局）

（二十）加强民办医疗机构卫生专业技术人才队伍建设。将民办医疗机构卫生人才和公立医院的编制外聘用人才纳入职称评价范围，与公立医疗机构人才在评价中实行无差别政策。（牵头单位：专业技术管理处，各州市人力资源和社会保障局）

五、保障措施

（二十一）加强组织领导。各州市人力资源和社会保障部门要坚决贯彻党中央、国务院决策部署，积极主动向当地党委、政府汇报相关工作，争取党委、政府的重视和支持，推动形成党委统一领导、党政齐抓共管、部门分工负责、合力推进工作的格局。要积极发挥人社部门职责，强化部门间协调配合，共同推进各项工作的落实。

（二十二）强化责任落实。要全面梳理改革重点任务，明确责任分工，细化配套措施，强化监督考核，确保中央、省委决策部署落地。各地要因地制宜，结合自身实际开展探索，及时总结经验，总结城乡医保整合、推进支付方式改革、创新医保经办管理、深化公立医院人事薪酬制度改革、完善医疗行业专业技术人才评价等方面的先进典型，相互学习借鉴。

（二十三）做好宣传引导。要借助各类媒体平台，全面准确宣传卫生与健康大会精神。大力宣传改革发展的新成效，最大限度地凝聚精气神，最大限度地传递正能量。工作中要遵循量力而行、尽力而为的原则，主动回应群众关切，积极引导社会预期，为推进健康中国、健康云南建设营造良好氛围。

云南省人力资源和社会保障厅
2017 年 4 月 6 日

云南省人民政府办公厅关于印发云南省健康扶贫30条措施的通知

云政办发〔2017〕102号

各州、市、县、区人民政府，省直各委、办、厅、局：

《云南省健康扶贫30条措施》已经省人民政府同意，现印发给你们，请认真贯彻执行。

云南省人民政府办公厅

2017年9月27日

云南省健康扶贫30条措施

云南省健康扶贫30条措施为贯彻落实《中共中央 国务院关于打赢脱贫攻坚战的决定》《中共云南省委 云南省人民政府关于举全省之力打赢扶贫开发攻坚战的意见》以及国家卫生计生委等15部委《关于实施健康扶贫工程的指导意见》精神，努力让建档立卡贫困人口看得起病、方便看病、看得好病、尽量少生病，有效防止因病致贫、因病返贫，结合我省实际，制定健康扶贫30条措施。

从2017年起，建立完善城乡居民基本医疗保险（以下简称基本医保）、大病保险、医疗救助、医疗费用兜底保障机制“四重保障”措施，实现“九个确保”：确保建档立卡贫困人口100%参加基本医保和大病保险；确保建档立卡贫困人口家庭医生签约服务率达到100%；确保建档立卡贫困人口28种疾病门诊政策范围内报销比例达到80%（详见第二条）；确保建档立卡贫困人口符合转诊转院规范的住院治疗费用实际补偿比例达到90%；确保9类15种大病集中救治覆盖所有建档立卡贫困人口（详见第六条）；确保医疗救助覆盖所有建档立卡贫困人口；确保符合手术条件的建档立卡贫困人口白内障患者得到免费救治；确保建档立卡贫困人口个人年度支付的符合转诊转院规范的医疗费用不超过当地农村居民人均可支配收入；确保贫困县脱贫摘帽时至少有1所县级公立医院达到二级医院标准（30万人口以上的达到二级甲等），每个乡镇有1所标准化乡镇卫生院，每个行政村有1所标准化村卫生室。

到2020年，全省贫困县人人享有基本医疗卫生服务，基本公共卫生指标力争达到全国平均水平，人均预期寿命进一步提高，医疗卫生服务条件明显改善，服务能力和可及性显著提升，实现大病基本不出县，建档立卡贫困人口个人就医费用负担大幅减轻，因病致贫、因病返贫问题得到有效解决。

一、落实四重保障措施，让建档立卡贫困人口“看得起病”

（一）确保建档立卡贫困人口100%参加基本医保和大病保险。建档立卡贫困人口参加基本医保个人缴费部分由财政全额补贴，省财政和州、市财政对已脱贫建档立卡贫困人口按照4∶6的比例承担，对未脱贫建档立卡贫困人口按照6∶4的比例承担。（责任单位：省人力资源社会保障厅、民政厅、财政厅、卫生计生委、扶贫办，各州、市、县、区人民政府）

（二）落实基本医保倾斜政策。各统筹地区对符合分级诊疗、转诊转院规范的建档立卡贫困人口，在定点医疗机构就诊实行以下倾斜政策：

门诊待遇倾斜。一般诊疗费个人自付部分由基本医保全额报销。普通门诊基本医保年度最高报销限额比其他城乡居民提高5个百分点。对高血压Ⅱ—Ⅲ期、糖尿病、活动性结核病、癌症、肉瘤、淋巴瘤、多发性骨髓瘤、黑色素瘤、生殖细胞瘤、白血病、需要放化疗的颅内肿瘤、终末期肾病、器官移植、系统性红斑狼疮、再生障碍性贫血、遗传性球型红细胞增多症、自身免疫性溶血性贫血、地中海贫血、精神分裂症、双相情感障碍症、帕金森氏病、血友病、儿童生长发育障碍、小儿脑瘫、重症肌无力、肌营养不良、运动神经元疾病、儿童免疫缺陷病等28种疾病，门诊政策范围内医疗费用报销比例比其他城乡居民提高10—20个百分点，达到80%（其中重性精神病和终末期肾病门诊报销比例达到90%）。（责任单位：省人力资源社会保障厅，各州、市、县、区人民政府）

住院待遇倾斜。政策范围内住院费用报销比例比其他城乡居民提高5—20个百分点，其中，乡镇卫生院住院不设起付线，报销比例达到90%—95%，最高报销比例不超过95%；县级医疗机构报销比例达到80%—85%；州、市级医疗机构和省级医疗机构报销比例达到70%，确保县域内住院实际报销比例不低于70%。对符合转诊转院规范，到县域外住院的，单人单次住院政策范围内报销比例不低于70%。（责任单位：省人力资源社会保障厅，各州、市、县、区人民政府）

扩大保障范围。2017年起，进一步扩大基本医保用药和诊疗项目报销范围，医保政策范围内报销药品达到2888种、诊疗项目达到5003项．将治疗恶性肿瘤的高值靶向药和中药，治疗高磷血症的口服药等36种国家谈判药品纳入癌症、肾透析、血友病、糖尿病、肺心病、精神病等医保报销范围。将康复综合评定、吞咽功能障碍检查、手功能评定、平衡试验、平衡训练、表面肌电图检查、轮椅技能训练、耐力训练、大关节松动训练、徒手手功能训练、截肢肢体综合训练、小儿行为听力测试、孤独症诊断访谈量表（ADI）测评、日常生活动作训练、职业功能训练、精神障碍作业疗法训练、减重支持系统训练、电动起立床训练、儿童听力障碍语言训练、言语能力筛查共20项康复项目纳入医保报销范围．对有康复需求的建档立卡贫困残疾人，各级残联优先提供康复训练、基本型辅助器具适配等康复服务。（责任单位：省人力资源社会保障厅，省残联，各州、市、县、区人民政府）

（三）落实大病保险倾斜政策。医疗费用大病保险起付线降低50%，年度报销限额提高50%，政策范围内报销比例比其他城乡居民提高10—20个百分点，达到70%。将保障范围扩大到罹患癌症、肉瘤、淋巴瘤、多发性骨髓瘤、黑色素瘤、生殖细胞瘤、白血病、需要放化疗的颅内肿瘤、终末期肾病、器官移植、系统性红斑狼疮、再生障碍性贫血、遗传性球型红细胞增多症、自身免疫性溶血性贫血、地中海贫血、精神分裂症、双向情感障碍症、帕金森病、血友病、儿童生长发育障碍、小儿脑瘫、重症肌无力、肌营养不良、运动神经元疾病、儿童免疫缺陷病等25种疾病的建档立卡贫困人口门诊医疗费用。将倾斜政策和保障责任纳入大病保险实施方案，依法在与大病保险承办机构签订的合同中，明确大病保险倾斜政策及其实施主体、权利、义务。（责任单位：省人力资源社会保障厅，各州、市、县、区人民政府）

（四）落实医疗救助制度。取消建档立卡贫困人口医疗救助起付线，年度累计救助封顶线不低于10万元。建档立卡贫困人口符合转诊转院规范住院发生的医疗费用，政策范围内经基本医保、大病保险报销后达不到90%的，通过医疗救助报销到90%，县级政府可通过整合医疗救助和兜底保障实现。省财政按照建档立卡贫困人口年人均10元的标准给予补助。（责任单位：省民政厅、财政厅、人力资源社会保障厅，各州、市、县、区人民政府）

（五）建立医疗费用兜底保障机制。对建档立卡贫困人口通过基本医保、大病保险、医疗救助报销后，符合转诊转院规范住院治疗费用实际补偿比例达不到90%和个人年度支付符合转诊转院规范的医疗费用仍然超过当地农村居民人均可支配收入的部分，由县级政府统筹资金进行兜底保障，省财政按照建档立卡贫困人口年人均60元的标准给予补助。（责任单位：各州、市、县、区人民政府，省人力资源社会保障厅、财政厅、民政厅、卫生计生委）

（六）实施大病专项集中救治。各级卫生计生部门要会同人力资源社会保障、扶贫、民政等部门，通过确定定点医院、确定诊疗方案、确定单病种收费标准，加强医疗质量管理，加强责任落实，组织实施大病专项集中救治。2017年大病专项集中救治覆盖所有贫困县，对罹患儿童白血病（含急性淋巴细胞白血病和急性早幼粒细胞白血病）、儿童先天性心脏病（含房间隔缺损、室间隔缺损、动脉导管未闭、肺动脉瓣狭窄、法式四联征以及合并两种或以上的复杂性先心病）、食管癌、胃癌、结肠癌、直肠癌、终末期肾病、重性精神病、耐多药肺结核等9类15种大病的建档立卡贫困患者进行集中救治，做到“一人一档一方案”，确保2018年所有患者得到救治。救治费用实行按病种付费，由基本医保、大病保险实际报销85%，其中重性精神病和终末期肾病实际报销90%。实施“光明扶贫工程”，充分发挥基本医保的保障作用，整合社会资金兜底，对符合手术条件的建档立卡贫困白内障患者进行免费救治。（责任单位：省卫生计生委、人力资源社会保障厅、民政厅、财政厅、扶贫办，省残联、省红十字会，各州、市、县、区人民政府）

（七）鼓励通过体制机制创新解决建档立卡贫困人口看病负担重的问题。鼓励各地组建医疗联合体（医疗共同体），积极开展按人头打包付费试点，按照“超支自负，结余留用”的原则，将区域内建档立卡贫困人口或城乡居民的基本医保、大病保险、医疗救助、兜底保障、家庭医生签约服务费等资金统一打包给医疗联合体（医疗共同体）牵头医院，由牵头医院负责建档立卡贫困人口或城乡居民的医疗卫生服务和医疗保障，并确保建档立卡贫困人口个人年度支付的符合转诊转院规范的医疗费用不超过当地农村居民人均可支配收入。（责任单位：各州、市、县、区人民政府，省人力资源社会保障厅、卫生计生委、财政厅）

二、落实便民惠民措施，让建档立卡贫困人口“方便看病”

（八）实行县域内先诊疗后付费。建档立卡贫困人口在县域内定点医疗机构住院时，持社会保障卡、有效身份证件办理入院手续，并与医疗机构签订先诊疗后付费协议，无需缴纳住院押金，直接住院治疗。对确有困难，出院时无法一次性结清自付费用的建档立卡贫困患者可与医疗机构签订先诊疗后付费延期（分期）还款协议，办理出院手续。（责任单位：省卫生计生委、人力资源社会保障厅，各州、市、县、区人民政府）

（九）实行定点医疗机构“一站式”即时结报。各级人力资源社会保障、民政、卫生计生、扶贫部门要加强沟通协作，推动基本医保、大病保险、医疗救助、兜底保障通过统一窗口、统一信息平台实现“一站式”结算，建档立卡贫困人口结算医疗费用时，定点医疗机构通过信息系统计算出基本医保、大病保险、医疗救助和兜底保障等政策措施报销补偿金额后，对各类报销补偿资金统一进行垫付，按照有关规定实行“一站式”即时结报，患者只需缴清个人自付费用。各级医保经办机构、民政等部门要加快医保资金、医疗救助费用和兜底保障资金的预付、对账、审核、结算和拨付进度，缩短拨款周期，实行按月拨付，年度内实际发生的应由医保基金和医疗救助资金支付的费用拨付率不低于85%。（责任单位：省人力资源社会保障厅、民政厅、卫生计生委、扶贫办，各州、市、县、区人民政府）

（十）家庭医生签约全覆盖。到2017年底，实现建档立卡贫困人口家庭医生签约服务100%覆盖。为建档立卡贫困人口发放健康卡。落实国家基本公共卫生服务项目，为65岁以上的建档立卡贫困人口每年免费开展1次健康体检。对已经核准的高血压、糖尿病、严重精神障碍、肺结核等患者，提供公共卫生、慢病管理、健康咨询和中医干预等综合服务，并逐步扩大病种。建档立卡贫困人口家庭医生签约服务个人需缴纳的12元，由省财政和州、市财政对已脱贫建档立卡贫困人口按照4:6的比例承担，对未脱贫建档立卡贫困人口按照6:4的比例承担。（责任单位：省卫生计生委、财政厅、人力资源社会保障厅，各州、市、县、区人民政府）

三、提升医疗服务能力，让建档立卡贫困人口“看得好病”

（十一）加强基层卫生人才队伍建设。“十三五”期间，招录本（专）科订单定向免费医学生6000人，毕业后安排在县级及以下（专科生安排在县级以下）医疗机构就业，纳入编制和岗位管理；规范化培训住院医师1万人；培养县级骨干医师1480人。依托省内各医学类高职高专和中等职业卫生学校，开展乡村医生在职学历教育，到2020年，力争全省乡村医生达到中专及以上学历。健全准入和退出机制，强化乡村医生队伍管理。采取开展“三级医院对口帮扶贫困县医院”“二级以上医院对口支援乡镇卫生院”和组建“医疗共同体”、组织“医疗小分队”等形式，定向服务基层，定向帮扶县级医院、乡镇卫生院，2017—2020年，每年向基层派遣2500名医师。积极引导经过全科转岗培训的乡镇卫生院和社区卫生服务中心医务人员注册为全科医学专业。（责任单位：省卫生计生委、编办、人力资源社会保障厅、教育厅、财政厅，各州、市、县、区人民政府）

（十二）完善拴心留人政策，推动优秀人才向基层流动。落实服务基层奖励政策，对到县级医疗卫生机构工作的高级专业技术职务人员或医学类专业博士研究生给予每人每月1000元生活补助，医学类专业全日制硕士研究生给予每人每月800元生活补助。对到乡镇卫生院工作的高级专业技术职务人员或医学类专业博士研究生、全日制硕士研究生给予每人每月1500元生活补助，经全科住院医师规范化培训合格的本科生给予每人每月1000元生活补助，医学类专业全日制本科毕业生并取得相应执业资格的给予每人每月1500元生活补助。县级及以上具有中级以上职称的专业技术人员、具有执业医师资格的卫生技术人员，到乡镇连续工作满2年（含2年）以上的，从到乡镇工作之年起，给予每人每年1万元工作岗位补助。以上补助所需经费由州市、县两级统筹解决。积极争取国家支持，继续实施特岗全科医师招聘计划。鼓励公立医院医师利用业余时间到基层医疗卫生机构执业。城市公立医疗卫生机构技术人员晋升中级职称前，须到县级及以下医疗卫生机构累计服务1年。（责任单位：省卫生计生委、财政厅、人力资源社会保障厅，各州、市、县、区人民政府）

（十三）全面提升州市、县两级医疗机构服务能力。贫困县脱贫摘帽时，至少有1所县级公立医院达到二级医院标准（30万人口以上的达到二级甲等）。实施州、市级公立医院等级提升工程，到2020年，每个州、市力争有1所三级甲等医院。实施县级公立医院及妇女儿童医院扶贫工程和县级中心医院提质达标晋级工程，全面提升县级医院服务能力，使其达到国家《县医院服务能力基本标准》，鼓励有条件的县级医院达到三级医院服务能力和水平。到2020年，县域内就诊率达到90%。（责任单位：省卫生计生委、发展改革委、财政厅，各州、市、县、区人民政府）

（十四）实施乡镇卫生院标准化建设。贫困县脱贫摘帽时，每个乡镇有1所标准化乡镇卫生院，每千人口拥有乡镇卫生院床位数达到1.2张。加强贫困县乡镇卫生院基础设施、设备、人才队伍建设，规范科室诊疗流程，结合当地常见病、多发病，每个乡镇卫生院建设1个临床特色科室。完善诊疗制度，优化医疗服务，改善患者就医体验。开展乡镇卫生院等级评审，到2020年，100%的中心乡镇卫生院和50%的乡镇卫生院达到甲级卫生院评审标准，创建成为“群众满意的乡镇卫生院”。（责任单位：省卫生计生委、财政厅、发展改革委，各州、市、县、区人民政府）

（十五）实施村卫生室标准化建设。贫困县脱贫摘帽时，每个行政村建有1所面积不低于60平方米的标准化村卫生室，按照每千服务人口不少于1名的标准配备村医，每所村卫生室至少有1名村医执业。鼓励人口超过1000人的自然村建设标准化村卫生室，方便群众就近就便就医。鼓励有条件的地区，完善村卫生室的诊断室、观察室、治疗室、公共卫生室、药房、康复室等设施。（责任单位：省卫生计生委、财政厅、发展改革委，各州、市、县、

区人民政府）

（十六）提升基层医疗卫生机构中医药服务能力。到2020年，100%的社区卫生服务中心和乡镇卫生院设立中医综合服务区（中医馆、国医堂），能够规范开展中药汤剂、针剂、灸法、推拿、火罐、刮痧、敷贴、中药熏蒸等8类及以上中医药适宜技术；100%的社区卫生服务站和80%以上的村卫生室能够规范开展其中5类以上中医药适宜技术。（责任单位：省卫生计生委、财政厅、发展改革委，各州、市、县、区人民政府）

（十七）全面建成远程医疗服务体系。按照“政府主导、功能统一、互联互通”的要求，建设覆盖省、州市、县、乡四级政府举办医疗机构的远程医疗服务体系，通过实施远程医疗，实现下级检查，上级诊断，为群众提供远程会诊、远程心电、远程检验、远程影像等远程医疗服务。完善远程医疗收付费机制。到2020年，力争远程医疗服务覆盖所有乡镇卫生院，同时，继续巩固和发展现有第三方机构运营的远程医疗服务。（责任单位：省卫生计生委、工业和信息化委、发展改革委、财政厅、物价局，各州、市、县、区人民政府）

（十八）推进县乡村医疗共同体建设。加快以县级医院为龙头、乡镇卫生院为枢纽、村卫生室为基础的县乡村医疗卫生服务一体化医疗共同体建设，促进优质医疗资源和医疗服务下沉。实施分级诊疗、双向转诊，基本实现大病在县级、康复回基层。通过下派专业技术人员，提升乡、村两级医疗卫生机构对常见病、多发病、慢性病的救治和管理能力，让建档立卡贫困人口就近就便享受到优质医疗服务。（责任单位：省卫生计生委、人力资源社会保障厅，各州、市、县、区人民政府）

四、加强疾病预防控制，让建档立卡贫困人口“尽量少生病”

（十九）加大重点疾病防控工作力度。传染病、慢性病和严重精神障碍患者管理覆盖所有贫困县。制定下发健康扶贫疾病预防控制方案及重点疾病分病种管理指导意见，实行“一病一策”管理。确保适龄儿童国家免疫规划疫苗报告接种率达到95%以上，肺结核规范管理率达到90%以上，肿瘤随访登记报告覆盖率达到50%以上，严重精神障碍患者规范管理率达到75%以上，高血压、糖尿病规范管理率达到60%以上，突发传染病疫情及时处置率达到100%，死因监测县级覆盖率达到100%。降低贫困县艾滋病新发感染率和病死率。有效控制地方病，持续消除碘缺乏危害，切实减少饮水型地方性氟（砷）中毒病例发生。到2020年，实现贫困县消除疟疾、麻风病目标，包虫病得到基本控制，血吸虫病达到传播阻断或消除标准。通过整合县域内各类检验检测资源，力争使贫困县疾控中心实验室能力达到国家基本标准。（责任单位：省卫生计生委、财政厅、农业厅、林业厅、水利厅，各州、市、县、区人民政府）

（二十）提高妇女儿童健康水平。重点加强贫困县妇幼保健机构基础设施建设，提升服务能力。在贫困县全面实施农村夫妇免费孕前优生健康检查、农村妇女增补叶酸预防神经管缺陷、新生儿疾病筛查、农村妇女宫颈癌和乳腺癌检查等项目，扩大儿童营养改善项目覆盖面。加强贫困县孕产妇和0—6岁儿童健康管理，加强孕产妇和新生儿急危重症抢救能力建设。到2020年，贫困县孕产妇死亡率力争控制在20/10万以下、婴儿死亡率控制在10‰以下。（责任单位：省卫生计生委、发展改革委、

财政厅、人力资源社会保障厅，省残联、省妇联，各州、市、县、区人民政府）

（二十一）大力开展环境卫生综合整治，改善人居环境。到2020年，实现贫困县卫生厕所普及率达到85%以上，所有贫困县及贫困县所在州市水质检测能力达到国家基本要求，农村饮用水监测乡镇覆盖率达到100%。加强对农村饮用水水源地保护、水质净化和消毒的技术指导，提高农村饮用水管理能力和水质合格率，到2020年，农村饮用水水质合格率力争达到全国平均水平。（责任单位：各州、市、县、区人民政府，省水利厅、住房城乡建设厅、环境保护厅、卫生计生委）

（二十二）广泛开展健康促进与健康教育。加强贫困县基本公共卫生健康教育服务，积极开展健康素养促进行动项目。加强贫困县健康教育机构和队伍建设。构建健康科普平台，针对贫困县的重点人群和重点病种做好健康科普宣传，加强贫困县传染病、地方病和慢性病防治知识的宣传力度。广泛开展居民健康素养基本知识和技能宣传教育，提升建档立卡贫困人口健康意识，使其形成良好卫生习惯、饮食习惯及健康生活方式。到2020年，力争贫困县居民健康素养水平达到16%。（责任单位：省卫生计生委、新闻出版广电局、教育厅、食品药品监管局，各州、市、县、区人民政府）

（二十三）推进农村中小学校保健室标准化建设。推进农村中小学公共卫生服务。贫困县寄宿制农村中小学或学生人数超过600人的非寄宿制农村小学按照标准设立保健室，配备专（兼）职校医。学生人数不足600人的农村中小学，由所在地乡镇卫生院或村卫生室提供基本医疗卫生服务，为儿童成长提供健康保障。（责任单位：省教育厅、卫生计生委、财政厅、人力资源社会保障厅、编办，各州、市、县、区人民政府）五、保障措施

（二十四）加强组织领导。实行省级统筹、州市负责、县抓落实的工作机制。省健康扶贫领导小组切实加强对健康扶贫工作的组织领导，强化工作调度与考核评估，推动健康扶贫政策措施落到实处，各地要建立工作协调机制，推进本地区健康扶贫工作。州、市人民政府要强化健康扶贫工作责任，因地制宜制定本地区工作方案，抓好督促落实县级政府要承担主体责任，做好资金安排、推进实施、兜底保障等工作，确保政策措施落实到位。（责任单位：省健康扶贫领导小组，各州、市、县、区人民政府）

（二十五）加大资金投入。各级政府要落实政府投入责任，根据健康扶贫需要，积极调整优化支出结构，盘活存量，用好增量，强化资金保障。县级政府统筹整合使用省、州市、县三级财政资金时，要进一步加大健康扶贫投入力度，同时要加强健康扶贫资金监管，确保健康扶贫资金规范使用、安全有效。（责任单位：省财政厅、人力资源社会保障厅、民政厅、卫生计生委、审计厅，各州、市、县、区人民政府）

（二十六）强化部门协作。各级卫生计生、扶贫、民政、人力资源社会保障、财政等部门要加强协调配合，定期召开健康扶贫工作协调推进会，形成上下联动、左右衔接的工作格局。提升健康扶贫工作信息化水平，加强部门之间信息共享，定期跟踪监测、通报反馈健康扶贫工作进展情况。（责任单位：省卫生计生委、扶贫办、民政厅、人力资源社会保障厅、财政厅，各州、市、县、区人民政府）

（二十七）动员社会参与，鼓励各类企业开展社会捐赠，支持设立专项基金参与健康扶贫。充分发挥协会、学会、基金会等社会组织作用，整合社会资本、人才技术等资源，为贫困地区送医、送药、送温暖。搭建政府救助资源、社会组织救助项目与建档立卡贫困人口救治需求对接的信息平台，引导支持慈善组织、企事业单位和爱心人士为患重大疾病的建档立卡贫困人口提供慈善救助。（责任单位：省健康扶贫领导小组各成员单位，各州、市、县、区人民政府）

（二十八）规范诊疗行为。卫生计生部门要加强对医疗服务行为和医疗费用的监管，人力资源社会保障部门、医保经办机构要加强对建档立卡贫困人口医疗费用的审核与监管。各级定点医院要严格按照相关病种临床路径要求，合理确定诊疗方案，严格使用医保目录内安全有效、经济适宜的技术、药品和耗材等，严格控制医疗费用，减少建档立卡贫困人口自付费用，努力做到实际医疗费用与政策范围内医疗费用基本一致。对建档立卡贫困人口大病专项救治按照“病人不动、专家动”的原则，主要集中在县级定点医院救治，对救治确有困难的，严格按转诊程序规范转诊。省、州市两级实行三级医院分片包干，建立利益连接机制，通过巡回医疗、派驻治疗小组、远程会诊等方式与县级定点医院联动开展救治。（责任单位：省卫生计生委、人力资源社会保障厅，各州、市、县、区人民政府）

（二十九）强化督查考核。各级政府要建立对健康扶贫工作的督导、考核、问责机制，加大对健康扶贫政策落实情况的督促检查。省健康扶贫领导小组办公室组织开展对各地落实情况的督查和专项考核，考核结果与脱贫攻坚考核挂钩。（责任单位：省健康扶贫领导小组办公室，各州、市、县、区人民政府）

（三十）加强宣传引导。各地、有关部门要采取群众喜闻乐见的形式广泛宣传健康扶贫各项政策措施，提高政策知晓率，引导建档立卡贫困人口科学合理就医。采取省培训州市县区、州市县区培训乡村和驻村干部、乡村和驻村干部逐户宣讲的方式，确保精准理解、正确解读，不折不扣落实健康扶贫政策。及时公开健康扶贫各项措施的实施情况，接受社会监督。大力宣传各级、有关部门推进健康扶贫工作取得的进展和成效、创造的经验和做法、涌现出来的先进典型，营造良好社会氛围。（责任单位：省健康扶贫领导小组各成员单位，省新闻办，各州、市、县、区人民政府）

云南省人力资源和社会保障厅关于推进昆明市生育保险与医疗保险合并实施试点工作有关问题的通知

云人社发〔2017〕112号

省本级相关参保单位:

根据国务院办公厅印发《关于生育保险和职工基本医疗保险合并实施试点方案的通知》,我省昆明市作为试点城市于2017年7月1日起启动生育保险与医疗保险合并实施工作,为了确保试点顺利实施,经省人民政府同意,现将有关问题通知如下。

一、统一归并昆明地区参保单位的医疗保险与生育保险参保关系生育保险与医疗保险合并实施试点的要求是参保登记和基金征缴、经办管理、医疗服务管理、信息系统“四统一”。试点启动后,生育保险费与医疗保险费将合并统一由昆明市医保中心征缴,为确保试点期间昆明市用人单位及个人的两项社会保险“应保尽保”,基金“应收尽收”,避免重复缴费,要统一归并昆明地区参保单位的医疗保险与生育保险参保关系。

(一)医疗保险在昆明市参保、生育保险在省社保局参保的单位,从2017华7月1日起统一在昆明市参加生育保险并按昆明市规定缴费,停止在省本级辍纲生育保险费。2017年7月1日前发生生育或计划生育的职工,生育保险相关待遇由省社保局支付。

(二)生育保险在昆明市参保、医疗保险在省医保中心参保但未参加公务个助的单位,原则上统一移交昆明市参加医疗保险并按昆明市规定缴费。各大参保单位请于2017年8月31日前到省、市相关经办机构办理停保、续保事宜。

二、省本级生育保险费率从试点启动之日起恢复为0.8%

按照生育保险“以支定收,收支平衡”的原则,为确保省本级生育保险基金收支平衡以及参保关系移交工作的顺利进行,现定于2017年7月1日起恢复省本级生育保险费率0.8%。

云南省人力资源和社会保障厅

2017年7月26日

云南省医疗保障局　云南省财政厅　云南省扶贫办　云南省民政厅关于转发国家医疗保障扶贫三年行动实施方案（2018—2020年）的通知

云医保〔2018〕18号

各州、市人力资源社会保障局、财政局、扶贫办、民政局：

为全面完成医疗保障扶贫工作任务，做好农村贫困人口医疗保障工作，现将《国家医保局　财政部　国务院扶贫办关于印发〈医疗保障扶贫三年行动实施方案（2018—2020年）〉的通知》（医保发〔2018〕18号）转发你们，并结合我省实际，提出以下意见，请一并贯彻落实。

一、实现农村贫困人口医疗保障制度全覆盖

（一）明确保障范围

将农村贫困人口纳入基本医保、大病保险和医疗救助保障范围。

（二）落实资助参保缴费

对农村贫困人口参加城乡居民基本医疗保险的个人缴费部分给予补贴，其中，对特困人员参保缴费给予全额补贴，对建档立卡贫困人口等人员参保缴费给予定额补贴，逐步将资助参保资金统一通过医疗救助渠道解决。

二、落实农村贫困人口医疗保障待遇

（一）落实建档立卡贫困人口医疗保障待遇

坚持基本医疗保障标准和合理医疗的原则，做到既不降低标准，也不吊高胃口，按照相关政策规定提供基本医疗服务，落实医疗保障待遇，坚决防范出现不切实际过高承诺、过度保障、不可持续的问题。

（二）做好农村贫困人口的医疗保障工作

1. 公平普惠提高城乡居民基本医保待遇。完善统一的城乡居民基本医疗保险制度，落实门诊（包括普通门急诊、慢性病门诊、特殊病门诊）、住院、生育分娩等医疗待遇，并随着筹资水平的提高，保障能力的提升，逐步提高门诊、住院保障水平，减轻医疗费用负担。

2. 加大大病保险倾斜支付力度。2018年城乡居民医保人均新增财政补助40元的一半（20元）用于大病保险。大病保险支付比例达到50%以上。在此基础上，重点聚焦深度贫困地区和特殊贫困人口，巩固完善大病保险倾斜支付政策，大病保险对包括农村贫困人口在内的困难群众起付线降低50%、报销比例提高5

个百分点，逐步提高并取消封顶线。

3. 加大医疗救助托底保障力度。各统筹地区要根据当地实际，完善重特大疾病医疗救助政策，分类分档细化救助方案。在严格费用管控、确定诊疗方案、确定单病种收费标准、规范转诊和集中定点救治的基础上，确保年度救助限额内，对农村贫困人口经过基本医保、大病保险支付后的政策范围内个人自付住院医疗费用救助比例不低于70%，住院起付线不计入医疗救助。有条件的统筹地区，可在确保医疗救助资会运行平稳情况下，合理提高年度救助限额，并可对个人及家庭自付医疗费用负担仍然较重的，进一步加大救助力度，适当拓展救助范围。

三、保障措施

（一）建立健全信息交换机制

各地要加强部门间协调联系，建立健全医疗保障扶贫工作沟通联系和信息交换机制。扶贫部门负责将建档立卡贫困人口的信息，民政部门负责将农村特困人员、农村低保对象信息，省残联负责将农村贫困残疾人的信息，准确及时提供医保经办机构，实现应保尽保。

（二）严格落实分级诊疗和转诊转院制度

农村贫困人口医保待遇与分级诊疗紧密挂钩。经下级医院转上级医院的住院起付线实行上下级医院起付线差额补差，上级医院转下级医院的不再收取住院起付线。除危急（重）症外，对未经基层首诊，不符合转诊转院规范的住院费用，原则上不享受医疗保障待遇倾斜政策，不纳入医疗救助范围。通过差别化设置不同等级医疗机构和跨统筹区域医疗机构就诊的报销比例，引导参保人员到基层医疗机构就医。支持基层医疗机构设立家庭病床，强化转诊转院信息化管理，做实家庭医生签约服务和分级诊疗。鼓励有条件的地区将适宜的远程医疗服务项目纳入医保支付范围加强医疗服务监管和费用审核，规范医疗服务行为和就医秩序。

（三）全面推行县域内住院医疗费用“一站式”结算

完善医保信息系统，将基本医保、大病保险、医疗救助政策通过医保系统进行“一站式”结算，实现农村贫困人口县域内“一站式服务、一窗口办理、一单制结算”，通过“数据多跑路”，切实解决农村贫困人口跑腿垫资问题。

（四）深入推进异地就医结算服务

对长期外出务工和异地转诊的农村贫困人口，参保地医保经办机构要优先做好异地就医登记备案和就医结算等服务，切实做好贫困地区外出就业创业人员异地就医备案工作。

扎实做好医疗保障扶贫工作，是贯彻落实习近平总书记关于脱贫攻坚的重要指示精神，打赢我省脱贫攻坚战的重要保障，各地各部门要高度重视、密切配合，细化工作措施，注重加强宣传引导和舆情监测。各级各部门对实施过程中遇到的重大问题要及时向上级部门报告。

附件：国家医保局、财政部、国务院扶贫办关于印发《医疗保障扶贫三年行动实施方案（2018—2020年）的通知》(略)

云南省医疗保障局

云南省财政厅

云南省扶贫办

云南省民政厅

2019年1月23日

云南省人力资源和社会保障厅 云南省财政厅　云南省卫生计生委关于转发《人力资源社会保障部　财政部国家卫生计生委关于做好当前生育保险工作的意见》的通知

云人社发〔2018〕30号

各州、市人力资源和社会保障局、财政局、卫生计生委：

现将《人力资源社会保障部　财政部　国家卫生计生委关于做好当前生育保险工作的意见》(人社部发〔2018〕15号，以下简称《意见》）转发给你们，并结合我省实际，提出以下贯彻实施意见，请一并认真执行。

一、各统筹地区要高度重视，认真贯彻落实《意见》提出的相关要求，全面评估两孩生育政策对生育保险基金的影响，结合本地实际，制定具体实施方案，采取分类政策措施，通过完善费率调整机制、规范生育保险津贴支付、同级财政补贴、加强生育保险基金支付管理等措施，确保生育保险基金收支平衡，确保参保职工的生育医疗费和生育津贴按规定及时足额支付，杜绝拖欠和支付不足现象，实现生育保险制度可持续发展。

二、各统筹地区人力资源社会保障、财政、卫生计生部门要明确职责，密切配合形成工作合力，共同研究解决有关问题。

三、各统筹地区具体实施方案要在6月底完成。同时，由统筹地区人力资源社会保障部门认真填写调度表（见附件，电子版请登录邮箱 ynrstybc @ 126. com 自行下载，密码67195901），按月填报，于次月3日前电子版和纸质版同时上报省人力资源社会保障厅。2018年7月前，各统筹地区贯彻落实情况全部到位，并形成书面总结连同调度表于7月5日前一并上报省人力资源和社会保障厅。

附件：1. 人力资源社会保障部　财政部　国家卫生计生委关于做好当前生育保险工作的意见

2.《意见》贯彻落实工作调度表（略）

云南省人力资源和社会保障厅

云南省财政厅

云南省卫生计生委

2018年6月1日

附件 1

人力资源社会保障部 财政部 国家卫生计生委 关于做好当前生育保险工作的意见

人社部发〔2018〕15 号

各省、自治区、直辖市及新疆生产建设兵团人力资源社会保障厅（局）、财政厅（局）、卫生计生委，福建省医保办：

生育保险制度自建立以来，总体保持平稳运行，对维护职工生育保障权益、促进妇女公平就业、均衡用人单位负担发挥了重要作用。近年来，为应对经济下行压力，生育保险采取降费率措施，减轻了企业负担；同时，应对人口老龄化，适应国家实施全面两孩政策，采取措施保障生育保险待遇，促进了人口均衡发展。当前，为切实维护全面两孩政策下参保职工合法权益，确保生育保险稳健运行，现对进一步做好生育保险工作提出如下意见：

一、提高认识，确保生育保险待遇落实

实施全面两孩政策是适应人口和经济社会发展新形势的重大战略举措，落实生育保险政策是实施全面两孩政策的重要保障措施。各地要统一思想，提高认识，主动适应计划生育政策调整，坚持科学发展，体现社会公平，切实维护职工合法权益。要确保应保尽保，将符合条件的用人单位及职工纳入参保范围；确保参保职工的生育医疗费用和生育津贴按规定及时足额支付，杜绝拖欠和支付不足现象。要根据全面两孩生育政策对生育保险基金的影响，增强风险防范意识和制度保障能力，确保生育保险基金收支平衡，实现制度可持续发展。

二、加强预警，完善费率调整机制

各地要结合全面两孩政策实施，完善生育保险监测指标。充分利用医疗保险信息网络系统，加强生育保险基金运行分析，参照基本医疗保险基金管理要求，全面建立生育保险基金风险预警机制，将基金累计结存控制在 6—9 个月支付额度的合理水平。

基金当期入不敷出的统筹地区，首先动用累计结存，同时制定预案，根据《社会保险基金财务制度》提出分类应对措施，经报同级政府同意后及时启动。基金累计结存不足（3 个月支付额度）的统筹地区，要及时调整费率，具体费率由统筹地区按照“以支定收、收支平衡”的原则，科学测算全面两孩政策下基金支出规模后合理确定。基金累计结存完全消化的统筹地区，按规定向同级财政部门申请补贴，保障基金当期支付，同时采取费率调整措施，弥补基金缺口。

开展生育保险与职工基本医疗保险（以下统称两项保险）合并实施试点的统筹地区，要通过整合两项保险基金和统一征缴，增强基金统筹共济能力。要跟踪分析合并实施后基金运行情况，根据基金支出需求，确定新的费率并建立动态调整机制，防范风险转嫁。

三、引导预期，规范生育津贴支付政策

各地要按照“尽力而为、量力而行”的原则，坚持从实际出发，从保障基本权益做起，合理引导预期。要综合考虑生育保险基金运行和用人单位费用等情况，规范生育津贴支付期限和计发标准等政策，确保基金可持续运行和持续享受相对公平。确保《女职工劳动保护特别规定》法定产假期限内的生育津贴支付，探索多渠道解决生育奖励假待遇问题。

四、加强管理，提高基金使用效率

各地要结合全民参保计划实施，进一步扩大生育保险覆盖面，加大征缴力度，与基本医疗保险同步推进统筹层次提升。加强生育保险定点协议管理，切实保障参保人员生育医疗权益，促进生育医疗服务行为规范。将生育医疗费用纳入医保支付方式改革范围，实行住院分娩医疗费用按病种、产前检查按人头付费，实现经办机构与定点医疗机构费用直接结算。充分利用医保智能监控系统，强化监控和审核，控制生育医疗费用不合理增长。

五、高度重视，切实做好组织实施工作

各地要高度重视生育保险工作，切实加强组织领导，做好统筹协调。加强政策宣传与舆论引导，准确解读相关政策，及时回应群众关切。各级人力资源社会保障、财政、卫生计生部门要明确职责，密切配合，形成工作合力，加强对统筹地区工作指导，及时研究解决有关问题。积极稳妥推进两项保险合并实施试点工作，及时总结试点经验，为全面推进两项保险合并实施工作奠定基础。工作推进中，如遇到重大问题，要及时报告。

人力资源社会保障部
财政部
国家卫生计生委
2018 年 3 月 5 日

云南省人力资源和社会保障厅 云南省卫生和计划生育委员会 云南省公安厅 云南省食品药品监督管理局关于在全省范围内开展打击欺诈骗取医疗保障基金专项行动的通知

云人社通〔2018〕151号

各州（市）人力资源和社会保障局、卫生计生委、公安局、食品药品监督管理局：

为切实加强医疗保障基金监管，整顿规范医疗保障运行秩序，严厉打击医疗保障领域欺诈骗保行为，强化对欺诈医保资金行为的高压态势，国家医疗保障局等四部门决定开展打击欺诈骗取医疗保障基金专项行动（以下简称专项行动），现结合我省实际情况就落实专项行动有关事项通知如下：

一、工作目标

聚焦医疗保障领域违法违规和欺诈骗保行为，以定点医疗机构和定点零售药店及参保人员为主要检查对象，以住院和门诊服务、药店购药服务为主要检查内容；加大医疗保障反欺诈工作力度，形成高压态势，达到宣传法规、强化管理、净化环境、震慑犯罪的目的。同时，增强医患双方遵守医疗保障管理规定的自觉性，进一步完善医疗保障治理体系，构建多部门联动机制，实现源头防范，保障医保基金安全。

二、组织领导

本次专项行动是由国家医疗保障局牵头，国家卫生健康委、公安部、国家药监局等部门参加共同组织的，省里将比照顶层组织结构成立四部门共同参与的专项行动省级领导小组（见附件1），办公室设在省人社厅，具体承担专项行动的组织协调和工作对接等事宜。各州市统筹区应参照成立相应的工作机构，并根据工作需要组成联合工作组开展专项检查工作。专项行动成员单位职责分工如下：

人社部门：负责拟定本统筹区专项行动方案并组织实施，全程跟踪并汇总专项行动情况。具体负责对医疗保险定点医疗机构、定点零售药店服务行为和参保人员就医购药行为的检查，负责跨省费用报销票据和资料的核查，对专项行动中发现的违反医疗保障的行为实施协议处理、行政处罚，对涉嫌犯罪的，视情形分别移送公安机关或纪委监察委处理。

卫生计生部门：督促医疗机构配合专项行动检查。参与辖区内定点医疗机构医疗行为的检查。对专项行动中发现的违规医疗机构、违规医务人员依法依规进行处理。

公安部门：负责办理医保领域发生的依法由公安机关管辖的刑事案件；参与专项行动中涉嫌欺诈骗保检查对象的进一步核查工作；会同相关部门加强医保领域行政执法与刑事司法的衔接。

药监部门：指导开展对定点零售药店的监督检查。

三、专项行动内容

结合智能监控，日常审核稽核情况、投诉举报线索。并随机进行抽样检查，合理确定检查对象对医保基金使用情况开展检查。针对有举报线索的案件，开展重点检查，一追到底。检查重点如下：

（一）检查医疗机构。检查医疗机构要覆盖统筹区内定点医疗机构总数的5%—10%，县域范围内不低于10家；应包含不同等级、类型、所有制形式的医疗机构；重点检查定点医疗机构通过违法违规和欺诈骗保等手段，骗取、套取医保基金的行为。包括：1. 通过虚假宣传、以体检等名目诱导、骗取参保人员住院等行为；

2. 留存、盗刷、冒用参保人员社会保障卡等行为；

3. 人证不符、恶意挂床住院、虚构医疗服务、伪造医疗文书或票据行为；

4. 协助参保人员开具药品用于变现，从而套取医保基金等不法行为；

5. 虚记、多记药品、诊疗项目、医用耗材、医疗服务设施费用的行为；

6. 串换药品、器械、诊疗项目等行为；

7. 分解收费、超标准收费、重复收费、套用项目收费等违规收费行为；

8. 不合理诊疗和其他违法违规及欺诈骗保等行为；

9. 重点检查一些特殊治疗项目：肿瘤放化疗、移植抗排异治疗、肾功能衰竭透析治疗等项目。

（二）检查定点零售药店。检查药店要覆盖统筹区内定点零售药店总数的5%—10%。重点检查定点零售药店药品的进销存台账，是否存在串换药品物品，刷社会保障卡套取医保基金的行为；是否存在用社会保障卡刷超出个人账户支付范围的物品；是否存在虚报、假传医保数据，利用医保系统为其他非定点机构代刷社会保障卡的行为。

（三）检查参保人员。重点检查异地就医手工报销、就诊频次较多、使用医保基金较多的参保人员就医购药行为，包括：

1. 复查大额医疗费用票据。对2017年以来住院医疗费用超过5万元（具体额度各地根据情况确定，下同）的票据全面复查。结合智能监控数据，对5万元以下票据抽样复查；对反复轻症住院病人，抽查一段时间内住院病历，对比前后病史、检查、化验资料的一致性。发现骗取、套取医保基金的行为，可以向前追溯。就诊医疗机构需积极配合核实票据的真实性。

2. 复查过高门诊费用的真实性。重点复查2017年以来，年度门诊医疗费用明显增高参保人员的就医情况。统筹地区对门诊费用排名前100位的参保人员进行全面复查，或对自然年度内累计门诊费用超过3万元的票据进行全面复查。结合智能监控情况，对其伪参保人员尤其是享受特殊病待遇参保人员的就医行为抽样复查。

四、行动步骤

本次专项行动为期4个月，从2018年9月到12月。总体分动员部署、地方自查、抽查复查、整顿处理总结四个阶段。

第一阶段：动员部署阶段（9月下旬）。印发专项行动通知。成立专项领导小组，召开打击诈骗取医疗保障基金专项行动动员会，进行动员部署。各统筹区制定具体专项行动方案，公布医疗保障领域欺诈骗保投诉电话，并于10月10日前由各州市人社局统一将行动方案报专项行动省级领导小组办公室。

第二阶段：地方自查阶段（10月）。各统筹地区按照专项行动要求开展内部排查。根据日常监管、智能监控和投诉举报等线索，重点梳理、集中检查，不留死角。对锁定的可疑机构和个人，开展深入细致的调查和检查，查实违规事实。各地须按照检查要求和检查比例完成专项行动的自查任务，并在完成规定动作基础上，可采取若干自选动作，增强专项行动效果。各州市于2018年10月26日前，将本统筹区自查情况形成书面报告，并填写《打击欺诈骗取医疗保障基金专项行动情况统计表》（见附件2、3），报专项行动省级领导小组办公室。

第三阶段：抽查复查阶段（11月）。专项行动省级领导小组可根据实际工作需要对统筹地区查实的违法违规案例进行抽查和复查，确保被检查单位和个人的合法权益，保证检查结果真实可靠。国家专项行动部门领导小组将组织力量，选取部分省份抽查其专项行动的开展情况。

第四阶段：整顿处理总结阶段（12月）。对查实的违法违规案例，根据医疗保障管理有关规定进行处理。对违反医疗保险协议约定的，经办机构按协议约定进行处理，并对机构主要负责人和违规参保人员进行约谈；同时，人社部门要会同卫生计生等有关部门依法对违法违规行为进行行政处罚；对涉嫌犯罪的，视情形分别移送公安机关或纪委监察委处理。各地应梳理各种违规实例，整理医疗保障违规案例，按照规定程序向社会通报，形成宣传舆论攻势，对违法犯罪分子形成震慑。要认真总结专项行动中各地的好经验、好做法，把行动期间形成的有效措施和做法总结提炼并形成规章制度开展常态化管理。

五、工作要求

（一）高度重视，加强领导。本次专项行动是国家医疗保障成立以来安排的第一个专项行动，各地各部门须高度重视，切实加强组织领导，落实工作责任，扎实做好本次专项行动。要加强对县级经办机构的指导，精心制定方案，认真组织实施，严格按要求确保完成检查任务。对行动中发现的问题，要做到不掩饰、不回避、不推诿、不护短，严格依法办事、按规定程序处理。

（二）协调配合，形成合力。人社部门要充分发挥牵头作用，加强对专项行动的组织协调；各有关部门要密切配合、加强联动，做好工作衔接。各部门要互通信息及时反馈工作动态，真正形成反欺诈专项行动的合力。

（三）严肃纪律，廉洁工作。各地在开展专项行动中，要严格遵守国家法律法规，依法行政，严格遵守廉政规定，严禁利用工作之便刁难检查对象，不得收受检查对象的财物和宴请等。不得因检查影响医疗机构和药店的正常工作秩序。

（四）剖析总结，完善制度。专项行动结束后，要全面总结，对发现的问题要认真剖析，分析原因，找准症结，举一反三，堵塞漏洞，完善管理措施，加强源头治理，在总结经验的基础上形成治理医疗保障领域欺诈骗保的长效机制。

附件：1. 打击欺诈骗取医疗保障基金专项行动省级领导小组成员（略）

2. 打击欺诈骗取医疗保障基金专项行动情况统计表（略）

3. 打击欺诈骗取医疗保障基金专项行动情况统计表（略）

云南省人力资源和社会保障厅

云南省公安厅

云南省卫生和计划生育委员会

云南省食品药品监督管理局

2018 年 10 月 8 日

云南省人力资源和社会保障厅关于印发云南省基本医疗保险、工伤保险和生育保险药品目录（2018年版）的通知

云人社通〔2018〕156号

各州、市人力资源和社会保障局：

根据人力资源社会保障部关于印发《国家基本医疗保险、工伤保险和生育保险药品目录（2017年版）》(人社部发〔2017〕15号）的规定，结合我省实际，组织专家评审，经省药品目录调整领导小组审定，并报经国家医疗保障局批准，现将《云南省基本医疗保险、工伤保险和生育保险药品目录（2018年版）》(以下简称2018年版《药品目录》）印发各地，并就有关事项通知如下，请遵照执行。

一、严格2018年版《药品目录》支付规定

（一）2018年版《药品目录》分为凡例、西药、中成药、中药饮片和国家谈判药品五部分。凡例是对《药品目录》的编排格式、名称剂型规范、限定支付范围等内容的解释和说明，西药部分包括了化学药和生物制品，中成药部分包括了中成药和民族药，中药饮片部分包括生药、炮制后的药材及饮片，国家谈判药品部分包括36个国家谈判药品。

（二）全省基本医疗保险、工伤保险和生育保险统一按照2018年版《药品目录》支付医药费用。甲类药品是全额纳入基金支付，乙类药品个人先行自付比例，全省原则上统一设为3%。西药部分和中成药部分采用准入法，规定基金准予支付费用的药品；中药饮片部分采用排除法规定了基金不予支付费用的饮片。参保人员使用目录内西药、中成药和目录外中药饮片发生的费用，基本医疗保险基金支付药品费用时区分甲、乙类，工伤保险和生育保险支付药品费用时不区分甲、乙类。对于目录外中药饮片的费用，基本医疗保险按照甲类药品及有关规定支付。国家谈判药品按《云南省人力资源和社会保障厅关于执行国家基本医疗保险、工伤保险和生育保险药品目录（2017年版）的通知》(云人社办〔2017〕69号）规定支付。

（三）对省食品药品监督管理部门批准的治疗性医院制剂，由州、市人力资源和社会保障局或定点（协议）医疗机构向省人力资源和社会保障厅行政部门申报，由专家审核通过后，纳入基本医疗保险、工伤保险和生育保险

用药范围，并按乙类药品支付，医院制剂的使用范围按相关规定执行。

（四）国家免费提供的抗艾滋病病毒药物和国家公共卫生项目涉及的抗结核病药物、抗疟药物和抗血吸虫病药物，参保人员使用且在公共卫生支付范围的，基本医疗保险、工伤保险和生育保险基金不予支付。

二、完善2018年版《药品目录》使用管理

（一）各统筹区要高度重视统一规范执行2018年版《药品目录》，严格按照有关规定支付药品费用，不得以任何名义调整或另行制定药品目录，不得对《药品目录》内的药品商品名进行限制以及扩大支付范围。

（二）按照国家《社会保险药品分类与代码》行业标准和对照规则，建立使用全省统一的2018年版《药品目录》数据库，实现省域范围内西药、中成药、中药饮片、国家谈判药品、医院制剂的统一管理。我省《药品目录》通用名和商品名、异名对应工作由省人力资源和社会保障厅行政部门组织实施，全省各级经办机构、基本医疗保险定点（协议）医药机构统一使用。

（三）各统筹地区要加强对基本医疗保险定点（协议）医药机构使用2018年版《药品目录》的指导。临床医师开具西药处方须符合西医疾病诊治原则，开具中成药处方须遵循中医辨证施治原则和理法方药，对每一最小分类下的同类药品原则上不宜叠加使用。鼓励临床医师按照先甲类后乙类、先口服制剂后注射制剂、先常释剂型后缓释控释剂型等原则选择用药，鼓励药师在调配药品时先选择相同品种剂型中疗效好、价格低廉的药品。要发挥药师作用，激励医疗机构采取有效措施促进临床合理用药。

（四）各统筹地区要完善药品费用审核办法，严格药品费用支付管理。各地要结合2018年版《药品目录》管理规定以及卫生计生等部门制定的处方管理办法、临床技术操作规范、临床诊疗指南和药物临床应用指导原则等，将定点医药机构执行使用2018年版《药品目录》情况纳入定点服务协议管理和考核范围，对不合理用药、重复用药和药物滥用等，要明确相应的处罚措施。

（五）各统筹地区要逐步建立健全基本医疗保险医疗服务智能监控系统和社会保险药品使用监测分析体系，加强与卫生计生部门医疗数据信息共享，充分利用药品使用基础数据，分析参保人员各类药品用量和各项保险费用支出情况。重点监测用药量大、费用支出多且可能存在不合使用的药品，监测结果以适当方式向社会公布。

（六）根据国家医保药品目录动态调整工作进展情况，省人力资源和社会保障厅将及时执行国家动态调整的药品目。按照国家相关要求，坚持有增有减、有控有扩的原则，建立和完善我省医保药品目录动态调整机制，根据地方疾病谱、临床用药需求和医保基金承受能力，探索将地方病、临床紧急抢救、罕见病、特殊疾病治疗所必需的目录外药品，通过谈判、定点医疗机构申报等方式，将符合条件的药品纳入医保支付范围。

三、其他相关要求

（一）2018年版《药品目录》于2018年11月1日起执行。《云南基本医疗保险、工伤保险和生育保险药品目录（2010年版）》与2018年版《药品目录》并行使用6个月，到2019年4月30日后停止使用。各统筹地区要抓紧做好新旧药品目录的使用和管理的衔接，确保按规定日期起执行。

（二）2018 年版《药品目录》由省人力资源和社会保障厅负责解释，执行过程中发现的重要情况和问题，要及时报告。

附件：云南省基本医疗保险、工伤保险和生育保险药品目录（2018 年版）（略）

云南省人力资源和社会保障厅

2018 年 10 月 17 日

云南省人力资源和社会保障厅办公室关于开展门诊特殊慢性病异地就医联网直接结算有关事项的通知

云人社办通〔2018〕61号

各州、市人力资源和社会保障局：

根据《云南省人力资源和社会保障厅　云南省财政厅关于进一步做好基本医疗保险异地就医直接结算有关事项的通知》（云人社通〔2017〕38号）文件要求，按照省厅工作要求，现就开展全省门诊慢性病、特殊病（以下简称“门诊慢特病”）异地就医联网直接结算有关事项通知如下：

一、基本原则

为解决参保人员门诊慢特病异地就医费用报销周期长、垫付压力大、个人负担重的问题，结合异地就医联网直接结算省级平台（以下简称“省级平台”）的建设和运行情况，综合考虑全省门诊慢特病政策和经办管理实际，全省门诊慢特病异地就医联网直接结算执行“参保地待遇、就医地结算、就医地监管、全省统一清算”的原则。

（一）参保地待遇

异地就医人员按参保地现行门诊慢特病相关规定办理申请审批手续。已备案人员发生的慢特病门诊，统一执行《云南省基本医疗保险、工伤保险和生育保险药品目录》《云南省基本医疗保险诊疗项目目录》和《基本医疗保险医疗服务设施项目范围》三个目录，病种、用药范围按照《云南省人力资源和社会保障厅关于进一步完善城镇职工基本医疗保险门诊特殊病慢性病管理工作的通知》（云人社发〔2013〕264号）、《云南省人力资源和社会保障厅　云南省卫生和计划生育委员会关于统一城乡居民基本医疗保险待遇有关问题的通知》（云人社发〔2016〕310号）、《云南省人力资源和社会保障厅　云南省卫生和计划生育委员会关于统一云南省城乡居民基本医疗保险用药、诊疗项目和医用耗材地支付范围的通知》（云人社发〔2016〕372号）文件执行，结算待遇按照参保地的待遇政策进行直接结算。

（二）就医地结算

根据《云南省人力资源和社会保障厅　云南省财政厅关于进一步做好基本医疗保险异地就医直接结算有关事项的通知》（云人社通〔2017〕38号）第十六条“异地就医备案人员因门诊特殊病、慢性病需要就诊的，可持卡在就医地已开展异地就医结算业务的定点医疗机构进行直接结算”，参保人员备案后，持社会保障卡在定点医疗机构结清按参保地政策规定应个人支付的费用。

纳入门诊慢特病异地就医联网直接结算的医疗机构，由各州、市在开通省内异地联网直接结算和本地慢特病门诊结算业务的定点医疗机构中选定。定点零售药店暂不纳入省内慢特异地门诊联网直接结算范围。

（三）就医地监管

门诊慢特病异地就医联网直接结算的监管、考核按《云南省人力资源和社会保障厅　云南省财政厅关于进一步做好基本医疗保险异地就医直接结算有关事项的通知》(云人社通〔2017〕38号）相关规定执行，异地就医医疗服务实行就医地管理、异地就医直接结算纳入当地定点医疗机构服务协议管理范围、违规处理执行就医地定点医疗机构服务协议，监管流程、监管内容和监管方式等执行就医地相关规定，异地就医发生的医疗费用，实行参保地委托就医地负责审核。各州市要履行就医地监管责任，加强异地就医费用稽核管理，完善考核办法，逐步建立全省异地就医监管联动工作机制。

（四）全省统一清算

门诊慢特病异地就医的结算、清算参照《云南省人力资源和社会保障厅　云南省财政厅关于进一步做好基本医疗保险异地就医直接结算有关事项的通知》(云人社通〔2017〕38号）文件中的省内异地就医医疗费用的结算、清算模式，由省级统一清分，按月全额清算。省级经办机构负责各州市间的异地就医医疗费用的清算。

门诊慢特病异地就医结算资金的管理、拨付、会计核算按《云南省财政厅和云南省人力资源和社会保障厅关于基本医疗保险异地就医直接结算资金管理有关问题的通知》(云财办〔2017〕135号）要求执行。

二、工作安排

（一）技术整改

一是做好本地医保系统的升级改造。为确保门诊慢特病异地就医联网直接结算参保地待遇的落实，各州市按照全省升级的数据交换标准及接口规范配合做好本地医保信息系统中心端的升级改造，以便确保系统的正常运行及结算数据交换的准确性。

二是开展定点医疗机构端的升级整改。开展门诊慢特病异地就医联网直接结算服务的定点医疗机构应当按照慢特病异地门诊联网直接结算接口标准进行适应性的整改。各州市要组织相关定点医疗机构，协调HIS开发商开展整改工作，开发升级相应的应用软件，确保数据传输准确；并按照社会保障卡使用的要求，加强医疗机构门诊、慢特病结算窗口用卡环境的改造。

（二）开通运行

为确保门诊慢特病异地就医联网直接结算能平稳推进，有序开展，在前期已完成测试的基础上，于7月1日先行开通省本级、昆明、曲靖、玉溪、楚雄等5个州市试运行，待完成其他州市的技术整改及综合联调测试，于10月1日全省全面开通运行。各县市区在开通时应保证至少一家定点医疗机构接入省级平台开展直接结算业务。

（三）其他相关工作

1. 做好登记备案。各州市要做好门诊慢特病异地就医登记备案工作，及时更新参保人的相关信息。

2. 实行定点就医管理。全省门诊慢特病异地就医联网直接结算实行参保人定点就医管理。门诊慢特病参保患者备案时应选择1—2家已开通省内门诊慢特病异地就医联网直接结算的定点医疗机构，作为本人就诊定点医疗机构。

3. 统一病种编码。全省门诊慢特病异地就医病种编码的统一是保证异地参保人员门诊慢特病异地就医医疗费用计算及待遇享受的基础。为保证全省门诊慢特病异地就医联网直接结算顺畅，全省门诊慢特病病种实行统一编码（病种编码标准详见附件1），各州市有新增、停止的病种应及时上报省医保中心（格式见附件2），由省医保中心负责对门诊慢特病病种编码进行统一维护。

三、工作要求

（一）高度重视，提高认识。全省门诊慢特病异地就医联网直接结算工作是省厅今年的目标任务，是惠及广大参保人的民生工程，这项工作将纳入今年异地就医工作的目标考核，各州市要高度重视，提高认识，强化责任，把此项工作作为今年经办工作的重要任务，确保工作抓好落到实处。

（二）明确职责，确保畅通。各州市加强协调信息部门、定点医疗机构等相关单位，建立分工明确、职责清晰、协调配合的工作机制，要明确门诊慢特病异地就医联网直接结算服务的部门、联系人，确保结算工作畅通。

（三）强化宣传，合理引导。各州市要坚持正确的舆论导向，做好政策的宣传解读，及时解答和回应社会各界关注的热点问题，通过大众媒体、互联网，在医保经办服务场所、定点医疗机构设置宣传栏、发放宣传手册等形式进行宣传，合理引导就医导向。

附件：1. 云南省门诊慢特病病种编码表

2. 云南省门诊慢特病病种编码增减、变更申请表

云南省人力资源和社会保障厅办公室

2018年7月9日

附件 1

云南省门诊慢特病病种编码表

序号	病种编码	病种名称	支付类别
1	0006	精神病	慢性病
2	0007	癫痫	慢性病
3	0008	震颤麻痹（帕金森氏病）	慢性病
4	0009	冠心病	慢性病
5	0010	支气管扩张	慢性病
6	0011	慢性阻塞性肺疾病（肺心病）	慢性病
7	0012	慢性心力衰竭（二级以上心功能不全）	慢性病
8	0013	脑血管意外（瘫痪）	慢性病
9	0014	糖尿病	慢性病
10	0015	肝硬化	慢性病
11	0016	前列腺增生	慢性病
12	0017	慢性肾小球肾炎	慢性病
13	0018	结核病	慢性病
14	0019	慢性活动性肝炎	慢性病
15	0020	高血压	慢性病
16	0021	类风湿关节炎	慢性病
17	0022	甲状腺机能亢进（减退）	慢性病
18	0023	各种心脏病	慢性病
19	0024	肾病综合征	慢性病
20	0025	阿尔茨海默病	慢性病
21	0026	系统性硬化	慢性病
22	0027	干燥综合征	慢性病
23	0028	重症肌无力	慢性病
24	0029	强直性脊柱炎	慢性病
25	0030	运动神经元病	慢性病
26	0031	银屑病	慢性病
27	0032	慢性骨髓炎	慢性病
28	0033	肺源性心脏病	慢性病

序号	病种编码	病种名称	支付类别
29	0034	重症颅内感染后遗症	慢性病
30	0035	重症颅脑外伤后遗症	慢性病
31	0036	脑萎缩	慢性病
32	0037	严重脑萎缩（后遗症）	慢性病
33	0047	肺矽病	慢性病
34	0060	儿童原发性生长激素缺乏症	慢性病
35	0061	支气管哮喘	慢性病
36	0062	儿童注意力综合缺陷症	慢性病
37	0063	原发性青光眼	慢性病
38	0000	特批特种病	慢性病
39	0001	恶性肿瘤	特殊病
40	0002	肾功能衰竭	特殊病
41	0003	器官移植抗排异治疗	特殊病
42	0004	系统性红斑狼疮	特殊病
43	0005	再生障碍性贫血	特殊病
44	0038	白血病	特殊病
45	0039	血小板减少性紫癜	特殊病
46	0040	精神分裂症及双相情感障碍症	特殊病
47	0041	癫痫	特殊病
48	0042	血友病	特殊病
49	0043	需要放化疗的颅内肿瘤	特殊病
50	0044	遗传性球型红细胞增多症	特殊病
51	0045	自身免疫性溶血性贫血	特殊病
52	0046	地中海贫血	特殊病
53	0050	恶性肿瘤（放化疗）	特殊病
54	0066	小儿脑瘫	特殊病
55	0067	儿童免疫缺陷症	特殊病
56	0095	儿童免疫缺陷病	特殊病
57	0097	肌营养不良症	特殊病
58	0098	儿童生长发育障碍（生长激素缺乏症）	特殊病
59	0099	帕金森氏病	特殊病

附件 2

云南省门诊慢特病病种编码增减、变更申请表

<table>
<tr><td>州市名称</td><td></td></tr>
<tr><td rowspan="4">需新增慢特病病种</td><td></td></tr>
<tr><td></td></tr>
<tr><td></td></tr>
<tr><td></td></tr>
<tr><td rowspan="4">需停止慢特病病种</td><td></td></tr>
<tr><td></td></tr>
<tr><td></td></tr>
<tr><td></td></tr>
<tr><td colspan="2">申请单位（盖章）：</td></tr>
<tr><td>备注</td><td></td></tr>
</table>

云南省卫生健康委员会　云南省民政厅 云南省人民政府扶贫开发办公室 云南省医疗保障局关于转发进一步加强农村贫困人口大病专项救治工作的通知

各州、市卫生计生委、民政局、扶贫办、人力资源社会保障局委管医院，省医学会：

现将国家卫生健康委办公厅、民政部办公厅、国务院扶贫办综合司、国家医疗保障局办公室《关于进一步加强农村贫困人口大病专项救治工作的通知》（国卫办医函〔2018〕830号）转发你们，并将有关事项通知如下，请一并贯彻落实。

一、新增专项救治病种

2018年在9类15种大病专项救治的基础上，将肺癌、肝癌、乳腺癌、宫颈癌、急性心肌梗死、白内障、尘肺、神经母细胞瘤、儿童淋巴瘤、骨肉瘤、血友病、地中海贫血、唇腭裂、尿道下裂等作为专项救治病种。

二、有关内容和要求

（一）成立省级专家组

肺癌、肝癌、乳腺癌、宫颈癌、神经母细胞瘤、儿童淋巴瘤、骨肉瘤等肿瘤以及尘肺病的专家组分别由云南省肿瘤诊疗质量控制中心、云南省职业病诊疗质量控制中心相关专家组成，组长由质控中心主任兼任，急性心肌梗死、血友病、地中海贫血、唇腭裂、尿道下裂的救治专家组等由医学会下设的相应专业委员会相关专家组成，组长由专业委员主委兼任，专家组要对定点医院提供技术支持与指导。

（二）加强专项救治医疗质量安全管理

1. 明确定点医院，定点医院以2017年我省确定的定点医院名单为基础，各州、市卫生计生委可根据新增病种特点进行增补定点医院，定点医院选择要坚持“保证质量、方便患者、管理规范”的原则，确保救治效果。

2. 积极推进“一站式”结算，各地、各医院要为患者提供方便快捷服务；对农村建档立卡贫困患者县域内住院全面实行“先诊疗、后付费”。

（三）严格控制医疗费用

1. 各地、各定点医院要根据国家卫生健康委印发的有关病种诊疗规范、临床路径，制订诊疗管理规范，规范诊疗行为，严控医疗费用。建档立卡贫困人口在基层医疗机构、二级医院、三级医院住院医保报销范围外的医疗费用，分别不得超出医疗总费用的1%、2%、3%，超出部分由定点医疗机构自行承担。定点医疗机构要加强医患沟通，对目录外用药和自费诊疗项目，严格执行建档立卡患者或家属签字制度。

2. 专项救治医疗费用的报销按照《云南省健康扶贫30条措施》的有关规定执行。

（四）做好信息报送

1. 各级卫生健康部门要会同辖区内医保、民政、扶贫等部门，加强对各地实施大病救治情况的督导检查，确保符合条件的农村贫困患者应治尽治，救治信息按要求每月10日前登录“全国健康扶贫动态管理系统”进行填报。

2. 大病专项救治率（已救治）包括：一是已治疗完成纳入管理；二是已进行首诊并制定治疗方案，即将治疗的；三是目前还在院治疗的；四是经首诊，达不到入院标准，居家管理的；五是已签约家庭医生并得到服务的。

3. 救治台账的建立、诊疗方案的制定、医疗质量控制、转诊转院严格按照《云南省健康扶贫30条措施》和《云南省农村贫困人口大病专项救治工作方案》等已下发的有关文件的要求抓好落实。

附件：关于进一步加强农村贫困人口大病专项救治工作的通知（略）

云南省卫生健康委员会

云南省民政厅

云南省人民政府扶贫开发办公室

云南省医保局

2018年11月14日